Heribert Thaler

Leberkrankheiten

Klinisch-morphologische Diagnostik
und ihre Grundlagen

Zweite, vollständig überarbeitete Auflage

Mit 364 zum Teil farbigen Abbildungen
und 67 Tabellen

Springer-Verlag Berlin Heidelberg NewYork
London Paris Tokyo

Dr. Heribert Thaler

ao. Professor an der Universität Wien
Ehem. Vorstand der IV. Internen Abteilung
des Wilhelminenspitals der Stadt Wien
Sebastiansplatz 7/5
A-1030 Wien

ISBN-13: 978-3-642-71377-4 e-ISBN-13: 978-3-642-71376-7
DOI: 10.1007/978-3-642-71376-7

CIP-Kurztitelaufnahme der Deutschen Bibliothek
Thaler, Heribert:
Leberkrankheiten: klin.-morpholog. Diagnostik u. ihre Grundlagen/Heribert Thaler. –
2., vollst. überarb. Aufl. – Berlin; Heidelberg; New York; London; Paris; Tokyo: Springer, 1987.
ISBN 3-540-16753-6 (Berlin ...)
ISBN 0-387-16753-6 (New York ...)

2121/3130-543210

Meinem väterlichen Freund,
Hans Popper,
von dem ich so viel gelernt habe

In Staubkörnern sehe ich die Welt

Onkō Jiun (1718–1804)

Vorwort zur zweiten Auflage

Wenn schon nach drei Jahren die Neuauflage eines Buches nötig wird, erscheint diese Zeitspanne kurz. Für ein sich rasch entwickelndes Spezialgebiet, wie es die Hepatologie ist, mag es jedoch eine lange Zeit sein, in der sich vieles ändern kann und tatsächlich auch geändert hat.

Biopsie und Laparoskopie, früher „der Weisheit letzter Schluß", haben durch die modernen bildgebenden Verfahren und durch die Entwicklung neuer biochemischer und serologisch-immunologischer Methoden eine Konkurrenz bekommen, die den Indikationsbereich der invasiven Methoden in erfreulicher Weise eingeschränkt hat. Wenn auch die Leberdiagnostik bei vielen Krankheiten und Krankheitssituationen auf den histologischen Befund oder auf die Betrachtung der Leberoberfläche nicht verzichten kann und auch in Zukunft nicht verzichten können wird, ist eine Umverteilung und Neubewertung der diagnostischen Gewichte unvermeidbar geworden.

Im Rahmen dieser Neuauflage mußte ich mich einerseits dieser Notwendigkeit stellen, andererseits habe ich versucht, das Buch auf den letzten Stand des Wissens zu bringen, was auch eine Vermehrung der Abbildungen und Tabellen bedeutete. Das Buch hat dadurch ein etwas verändertes Gesicht erhalten, was auch im neuen Untertitel zum Ausdruck kommt. Es wäre schön, wenn diese Ausgabe eine ebenso freundliche Aufnahme fände wie ihre beiden Vorgängerinnen.

Ich darf dem Springer-Verlag und hier besonders Herrn B. Lewerich danken, die mich noch einmal zu dieser Arbeit ermunterten, Herrn W. Bischoff für die Betreuung auch dieser Auflage und meinen Freunden und Kollegen, die mir Bildmaterial zur Verfügung stellten, hier vor allem Prof. Dr. H. Henning für die Überlassung der laparoskopischen Aufnahmen und Frau Dr. E. Poeschl für die Auswahl der ultrasonographischen Bilder. Wiederum danke ich Frau Dr. I. Hrabal für das Lesen der Korrekturen und Frau I. Langhans für die Schreibarbeit.

Heribert Thaler

Vorwort zur ersten Auflage

Die Hepatologie hat besonders in den letzten 10 Jahren einen enormen Aufschwung genommen. Neben den Fortschritten auf virologischem, immunologischem und biochemischem Gebiet wurde er durch die moderne Isotopendiagnostik und die Einführung verschiedener neuer apparativer Techniken möglich. Trotzdem ist der bioptische Leberbefund die solide Basis geblieben, auf der Diagnose, Verlaufsbeurteilung und Prognose fußen – und es wird wohl noch lange Zeit so bleiben, obwohl die Leberbiopsie als invasive Untersuchungsmethode durch die neuen, nicht-invasiven diagnostischen Möglichkeiten eine sehr begrüßenswerte Einschränkung erfahren hat.

Es waren aber nicht nur diese Tatsachen, die es notwendig machten, mein 1969 erschienenes Buch: „Leberbiopsie. Ein klinischer Atlas der Histopathologie", vollständig zu überarbeiten. Die Leberkrankheiten des Kindesalters gewinnen zunehmend an Bedeutung und verlangen ihrer Wichtigkeit gemäß entsprechende Berücksichtigung, neue Hepatopathien wurden entdeckt, und unsere Auffassungen über bekannte Krankheiten haben sich oft grundsätzlich gewandelt. Die Elektronenmikroskopie kann zwar nur wenig zur klinischen Diagnostik beitragen, sie brachte aber eine Fülle hochinteressanter Details. Über Physiologie und Pathophysiologie der Hepatocyten und sinusoidalen Zellen konnten so bedeutsame Erkenntnisse gesammelt werden, daß der Sprung von der Cellularpathologie zur Organellenpathologie für viele Krankheiten bereits vollzogen ist. Schließlich wurden Nomenklatur und diagnostische Kriterien durch die Fogarty-Konferenz des Jahres 1973 neu festgelegt. Die Berücksichtigung aller dieser Komponenten bedingte eine weitgehende Neugestaltung des Buches, zu der ich mich um so eher entschließen konnte, als die Punktathistologie, vor 12 Jahren noch in stetiger Entwicklung begriffen, nun zu einem gewissen Abschluß gelangt zu sein scheint.

Ein weiteres und besonderes Anliegen dieses Buches, zu dem schon in der „Leberbiopsie" gewisse Ansätze vorhanden waren, ist der Brückenschlag zwischen Pathologie und klinischer Hepatologie, dem seit jeher mein besonderes Interesse gilt. Internisten, Pädiater und Allgemeinmediziner werden zunehmend mit histologischen Befunden konfrontiert, deren Deutung ihnen nicht immer leicht fällt. Auf der anderen Seite verlangen Pathologen mit Recht die Bekanntgabe der klinischen Daten und verwenden sie zur Diagnosefindung, wobei ihnen aber das Verständnis der pathophysiologischen und klinischen Zusammenhänge Schwierigkeiten bereiten kann. Deshalb habe ich mich nicht nur bemüht, das histologische Bild der verschiedenen Leberkrankheiten zu beschreiben und es durch die jeweiligen makroskopischen und elektronenoptischen Befunde zu ergänzen, sondern auch gleichzeitig versucht, der Morphologie die wesentlichen pathophysiologischen und klinischen Daten an die Seite zu stellen.

Bezüglich des Bildmaterials stellte sich natürlich wieder die Frage, ob vorwiegend schwarz-weiß oder durchwegs farbig. Farbatlanten sind große Mode geworden und geben vielen Beschauern das Gefühl, nun zu wissen, wie die Veränderungen „wirklich" aussehen. Aber auch Färbungen sind etwas Artifizielles, und ihr Zweck besteht eigentlich nur darin, Kontraste zu schaffen. Dort, wo die Schwarzweißfotografie diese Kontraste in aller Deutlichkeit zeigt, scheint uns, daß sie dem Farbbild auch weiterhin vorzuziehen ist: Sie gibt die feinen Abstufungen besser wieder, weshalb ja auch die künstlerische Fotografie grundsätzlich eine Schwarzweißaufnahme geblieben ist. Farbabbildungen sind nur dort unerläßlich, wo ähnliche Grauwerte keine ausreichende Kontrastierung ergeben.

Mein besonderer Dank gilt B. RUEBNER, Davis, Calif., der mich durch seine Anregungen und die Übersendung zahlreicher wichtiger Sonderdrucke bei meiner Arbeit wesentlich unterstützte. Ebenso danke ich meinen vielen hepatologischen Freunden, die zur Komplettierung des Bildmaterials beigetragen haben. Frau Dr. I. HRABAL danke ich für die Durchsicht des Manuskripts und Frau I. LANGHANS für die Schreibarbeit. Dem Springer-Verlag, besonders den Herren Dr. Dres. hc. H. GÖTZE, B. LEWERICH und W. BISCHOFF danke ich für Geduld, Verständnis und für die „Springer-Qualität", von der dieses Buch profitieren durfte.

HERIBERT THALER

Inhaltsverzeichnis

Allgemeiner Teil

Spezieller Teil

Abkürzungen, alte und SI-Normalwerte

A/G	Albumin-Globulin-Quotient	>1,0	
AP	alkalische Phosphatase	–170 E/l	
KAE	King-Armstrong-Einheiten	–14,5 KAE	
mMol E	Millimoleinheiten (Bessey-Lowry)	–4,1 mMol E	
Bod E	Bodansky-Einheiten	–40 BE	
anti HAV	Hepatitis A-Virus-Antikörper		
BB	Berlinerblaufärbung		
Bil	Serumbilirubin	–1 mg/dl	–17,1 μmol/l
dR	direkte Reaktion (konjugiert)	–0,3 mg/dl	– 5,1 μmol/l
indR	indirekte Reaktion (unkonjugiert)	–0,7 mg/dl	–12,0 μmol/l
BSP	Bromsulphthaleinretention	–5%	
Chol	Serumcholesterin	–280 mg/dl	–8,52 μmol/l
DNA	Deoxyribonucleinic acid (Desoxyribonucleinsäure)		
EM	Elektronenmikroskopie		
γ-Glob	Gammaglobulin	–19 rel%	
γGT	γ-Glutamyltransferase	♂ –28 E/l	♀ –18 E/l
GLDH	Glutamatdehydrogenase	–4 E/l	
GOT	Glutamatoxalacetat-Transaminase (Aspartataminotransferase-AST)	–20 E/l	
E/l	Einheiten/Liter		
WE	Wroblewski-Einheiten	–24 E/l	
GPT	Glutamatpyruvat-Transaminase (Alaninaminotransferase-ALT)	–20 E/l	
HB_cAg	Hepatitis B-core-Antigen		
HB_eAg	Hepatitis B-e-Antigen		
HB_sAg	Hepatitis B-surface-Antigen		
HBV-DNA	Hepatitis B-Virus-DNA		
HE	Hämatoxylin-Eosin-Färbung		
IgA	Immunglobuline A	– 450 mg/dl	– 4,5 g/l
IgG	Immunglobuline G	–1800 mg/dl	–18,0 g/l
IgM	Immunglobuline M	– 280 mg/dl	– 2,8 g/l
LAP	Leucinaminopeptidase	–20 E/l	
LDH	Lactatdehydrogenase	–240 E/l	
Mall	Mallorys Anilinblaufärbung		
NANB	non A non B		
PAP	Ungekoppelte Peroxydase-Antiperoxydase-Reaktion		
PAS	Periodic acid Schiff		
REM	Rasterelektronenmikroskopie		
RNA	Ribonucleinic acid (Ribonucleinsäure)		
RR	Blutdruck		
Thy	Thymoltrübung	–4 TE	
TE	Trübungseinheiten		

Allgemeiner Teil

I. Zur normalen Anatomie der Leber

Die Kenntnis der normalen Anatomie der Leber ist nicht mehr nur für den Abdominalchirurgen unerläßlich. Seitdem auch Internisten, Pädiater und Radiologen die Möglichkeit haben, die Leber durch das Laparoskop bzw. mit Hilfe von bildgebenden Verfahren zu betrachten, müssen auch Angehörige der konservativen Fächer mit dem makroskopischen Erscheinungsbild der Leber vertraut sein.

Das durchschnittliche Lebergewicht wird für den Mann mit 1800 g, für die Frau mit 1500 g angegeben und entspricht 2,34% des Körpergewichtes [92]. Das maximale Lebergewicht wird im 4. Lebensjahrzehnt erreicht, um dann im höheren Alter allmählich abzusinken. Das Lebergewicht des Neugeborenen beträgt 120–140 g, das sind 4% des Körpergewichtes. Die Schätzung des Lebergewichtes unter Zugrundelegung des Körpergewichtes ist für ein Personenkollektiv vertretbar, im Einzelfall aber viel zu ungenau, wenn es sich darum handelt, physiologische oder pharmakologische Daten zu ermitteln. Die Möglichkeit, die Lebergröße nun durch zweidimensionale Scintigraphien oder Computertomographien relativ genau bestimmen zu können, war deshalb ein wesentlicher Fortschritt. Der Blutgehalt der Leber macht ungefähr 35% ihres Gesamtgewichtes, der Wassergehalt 71,6% aus. Bei Veraschung ergibt sich ein Rückstand von nur 1,35% [238].

Trotz ihres hohen Gewichtes wird die Leber, teils durch ihre bindegewebige Fixierung an das rechte Zwerchfell, durch das Ligamentum falciforme und durch ihre Verankerung an die untere Hohlvene, teils durch den Muskeltonus der vorderen Bauchwand und durch das Polster der Darmschlingen in ihrer Position unter dem Zwerchfell gehalten, wobei sie sich aber durch ihre Plastizität den Nachbarorganen und der jeweiligen Körperhaltung anpaßt.

Die Unterteilung in den rechten und linken Leberlappen ist oberflächlich durch das Ligamentum falciforme und die Incisura ligamenti teretis gegeben. Der rechte Leberlappen füllt das rechte Hypochondrium aus und steht infolge seiner Fixierung ans Zwerchfell höher als der linke. Die Kante des linken Leberlappens kreuzt das Epigastrium, wobei der Lappen durchschnittlich noch 7 cm über die Mittellinie in das linke Hypochondrium hineinreicht (Abb. 28).

Die äußere Gliederung der Leber entspricht nicht ihrer inneren, die durch die Aufteilung der Blutgefäße und Gallenwege gegeben ist. Diese Aufteilung ermöglicht die Gliederung der Leber in chirurgische Segmente (Abb. 1): Der sogenannten Hauptspalte, die rechts von links trennt, entspricht an der Leberunterfläche die Gallenblasen-Cavalinie. Unter einem Segment versteht man ein keilförmiges, mit seiner Spitze gegen die Leberpforte gerichtetes Ableitungsge-

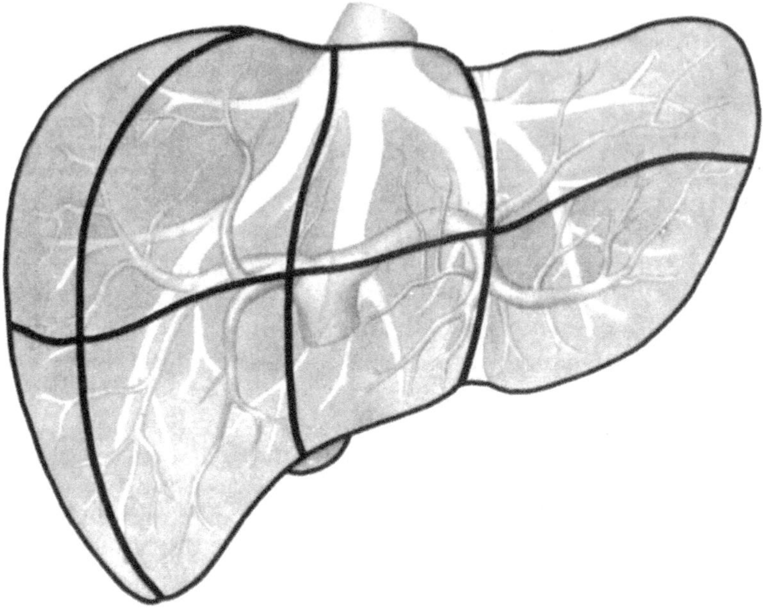

Abb. 1. Die Verzweigungen von Vena portae und Vena hepatica mit der segmentalen Aufteilung der Leber

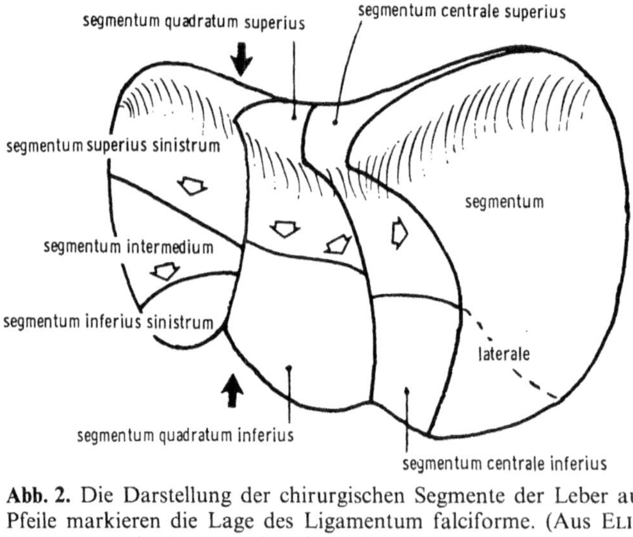

Abb. 2. Die Darstellung der chirurgischen Segmente der Leber aus dorsocaudaler Sicht. Die Pfeile markieren die Lage des Ligamentum falciforme. (Aus ELIAS H (1970) In: PACK GT, ISLAMI AH (eds) Tumors of the liver. Springer: Berlin-Heidelberg-New York)

biet eines Gallenganges 2. Ordnung. Die Selbständigkeit dieser Segmente ist entwicklungsgeschichtlich bedingt [92]. Die rechte Ver- und Entsorgungshälfte der Leber zerfällt in vier Segmente und zwar das obere und untere laterale bzw. zentrale. Links der Hauptspalte liegt das obere und untere Segmentum quadratum, während sich der anatomische linke Leberlappen, links vom Ligamentum falciforme, in weitere drei Segmente aufteilt (Abb. 2). Der ventral gelegene Lobus quadratus gehört zur linken Versorgungshälfte, der dorsal gelegene Lobus caudatus nimmt eine Sonderstellung ein, da er von beiden Seiten ver- und entsorgt wird.

II. Die normale mikroskopische und ultramikroskopische Struktur der Leber

Ein durchschnittlicher Biopsiezylinder bringt das Gewebe in ungefährer Breite eines Leberläppchens zur Ansicht. Gegenstand der Beobachtung sind die Leberzellen und ihr Plattengefüge, Sinusoide und Zentralvenen, Portalfelder und gelegentlich auch Sublobularvenen.

ELIAS [206] gab uns die Bestätigung, daß die erstmals von HERING [315] geäußerte, aber in Vergessenheit geratene Ansicht, daß das Parenchym nicht aus Bälkchen, sondern aus einem miteinander verschränkten, ununterbrochenen Plattengefüge bestehe, die richtige ist (Abb. 3). Diese als Muralium bezeichnete

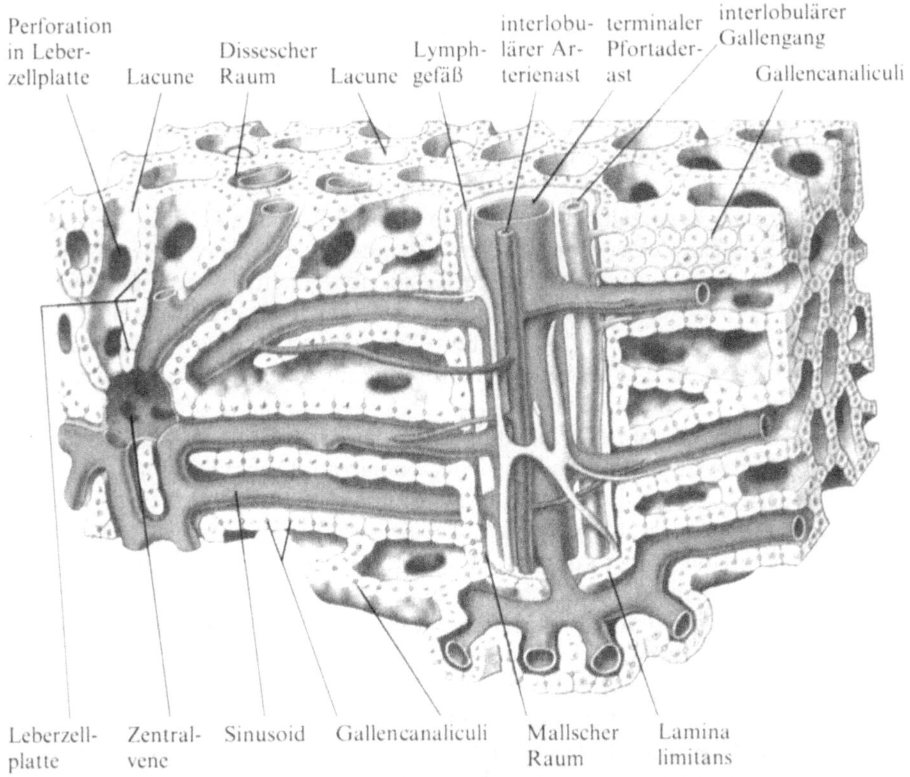

Abb. 3. Schematische Darstellung des parenchymatösen Muraliums. Das Portalfeld mit seinen Strukturen ist in seiner Lagebeziehung zur Zentralvene dargestellt. (Nach BLOOM W, FAWCETT DW (1975) A textbook of histology. 10th ed, Saunders: Philadelphia-London-Toronto)

und normalerweise eine Zellage dicke Struktur schließt zwischen sich ein labyrinthartig verzweigtes System von Lacunen ein, die zur Aufnahme der terminalen Leberstrombahn, der Sinusoide, dienen. Nach histometrischen Untersuchungen nehmen die Leberzellen 56,5% des Lebervolumens ein [183]. Gegen die Sublobularvene ist das Parenchym stets durch eine geschlossene, einfache Zellschicht, die Lamina limitans, abgegrenzt. Eine solche besteht auch gegenüber den Portalfeldern, doch kann sie hier in Lebern, die keineswegs als pathologisch anzusprechen sind, häufig nur in rudimentärer Ausbildung nachgewiesen werden, was bei sonst regelrechter Struktur nicht als pathologisches Moment gewertet werden darf.

A. Der Hepatocyt

Die Leberzelle ist polygonal gestaltet, mit 6, 8 oder mehr Flächen, je nach ihrer Lage im Zellverband. Ihr Durchmesser schwankt zwischen 18 und 30 μ, ihr durchschnittliches Volumen beträgt 11000 μ^3 [620]. Der Leberzellkern ist im allgemeinen durch ein zartes Chromatingerüst und eine ausgeprägte Kernmembran ausgezeichnet. Er beherbergt ein, nicht selten auch zwei deutlich erkennbare Kernkörperchen. Das Aussehen des Cytoplasmas ändert sich je nach Lokalisation des Hepatocyten im Leberläppchen, seinem Alter und seinem Funktionszustand im circadianen Rhythmus. Es bietet deshalb schon „normalerweise" ein außerordentlich variables Bild, bedingt durch den wechselnden Gehalt an zarten, acidophilen und groben basophilen Granula, Glykogen und Lipoiden, eventuell kleinen Mengen von Neutralfett und verschiedenen Pigmenten, die bereits physiologischerweise vorhanden sein können.

Die normale Leberzellmitoserate beträgt 0–2 Mitosen auf 10000 Zellen. Wie in allen normalen Zellgeweben finden sich auch in der Leber spezifische Mitoseinhibitoren, Chalone, gewebespezifische, aber nicht artspezifische Eiweißkörper [111]. Mitosestimulatoren werden unter anderem im Pankreas gebildet [721]. Man nimmt heute an, daß Leberzellen sehr alt werden können und daß man theoretisch mit 2–3 Leberzellgenerationen im Leben das Auslangen finden könnte.

Junge, neugebildete Leberzellen unterscheiden sich deutlich von älterem Parenchym. Sie besitzen oft ein helles, feinvacuoläres oder ein feinkörnig-basophiles Cytoplasma. Sie sind kleiner, auffallend uniform und formieren häufig Zellplatten, die zwei oder sogar mehrere Zellagen dick sind (Abb. 4). Bei erhöhter Beanspruchung der Leber können sich in den Leberzellplatten einzelne Elemente finden, die deutlich verschmälert sind und von den Nachbarzellen deformiert werden. Ihr Cytoplasma erscheint dicht, homogen und ist acidophil, ihr Zellkern ist klein und dicht. Diese dunklen Leberzellen [312] werden meist als Alterungsformen, Onkocyten, aufgefaßt (Abb. 5) [297]. Ihnen entsprechen elektronenoptisch Zellen mit eng aneinandergelagerten, scheinbar vermehrten Organellen. Die Veränderung kommt durch teilweisen Verlust des Zellwassers zustande.

In manchen Lebern scheint nicht nur das Volumen des Zelleibes, sondern auch das des Zellkernes auf den ersten Blick stark zu variieren. Genaue Messungen haben aber gezeigt, daß die Größenzunahme der Zellkerne nicht beliebig

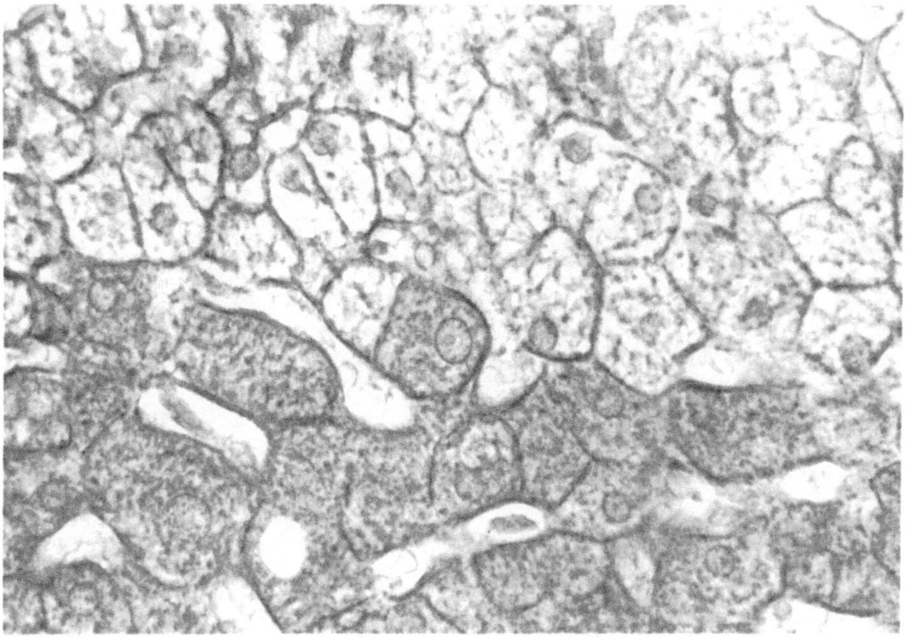

Abb. 4. Regenerierendes Parenchym (*obere Bildhälfte*). Junge, helle, kleine und feinwabige Leberzellen formieren Leberzellplatten, die zwei und mehr Zellen breit sind. HE, ×500

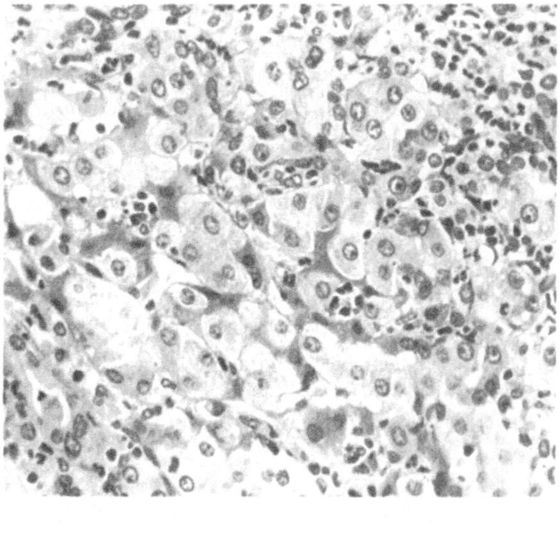

Abb. 5. Subakute Lebernekrose bei rezidivierender Hepatitis, 51 Jahre, ♀, Gelbsuchtsdauer 59 Tage. Zahlreiche dunkle Leberzellen in einem erhaltenen Parenchymkomplex. HE, ×275

ist, sondern daß sich ganz bestimmte Größenklassen unterscheiden lassen, die sich wie 1:2:4 verhalten und sich damit als Resultat eines Verdopplungswachstums, einer Polyploidie, zu erkennen geben [357, 600]. Bei Kindern sind die Leberzellen noch durchwegs diploid. Möglicherweise unter dem Einfluß des

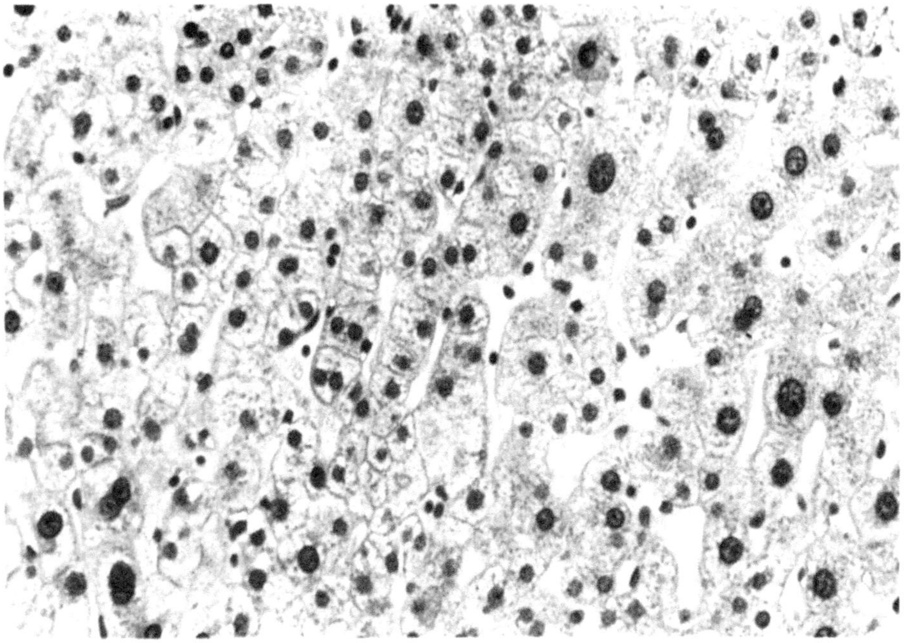

Abb. 6. „Normale" Leber eines 75jährigen Mannes. Polyploidie. HE, ×240

Wachstumshormons entwickeln sich im Pubertätsalter tetraploide Kerne, um das 20. Lebensjahr auch octaploide [747]. Mit zunehmendem Lebensalter nimmt zumeist auch die Häufigkeit polyploider Leberzellkerne zu. Schon im 6. Lebensjahrzehnt können bis zu 17% der Zellkerne tetraploid und bis zu 1,5% octaploid sein (Abb. 6). Unter pathologischen Bedingungen treten beträchtliche polyploide Variationen auf. Zweikernige Leberzellen sind häufig ein Vorstadium zur Tetraploidie. Beim lebergesunden Erwachsenen sind 5–10% der Hepatocyten zweikernig. Bei Männern ist die Zahl der zweikernigen Elemente größer als bei Frauen [600]. Unter krankhaften Verhältnissen können auch zweikernige Leberzellen zahlreicher werden.

Die bereits lichtoptisch zum Ausdruck kommende Vielfalt der Leberzellen hat durch die elektronenoptische Darstellung der komplizierten Feinstruktur ihre Erklärung gefunden (Abb. 7). Vergleichende Untersuchungen an Nadelbiopsien und Probeexcisionen aus der Leber haben ergeben, daß Nadelbiopsien für elektronenmikroskopische morphometrische Studien dann gut geeignet sind, wenn für die Untersuchung mindestens zwei Biopsiezylinder zur Verfügung stehen [318].

Der *Zellkern* enthält einerseits Partikel, die in seiner Peripherie kondensieren und von denen angenommen wird, daß es sich um DNA handle, andererseits aktives Chromatin, das zusammen mit RNA-Partikeln über das Karyoplasma verteilt ist und das lichtmikroskopische Bild der Chromatinkörner bietet. Der Nucleolus besteht aus einem dichten, bandförmigen Maschenwerk aus Ribonucleoprotein. Der Kern ist von einer doppelten Membran umschlossen, die

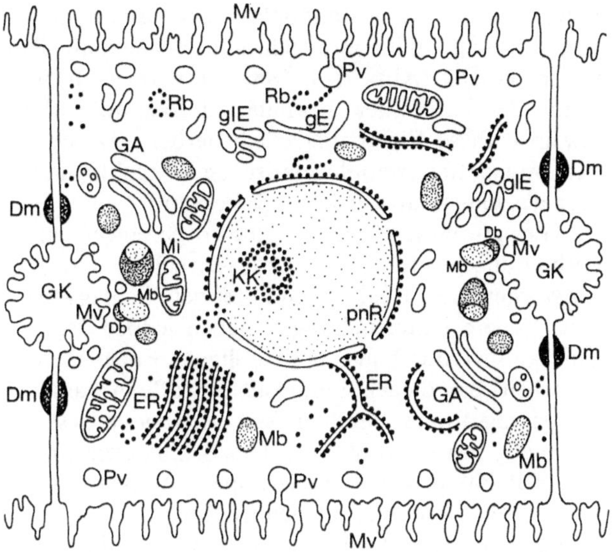

Abb. 7. Schema einer Leberzelle. Gallencapillare (*GK*), Desmosom (*Dm*), Ribosomen (*Rb*), Mikrovilli (*Mv*), Pinocytosevacuolen (*Pv*), dense body bzw. peribiliäres Körperchen (*Db*), Mitochondrien (*Mi*), Microbody (*Mb*), Golgi-Komplex (*GA*), glattes endoplasmatisches Reticulum (*glE*, *gE*), Kernkörperchen (*KK*), perinucleärer Raum (*pnR*), Ergastoplasma bzw. rauhes endoplasmatisches Reticulum (*ER*). [Nach LAPP H (1963) Münch Med Wochenschr 105:1]

feine, dem Stoffaustausch zwischen Kern und Cytoplasma dienende Poren aufweist. Die innere Membran ist glatt, die äußere mit Ribosomen besetzt. Der perinucleäre Raum, den die beiden Kernmembranen einschließen, findet seine direkte Fortsetzung im rauhen endoplasmatischen Reticulum.

Das Cytoplasma besteht aus der amorphen Grundsubstanz (Cytosol, Hyaloplasma), die 50,9% des Leberzellvolumens stellt [620]. Sie erscheint nur bei gewöhnlicher elektronenmikroskopischer Untersuchung unstrukturiert zu sein. Verwendet man Hochspannungselektronenmikroskope, kommt ein *mikrotubuläres Gitter* zur Darstellung, das offenbar für die räumliche Anordnung und die intrazelluläre Verschiebung von Organellen und für den vesiculären Transport von großer Bedeutung ist [588]. Das mikrotubuläre Gitter ist bei Cholestase gestört. In das Cytosol sind die verschiedenen Organellen eingelagert (Abb. 7). Die *Mitochondrien* sind rundliche bis ovoide Körper von ungefähr 1 μ Durchmesser. Sie sind von einer doppelten Membran umgeben, von denen die äußere glatt, die innere gefältelt ist (Cristae mitochondriales). Die Mitochondrien sind enzymreiche Gebilde, denen unter anderem die wesentliche Aufgabe zufällt, aus Glykogen energiereiches Phosphat (Adenosintriphosphat) zu erzeugen. Dementsprechend sind sie in großer Zahl vorhanden, durchschnittlich 2200 pro Leberzelle, wodurch ihre Masse fast 18% des Zellvolumens ausmacht [620]. Ihre Lebenszeit ist kurz, die biologische Halbwertszeit beträgt nur ungefähr 10 Tage.

Das *endoplasmatische Reticulum* besteht aus einem komplexen System miteinander konfluierender Schläuche und platter Bläschen. Man unterscheidet ein glattes und ein rauhes endoplasmatisches Reticulum. Das rauhe ist an seiner membranösen Außenseite dicht mit Partikeln aus Ribonucleoprotein, den Ribosomen, besetzt (Abb. 7, 8, 198). Es wird auch als Ergastoplasma bezeichnet, ist mit den basophilen Granula der Lichtmikroskopie identisch und dient der Eiweißsynthese. Eine Leberzelle beherbergt zwischen 9 und 10 Millionen Ribosomen. Am glatten endoplasmatischen Reticulum läuft nicht nur die Glucuronidierung des Gallenfarbstoffes und die Synthese von Cholesterin und Gallensäuren ab. Hier erfolgt auch der Abbau körpereigener und körperfremder chemischer Verbindungen – für landlebende Wirbeltiere ein lebenswichtiger Vorgang. Früher wurden diese Reaktionen unter dem Schlagwort „Entgiftung" zusammengefaßt. Neuere Untersuchungen haben jedoch ergeben, daß die Entgiftung eine häufige aber durchaus nicht obligate Folge dieser Abbauprozesse ist, die in Wahrheit dazu dienen, lipidlösliche Stoffe in wasserlösliche (und damit ausscheidungsfähige) umzuwandeln. Wir verwenden deshalb heute die zutreffende Bezeichnung *Biotransformation.* Das Schlüsselenzym dieser Reaktion ist das Cytochrom P-450, das zu einer Gruppe nahe verwandter mischfunktioneller Monooxygenasen (Reductasen) gehört. Das System der hepatischen mikrosomalen Monooxygenasen ist für den oxydativen Abbau, die oxydative Hydroxylierung, Demethylierung oder Desulfurierung verantwortlich.

Verschiedene lipidlösliche Substanzen haben die Eigenschaft, eine Vermehrung des glatten endoplasmatischen Reticulums und seiner Enzyme anzuregen. Dieser Vorgang wird als *Enzyminduktion* bezeichnet. Die Vermehrung des glatten endoplasmatischen Reticulums kann so hochgradig sein, daß das Lebergewicht um die Hälfte zunimmt. Lichtoptisch kommt die Enzyminduktion in einer Vergrößerung und Abrundung der Leberzellen zum Ausdruck, ihr Cytoplasma nimmt ein helles, diffus feinkörniges, milchglasartiges Aussehen an, so daß solche Zellen ohne weiteres mit den HB_sAg-produzierenden Milchglaszellen verwechselt werden können. Induzierte Leberzellen reagieren jedoch nicht mit HB_sAg-Spezialfärbungen (s.S. 57). Nach Ultrazentrifugierung ergeben Bruchstücke des endoplasmatischen Reticulums zusammen mit den Ribosomen eine Schicht, die von den Biochemikern als Mikrosomenfraktion bezeichnet wird. Normalerweise nehmen rauhes und glattes endoplasmatisches Reticulum zusammen knapp 20% des Leberzellvolumens ein. In der ruhenden menschlichen Leberzelle gehören 62,4% [620] bis 76,3% [359] des endoplasmatischen Reticulums der glatten Fraktion an. Nimmt man endoplasmatisches Reticulum und Golgi-Komplex der Leberzelle zusammen, wurde die gesamte innere Membranoberfläche der menschlichen Leber mit nicht weniger als 24000 m^2 berechnet.

Lysosomen sind ungefähr 1 μ im Durchmesser haltende, dichte, von einer einfachen Membran umschlossene, mobile Körper, die vorwiegend in der Umgebung des Canaliculus angeordnet sind (Abb. 8). Da sie verschiedene hydrolytische Enzyme, vor allem Proteasen, enthalten, sind sie imstande, Proteine rasch abzubauen. Dieser Befund und die Vorstellung, daß die Lysosomen unter bestimmten Voraussetzungen ihren Inhalt in das umgebende Cytoplasma abgeben und dadurch die Zelle auflösen könnten („suicid bags"), gab ihnen ihren Namen [198]. Neuere Untersuchungen haben aber gezeigt, daß es sich bei den Lysosomen um Speicherungs- und Verdauungsvacuolen für zelleigenes Material (autophagische Vacuolen, Cytolysosomen, Abb. 55), zellfremdes Material (z.B. Siderosomen bei Hämochromatose, Pigmentgranula bei Dubin-Johnson-Syndrom,

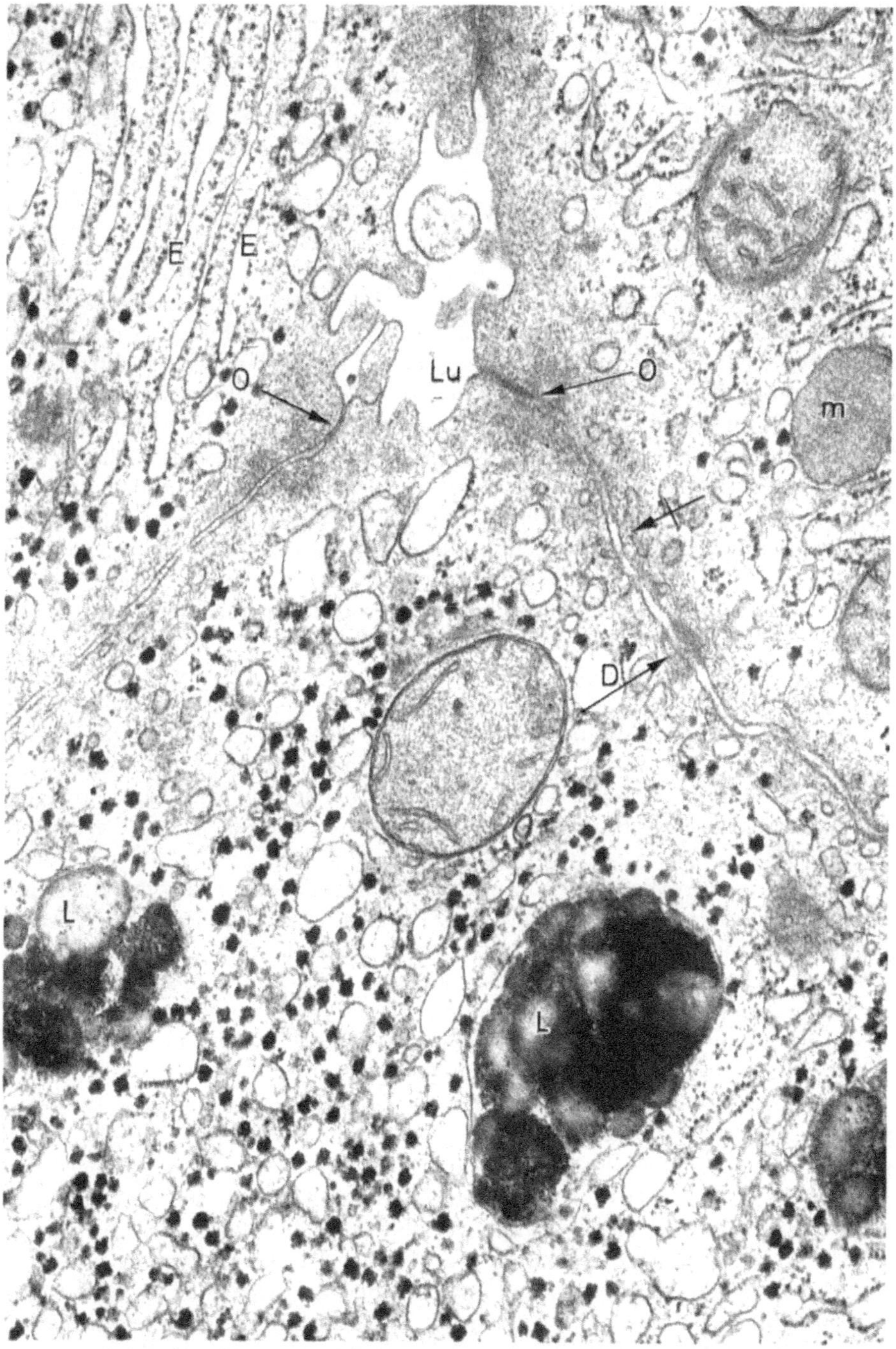

Abb. 8. Lipofuscinablagerung, 56 Jahre, ♀. Ausschnitt aus der Nähe eines Canaliculus, dessen Lumen (*Lu*) von drei Leberzellen gebildet wird. Die Zellmembranen treten bei „*O*" dicht aneinander (Zonula occludens), weichen dann auseinander (↔, Zonula adhaerens) und sind bei „*D*" durch ein Desmosom verbunden. Lipofuscinkörner (*L*), rauhes endoplasmatisches Reticulum (*E*), Microbody (*m*). ×35000 [329]

Abb. 202, 203, 209, 210) oder körperfremdes Material (z.B. Thorotrastpartikel, Abb. 214) handelt, sowie um Transportvesikeln, die aus der Bindung und Internalisierung verschiedener Liganden entstehen (Abb. 9). Dense oder residual bodies sind Restkörper nach lysosomalem Abbau (Abb. 8). Die Leberzelle besitzt zwischen 200 und 300 Lysosomen. Sie machen weniger als 1% des Zellvolumens aus.

Autophagische Vacuolen können auch ausgestoßene Fragmente oder Reste zugrundegegangener Zellen darstellen, die von Leberzellen phagocytiert wurden (das Ausstoßen von Zellfragmenten, das meist eine Folge antikörperabhängiger lymphocytärer Cytotoxicität ist, wird als „Zelldefäkation“ oder Apoptose bezeichnet [392, 674]). Autophagisches Zellmaterial wird nicht selten mit eingedrungenen Lymphocyten (Emperipolese) verwechselt [333], während man das Haften von Lymphocyten an der Targetzelle als Peripolese bezeichnet.

Bei Strukturen, die als *cytoplasmatische Einschlußkörper* imponieren, handelt es sich nicht ausschließlich um autophagische Vacuolen. Riesenmitochondrien, wie sie beispielsweise bei chronischen Alkoholikern beobachtet werden, können Einschlüsse vortäuschen. Multiple Einschlüsse finden sich beim α_1-Antitrypsinmangel in läppchenperipheren Leberzellen (Abb. 188). Das α_1-Antitrypsin-ähnliche Protein ist in erweiterten Zisternen des rauhen endoplasmatischen Reticulums abgelagert. Einschlüsse bis Zellkerngröße wurden auch bei abnormer Komplementspeicherung beschrieben. In diesen Einschlüssen, die ebenfalls in dilatierten Zisternen des endoplasmatischen Reticulums eingelagert sind, konnten die Komplementkomponenten C_3, C_3-Aktivator und C_4 nachgewiesen werden [736]. Intrazisternale Eiweißeinschlüsse finden sich ferner bei der familiären Hypofibrinogenämie mit hepatischer Fibrinogenspeicherung [570]. Schließlich können Einschlüsse vorgetäuscht sein, und zwar dadurch, daß Einstülpungen der Zellmembran von Blutplasma erfüllt sind und im Flachschnitt getroffen werden.

Die *Microbodies* (Peroxysome) sind kleine, dichte Körper, die von einer einfachen Membran umschlossen werden. Sie speichern Stoffe, die möglicherweise aus dem endoplasmatischen Reticulum stammen. Außerdem enthalten sie verschiedene Fermente, wie Peroxydase, Katalase und andere Oxydasen. Diese Fermente setzen die Peroxysome imstande, Wasserstoff zu Wasserstoffperoxyd zu oxydieren und diesen wieder zu Wasser zu reduzieren. Die menschliche Leberzelle besitzt durchschnittlich 1000 Microbodies.

Der *Golgi-Komplex* setzt sich aus flachen, eng beisammenliegenden Bläschen zusammen und ist stets zwischen Zellkern und Canaliculus, näher dem letzteren, gelegen. Obwohl der Golgi-Komplex die am längsten bekannte Organelle der Leberzelle ist, war seine Funktion lange Zeit unklar. Erst in den letzten Jahren stellte sich heraus, daß es sich bei ihm um die wesentliche Schaltstelle im intracellulären vesiculären Transport handelt. So werden Bläschen, die aus dem endoplasmatischen Reticulum, zum Teil auch aus den Lysosomen abgeschnürt werden, im Golgi-Komplex weiter verarbeitet. Membranen, die nicht rezirkulieren, werden abgebaut. Die endgültigen Lipoproteine werden hier membranös „verpackt“ und damit ausscheidungsfähig gemacht (Abb. 9).

Nach heutigen Vorstellungen [701] besteht die *Leberzellmembran* aus einer doppelten, bei Körpertemperatur dickflüssigen Schicht von Phospholipiden, die

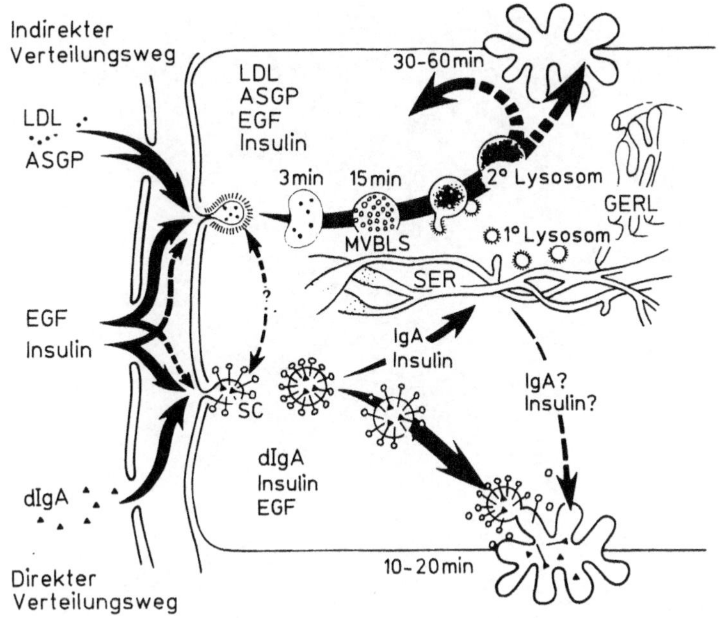

Abb. 9. Der indirekte (lysosomale) und der direkte (nicht-lysosomale) Verteilungsweg nach Aufnahme verschiedener Plasmaproteine und -apoproteine in die Leberzelle. (LDL = Apolipoprotein B der Low density-lipoproteine; Asialoglykoprotein = ASGP; Epidermal growth factor = EGF; Dimeres Immunglobulin A = d IgA; MVBLS = Multivesiculäre, "body-like"-Strukturen; SC = Sekretorische Komponente (dIgA-Rezeptorglykoprotein; SER = Glattes endoplasmatisches Reticulum; GERL = Golgi, endoplasmatisches Ret., Lysosom) [362]

so angeordnet sind, daß ihre hydrophilen Gruppen nach außen, ihre lipophilen, hydrophoben Gruppen nach innen weisen. Zwischen die Phospholipide sind Proteinmoleküle eingestreut, die teils nur die Außen- oder Innenflächenmembran besetzen, teils aber auch ihre gesamte Breite einnehmen. Die flüssige Beschaffenheit der Zellmembran gestattet es den Proteinen, sich in gewissen Grenzen in lateraler Richtung zu verschieben. Wir haben es bei den Zellmembranen also mit biochemisch hochaktiven, hoch differenzierten Systemen zu tun, deren Bausteine einem ständigen Umbau unterworfen sind und in ständiger Bewegung gehalten werden.

Tonus, Gestalt und laterale Beweglichkeit der Elemente der Zellmembran werden durch kontraktile Mikrofilamente und durch Makrotubuli gewährleistet, die, den Sehnen und Knochen des Körpers vergleichbar, das *Cytoskelett* bilden, dem aber neben seiner statischen und motorischen Bedeutung noch wichtige Aufgaben im intracellulären und intercellulären Transport zufallen.

Durchschnittlich 37% der Außenfläche der Leberzelle ist den Sinusoiden zugewandt, wobei diese dem Stoffaustausch dienende *sinusoidale Oberfläche* durch einen dichten Besatz von fingerförmigen, aber irregulär gestalteten Ausstülpungen des Cytoplasmas, den Mikrovilli, ungefähr auf das Sechsfache vergrößert wird. Die Mikrovilli baden im Blutplasma, das den perisinusoidalen Raum (*Disseschen Raum*) erfüllt (Abb. 10). Dieser Raum wird noch durch einen

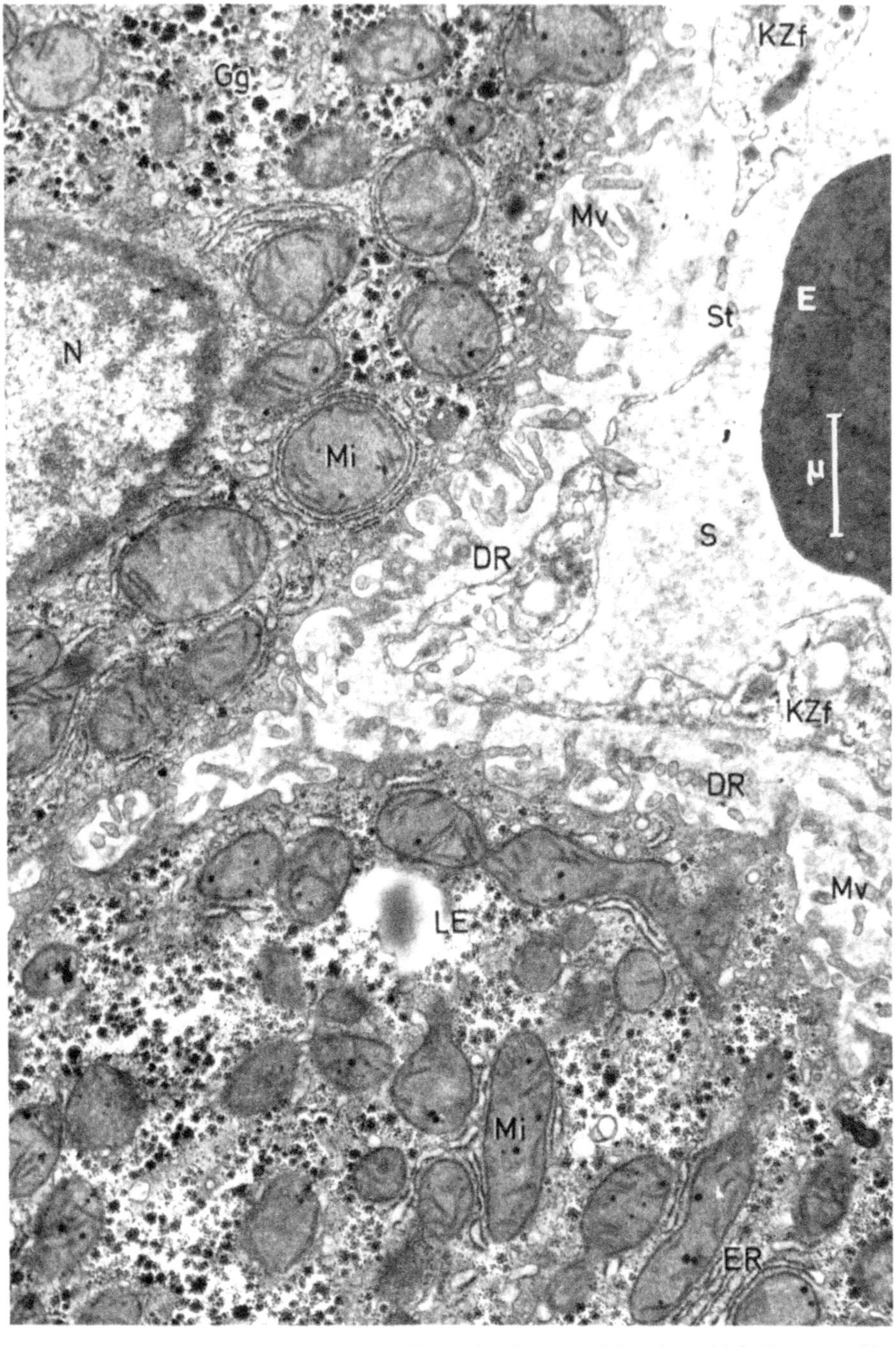

Abb. 10. Der Dissesche Raum, die sinusoidale Oberfläche und der sinusoidale Recessus. Sinusoid (*S*), Erythrocyt (*E*), Endothelzellfortsatz (*KZf*), Siebplatte (*St*), Dissescher Raum (*DR*), Mikrovilli (*Mv*), Leberzellkern (*N*), Mitochondrien (*Mi*), rauhes endoplasmatisches Reticulum (*ER*), Lipideinschluß (*LE*), Glykogengranula (*Gg*). ×16000 [STOCKINGER, Wien]

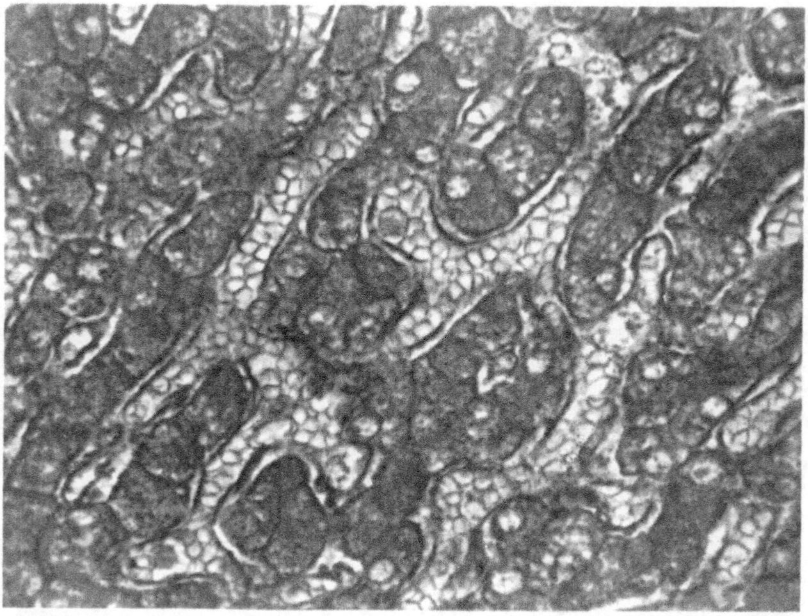

Abb. 11. Agonale Erweiterung der Disseschen Räume. Luminalvergiftung, Leberpunktion 10 min nach dem Tode. HE, $\times 500$ [58]

trichterförmigen Spaltraum vergrößert, der in variabler Länge zwischen zwei Nachbarleberzellen hineinreicht, den perisinusoidalen Recessus (Abb. 10). Lichtoptisch kommt der Dissesche Raum im allgemeinen nicht zur Darstellung. Er kann aber, besonders unter hypoxischen Bedingungen, sehr deutlich in Erscheinung treten [58] (Abb. 11).

In die sinusoidale Zellmembran, aber auch in die intrazellulären Membranen sind Glykoproteine (strukturelle Kohlenhydrate) eingefügt, die mit ihren Oligosaccharidketten die Membranoberfläche rasenartig bedecken und die Rezeptoren der Zelle darstellen. Viele zirkulierende Substanzen (Liganden) werden an die Rezeptoren gebunden, mit Hilfe des *vesiculären Transportsystems* in die Zelle eingeschleust, „internalisiert", um dann entweder zu Lysosomen umgestaltet bzw. zum Golgi-Komplex oder zum Canaliculus transportiert zu werden. Prinzipiell lassen sich zwei Haupttypen von Transportvesikeln unterscheiden, die sich nicht nur durch ihre Morphologie und ihren Transportweg, sondern auch durch ihre Rezeptorausstattung voneinander unterscheiden: Diacytosome und Endosome (Abb. 9, 138).

13% der Außenfläche der Hepatocyten werden von den *Canaliculi* (Gallenkanälchen), dem sekretorischen Pol der Zelle, eingenommen. Die Canaliculi werden von furchenartigen Vertiefungen gebildet, die meist in der zentralen Achse der einander zugewandten Flächen zweier Nachbarzellen verlaufen (Abb. 7 und 8). In Aufsicht betrachtet, kommt dadurch ein maschendrahtartiges Gangsystem zustande, das jedoch, der Anordnung des Muraliums entsprechend, vielfach ineinander verschränkt ist (Abb. 12). Auch die Canaliculi sind an ihrer

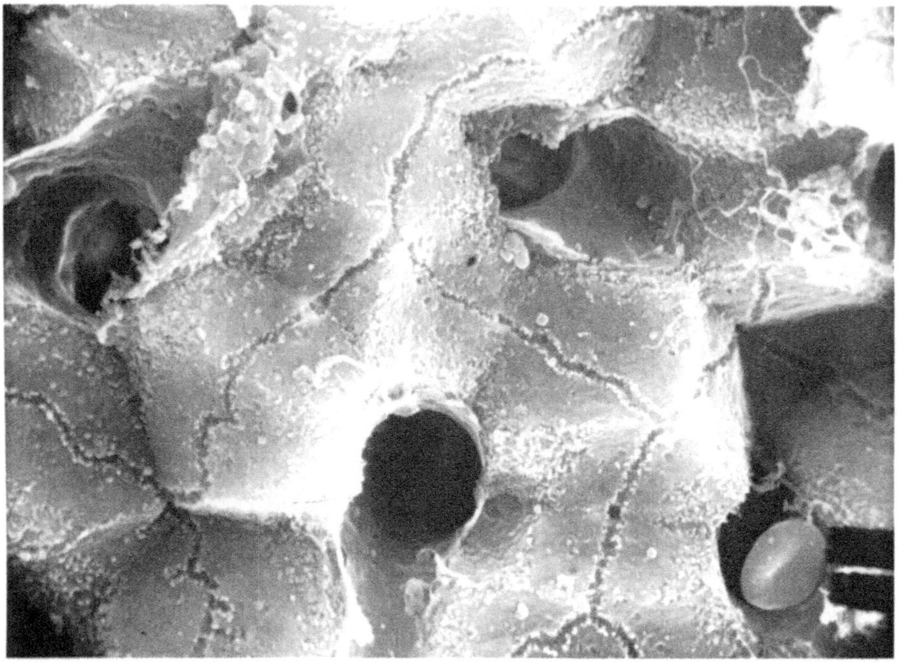

Abb. 12. Muralium mit dem axial gelegenen Maschenwerk der Canaliculi und den Sinusoiden. REM, ×2000 [427]

Oberfläche mit Mikrovilli besetzt. Die Weite der Canaliculi beträgt 0.5–1.0 μ. Von ihnen können sich divertikelartige Ausstülpungen ins Cytoplasma der angrenzenden Leberzellen erstrecken, die früher für „intrazelluläre Canaliculi" gehalten wurden. Die canaliculäre Zellmembran zeigt, ihren andersartigen Aufgaben entsprechend, eine von der sinusoidalen Membran deutlich verschiedene Enzymausrüstung. Mit Hilfe der Adenosintriphosphatase-Reaktion gelingt ihre distinkte lichtoptische Darstellung [136]. Die Polarität der Leberzelle geht nach Isolierung verloren.

Kinematographische Studien von Leberzellkulturen zeigen, daß Canaliculi deutliche, aber langsame, aktive Kontraktionen ausführen [546], die nach toxischer Schädigung sistieren. Geschädigte Canaliculi können eine enorme Ausweitung erfahren [574].

Die Canaliculi sind von einer schmalen, organellenlosen Zone umgeben (Abb. 8), dem *pericanaliculären Ektoplasma,* einem dichten Geflecht von Mikrofilamenten, die offensichtlich eine wesentliche Rolle bei der Gallensekretion spielen, da ihre Zerstörung mit Cholestase beantwortet wird.

Die *interzelluläre* oder *intertrabekuläre Oberfläche,* mit 50% der Hauptanteil der Leberzelloberfläche, ist alles andere als nur eine einfache „Feuermauer", nämlich eine hochspezialisierte Zellregion, die der Verankerung der Zellen aneinander, der interzellulären Kommunikation und gewissen Austauschvorgängen zwischen Sinusoid und Canaliculus dient. In der dem Canaliculus angrenzenden

Zonula occludens (tight junction) werden die Zellmembranen der Nachbarzellen soweit miteinander versiegelt, daß normalerweise zwischen den Zirkulationssystemen von Blut und Galle nur ein Austausch von Wasser und Kationen möglich ist. Die beiden anschließenden Haftbezirke, die Zonula adhaerens (intermediate junction) und die Macula adhaerens (Desmosom) dienen vor allem der Übertragung aktiver und passiver mechanischer Impulse auf die Nachbarzelle [173] (Abb. 8).

In die laterale Zellmembran sind ferner Maculae communicantes (gap junctions) eingelassen, eng begrenzte Areale von sehr regelmäßigem Aufbau, in deren Bereich durch ein feines, präformiertes, hydrophiles Kanalsystem Ionen und Moleküle zwischen Nachbarzellen ausgetauscht werden können, also Stellen, die der interzellulären Regulation und Information dienen [717, 718]. Geht eine Leberzelle zugrunde, müssen sich die Maculae communicantes der Nachbarzellen schließen, um ein Übergreifen des Zelltodes zu verhindern.

B. Die sinusoidalen Zellen

Innerhalb der Sinusoide sind vier verschiedene mesenchymale Zelltypen nachzuweisen [858]. Nimmt man Leberzellen und sinusoidale Zellen zusammen, stellen die letzteren nur 6,8 Vol.-% der cytoplasmatischen Masse. Ihre Bedeutung kommt aber allein schon darin zum Ausdruck, daß sie 36% der in der Leber vorhandenen Zellen ausmachen und daß ihre Plasmamembran-Oberfläche 26,5% der gesamten Membranoberfläche der Leber beträgt.

1. Endothelzellen

Die Hauptmasse der sinusoidalen Zellen, über 70%, wird von den Endothelzellen gestellt. Im Lichtmikroskop weisen sie platte, chromatinreiche Kerne auf. Ihr Cytoplasma ist nur gelegentlich als zarter, leicht acidophiler Film zu erkennen, der die sinusoidale Oberfläche der Leberzellen zu überziehen scheint. Mit Hilfe der Rasterelektronenmikroskopie kann gezeigt werden, daß die Endothelzellen eine zusammenhängende Auskleidung der Sinusoide bilden, wobei jedoch in kurzen Abständen Gruppen feiner, 0.1 μ weiter Poren, sog. Siebplatten, in ihr Cytoplasma eingelassen sind (Abb. 13). Sie gestatten dem Blutplasma, aber beispielsweise auch kleineren Chylomikronen, den Zutritt in den Disseschen Raum (Abb. 10 u. 13). Größere Öffnungen, „Fenestrae", die von vielen Autoren beschrieben wurden, sind wahrscheinlich präparationsbedingte Artefakte, vielleicht aber auch krankheitsbedingt. Die Endothelzellen liegen einem lockeren Geflecht von Gitterfasern (Typ-III-Kollagen, Reticulin) auf, das sie gegen den Disseschen Raum abstützt, bilden aber, im Gegensatz zu allen übrigen Endothelzellen, unter normalen Bedingungen keine Basalmembran. Ein weiterer Unterschied zu anderen Endothelzellen ist, daß Leberendothelien neben den makropinocytotischen Bläschen noch einen weiteren Bläschentyp, den stachelhäutigen, aufweisen. Durch ihre Filterwirkung üben die Endothelzellen eine wichtige Schutzwirkung auf die Hepatocyten aus.

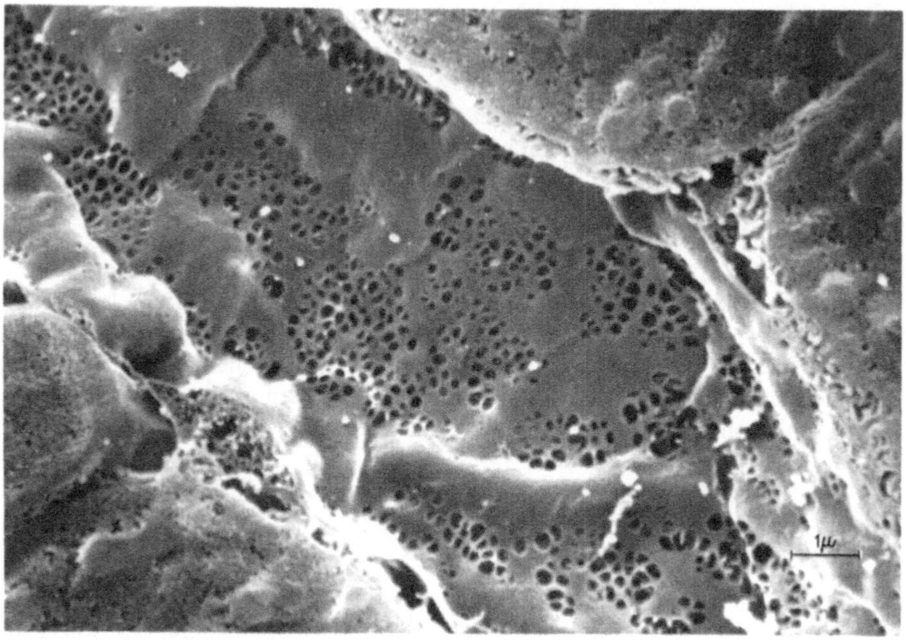

Abb. 13. Eine intakte endotheliale Begrenzung des Sinusoids aus einer Rattenleber zeigt die Siebplatten. Der Dissesche Raum und ein sinusoidaler Recessus (*rechts oben*) zwischen Sinusoid und benachbarten Leberzellen sind dargestellt. REM. [Nach WISSE E (1977) Ultrastructure and function of Kupffer cells and other sinusoidal cells in the liver. In: WISSE E, KNOOKS DL (eds) Kupffer cells and other liver sinus cells [Elsevier, Amsterdam, p 33]

2. Kupffer-Zellen

Die Kupffer-Zellen weisen lockere und größere, ovoide bis rundliche Zellkerne auf, die deutlich ins Lumen der Sinusoide vorspringen. Die Bezeichnung „Kupffersche Sternzellen" könnte auf einem historischen Irrtum beruhen, denn KUPFFER scheint als „Sternzellen" ursprünglich die Fat-storing cells beschrieben zu haben [23a, 533]. Die Kupffer-Zellen sind entweder dem Endothelüberzug aufgelagert oder liegen im Endothelzellverband. Sie stellen ungefähr 25% der sinusoidalen Zellen. Im Elektronenmikroskop fällt die große Anzahl ihrer Lysosomen auf. Tatsächlich kommt mehr als die Hälfte der lysosomalen Aktivität der Leber aus den Kupfferzellen.

Die Hauptaufgabe der Kupffer-Zellen ist die Clearance löslicher und corpusculärer Substrate aus der Blutbahn. Dies geschieht mit Hilfe des Fibronectins, eines hoch molekularen Glycoproteins (zur Zeit das am besten erforschte zelladhäsive Protein). Zirkulierende Partikel bleiben an der Oberfläche der Kupffer-Zellen, der mikrovillusartige Fortsätze eine flaumige Beschaffenheit verleihen ("fuzzy coat"), haften und werden, nachdem es zu einem Einströmen von Calciumionen in die Zelle gekommen ist, internalisiert und zum Teil rasch verdaut. Phagocytiert werden alterierte Gewebepartikel, geschädigte Erythrocyten, zirkulierende Tumorzellen und körperfremdes organisches und anorganisches corpusculäres Material. Für diese phagozytierende Eigenschaft ist ein lectinartiger,

N-acetyl-D-galactosamin-spezifischer Rezeptor verantwortlich. Gleichartige Rezeptoren finden sich an der sinusoidalen Membran der Hepatocyten [407]. An löslichen Substraten nehmen die Kupffer-Zellen denaturierte Eiweißkörper, Hämoglobin, Immunkomplexe und Bilirubin auf. Sie sind außerdem am Lipoproteinstoffwechsel, an der Biotransformation von Arzneimitteln und am Abbau bakterieller Lipopolysaccharide (Endotoxine) und anderer toxischer Substanzen beteiligt. Damit schützen auch Kupffer-Zellen die Leberzellen. Weiters konnte nachgewiesen werden, daß die Kupffer-Zellen Insulin und Glukagon abbauen und verschiedene, biochemisch aktive Stoffe in die Blutbahn und den Disseschen Raum sezernieren, wie Eikosanoide (Signalmoleküle, interzelluläre Mediatoren). Diese Gewebehormone sind Arachidonsäurederivate. Sie bilden die Gruppe der Prostanoide, zu der Prostaglandine, Thromboxane und Prostacyclin gehören. Eikosanoide werden besonders im Rahmen von entzündlichen oder immunologischen Reaktionen sowie im septischen Schock sezerniert [162a].

Bei Entzündungsprozessen spielen Leukotriene, ebenfalls Arachidonsäureabkömmlinge, durch ihre chemotaktische und chemokinetische Wirkung eine weitere, hervorragende Rolle. Ihre hauptsächlichen Produzenten sind Makrophagen, Monocyten und Granulocyten. Ein wichtiger Stimulator der Leukotrienbildung ist Endotoxin. Der Abbau erfolgt vornehmlich in Leberzellen, Leukotrienmetaboliten werden über die Galle ausgeschieden [390a].

Ihre Eigenschaften charakterisieren die Kupffer-Zellen als Makrophagen und reihen sie in das reticuloendotheliale oder reticulo-histiocytäre System ein [22]. Die Kupffer-Zellen stammen von Monocyten ab, die aus dem Knochenmark eingewandert sind [247a, 593] (exsudativer oder rekrutierter sinusoidaler Makrophagentyp; mononucleäres Phagocytensystem [130, 818c]). Auf der anderen Seite ist aber sichergestellt, daß sich Kupffer-Zellen mitotisch vermehren können (residenter sinusoidaler Makrophagentyp [95]).

3. Fat-storing cells

Die Fat-storing cells (Lipocyten, Ito-Zellen) [349] sind Pericyten, die im Disseschen Raum liegen und nicht selten auch in den perisinusoidalen Recessus hineinragen (Abb. 14). Sie können bereits in der fötalen Leber nachgewiesen werden. Ihren Namen erhielten sie von den zahlreichen cytoplasmatischen Fetttröpfchen, die einen auffälligen Reichtum an Vitamin A (80% des Lebergesamtgehaltes) aufweisen und nicht am allgemeinen Fettstoffwechsel teilnehmen. Die Vitamin A-Konzentration der Fat-storing cells beträgt 39 mg/ml und ist damit mehr als 3000 mal höher als diejenige der Hepatocyten. Die Lipidtropfen bestehen zu 26% aus Retinylpalmitat [834]. Die lagemäßige Beziehung der Fat-storing cells zu Reticulinfasern macht es sehr wahrscheinlich, daß es sich um faserproduzierende Zellen handelt, wofür auch Übergangsformen zu Fibroblasten sprechen können [664]. Eine Verwandtschaft der Fat-storing cells zu den Myofibroblasten ist offenkundig.

4. Pit-Zellen

Pit-Zellen sind ähnlich lokalisiert wie Kupffer-Zellen. Sie besitzen polar angeordnete Granula [858] und gehören zu den großen granulären Lymphocyten mit natürlicher Killeraktivität [84a].

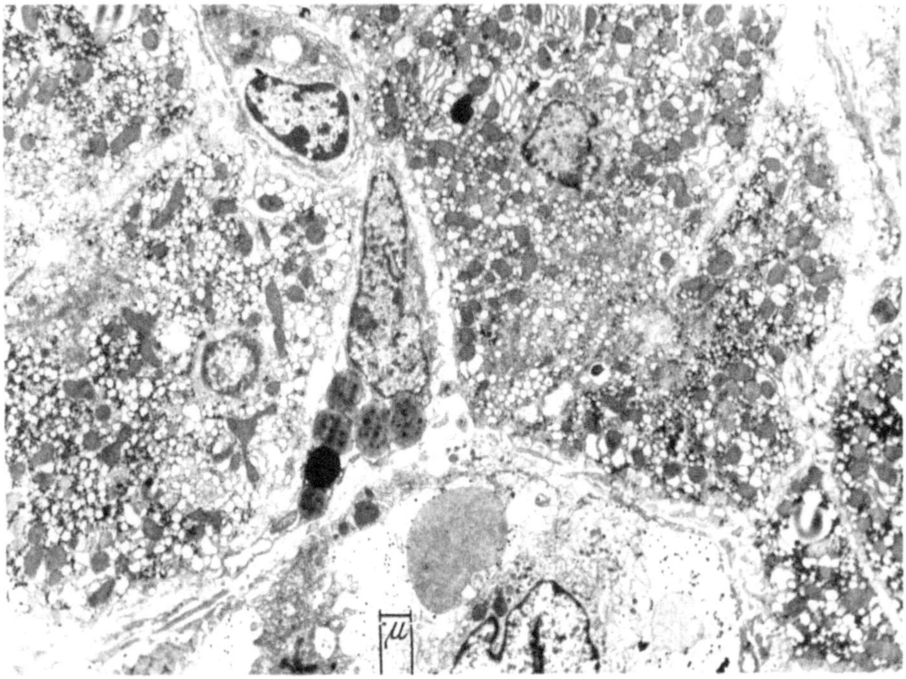

Abb. 14. Fat-storing cell im perisinusoidalen Recessus zwischen zwei Leberzellen. ×8000 [664]

Über das Zusammenspiel der sinusoidalen Zellen mit den Leberzellen bestehen zur Zeit noch sehr vage Vorstellungen. Sicher ist, daß die Faszination, die vom Hepatocyten ausgeht, die sinusoidalen Zellen sehr zu Unrecht in den Hintergrund gedrängt hat. Über ihre Wichtigkeit, nicht nur in defensiver, sondern auch in metabolischer Hinsicht, kann kein Zweifel mehr bestehen.

C. Blutbahnen, Gallenwege und nervale Versorgung

In den *Sinusoiden* strömt das Blut radiär zu den *Zentralvenen* oder terminalen hepatischen Venülen (Abb. 3), die wiederum in *Sublobularvenen* (Schaltvenen) münden, die zum Unterschied von den Pfortader- und Leberarterienästen allein, nur von spärlich Bindegewebe umgeben, im Parenchym verlaufen.

Die im Leberhilus eintretenden Pfortader- und Arterienäste und die mit ihnen verlaufenden austretenden Gallen- und Lymphgefäße sind von Bindegewebe eingescheidet, das diese Gefäße in alle Teile der Leber begleitet. Dieses baumartig sich verzweigende bindegewebige Gerüst wird als Glissonsche Kapsel bezeichnet, seine Endverzweigungen, welche die Leberbiopsie zwischen dem Leberläppchen zur Ansicht bringt, als *Portalfelder,* interlobuläre oder Kiernansche Räume.

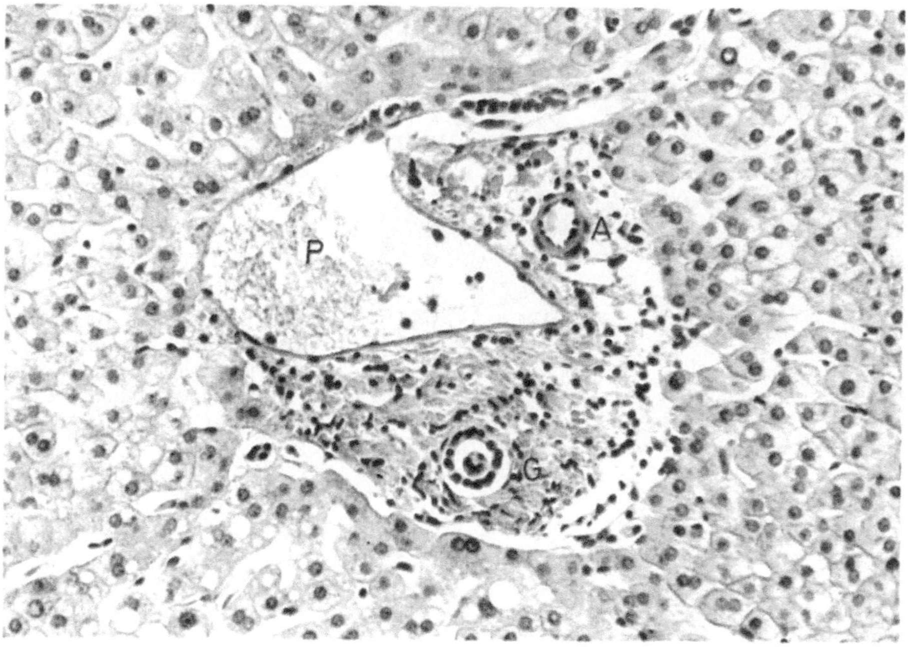

Abb. 15. Normales Portalfeld. Interlobulärer Ast der Pfortader (*P*) mit Abgang der Verteilervene (terminaler Ast), Arterie (*A*) und Gallengang (*G*). HE, ×200

Sie sind dreieckig oder rundlich gestaltet und normalerweise scharf gegen das Parenchym abgegrenzt, wenn auch, wie bereits früher ausgeführt wurde, eine deutlich ausgebildete Lamina limitans nicht selten fehlt. Im Portalfeld liegen, zwischen konzentrisch geschichtetem kollagenem Bindegewebe eingebettet, die interlobulären Gefäße (Abb. 3, 15). Es handelt sich um den relativ weiten, dünnwandigen und deformierten Portalvenenast, einen oder mehrere runde, enge Arterienäste, die durch ihre deutliche Muskelwand und die gegen das Lumen vorspringenden Endothelzellkerne leicht erkennbar sind, ferner um besonders weite, nur von einer Endothellage begrenzte Lymphgefäße und schließlich um Gallengänge mit isoprismatischem Epithel und deutlichem Lumen. Eine schüttere kleinrundzellige Infiltration und vereinzelte Leukocyten im portalen Bindegewebe (Abb. 15) stellen noch keinen krankhaften Befund dar.

Die interlobulären *Pfortaderäste* teilen sich in präterminale und terminale Äste auf und geben außerdem auf ihrem gesamten Weg kurze Seitenäste ab, um das unmittelbar benachbarte Parenchym zu versorgen (Abb. 16 u. 17).

Die interlobulären *Arterien* versorgen die Strukturen des Portalfeldes, wobei sie stellenweise mit den Pfortaderästen anastomosieren. 70–80% der portalen Arterien werden von Gallengängen begleitet, wobei die lichte Weite der Gallengänge recht konstant drei Viertel des Arterienlumens ausmacht [523]. Dieser Parallelismus der beiden Strukturen ist bei allen Krankheiten von diagnostischer Bedeutung, die mit einem Untergang intrahepatischer Gallengänge einhergehen (Tabelle 36).

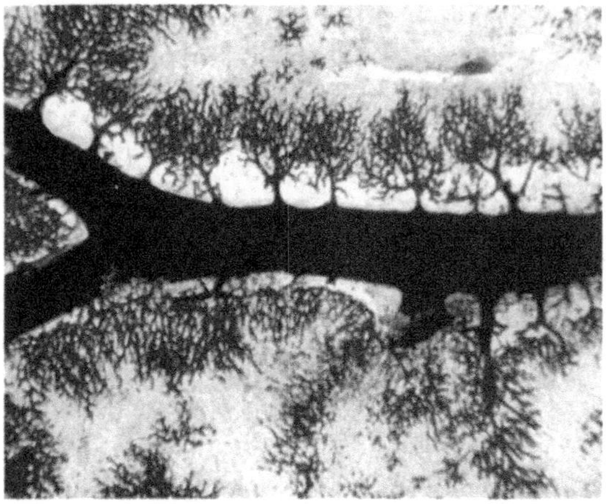

Abb. 16. Pfortaderast, der sich in zwei präterminale Äste teilt. Radiäre Seitenzweige zur Versorgung der Acinuli, Tuschefüllung, ×40. [CHEEVER A (1961) Arch Path 72:648]

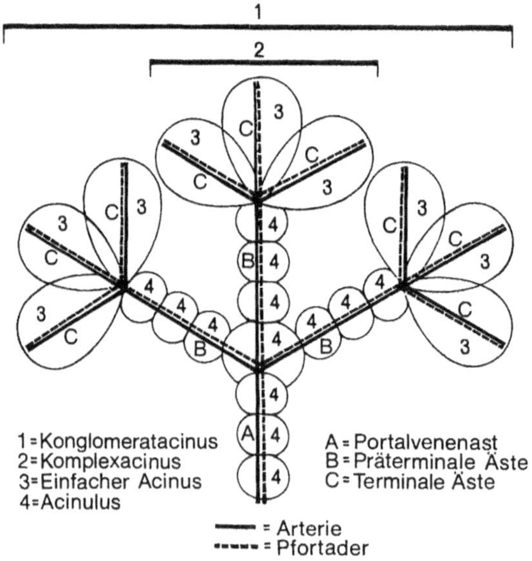

Abb. 17. Schema der acinären Leberstruktur. Die Endverzweigung der Pfortader und der Leberarterie versorgt einen Konglomeratacinus, der hier aus drei Komplexacini besteht, die sich aus drei einfachen Acini aufbauen. Die zuführenden und präterminalen Äste der Blutgefäße versorgen mit radiären Seitenzweigen kleine Leberparenchymeinheiten, die Acinuli [78]

Äste der interlobulären Arterien münden z.T. direkt in die Sinusoide ein. Diese Einmündung erfolgt zumeist in der Läppchenperipherie. Einzelne Äste können aber auch tief in das Läppchen eindringen und mehr oder weniger weit zentral die Sinusoide erreichen. Diese Äste, die meist auch von einem intralobulären Gallengang begleitet sind, verlaufen im Disseschen Raum und sind von etwas Bindegewebe umgeben. Sie werden häufig mit kleinen intralobulären Narben oder entzündlichen, zelligen Knötchen verwechselt (Abb. 18). Alle in die Sinusoide einmündenden Gefäße sind mit Einlaßsphincteren versehen. Diese Sphincteren erlauben es, den Blutzufluß zu den Sinusoiden abzuschalten und den portalen Blutstrom über präformierte Anastomosen direkt in einen Ast

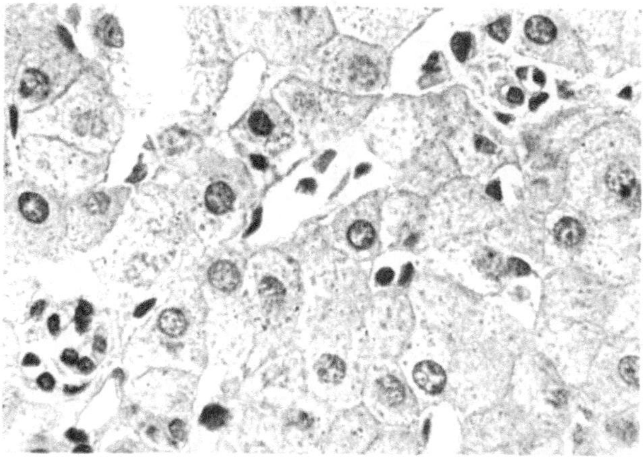

Abb. 18. Gilbert-Syndrom, 16 Jahre, ♀. Zwei intralobuläre, im Disseschen Raum verlaufende Arterienäste mit spärlichem Bindegewebe. HE, ×500

der Lebervene umzuleiten. Je nach dem Funktionszustand der Leber beträgt dieses intrahepatische Shuntvolumen 4–66% des zugeführten Portalblutes.

Die Ursprünge des *Lymphstromes* aus der Leber sind noch wenig erforscht. Die Disseschen Räume stehen mit interstitiellen Gewebespalten, dem Mallschen Raum, der zwischen Grenzlamelle und portalem Bindegewebe liegt, in direkter Verbindung. Der Mallsche Raum kommuniziert mit dem subkapsulären Lymphraum. Aus diesen interstitiellen Räumen wird die Lymphe in blind endigende, terminale Lymphgefäße filtriert, die sich zu Sammelgefäßen vereinen, welche dann die Portalvenen begleiten (Abb. 3).

Das komplexe System der Canaliculi wird von den *Heringschen Zwischenstücken* drainiert, die teils aus Leberzellen, teils aus kubischen Gallengangsepithelien gebildet werden. Dieser relativ weite Anfangsteil des Gallengangssystems, die Ampulle, wurde von Aschoff als die „Achillesferse der Leber“ bezeichnet, da er annahm, daß sie gegenüber Schädigungen besonders anfällig sei. Die ovalen Zellen der Heringschen Zwischenstücke werden von vielen als die eigentlichen Stammzellen des Leberparenchyms betrachtet.

Die Heringschen Zwischenstücke gehen in Kanälchen über, deren Lumen $<20\ \mu m$ beträgt. Sie werden durch ein kubisches oder auch flaches Epithel ausgekleidet und besitzen kugelige, chromatinreiche Kerne. Diese Kanälchen wurden früher als Cholangiolen bezeichnet und werden heute nach einem Vorschlag von Elias [206] zumeist *Ductuli* genannt. Die Ductuli werden wieder in die proximalen engen Präductuli unterteilt, deren Lumen nur von 2–3 Epithelzellen gebildet wird (Abb. 18), und den distaleren Ductuli mit mehr als 3 Epithelien in ihrer Circumferenz (Abb. 19). Kanälchen, welche die Galle aus der Grenzlamelle ableiten, sind kurz, andere, lange Kanälchen entspringen bereits innerhalb der Läppchen und können bis an die Zentralvene heranreichen. Innerhalb des Parenchyms sind derartige Ductuli häufig von feinen Arterienästen begleitet (Abb. 18). In Schnitten von normalen Lebern kommen die Ductuli nur gelegentlich in der Peripherie von Portalfeldern zur Darstellung.

Ductuli sind besonders regenerationsfähig, was dann von Bedeutung ist, wenn durch pathologische Vorgänge der Konnex zwischen Parenchym und gal-

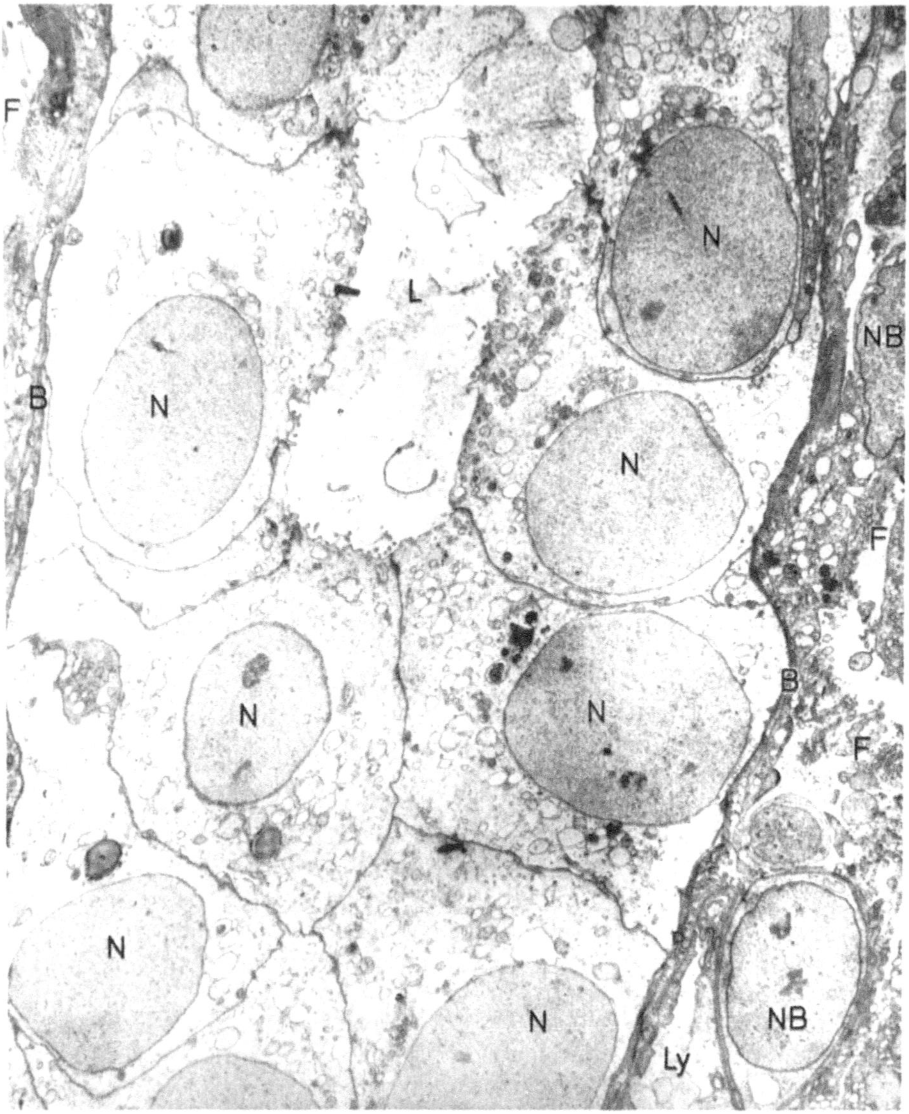

Abb. 19. Schräggetroffener distaler Ductulus im portalen Bindegewebe. Die Gallengangsepithelien sitzen einer Basalmembran auf und entsenden in das Lumen des Gallenganges Mikrovilli. Kern der Gallengangsepithelien (*N*), Basalmembran (*B*), Lumen des Gallenganges (*L*), Lymphspalt (*Ly*), Bindegewebekern (*NB*), Bindegewebefibrillen (*F*). × 12000 [329]

leableitendem System verlorengegangen ist. Die aussprossenden Ductuli, die den Zusammenhang wieder herzustellen versuchen, können als ductuläre Wucherungen oder Gallengangsregenerate einen sehr auffallenden Befund darstellen. Sie bestehen dann nicht nur aus feinen Schläuchen, sondern nicht selten aus zweischichtigen Zellplatten, ein Rückfall in die embryonalen Ductalplatten (s.S. 206).

Die Organellen des Ductulus-Epithels sind bedeutend spärlicher als die der Leberzellen, die Mitochondrien nur halb so groß. Lediglich der Golgi-Apparat ist kräftiger entwickelt.

Es besteht kein Zweifel, daß unter besonderen Voraussetzungen (z.B. massive Leberparenchymnekrosen, progrediente Cirrhosen, langdauernde Cholestasen) Leberzellen an der Gallengangsregeneration beteiligt sein können. Der Nachweis kann leicht geführt werden, wenn in Ductulus-Epithelien spezifische Reaktionsprodukte von Leberzellen, wie z.B. Mallorykörper oder α_1-Antitrypsin-Globuli, nachweisbar sind.

Ductuli vereinigen sich zu *interlobulären* (*präterminalen*) Gallengängen, die ebenfalls noch an den Rändern der Portalfelder liegen. Ihr Lumen beträgt meist zwischen 20 und 50 µm, und sie weisen – je nach ihrer Weite – ein kubisches bis prismatisches Epithel auf. Die interlobulären Gallengänge laufen in *septalen* (*prä-präterminalen*) zusammen, die in der Mitte der Portalfelder liegen, stets ein prismatisches Epithel besitzen und im allgemeinen ein Lumen von 70–100 µm und mehr besitzen. Die septalen Gallengänge werden wieder von *segmentalen* abgeleitet, die sich schließlich zu den beiden *Ductus hepatici* vereinen.

Die lumenseitige Oberfläche der Gallengänge ist mit Mikrovilli bedeckt und weist daneben auch wenige Cilien auf, die möglicherweise dem Weitertransport und der Durchmischung der Galle dienen. Zu den Aufgaben der Gallengänge gehören neben ihrer Ableitungsfunktion die Sekretion von HCO_3, IgA, möglicherweise auch α_1-Antitrypsin, sowie die Rückresorption von Wasser. Die *embryologische Entwicklung* der intrahepatischen Gallengänge wird im Abschnitt über die Mißbildungen des Gallengangssystems auf S. 206 dargestellt.

Über die intrahepatische *nervale Versorgung* ist wenig bekannt, da keine Untersuchungen am Menschen vorliegen und bei den untersuchten Tierarten beträchtliche Unterschiede bestehen. Die Leber wird grundsätzlich von sympathischen und parasympathischen Nerven versorgt. Adrenerge und cholinerge Nervenfasern verlaufen vorwiegend in der Adventitia der Leberarterienäste, in geringerem Maße auch der Portalvenenäste. Bei Primaten sind adrenerge Fasern auch im Disseschen Raum nachzuweisen [495].

D. Leberläppchen und Acinus

Die Leber läßt schon mit freiem Auge eine feine Felderung erkennen, die auch unter dem Mikroskop in Erscheinung tritt. In kleinen 0,5–2 mm im Durchmesser haltenden, polygonalen Arealen sind Leberzellplatten und Sinusoide, normale Hämodynamik vorausgesetzt, gegen ein zentrales Gefäßlumen, die Zentralvene, ausgerichtet. Die Ecken dieser Areale erscheinen durch die Portalfelder gegeben, während zwischen diesen der Übergang zu den Nachbarläppchen meist ein fließender ist. Die genaue Beschreibung der Läppcheneinheit der Leber stammt von Kiernan [393], der sich in seiner Schilderung auf die Leber des erwachsenen Schweines bezog, bei dem das Leberläppchen allseits von einer bindegewebigen Kapsel umschlossen ist. Beim Menschen können ähnliche Bilder nur gelegentlich und unter pathologischen Bedingungen, bei interlobulärer Fibrosierung, beobachtet werden (Abb. 20).

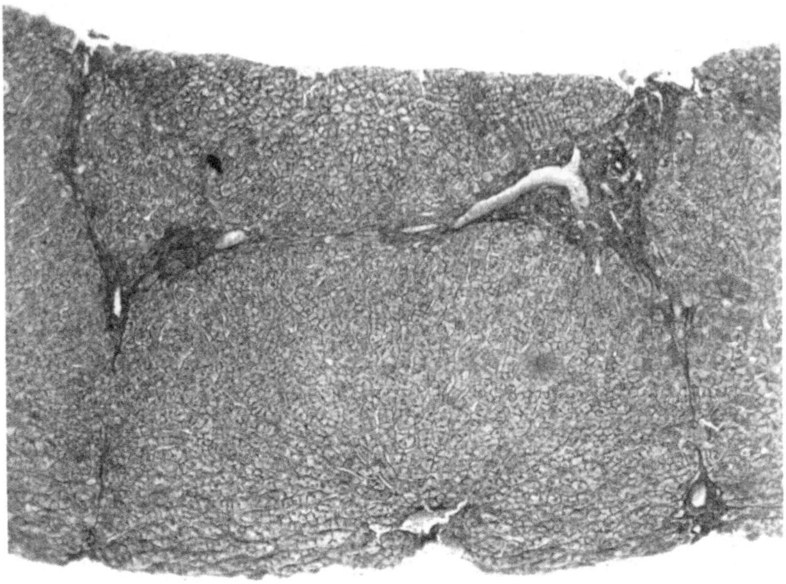

Abb. 20. Interlobuläre Fibrosierung (porto-portale Brücken); $7^1/_2$ Monate nach Abklingen einer schweren Virushepatitis. Die Läppchenarchitektur tritt deutlich hervor. Mall, ×75

Man hat immer wieder an der Vorstellung Anstoß genommen, daß das Leberparenchym um die Zentralvene als abführendes Gefäß angeordnet sein solle, die zirkulatorisch gesehen eigentlich die Peripherie darstellt. Aus diesem Grund wurde von MALL [481] der Begriff der „portal unit" geprägt, bei der das Portalfeld mit den zuführenden, ernährenden Gefäßen und dem abführenden Gallengang in der Mitte, die Zentralvenen an die Peripherie gestellt werden.

Über die funktionelle Gliederung der Leber haben die Arbeiten von RAPPAPORT [602] wesentliche Erkenntnisse vermittelt. Nach seinen Untersuchungen stellen die terminalen Pfortader- und Arterienäste (s.S. 19) die eigentliche zentrale Achse für die Ernährung des Leberparenchyms dar. Sie versorgen ein Gebiet, das im Schnitt ungefähr die Form eines Rhombus hat, dessen Diagonale das versorgende Gefäß darstellt und dessen Ecken in den beiden Zentralvenen der angrenzenden Läppchen ruhen. Dieser Parenchymbezirk wird von RAPPAPORT als *Acinus* bezeichnet. Ein hexagonales Läppchen zwischen drei Portalfeldern wird damit von sechs Endzweigen aus drei verschiedenen terminalen Pfortader- und Arterienästen ernährt (Abb. 21). Dabei erhält die Zone 1, die einem Anteil der Läppchenperipherie entspricht, das nährstoffreichste Blut, während die Zone 2, die hauptsächlich der intermediären Läppchenzone angehört, bereits mit weniger und schließlich die Zone 3 (Randpartien und Läppchenzentrum) mit der geringsten Konzentration an Nährstoffen auskommen muß. Substanzen, die nicht an Albumin gebunden sind, werden von den Leberzellen der Zonen 1 bis 3 in absteigendem Ausmaß extrahiert.

Mehrere einfache Acini, die von einem präterminalen Pfortader- und Arterienast versorgt werden, bilden einen Komplexacinus, mehrere Komplexacini,

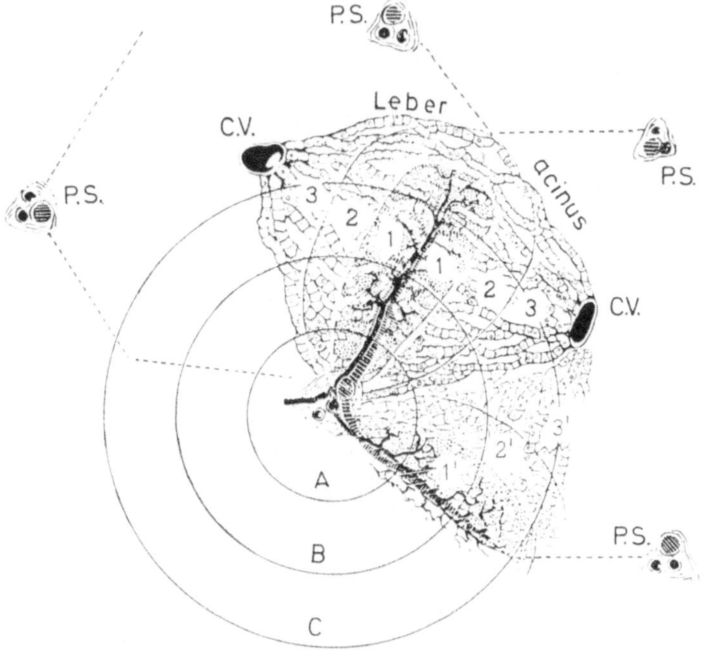

Abb. 21. Die funktionelle Lebereinheit („Leberacinus") nach Rappaport. Die Grenzen der hexagonalen Leberläppchen sind durch unterbrochene Linien angedeutet. Von einem im Bild zentral gelegenen Portalfeld sind zwei terminale Seitenäste von Pfortader und Leberarterie herausgezeichnet. Sie ernähren beiderseits die Zonen 1, 2, 3, bzw. 1′, 2′, 3′ (zur Hälfte gezeichnet). Die Entfernung der Parenchymabschnitte vom versorgenden Portalfeld geben drei konzentrische Kreise an (*A*, *B*, *C*). Portalfeld (*PS*), Zentralvene (*CV*) [602]

die von einem gemeinsamen interlobulären Pfortader- und Arterienast gespeist werden, einen Konglomeratacinus. Alle Pfortader- und Arterienäste geben bis zu ihren präterminalen Verzweigungen kurze radiäre Seitenzweige ab, die das unmittelbar angrenzende Leberparenchym (Acinuli) versorgen (Abb. 16, 17).

Betrachtet man das Parenchym nach dem acinären Konzept, finden Veränderungen, wie beispielsweise Verfettung oder Nekrose, die innerhalb einer Biopsie, auf das klassische Läppchen bezogen, so verschiedene Lokalisationen aufweisen können, eine einfache und einleuchtende Erklärung. Während sich aber die funktionelle acinäre Gliederung nur gelegentlich unter derartigen pathologischen Voraussetzungen zu erkennen gibt, sonst aber aus dem histologischen Leberbild nicht ohne weiteres hervorgeht, ist das Kiernansche Läppchen bei verschiedenen Säugetieren eine unbestreitbare Realität. Auch beim Menschen ist es so weit erkennbar, daß es eine Orientierung gestattet, sogar in einem so schmalen Gewebeanteil wie einem Biopsiezylinder. Für die fundamental wichtige Feststellung, ob die grobe Leberarchitektur im Biopsiebereich erhalten oder zerstört ist, wird man deshalb die lobuläre und nicht die acinäre Gliederung heranziehen müssen. Es sind aber nicht nur historische, didaktische und deskriptive Erwägungen, die es ratsam erscheinen lassen, den Läppchenbegriff für bestimmte Situationen aufrechtzuerhalten: eine Reihe von pathologischen Veränderungen läßt sich

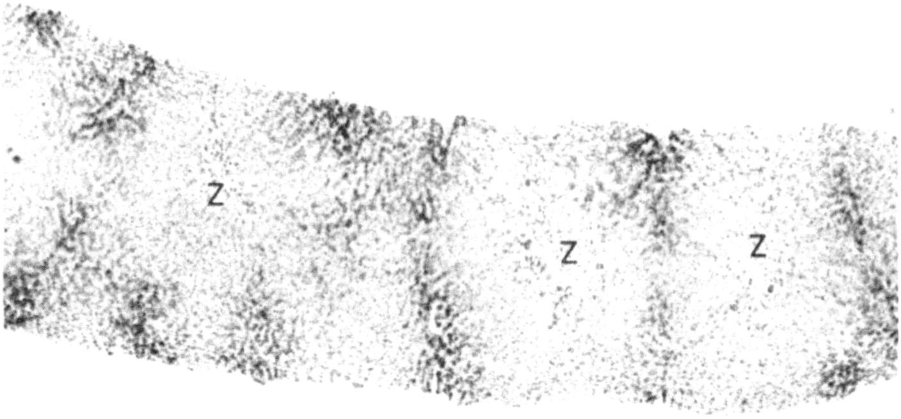

Abb. 22. Siderose mit Lipofuscinose der Leber, 52 Jahre, ♂, Diabetes mellitus. Während sich das Lipofuscin in der Umgebung der Zentralvenen (*Z*) ansammelt, wird Siderin in der Läppchenperipherie gespeichert. Dadurch ergibt sich eine deutliche Markierung der Leberläppchen. BB, ×30

besser vom Läppchen her beschreiben. Primär im Läppchenzentrum etablieren sich venöse Stauung (Abb. 222) und Gallenstauung (Abb. 139), Speicherung von Lipofuscin und melaninähnlichem Pigment (Dubin-Johnson-Syndrom) (Abb. 212, 209). Vielleicht am eindrucksvollsten ist die parenchymatöse Siderinspeicherung, die stets in der *Läppchenperipherie* beginnt und die Zellagen um die Portalfelder bevorzugt (Abb. 22). Auch die sog. Lochkerne, die durch hohen Glykogengehalt der Leberzellkerne bedingt werden, finden sich so gut wie immer in der unmittelbaren Umgebung der Portalfelder (Abb. 82, 166, 192, 314).

Wenn also im folgenden das Läppchenkonzept in vielem beibehalten wird, geschieht es vor allem, weil es ein nützliches Hilfsmittel zur histologischen Orientierung darstellt, wobei wir uns voll bewußt sind, daß das Leberläppchen beim Menschen keine funktionelle und in vieler Hinsicht auch keine anatomische Einheit darstellt.

Glyconeogenese, oxydativer Energiestoffwechsel, β-Oxydation, Aminosäureabbau, Harnstoffbildung aus Aminosäuren und Gallensäureexkretion finden vorwiegend im periportalen Bereich statt, während Glycolyse, Liponeogenese, Harnstoffbildung aus Ammoniak und Biotransformation vorwiegend oder ausschließlich im perivenösen Bereich, d.h. im Läppchenzentrum, vor sich gehen. So ist die Glutaminsynthetase ausschließlich in Leberzellen lokalisiert, die unmittelbar um die Zentralvene gelegen sind, während die Carbamoylphosphatsynthetase komplementär im übrigen Leberparenchym zu finden ist. Diese Tatsache spricht für die Existenz zweier phenotypisch verschiedener Zellpopulationen (Heterogenität) [295].

E. Die Leberkapsel

Nicht selten findet sich an einem Ende des Biopsiezylinders ein ausgestanzter Anteil der Leberkapsel. Sie besteht aus dem Endothelüberzug (Serosa) und ei-

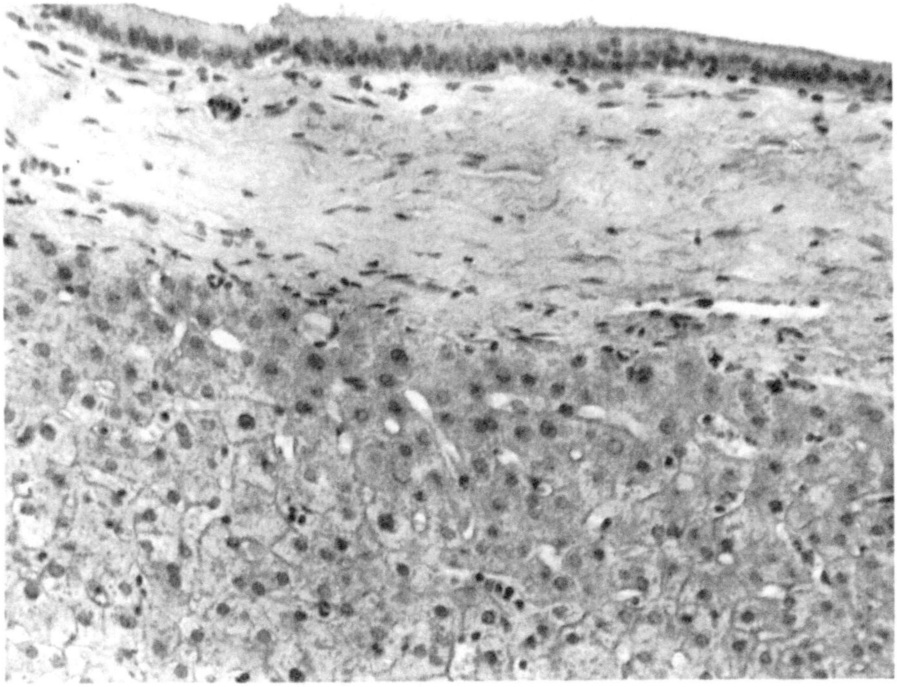

Abb. 23. Normale Leberkapsel. 65jähriger Mann. HE, ×200

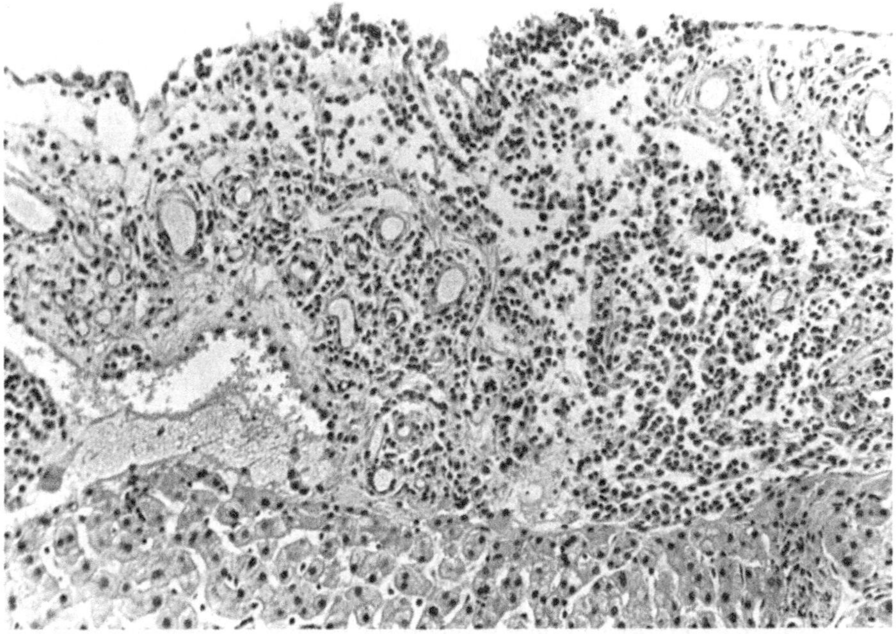

Abb. 24. Virushepatitis mit möglichem Übergang in chronische Hepatitis. 39 Jahre, ♂. Ödem und plasmacelluläre Infiltration der Leberkapsel. HE, ×40

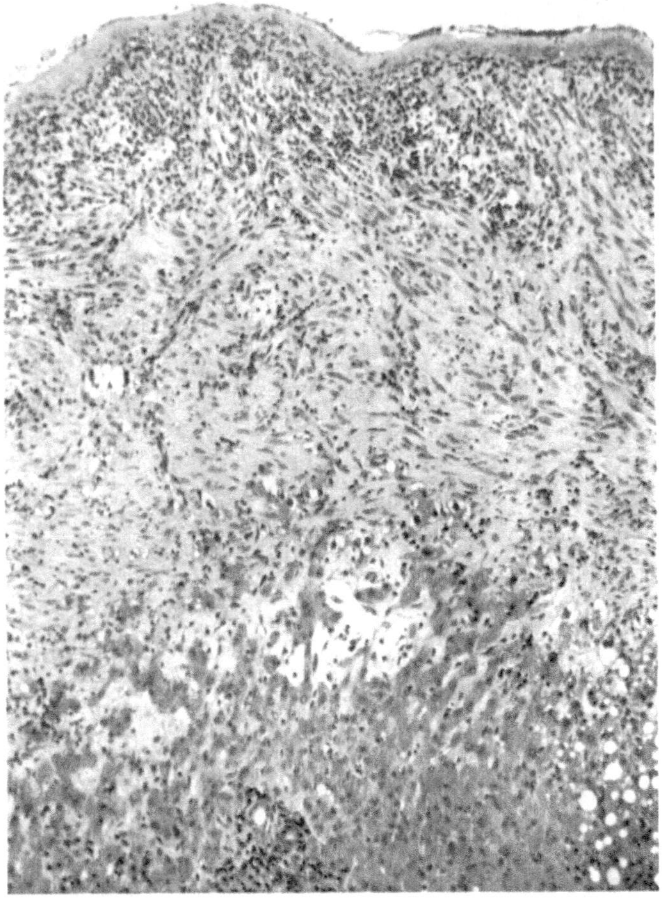

Abb. 25. Kapselfibrose, 69 Jahre, ♂. Choledochusstein, chronische Cholangitis. HE, ×40

nem dichten Netzwerk kollagener und elastischer Fasern. Beim Menschen ist die normale Leberkapsel durchschnittlich 60 μ dick (Abb. 23). In ihren tieferen und lockerer gewebten Schichten können sich Lymph- und Blutgefäße sowie Nervenstränge finden. Da oberflächlich gelegene Portalfelder mit der Kapsel verschmelzen, können hier auch in der normalen Leber Bilder entstehen, die an eine Lebercirrhose oder schwere portale Fibrose erinnern. Darüber hinaus können die subcapsulären Portalfelder chronisch-entzündlich infiltriert sein, ohne daß tiefere Leberschichten Veränderungen aufweisen. *Die histologische Beurteilung kapselnaher Leberareale, ob es sich nun um Punktionsbiopsien oder Probeexcisionen handelt, kann deshalb nur mit größter Zurückhaltung erfolgen.*

Entzündungen der Leber bedingen auch entsprechende Veränderungen der Leberkapsel: Es kommt zu einer ödematösen Auflockerung, Hyperämie und zelligen Infiltration. Bei schweren Verlaufsformen der chronisch-aggressiven Hepatitis, beispielsweise, können sich im Kapselbereich dichte plasmacelluläre Infiltrate bilden (Abb. 24). Chronische subcapsuläre Entzündungen führen zur Kapselfibrose, wobei häufig subcapsuläres Parenchym zugrundegeht und durch Bindegewebe ersetzt wird (Abb. 25). Makroskopisch imponiert die Kapselfibrose als grauweiße Trübung oder Verdickung. Eine Hyalinisierung bedingt das eindrucksvolle Bild der Zuckergußleber. Verdickte Kapselareale können auch verkalken.

III. Die Leberbiopsie

Die Eröffnung von Leberabscessen mit Kauter oder Messer wurde bereits im Altertum durchgeführt. Die wahrscheinlich ersten bezeugten Leberpunktionen zur Entleerung tropischer Leberabscesse hat LARREY während des ägyptischen Feldzugs Napoleons vorgenommen, die erste erfolgreiche Punktion eines Leberechinococcus wurde 1825 von RÉCAMIER veröffentlicht. Das Verdienst, die Nützlichkeit der Leberpunktion für histologische Zwecke erkannt zu haben, fällt keinem geringeren als PAUL EHRLICH zu. FRERICHS [247] berichtet in seinem 1884 erschienenen Buch darüber. Mittels einer dünnen Kanüle mit aufgesetzter Injektionsspritze aspirierte EHRLICH Lebergewebe von einer normalen Person und zwei Diabetikern, um Aufschluß über den Glykogengehalt zu gewinnen. Das Verdienst, die Leberbiopsie zu einer diagnostischen Methode ausgebaut zu haben, gebührt LUCATELLO [456]. Es handelte sich dabei um Cytopunktionen mit dünner Nadel, die im Ausstrich oder Zupfpräparat untersucht wurden. Bereits 1907 berichtete SCHUPFER [668] über erfolgreiche Leber- und Milzpunktionen mit einer dickeren Nadel, die es erlaubte, Gewebezylinder einer histologischen Aufarbeitung zuzuführen. In den folgenden Jahren wurde die Methode immer wieder von einzelnen Autoren aufgegriffen, konnte sich aber erst nach 1939 ständig behaupten, nachdem IVERSEN und ROHOLM [350] ihre Methode veröffentlicht hatten.

Bei der Nadel dieser Autoren handelte es sich um eine 18 cm lange und 2 mm dicke, an ihrer Spitze sägeförmig ausgezackte Kanüle mit eingeschobenem Troicart. Das Instrument wurde in die Leber eingestochen, der Troicart entfernt, eine Injektionsspritze aufgesetzt, ihr Kolben in Aspirationsstellung gebracht und dann die Nadel unter drehender Bewegung in die Leber vorgeschoben. Für eine allgemeine diagnostische Anwendung war diese Methode noch nicht geeignet, da der gefährliche Abschnitt der Biopsie, der Eingriff in der Leber, auch beim Geübtesten mehrere Sekunden beanspruchte. Die Folge waren Zwischenfälle in einer Häufigkeit, die nicht verantwortet werden konnte (Tabelle 2 u. 3).

Verschiedene Modifikationen brachten zwar eine Vereinfachung der Biopsietechnik, aber keine wesentliche Verkürzung des Biopsievorgangs [755]. Von den Instrumenten, die ohne Aspiration arbeiten, ist die *Silverman*-Nadel am bekanntesten geworden. Diese wird auch heute noch von manchen Operateuren zur gezielten Biopsie unter laparoskopischer oder operativer Sicht oder zur Nierenbiopsie benutzt [697]. Ihre Nachteile sind die besonders lange Operationsdauer und eine leichte Quetschung des Gewebezylinders.

Allgemeine Verbreitung konnte die Biopsie erst finden, nachdem MENGHINI [502] im Jahre 1957 seine geniale Methode veröffentlicht hatte, durch die der Eingriff wesentlich vereinfacht und verkürzt werden konnte. Damit war der

Weg frei für die Erforschung der normalen Mikrostruktur und Ultrastruktur der menschlichen Leber und der Pathomorphologie ihrer Krankheiten.

A. Die Menghini-Methode

Die Menghini-Nadel (Abb. 26 u. 27) ist einfach, ähnlich dem Modell von SCHUPFER [668]. Der Nadelschaft ist 8 cm lang, der Durchmesser der gebräuchlichen Modelle beträgt 1,2 und 1,4 mm. Für die Biopsie bei Säuglingen und Kleinkindern stehen Aufsetzstücke zur Verfügung, mit deren Hilfe die Einstichtiefe auf 3 bzw. 4 cm verkürzt werden kann (Abb. 26). Handelt es sich nur darum, Lebergewebe zur cytologischen Untersuchung zu gewinnen, genügt ein Instrument von 0,7 mm Durchmesser [420].

Die Nadelspitze ist nur leicht, nach oben konvex, abgeschrägt. Empfehlenswert sind Nadeln mit besonders dünnem, selbstschneidendem Stahlmantel, da

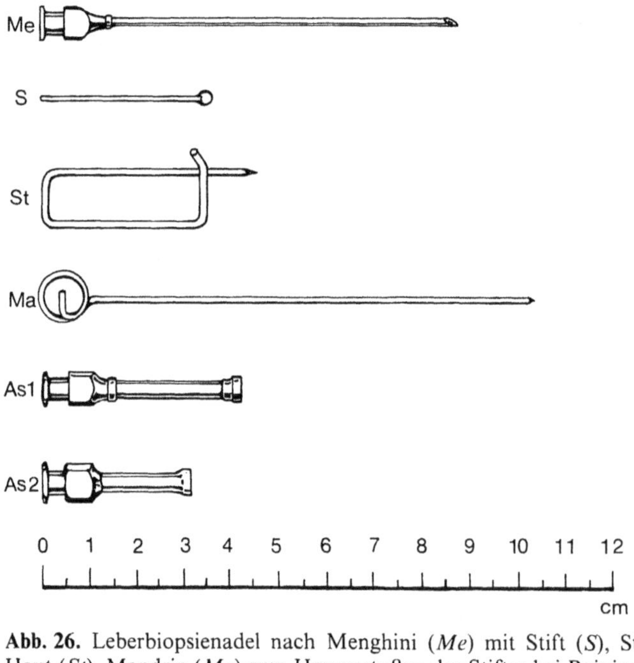

Abb. 26. Leberbiopsienadel nach Menghini (*Me*) mit Stift (*S*), Stachel zum Vorstechen der Haut (*St*). Mandrin (*Ma*) zum Herausstoßen des Stiftes bei Reinigen der Nadel. Aufsetzstücke verschiedener Länge (*As1*, *As2*) zum Verkürzen des Nadelschaftes für Säuglings- und Kinderbiopsie

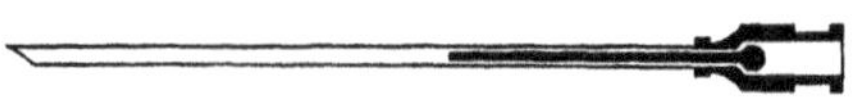

Abb. 27. Menghini-Nadel im Schnitt (verkleinert)

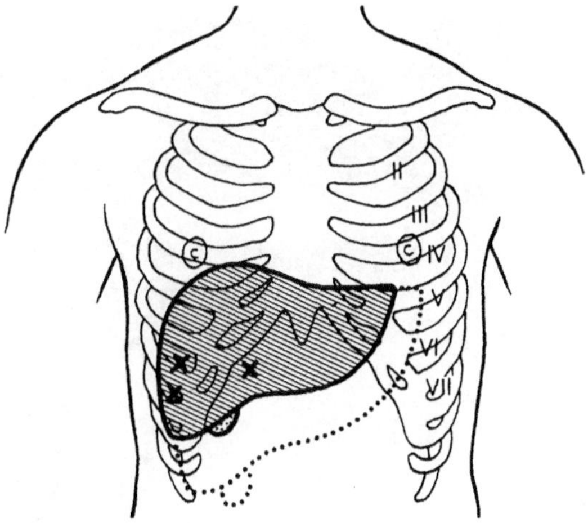

Abb. 28. Schematische Darstellung der Lage von Leber und Gallenblase mit ihrer Beziehung zu den vorgeschlagenen Punktionsstellen (×). Abdominelle Route bei vergrößerter Leber (punktierte Kontur)

sie durch maximale lichte Weite möglichst breite Biopsiezylinder garantieren und die Notwendigkeit wegfällt, Kanülen von Zeit zu Zeit schleifen zu lassen[1]. Als besonderes konstruktives Detail enthält die Nadel in ihrer Basis einen flachen Stift, der das Kanülenlumen nicht völlig ausfüllt (Abb. 27). Er gestattet es, Flüssigkeit zu injizieren oder einen negativen Aspirationsdruck zu erzeugen, verhindert aber, daß der Punktionszylinder in die Spritze zurückgesaugt wird.

Der entscheidende Fortschritt, den die Menghini-Methode gebracht hat, beruht jedoch nicht auf einer Besonderheit der Nadelkonstruktion, sondern auf einem methodischen Trick bei der Anwendung.

1. Die Biopsie-Technik

Die Leberbiopsie kann entweder transthorakal oder abdominal vorgenommen werden (Abb. 28). Die abdominelle Route hat vor der transthorakalen die Vorteile voraus, daß das Zwerchfell nicht durchstochen werden muß und daß keine Gefahr besteht, eine Intercostalarterie oder die Lunge zu verletzen. Wenn trotzdem weniger als 10% der Fälle durch die Bauchdecke punktiert werden, geschieht dies deshalb, weil für die abdominelle Route nur Fälle mit einer deutlich und einwandfrei vergrößerten Leber geeignet sind: Der Leberrand muß den rechten Rippenbogen mindestens um 3 cm überragen. Bei einer normal großen Leber bestünde die Möglichkeit, sie zu durchstechen und unter ihr liegende Hohlorgane zu verletzen.

Vor jeder geplanten Leberbiopsie muß soweit als möglich sichergestellt werden, daß keine Kontraindikationen gegen den geplanten Eingriff vorliegen (s. später). Vor allem gilt es, hämorrhagische Diathesen durch Anamnese, Bestimmung der Prothrombinzeit und Thrombocytenzählung auszuschließen.

1 Hersteller: Societá Italiana „ICO", Via Andrea Costa 160, Bologna, Italien

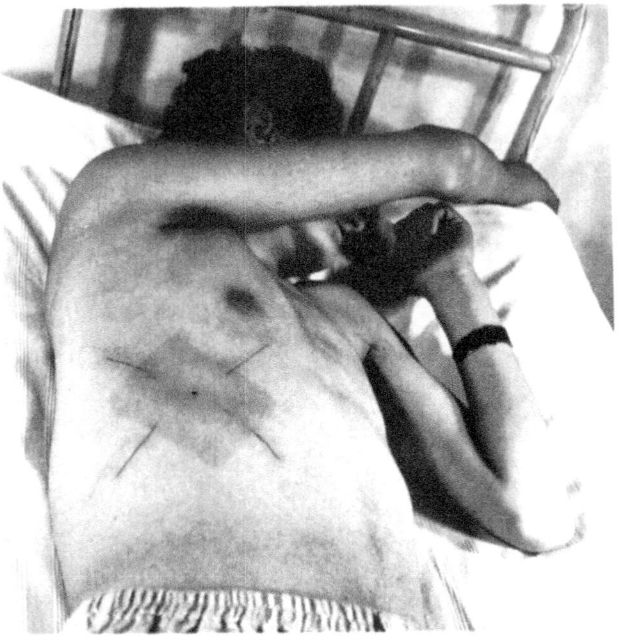

Abb. 29. Lagerung zur Biopsie. Die geplante Punktionsstelle im 7. Intercostalraum ist markiert. (MENGHINI, Macerata)

Der Patient braucht für den Eingriff nicht nüchtern zu sein. Aufgeregte Patienten werden mit einem Tranquillizer vorbereitet, eine Maßnahme, die aber nur selten notwendig ist. Bei transthorakaler Biopsie wird der Patient in halblinker Seitenlage gebettet, den rechten Arm über dem Kopf abgewinkelt (Abb. 29). Ist die Erweiterung der Zwischenrippenräume, die dadurch erzielt werden soll, nicht ausreichend, kann sie verstärkt werden, indem man ein Kissen unter die linke Lende schiebt. Die benötigten Behelfe sind in Tabelle 1 zusammengestellt.

Die transthorakale Leberbiopsie soll innerhalb der intensiven Leberdämpfung, unterhalb des Pleurasinus, in einem möglichst breiten Zwischenrippenraum erfolgen. Über die Ausdehnung des Sinus überzeugt man sich durch Perkussion bei tiefster Inspiration. Die beiden Voraussetzungen sind manchmal schon im 6. Intercostalraum in der vorderen Axillarlinie, häufiger im 7. in der Mitte zwischen vorderer und mittlerer Axillarlinie, manchmal erst im 8. in der mittleren Axillarlinie, erfüllt (Abb. 28). Einen tieferen als den 8. Intercostalraum zu verwenden, ist ungünstig, da es dann schon Schwierigkeiten bereiten kann, zwischen den enggestellten Rippen hindurchzufinden.

Punktiert man bei Rückenlage hinter der mittleren Axillarlinie, was manche Autoren empfehlen [451], endet der Eingriff nicht selten mit einer gleichzeitigen Nierenbiopsie, wenn die Nadel nicht waagrecht sondern nach dorsal geneigt eingestochen wird.

Als Einstichpunkt wählt und markiert man eine Stelle am oberen Rand der unteren Rippe, um die Intercostalarterie zu vermeiden. Liegt eine deutlich vergrößerte Leber vor, wird abdominal unmittelbar unterhalb des rechten Rippenbogens in der Parasternallinie eingegangen (Abb. 28).

Die gewählte Punktionsstelle wird mit Alkohol gereinigt und mit Jodtinktur oder einem anderen Hautdesinfiziens bestrichen. Nachdem mit einem Lokalanaestheticum eine Hautquaddel gesetzt wurde, werden Brust- oder Bauchwand bis an das Peritoneum parietale infiltriert. Der Patient spürt häufig einen heftigen Stich, wenn die Nadelspitze diesen Punkt erreicht. Es hat sich als nützlich erwiesen, den Patienten im vorhinein darauf aufmerksam zu machen und ihn aufzufordern, diese Sensation zu melden. Man vermeidet dadurch, bei der Anaesthesie zu tief vorzudringen und dabei etwa die Leberkapsel zu verletzen. Die stumpfe Menghini-Nadel kann die Haut nicht durchdringen, weshalb die Punktionsstelle mit einem Stachel vorgestochen werden muß. Ist ein solcher nicht vorhanden, tut eine dicke Flügelnadel den gleichen Dienst. Nachdem in eine Spritze 6–8 ml steriler physiologischer Kochsalzlösung aufgezogen wurden, wird die Spritze mit der Biopsienadel armiert. Es ist wichtig, daß die Spritze gut zieht und daß die Nadel fest auf den Conus der Spritze paßt.

Tabelle 1. Behelfe für die Leberbiopsie nach MENGHINI

Alkohol, 70%ig
Hautdesinfiziens
Lokalanaestheticum, 1%ig, steril
Physiologische Kochsalzlösung, steril
Stachel oder starke Flügelnadel
2 Rekordspritzen à 5 und 10 ccm
1 subcutane Nadel
1 Biopsienadel
1 Schälchen, steril
Schnellverband

Von der Subcutis und der Muskulatur des Zwischenrippenraumes oder der Bauchdecke wird der stumpfen Biopsienadel weniger Widerstand entgegengesetzt als vom Peritoneum. Es gelingt dem Geübten deshalb unschwer, mit einem kurzen Ruck die Nadel bis an das Bauchfell zu versenken, ohne es zu durchstechen (Abb. 30/1).

Die wesentliche Neuerung der Menghini-Methode besteht darin, daß man nun aus der aufgesetzten Spritze 2–3 cm^3 physiologischer Kochsalzlösung in die Thorax- oder Bauchwand ausspritzt (Abb. 30/2). Dadurch wird die Nadel von Gewebefetzen freigespült, wodurch sich die Verwendung eines Troicarts, die stets zeitraubende Manipulationen verlangt, erübrigt. Während die linke Hand den Zylinder der Spritze umfaßt hält, bringt die rechte den Kolben in Aspirationsstellung (Abb. 30/3), wobei sich der rechte Zeigefinger am Spritzenboden abstützt, um ein Zurückschnellen des Kolbens zu verhindern (Abb. 31). Gleichzeitig fordert man den Patienten auf, tief ein- und auszuatmen und dann den Atem anzuhalten. Der eigentliche Biopsievorgang vollzieht sich im Bruchteil einer Sekunde: Mit einem kurzen Ruck wird die Nadel in die Leber gestoßen (nicht gebohrt!) (Abb. 30/4) und augenblicklich wieder herausgezogen (Abb. 30/5).

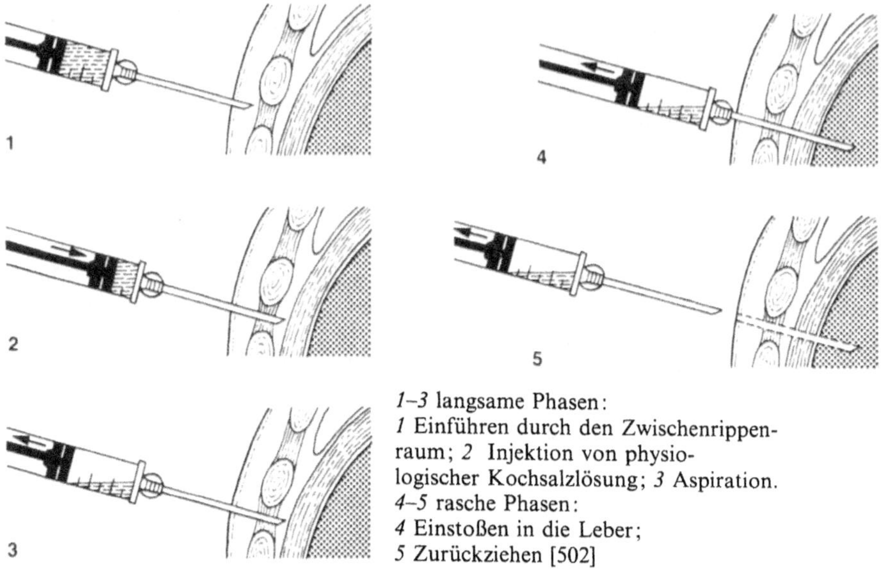

1–3 langsame Phasen:
1 Einführen durch den Zwischenrippenraum; *2* Injektion von physiologischer Kochsalzlösung; *3* Aspiration.
4–5 rasche Phasen:
4 Einstoßen in die Leber;
5 Zurückziehen [502]

Abb. 30. Die verschiedenen Phasen der Leberbiopsie nach Menghini.

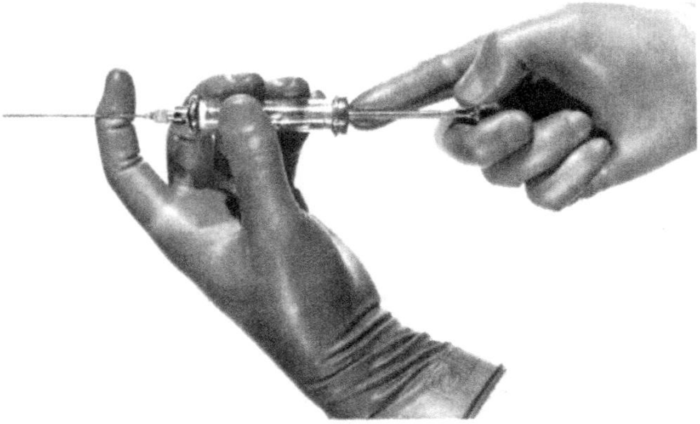

Abb. 31. Handhaltung bei der Biopsie. Nach Zurückziehen des Spritzenkolbens stützt sich der rechte Zeigefinger am Spritzenboden ab. Die Einstichtiefe kann nötigenfalls durch Anlegen des linken Zeigefingers an die Kanüle reguliert werden [504]

Der Biopsiezylinder wird mittels der in der Spritze verbliebenen Kochsalzlösung in das vorbereitete Schälchen ausgespritzt und von dort in die Fixationsflüssigkeit übertragen. Die Stichwunde wird mit einem Schnellverband verschlossen. Eine Kompression der Biopsiegegend durch Sandsack oder Laparotomiebinde ist unnötig, ebenso wie die Verordnung von Nahrungskarenz vor und nach dem Eingriff. Der Patient hat lediglich für 2–3 Stunden strenge Bettruhe einzuhalten und wird während dieser Zeit überwacht.

2. Modifikationen der Menghini-Methode und andere Methoden

MENGHINI selbst hat eine Modifikation seiner ursprünglichen Anordnung angegeben und sie zu einer Zweimannmethode umgestaltet: Zwischen Biopsienadel und Saugspritze ist ein Schlauch zwischengeschaltet. Der Operateur führt nur das Einstechen und Zurückziehen der Nadel aus, während das Ausspritzen der physiologischen Kochsalzlösung und die Aspiration durch einen Helfer besorgt wird. Diese Neuerung macht unseres Erachtens die Biopsie nur aufwendiger, ohne wirkliche Vorteile zu bieten, da die Manipulationen, die nun dem Helfer überlassen sind, bei der „Einmannmethode" keinerlei technische Schwierigkeiten bereiten.

Eine andere Modifikation[1] versieht die Punktionsnadel mit einer Luer-Lok-Verriegelung und die dazugehörige Saugspritze mit einer Arretierung, wodurch der Kolben in Aspirationsstellung fixiert werden kann. Wir haben uns davon überzeugt, daß die einfache Menghini-Nadel gleichzeitig auch das zuverlässigste Instrument ist und daß die Störungsanfälligkeit um so größer wird, je komplizierter das Instrumentarium ist.

Ferner wurde eine Modifikation, *Surecut*, auf den Markt gebracht, bei der es sich um die Kombination der *Terry*-Methode [755] mit der *Menghini*-Methode handelt[2]: Die Einmalspritze ist mit einer Luer-Lok-Menghini-Nadel verbunden, in der sich ein spitzer, leicht herausragender Troicart befindet, der fix im Kolben der Spritze eingelassen ist. Der Spritzenstempel rastet beim Zurückziehen automatisch ein. Gleichzeitig bewegt sich der Troicart zurück und gibt das Lumen der Biopsienadel für die Aufnahme des Biopsiezylinders frei – ein praktisches, aber nicht gerade billiges Instrument.

Schließlich wurde von Travenol die *Tru-cut-Nadel* auf den Markt gebracht, die auch für die Leberbiopsie empfohlen wird. Es handelt sich ebenfalls um ein Einmalgerät. Das Instrument besteht aus einem inneren Obturator und einer darübergeschobenen Kanüle. Der Obturator weist ein spitzes, abgeschrägtes, geschlossenes Ende auf, und besitzt eine längliche, eingeschliffene Kerbe. Der Biopsievorgang ist ähnlich wie bei der *Silverman*-Nadel: Das Instrument wird mit vorgeschobener Kanüle in das Organ eingestochen, dann wird die Kanüle zurückgezogen, wodurch die Kerbe im Obturator frei wird. Das Gewebe wölbt sich in die Kerbe vor und wird durch Vorschieben der Kanüle abgeschnitten. Die Methode eignet sich für laparoskopisch gezielte Leberbiopsien, für ungezielte Biopsien ist sie jedoch, ebenso wie die *Silverman*-Nadel, wegen des komplizierten und langdauernden, intrahepatischen Biopsievorganges zu gefährlich.

Die ersten diagnostischen Leberbiopsien von EHRLICH (1884) und LUCATELLO (1895) waren *Feinnadelbiopsien*, wobei im allgemeinen kein zusammenhängender Biopsiezylinder gewonnen wurde und das erhaltene Material im Zupfpräparat oder im Ausstrich zu untersuchen war. Erst SCHUPFER (1907) ging zu

1 Fa. Storz, Tuttlingen, BRD
2 TSK Laboratory, Akasaka Q-Building, 7-9-5, Akasaka, Minato-Ku, Tokyo, Japan

Nadelmodellen über, deren Kaliber den heute gewöhnlich verwendeten Menghini-Nadeln entsprach. Obwohl die Stanzbiopsie Dank ihrer offenkundigen Vorteile die Feinnadelbiopsie zunehmend verdrängte, wurde diese von einzelnen Autoren weiter geübt (FROLA, 1935; BOCK, 1958; SÖDERSTRÖM, 1966; Lit. bei [463]). In jüngerer Zeit wurde sie vor allem wieder von LUNDQUIST propagiert [463].

Die Nachteile der Feinnadelbiopsie liegen auf der Hand. Für eine exakte Diagnose sind im allgemeinen nicht einzelne Zellen sondern das Lebergewebe, nicht nur im zusammenhängenden Zellverband, sondern auch in seiner Läppchenstruktur, Voraussetzung. Die Feinnadelbiopsie wird deshalb auch von ihren Befürwortern nur für chemische Gewebeanalysen oder die Tumordiagnostik empfohlen. Ein gewisser Nachteil ergibt sich jedoch auch in der Tumordiagnostik dadurch, daß die Feinnadelbiopsie im allgemeinen nur zytomorphologische, aber keine histomorphologischen Aufschlüsse bringt.

Der eigentliche Grund, warum die Feinnadelbiopsie in ihrer ursprünglichen Form immer noch geübt wird, ist, daß man sich vom feinen Kaliber der Nadel (0,5–0,7 mm Durchmesser) ein geringeres Risiko verspricht. LUNDQUIST [463] beobachtete unter 2611 Feinnadelbiopsien 1 operativ zu versorgende Blutung (0,046%) und 14 Peritonealschocks (0,54%). WILDHIRT [144] mußte bei 15000 in seiner Klinik durchgeführten Menghini-Biopsien, bei denen eine Nadel von 1,8 mm Durchmesser (!) verwendet worden war, 3 Patienten mit postbioptischer Blutung operativ versorgen lassen (0,02%), ich [770] ermittelte diese Komplikation in einer Sammelstatistik von 23182 Menghini-Biopsien dreimal (0,013%), LINDNER [451] unter 79381 Biopsien viermal (0,005%). Ein Peritonealschock trat bei 7500 von mir selbst durchgeführten Menghini-Biopsien mit der 1,4 mm-Nadel 19mal auf (0,25%). Diese Zahlen scheinen die Erfahrung zu bestätigen, daß jeder Einstich in die Leber ein gewisses Risiko bedeutet, daß dieses Risiko aber bis zu einem Nadelkaliber von 1,4 mm, vielleicht sogar 1,8 mm, gleichbleibt. Erst ein Kaliber von 2,0 mm bedeutet ein deutlich vermehrtes Risiko, das bei weiterer Kaliberzunahme laufend und in markanter Weise ansteigt.

Während also die ungezielte Feinnadelbiopsie kaum Vorteile, aber namhafte Nachteile zu bringen scheint, ist die *sonographisch gesteuerte Feinnadelbiopsie* als großer Fortschritt in der zytologischen Tumordiagnostik zu werten: Bei modernen Real-time Punktionsschallköpfen kann eine Chiba-Nadel oder ein anderes Feinnadelmodell kontrolliert eingeführt werden. Beim Einstich in den Tumor kann, falls das verwendete Nadelmodell eine Aspiration nötig macht, diese durch den Untersucher selbst oder durch einen Helfer ausgeführt werden. Die sonographisch gesteuerte Feinnadelbiopsie verbindet die Gewähr, das Untersuchungsmaterial tatsächlich aus dem gewünschten Areal zu erhalten, mit großer Sicherheit für den Patienten. Die Methode kann auch therapeutisch eingesetzt werden, z.B. wenn es gilt, Cysten oder Abscesse abzusaugen.

Nach dem Prinzip „Warum einfach, wenn es auch kompliziert geht“ wurde vorgeschlagen, bei komplettem Verschluß der Gallenwege oder bei intraktabler Gerinnungsstörung die Leberbiopsie transjugular durchzuführen [621]: Durch eine Seldinger-Kanüle wird eine flexible Führungsspirale in die rechte Vena jugularis, die Vena cava superior, den rechten Vorhof, die Vena cava inferior und die Lebervene vorgeschoben. Nach Dehnung des Gefäßes mit dem Desilets-Hoffmann-Besteck wird der Cholangiographiekatheter eingeschoben und durch ihn die 55 cm lange Ross-Nadel eingeführt, mit der die Leberbiopsie durchgeführt wird. Die Methode ist, wie nicht anders zu erwarten, mit einer hohen Versagerquote belastet. Sie wird als ungefährlich angepriesen, doch ist die Gefahr bilivenöser Fisteln sicherlich nicht von der Hand zu weisen. Bei der transjugularen Leberbiopsie muß man sich ernstlich fragen, ob der Aufwand mit der zu erhaltenden Information in einem vernünftigen Verhältnis steht.

3. Vorteile der Menghini-Methode

a) Das Risiko. Der gefährlichste Abschnitt der Leberbiopsie ist naturgemäß der Eingriff im Organ selbst. Bei den früheren Biopsiemethoden beanspruchte er durch die nötige Manipulation mit Troicart und Saugspritze, bzw. Obturator und Schneidekanüle 1–10 Sekunden. Während dieses Zeitabschnittes mußte der Patient den Atem anhalten. Hielt er diese Vorschrift nicht ein, bewegte sich die Leber gegenüber der zwischen den Rippen fixierten Nadel, was Einrisse in der Leberkapsel und nicht selten Blutungen zur Folge hatte.

Wir haben die Dauer des Biopsievorganges bei der Menghini-Methode mittels eines Zeitlupenfilms gemessen: Menghini war zu bescheiden, als er seine Methode „One second needle biopsy of the liver" nannte. Der Eingriff in der Leber dauert weniger als $^{1}/_{10}$ Sekunden [770].

Es ist selbstverständlich, daß sich eine derart drastische Verkürzung der Biopsiedauer auf das Risiko der Leberbiopsie auswirken muß, wobei außerdem noch die gegenüber den früheren Modellen deutliche Verminderung von Kaliber und Länge der Nadel ins Gewicht fällt. Die Gefahren der Leberbiopsie bestehen in:

1. der intraabdominellen Blutung,
2. der galligen Peritonitis,
3. dem Pneumothorax,
4. der Verletzung von Nachbarorganen.

Es braucht nicht näher erörtert zu werden, daß 1 Todesfall auf 540 Biopsien, wie er für die früher geübten Biopsiemethoden errechnet wurde [865] (Tabelle 2), für eine diagnostische Methode völlig untragbar ist. Für die Menghini-Methode haben wir [770] eine Letalität von 1:5800 und Lindner [451] von 1:6600 errechnet. Es kann demnach kein Zweifel darüber bestehen, daß die Menghini-

Tabelle 2. Risiko der Leberbiopsie nach der Letalität

Autor	Methoden	Zahl der Biopsien	Todesfälle	%
Zamschek und Klausenstock (1953)[a]	diverse frühere	19916	37	0,19
Thaler (1964)	Menghini	23382	4	0,017
Lindner (1967)	Menghini	79381	12	0,015

[a] Nach Korrektur einer Doppelzählung [770]

Tabelle 3. Risiko der Leberbiopsie nach der Häufigkeit von Zwischenfällen

Autor	Methode	Zahl der Biopsien	Todes-fälle	Blutungen		Peritonitis		Zahl	%
				kons.	op.	kons.	op.		
THALER (1964)	diverse frühere	9016	10	8	15	1	6	40	0,44
THALER (1964)	Menghini	23182	4	6	3	3	4	20	0,086
LINDNER (1967)	Menghini	79381	12	50	4	39	10	115	0,14

Methode das Letalitätsrisiko der Leberbiopsie um mehr als eine Zehnerpotenz gesenkt hat.

Die Beurteilung des Risikos einer Methode darf nicht allein auf Grund der Todesfälle erfolgen, sondern es müssen die Zwischenfälle in ihrer Gesamtheit Berücksichtigung finden (Tabelle 3). Für die früher geübten Biopsiemethoden liegen wenige einschlägige Berichte vor, die zumeist nur Angaben über Blutung und Peritonitis enthalten. Danach sind auch diese schweren Komplikationen seit Einführung der Menghini-Nadel 4mal seltener geworden [770].

Die Liste der Zwischenfälle nach Menghini-Biopsien wurde noch durch 44 Fälle von Pneumothorax, davon 30 Fälle mit und 14 Fälle ohne klinische Symptomatik, 45 Fälle von Pleuritis, 1 Fall von Bronchopneumonie und einen weiteren Zwischenfall, bei dem die Nadel am Conus abbrach, aber noch entfernt werden konnte, ergänzt. Die Gesamthäufigkeit der ernstzunehmenden Zwischenfälle bei Anwendung der Menghini-Methode beträgt damit 0,25%, d.h. daß bei 400 Biopsien mit einem Zwischenfall gerechnet werden kann [451].

Sofern Punktionen von Nachbarorganen Zwischenfälle nach sich zogen, sind sie in den obigen Zahlen enthalten. Unter den fast 80000 von LINDNER gesammelten Fällen waren 111 Punktionen von Nachbarorganen zu verzeichnen, die Niere war 77mal, die Gallenblase 27mal, das Colon 3mal, Pankreas, Nebenniere, Lunge und Dünndarm je 1mal betroffen.

Zweifellos wäre ein Großteil der angeführten Zwischenfälle bei exakter Technik und Beachtung der Kontraindikationen vermeidbar gewesen. Dafür gibt die Zusammenstellung von SCHMID [657] aus der Züricher Medizinischen Universitätsklinik ein überzeugendes Beispiel: Unter den ersten 1246 Menghini-Biopsien wurden 7 Zwischenfälle beobachtet, von denen nur 2 der Methode anzulasten waren. Die übrigen 5 waren der mangelnden Erfahrung einzelner Operateure zuzuschreiben. Nachdem man dazu übergegangen war, die Biopsie nur von einigen wenigen Geübten ausführen zu lassen, hatten sich weitere Zwischenfälle nicht mehr ereignet.

Ich konnte 1964 über 1560 eigene Menghini-Biopsien berichten, die ohne den geringsten Zwischenfall durchgeführt worden waren [770][1], LINDNER [451] 1967 über 3073 Biopsien. So einfach die Biopsie mit der Menghini-Nadel ist,

1 Meine Biopsiezahl hat sich inzwischen auf über 7500 erhöht

ist sie keineswegs etwa mit einer Sternalpunktion gleichzusetzen, die jeder klinisch tätige Internist beherrschen und ausüben sollte. *Die Menghini-Nadel gehört in die Hand des Erfahrenen. Nur auf diese Weise ist ein maximaler Erfolg bei minimalem Risiko gewährleistet.*

Ambulante Leberbiopsien wurden früher von den meisten Untersuchern abgelehnt und von manchen sogar als Kunstfehler angesehen. Es besteht kein Zweifel, daß die wünschenswerteste Lösung darin bestünde, den Biopsie-Patienten 24 h nach dem Eingriff im Krankenhaus zu belassen. Bei der herrschenden Bettennot wird diese Regelung mancherorts auf unüberwindliche Schwierigkeiten stoßen. Es liegt uns fern, die ambulante Leberbiopsie zu propagieren: Hier soll jeder Untersucher so verfahren, wie er es zu verantworten glaubt. Wir möchten lediglich feststellen, daß das minimale Risiko der Menghini-Biopsie und die geringe Belastung des Patienten eine ambulante Biopsie grundsätzlich möglich macht.

Die große Zahl von Patienten, die uns lediglich zur Durchführung einer Biopsie zugewiesen wurde, hat uns gezwungen, ambulante Biopsien vorzunehmen. Wir sind dabei so vorgegangen, daß wir den Patienten nach der Biopsie 3 Stunden lang liegen ließen und beobachteten. War er völlig beschwerdefrei und war die telefonische Erreichbarkeit gesichert, wurde er nach dieser Frist nach Hause entlassen. Wir haben bisher über 4000 ambulante Biopsien ohne den geringsten Zwischenfall durchgeführt.

Eine 1970 stattgefundene, eingehende Diskussion dieses Fragenkomplexes [452] hat ergeben, daß inzwischen so viele hepatologische Zentren zur ambulanten Leberbiopsie übergegangen sind, daß dieses Vorgehen damit praktisch anerkannt ist und gegen seine Anwendung – bei strikter Einhaltung der Kontraindikationen und Vorsichtsmaßregeln – kein Einwand mehr besteht.

b) Die erweiterte Indikation. Bei den früher geübten Methoden mit langer Biopsiedauer war man auf die Mitarbeit des Patienten angewiesen, da er während des Eingriffes den Atem anhalten mußte. Damit war eine große Gruppe von Kranken von vornherein von der Leberbiopsie ausgeschlossen: Kinder, nervöse oder agitierte Patienten, Geisteskranke und Patienten mit eingeschränktem oder aufgehobenem Bewußtsein. Für die Menghini-Methode gilt diese Einschränkung nicht mehr, so daß auch dieser Kreis von Patienten der bioptischen Diagnostik erschlossen werden konnte.

Säuglinge und Kleinkinder sollen für den Eingriff keinesfalls narkotisiert werden. Wir führen bei ihnen grundsätzlich die Biopsie in Lokalanaesthesie aus, wobei das Schreien durchaus erwünscht ist, da währenddessen das Zwerchfell fixiert ist und in dieser Phase der Eingriff gefahrlos vorgenommen werden kann. Bei größeren, vernünftigen Kindern, die bereits imstande sind, die gegebenen Anweisungen zu befolgen, hatten wir niemals Schwierigkeiten. Hat man es, was selten vorkommt, mit sehr ängstlichen oder nervösen Kindern zu tun, genügt es oft, wenn man vor dem Eingriff ein sedierendes Medikament verabreicht, eine Maßnahme, die sich gelegentlich auch bei Erwachsenen als nützlich erweisen kann. Kommt es zu einer Abwehrbewegung, hat bei richtig ausgeführter Menghini-Biopsie die Nadel schon wieder die Leber verlassen, da die Biopsiedauer noch mit Abstand innerhalb der „Schrecksekunde" liegt [770].

Geisteskranke müssen für den Eingriff im allgemeinen kurz narkotisiert werden. In diesem Fall und ebenso auch bei komatösen Patienten benützt man den kurzen Atemstillstand, der sich an das Exspirium anschließt, für den Einstich.

Bei 810 Leberbiopsien an Kindern haben wir keinerlei Zwischenfall erlebt. Das Durchschnittsalter betrug etwas über 5 Jahre, beim kleinsten Kind handelte es sich um eine 4 Tage alte Frühgeburt von 1400 g Gewicht. Auch 42 Biopsien an Geisteskranken oder Patienten mit eingeschränktem Bewußtsein verliefen komplikationslos.

c) Die weitgehende Schmerzlosigkeit. Ein weiterer Vorteil der Menghini-Methode, ebenfalls durch die kurze Biopsiedauer bedingt, ist die weitgehende Schmerzlosigkeit. Die meisten Patienten empfinden nur die Anaesthesie – den kurzen brennenden Schmerz beim Setzen der Hautquaddel und den scharfen Stich, wenn die Nadelspitze das Peritoneum parietale erreicht – unangenehm, während die Biopsie selbst im allgemeinen keine Schmerzen verursacht. Manchmal geben die Patienten an, den Einstich in die Leber als dumpfen Schlag zu fühlen, der nicht an der Stelle des Eingriffes, sondern in der Magengrube lokalisiert wird.

Jeder 5. Patient berichtet über Beschwerden nach der Biopsie. Zumeist handelt es sich um den „Phrenicusschmerz“, einen dumpfen Schmerz im Bereich der rechten Schulter. Er gründet sich auf die Tatsache, daß die afferenten Nervenfasern des Zwerchfells und der Leberkapsel fast zur Gänze dem rechten Nervus phrenicus entstammen. Seltener wird über atemsynchrone Schmerzen an der Punktionsstelle geklagt, die besonders bei tiefen Atemzügen in Erscheinung treten und Folge eines subcapsulären Hämatoms sein dürften. Die geschilderten Beschwerden sind fast immer leicht und durchaus erträglich, in der Regel klingen sie nach 20–30 Minuten spontan ab. Nur sehr selten kommt es vor, daß die Schmerzen mehrere Stunden anhalten oder so intensiv sind, daß Analgetica verabreicht werden müssen.

Ein seltenes, aber dramatisches Ereignis ist der sog. Peritonealschock. 2–3 Minuten nach der Biopsie tritt fast schlagartig ein heftiger Schmerz im rechten Oberbauch auf. Die Patienten wagen kaum zu atmen, es besteht eine Abwehrspannung im Bereich des rechten Oberbauches, als Zeichen vagaler Erregung kommt es zu Bradykardie und Blutdruckabfall. Der Puls ist klein, die Patienten sind blaß und schwitzen.

Man muß diesen glücklicherweise seltenen, aber typischen Zustand kennen, um keine übereilten Entscheidungen zu treffen. Der Beschwerdekomplex tritt nicht ohne Vorboten auf: Wenn man mit der Biopsie dünnflüssige, gelbbraune Galle aspiriert, kann man mit großer Wahrscheinlichkeit mit diesem Ereignis rechnen. Es wird offensichtlich durch die Punktion eines größeren, intrahepatalen Gallenganges ausgelöst. Die heftigen Beschwerden entstehen dadurch, daß Lebergalle aus dem Stichkanal austritt (Farbabb. 32, s.S. 454), sich im capillären Spaltraum zwischen Leber und Zwerchfell rasch verbreitet und eine akute Reizung des Serosaüberzuges der Leberkapsel und des anliegenden Peritoneum parietale verursacht. Der Zustand macht eine besonders sorgfältige Überwachung des Patienten erforderlich, da die Verabreichung stark wirkender Analgetica meist nicht zu umgehen ist. Im allgemeinen klingen die Beschwerden nach $^1/_2$–2 Stunden ab, ohne irgendwelche Folgen zu hinterlassen. Ich habe einen Peritonealschock bei 7500 Leberbiopsien 19mal erlebt; mit diesem Ereignis dürfte also unter 400 Biopsien 1mal zu rechnen sein. Bakteriämien sind nach endoskopischen Untersuchungen, wie z.B. nach Rectoskopien, häufig. Sie können auch nach Leberbiopsien nachgewiesen werden. Für den sog. Peritonealschock sind sie nicht verantwortlich.

d) Die Materialausbeute. Die Materialausbeute ist bei der Menghini-Methode im allgemeinen sehr gut. Die Länge der Biopsiezylinder beträgt im allgemeinen 2–4 cm, ihr durchschnittliches Feuchtgewicht bei Verwendung einer Nadel von 1,4 mm Durchmesser 15 mg, maximal 30 mg. Eine Ausnahme bilden die Lebercirrhosen, bei denen häufig keine Gewebezylinder, sondern nur kleine Bruchstücke gewonnen werden können, die nicht immer zur Beurteilung ausreichen. Die Menghini-Methode teilt diesen Nachteil mit allen Aspirationsmethoden.

Für die Diagnose einer akuten Virushepatitis oder einer Fettleber sind bereits Biopsiezylinder von 5 mm ausreichend, während bei chronisch-aggressiver Hepatitis oder Cirrhose erst Zylinder von 25 mm Länge und darüber sichere und reproduzierbare Diagnosen erlauben [73].

Unter 20317 Biopsien reichte die Materialausbeute 334mal nicht zur Stellung einer histologischen Diagnose aus, das ist in 1,6%. Erfolglose Biopsien sind außerordentlich selten. Bei 7500 Leberbiopsien konnte ich 37mal (0,5%) kein Lebergewebe gewinnen. Diese Mißerfolge dürften im allgemeinen durch besonders kleine und harte Lebern bedingt gewesen sein.

e) Weitere Vorteile. Einfache Handhabung und geringer Aufwand sind weitere Vorteile der Menghini-Methode. Mit einer eingearbeiteten Instrumentarin kann der Geübte die Biopsie einschließlich Lagerung des Patienten und Anaesthesie in 2–3 Minuten durchführen. Die Belastung für Arzt und Personal ist demnach minimal. Das Instrumentarium ist, abgesehen von den Biopsienadeln, in jeder Krankenanstalt vorrätig, so daß die Einrichtung zur Biopsie keine finanzielle Belastung mit sich bringt (Tabelle 1).

Schließlich ist noch der ausgezeichnete Zustand der Biopsiezylinder hervorzuheben, die mit dünnwandigen Biopsienadeln gewonnen werden. Das Gewebe ist scharf ausgestanzt und bis an seinen Rand gut zu beurteilen. Gegenüber der Silverman-Nadel, mit der das Gewebe stets etwas gequetscht wird, ist dies ein wesentlicher Vorteil.

4. Die Indikationen

Dank der modernen bildgebenden Verfahren und der Entwicklung hochempfindlicher biochemischer und serologisch-immunologischer Tests wird die Leberbiopsie, gleichgültig ob es sich um die ungezielte oder gezielte Biopsie handelt, weniger häufig angewandt. Diese durchaus erfreuliche Tatsache entspricht dem diagnostischen Grundsatz, daß invasive Untersuchungsmethoden nur dort eingesetzt werden sollten, wo die gewünschte Auskunft auf konservativem Wege nicht zu erhalten ist. Zwei weitere Regeln, die darüber hinaus stets beherzigt werden sollten, lauten nach SCHAFFNER:

1. Keine Leberbiopsie ohne irgendwelche positiven Konsequenzen für den Patienten und
2. keine Leberbiopsie aus ärztlicher oder wissenschaftlicher Neugier.

Trotz dieser Einschränkungen, die sich in Zukunft sicherlich noch vermehren werden, bleibt die Leberbiopsie für bestimmte Krankheiten oder Voraussetzungen die Methode der Wahl, da sie Informationen zu liefern imstande ist, die durch keine andere Untersuchungsmethode erbracht werden können (Tabelle 10). Die Hauptdomäne der Leberbiopsie sind Krankheiten, welche die gesamte Leber mehr oder weniger gleichmäßig befallen.

Zumeist wird die Biopsie wegen einer Gelbsucht vorgenommen, die sich auf Grund von Krankengeschichte, Klinik und Laboratorium nicht einwandfrei klassifizieren läßt, mit der zusätzlichen Einschränkung, daß bei einer Gelbsucht von Verschlußcharakter die Sonographie und die endoskopische retrograde Cholangiographie keine Klärung bringen. Pathologische Laboratoriumsergebnisse, die sich in das vorliegende Krankheitsbild schlecht einordnen lassen, sind ebenfalls eine häufige Indikation zur Biopsie, ebenso wie ein ungeklärter pathologischer Palpationsbefund an Leber oder Milz. Bei ungeklärten Blutungen im Gastrointestinaltrakt oder ungeklärtem Ascites ergibt sich öfters die Notwendigkeit, die ursächliche Rolle einer Lebercirrhose zu erkennen oder auszuschließen. Unklare Fieberzustände können durch die Leberbiopsie gelegentlich eine überraschende Klärung erfahren, sei es, daß granulomatöse, sei es, daß neoplastische oder andere Veränderungen aufgedeckt werden.

Die Diagnose einer Virushepatitis erfolgt im allgemeinen auf Grund des klinischen Bildes und des Ausfalles der biochemischen oder immunologischen Laboratoriumstests. Die Biopsie muß nur dort herangezogen werden, wo atypische Krankheitsverläufe an der ursprünglichen Diagnose zweifeln lassen und wo prognostische oder therapeutische Überlegungen es wünschenswert erscheinen lassen, Aufschlüsse über den anatomischen Schweregrad der Erkrankung zu erhalten. Besondere Wichtigkeit kommt der Biopsie in der Klärung posthepatitischer Zustände zu. Hier ist sie allen anderen Untersuchungsmethoden weit überlegen, denn nur auf Grund der histologischen Untersuchung können belanglose Defektheilungen von chronisch-progredienten Entzündungen und irrepara-

Tabelle 4. Allgemeine Indikationen zur Leberbiopsie

1. Ungeklärte Symptome
   a) Gelbsucht bei freien extrahepatischen Gallenwegen
   b) Pathologische physikalische Befunde
   c) Pathologische Laboratoriumsbefunde
   d) Milztumor
   e) Ascites
   f) (Fieber)
2. Festlegung des morphologischen Schweregrades einer Leberkrankheit
3. Verlaufskontrolle
4. Therapiekontrolle
5. Sicherung der Ausheilung
6. Gutachtenfragen

blen Strukturveränderungen sicher unterschieden werden (s.S. 108f.). Bei toxischen Leberveränderungen ist eine histologische Klärung von Art und Ausmaß des Schadens meist nicht zu umgehen. Zur Diagnose von ungeklärten Stoffwechselkrankheiten (s.S. 234) kann die Leberbiopsie Wesentliches beitragen, auch wenn es sich oft nur darum handelt, Gewebe zur mikrochemischen Untersuchung bereitzustellen. Bei granulomatösen Erkrankungen (s.S. 136) ist sie von Wert, obwohl es sich hier bereits um lokalisierte Leberveränderungen handelt, die aber meist so dicht ausgesät sind, daß sie der bioptischen Diagnostik nicht entgehen.

Krankheiten des blutbildenden Systems, bei denen peripheres Blut, Sternalmark oder Lymphknoten keinen eindeutigen Befund ergeben, lassen sich nicht selten durch eine Leberbiopsie abklären. Die primären und sekundären Lebertumoren fallen nur mehr unter besonderer Voraussetzung in den diagnostischen Bereich der Leberbiopsie und zwar ausschließlich laparoskopischer oder sonographisch gesteuerter Biopsiemethoden (s.S. 46).

Die Verlaufskontrolle akuter und chronischer Leberkrankheiten zusammen mit der Kontrolle therapeutischer Maßnahmen eröffnet der Leberbiopsie ein weiteres und besonders wichtiges Feld, in dem sie an Exaktheit und Aussagekraft von keiner anderen Untersuchungsmethode übertroffen wird.

Gutachten über Leberkranke oder solche, die es sein möchten, sind ohne die solide Grundlage der Leberbiopsie unvollständig und deshalb anfechtbar. Wenn irgend möglich, sollte auf diese wesentliche Informationsmöglichkeit nicht verzichtet werden.

Schließlich können schon in Leberbiopsien von 10 mg Gewicht mittels hochempfindlicher Tests verschiedene Enzymaktivitäten gemessen werden (z.B. Carbamoylphosphat-Synthetase, Argininsuccinat-Synthetase, Tryptophan-2,3-Dioxygenase, Gallensäuren UDP-Glucuronosyltransferase), wodurch wesentliche Einblicke in den Stoffwechsel der gesunden und kranken Leber des Menschen ermöglicht werden [478].

Die *speziellen Indikationen,* die sich für verschiedene Arten der Leberbiopsie ergeben, sind in Tabelle 10 zusammengestellt.

5. Die Kontraindikationen

Durch die Vorteile der Menghini-Methode wurde die Liste der Kontraindikationen gegen den Eingriff stark eingeschränkt. Um so mehr müssen die verbliebenen Gegenanzeigen beachtet werden. *Die Biopsie ist nicht die erste, sondern die letzte der diagnostischen Maßnahmen, die erst eingesetzt werden soll, wenn die Diagnose mit Hilfe von Krankengeschichte, physikalischer Krankenuntersuchung, Laboratorium und bildgebenden Verfahren nicht gesichert werden kann.* Sie wird also erst aktuell, wenn man den Patienten bereits gut kennt. Diese Vorgangsweise bietet die beste Gewähr, daß etwaige Kontraindikationen nicht übersehen werden.

Man unterscheidet zweckmäßigerweise allgemeine, spezielle und relative Kontraindikationen (Tabelle 5).

Allgemeine Kontraindikationen sind sämtliche ernstzunehmenden Blutgerinnungsstörungen. Wir punktieren ungern, wenn die Thromboplastinzeit nach

Tabelle 5. Kontraindikationen gegen die Leberbiopsie

Allgemeine:
1. Blutgerinnungsstörungen
   a) Thromboplastinzeit (Quick) unter 50%
   b) Thrombocytopathien
   c) Hämophilie oder hämophilieartige hämorrhagische Diathesen
2. Kompletter extrahepatischer Verschluß der Gallenwege
3. Hämangiom
4. Echinococcuscyste
5. Akute Cholangitis ohne antibiotische Vorbereitung

Spezielle für die ungezielte perkutane Leberbiopsie:
1. Lebertumoren
2. Fehlende oder mangelhafte Leberdämpfung
3. Pleuraempyem oder subphrenischer Absceß rechts

Relative:
1. Ascites
2. Schwerkranke Patienten

Quick unter 60% liegt, und keinesfalls, wenn sie weniger als 50% beträgt. Besteht Verdacht auf Vorliegen einer Thrombocytopathie, müssen Heparintoleranztest, Prothrombinverbrauch und Thrombelastogramm untersucht werden. Liegen diese Befunde im Bereich der Norm, kann auch noch bei Thrombocytenwerten um 60000 punktiert werden. Fallen sie pathologisch aus, ist die Biopsie auch bei höheren Werten ausgeschlossen.

Die Nachblutungszeit aus der Einstichstelle in die Leber beträgt, wie laparoskopisch festgestellt werden konnte, im Mittel etwas weniger als 5 Minuten. Interessanterweise konnte bei einer Thromboplastinzeit (Quick) bis 20% und einer Verminderung von Thrombocyten bis 30000 keine Verlängerung der hepatalen Nachblutungszeit festgestellt werden [221]. Solange jedoch noch nicht eindeutig gesichert ist, daß bei Blutgerinnungsstörungen kein vermehrtes Risiko von *Spätblutungen* besteht, empfiehlt es sich weiterhin, die oben angegebenen Grenzwerte zu beachten.

Bei komplettem extrahepatischem Verschluß der Gallenwege steht die Galle unter hohem Druck, wodurch sich die Gefahr ergibt, daß sich nach der Biopsie eine Gallenfistel ausbildet, die Cholaskos und gallige Peritonitis zur Folge haben könnte. Die Diagnose wird ungefährlicher und zielführender durch die Sonographie gestellt. Läßt sie Fragen offen, müssen endoskopische retrograde Cholangiographie oder eventuell auch perkutane transhepatische Cholangiographie herangezogen werden.

Hämangiome können auf konservativem Wege mittels Sonographie oder Computertomographie mit Kontrastmittel-Bolusinjektion diagnostiziert werden (Abb. 355, 356, s.S. 452 u. 453). Eine Biopsie ist wegen der Blutungsgefahr absolut kontraindiziert, ganz abgesehen davon, daß sie histologisch nichts bringt. Die Punktion von Echinococcuscysten ist, wegen der möglicherweise eingetretenen Sensibilisierung des Patienten und der sich daraus ergebenden Schockgefahr bei Austritt von Cystenflüssigkeit in die Bauchhöhle, zu unterlassen. Bei akuter Cholangitis ohne antibiotische Vorbereitung besteht die Gefahr, Keime in die Pleura- oder Bauchhöhle zu verschleppen.

Lebertumoren sind eine spezielle Kontraindikation gegen die ungezielte, perkutane Leberbiopsie, obwohl auch mit dieser Methode in 60% der Fälle Tumorgewebe nachweisbar ist (Tabelle 14). Die Tumordiagnose kann heute mit nichtinvasiven Methoden gestellt werden und zwar mit Hilfe der Ultrasonographie (Abb. 352), der Computertomographie (Abb. 341) oder der Immunszintigraphie mit monoklonalen Antikörpern. In Zweifelsfällen oder in Situationen, die aus therapeutischen Gründen einen cytologischen oder histologischen Befund notwendig erscheinen lassen, wird man nicht nur wegen der größeren Treffsicherheit die Biopsie als ultraschallgesteuerte Feinnadelbiopsie oder als laparoskopische, gezielte Biopsie durchführen (Tabelle 10), da man mit diesen Methoden kleine Geschwulstknoten für die Biopsie auswählen oder, falls solche nicht vorhanden sind, die Biopsien aus Randpartien großer Tumorknoten entnehmen kann. Bei wahllosem Anstechen großer Knoten kann es nämlich zu unstillbaren Sickerblutungen ins nekrotische Tumorzentrum kommen. Bis 1967 wurden drei derartige Todesfälle bekannt [451]. Bei laparoskopisch durchgeführter Biopsie besteht außerdem noch die Möglichkeit, bei auftretenden Oberflächenblutungen eine Elektrokoagulation durchzuführen, was bei den häufig besonders gefäßreichen Leberzelladenomen und fokalen nodulären Hyperplasien (Abb. 231, 354) von Bedeutung sein kann.

Transthorakale, perkutane Leberbiopsien können nur bei einwandfrei nachweisbarer Leberdämpfung vorgenommen werden. Findet sich im vermuteten Leberbereich Tympanie, kann dies durch Kantenstellung (Dorsalkippen der Leber in Rückenlage), schweres Lungenemphysem, Chilaiditi-Syndrom (Interposition einer geblähten Darmschlinge zwischen Leber und vorderer Thorax- bzw. Bauchwand), rechtsseitige Zwerchfellanomalien (Hernie, Lähmung oder Relaxation) oder durch Situs inversus bedingt sein. In derartigen Fällen besteht die Kontraindikation nur gegen ungezielte Biopsien, während Leberpunktionen unter laparoskopischer Sicht oder ultraschallgesteuert durchgeführt werden können.

Eine *relative Kontraindikation* gegen jede Art von Aspirationsbiopsie ist ein deutlicher Ascites. Die zumeist harte Leber schwimmt in der Ascitesflüssigkeit und kann dadurch der punktierenden Nadel ausweichen. Außerdem geht der notwendige negative Aspirationsdruck durch Aufsaugen von Ascitesflüssigkeit verloren. Es ist deshalb ratsam, den Ascites vor der Biopsie abzulassen. Bei mäßiggradigem Ascites genügt es zumeist, die Biopsie nicht, wie üblich, in halblinker Seitenlage sondern in leichter Rechtslage auszuführen, da sich die Leber in dieser Stellung der Thoraxwand anlegt.

Bei schwerkranken Patienten muß in jedem einzelnen Fall erwogen werden, ob der Eingriff absolut nötig und zumutbar ist.

Von verschiedenen Autoren wird noch eine Reihe anderer Kontraindikationen genannt, die aber, unserer Ansicht nach, für die sachgemäß ausgeführte Menghini-Biopsie nicht mehr zutreffen. Bei *Stauungsleber* einschließlich des *Budd-Chiari-Syndroms* besteht zwar eine vermehrte Blutfülle des Organs, ohne daß jedoch eine wesentlich vermehrte Blutungsbereitschaft vorliegen würde. Beim Budd-Chiari-Syndrom ist überdies die Leberbiopsie die einzige Methode, mit der die Krankheit bereits intra vitam diagnostiziert werden kann, wodurch sich die Möglichkeit einer rechtzeitig vorgenommenen Shuntoperation ergibt. Wir haben bisher bei 375 Fällen von Stauungsleber und bei 17 Fällen von Budd-Chiari-Syndrom Biopsien durchgeführt und keine Zwischenfälle erlebt. *Cirrhosen* sind keine Kontraindikation gegen die Blindpunktion, nur muß man sich im klaren sein, daß die narbige Induration der Leber die Materialgewinnung erschwert und es nicht immer möglich ist, diagnostisch verwertbares Gewebe zu gewinnen. Auch die *Amyloidose* wird wegen der vermehrten Zerreißlichkeit der Leber als Kontraindikation angeführt, eine Gefährdung, die bei sachgemäß ausgeführter Menghini-Biopsie sicher nicht besteht.

IV. Laparoskopie und gezielte Leberbiopsie

Die Leberblindpunktion schränkt den Indikationsbereich der Laparoskopie und gezielten Leberbiopsie ein, ohne jedoch diese Untersuchungsmethoden verdrängen oder ersetzen zu können. Die gezielte Biopsie tritt dann in ihre Rechte, wenn die ungezielte versagt oder zu riskant erscheint, bzw. wenn es erforderlich ist, nicht nur den histologischen Befund sondern auch die Oberflächenbeschaffenheit der Leber kennenzulernen oder eine Inspektion des Bauchraumes vorzunehmen (Tabelle 6). Ein Versagen der Blindpunktion kann im Unvermögen, lokalisierte Veränderungen aufzuspüren oder histologisch verwertbares Material zu gewinnen, begründet sein. Als Risiken, die für die ungezielte Biopsie, nicht aber für die gezielte zutreffen, sind die fehlende Leberdämpfung und große Lebertumoren zu nennen (Tabelle 5).

Die Laparoskopie, 1901 von KELLING [385] inauguriert, 1910 von JACOBAEUS in größerem Maßstab vorgenommen [355], wurde erst durch die Arbeiten von KALK und seinen Schülern [375, 850] zu einer weltweit angewandten Untersuchungsmethode.

Die *Vorteile* der Laparoskopie im Vergleich zur Probelaparotomie sind: Kleiner wirtschaftlicher Aufwand, kleiner Eingriff, kurzer Krankenhausaufenthalt, Vermeidung der Allgemeinnarkose, geringe Schmerzbelastung, minimale Schnittwunde, rasche Erholung und das wesentlich verringerte Risiko [632].

Eine absolute *Kontraindikation* sind Blutgerinnungsstörungen, wenn man auch infolge der Möglichkeit, Bauchhöhle bzw. die Einstichstelle nach gezielter Biopsie beobachten und notfalls elektrokoagulieren zu können, etwas großzügiger als bei ungezielter Biopsie verfahren kann. Hiatushernien, abdominelle Adhäsionen und hohes Lebensalter wurden als weitere Kontraindikationen genannt, was jedoch nach eingehenden Untersuchungen, eine einwandfreie Technik vorausgesetzt, nicht aufrecht erhalten werden kann [317].

Die Häufigkeit von *Komplikationen* sind aus Tabelle 7 und 9 ersichtlich. Für eine genaue statistische Auswertung eignet sich die Sammelstatistik von HENNING und Ma. [317] (Tabelle 8): Neun Todesfälle (0,02%) gehen zu Lasten der Laparoskopie (Bauchdeckenblutung, Verletzung intraabdomineller Gefäße, Coma hepaticum) und 17 (0,04%) zu Lasten der Biopsie (Blutung, gallige Peritonitis). Von den operativ versorgten Komplikationen wurden 25 (0,05%) durch die Laparoskopie verursacht (Bauchdeckenblutung, Milzverletzung, Darmperfo-

Tabelle 6. Hepatologische Indikationen der Laparoskopie

1. Versagen der Leberblindpunktion
2. Fehlende oder mangelhafte Leberdämpfung
3. Lebertumoren
4. Echinococcuscysten
5. Lebercirrhose
6. Narbenleber
7. Granulomatöse Hepatitis
8. Stadienbestimmung bei chronisch-aggressiver (aktiver) Hepatitis
9. Pleuraempyem oder subphrenischer Abszeß rechts

Tabelle 7. Tödliche Zwischenfälle durch Laparoskopie und gezielte Leberbiopsie aus Sammelstatistiken

Autor	Jahr	Zahl der Untersuchungen	Todesfälle	%
Brühl, W.	1966	63845	19	0,03%
Villardell, F.	1968	14773	16	0,11%
Verschiedene Autoren	1975–1980	94382	61	0,06%
Summe		173000	96	0,06%

Daten aus [317]

Tabelle 8. Komplikationen bei 46364 Laparoskopien mit gezielten Leberbiopsien

	Gesamtsumme	Gestorben	Chirurgisch versorgt
Anlage des Pneumoperitoneum	734 (1,58%)	0	11 (0,02%)
Einführung der Laparoskophülse mit Troicart	147 (0,32%)	8 (0,02%)	14 (0,03%)
Laparoskopische Untersuchung	172 (0,37%)	0	0
Nach abgeschlossener Laparoskopie	36 (0,08%)	1	0
Gezielte Leberbiopsie	301 (0,65%)	17 (0,04%)	19 (0,04%)
	1390 (3,0%)	25 (0,05%)	44 (0,09%)

Daten aus [317]

Tabelle 9. Gegenüberstellung der Komplikationshäufigkeit von laparoskopisch gezielter und ungezielter Leberbiopsie

Methode	Autor, Jahr	Anzahl der Biopsien	Todesfälle		Operativ versorgte Komplikationen	
gezielt	Henning u. Mitarb., 1985	46364	17	0,037%	19	0,041%
ungezielt	Thaler, 1964	23182	4	0,017%	7	0,030%
	Lindner, 1967	79381	12	0,015%	14	0,017%

Tabelle 10. Spezielle Indikation zur Leberbiopsie und das geeignetste bioptische Vorgehen

Krankheit	Indikation	Art der Biopsie	Besondere Bemerkungen
1. Akute Virushepatitis A und B	∅	–	–
2. Akute Virushepatitis NANB	(+)	Lb	–
3. Chronisch-persistierende Hepatitis	+	Lb	–
4. Chronisch-aggressive (aktive) Hepatitis	+	Lb, Lap-B	Verlaufskontrolle in 1–2jährigen Intervallen
5. Andere infektiöse Hepatitiden	(+)	Lb	–
6. Granulomatöse Hepatitis	+	Lap-B, Lb	–
7. Tropische Leberkrankheiten	+	Lb	–
8. Extrahepatische Cholestase	∅!!!	–	–
9. Intrahepatische Cholestasen	(+)	Lb	–
10. Primäre biliäre Cirrhose	(+)	Lb	Zur Festlegung des Krankheitsstadiums
11. Sklerosierende Cholangitis	∅	–	–
12. Neonatale Hepatitis			
a) Frühkindliche Hepatitis non B	+	Lb	–
b) Genetisch bedingte Stoffwechselkrankheiten	+	Lb	Zur mikrochemischen Untersuchung des Lebergewebes
c) Gallengangsatresie (-hypoplasie)	+	Lb	–
13. Nicht-alkoholische Fettleber	∅	–	–
14. Hämochromatose	(+)	Lb	Bei Cirrhoseverdacht Lap-B
15. Hepatische Porphyrien	(+)	Lb	Zur fluoreszenzoptischen Untersuchung des Punktatzylinders
16. Morbus Wilson	(+)	Lb	Zur Festlegung des hepatalen Krankheitsstadiums
17. Gilbert-Syndrom	∅	–	–
18. Dubin-Johnson- und Rotor-Syndrom	+	Lb	–
19. Alkoholische Leberkrankheit	+	Lb	Bei Cirrhoseverdacht Lap-B
20. Toxische Leberschäden			
a) Arzneimittelcholestase	∅	–	–
b) Arzneimittelinduzierte Tumoren	+	Lap-B, SFNB	–
c) Akute und chronische Arzneimittelhepatitis	+	Lb	–
21. Cirrhosen	(+)	Lap-B	–
22. Myeloproliferative Krankheiten	(+)	Lb	–
23. Non-Hodgkin- und Hodgkin-Lymphome	(+)	Lb	–
24. Hämangiome	∅!!!	–	–
25. Primäre und sekundäre Tumoren	(+)	Lap-B, SFNB	–

Indikation: +: indiziert; (+) in besonderen Fällen oder unter besonderen Voraussetzungen indiziert; ∅: nicht indiziert.

Art der Biopsie: Lb: Menghinibiopsie, etc.; Lap-B: Laparoskopie mit gezielter Biopsie; SFNB: Sonographisch gesteuerte Feinnadelbiopsie.

ration, Gallenblasenperforation, Verletzung intraabdomineller Gefäße) und 19 (0,04%) durch die Biopsie (Blutung, Gallenfistel, Gallenblasenverletzung, Milzverletzung).

Wie zu erwarten liegt die allgemeine Komplikationsrate bedeutend höher als bei der Blindbiopsie, da sich die Zwischenfälle der Laparoskopie zu denen der Biopsie addieren. Interessanterweise ist jedoch auch die Häufigkeit von Komplikationen bei gezielter Biopsie deutlicher größer als bei ungezielter Biopsie (Tabelle 9). Dies ist offensichtlich dadurch bedingt, daß die Biopsie mit langer Nadel von 1,8 mm Durchmesser im gasgeblähten Abdomen an der zurückgesunkenen Leber ausgeführt wird, was alles den Biopsievorgang komplizierter und auch gefährlicher macht.

Die häufigsten, aber zumeist ungefährlichen Zwischenfälle ereignen sich bei der Anlegung des Pneumoperitoneums (Tabelle 8). Es wird über Emphysem von Haut, Präperitoneum, Netz, Ligamentum teres, Mediastinum und Scrotum, sowie über Pneumothorax berichtet, zusammen 491 Fälle, das ist in 1,06% der Untersuchungen [317].

Als *Biopsieinstrumente* stehen Menghini-Nadel, Tru-cut-Nadel und die Spaltnadel nach Silverman in Verwendung.

V. Der diagnostische Wert der Leberbiopsie

Das gesamte, uns bis einschließlich 1979 zur Verfügung stehende Biopsiematerial, auf dem die hier dargelegten Erfahrungen beruhen, beträgt 20317 Leberbiopsien (Tabelle 11), deren Aufgliederung in histologisch ermittelte Krankheitsgruppen in Tabelle 12 gegeben ist. Auf den ersten Blick dürfte es verwundern, daß die größte Gruppe von Biopsien ohne wesentlichen pathologischen Befund gestellt wird. In diese Gruppe fallen aber sowohl die Leberveränderungen ohne wesentlichen Krankheitswert, wie z.B. Lipofuscinose, leichte Siderosen oder unbedeutende Leberzellverfettungen, als auch völlig „normale“ Befunde, wie sie in Kontrollbiopsien nach abgeheilten Leberkrankheiten oder auch bei rein funktionellen Störungen, wie etwa dem Gilbert-Syndrom, festzustellen sind.

Zur Frage, inwieweit bei diffusen Leberkrankheiten eine Nadelbiopsie für das gesamte Organ repräsentativ ist, wurden vergleichende Studien an Punktionszylindern, chirurgischen Probeexcisionen und Leichenlebern vorgenommen [211, 225]. Das Ergebnis ist, daß der Gewebezylinder im allgemeinen ein zutreffendes Bild des Gesamtzustandes der Leber bietet, für eine verläßliche Diagnose bestimmter Krankheiten aber eine Mindestlänge des Punktatzylinders von 25 mm erforderlich ist [73]. Eine Ausnahme bilden Fälle von Kapselfibrose, bei denen eine Cirrhose vorgetäuscht werden kann, wenn die Biopsie nur aus der subcapsulären Zone entnommen wird. Ferner können sich bei sonst normaler Leber subcapsuläre Rundzellinfiltrate finden, die bei oberflächlicher Materialentnahme eine chronisch-entzündliche Erkrankung des gesamten Organs vortäuschen können. Diese Erfahrungen sprechen eindeutig dafür, daß die Biopsienadel nicht nur 1–2 cm in die Leber eingestochen werden soll, wie es manche

Tabelle 11

Erwachsene	9506
Rebiopsien	2128
Kinder	672
Rebiopsien	138
Eingesandte Biopsien	7502
Rebiopsien	371
Summe	20317

Tabelle 12. Aufgliederung des untersuchten Materials nach führenden histologischen Diagnosen

1. Reine Fettleber	3478
2. Speicherkrankheiten und Pigmentlebern	1447
3. Zirkulations- und Gefäßkrankheiten	459
4. Amyloidose	23
5. Virushepatitis mit Folgezuständen (ausschließlich Cirrhosen und chronischer Hepatitis)	2712
6. Fettleberhepatitis	727
7. Chronische Hepatitis	879
8. Andere Hepatitiden	630
9. Vergiftungen	24
10. Cholestase und Cholangitis	1054
11. Cirrhosen	2741
12. Granulomatosen	524
13. Erkrankungen des blutbildenden Systems	547
14. Tumoren	575
15. Mißbildungen	39
16. Andere Leberkrankheiten	467
17. Kein wesentlicher pathologischer Befund	3657
18. Diagnostisch unzureichendes Material	334
Summe	20317

Autoren empfehlen, sondern daß die Biopsie bei Erwachsenen mit ganzer Nadellänge zu erfolgen hat.

Leberbiopsien können auch für morphometrische elektronenoptische Studien verwendet werden. Die Ergebnisse stehen denen aus Keilexcisionen nicht nach, wenn sechs verschiedene Blöcke aus einer – noch besser aus zwei getrennt entnommenen – Biopsien untersucht werden [318].

Allen Untersuchungen über den diagnostischen Wert von Biopsien innerer Organe muß eine gewisse Fehlerquote anhaften, wenn die Biopsie nicht in kurzer Frist von einer sorgfältigen chirurgischen Exploration oder einer Autopsie gefolgt ist. Da es sich bei den meisten Leberkrankheiten um benigne und reversible Veränderungen handelt, ist eine solche Kontrolle nur in seltenen Fällen gegeben. Bei den diffusen Leberkrankheiten (z.B. Virushepatitis) ist der Fehler sicherlich sehr gering, da hier die Biopsie fast immer ein zutreffendes Bild vom Zustand der Leber vermittelt. Bei den mehr oder weniger diffusen Leberkrankheiten (z.B. Cirrhose, Granulomatose) dürfte die Aussagekraft der Biopsie immer noch

Tabelle 13. Indikation zur Leberbiopsie bei den auswertbaren Biopsien aus den Jahren 1957–1966

1. Vermutungsdiagnose Leberkrankheit	1786	(56%)
2. Krankheiten mit fraglicher morphologischer Leberbeteiligung	837	(26%)
3. Auf Leberkrankheit verdächtige Symptomatik	590	(18%)
Summe	3213	(100%)

so hoch sein, daß es vertretbar erscheint, sie als Maßstab für die Richtigkeit der Diagnose heranzuziehen, wenn damit auch eine ins Gewicht fallende Fehlerbreite in Kauf genommen werden muß. Bei den lokalisierten Leberveränderungen jedoch (z.B. Metastasenleber) gilt nur mehr der positive bioptische Nachweis, während der negative alle Möglichkeiten offen läßt.

Um Aufschlüsse über den klinischen und diagnostischen Wert der Leberbiopsie zu erhalten, haben wir unser Material zusammen mit Javitz [798] statistisch ausgewertet. Wir wählten dafür das Dezennium 1957 bis einschließlich 1966 aus. In diesem Zeitraum wurden bei 3784 Patienten 4261 Biopsien durchgeführt. Bei 3213 Punktionen waren die vorliegenden Daten und das gewonnene Material soweit ausreichend, daß sie zur Auswertung herangezogen werden konnten.

Im Hinblick auf die Indikation zur Biopsie zerfällt das Biopsiematerial in 3 Gruppen (Tabelle 13).

An Hand der Fälle, bei denen Krankengeschichte, Symptomatik und Laboratoriumsbefunde bereits zu einer *definitiven Vermutungsdiagnose* geführt hatten, lassen sich Vorteile und Grenzen der ungezielten Leberbiopsie vielleicht am anschaulichsten demonstrieren und gleichzeitig auch die methodischen Schwierigkeiten aufzeigen, wenn es darum geht, den diagnostischen Wert der Biopsiemethode aufzuzeigen (Tabelle 14).

Bei diffusen Leberveränderungen (z.B. Fettleber, Virushepatitis, Verschlußikterus), bei denen der bioptisch erhobene histologische Befund im allgemeinen dem Zustand der gesamten Leber gleichzusetzen ist, ist auch ein negatives Ergebnis, d.h. der Nachweis unveränderten Lebergewebes, als eine positive diagnostische Erkenntnis in dem Sinne zu werten, als sie die ursprüngliche Vermutungsdiagnose entkräftet und damit den kausalen Überlegungen eine neue Richtung gibt (z.B. Vermutungsdiagnose Virushepatitis – Leberbiopsie ohne pathologischen Befund – tatsächliche Diagnose Gilbert-Syndrom). Die wenigen bioptisch ungeklärten Fälle von vermuteten diffusen Leberkrankheiten betreffen zumeist Patienten, bei denen nach dem histologischen Befund eine Cirrhose möglich erschien, aber nicht sicherzustellen war. In der gesamten Gruppe konnte die Diagnose mit Hilfe der Leberbiopsie in 98% der Fälle geklärt werden.

Bei fraglichen Cirrhosen ist zu betonen, daß ein zusammenhängender, homogener, 1,5–2 cm langer Biopsiezylinder, in dessen Bereich die Läppchenstruktur erhalten ist, eine Cirrhose mit großer Wahrscheinlichkeit, aber keinesfalls mit Sicherheit, ausschließt, da die Biopsie zufälligerweise auch zur Gänze aus einem groben Knoten entnommen sein kann, in dessen Bereich die ursprüngliche Le-

Tabelle 14. Der diagnostische Wert der Leberbiopsie bei Fällen mit Vermutungsdiagnose „Leberkrankheit“

Vermutungsdiagnose	Zahl	Diagnose geklärt		Geklärte Fälle in %	Diagnose ungeklärt	Ungeklärte Fälle in %
		bestätigt	geändert			
Fettleber	182	93	86	99	3	1
Speicherkrankheiten	28	13	13	–	2	–
Dubin-Johnson-Syndrom	2	2	–	–	0	–
Stauungsleber	20	7	13	–	0	–
Amyloidose	9	4	5	–	0	–
Virushepatitis	456	264	182	98	10	2
Zustand nach Virushepatitis	166	163	1	99	2	1
Mononucleosis infectiosa	8	6	2	–	0	–
Verschlußikterus	57	48	9	–	0	–
Gallengangsatresie	8	4	4	–	0	–
Cholangitis	34	2	31	–	1	–
Cirrhose	580	266	287	95	27	5
Hämochromatose	9	5	4	–	0	–
Granulomatöse Hepatitis	27	12	15	–	0	–
Tumoren	186	85	>27	60	<74	<40
Diverse andere Leberkrankheiten	14	6	8	–	0	–
Summe	1786	980	687	93	119	7

berarchitektur häufig vollkommen konserviert ist (Abb. 33). Bei Cirrhosen war mittels suffizienter percutaner Leberbiopsie in 95% der Fälle eine Klärung der Diagnose herbeizuführen, was jedoch nichts über den tatsächlichen Wert der Methode aussagt, da Biopsien mit ungenügender Materialausbeute nicht in die Studie aufgenommen worden waren. Nach der Literatur liegt die Erfolgsquote zwischen 70 und 80% [317], womit die Laparoskopie mit gezielter Biopsie der perkutanen Leberbiopsie in der Cirrhosediagnostik eindeutig überlegen ist. Ähnlich liegen die Verhältnisse bei den granulomatösen Hepatitiden. In der Regel sind Granulome so dicht ausgesät, daß sie in einem repräsentativen Biopsiezylinder zahlreich nachzuweisen sind. Wird eine Biopsie auch in Serienschnitten frei von Granulomen gefunden, ist das Vorliegen einer granulomatösen Hepatitis zwar noch immer möglich, aber nicht wahrscheinlich. Auch hier zeigt die laparoskopisch durchgeführte Biopsie, mit Punktionsnadel oder Zange vorgenommen, ihre Überlegenheit, da auf diese Weise auch spärlich ausgesäte Herde erfaßt werden können.

Die Tumordiagnostik ist eine Domäne der bildgebenden Verfahren. Wie bereits erwähnt, sind blinde Biopsien wegen ihrer Gefährlichkeit kontraindiziert, wenn erforderlich, sollten Biopsien laparoskopisch oder ultraschallgesteuert vorgenommen werden (Tabelle 10).

Wird die Leberbiopsie bei *Krankheiten mit fraglicher Leberbeteiligung* vorgenommen, so soll der Eingriff in erster Linie darüber Aufschluß bringen, ob die Leber am gegenständlichen Krankheitsprozeß in irgendeiner Form teilnimmt oder nicht (Tabelle 15). Diese Ja- oder Neinentscheidung tritt uns am klarsten

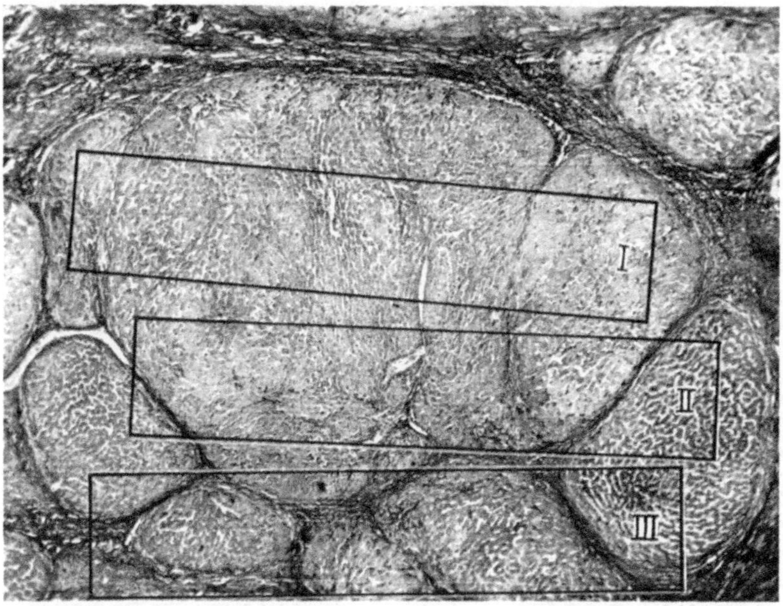

Abb. 33. Hepatitische Cirrhose, 31 Jahre, ♂, $3^1/_2$ Jahre nach Hepatitis während einer Salvarsanbehandlung (Sektionsmaterial). Im groben Knoten ist die Läppchenarchitektur vollkommen erhalten. Die Entnahme des Biopsiezylinders aus den verschiedenen Abschnitten *I–III* würde theoretisch folgende histologische Diagnosen bringen: *I* normale Leber; *II* fragliche Cirrhose; *III* feinknotige Cirrhose. Mall, ×25

bei den Krankheiten des blutbildenden Systems entgegen, wobei noch hinzukommt, daß positivenfalles die Differentialdiagnose der Blutkrankheit aus der Leber leichter und sicherer zu stellen ist als aus anderen Organen. Nicht nur beim chronischen Alkoholismus, sondern auch beim Diabetes mellitus und bei der Porphyria cutanea tarda tritt noch die Frage hinzu, welcher Art diese Veränderungen und wie schwer sie sind. Hier reicht die Leberbeteiligung von der Fettleber oder Siderose bis zur Cirrhose. Schließlich kann die Leberbiopsie unerwartete Befunde bringen, die mit der bestehenden Grundkrankheit nicht zusammenhängen oder die Vermutungsdiagnose als Fehldiagnose erweisen.

Die erwartete Leberbeteiligung fand sich in 66% der Fälle, in 27% wurde sie vermißt und in 7% ergab sich eine unerwartete Leberveränderung (Tabelle 15).

Ein nicht geringer Prozentsatz von Biopsien wird wegen verschiedener Symptome klinischer oder biochemischer Natur durchgeführt, die an die *Möglichkeit einer Leberkrankheit* denken lassen, ohne daß jedoch das Krankheitsbild prägnant genug wäre, um eine bestimmte Diagnose zu ermöglichen. In solchen Fällen erlaubt die Biopsie eine Aussage in dreifacher Hinsicht: Entweder findet sich eine morphologische Ursache für die bestehende Symptomatik, womit der Fall geklärt ist, oder es werden keine krankhaften Veränderungen aufgedeckt. In letzterem Fall ist entweder die Leber als Ursache der klinischen Symptomatik auszuschließen, oder es kann die Störung als „funktionell" klassifiziert werden.

Tabelle 15. Der diagnostische Wert der Leberbiopsie bei Krankheiten mit fraglicher morphologischer Leberbeteiligung

Einweisungsdiagnose	Zahl	Leberbeteiligung		Neue Diagnose
		ja	nein	
Chronischer Alkoholismus	58	55	–	3
Diabetes mellitus	485	357	102	26
Andere endokrine Krankheiten	12	7	4	1
Porphyria cutanea tarda	87	75	9	3
Cholelithiasis und Cholecystitis	46	9	30	7
Andere abdominelle Krankheiten	23	7	14	2
Infektionskrankheiten	6	1	3	2
Vergiftungen	6	4	–	2
Krankheiten des blutbildenden Systems (ohne Anämie)	59	11	30	18
Kollagenosen	17	2	13	2
Nierenkrankheiten	5	2	–	3
Hautkrankheiten	16	3	13	–
Nerven- und Geisteskrankheiten	17	1	16	–
Summe	837	534 (66%)	234 (27%)	69 (7%)

Tabelle 16. Der diagnostische Wert der Leberbiopsie bei „leberverdächtiger" Symptomatik

Symptom	Zahl	geklärt	Leber unverändert	ungeklärt
Ikterus	153	82	68[a]	3
Pathologische Laboratoriumstests	92	58	31	3
„Leberparenchymschaden"	91	60	31	–
Hepato- und/oder Splenomegalie	122	90	26	6
Ascites und/oder Ödeme	21	5	6	10
Gastrointestinale Blutung	3	2	–	1
Gastrointestinale Störungen	39	18	16	5
Status febrilis	28	10	5	13
Veränderter Blutbefund	28	12	10	6
Andere Symptome	13	11	–	2
Summe	590	348 (59%)	193 (33%)	49 (8%)

[a] Gilbert-Syndrom

In unserem Material war es in 59% der Fälle möglich, morphologische Leberveränderungen als Ursache der „leberverdächtigen" Symptomatik festzustellen. Bei rund 8% war die Leber verändert, ohne daß jedoch dieser Befund eine Erklärung für die bestehende Störung gegeben hätte (z.B. Fettleber bei Status febrilis) (Tabelle 16). In 33% der Fälle erbrachten die Biopsien keinen krankhaften Befund. Für ein Drittel dieser Fälle, nämlich die Patienten mit leichtem Ikterus, bedeutete dieser Befund nach Ausschluß eines hämolytischen

Ikterus die Diagnose eines Gilbert-Syndroms. Bei zwei Drittel konnte die Leber als Ursache der krankhaften Symptomatik mit großer Wahrscheinlichkeit ausgeschlossen werden.

VI. Diagnostische Wertung von klinischer Untersuchung, makroskopischem und histologischem Befund

In einer prospektiven Studie an unausgewählten, konsekutiv laparoskopisch untersuchten hepatologischen Fällen wurde der wesentlichen Frage nachgegangen, in welchem Prozentsatz klinische Untersuchung (Krankengeschichte, physikalischer Befund und biochemische Untersuchungen), Laparoskopie und die gezielt gewonnene Leberbiopsie die endgültige Diagnose sichern [438]. Wie zu erwarten, erwies sich die histologische Untersuchung der laparoskopischen bei diffus-parenchymatösen und minimalen Leberveränderungen eindeutig überlegen, während sich die Laparoskopie bei fokalen oder nodulären Leberveränderungen als die Untersuchungsmethode der Wahl herausstellte (s.S. 51) (Tabelle 17). Da fokale oder knotige Leberveränderungen in einem unausgewählten Krankengut aber nur 21,6% der Fälle ausmachen und die Leberbiopsie auch bei diesen Kranken in 53,3% die zutreffende Diagnose liefert, kann gefolgert werden, daß unter den invasiven Untersuchungsmethoden, falls nicht im voraus eine fokale Lebererkrankung vermutet wird oder eine Kontraindikation besteht, die percutane Leberbiopsie die Methode erster Wahl ist. Diese Feststellung wird noch dadurch unterstrichen, daß die gleichen Autoren in einer weiteren prospektiven Studie zeigen konnten, daß der beurteilende Histologe auch ohne Kenntnis des laparoskopischen Ergebnisses in 84% der diffusen parenchymatösen Leberveränderungen und in 41% der fokal-nodulären zur richtigen Diagnose gelangt. Mit Kenntnis des makroskopischen Leberbefundes erhöhte sich die diagnostische Trefferquote auf 95,4 bzw. 58,6%.

Die spezielle Indikation zur Leberbiopsie und die jeweils dafür geeigneten bioptischen Methoden sind in Tabelle 10 zusammengestellt.

Tabelle 17. Vergleich des diagnostischen Wertes verschiedener Untersuchungsmethoden bei Leberkrankheiten. (Nach LEUSCHNER u. Mitarb. [438])

Veränderungen	Zahl	%	Korrekte Diagnose durch		
			Klinische Untersuchung	Laparoskopie	Histologie
Diffus-parenchymatöse	645	65,6	33,3%	48,0%	84,2%
Fokale oder noduläre	212	21,6	30,7%	72,2%	53,3%
Minimale	126	12,8	43,7%	61,0%	85,0%
Total	983	100,0	31,0%	53,2%	74,7%

VII. Zur histologischen Technik

Der Gewebezylinder, den die Biopsie liefert, ist, verglichen mit den Blöcken, die dem Pathologen sonst zur Verfügung stehen, bescheiden. Deshalb ist es im Biopsiezylinder häufig nicht die große Übersicht, die zur Diagnose führt, sondern das Detail. Damit aber gewinnt die Qualität der histologischen Schnitte besondere Bedeutung.

Im Laufe der Jahre haben sich uns bestimmte Techniken besonders bewährt und einzelne kleine Tricks als praktisch erwiesen. Da sie dem einen oder anderen Leser von Nutzen sein und ihn vor Mißerfolgen schützen könnten, sollen sie kurz mitgeteilt werden.

Der Biopsiezylinder soll sofort nach der Entnahme aus der physiologischen Kochsalzlösung in die Fixierungsflüssigkeit übertragen werden. Es empfiehlt sich, dazu keine Pinzette, sondern ein Holzstäbchen zu verwenden, um das noch weiche Gewebe nicht zu quetschen. Zur Fixierung hat sich die bereits von EPPINGER herangezogene Carnoysche Flüssigkeit mit Abstand am besten bewährt. Sie besteht aus:

6 Teilen Alcohol absolutus,
3 Teilen Chloroform,
1 Teil Acidum aceticum glaciale.

Die Fixierung nach Carnoy erfolgt rasch und trotzdem schonend. Es kommt zu keinen Schrumpfungsvorgängen, das Glykogen bleibt erhalten und das Lebergewebe präsentiert sich in einem Nuancenreichtum, der sie von Schnitten, die der meist verwendeten Formalinfixierung unterworfen wurden, sehr vorteilhaft unterscheidet.

Diese Methode hat allerdings den schwerwiegenden Nachteil, daß sich so behandeltes Material schlecht zur Darstellung von HB_sAg eignet und keine Giemsa-Färbung, die zur Differenzierung der Non-Hodgkin-Lymphome nötig wäre, möglich ist. Will man trotzdem auf die Vorteile der Carnoy-Fixierung nicht verzichten, empfiehlt es sich, bei HB_sAg-positiven Patienten oder Lymphom-Verdachtsfällen den frisch gewonnenen Biopsiezylinder zu teilen und ein Stück für die erforderliche Spezialfärbung (s.S. 57) in 3,6%iges, neutrales, gepuffertes Formaldehyd (10%iges Formalin) einzulegen. Da die Carnoysche Flüssigkeit durch Aufnahme von Wasser und durch Verdampfen von Chloroform leidet, ist es vorteilhaft, nur jeweils 100 cm^3 der Lösung herzustellen und sie in einer kleinen Flasche mit eingeschliffenem Glasverschluß aufzubewahren. Der Biopsiezylinder soll ungefähr 1 Stunde und möglichst nicht länger als 6 Stunden in der Carnoyschen Flüssigkeit fixiert werden, da er sonst spröde wird. Das Gewebe wird danach in absoluten Alkohol übertragen, in dem es mindestens 5 Stunden verbleiben soll. Im Alkohol kann das Material versandt werden, da auch längeres Verweilen nicht schadet. Nach halbstündigem Aufhellen in reinem Anilinöl erfolgt die weitere Behandlung des Biopsiezylinders im Heizschrank bei 58–60° C. Nach einstündiger Härtung in Benzol wird das Material in heißes Paraffin oder Paraplast umgelegt, in dem es mindestens 3 Stunden, besser über Nacht, verbleiben soll. Wird das Material, wie dies bei Cirrhosen oft der Fall ist, nur in kleinen Bröckeln gewonnen, empfiehlt es sich, diese vor der Übertragung in Anilinöl in Filterpapier einzuschlagen, aus dem sie erst beim Einlegen in die Blockschälchen entnommen werden. Man vermeidet damit das jeweilige mühsame Suchen und den eventuellen Verlust einzelner Stücke.

Die Schnitte sollen nicht dicker als 4 μ sein. Es ist ratsam, nur 2 Schnitte mehr als Färbungen geplant sind, anzufertigen und Serienschnitte erst herzustellen, wenn, wie etwa bei Granulomen, die Veränderungen in verschiedenen Schichten studiert werden müssen. Wenn von vornherein Serienschnitte hergestellt und auf mehrere Objektträger aufgezogen werden, wie das in vielen Instituten geschieht, begibt man sich der Möglichkeit, das Verhalten der ungefähr gleichen Stelle einer Biopsie bei verschiedener Färbung zu studieren und es bleibt ferner oftmals nicht genügend Material für später eventuell noch benötigte Spezialfärbungen.

Welche Färbungen bevorzugt werden, wird von Untersucher zu Untersucher verschieden sein. Wir wenden routinemäßig die Hämatoxylin-Eosin-(HE), die Berlinerblau-(BB) und die Anilinblaufärbung nach Mallory (Mall) an.

Die *Berlinerblau-Färbung* ist nicht nur zum Nachweis von Eisenpigment nützlich. Da die Kern-Gegenfärbung mit Carmin dem Schnitt nur eine blaßrosa Farbe verleiht, sind auch andere, ungefärbte Pigmente, einschließlich Gallenthromben sofort zu erkennen, während sie gegen das Hämatoxylin bei HE-Färbung nur schlecht kontrastieren und deshalb leicht übersehen werden (vgl. Farbabb. 53, S. 459, Abb. 196, 203, 212, 221).

Die *Anilinblaufärbung nach Mallory* [482] ziehen wir der van Gieson-Färbung nicht nur wegen ihrer Haltbarkeit vor. Bei technisch guter Färbung ergeben sich vom Blau des Bindegewebes zum Purpurviolett des Parenchyms sehr farbenprächtige Bilder (vgl. Abb. 180, 182, 183, 253, 303), in denen auch die hellgraublauen, zarten und enggewellten Gitterfasern von den dunkelblauen, dicken und grobgewellten kollagenen Fibrillen auseinandergehalten werden können. Der Nachteil der Mallory-Färbung ist lediglich, daß sie die Zellkerne nicht hervorhebt.

Andere Färbungen wenden wir öfter, aber nicht regelmäßig an. Hierzu gehört die Darstellung der Gitterfasern mit der Silberimprägnierung nach Gomori und vor allem die Färbung des HB_sAg. Die Orceinmethode nach SHIKATA [689] verleiht den antigenführenden Anteilen der Leberzellen einen sehr auffallenden braunen Farbton, doch sind die z.Z. zur Verfügung stehenden Orceine leider von sehr unterschiedlicher Brauchbarkeit. Wir verwenden deshalb die sehr verläßliche Peroxydase-Antiperoxydase *(PAP)*-Methode von STERNBERG in der Modifikation nach DENK u. Mitarb. [168].

Besondere Bedeutung kommt ferner *histochemischen Methoden* [450] zu, die je nach dem Vorliegen klinischer oder histologischer Bedingungen Anwendung finden müssen: Periodic-Acid-Schiff-Reaktion (PAS) zum Glykogennachweis, PAS-Diastase zur besseren Darstellung ceroidspeichernder Phagocyten, der cytoplasmatischen Einschlüsse bei α1-Antitrypsinmangel und des Gitterfasergerüstes, die Schmorlsche Reaktion zur Färbung von Lipofuscin und Dubin-Johnson-Pigment, Fouchetsches Reagens zur selektiven Darstellung von Bilirubin [174], Methylgrün-Pyronin zum Nachweis basophiler Entzündungszellen, Rubeanwasserstoff oder Rhodanin [539] zur Kupferfärbung, wobei die sehr kontrastreiche Rhodaninfärbung den Vorteil hat, daß die leuchtend roten Kupfergranula nicht mit Gallenpigment verwechselt werden können, aber den Nachteil, daß sie nur wenige Tage haltbar ist. Orcein oder Victoriablau sind für die Kupferdarstellung ungeeignet [750]. Alcianblau dient zur Darstellung saurer Mucopolysaccharide, Kongorot zum Amyloidnachweis, nur um die wichtigsten Färbungen zu nennen. Enzymhistochemische Methoden konnten sich bisher in der Routinediagnostik keinen Platz erorbern.

Die *Fluorescenz* unfixierten Biopsiematerials im ultravioletten Licht sollte routinemäßig zum Porphyrinnachweis verwendet werden. Abgesehen davon gehören Fluorescenzfärbungen nicht zur histologischen Routinediagnostik. Die Fluorescenz hat jedoch als *Immunhistochemie* große Bedeutung erlangt. Sie wird beispielsweise zum Nachweis der Hepatitis-B-Antigene (s.S. 73) verwendet. HB_sAg kann auch in formalinfixiertem, paraffineingebettetem Leberbiopsiematerial mittels Immunfluorescenz nachgewiesen werden, wenn entparaffinierte Schnitte mit 0,1%iger Pronase vorbehandelt werden [168]. Weitere wichtige Anwendungsgebiete der Immunfluorescenz sind die Darstellung von Immunocyten und ihrer verschiedenen Immunglobuline, ferner von α1-Antitrypsin und α-Foetoprotein.

Welche Färbemethoden auch angewendet werden: Färbe- und Entfärbungsprozesse sollen unter mikroskopischer Kontrolle ausgeführt werden. Die Herstellung guter Schnitte von Nadelbiopsien verlangt Zeit und eine eingearbeitete Kraft, die Geduld, Geschick und Liebe zur Sache mitbringt. Wer Biopsien mit dem übrigen histologischen Routinematerial „mitlaufen" läßt oder sie Automaten überantwortet, die nicht speziell für die Verarbeitung von Leberbiopsien eingestellt sind, wird niemals Schnitte von guter Qualität erhalten.

VIII. Die makroskopische Beurteilung des Biopsiezylinders

Aus der makroskopischen Beurteilung des Biopsiezylinders lassen sich unter Umständen bereits Schlüsse auf die Natur der vorliegenden Leberveränderung ziehen. Bei unveränderter Leber ist der Zylinder weich, glänzend und homogen bräunlichrosa. Ist das Gewebe gelblich gefärbt, spricht dies für das Vorliegen einer *Fettleber*. In diesem Fall schwimmen auf der physiologischen Kochsalzlösung, in die der Zylinder ausgespritzt wurde, Fetttröpfchen. Bei *Cholestase* ist die Farbe des Gewebes meist gelblichgrün oder braungrün. Nachdem man den Zylinder in Carnoysche Lösung übertragen hat, nimmt diese rasch einen grünen Farbton an. Schokoladenbraune Farbe spricht für beträchtliche *Siderose* oder *Hämochromatose*, grauschwarze für *Dubin-Johnson-Syndrom*. Bei *Stauungsleber* ist der Zylinder in regelmäßigen Abständen von nadelspitzgroßen Blutpunkten durchsetzt, die den gestauten Läppchenzentren entsprechen. Auch bei der *Virushepatitis* können die Läppchenzentren braunrot markiert sein, als Folge der zentrolobulären Nekrosen. Beim akuten *Budd-Chiari-Syndrom* besitzt der Zylinder die Farbe venösen Blutes, er kann einem feinen, frischen Blutgerinnsel gleichen. Bei *Glykogenosen* ist das Gewebe wachsartig blaß, aber weich. In Fällen fortgeschrittener *Amyloidose* besitzt es den gleichen Farbton, ist aber steif „wie eine Bleistiftmine". Gelingt es, bei *feinknotigen Cirrhosen* einen zusammenhängenden Zylinder zu aspirieren, kann man gelegentlich die bräunlichrosa, perlschnurartig angeordneten Pseudolobuli erkennen, die durch schmale, grauweißliche Brücken voneinander getrennt werden, die dem Bindegewebe entsprechen. Viel häufiger und für Cirrhosen recht charakteristisch bedingt die unterschiedliche Zugfestigkeit von Parenchym und Bindegewebe, daß die Biopsie an der Parenchym-Bindegewebsgrenze abreißt, so daß nur kleine, rundliche Bröckel aspiriert werden. Außerordentlich eindrucksvoll ist das makroskopische Bild von Biopsien aus *Metastasenlebern*. Ist sowohl Lebergewebe als auch Tumorgewebe getroffen, setzt sich vom normal gefärbten Parenchym mit scharfer Grenze ein weißliches, fischfleischartiges Gewebe ab, das ungefähr die gleiche Konsistenz wie das Lebergewebe besitzt. Stammt die Biopsie ausschließlich aus einer großen Metastase, zerfällt der Zylinder oft in weißliche, fetzige Flocken, wenn nekrotische Areale des Tumors getroffen wurden.

Besondere Bedeutung kommt der makroskopischen Beobachtung bei der *Porphyria cutanea tarda* zu. Das reichlich in der Leber angehäufte Uroporphyrin, das durch die gebräuchlichen Fixierungsmethoden zerstört wird und damit einer später vorgenommenen Untersuchung entgeht, zeigt im Ultraviolettlicht eine lebhafte, flamingofarbene bis orangerote Fluorescenz (Farbabb. 207, S. 460). Die Krankheit ist keineswegs so selten, wie gemeinhin angenommen wird. Da es auf diese Weise möglich ist, die Stoffwechselstörung zu diagnostizieren, noch bevor die typischen Hautveränderungen einsetzen, soll man es sich zur Regel machen, jede Biopsie vor der Übertragung in die Fixierungslösung unter der Ultraviolettlampe zu begutachten.

IX. Fehlerquellen bei der histologischen Beurteilung von Leberbiopsien

Bereits bei der Beurteilung unveränderten Lebergewebes in technisch einwandfreien Schnitten kann es zu *Fehlbeurteilungen* kommen. Wir haben bereits darauf hingewiesen, daß intralobuläre Gallengänge und Arterienäste oft als kleine entzündliche Knötchen oder Narben verkannt werden (Abb. 18). Die gleiche Möglichkeit eines Irrtums ist bei angeschnittenen Portalfedern gegeben. Flachschnitte durch den Portalfeldrand bei bestehenden Mottenfraßnekrosen lassen die peripheren Leberzellen erscheinen, wie wenn sie in einem Maschenwerk von Bindegewebs- und Entzündungszellen lägen, wodurch angeschnittene Granulome vorgetäuscht werden können (Abb. 34). Querschnitte durch interlobuläre Abzweigungen von Portalfeldern können kleine, Längsschnitte durch Portalfelder große Narben und damit eine Fibrose vortäuschen.

Die häufigsten *Artefakte* in Leberstanzen ereignen sich durch traumatische Schädigung während des Biopsievorganges, durch Beschädigung bei der Manipulation mit dem gewonnenen Zylinder oder durch Fehler bei der Fixierung. Wie bereits erwähnt (s.S. 41), ist die Traumatisierung des Biopsiezylinders durch die Nadel selbst im allgemeinen außerordentlich gering, abgesehen vom Abreißen des Zylinders bei Lebercirrhosen. Sonst tritt eine Schädigung durch den Biopsievorgang nur dann auf, wenn die Vulnerabilität des Gewebes stark erhöht

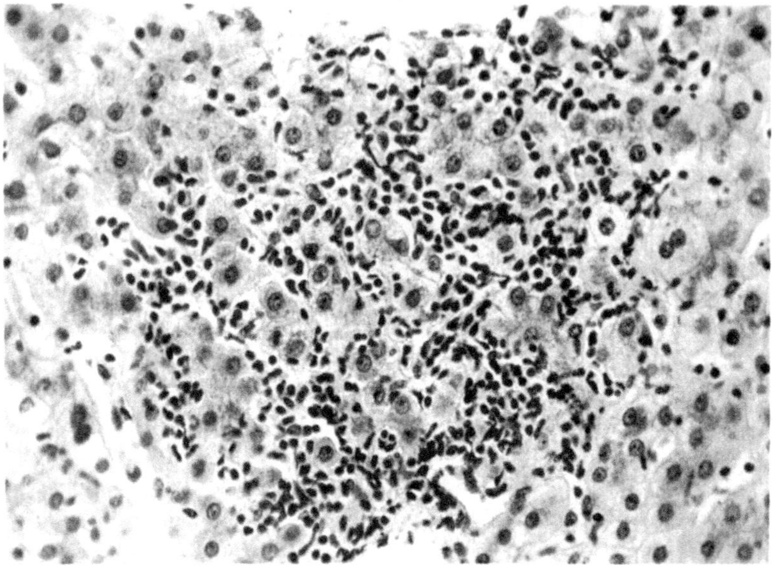

Abb. 34. Hepatitis mit möglichem Übergang in chronische Verlaufsform, 32 Jahre, ♀, Krankheitsdauer $3^1/_2$ Monate (Salvarsanbehandlung). Ein Flachschnitt durch den Rand des entzündlich infiltrierten Portalfeldes mit Mottenfraßnekrosen täuscht ein ausgedehntes, intralobuläres Infiltrat vor. HE, ×260

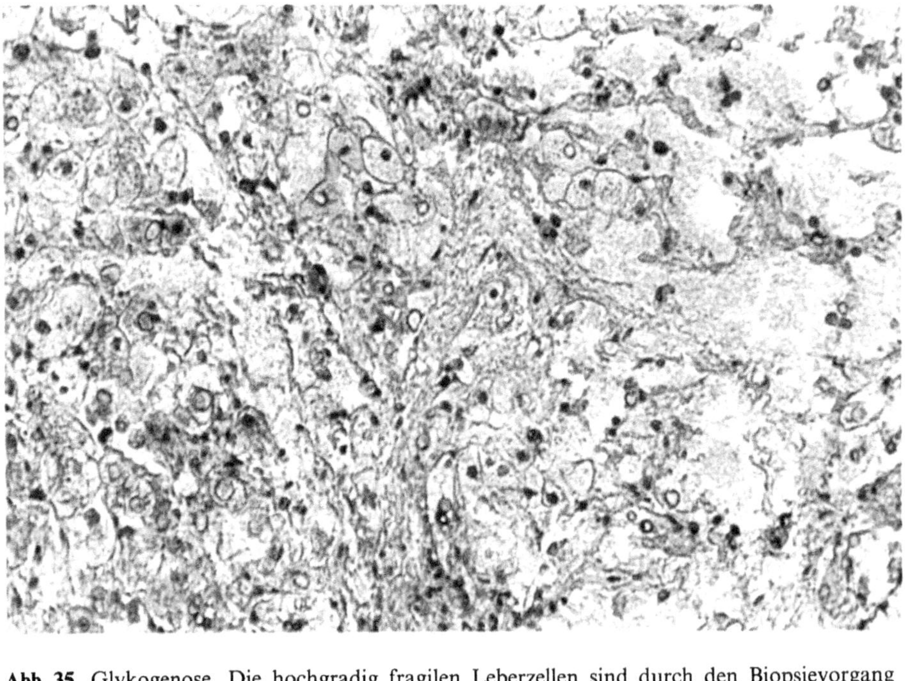

Abb. 35. Glykogenose. Die hochgradig fragilen Leberzellen sind durch den Biopsievorgang zerstört, das Gitterfasergerüst ist teilweise zusammengesintert (*untere Bildmitte*). HE, ×200

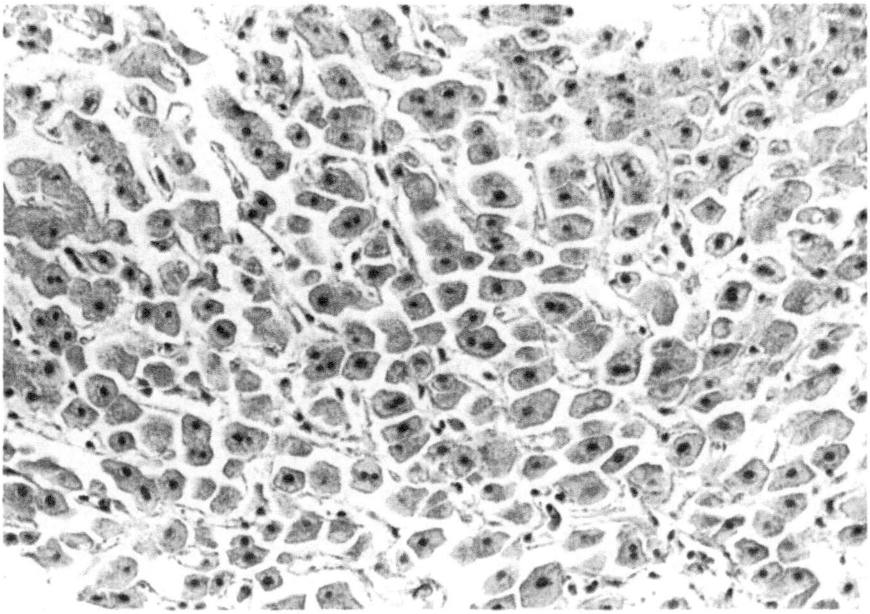

Abb. 36. Dissoziation der Leberzellen durch fixationsbedingte Schrumpfung. HE, ×200

ist. Dies ist in klassischer Weise bei manchen *Glykogenosen* der Fall, bei denen es auch bei vorsichtiger Behandlung des Zylinders zu einer weitgehenden Zerstörung der glykogenreichen Leberzellen kommen kann. Die Zerstörung kann so weit gehen, daß stellenweise ein Kollaps der Gitterfaserstrukturen eintritt, wodurch derartige Bilder oft als Nekrose mit beginnender Fibrosierung mißdeutet werden (Abb. 35).

Ähnliche diagnostische Schwierigkeiten können auch Knick- und Quetschstellen an Leberstanzen bereiten. Die Leberzellplatten im Schädigungsbereich sind verschmälert und acidophil, die Disseschen Räume werden deutlich sichtbar. Wenn die Leberzellen stark dissoziiert oder sogar zerstört sind, haben solche Bilder manchmal große Ähnlichkeit mit denen bei Stauungsleber.

Fixierungsschäden sind dagegen meist leicht als solche zu erkennen. Am häufigsten bewirken sie eine Schrumpfung des Gewebes. Die Leberzellen sind dissoziiert und acidophil, bewahren aber scharfe Ecken, ihre Kerne sind pyknotisch (Abb. 36). Dieser Schaden hat eine gewisse Ähnlichkeit mit postmortalen Veränderungen, bei denen aber die Zellkonturen nicht so distinkt sind [57] (Abb. 37).

Bei Carnoy-Fixierung wird das Leberzellglykogen gut konserviert. Bleibt der Biopsiezylinder zu lange in physiologischer Kochsalzlösung liegen oder ist der absolute Alkohol verdorben und stärker wasserhaltig geworden, kommt es zu einem kennzeichnenden Fixierungsschaden in den Randpartien der Gewebestanze: Das Glykogen wird teilweise aus den Leberzellen gelöst und bleibt nur in den oberflächenfernen Zellabschnitten erhalten (Abb. 38).

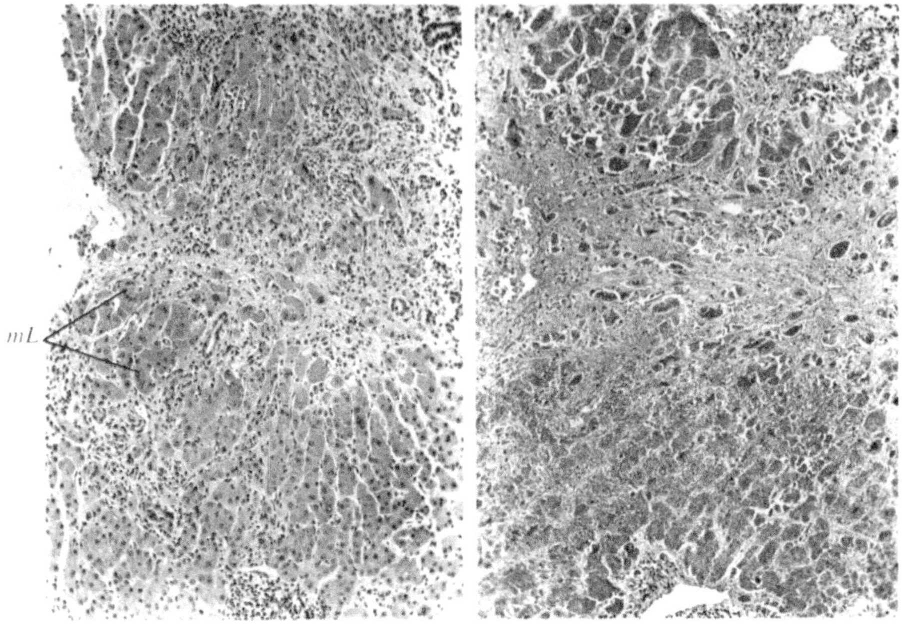

Abb. 37. Maligne Verlaufsform einer Virushepatitis, 20. Gelbsuchttag. Vergleich der histologischen Bilder eines 10 min nach dem Tod entnommenen Punktatzylinders (*links*) mit dem 24 h später entnommenen Sektionsmaterial (*rechts*). Mehrkernige Leberzellen (*mL*). HE, ×70 [758]

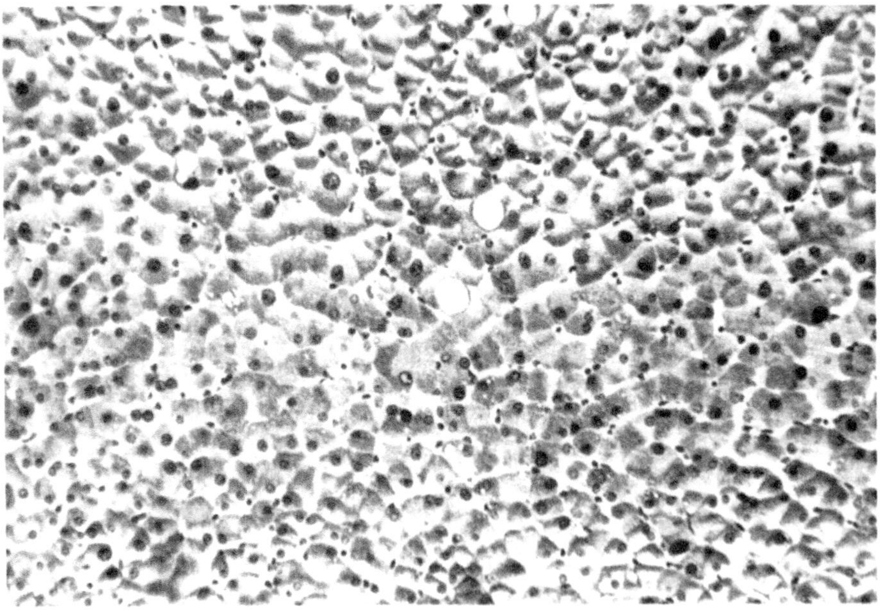

Abb. 38. Fixationsbedingte Auslaugung und Verschiebung des Leberzellglykogens. Bests Carmin, ×160

Die trübe Schwellung von Leberzellen, diese „mythical entity which has accumulated more than a century of confusion“ [480] entwickelt sich nach verschiedenartiger intravitaler Zellschädigung aber auch als Folge postmortaler Autolyse. Häufig wird sie durch Fixierungsschäden vorgetäuscht. Sie kommt durch Aufnahme von Eiweiß oder Wasser bzw. beider in Leberzellen zustande und hat verschiedene, elektronenoptisch voneinander unterscheidbare Phänomene zur Ursache.

X. Allgemeine Richtlinien zur Beurteilung von Leberbiopsien

Leberbiopsien werden vorgenommen, um die Diagnose zu sichern oder zu erleichtern. Diese Tatsache, wenn sie auch noch so simpel klingt, sollte derjenige, der Biopsien beurteilt, niemals außer acht lassen. Dem Untersucher fällt eine große Verantwortung deshalb zu, weil der histologische Befund von vielen als der Weisheit letzter Schluß angesehen wird. So sehr, wie die richtige Diagnose dem Patienten nützt, kann ihm die falsche schaden. Es braucht nicht betont zu werden, daß auch der erfahrenste Histologe Irrtümern unterworfen ist. Neben diesen schicksalhaften und unvermeidlichen Fehlern resultieren viele vermeidbare daraus, daß der behandelnde Arzt, dem es vielfach an histologischem Fachwissen mangelt, den Befund des Histologen mißversteht. Dies wäre fast immer vermeidbar, wenn behandelnder Arzt und histologischer Untersucher mehr Verständnis füreinander aufbrächten. Die folgenden Richtlinien können vielleicht dazu beitragen:

1. Der histologische Untersucher muß über die wesentlichen medizinischen Daten des Patienten und über die diagnostische Fragestellung, aus der heraus die Biopsie vorgenommen wurde, orientiert werden.

2. Anderseits soll aber auch der Kliniker nicht zum histologischen Diagnosenempfänger degradiert werden. Das gegenseitige Verständnis zwischen Internisten und Pathologen wird durch Biopsiekonferenzen wesentlich gefördert. Wo das nicht möglich ist, hat es sich uns bewährt, dem histologischen Befund einen HE-gefärbten Belegschnitt beizuschließen. Der behandelnde Arzt lernt auf diese Weise am besten, die Beschreibung des Pathologen richtig zu interpretieren.

3. Eine histologische Diagnose soll nur gestellt werden, wenn sie auf Grund des histologischen Bildes gesichert erscheint. Wenn es sich lediglich um eine Vermutungs- oder Wahrscheinlichkeitsdiagnose handelt, soll dies ausdrücklich vermerkt werden. Die Schmalheit des Biopsiezylinders kann zu Fehlbeurteilungen führen (Abb. 33), was vom Untersucher nie außer acht gelassen werden darf.

4. Bezeichnungen, die vieldeutig sind oder zu Fehlbeurteilungen Anlaß geben könnten, sind unbedingt zu vermeiden. Ein gutes Beispiel ist hier die so gerne verwendete Diagnose: „incipiente Cirrhose“. Wie wir später noch auszuführen haben, ist die Cirrhose durch den knotigen Umbau des Leberparenchyms charakterisiert. Kann ein solcher in der Biopsie nachgewiesen werden, muß die Diagnose, falls das Parenchym nur teilweise knotig umgebaut ist, „inkomplette Cirrhose“ lauten, findet er sich nicht, darf diese Bezeichnung nicht verwendet

werden. Die Veränderung muß korrekterweise als portale Fibrose oder, in Übereinstimmung mit dem klinischen Krankheitsverlauf, als Rückbildungsstadium einer Virushepatitis, als chronische Hepatitis usw., bezeichnet werden. Es sollte nie vergessen werden, welche oft nie wieder gutzumachende Konsequenzen die ungerechtfertigte Diagnose einer Cirrhose für den Patienten nach sich zieht. Nur selten ergibt sich die für den Untersucher beschämende, für den Patienten aber befreiende Situation, daß sich herausstellt, daß die „Cirrhose" restlos geheilt ist [240].

5. Am Beispiel der „incipienten Cirrhose" läßt sich auch noch ein anderer, häufiger Fehler der histologischen Befundung demonstrieren: Die Biopsie ist ein Momentbild des betreffenden Leberabschnittes und damit etwas absolut Statisches. Bewegungsabläufe können aus ihr nicht abgelesen werden. Gerade das geschieht aber, wenn man etwas, das noch keine Cirrhose ist, als „beginnende Cirrhose" bezeichnet: Man unterstellt damit, daß der vorliegende Prozeß in Zukunft sich bis zu einer Cirrhose weiterentwickeln müsse. Die Diagnose hat jedoch nur die Gegenwart zu erfassen, während die Zukunft in das Feld der Möglichkeiten gehört. Wenn der Untersucher eine derartige Entwicklung befürchtet, kann und soll er es dem behandelnden Arzt mitteilen, hat dies aber ausdrücklich als Vermutung zu bezeichnen.

6. Zahlreiche Leberveränderungen sind vieldeutig oder sie sind zwar eindeutig, können aber durch verschiedene Ursachen bedingt sein. Hier obliegt es dem Untersucher, den behandelnden Arzt auf die diversen Möglichkeiten aufmerksam zu machen.

7. Bestätigt sich die klinische Vermutungsdiagnose nicht, soll nicht nur der histologische Befund und die daraus resultierende Diagnose wiedergegeben werden, sondern auch ausdrücklich vermerkt werden, daß und eventuell auch warum die klinische Diagnose auszuschließen ist.

8. Negative Befunde können einen Arzt, der mit den Möglichkeiten und Grenzen einer Leberbiopsie nicht vertraut ist, täuschen. Wenn etwa nach einer Metastasenleber gefragt, aber in einer ungezielt durchgeführten Biopsie nur unverändertes Lebergewebe gefunden wird, sollte sich der Untersucher nicht damit begnügen, als Zusammenfassung „kein pathologischer Befund" zu schreiben, sondern er sollte noch „im untersuchten Bereich ..." voransetzen, um damit anzuzeigen, daß deshalb sehr wohl in anderen Leberabschnitten Metastasen vorliegen könnten. Lautet die Vermutungsdiagnose beispielsweise „Cirrhose", sollte bei normalem histologischen Befund noch zusätzlich eine Bemerkung angefügt werden, wie: „Eine grobknotige Cirrhose ist durch diesen Befund nicht mit Sicherheit auszuschließen", um auszudrücken, daß der normale Gewebezylinder zufällig aus einem groben Parenchymknoten entnommen worden sein könnte (Abb. 33) (s.S. 51).

9. Auch wenn das Lebergewebe auf den ersten Blick unverändert erscheint, muß eine Biopsie stets vollständig durchmustert werden, da lokalisierte Leberveränderungen (z.B. Metastasen, Granulome) durch einen anderswo normalen Befund nicht auszuschließen sind. Wird aber von klinischer Seite bereits eine lokalisierte Leberkrankheit vermutet, z.B. eine granulomatöse Hepatitis, muß vor Abgabe einer negativen histologischen Stellungnahme eine größere Schnittserie untersucht werden. Einzelne unauffällige Schnitte schließen Veränderungen in tieferen Lagen nicht aus.

10. Räumliches Denken ist beim schmalen Band des Nadelbiopsieschnittes von besonderer Wichtigkeit. Sofern eine Struktur unklar ist, sind Serienschnitte unerläßlich (vgl. Abb. 34), um die stereologische Vorstellung zu erleichtern. Es empfiehlt sich bei der Beschreibung, sofern dies zwanglos möglich und sachlich richtig ist, räumlichen Bezeichnungen den Vorzug zu geben und beispielsweise bei der Cirrhose von bindegewebigen Septen statt von Strängen zu sprechen.

XI. Bildgebende Verfahren in der Leberdiagnostik

Zwischen der Laparoskopie und Leberbiopsie, Oberflächenstruktur der Leber und histologischem bzw. ultramikroskopischem Befund, klaffte eine empfindliche Lücke: Die makroskopische Innenstruktur der Leber. Diese Lücke wird durch moderne bildgebende Verfahren, zum Teil in Verbindung mit endoskopischen Techniken, weitgehend geschlossen, was einen wesentlichen Fortschritt in der diagnostischen Beurteilung des intrahepatischen Gefäß- und Gallengangssystems sowie raumfordernder Krankheitsprozesse bedeutet. Diese teils nichtinvasiven, teils invasiven Techniken haben bereits einen hohen Grad der Vervollkommnung erreicht.

A. Röntgenologische Verfahren

1. Konventionelle Röntgendiagnostik

Die früheren Schwierigkeiten in der hepatologischen Diagnostik waren nicht zum geringsten Teil durch den Umstand bedingt, daß die Röntgenologie lange Zeit wenig beitragen konnte. Man griff auf die Röntgenuntersuchung zurück, wenn versucht wurde, die Lebergröße zu bestimmen, was noch am ehesten mit

Tabelle 18. Hepatische Verkalkungen

1. Kapselfibrose
2. Hepatolithiasis
3. Echinococcus
4. Cysticercus
5. Brucellose
6. Generalisierte Histoplasmose
7. Fibrose nach Schistosomiasis
8. Alter Abszeß
9. Lebercellcarcinom
10. Epitheloides Hämangioendotheliom
11. Neurinommetastase
12. Teratom
13. Adrenalresttumor
14. Thrombosiertes Hämangiom
15. Aneurysma der A. hepatica
16. Sklerose der Pfortader oder A. hepatica
17. Cholangiocarcinom

Hilfe der *Abdomen-Fernaufnahme* zu erreichen war. Das *Abdomenübersichtsbild* konnte gelegentlich gewisse Aufschlüsse bringen, wenn sich innerhalb der Leber verkalkte Gebilde abzeichneten (Tabelle 18). Thorothrastlebern verraten sich durch die Schwärzung des Röntgenfilmes. Umschriebene Aufhellungen innerhalb des Leberschattens können, eventuell zusammen mit einer Spiegelbildung, einen Leberabszeß signalisieren, nach Papillotomie oder Choledochoduodenostomie kann der Gallenbaum infolge einer Aerobilie sichtbar werden. Alles in allem waren solche Befunde als glückliche diagnostische Zufälle zu werten.

2. Angiographie

Dank der Ultrasonographie und der Computertomographie wurde die Angiographie als invasive Untersuchungsmethode in ihrer Anwendung beschränkt, ohne daß man aber auf sie verzichten könnte [805]. Angiographien werden weiterhin herangezogen in der Differentialdiagnose von Lebertumoren (Abb. 354), bzw. zur Beurteilung der Leberoberfläche, in der Abklärung der portalen Hypertension, als Entscheidungshilfe bei der Wahl der verschiedenen Shuntoperationen, bei der Kontrolle shuntoperierter Patienten, bei traumatisierter Leber und schließlich im Rahmen der Tumorbehandlung, sei es nun der cytostatischen Hochdosistherapie oder der therapeutischen arteriellen Embolisierung.

Zur Darstellung der *Leberarterien* dient die Coeliacographie oder noch besser die Hepatographie, entweder als selektive Hepatographie oder Infusionshepatographie. Das Stammgebiet der *Portalvene* wird durch die Splenoportographie oder Mesentericoportographie dargestellt, und zwar moderner Weise indirekt in Form der Arterioportographie. Die *Lebervenen* werden durch direkte Katheterisierung über die untere oder obere Hohlvene dargestellt.

Bezüglich der angiographischen Darstellbarkeit von Metastasen ist es wichtig zu wissen, daß Metastasen aus dem Gastrointestinaltrakt, dem Pankreas und der Gallenblase häufig schlecht, Metastasen von Hypernephromen, Mamma- und Schilddrüsencarcinomen häufig stark vascularisiert sind. Bei solchen stark vascularisierten Metastasen mit zentraler Kolliquationsnekrose kann sich das täuschende Bild eines Leberabszesses mit hyperämischer Randpartie ergeben.

3. Computertomographie

Die großen Vorteile der Computertomographie, nämlich die klare Wiedergabe eines maßstabgetreuen anatomischen Querschnittes, der ein genaues Bild der Lagebeziehung zwischen den einzelnen Organen bietet, und die hohe Empfindlichkeit auch für kleine Dichteunterschiede, wiegen die Nachteile der hohen Anschaffungskosten, der Verwendung ionisierender Strahlen und der Unmöglichkeit, den Winkel des Schnittbildes zu ändern, bei weitem auf. Deshalb konnte sich das Verfahren auch in der Hepatologie einen festen Platz erobern [208].

Das normale Leberparenchym hat eine etwas größere Dichte als viele Leberveränderungen, die sich dadurch im Computertomogramm darstellen. Hierzu gehören die meisten hepatozellulären Carcinome, das Cholangiocarcinom, maligne Lymphome und auch die fokale Fettleber (s.S. 266). Bei diffuser Fettleber tritt eine sogenannte Kontrastumkehr der Leber ein: Die Portalvenenäste, Vena cava, Aorta, Milz, Nieren und Muskulatur erscheinen dichter als die Leber. Bei Hämochromatose ist die Leberdichte um ein vielfaches vermehrt. Bei Leberzirrhosen ist der computertomographische Befund unverläßlich, da sich nur selten klare Dichtedifferenzen ergeben. Cystische Veränderungen sind dagegen leicht nachzuweisen, werden aber mit weniger Aufwand und genauso gut sonographisch dargestellt. Das gleiche gilt für Lebermetastasen, für die das Computertomogramm nur in Zweifelsfällen herangezogen werden muß. Nach Kontrastmittelbolus und rascher Aufnahmefolge besteht für den computertomographischen Nachweis von Metastasen eine Sensitivität von 93% und eine Spezifität von 88% [14] (vgl. Abb. 341). In der Darstellung von Hämangiomen nach Bolusinjektion eines Röntgenkontrastmittels ist die Computertomographie der Ultrasonographie deutlich überlegen (Abb. 355, 356).

4. Perkutane transhepatische Cholangiographie

Die invasive Methode der perkutanen transhepatischen Cholangiographie ist relativ alt (HUARD-DO XUAN HOP, 1937), die aber in ihrer ursprünglichen Konzeption nur wenig angewandt wurde, da sie mit der hohen Letalität von 0,5% und der Tatsache belastet war, daß die Untersuchung unter Operationsbereitschaft durchgeführt werden mußte: Eine starre Kanüle wurde unter Röntgenkontrolle gegen den Leberhilus vorgeschoben mit der Absicht, „blind" auf einen erweiterten Gallengang zu stoßen.

Die Methode konnte erst weltweit Anwendung finden, als die dünne, biegsame Chiba-Nadel eingeführt worden war [540] und in der Ultraschalltechnik der Real-time applicator linear array mit Biopsiekanal (Punktionsschallkopf) zur Verfügung stand. Mit Hilfe dieser beiden Neuerungen war die Möglichkeit geschaffen, bestimmte erweiterte Gallengänge gezielt zu punktieren und Blutgefäße zu vermeiden. Inzwischen sind auch mehrere andere Nadelmodelle, z.B. die *Nordenström-Nadel,* auf den Markt gekommen.

Die perkutane transhepatische Cholangiographie erlaubt es, Gallengangstenosen von proximal her röntgenologisch darzustellen und darüber auch (bei einer Erweiterung von 5 mm und mehr) einen Drainagekatheter direkt einzuführen (externe Drainage). Die transhepatische Cholangiographie sollte dann ausgeführt werden, wenn sich die endoskopisch-retrograde als unmöglich erweist.

Die externe Drainage ist mit einer sehr hohen Komplikationsrate (39%) belastet [383]. Die perkutane transhepatische Cholangiographie dagegen ist in der Hand des Experten relativ ungefährlich, ihre Erfolgsquote liegt bei 98% [541]. In einer Sammelstatistik über 2330 perkutane transhepatische Feinnadelcholangiographien wird allerdings über 3,1% schwere Komplikationen berichtet [611].

5. Endoskopische retrograde Cholangiographie

Die Duodenoskopie mit Cannulierung der Papilla Vateri und der retrograden Kontrastmittelfüllung extrahepatischer und intrahepatischer Gallenwege [167] (in der Regel mit einer gleichzeitigen Füllung des Ductus pancreaticus verbunden), stellt eine zwar invasive, aber relativ ungefährliche Untersuchungsmethode dar, die einem wesentlichen Mangel in der hepatologischen Diagnostik abhalf:

Vor der transhepatischen und retrograden Cholangiographie war nämlich bei deutlich ikterischen Patienten eine röntgenologische Darstellung der Gallenwege unmöglich, so daß häufig nichts anderes übrigblieb, als zu laparotomieren und intraoperativ eine Cholangiographie durchzuführen, wobei sich dann nicht selten herausstellte, daß der Eingriff nicht nötig gewesen wäre.

Die Domäne der endoskopisch retrograden Cholangiographie ist die Differentialdiagnose der Cholestase, wenn auch für hochsitzende Gallengangsobstruktionen die perkutane transhepatische Cholangiographie oft die logischere Untersuchungsmethode ist. Keine Diskussion über den Einsatz dieser invasiven Methoden kann es geben, wenn eine Unverträglichkeit gegen intravenös zu verabreichendes, jodhaltiges Röntgenkontrastmittel vorliegt.

Komplikationen der endoskopischen retrograden Cholangiographie sind Cholangitis, Sepsis und Pankreatitis in einer Häufigkeit von zusammen 1,85%, wobei 0,13% letal enden. Die Untersuchungsmethode bringt Dilatationen, Stenosen, Aussparungen und Kontrastmittelabbrüche im Gallenwegssystem sowie atypische Kontrastmitteldepots zur Ansicht, was in der intrahepatischen Gallenwegsdiagnostik die Erkennung der segmentalen Dilatation (Caroli-Syndrom) (Abb. 161), Tumor-, Parasiten- oder entzündungsbedingter Obstruktionen oder Fisteln bedeutet.

B. Ultrasonographie (Ultraschalltomographie)

Die Sonographie nützt die Reflexion von Ultraschallwellen an Grenzflächen von Medien mit unterschiedlichen physikalischen Eigenschaften aus. Als nichtinvasive, unschädliche Untersuchungsmethode, gegen die es keine Kontraindikationen gibt, hat sie sich in wenigen Jahren nicht nur einen beherrschenden Platz in der makroskopischen Leberdiagnostik erobert, sondern sie erlaubt auch, vorsichtige Aussagen über den Zustand des Leberparenchyms zu machen. Linear array-Systeme eignen sich eher für die Untersuchung von diffusen Leberläsionen und die Darstellung der Leberoberfläche, während Sektor-Scanner in der Suche nach fokalen Läsionen überlegen sind.

Diffuse Leberparenchymerkrankungen sind durch eine vermehrte Echodichte und Veränderungen in Größe und Gestalt der Leber gekennzeichnet, wobei aber betont werden muß, daß der Ultraschall keine Quantifizierung erlaubt und auch über die Art der Parenchymveränderung wenig aussagen kann. Fettlebern können erst mit über 80% Wahrscheinlichkeit richtig diagnostiziert werden, wenn mehr als 50% der Leberzellen grobtropfig verfettet sind. Eine zutreffende Diagnose einer Cirrhose gelingt nur in ungefähr 50% der Fälle. *Der Ultraschall kann also bei diffusen Leberkrankheiten bestenfalls zur Diagnose beitragen, ermöglicht aber keine histologische Diagnose,* eine Tatsache, die immer wieder außer Acht gelassen wird.

Während Veränderungen an Portal- und Lebervenen nur zum Teil beurteilt werden können (Budd-Chiari-Syndrom, Pfortaderthrombose, Pfortaderhochdruck), ist die sonographische Differenzierung einer Cholestase in 93% der Fälle möglich [612]. Die wichtigste Indikation für die sonographische Untersuchung ist jedoch das Aufspüren und Beurteilen von raumfordernden Prozessen. Metastasen können mit 90% Sicherheit nachgewiesen werden, wenn ihr Durchmesser 2 cm und mehr beträgt. Cystische Fehlbildungen lassen sich durch ihre echofreie Struktur von soliden Tumoren unterscheiden, während eine Aussage über Benignität oder Malignität von Tumoren im allgemeinen nicht möglich ist. Komplexe, uneinheitliche Echostrukturen müssen an ein Hämangiom denken lassen (Abb. 355, s.S. 451). Echinococcuscysten können nicht selten eindeutig sonographisch diagnostiziert werden (Abb. 120), ebenso auch, in Verbindung mit Anamnese und klinischem Bild, Hämatome und Abszesse [465].

Mit der Einführung des Punktionsschallkopfes ist die Ultrasonographie über ihren unmittelbaren diagnostischen Wert hinaus ein unverzichtbares Hilfsmittel bei der perkutanen transhepatischen Cholangiographie und der Feinnadelbiopsie geworden.

C. Magnetresonanztomographie (Kernspintomographie)

Das Untersuchungsverfahren beruht auf der Wechselwirkung bestimmter Atomkerne mit einem äußeren Magnetfeld und einer ebenfalls von außen einwirkenden elektromagnetischen Wellenstrahlung. Die Bildgebung verlangt den Einsatz hochleistungsfähiger Computer.

Die *Vorteile* der Methode gegenüber der Computertomographie sind, daß die Kernspintomographie nicht mit ionisierenden Strahlen arbeitet und daß Schnittflächen in drei Ebenen angefertigt werden können, ohne den Patienten umzubetten. Ferner ist das hohe Maß an Gewebekontrast und die Möglichkeit hervorzuheben, bei diffusen Leberparenchymveränderungen durch die Bestimmung der Relaxierungszeit quantitative Aussagen zu machen. Die *Nachteile* sind die begrenzte räumliche Auflösung, Artefakte durch Atembewegungen und metallische Implantate sowie die sehr hohen Kosten [617].

Während die Magnetresonanztomographie in der neurologischen Diagnostik einen entscheidenden Schritt vorwärts bedeutet, läßt sie auf hepatologischem Gebiet gegenwärtig keine wesentlichen Vorteile erkennen, obgleich sie auch hier eingesetzt wird.

D. Nuclearmedizinische Verfahren

Nuclearmedizinische bildgebende Verfahren sind von bestimmten Funktionen des zu untersuchenden Organs abhängig. So werden zum Beispiel Leber und Milz gleichzeitig mit Hilfe markierter Kolloide dargestellt, die von Zellen des reticulo-endothelialen Systems aufgenommen werden, während sich Iminodiessigsäureverbindungen in den Leberzellen anreichern und dann über die Galle ausgeschieden werden, was ein Studium der galleableitenden Wege möglich macht. Die meisten nuclearhepatologischen Studien verwenden zur Markierung das ^{99m}Technecium.

Der Nachweis der räumlichen Verteilung unterschiedlicher Partialfunktionen wird mit *statischer* Bildgebung in verschiedenen Ebenen durchgeführt, wobei Farbausdrucke die Auffindung diskreter Veränderungen erleichtern. Die Single photon emission computed tomography (SPECT) wird mit rotierender Kamera vorgenommen und dient vor allem zur Diagnostik tiefliegender raumfordernder Prozesse in der Leber. Die Positronenemissionstomographie bedient sich bei ähnlicher Anordnung zweier gegenüberliegender Detektoren und kurzlebiger Positronenstrahler. Ob die hohen Kosten dieser Anlagen ihren Einsatz in der Hepatologie rechtfertigen, ist zu bezweifeln. Die *dynamische* Serienbildgebung erlaubt – durch Studium ablaufender Funktionen nach Bolusinjektion – gewisse quantitative Aussagen, und zwar durch die Beurteilung von Perfusionsphase und Parenchymphase.

Die oben angeführten nuklearmedizinischen Methoden können in der Differentialdiagnose ikterischer Krankheiten, bei der Differenzierung der infantilen obstruktiven Cholangiopathie, der Differenzialdiagnose des Verschlußikterus und in der Tumordiagnose eingesetzt werden. Die Methoden sind zwar nicht invasiv, aber aufwendig und bringen eine – wenn auch geringe – Strahlenbelastung, so daß sie heute, trotz guter diagnostischer Ergebnisse, meist nur noch dort eingesetzt werden, wo andere Methoden keine sichere diagnostische Aussage erlauben.

Diese Einschränkung trifft jedoch nicht für die *Immunscintigraphie* mit monoklonalen Antikörpern zu. Dieses Verfahren stellt eine positive Ergänzung zur Computertomographie dar und ist eine wertvolle Hilfe beim Nachweis oder Ausschluß von Lebermetastasen, wobei positive Befunde bis zu 7 Monate früher als mit der Computertomographie erhoben werden können. Eine weitere wichtige Indikation ist der Nachweis eventueller extrahepatischer Metastasen vor einer geplanten Leberteilresektion oder Lebertransplantation.

Spezieller Teil

I. Allgemeine Vorbemerkungen über die pathologischen Reaktionen des Lebergewebes

Die Rickersche Schule hat auch in der Leber Sinusoid und Leberzellplatte als eine festgefügte funktionelle Einheit betrachtet, die RÖSSLE [619] als Hepaton, SIEGMUND [696] als Synergide bezeichneten. Die Forschung der letzten Jahre, welche die völlig differente Funktion von Leberzelle und Kupffer-Zelle sicherstellen und überdies den Nachweis erbringen konnte, daß der Stoffaustausch zwischen Blutplasma und Leberzelle vielfach unter Umgehung der sinusoidalen Zellen erfolgt, hat diesen Vorstellungen zum Teil die Grundlage entzogen.

In Analogie zum Volhard-Fahrschen Nephrose-Nephritis-Konzept hat RÖSSLE [619] auch für die Leberkrankheiten eine Unterscheidung zwischen Hepatitis und Hepatose vorgenommen. Für die Einführung dieser Konzeption in Diagnostik und Klinik hat sich vor allem KALK [373] eingesetzt. So bestechend eine klare Unterscheidung zwischen entzündlichen und toxisch-degenerativen Leberkrankheiten in der Theorie ist, so schwierig – wenn nicht undurchführbar – ist sie in der Praxis. (Selbst bei den Nierenkrankheiten, wo einstmals die Trennung so klar zutage zu liegen schien, mußte das Nephritis-Nephrose-Prinzip fallengelassen werden.)

Wir werden in den Kapiteln der Virushepatitis und der alkoholischen Hepatitis noch zu erörtern haben, welche Schwierigkeiten ihrem Einbau in das althergebrachte Entzündungsschema entgegenstehen (s.S. 72). Wenn man davon absieht, gibt es außerordentlich wenige Leberkrankheiten, die sich entweder am mesenchymalen oder am epithelialen Apparat der Leber abspielen. Bei der engen räumlichen Verquickung dieser beiden Gewebekomponenten in der Leber ist dies auch gar nicht anders zu erwarten. Wir wären also bei den meisten Leberkrankheiten gezwungen, eine hepatotische Hepatitis oder eine hepatitische Hepatose zu diagnostizieren.

Prinzipien ergeben sich aus den Tatsachen und nicht umgekehrt. Einteilungen im besonderen müssen den Sachverhalten eine klare und logische Ordnung geben. Können sie diese Funktion nicht oder nur unter Zwang erfüllen, ist es besser, sich wieder von ihnen zu trennen. Vom Nephritis-Nephrose-Prinzip ist es, vom Hepatitis-Hepatose-Prinzip sollte es geschehen, so glänzend es auch in seiner ursprünglichen Konzeption gewesen sein mag.

Wie v. BERGMANN [65] betonte, besitzt jedes Organ infolge seiner strukturellen Gegebenheit nur eine beschränkte Reaktionsmöglichkeit. Diese unwiderlegbare Feststellung hat bei einem relativ einfach gebauten Organ wie der Leber einen beträchtlichen morphologisch-diagnostischen Pessimismus wachgerufen.

Tatsächlich gibt es nur wenige Leberveränderungen, die für eine bestimmte Krankheit unbedingt kennzeichnend sind. Die meisten sind an sich unspezifisch. Die Möglichkeiten sind aber trotzdem so vielfältig und im Verhältnis der einzelnen pathologischen Erscheinungen zueinander gibt es so viele Abstufungen, daß das resultierende Gesamtbild doch für viele Krankheiten mehr oder weniger charakteristisch ist. Der anschließende spezielle Teil wird darüber Zeugnis ablegen.

II. Diffuse Hepatitiden

A. Die klassische Virushepatitis

Zu Beginn der bioptischen Ära bereitete die Interpretation der hepatitischen Leberveränderungen einige Schwierigkeiten, da sich bald zeigte, daß sich der prinzipielle Charakter der Veränderungen ebenso wie der pathomorphologische Ablauf der Erkrankung kaum in das gültige Entzündungsschema einordnen ließen. Mesenchymale Proliferation und vorwiegend kleinrundzellige Infiltration, die das akute Krankheitsstadium beherrschen, waren nämlich nach klassischer Anschauung als Elemente der chronischen Entzündung anzusehen [658]. Diese Schwierigkeit teilt die Virushepatitis übrigens mit den meisten anderen parenchymatösen Viruskrankheiten. Auch in einer so modernen Definition des Entzündungsbegriffes, wie sie BÜCHNER [109] gegeben hatte, fand die Virushepatitis kaum Platz: „Eine Entzündung ist der Komplex jener örtlichen Veränderungen der Durchblutung, der Blutgefäße und des Mesenchyms, welche unter der Wirkung eines lokalisierten Krankheitsreizes eintreten und in der Regel das Erlöschen der Reizwirkung zur Folge haben.“ Der Grund für diese Schwierigkeit ist unter anderem darauf zurückzuführen, daß die parenchymatösen Abschnitte der Leber Sinusoide, aber kein reagibles Gefäßsystem besitzen, was BÜCHNER zur Feststellung veranlaßte: „daß es keine parenchymatöse Entzündung gibt“.

Auch die entzündlichen Erkrankungen von Haut und Nieren lassen sich nicht ohne weiteres in das Entzündungsschema einordnen. Die neuen Erkenntnisse über die Wechselwirkungen zwischen Antigenen und humoralen oder cellulären Antikörpern werden es früher oder später notwendig machen, den Entzündungsbegriff entweder fallen zu lassen oder radikal zu revidieren.

Unter den infektiösen Leberkrankheiten, die das Organ in diffuser Weise befallen, nimmt die „Virushepatitis“ durch ihre Häufigkeit und weltweite Verbreitung eine so überragende Stellung ein, daß sie diesen Namen trägt, obwohl sie keine ätiologische Einheit darstellt und es noch eine Reihe anderer, virusbedingter Leberkrankheiten des Menschen gibt.

Der Erreger der *Hepatitis A* ist ein kleines RNA-Virus (Picornavirus) (Tabelle 19), das in die Gruppe der Enteroviren (Typ 72) gehört [500]. Sein Genom besteht aus einer einsträngigen RNA, von der nur ein einziger Antigentyp existiert. Die Infektion erfolgt auf fäkal-oralem Wege. Bereits vor Erkrankungsbeginn, der nach kurzer Inkubationszeit erfolgt, setzt eine kräftige Antikörperbildung ein, was offensichtlich die Ursache dafür ist, daß bisher keine chronischen

Tabelle 19. Virologische und klinische Daten der Virushepatitiden

Hepatitis	A	B	NANB	DELTA
Antigene	HAV	HB_sAg HB_cAg HB_eAg	?	Delta Ag
Antikörper	Anti-HAV Anti-HAV IgM	Anti-HB_s Anti-HB_c Anti-HB_c IgM Anti-HB_e	?	Anti-Delta Anti-Delta IgM
Vorkommen	epidemisch	endemisch	endemisch; epidemisch	endemisch
Übertragung	fäkal-oral	parenteral	parenteral; fäkal-oral	percutan, parenteral
Inkubationszeit	20–30 Tage (14–45)	50–90 Tage (30–240)	20–60 (?)	Hepatitis B-abhängig

Nach Abb, J, Deinhardt, F (1986), Mikrobiologie der Hepatitisviren. In: Gsell, O, Krech, U, Mohr, W (Hrsg.), Klinische Virologie. Urban u. Schwarzenberg, München–Wien–Baltimore, S. 178

Krankheitsverläufe bekannt wurden. Entgegen der früher herrschenden Ansicht mehren sich die Hinweise, daß das Hepatitis A-Virus nicht cytotoxisch ist, sondern daß die Zerstörung virusbefallener Leberzellen auf immunologischem Wege erfolgt, wobei T-Lymphocyten eine wichtige Rolle spielen [817a, 434].

Das *Hepatitis B*-Virus (Tabelle 19) besitzt eine wesentlich komplexere, eigenartige Struktur, die bisher bei keinem anderen Virus festgestellt werden konnte, außer bei eng verwandten Viren, die Hepatitis und Leberzellcarcinome bei einzelnen Tierarten verursachen. Als Name für diese Virusfamilie wurde „Hepadna-Virus“ (Hepatitis-DNA-Virus) vorgeschlagen. Das Hepatitis B-Virus besteht aus einem Viruskern (Core, HB_cAg), der eine doppelsträngige DNA und eine eigene Polymerase enthält und sich im Zellkern des Hepatocyten vermehrt (Abb. 39), sowie einer Hülle (Surface, HB_sAg), die durch das endoplasmatische Reticulum der Leberzelle für das Core-Partikel bereitgestellt wird. Das komplette Hepatitis-B-Virus wird als Dane-Partikel bezeichnet. HB_cAg im Zellkern und HB_sAg im Cytoplasma, bzw. in oder an der Zellmembran, können ohne Schwierigkeiten mit der Immunfluorescenztechnik nachgewiesen werden (Farbabb. 40–43, S. 455). HB_sAg kann darüber hinaus mit verschiedenen Färbemethoden sichtbar gemacht werden (s.S. 57), während die färberische Darstellung von HB_cAg bisher nicht gelungen ist. Ein weiteres Antigen, HB_eAg, hat keine direkte morphologische Bedeutung. Sein serologischer Nachweis spricht aber für das Vorhandensein von Dane-Partikeln, also für die Infektiosität des Krankheitsprozesses, ebenso wie der Nachweis der Hepatitis B-DNA-Polymerase. Die Persistenz von HB_eAg nach Abklingen der akuten Krankheitssymptome und die Nachweisbarkeit von HB_sAg über die 13. Krankheitswoche hinaus [529] können auf einen möglichen Übergang der Erkrankung in chronische Hepatitis

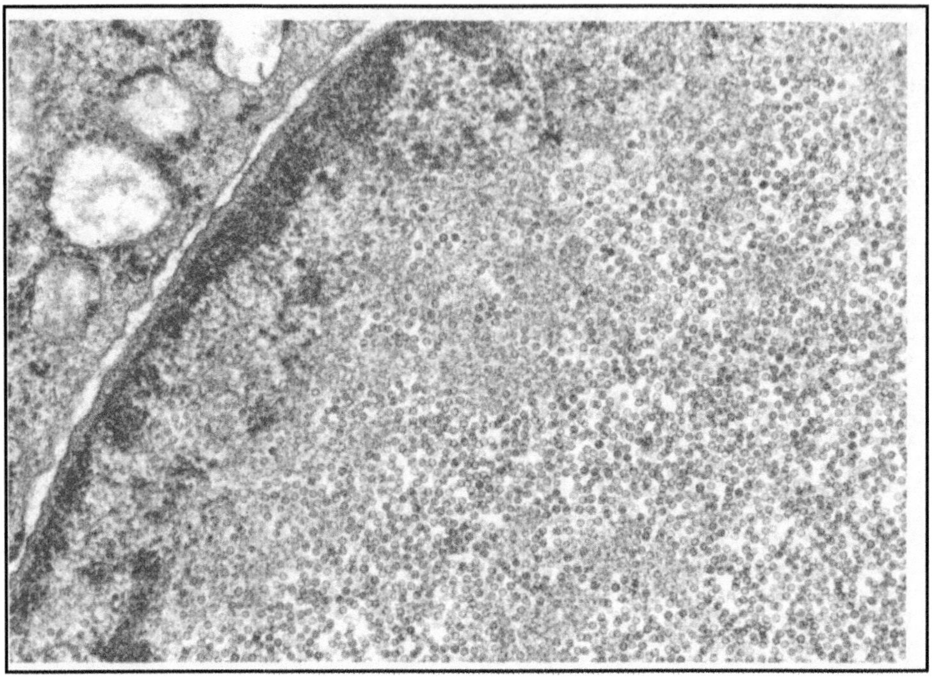

Abb. 39. Leichte chronisch-persistierende Hepatitis B. 32 Jahre, ♂. HB_eAg-pos., Dane-Partikel im Blut. Sektor eines Sandkernes, der von Core-Partikeln dicht erfüllt ist. Das Chromatin ist an die Kernmembran gedrängt und kondensiert. × 46000 [77]

hinweisen (s.S. 98). Durch molekulare Hybridisierung kann nun auch HBV-DNA nachgewiesen werden, deren Titerhöhe mit der Anzahl kompletter Dane-Partikel korreliert [377] – heute der sicherste Marker für die Infektiosität der Hepatitis B.

HB_sAg-produzierende Leberzellen fallen schon bei Routinefärbungen durch ihre opake, milchglasartige Beschaffenheit umschriebener cytoplasmatischer Areale oder ihres gesamten Cytoplasmas auf (Abb. 44) [290]. Der Antigencharakter der Veränderung kann nur durch Spezialfärbungen (z.B. Orcein, Victoriablau, Aldehydthionin, PAP-Technik, vgl. Abb. 45) sichergestellt werden (Unterschied gegenüber Milchglaszellen durch Enzyminduktion). Elektronenoptisch findet sich ein mächtig vermehrtes glattes endoplasmatisches Reticulum, dessen Zysternen zumeist leer erscheinen oder amorphes Material enthalten. Für HB_sAg ist der elektronenoptische Befund nur dann spezifisch, wenn in den Schläuchen dieser Organellen typische tubuläre Strukturen nachgewiesen werden können (Abb. 46), was möglicherweise als HB_sAg-Überschußproduktion zu werten ist. Milchglaszellen sind erst nach mehrmonatigem Krankheitsverlauf, in der Regel bei chronischen Krankheitsfällen, zu beobachten. HB_cAg-gefüllte Leberzellkerne weisen lichtoptisch zumeist keine Besonderheiten auf, können sich gelegentlich aber schon bei HE-Färbung durch ein homogen-blaßrosa Aussehen verraten („sanded nuclei" nach L. Bianchi) (Farbabb. 40, S. 455).

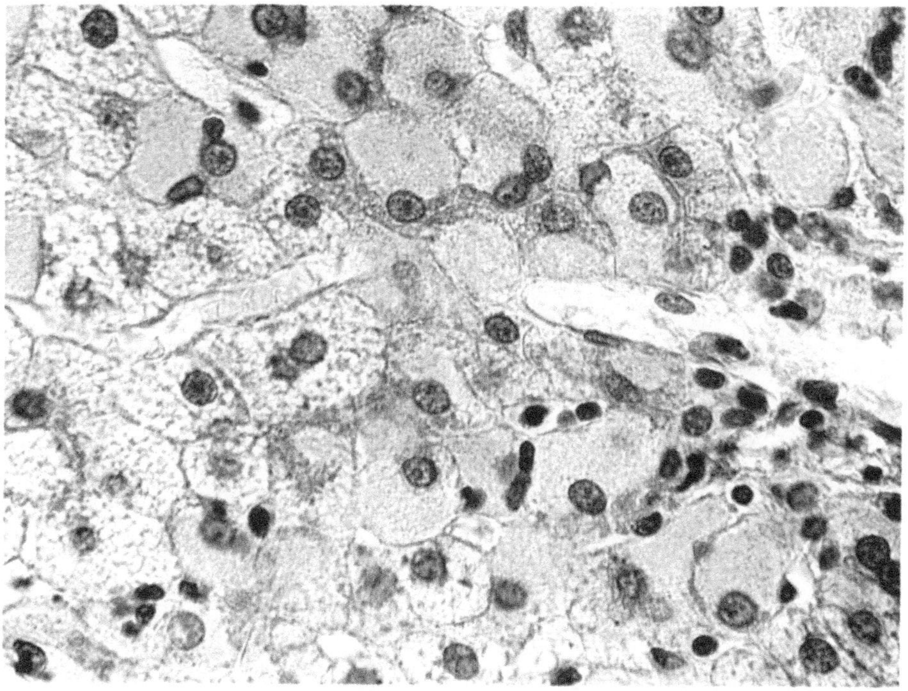

Abb. 44. Klinisch asymptomatischer HB_sAg-Träger, 55 Jahre. Zahlreiche Milchglaszellen um eine Zentralvene (*rechts*), in deren unmittelbarer Umgebung sich einzelne, entzündlich infiltrierte Flecknekrosen finden. HE, × 500

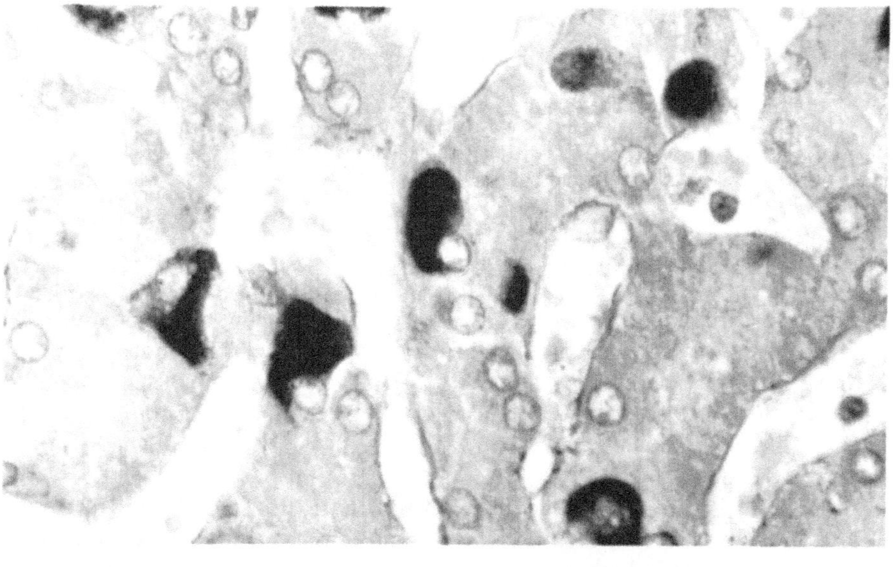

Abb. 45. Die gleiche Biopsie wie in Abb. 44, Milchglaszellen bei PAP-Reaktion. × 500

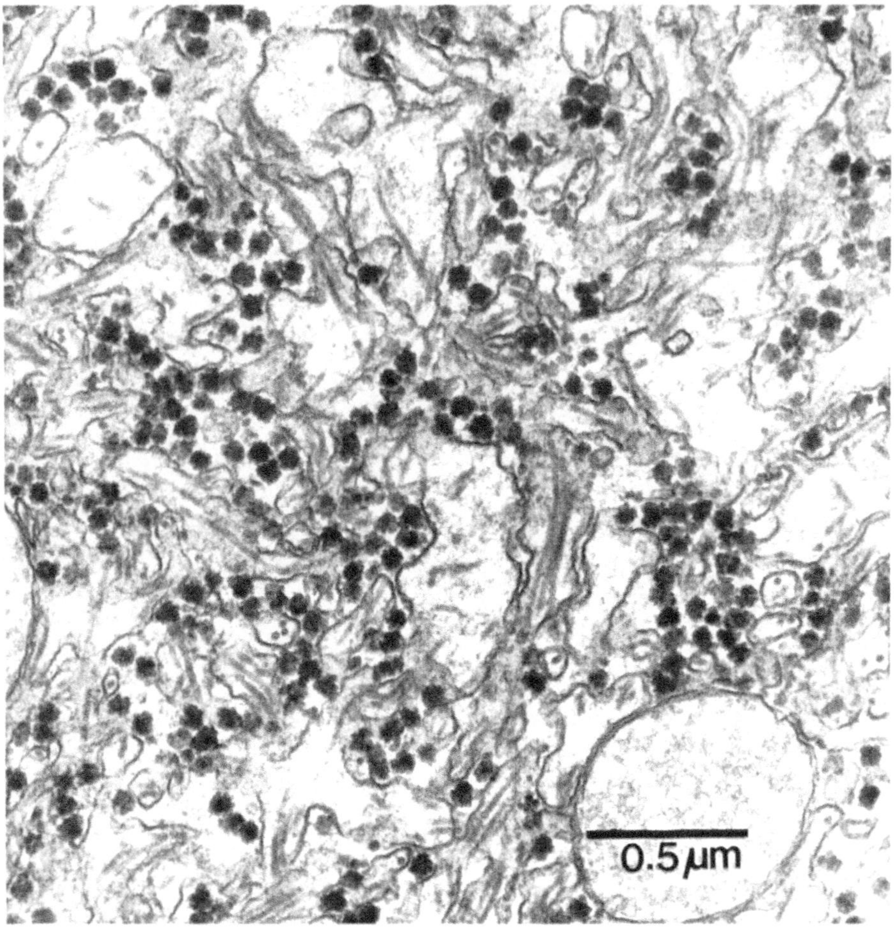

Abb. 46. Asymptomatische HB_sAg-Trägerin, 28 Jahre. Keine Hepatitisanamnese. HB_sAg-, Anti-HB_c- und Anti-HB_e-pos., sonst die Laboratoriumsbefunde im Normbereich. In einer Milchglaszelle enthalten die Zysternen des glatten endoplasmatischen Reticulums tubuläres HB_sAg. ×52000 [STOCKINGER, Wien]

Wie die Existenz klinisch völlig asymptomatischer HB_sAg-Träger und HB_cAg-Träger beweist, bei denen auch histologisch keinerlei entzündlich-degenerative Leberveränderungen nachgewiesen werden können, sind das Hepatitis B-Virus und seine Antigene für die Leberzelle funktionell und morphologisch apathogen. Die Hepatitis ist ausschließlich Folge der einsetzenden Immunabwehr, die antigenverseuchte Leberzellen zerstört. Obwohl die Immunreaktion krank macht, ist sie in der Regel erwünscht, da sie im positiven Fall den infektiösen Zustand beendet.

Die Hepatitis B wird im allgemeinen durch infektiöses Blut oder infizierte Blutbestandteile übertragen. Eine Übertragung durch andere Körperflüssigkeiten ist möglich, kommt aber nur selten, unter besonderen Voraussetzungen, vor. Die manifeste Erkrankung setzt nach langer Inkubationszeit ein.

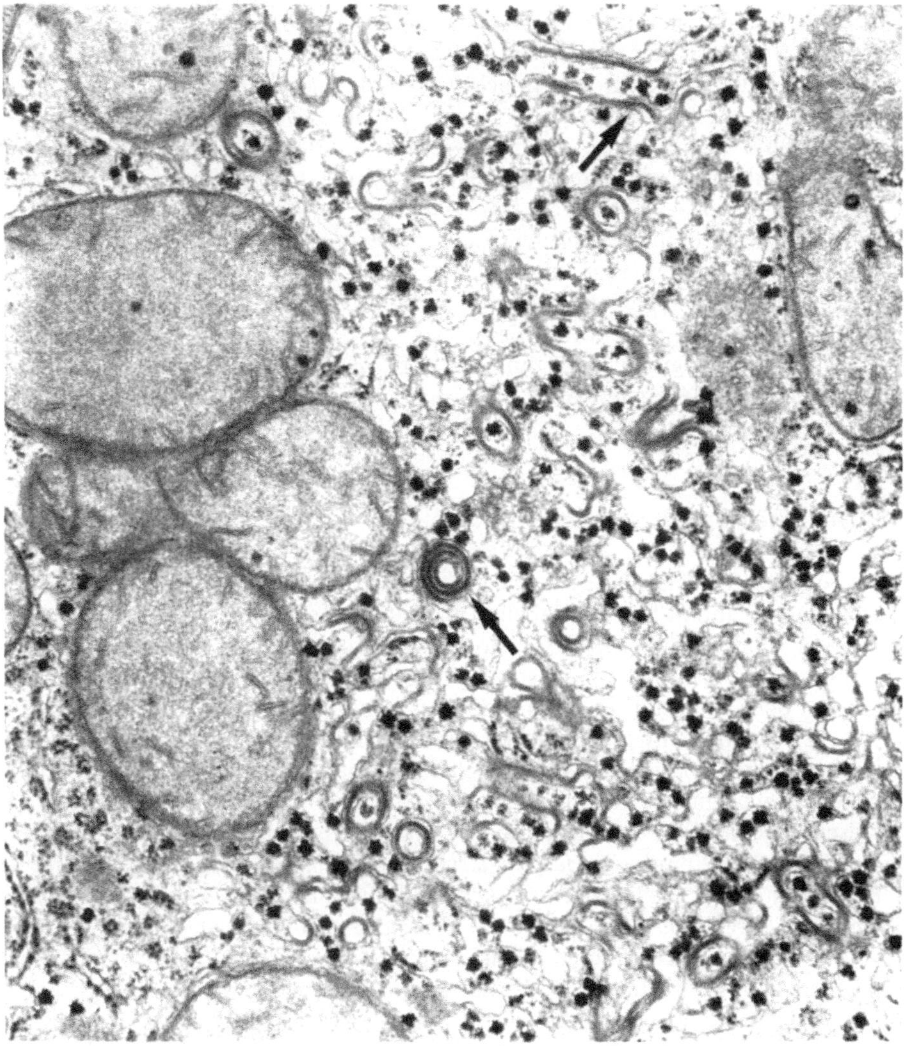

Abb. 47. Schimpanse, experimentelle NANB-Hepatitis. Zylindrische und spiralenförmige Einschlüsse im glatten endoplasmatischen Reticulum einer Leberzelle. × 33000 [Desmet, Leuven]

Bei manchen B-Hepatitiden konnte schließlich auch ein *Delta-Antigen* nachgewiesen werden (Tabelle 19). Nachfolgende Untersuchungen haben ergeben, daß es sich dabei um ein vorwiegend parenteral übertragbares, höchst infektiöses, aber defektes RNA-Virus handelt (Viroid), das sich ebenfalls im Zellkern der Hepatocyten vermehrt, aber das Hepatitis B-Virus als Helfervirus benötigt [616]: Es muß die Hülle, das HB_sAg, für das Delta-Virus (HDV) bereitstellen. Dieses kann in Leberzellkernen mittels Immunfluoreszenz oder der PAP-Methode nachgewiesen werden. Sein Wachstum braucht einerseits das HB_sAg teilweise auf, andererseits supprimiert es das HB_cAg, was sich in einem Abfall des e-Antigentiters und der spezifischen DNA-Polymerase äußert. Der Vergleich der Aminosäuresequenzen von HDV-RNA und HBV-DNA ergab überraschender Weise, daß die beiden Viren nicht verwandt sind [616].

Außer der Hepatitis B gibt es noch weitere, vorwiegend parenteral, aber auch enteral übertragbare humane Virushepatitiden mit sehr unterschiedlich langer Inkubationszeit, deren Antigene zur Zeit erst isoliert werden [594, 162b] (Hepatitiden nonA, nonB; NANB). Sie sind durch mehrere, zumindest drei verschiedene Viren hervorgerufen. Eines dieser Viren, das fäkal-oral übertragen wird und für größere Epidemien in Indien, Malaysia und der UdSSR verantwortlich ist, ist wahrscheinlich ein Picornavirus, das mit dem der Hepatitis A nicht identisch ist („Hepatitisvirus A_1").

Die morphologischen und klinischen Besonderheiten der Krankheiten, die durch die verschiedenen NANB-Viren hervorgerufen werden, sollen auf S. 94f. besprochen werden.

1. Der gewöhnliche Krankheitsverlauf

Obwohl sich die verschiedenen Erreger der Virushepatitis zum Teil grundsätzlich voneinander unterscheiden (Tabelle 19), besteht das interessante Phänomen, daß das klinische ebenso wie das histologische Bild der von ihnen verursachten Hepatitiden relativ einheitlich ist. Es gibt zwar gewisse Hinweise, deren Vorhandensein oder Intensität eher für einen bestimmten Hepatitis-Erregertyp spricht (s.S. 92). Solche Hinweise haben für ein Kollektiv von Fällen gewisse Aussagekraft, erlauben aber im Einzelfall höchstens, eine Vermutung zu äußern. Glücklicherweise kommt der Kliniker oder Pathologe durch die Nachweisbarkeit spezifischer Hepatitis A- und Hepatitis B-Virusmarker immer seltener in diese Verlegenheit. *Die klinische und histologische Bezeichnung „Virushepatitis", unter der bewußt nur die „klassischen" Virushepatitiden verstanden werden, stellt jedenfalls einen Dachbegriff dar, auf den wir zur Zeit noch nicht verzichten können.*

Die gewöhnlich verlaufende Virushepatitis bietet keine besonderen diagnostischen Schwierigkeiten. Die Diagnose wird mit Hilfe der Hepatitis A-, B- und Delta-Virus-Marker, bzw. deren Ausschluß gestellt. *Eine Leberbiopsie erübrigt sich im allgemeinen und ist heute unklaren oder atypischen Krankheitsverläufen vorbehalten.* In den Jahren, in denen noch keine subtile Laboratoriumsdiagnostik zur Verfügung stand, wurde die Hepatitisleber regelmäßig und oft auch mehrfach punktiert, so daß die Virushepatitis in morphologischer Hinsicht heute als die bestbekannte akute Leberkrankheit gelten kann. In der Regel kann aus dem histologischen Bild einer Virushepatitis erkannt werden, ob sich die Erkrankung in einem frühen Stadium, auf ihrem Höhepunkt oder im späten, abklingenden Stadium befindet. Die histologischen Veränderungen erlauben es jedoch nicht, irgendwelche Zeitangaben zu machen, da das Tempo der Entwicklung und Rückbildung der Erkrankung von Fall zu Fall sehr verschieden ist.

Die histologischen Veränderungen der akuten Virushepatitis wurden als „lobulär" denjenigen der chronischen Hepatitis („portal" und „periportal") gegenübergestellt [583].

a) Das präikterische Stadium. Von der Überwachung möglicherweise mit Virushepatitis infizierter Personen ist bekannt, daß die Transaminasenaktivität, ebenso wie die Titer von HB_sAg und HB_eAg bereits Wochen vor Ausbruch der Gelbsucht anzusteigen beginnen. Leberbiopsien aus dem präikterischen Zeitraum machen diese Tatsache verständlich.

Bei dem frühesten von uns beobachteten Fall fanden sich bereits 19 Tage vor Ausbruch der Gelbsucht kleine, aber deutliche läppchenzentrale, konfluierende Parenchymnekrosen (Abb. 87). Derartige Leberzellausfälle scheinen jedoch in dieser frühen Krankheitsphase noch nicht die Regel zu sein und das Schwergewicht der Veränderungen bis Gelbsuchtbeginn scheint beim Mesenchym zu liegen. Es findet sich nämlich eine deutliche Aktivierung, gelegentlich sogar eine mitotische Vermehrung der sinusoidalen Zellen, insbesondere der Kupffer-Zellen. Sie weisen große, helle Zellkerne auf, die weit ins Lumen der Sinusoide vorragen, wo man zwischen kleinen Rundzellen stets auch größere Elemente mit helleren, rundlichen bis gebuchteten Kernen beobachten kann, die bei dichter Lagerung manchmal perlschnurartig aneinandergereiht sind (Abb. 48). Ist diese Veränderung besonders ausgeprägt, kann das für das Vorliegen einer Hepatitis NANB sprechen (s.S. 94). Wohl anstelle einzelner zugrundegegangener Leberzellen bilden sinusoidale Zellen manchmal recht ausgedehnte, vielgestaltige und unscharf begrenzte Wucherungen, denen immer auch kleine

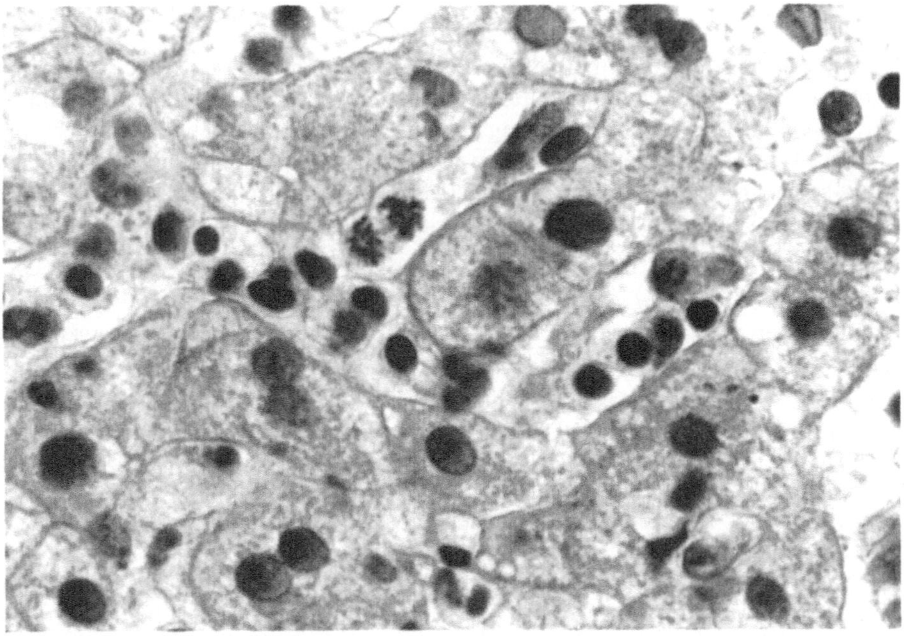

Abb. 48. 'Virushepatitis (NANB?), 22 Jahre, ♀, 3. Gelbsuchttag. Bil 51,1 μmol/l (2,99 mg/dl dR), Thy 10,9 TE, GOT 22 E/l. Kupfferzellaktivierung. Ein Sinusoid von geschwollenen Kupfferzellen und kleinen Rundzellen weitgehend ausgefüllt. Kupfferzellmitose. HE, ×800

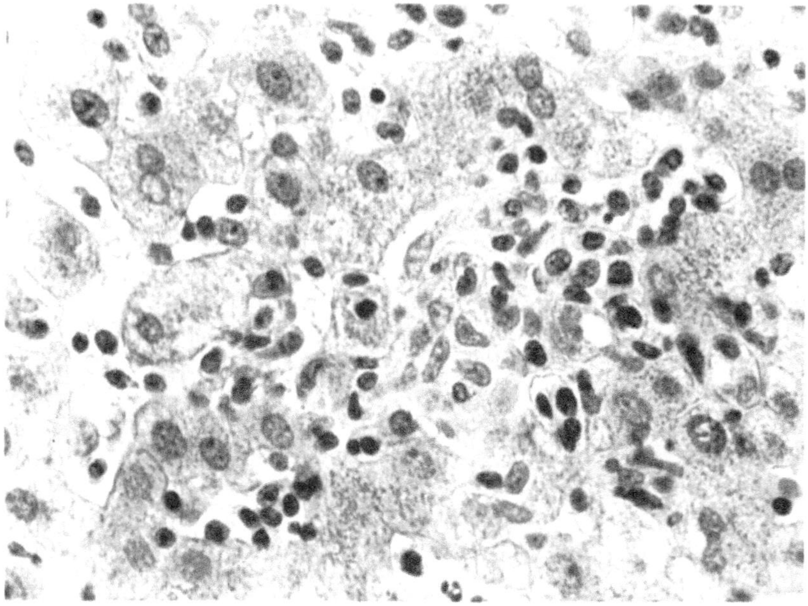

Abb. 49. Anikterische Virushepatitis, 36 Jahre, ♂. Kupfferzellwucherung mit begleitender rundzelliger Infiltration. HE, ×500

Rundzellen, selten einzelne Plasmazellen und segmentkernige Leukocyten beigesellt sind (Abb. 49). Die Portalfelder wirken ebenfalls zellreich, vorwiegend infolge Aktivierung und Vermehrung der ortsständigen mesenchymalen Elemente, weniger durch eine zellige Infiltration verschiedener Dichte. Diese setzt sich aus segmentkernigen Leukocyten und kleinen Rundzellen zusammen, wobei aber bemerkenswerterweise schon in diesem frühen Stadium die letzteren zumeist überwiegen.

b) Die erste Gelbsuchtwoche. Von der ersten Gelbsuchtwoche an treten die Veränderungen des Parenchyms in den Vordergrund. In den ersten Tagen, also zu einem Zeitpunkt, an dem die Parenchymschädigung noch gering ist, läßt sich oft eine erstaunliche Häufung von *Leberzellmitosen* beobachten, die bei fortschreitender Gelbsucht nicht mehr in Erscheinung treten (Abb. 50). Dieser Umstand ist darauf zurückzuführen, daß die Leberzelle zwar teilungsfähig, aber nicht zu jeder Zeit teilungsbereit ist. Die Umstellung auf die besonderen Synthesen, die einer Zellteilung vorausgehen müssen, gelingt der geschädigten Zelle nicht mehr. Mitosen sind damit ein empfindliches Maß für den Grad der Parenchymschädigung: Sie finden sich nur so lange reichlich, als sich die Schädigung noch in mäßigen Grenzen hält [400]. Eine frühzeitige mitotische Aktivität ist vor allem bei Hepatitis A festzustellen.

Vorwiegend im Läppchenzentrum scheinen sog. *Ballonzellen* auf, mächtige, oft auf das 10–20fache ihrer normalen Größe aufgeblähte Leberzellen, die offensichtlich den Platz anderer, bereits zugrundegegangener Leberzellen einnehmen und damit den Zelluntergang in dieser frühen Krankheitsphase kaschieren. Sie

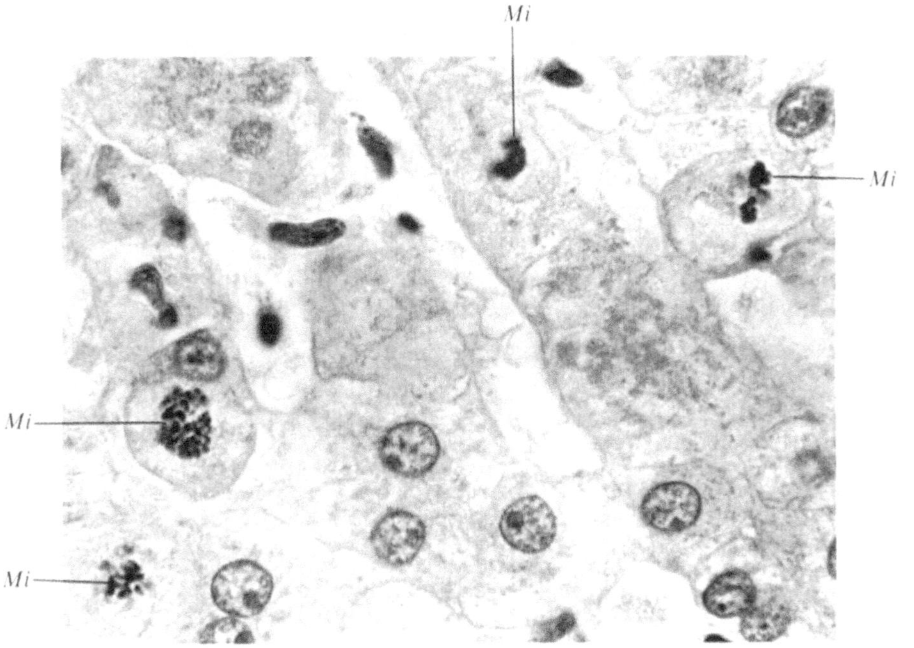

Abb. 50. Virushepatitis A, 32 Jahre, ♀, 4. Gelbsuchttag. 4. Leberzellmitosen (*Mi*) in einem Läppchenzentrum. HE, × 500 [758]

weisen große, helle Zellkerne mit deutlichen Kernkörperchen auf, zeigen oft auch Kernvacuolen, zwei- und mehrkernige Zellen sind häufig (Abb. 51, 52). Da ihr Cytoplasma sehr verschiedene Dichte aufweist, wirken die Läppchenzentren scheckig-bunt. Zum Teil erscheinen die Ballonzellen hell, wobei noch eine angedeutete, feinwabige Struktur zu erkennen ist. Diese als hydropische Degeneration bezeichnete Veränderung trägt ihren Namen zu Recht, wie das Elektronenmikroskop zeigen konnte: Das rauhe endoplasmatische Reticulum ist in große, flüssigkeitsgefüllte Blasen [329] oder in ein verzweigtes cavernöses System umgewandelt. Diese Veränderung darf nicht mit dem aufgehellten Cytoplasma infolge Vermehrung des endoplasmatischen Reticulums (Milchglaszellen) verwechselt werden. Andere Ballonzellen wieder fallen durch ein dichtes, körniges bis homogenes, acidophiles Cytoplasma auf. Auch über die Natur dieser Veränderung gibt die Elektronenmikroskopie Auskunft: Sie ist im allgemeinen durch ein Zusammensintern der Organellen bei teilweisem Verlust des Zellwassers bedingt. Oft enthalten Ballonzellen Pigmentkörner, meist in regelloser Verteilung.

Besonders in den Läppchenzentren bilden vermehrte Kupffer-Zellen im Verein mit kleinen Rundzellen, wenigen segmentkernigen Leukocyten und Plasmazellen *herd- und streifenförmige Zellansammlungen,* die sich zwischen den Ballonzellen etablieren (Abb. 51). Daneben finden sich auch umschriebene Nester phagocytierender Kupffer-Zellen, die ein feinkörniges Pigment von graugelblicher bis gelbbrauner Eigenfarbe speichern. Ein gleichartiges Pigment ist in den Portalfeldern, innerhalb von Makrophagen, nachzuweisen. Das Pigment wird allge-

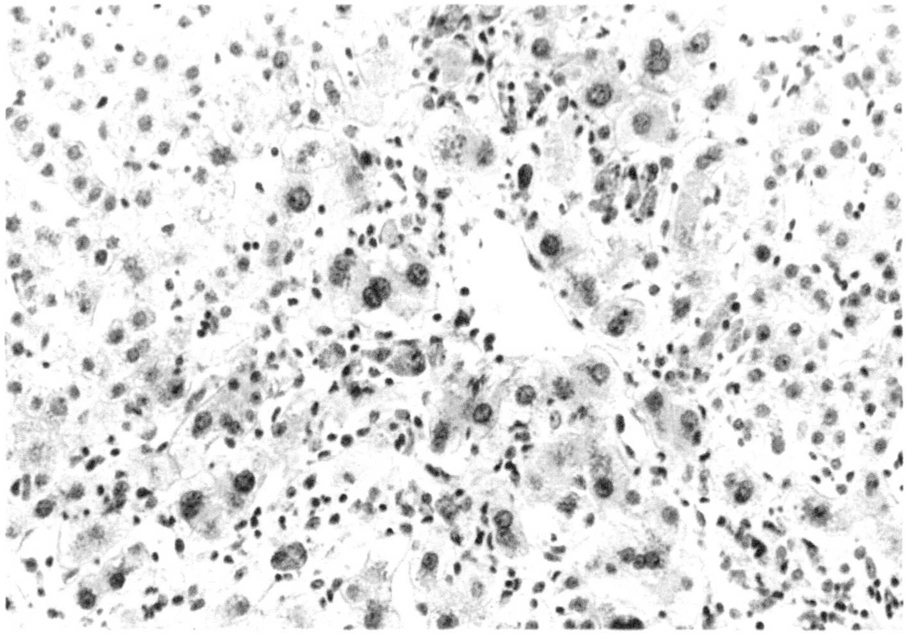

Abb. 51. Virushepatitis, 58 Jahre, ♀, 6. Gelbsuchttag. Läppchenzentrum mit Flecknekrosen, Kupfferzellwucherung und kleinrundzelliger Infiltration. Ballonzellen, Nester pigmentspeichernder Makrophagen. HE, ×200

mein und wohl nicht sehr glücklich als Ceroid bezeichnet (Abb. 51, 52, Farbabb. 53, S. 459).

Ceroid wurde ursprünglich bei der diätetischen Cirrhose der Ratte beschrieben, ein säurefestes, fluorescierendes, blaßgelbes Pigment, das von fettlösenden Agentien nicht angegriffen wird, aber positive Fettfärbung gibt [212]. Es scheint sich dabei um einen metabolischen Artefakt zu handeln, hervorgerufen durch Versuchsdiäten mit hohem Gehalt an ungesättigten Fettsäuren [237]. Das Pigment, das bei Virushepatitis und anderen nekrotisierenden Leberkrankheiten in lobulären und portalen Makrophagen gefunden wird, stammt hingegen offensichtlich aus zugrundegegangenen und abgebauten Leberzellen, wahrscheinlich aus den Leberzellmembranen. Ceroid ist PAS-Diastase- und Orcein-positiv. Bei Virushepatitis wird gewöhnlich ein Mischpigment gespeichert, das neben Ceroid auch Siderin, oft auch noch Lipofuscin enthält (Farbabb. 53, S. 459).

Für die virusbedingten Hepatitiden sehr charakteristisch, wenn auch keineswegs für sie spezifisch, sind die *roten* oder *hyalinen Körper* [24, 696]. Beim Gelbfieber sind sie schon seit langem als Councilman-bodies bekannt (s.S. 169). Es handelt sich dabei um verstreut im Läppchen liegende, scharf begrenzte, rundliche, leuchtend acidophile Gebilde, die bei kleiner Vergrößerung homogen erscheinen, bei größerer aber meistens eine zarte Wabenstruktur erkennen lassen. Sie sind etwas kleiner als gewöhnliche Leberzellen und führen häufig einen, gelegentlich auch mehrere pyknotische Kernreste. Oft liegen die roten Körper im Plattenverband, erscheinen aber meist durch einen Retraktionsspalt von den

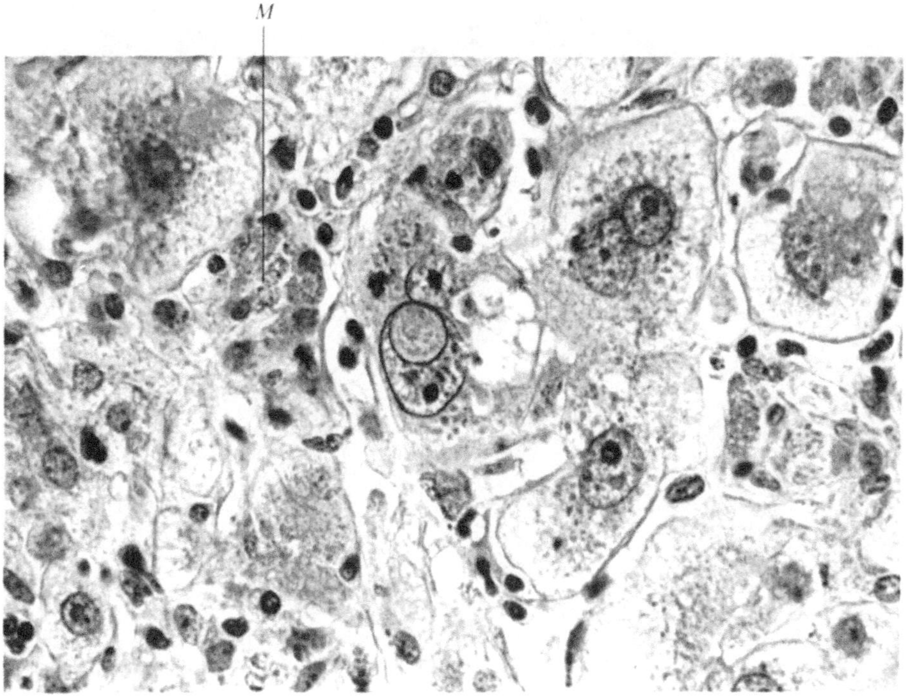

Abb. 52. Klinisch leichte Virushepatitis, 48 Jahre, ♀. Flüchtiger Ikterus bereits abgeklungen, 13. Krankheitstag. Bil 23,1 μmol/l (1,35 mg/dl), Thy 8 TE. Läppchenzentrum. Mit Gallenpigment beladene Ballonzellen, die Zelle in Bildmitte mit Kernvacuole. Nester pigmentspeichernder Makrophagen (*M*). HE, × 500

Nachbarzellen abgesetzt (Abb. 54). Die eigentümlichen Gebilde stellen Coagulationsnekrosen von Leberzellen dar und bestehen, wie elektronenoptisch gezeigt werden konnte, aus kondensiertem Hyaloplasma, in dem noch wenige, meist stark veränderte Organellen erkennbar sind.

Außerdem konnten wir [54] im Cytoplasma von Leberzellen kleinere Gebilde nachweisen, die färberisch und strukturell ähnliche Eigenschaften wie rote Körper aufweisen, jedoch entsprechend ihrer Lage niemals Kernmaterial beherbergen (Abb. 55). Sehr selten finden sich auch mehrere Einschlüsse in einer Leberzelle. Ihre Größe entspricht im allgemeinen dem Zellkern. Liegen sie diesem nahe, können sie ihn nierenförmig eindellen (Abb. 55, 127). Da intracellulär gelegene rote Körper viel seltener zu beobachten sind als celluläre Formen, haben sie sich lange der elektronenmikroskopischen Beobachtung entzogen. Es handelt sich entweder um phagische Vacuolen, in denen zelleigenes, cytoplasmatisches Material ausgesondert und, wenn die Zelle intakt bleibt, abgebaut wird (s.S. 10) oder um phagocytiertes, apoptotisches Leberzellmaterial.

Gelegentlich lassen sich im gleichen Schnitt verschiedene acidophile Umwandlungen von Leberzellen beobachten, die anscheinend Entwicklungsstadien von roten Körpern darstellen (Abb. 56–59): Es finden sich Leberzellen mit auf-

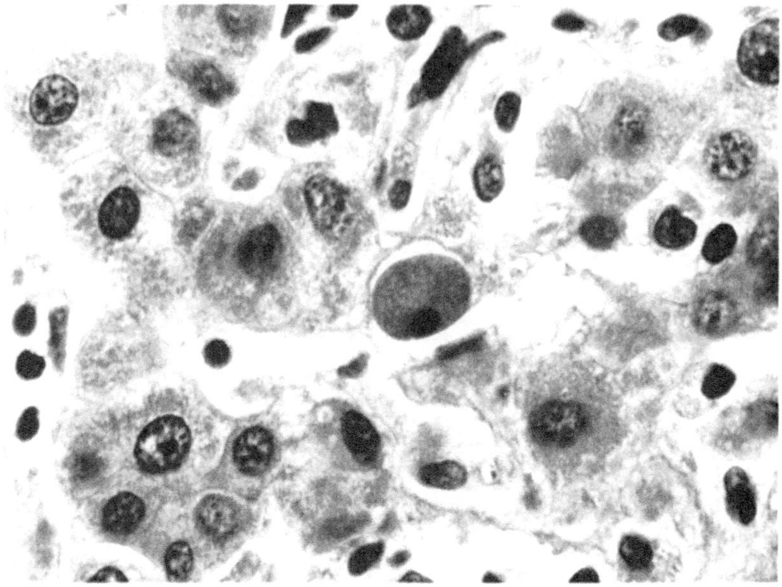

Abb. 54. Virushepatitis, 29 Jahre, ♂, 8. Gelbsuchttag. Roter Körper im Zellverband, von einem Retraktionsspalt umgeben. Kupfferzellaktivierung, Polymorphie der Leberzellkerne. HE, ×600 [54]

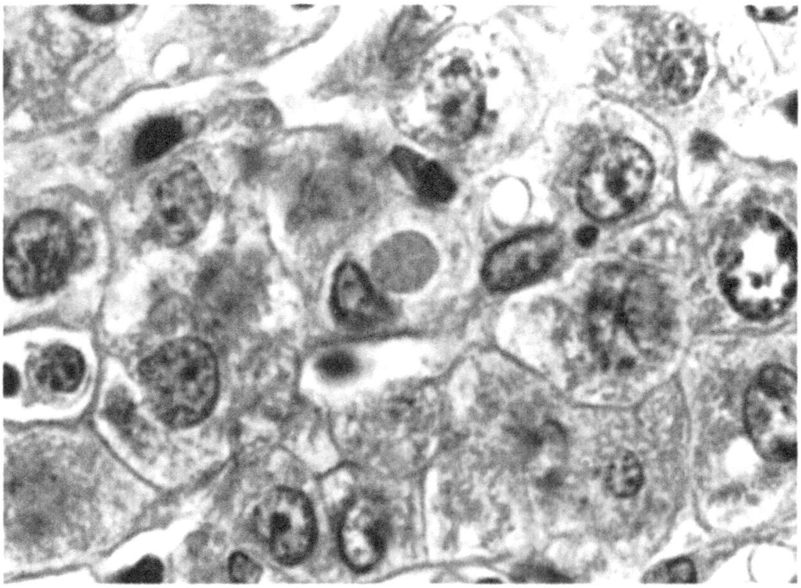

Abb. 55. Virushepatitis bei Salvarsanbehandlung, Rezidiv, 27 Jahre, ♂, 15. Gelbsuchttag. Intracellulärer roter Körper (*Bildmitte*), den Zellkern nierenförmig eindellend. HE, ×1 000 [Benda L, Rissel E, Thaler H (1952) Z Klin Med 150:206]

56 57

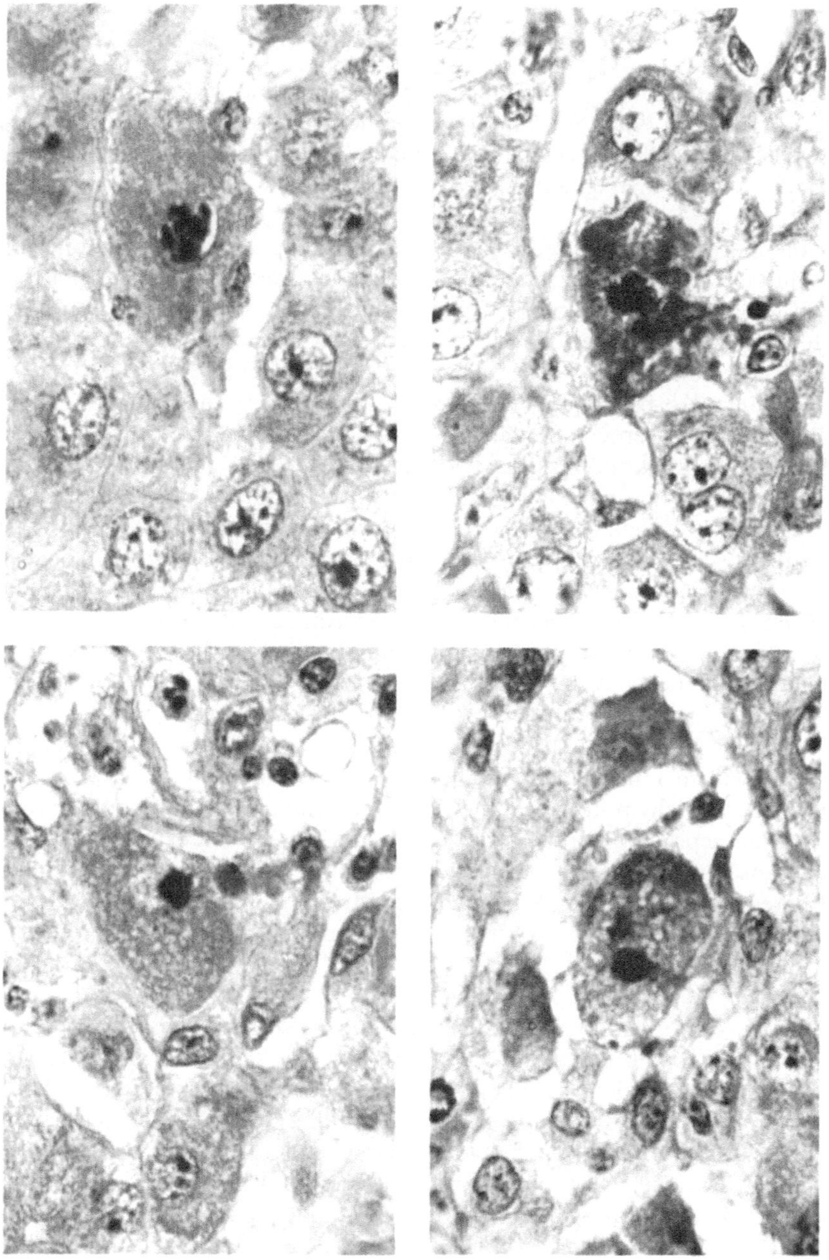

58 59

Abb. 56–59. Virushepatitis, 19 Jahre, ♀, 10. Gelbsuchttag. HE, ×1000 [758]

Abb. 56. Acidophile Leberzelle mit Kernpyknose

Abb. 57. Schrumpfung des Cytoplasmas unter Ausbildung eines Retraktionsspaltes

Abb. 58. Beginnende Abrundung der acidophilen Zelle. Kleiner, pyknotischer Kernrest. Die ehemalige Kerngröße noch als strukturarmer Hof erkennbar

Abb. 59. Noch vacuolärer, aber deutlich abgerundeter roter Körper

fallend körnig-dichtem, acidophilem Cytoplasma und pyknotischen Kernen (Abb. 56), die sich unter Schrumpfung von der Zellmembran der angrenzenden Leberzellen zurückziehen (Abb. 57) und eine verschieden stark fortgeschrittene Abrundung des Zelleibes und Verdichtung des Kernrestes aufweisen (Abb. 58 und 59).

Rote Körper werden offenbar bald aus dem Zellplattenverband ausgestoßen oder durch Zerfall der beherbergenden oder benachbarten Zellen in Freiheit gesetzt und gelangen dadurch in den perisinusoidalen Raum, wo sie eine Beute der Kupffer-Zellen werden. Kleine rote Körper werden phagocytiert, große von einem Kranz von Kupffer-Zellen umgeben und abgebaut.

Die roten Körper können bereits in der präikterischen Krankheitsphase nachweisbar sein, werden mit dem Höhepunkt der Erkrankung am zahlreichsten und sind in der Rückbildungsphase, 1 Woche später, meist nicht mehr festzustellen. Bei Hepatitis B können in roten Körpern HB_sAg und/oder HB_cAg nachweisbar sein [735]. Unscharf begrenzte, oft auch fragmentierte rote Körper sind besonders reichlich bei Hepatitis NANB zu finden. Bei Hepatitis A liegen sie häufig im periportalen Bereich (Abb. 63).

Auch in der Läppchenperipherie, an den Rändern der Portalfelder, finden sich degenerative Schädigung und Untergang von Leberzellen. In die entstehenden Parenchymlücken wandern portale Entzündungszellen ein, wodurch die parenchymatöse Peripherie ausgefranst, die Parenchym-Bindegewebsgrenze verwaschen erscheint. Dieser Eindruck wird gelegentlich noch dadurch verstärkt, daß es zu einem Überfließen („spillover") portaler Entzündungszellen ins angrenzende Parenchym kommt. Sind derartige akute periportale Veränderungen so stark ausgeprägt wie auf Abb. 60, ist eine gewisse Ähnlichkeit mit Mottenfraßnekrosen nicht zu leugnen. Diese Bezeichnung sollte jedoch für die langsam fortschreitende, entzündliche Parenchymdestruktion reserviert bleiben, wie sie uns in so charakteristischer Weise bei der chronisch-aggressiven Hepatitis entgegentritt (s.S. 110f.).

c) Die zweite Gelbsuchtwoche bis zum Krankheitshöhepunkt. Bei leicht verlaufenden Krankheitsfällen stellen die Veränderungen, wie sie für die erste Gelbsuchtwoche skizziert wurden, bereits das Maximum der Leberschädigung dar. Bei mittelschwerem und schwerem Krankheitsverlauf werden Parenchymschädigung und ihre Folgen gegen Ende der ersten und während der zweiten Gelbsuchtwoche noch deutlicher. Die Ballonierung der Leberzellen kann den Ausfall an läppchenzentralem Parenchym nicht mehr wettmachen, es scheinen Parenchymlücken auf, Flecknekrosen, die immer zahlreicher werden, bis es zur Ausbildung zusammenhängender Nekrosenzonen kommt (zentrolobuläre Nekrosen) (Abb. 61, 274).

Klinisch ist dieses Stadium durch zunehmende Gelbsucht und rasches Ansteigen der Transaminasenaktivität charakterisiert. Beim durchschnittlichen, mittelschweren Krankheitsverlauf ist der Parenchymausfall sowohl in den Läppchenzentren als auch in der Läppchenperipherie, um die Portalfelder, ausgeprägt (Abb. 60). Bei schweren Fällen schieben sich die zentralen Nekrosen mit brückenförmigen Ausläufern, die sich in der ernährungsmäßig benachteiligten Zone 3 nach Rappaport [602] ausbreiten (s.S. 24, Abb. 21), peripherwärts vor

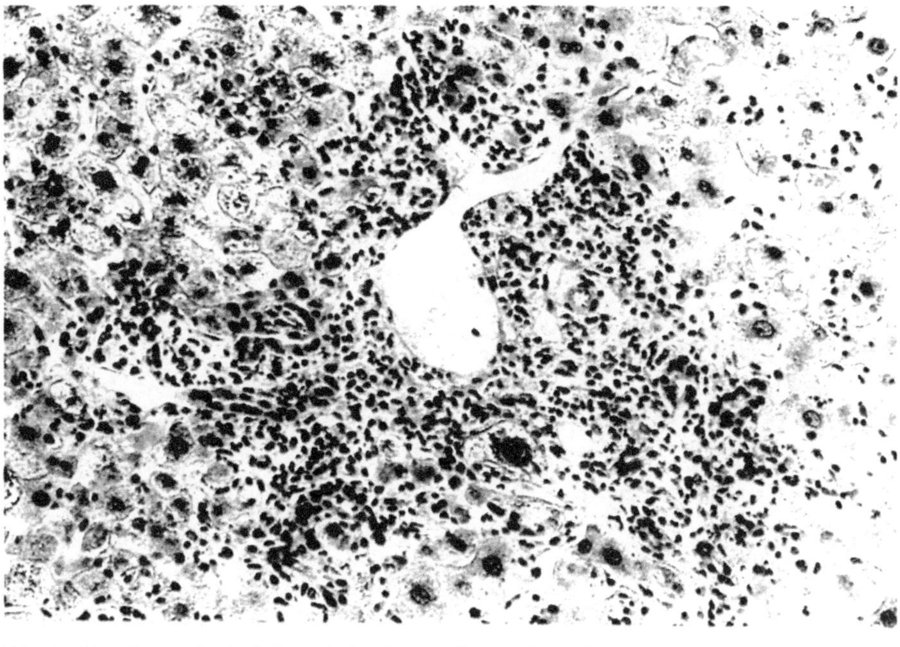

Abb. 60. Virushepatitis, 64 Jahre, ♂, 19. Gelbsuchttag. Portalfeld. Unregelmäßig-sternförmige Gestalt, Infiltration mit kleinen Rundzellen und segmentkernigen Leukocyten, Flecknekrosen, ductuläre Wucherungen und degenerierende Leberzellen an der Parenchym-Bindegewebsgrenze. Überfließen der portalen entzündlichen Infiltration in die periportalen Sinusoide. HE, ×150

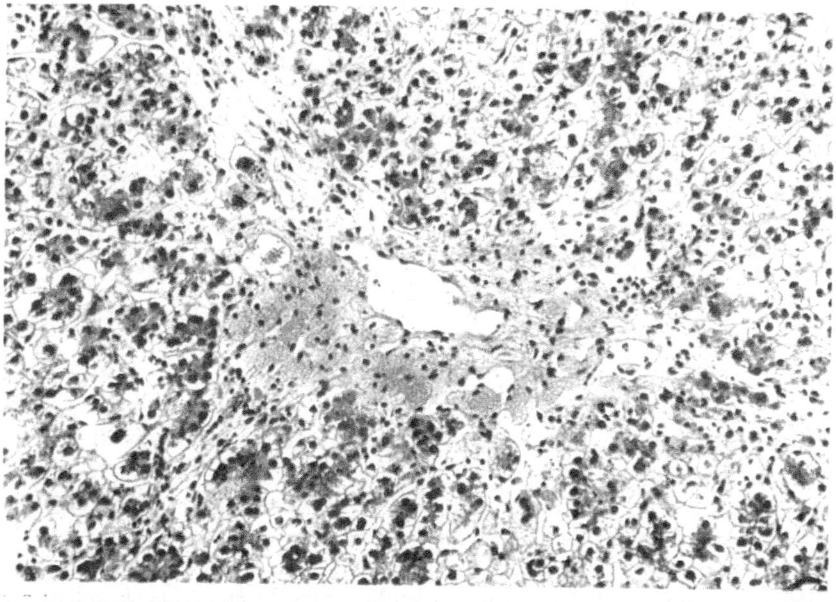

Abb. 61. Schwere Virushepatitis B, Rückbildungsstadium, 37 Jahre, ♂, 5. Gelbsuchtwoche. Gereinigte zentrolobuläre entepithelisierte Zone mit Erythrocytenextravasaten („rote Atrophie"). Glykogenreiches Parenchym, kleine, dunkle Leberzellen, vorwiegend am Nekroserand. HE, ×120

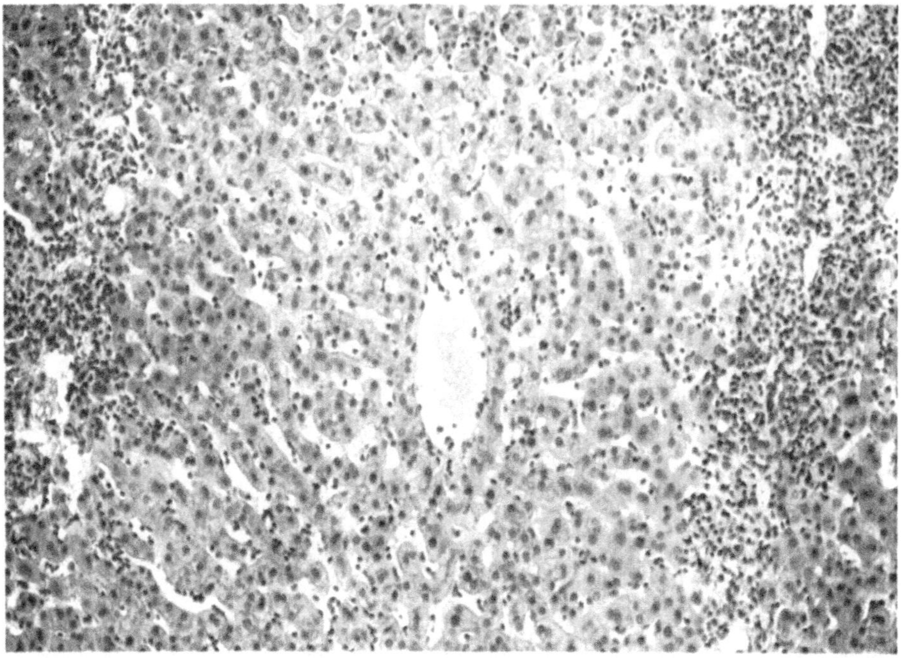

Abb. 62. Hepatitis A (porto-periportale Hepatitis), 21 Jahre, ♂. Gleichzeitig mit jüngerer Schwester erkrankt, 5. Gelbsuchttag. Bil 87,2 µmol/l (5,1 mg/dl), GOT 314 E/l, GPT 365 E/l, γGT 39 E/l, AP 365 E/l. HBs Ag neg., Anti HAV-IgM pos. Das Läppchenzentrum intakt, die sinusoidalen Zellen aktiviert, kleine, intralobuläre, entzündliche Infiltrate. Die Portalfelder durch periportale Parenchymnekrosen verbreitert, irregulär begrenzt und dicht, vorwiegend lymphocytär infiltriert. HE, ×150

und können sich schließlich mit den periportalen Nekrosen vereinen (zentroportale Brückennekrosen, „bridging" [96] (Abb. 291, 292) (s.S. 117). Nicht selten beschränkt sich der Parenchymuntergang entweder auf das Läppchenzentrum oder die Läppchenperipherie, so daß zwischen einem *zentralen* (lobuläre Hepatitis) und einem *peripheren Nekrosetyp* (porto-periportale Hepatitis) unterschieden werden kann, wobei es sich bei diesem im allgemeinen um Hepatitis A (Abb. 62), bei jenem häufig um Hepatitis B oder Delta handelt (Abb. 61).

Von einer Nekrose sollte nur so lange gesprochen werden, wie sich im Nekrosebereich noch degenerativ geschädigte oder zugrundegehende Leberzellen finden (Abb. 274). Phagocytose oder Abtransport von Zerfallsmaterial gehen jedoch rasch vor sich, da Zelltrümmer, abgesehen von roten Körpern, nur sehr selten beobachtet werden können. Hat sich die Nekrose bereits gereinigt, spricht man besser von einem *entepithelisierten Areal,* ist ein Kollaps der Gitterfaserstrukturen eingetreten, von einer *Kollapszone.* Da läppchenzentrale Nekrosen im allemeinen durch den Ring erhalten gebliebenen Parenchyms stabilisiert und vor Kollaps bewahrt werden (Abb. 61, 274), bleiben Sinusoide und die früher von Leberzellen besiedelten intersinusoidalen Räume offen, wobei es anscheinend ex vacuo und durch Endothelschädigung oft zu einer Erweiterung der

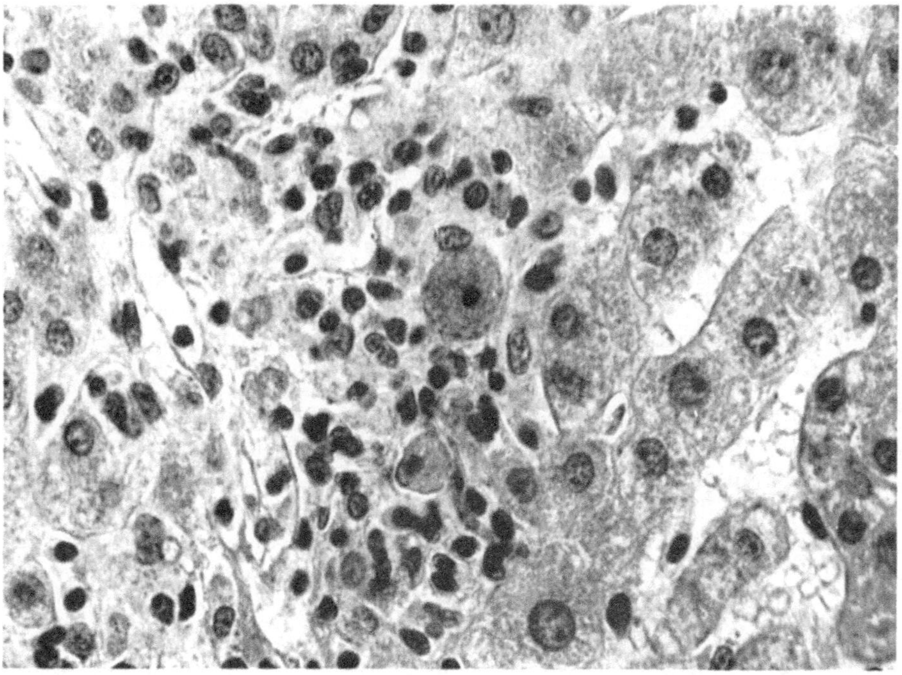

Abb. 63. Hepatitis A (porto-periportale Hepatitis). 30 Jahre, ♂. 3 Wochen nach Urlaub im Nahen Osten erkrankt, 7. Gelbsuchttag. Bil 123,1 µmol/l (7,2 mg/dl), GOT 96 E/l, GPT 200 E/l, γGT 20 E/l, AP 242 E/l. HB_sAg neg., Anti HAV-IgM pos. 2 rote Körper am Rande einer vorwiegend lymphocytär infiltrierten, interlobulären Abzweigung eines Portalfeldes. HE, × 500

Sinusoide mit Blutaustritt kommt (sog. rote Atrophie, Abb. 61). Eine mäßiggradige, entzündliche Infiltration, vorwiegend mit kleinen Rundzellen, findet sich vor allem an den Rändern der Nekrosezonen, wo auch die Vermehrung der Kupffer-Zellen besonders deutlich in Erscheinung tritt. Hier sind meist auch zahlreiche Nester pigmentspeichernder Makrophagen zu finden. Konfluierende (submassive [396]) Brückennekrosen, die zur Bildung passiver Septen Anlaß geben (s.S. 117), sind gelegentlich auch bei Fällen zu beobachten, die klinisch als gewöhnliche, ja sogar als anikterische Krankheitsverläufe imponieren.

Im erhaltengebliebenen Parenchym, im intermediären Läppchenbereich, besteht das unruhig-bunte Bild der Virushepatitis weiter: Die Leberzellen weisen einen deutlich verminderten Glykogengehalt auf, wobei beträchtliche Unterschiede in Größe und Färbbarkeit der Zellen auffallen. Die Kupfferzellwucherungen und kleinrundzelligen Infiltrate werden kompakter, schärfer begrenzt und nehmen z.T. streifenförmigen oder knötchenförmigen Charakter an.

Die periportalen Nekrosezonen gehen im allgemeinen für das Parenchym verloren, da der Druck des ödematösen, entzündlich infiltrierten Portalfeldes die angrenzenden entepithelisierten Zonen kollabieren läßt. Gefäße, Fibroblasten und vor allem Gallengangsregenerate sprossen in diese Abschnitte ein, wobei die ductulären Wucherungen den teilweise verlorengegangenen Konnex zwischen Parenchym und Gallengangsystem wieder herstellen (Abb. 60). Das vergrößerte Portalfeld erhält eine irreguläre, sternförmige Gestalt (s.S. 371). Nicht selten fließen periportale Nekrosen mit denen benachbarter Portalfelder zusammen (porto-portale Brückennekrosen).

In weniger als 20% der Hepatitisfälle bestehen entzündlich-degenerative Veränderungen an den portalen Gallengängen. Es handelt sich um kleinrundzellige, plasmacelluläre oder granulocytäre Infiltrate in ihrer Umgebung und Wandung und um beträchtliche Unterschiede in Größe und Färbbarkeit ihrer Epithelien (vgl. Abb. 70, 71), wobei die Schädigung bis zur Obliteration und Zerstörung der Gallengänge reichen kann [590, 659], eine Veränderung, die nicht selten bei Hepatitis NANB ausgeprägt ist.

d) Die Rückbildungsphase. Wenn sich die klinische Wendung zum Besseren durch einen Harnflut, Abblassen der Gelbsucht und Abfall der Aminotransferasenaktivität anzeigt, ein Ereignis, das gewöhnlich in das Ende der zweiten oder in die dritte Gelbsuchtwoche fällt, hat sich in der Leber bereits ein deutlicher Umschwung vollzogen. Es muß aber betont werden, daß Laboratoriumstests, vor allem die Aktivität der Aminotransferasen, nur im akuten Krankheitsstadium als mehr oder weniger verläßliches Zeichen für das Ausmaß des Parenchymschadens gewertet werden können. In der Rückbildungsphase eilt die biochemische Normalisierung der morphologischen beträchtlich voraus, so daß sich noch ausgedehnte Entepithelisierungszonen finden können, wenn sich das Laboratoriumsprofil bereits vollständig normalisiert hat. In der Rückbildungsphase zeigt sich die enorme regeneratorische Kapazität der Leber, die mit erstaunlich kurzer Latenzzeit zur Wirkung kommt, wenn die Virusantigen-befallenen Leberzellen ausgeschaltet sind. Der Motor dieser reparativen Regeneration ist die funktionelle Beanspruchung des Leberparenchyms. Als äußeres Zeichen der Erholung kann die starke Glykogenvermehrung in den Leberzellen gelten, die dadurch bei den üblichen Färbemethoden (HE etc.) ein pflanzenzellartiges Aussehen erhalten (Abb. 61). Um die gereinigten zentralen Nekroseareale treten kleine Leberzellen mit chromatinreichem Kern und basophilem Cytoplasma auf, die gegen die Zentralvene vorwachsen und dabei die intersinusoidalen Räume als Leitkanäle benützen. Zweikernige Leberzellen sind zahlreich (Abb. 61). Polyploide Elemente finden sich besonders bei älteren Patienten häufig, da das höhere Lebensalter schon physiologischerweise dazu neigt (s.S. 6). Da im Gegensatz zum Läppchenzentrum eine Wiederbesiedlung der periportalen Parenchymnekrosen nicht mehr in Frage kommt (s.S. 89), wächst hier das Parenchym auf breiter Front gegen die Portalfelder vor, wodurch zwar ihre gestaltliche Veränderung nicht mehr rückgängig gemacht werden kann (Abb. 277), aber der portale Raum wieder eingeengt wird. Eine Folge dieses Prozesses ist eine Verdichtung der portalen Faserstrukturen auf der einen, eine Wiederherstellung einer scharfen Parenchym-Bindegewebsgrenze auf der anderen Seite.

Sind die Nekrosen nicht zu ausgedehnt, können vor allem bei jungen Patienten die Parenchymausfälle noch vor dem vollständigen Abblassen der Gelbsucht repariert sein. Handelt es sich um ausgedehntere konfluierende Nekrosezonen oder um ältere Patienten, erstreckt sich die Reparation gewöhnlich noch über das klinische Krankheitsende hinaus (Abb. 61).

Die mesenchymalen Anteile reagieren infolge der ihnen innewohnenden Passivität bedeutend träger. Pigmentspeichernde intralobuläre Phagocytennester und portale Makrophagennester zeugen noch von Parenchymnekrosen, nachdem diese längst wieder repariert sind. Besonders auffällig sind diese Veränderungen nach der Hepatitis älterer Personen bei Berlinerblau-Färbung, da das gespeicherte Pigment dann zum Großteil aus Siderin besteht und die blauen Farbkleckse innerhalb des Parenchyms und der Portalfelder ein sehr eindrucksvolles histologisches Bild ergeben (Farbabb. 53, S. 459). Das Eisenpigment stammt nicht nur von zugrundegegangenen Leberzellen, sondern auch von phagocytierten Erythrocyten. In die Portalfelder gelangt das Pigment erst allmählich durch Abtransport.

Knötchenförmige intralobuläre Zellansammlungen aus gewucherten Kupffer-Zellen und kleinen Rundzellen, sog. *Spätknötchen* [374] (Abb. 64), können sich noch Wochen nach dem Abblassen der Gelbsucht finden, wenn im Parenchym nur mehr eine gewisse Zellunruhe, bedingt durch Größendifferenzen der Leberzellen und einer vermehrten Anzahl zweikerniger Elemente, an die vorausgegangene Parenchymschädigung erinnern. Eine unterschiedlich intensive chronisch-entzündliche Infiltration einzelner Portalfelder schließlich kann die vorausgegangene Hepatitis um Monate überdauern.

Nachdem auch diese Veränderungen abgeklungen sind, resultiert nach leichteren bis mittelschweren Krankheitsfällen eine vollständige *restitutio ad integrum,* bei schwereren, praktisch aber völlig ausheilenden Formen lassen schließlich nur mehr irregulär gestaltete, etwas fibrosierte Portalfelder und eine

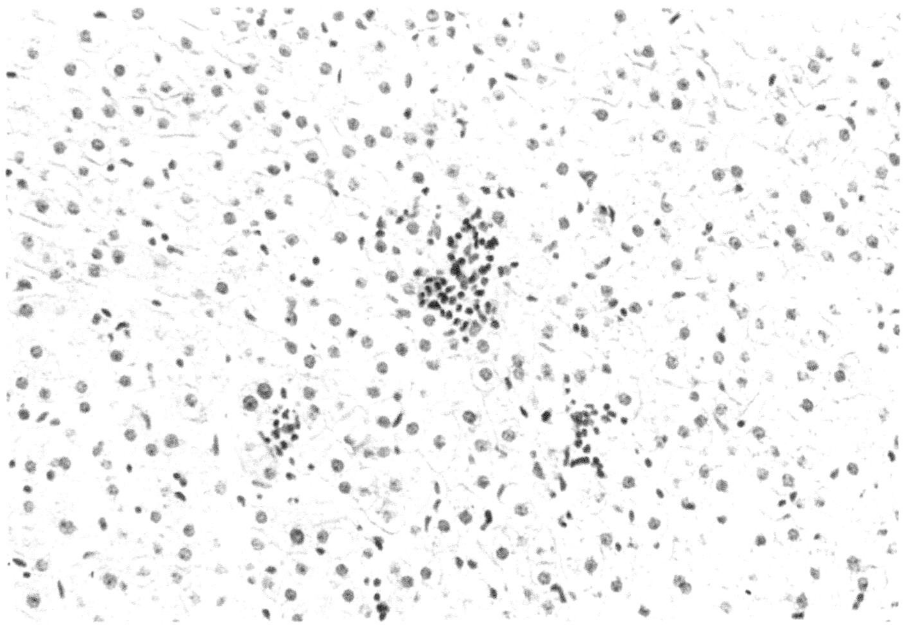

Abb. 64. Spätes Rückbildungsstadium einer Virushepatitis, 54 Jahre, ♀. 3 Spätknötchen bei sonst wieder unauffälligem Parenchym (feintropfige Leberzellverfettung). HE, ×200

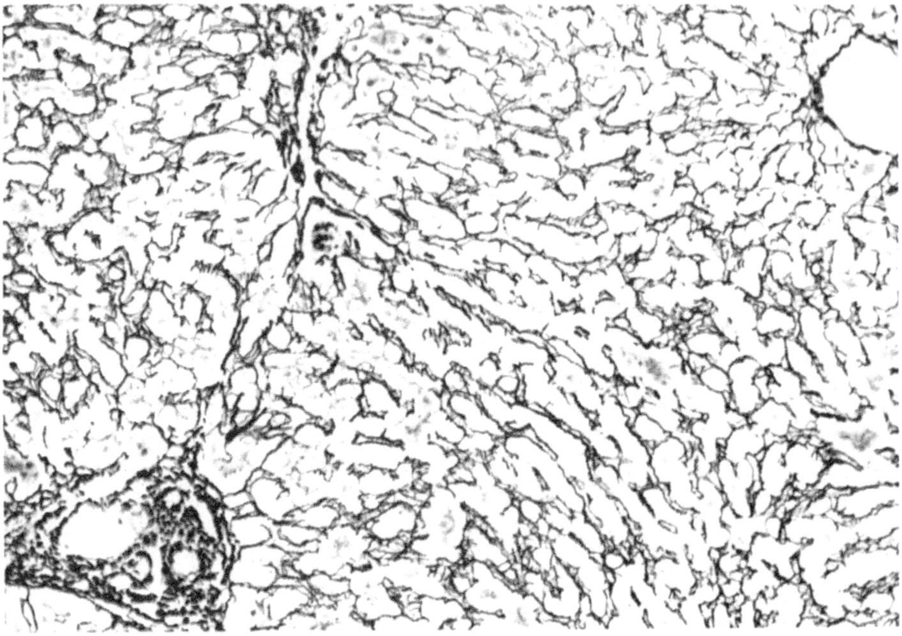

Abb. 65. Spätes Rückbildungsstadium einer Virushepatitis, 34 Jahre, ♂. Läppchenstruktur erhalten (Verteilervene, *oben;* Zentralvene, *rechts;* Portalfeld, *unten links*). Gitterfasern kondensiert und unregelmäßig. Gomori, × 100

Kondensation des intralobulären Gitterfasergerüstes (Abb. 65) oder eine mantelförmige, fibröse Sklerosierung um die Zentralvenen (Abb. 275) an die Möglichkeit einer vorangegangenen Hepatitis denken. Folgezustände nach Virushepatitis, hepatitische Fibrosen und Cirrhosen sollen später abgehandelt werden (s.S. 371 und 380).

e) Zusammenfassung. Die morphologischen Veränderungen und ihre Wertigkeit sind in Tabelle 20 wiedergegeben. Der Ablauf kennzeichnender histologischer Erscheinungsformen der Virushepatitis und ihr Verhältnis zueinander ist in Abb. 66 dargestellt. Die Differentialdiagnose der Virushepatitis soll erst nach Besprechung ihrer besonderen Verlaufsformen abgehandelt werden (s.S. 106).

f) Besondere Merkmale der verschiedenen Virushepatitistypen. Die Differentialdiagnose zwischen den verschiedenen Typen der akuten Virushepatitis erfolgt heute relativ einfach und zuverlässig durch den Nachweis bzw. den Ausschluß der verschiedenen Antigene oder Antikörper (s.S. 73, Tabelle 19). Wenn auch der Krankheitsverlauf im allgemeinen gesehen gewisse Besonderheiten aufweist, ist eine Unterscheidung der Hepatitistypen auf Grund des klinischen Krankheitsbildes im Einzelfall nicht möglich. Morphologische Eigentümlichkeiten können auf das Vorliegen eines bestimmten Hepatitistyps verdächtig sein, eindeutige Merkmale sind jedoch spärlich und erfordern z.T. komplizierte Spezialuntersuchungen. In Mitteleuropa verhält sich die Häufigkeit der Hepatitis A:B: NANB z.Z. wie 3:2,4:1.

Tabelle 20. Morphologische Veränderungen bei Virushepatitis. (Nach Bianchi u. Mitarb. [74])

	Lobulär	Portal und periportal
Konstant	Leberzellschädigung und Polymorphie Einzelnekrosen Entzündliche Infiltration Proliferation der sinusoidalen Zellen	Infiltration mit Lymphocyten, Plasmazellen und anderen mononucleären Zellen
Inkonstant	Konfluierende Leberzellnekrosen, Bildung passiver Septen Cholestase Ansammlung von Ceroid und Eisen in Makrophagen	Überfließen der Infiltrate in angrenzende Läppchenbezirke Fibroblastenaktivität Schädigung und Proliferation von Gallengängen Ansammlung von Ceroid und Eisen in Makrophagen

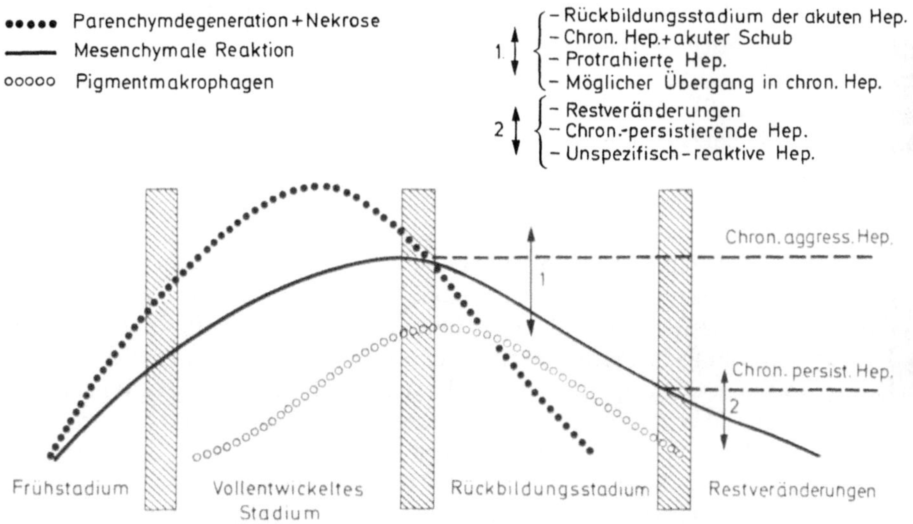

Abb. 66. Der Ablauf der Virushepatitis u. die Differentialdiagnose ihrer Rückbildungsstadien [74]

Die *Hepatitis A* verläuft im allgemeinen klinisch und morphologisch leichter als die anderen Hepatitiden. Sie nimmt in 12,3% der Krankheitsfälle einen protrahierten Verlauf [817b], der viele Monate währen kann, heilt jedoch schließlich, soweit dies heute beurteilt werden kann, immer aus. Fulminante Krankheitsverläufe sind selten, chronische Krankheitsverläufe konnten bisher nicht beobachtet werden und wären in Anbetracht der frühzeitig und lebhaft einsetzenden Antikörperproduktion auch nur bei Vorliegen schwerer Immundefekte theoretisch denkbar. Im Frühstadium der Erkrankung kann das Virus mit Immunfluorescenztechniken im Cytoplasma von Leberzellen nachgewiesen werden. Lichtoptisch handelt es sich bei der Hepatitis A häufig um eine *porto-periportale Hepatitis* mit ausgedehnten, entzündlich infiltrierten periportalen Entepithelisierungszonen und plasmazellreichen porto-periportalen Infiltraten, während die Veränderungen im Bereich der Läppchenzentren vergleichsweise gering sind oder überhaupt fehlen (Abb. 62). Außerdem sind häufig Cholestasezeichen zu beobachten [754], und der Erkrankungsbeginn ist oft durch besonders zahlreiche Leberzellmitosen charakterisiert (Abb. 42). Auch die roten Körper sind bei der Hepatitis A vorwiegend in der Läppchenperipherie ausgebildet (Abb. 63).

Eine porto-periportale Hepatitis weist stets gewisse Ähnlichkeiten mit solchen Hepatitiden auf, bei denen ein möglicher Übergang in chronische Hepatitis besteht, weshalb Fehlinterpretationen bei Hepatitis A nicht selten sind. Die heute gegebene Möglichkeit, eine aktuelle Hepatitis A mit Hilfe des Anti HAV-IgM einwandfrei zu diagnostizieren, schließt Irrtümer aus.

Die *Hepatitis B* ist zweifellos gefährlicher als die Hepatitiden A und NANB. Ihr Krankheitsverlauf ist schwerer und die Ausheilung erfolgt später, als es deren Durchschnitt entspricht [793]. Dies ist möglicherweise die Folge einer besonders ausgeprägten lymphocytären Cytotoxizität [586]. Das Vorliegen ausgedehnter, konfluierender, läppchenzentraler Parenchymausfälle spricht mit einiger Wahrscheinlichkeit für eine Hepatitis B oder Delta. Der Nachweis von Hepatitis B-Antigenen im Lebergewebe mißlingt im akuten Krankheitsstadium zumeist, da befallene Leberzellen durch die Immunabwehr bereits eliminiert wurden. Allenfalls können mit Hilfe der Immunfluorescenz einzelne, Coreantigen-haltige Leberzellkerne nachgewiesen werden.

Die *Hepatitis Delta*, die in Süditalien, Arabien und Südamerika endemisch ist, und vor allem bei Drogensüchtigen und Homosexuellen sporadisch auftritt, ist die gefährlichste der klassischen Virushepatitiden. Bei Hepatitis B-Delta-*Koinfektion* besteht routinehistologisch und klinisch kein Unterschied gegenüber einer schweren, akuten Hepatitis B-Infektion allein, wenn man davon absieht, daß in einem Drittel der Fälle zweigipfelige, in einem Fünftel rezidivierende Krankheitsverläufe beobachtet werden und fulminante Hepatitiden dreimal so häufig auftreten. Die Hepatitis Delta geht viel öfter als die Hepatitis B in chronische Hepatitis über, wobei es sich fast ausschließlich um Fälle von chronisch-aggressiver Hepatitis handelt, aus der sich rasch, vielfach schon in Jahresfrist, eine Cirrhose entwickelt. In Italien ist die Hepatitis Delta bereits die Hauptursache der juvenilen Cirrhose [616a]. Bei südamerikanischen Kindern und Jugendlichen tritt die Infektion unter dem Bilde eines hämorrhagischen Fiebers auf (Santa Marta-Fieber), das einige morphologische Besonderheiten aufweist (s.S. 172). Diese Erkrankung endet zumeist tödlich. Noch bedeutend gefährlicher als Delta-Koinfektionen sind *Superinfektionen* bei Kranken mit chronischer Hepatitis B. Ebenso wie für Hepatitis B ist auch für Hepatitis Delta der Schimpanse das geeignete Versuchstier.

Bei den akuten *Hepatitiden NANB* ist ein zweigipfeliger Krankheitsverlauf relativ häufig. Über 60% der Fälle können einen chronischen Verlauf nehmen, wobei aber chronisch-persistierende Hepatitiden häufiger sind als chronisch-aggressive. Die spontane Ausheilungsrate der chronischen Hepatitis NANB ist deutlich größer als die der Hepatitis B. Ob noch weitere klinische Unterschiede zur Hepatitis A und B bestehen, wird wohl erst festgestellt werden können, wenn eine serologische Auftrennung der verschiedenen beteiligten Viren möglich ist.

Lichtoptisch fällt bei vielen Fällen und in allen Krankheitsstadien eine meist disseminierte, mittelgrobtropfige Leberzellverfettung auf, ein Befund, der bei unkomplizierter Hepatitis A und B ausgesprochen ungewöhnlich ist und der den histologischen Untersucher nicht selten die meist unzutreffende Vermutung äußern läßt, der Kranke wäre außerdem ein chronischer Alkoholiker.

Histologische Hinweise können weiter der Zellreichtum der Sinusoide [831] (Abb. 48) und lymphocytäre Aggregate oder Lymphfollikel in den Portalfeldern sein, sowie zahlreiche, aber unscharf begrenzte, oft auch fragmentierte rote Körper und acidophil degenerierte, durch Nachbarzellen häufig komprimierte Leberzellen. Ferner finden sich auffallend oft, in mindestens 15% der Fälle, degenerative Veränderungen an interlobulären Gallengängen (Tabellen 24, 36). In einer geschlossenen NANB-Epidemie waren die Veränderungen vergleichsweise leicht, im Einzelfall aber nicht von einer Hepatitis A oder B zu unterscheiden (Renger).

Elektronenoptisch konnten bei Schimpansen, die experimentell mit Hepatitis NANB inokuliert worden waren, außerordentlich interessante Befunde erhoben werden [354, 692, 813]. Im prähepatitischen Stadium finden sich mallorykörperartige cytoplasmatische Einschlüsse, die sich aus einer dichten Matrix und irregulär angeordneten Membranen zusammensetzen. Später legen sich die Membranen benachbarter Zysternen des glatten endoplasmatischen Reticulums parallel aneinander und formieren wellenförmig-kurvige Doppelmembranen. Nach Ausbruch der Hepatitis entwickeln sich daraus zylinderartige, spiralenförmige, zum Teil auch sich verzweigende elektronendichte Gebilde, die nach innen und außen von einer weiteren Membran begrenzt werden [572] (Abb. 47). Die Bedeutung dieser Umwandlung des glatten endoplasmatischen Reticulums ist vorderhand noch unklar. Die Suche nach ähnlichen Strukturen war beim Menschen bisher ergebnislos. Dagegen konnten aus der Leber NANB-infizierter Schimpansen Viren isoliert und in Schimpansen-Leberzellkulturen weitergezüchtet [594] oder auf Schimpansen weiter überimpft werden [162b]. Das Virus rief in der Zellkultur ähnliche Veränderungen hervor, wie sie in der Leber erkrankter Schimpansen beschrieben wurden [594]. Ein fäkal-oral übertragenes Virus der NANB-Gruppe (s.S. 78) läßt sich auf Seidenäffchen überimpfen [338a].

2. Besondere Verlaufsformen der akuten Virushepatitis

Durch äußere Bedingungen, bekannter oder unbekannter Art, kann das histologische Bild einer Virushepatitis modifiziert werden. Hierfür zwei Beispiele:

In Accra, Ghana, wurde eine vorwiegend *cholestatisch verlaufende Hepatitisepidemie* beobachtet, bei der eine besonders auffällige tubuläre Transformation von Leberzellplatten um einen zentralen Canaliculus bestand (vgl. Abb. 147) [516]. Obwohl die Parenchymschädigung lichtoptisch gering erschien, war der klinische Verlauf schwer und führte besonders bei Schwangeren häufig zu akutem Leberversagen. Ähnlich verlaufende Epidemien wurden auch in Jugoslawien, Nordafrika und Indien beobachtet. Sie könnten vielleicht durch ein oralfäkal übertragenes NANB-Virus verursacht worden sein.

Die akute Hepatitis rauschgiftsüchtiger, verwahrloster Jugendlicher (*Hippie-Hepatitis*) weist ebenfalls Besonderheiten auf. Die portale entzündliche Infiltration kann hier besonders dicht sein, oft sind auch eosinophile Leukocyten eingestreut. Da einerseits die Parenchym-Bindegewebegrenze außerordentlich unscharf und andererseits die entzündlich-degenerativen Veränderungen im Läppchenbereich gering sein können, besteht große Ähnlichkeit mit einer chronisch-

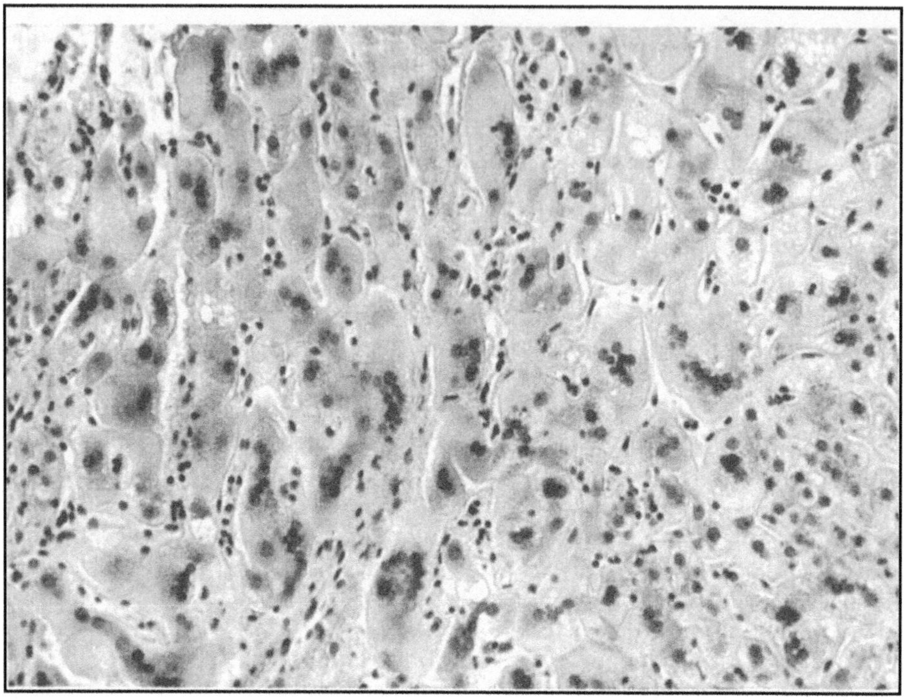

Abb. 67. Riesenzellhepatitis, 74jährige Frau. Nach 3monatigem gastrointestinalem Vorstadium mit Subikterus erkrankt. Leberbiopsie am 8. Tag nach Ikterusbeginn bei abgeblaßter Gelbsucht. Bilirubin 21,9 µmol/l (1,28 mg/dl), GOT 31 E/l, GPT 45 E/l, HB_sAg und Anti HAV-IgM negativ. Reichlich vielkernige Riesenzellen. Entzündlich infiltrierte Flecknekrosen. HE, ×150

aggressiven Hepatitis (s.S. 110), doch ist die Prognose dieser Fälle meist gut. Cholestatische Verlaufsformen sind häufig. Wenn von den Süchtigen ungereinigte Drogen intravenös injiziert werden, finden sich außerdem innerhalb von portalen oder intralobulären Makrophagen verschiedenste, phagocytierte exogene Pigmente. Sonst ist die Art der verwendeten Droge für Form und Verlauf der Hepatitis ohne Bedeutung.

Eine besondere Form der Hepatitis NANB ist die *postinfantile Riesenzellhepatitis* (Abb. 67), von der wir bisher 6 Fälle beobachten konnten [797]. Das Alter der Patienten lag zwischen 12 und 76 Jahren. Der Krankheitsbeginn war von einer akuten Virushepatitis nicht zu unterscheiden, nahm aber in fünf Fällen einen chronischen Verlauf, der in kurzer Zeit (in 5 bis 11 Monaten) zur Cirrhose führte. Im Gegensatz zu den sonstigen Fällen von chronisch-aggressiver Hepatitis sprachen diese Erkrankungen in dramatischer Weise auf eine immunsuppressive Therapie an und die Hepatitis heilte mit einer stationären Cirrhose aus. Kontrollbiopsien zeigten das vollständige Verschwinden der Riesenzellen.

HB_sAg war stets negativ. Für die Annahme, daß es sich bei der postinfantilen Riesenzellhepatitis um eine besondere Form einer Hepatitis NANB handeln könnte, spricht vielleicht, daß wir fünf dieser Fälle zwischen 1972 und 1974 beobachten konnten, seither aber keinen Fall mehr gesehen haben.

Schließlich finden sich neben den gewöhnlichen, epidemischen und endemischen Fällen von Virushepatitis immer wieder besondere Krankheitsverläufe.

Auf diese verschiedenen Verlaufsformen wurde schon 1938 mit erstaunlicher Klarheit aufmerksam gemacht [89].

a) Virusantigen-Träger. Unter Virusantigen-Trägern möchten wir Personen verstanden wissen, die Viren oder einzelne ihrer Antigene beherbergen, ohne klinisch krank zu sein. Da bei Hepatitis A spätestens am Ende der 4. Krankheitswoche im Stuhl keine Virusausscheidung mehr nachweisbar ist, sind Virusantigenträger nur bei Hepatitis B, Hepatitis Delta und bei Hepatitis NANB zu erwarten. Träger, die abgesehen vom Antigennachweis morphologisch völlig asymptomatisch sind (s.S. 76), bei denen also ein kompletter Immundefekt gegen das entsprechende Antigen vorliegt, kommen vor, sind aber selten. Im allgemeinen sind bei Virusantigenträgern leichte entzündliche Veränderungen nachzuweisen, die denen einer unspezifisch-reaktiven Hepatitis bis chronisch-persistierenden Hepatitis oder einer Minimalhepatitis entsprechen. Auch Fälle von chronisch-aggressiver Hepatitis, ja sogar chronisch-aggressiver Hepatitis im Cirrhosestadium, können sich hinter dem klinischen Bild des Virusantigenträgers verbergen [98] (Abb. 80). Epidemiologisch ist es von Wichtigkeit, daß HB_sAg im Gewebe wie im Serum persistieren kann, auch nachdem das Hepatitis-B-Virus vollständig eliminiert wurde, es also HB_sAg-Träger gibt, die nicht mehr infektiös sind. Die häufigste Form des Antigenträgers nach Hepatitis-B-Infektion ist in den westlichen Industriestaaten der HB_sAg-Träger, während in Ostasien auffallend viele HB_eAg-Träger festgestellt werden können, die in unseren Breiten selten sind (Abb. 39).

b) Die anikterische Verlaufsform. Bei der anikterischen Hepatitis handelt es sich um ein klinisches und kein morphologisches Phänomen. Der Ikterus bei parenchymatösen Leberschädigungen ist kein obligates Symptom. Es wurden sogar akute, tödliche Lebernekrosen beschrieben, die anikterisch verliefen. Das beträchtliche Interesse an der anikterischen Verlaufsform ergibt sich aus dem Umstand, daß sie immer wieder als vermutliche Ursache der zahlreichen, ätiologisch unklaren Cirrhosen herangezogen wird. Die Häufigkeit anikterischer und subklinischer Hepatitiden, die unerkannt ablaufen, ist sicherlich hoch. Über ihre tatsächliche Frequenz ist naturgemäß wenig bekannt, doch nimmt man an, daß sich ikterische zu anikterischen oder subklinischen Krankheitsfällen, je nach Virustyp und geographischen Gegebenheiten verschieden, bis zu 1:10 verhalten können. Subklinische Krankheitsverläufe können dadurch ausgelöst werden, daß die infizierende Virusmenge sehr gering war [37], wie dies beispielsweise bei der genitalen oder oralen Übertragung der Hepatitis B die Regel ist. Subklinische oder anikterische Krankheitsverläufe hinterlassen in einem hohen Prozentsatz der Fälle bleibende Immunität (sog. stille Feiung), sind aber auch häufig Ursache chronischer Hepatitiden (Abb. 76).

Wir haben bei 53 anikterischen Hepatitiden insgesamt 65 Leberbiopsien vorgenommen. In der Mehrzahl der Fälle entsprachen dieser Verlaufsform tatsächlich auch leichte histologische Veränderungen, vergleichbar ungefähr denen, wie man sie bei Gelbsuchtbeginn oder bei Minimalhepatitis beobachten kann. Gelegentlich finden sich aber auch Bilder, die einem mittelschweren Krankheitsverlauf entsprechen, und ein Fall wies sogar sehr ausgedehnte Parenchymnekrosen auf [759].

c) Die Minimalhepatitis. Bei zumeist anikterischen oder subikterischen Fällen von Virushepatitis können sich nur sehr geringfügige morphologische Zeichen finden, für die der Ausdruck „Minimalhepatitis" vorgeschlagen wurde [402]. Die Diagnose gründet sich auf den Nachweis roter Körper, einer Aktivierung der sinusoidalen Zellen und einer mäßigen, rundzelligen Infiltration der Portalfelder. Einzelne Flecknekrosen, mit oder ohne lokale mesenchymale Reaktion, können nachweisbar sein, jedoch keine konfluierenden Nekrosen. Solche Veränderungen können über Monate und mehrere Jahre hinaus ohne irgendwelche Zeichen der Progression persistieren (s. Chronische lobuläre Hepatitis, S. 120). Klinisch fühlen sich die Patienten gesund, Laboratoriumsuntersuchungen können gering vermehrte Aktivitäten von Aminotransferasen und γGT registrieren. Die Sicherung einer Hepatitis B, sei es durch Nachweis typischer Milchglaszellen, sei es durch Nachweis von HB_sAg im Serum, erleichtert die Diagnose.

d) Die rezidivierende Verlaufsform. Rezidive von Virushepatitiden, die früher in knapp 10% der Hepatitisfälle beobachtet worden waren [759], wurden durch die – heute aus gutem Grund wieder verlassene – Corticoidtherapie der akuten Virushepatitis vorübergehend häufiger. Morphologisch weisen Rezidive keine Besonderheiten auf, abgesehen von dem durchschnittlich schwereren histologischen Bild, das durch den additiven Effekt hintereinanderfolgender Hepatitisschübe bedingt wird. Sofern wir Biopsien im gelbsuchtfreien Intervall durchführen konnten, zeigte es sich, daß die Hepatitis in morphologischer Hinsicht keineswegs abgeklungen war. Es scheint demnach im allgemeinen so zu sein, daß Ersterkrankung und Rezidiv lediglich durch ein anikterisches Zwischenstadium getrennt werden. Wenn keine iatrogenen Ursachen für einen Rückfall bestehen, dürfte es sich bei der Zweiterkrankung öfters um kein echtes Rezidiv, sondern um die Manifestation einer zweiten Hepatitis infolge Doppelinfektion mit Hepatitisviren von verschieden langer Inkubationszeit handeln, für die bekanntlich keine gekreuzte Immunität besteht. Am häufigsten dürften parenterale Doppelinfektionen von Hepatitis B mit Hepatitis Delta oder NANB vorkommen.

e) Die akute Hepatitis mit möglichem Übergang in chronische Hepatitis. Für die Möglichkeit, daß eine akute Virushepatitis in eine chronische übergehen könnte, kann es bereits klinische Anhaltspunkte geben. Die Patienten bleiben müde und wenig leistungsfähig, die leberbezogenen pathologischen Enzyme folgen der Normalisierung der Bilirubinwerte nicht.

Nach einer Hepatitis B wird die Möglichkeit eines Überganges in chronische Hepatitis dadurch unterstrichen, daß das HB_sAg über 3 Monate nach Krankheitsbeginn hinaus weiter nachweisbar bleibt [529]. Die Möglichkeit wird zur Wahrscheinlichkeit, wenn auch das HB_eAg persistiert, das bei regulär verlaufenden Fällen zumeist schon nach der zweiten Gelbsuchtwoche verschwindet, bzw. wenn eine Persistenz der DNA-Polymerase oder der HBV-DNA nachgewiesen werden kann. Am frühzeitigsten kann gegenwärtig eine mögliche Chronizität durch die Bestimmung von *HB_sAg/IgM-Komplexen* vorausgesagt werden [127], und zwar bereits nach der 6. Krankheitswoche und mit einer Wahrscheinlichkeit von 82%. HB_sAg wird nämlich mit Rezeptoren an denaturiertes bzw. polymerisiertes Albumin gebunden, woran sich Gammaglobuline der IgM-Klasse unspezifisch anlagern. Infolge Alterung der Rezeptoren tritt ein Zerfall der Komplexe

Tabelle 21. Leberzellnekrosen bei akuter Virushepatitis und ihre Folgen. (Nach Bianchi u. Mitarb. [78])

Ausdehnung und Lokalisation nach dem lobulären Konzept	Lokalisation nach dem acinären Konzept [602]	Art der Nekrose	Folgen bei überlebenden Patienten
Zentro-zentrale Brückennekrosen	Peripherie des Komplexacinus	konfluierend	Heilung, meist mit Fibrose
Zentro-portale Brückennekrosen	Peripherie des einfachen Acinus	konfluierend	Häufig Heilung, mit oder ohne Fibrose, wenn nicht mit Mottenfraßnekrosen kombiniert
Multilobuläre Nekrose	Mehrere Acini	konfluierend	Häufig Heilung mit Fibrose, wenn nicht mit Mottenfraßnekrosen kombiniert
Porto-portale Brücken	Vorwiegend um terminale Ausläufer der Portalfelder	Mottenfraß	Häufig chronisch-aggressive Hepatitis

ein, so daß sie wieder verschwinden, wenn nicht laufend frisches HB_sAg nachgeliefert wird, um die Produktion aufrecht zu erhalten [248].

Morphologisch sollte an einen möglichen Übergang in chronische Hepatitis gedacht werden, wenn die Leberbiopsie nach Abklingen der akuten Krankheitserscheinungen noch folgende Veränderungen aufweist, und zwar

1. wenn *sämtliche* Portalfelder eine relativ dichte und scharf begrenzte lymphocytäre Infiltration aufweisen. In solchen Fällen kommt ein Übergang in chronisch-persistierende Hepatitis in Betracht.

An die Entwicklung einer chronisch-aggressiven Hepatitis muß gedacht werden.

2. wenn sich an den Parenchym-Bindegewebsgrenzen der Portalfelder Plasmazellen anhäufen,
3. wenn sich Einbrüche von Lymphocyten und Plasmazellen ins periportale Parenchym nachweisen lassen, die an Mottenfraßnekrosen erinnern (Abb. 75, 78) [373],
4. wenn sich zentro-portale, chronisch-entzündlich infiltrierte Brückennekrosen finden [78, 96] (Tabelle 21) und
5. wenn entzündliche Brückenbildungen zwischen benachbarten Portalfeldern beobachtet werden können (Tabelle 21).

Sind derartige Veränderungen länger als 6 Monate nach Krankheitsbeginn nachzuweisen, muß nach Entschließung der Fogarty-Konferenz [236] bereits von einer chronischen Hepatitis gesprochen werden, ebenso auch, wenn sich nach diesem Zeitraum bei Hepatitis B-Patienten Milchglaszellen im Leberpunktat nachweisen lassen. Besonders bei Kindern und Jugendlichen kann es vorkommen, daß verdächtige portale und periportale entzündliche Veränderungen auch noch nach einem späteren Zeitpunkt vollkommen abheilen, so daß es unter solchen Voraussetzungen sicherer ist, die Diagnose der chronischen Hepatitis erst nach einem Jahr zu stellen. Auch die Hepatitis A kann ein sehr ähnliches histologisches Bild bieten (s.S. 94), obwohl sie zwar sehr protrahierte, aber keine chronischen Krankheitsverläufe verursachen kann. Eine Abheilung entzündlich infiltrierter Brückennekrosen mit Mottenfraßnekrosen ist unwahrscheinlich.

Bei Hepatitis B-infizierten Dialysepatienten können neben entzündlichen hepatitischen Veränderungen auch sarkoide Granulome gefunden werden, offenbar als Ausdruck der veränderten immunologischen Reaktionslage der Kranken (K. Hübner, persönliche Mitteilung).

f) Die cholestatische (cholangiolitische) Verlaufsform. Sehr selten imponiert eine akute Virushepatitis histologisch als reine Cholestase. In solchen Fällen können nur positive Hepatitisantigen- bzw. Hepatitisantikörper-IgM-Befunde und der Nachweis freier Gallenwege zur richtigen Diagnose führen. Lokale Epidemien mit auffälliger Cholestaseneigung wie die ghanesische Epidemie [516] (s.S. 95) wurden bereits erwähnt. Aber auch ohne epidemische Häufung sind immer wieder Fälle von Hepatitis zu beobachten, die schon von Krankheitsbeginn an mit deutlichen cholestatisch-cholangiolitischen Leberveränderungen einhergehen.

Zumeist handelt es sich bei der cholestatischen Verlaufsform der Virushepatitis um protrahiert verlaufende Krankheitsfälle. Überwiegend sind davon ältere Menschen betroffen [765]. Wir haben bisher 379 Hepatitiden mit cholestatischer Verlaufsform registriert, das sind 14% aller bioptisch untersuchten akuten Hepatitisfälle. Das Durchschnittsalter der Patienten mit cholestatischem Krankheitsverlauf lag bei 57 Jahren. Die cholestatisch-cholangiolitische Verlaufsform der Virushepatitis gehört in die große Gruppe der intrahepatischen Cholestasen [780] (s.S. 190).

Einschlägige Fälle können den behandelnden Arzt vor schwer lösbare diagnostische Probleme stellen. Häufig vollzieht sich der Krankheitsablauf folgendermaßen: Ein älterer Patient erkrankt an einer Gelbsucht, die anfänglich klinisch wie morphologisch wie eine gewöhnliche Virushepatitis verläuft [765]. Meist nach der zweiten Gelbsuchtwoche beginnt sich das Bild allmählich zu ändern. Während der Ikterus unvermindert anhält oder sich sogar noch vertieft, nehmen Aminotransferasenaktivität und der pathologische Ausfall des Thymoltrübungstests an Intensität ab. Gleichzeitig steigen alkalische Phosphatase, γGT und Leucinaminopeptidase im Serum an, als äußeres Zeichen einer zunehmenden Gallenabflußstörung. Diese Entwicklung hat eine auffällige morphologische Parallele. Die degenerativen Parenchymveränderungen bilden sich zurück und es erfolgt sogar eine Reparation nekrotischer Areale, während die cholestatisch-cholangiolitischen Zeichen immer ausgeprägter werden. Seltener sind Fälle zu beobachten, bei denen entweder die cholestatischen oder die cholangiolitischen Veränderungen das Bild beherrschen. Vorwiegend in den Läppchenzentren finden sich die typischen Veränderungen der Cholestase: Reichlich Gallenthromben in mäßig ausgeweiteten Canaliculi und Gallenpigment im Cytoplasma der angrenzenden Leberzellen (Abb. 69). Gelegentlich führt die Gallenstauung zu einer auffallenden Umstrukturierung der Leberzellplatten: Die Leberzellen ordnen sich tubulär an, mit einem Gallenkanälchen als Zentrum, das meist ausgeweitet und von einem Gallenzylinder eingenommen wird [516]. Die Kupffer-Zellen dieses Bereiches können gallig imbibiert sein und auch größere Gallenkörner beherbergen, die offenbar aus zugrundegegangenen Leberzellen stammen. In den Portalfeldern dominiert oft das Bild der Cholangiolitis. Die allgemeine portale Infiltration trägt meist kleinrundzelligen Charakter, während sich in

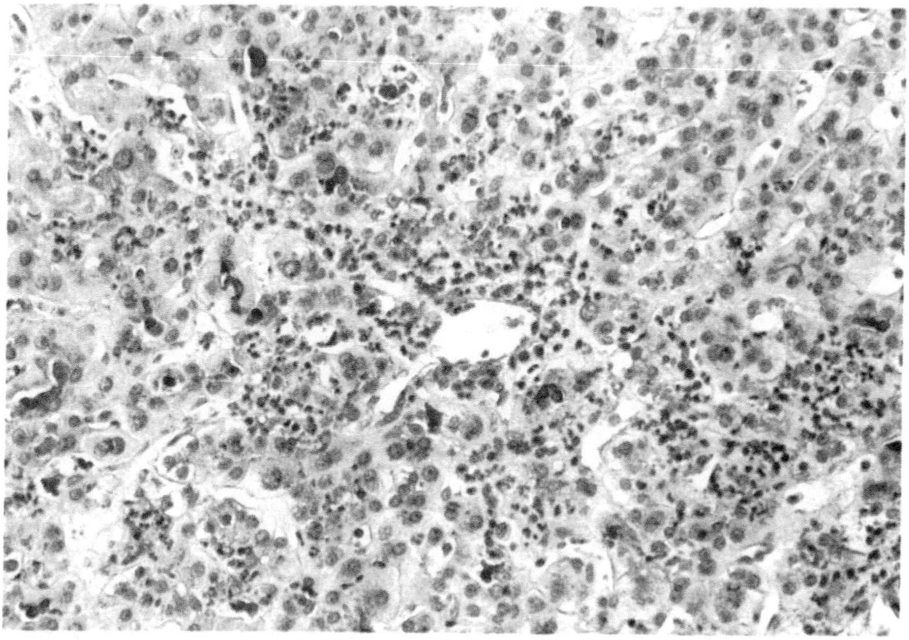

Abb. 68. Protrahiert verlaufende Hepatitis B vom cholestatischen Typ, 20 Jahre, ♂, 71. Gelbsuchttag, Corticoidtherapie. Leukocytenzahl 19900, Bil 619,0 μmol/l (36,2 mg/dl dR), Thy 1,0 TE, GOT 86 WE, Chol 3870 mmol/l (150 mg/dl), AP 4,8 mmol E. Cholestase in einem Läppchenzentrum. Zahlreiche Gallenthromben in erweiterten Canaliculi. Dichte Infiltration mit segmentkernigen Leukocyten. HE, ×200

lagemäßiger Abhängigkeit von den Gallengängen segmentkernige Leukocyten finden, die nicht nur in der Umgebung der erweiterten Gänge, sondern auch in ihrer Wand und ihrem Lumen nachzuweisen sind (Abb. 70). In seltenen Fällen sind die portalen Gallengänge stark ausgeweitet, mit Galle gefüllt (Abb. 71) und zeigen eine Abflachung sowie degenerative Veränderungen ihres Epithels bis zur Zerstörung des Ganges (s.S. 105). Auffälligerweise werden bei diesen Kranken Zeichen einer intralobulären Cholestase zumeist vermißt.

Eine medikamentös bedingte Variante kann sich dann ergeben, wenn der cholestatisch-cholangiolitische Typ der Virushepatitis richtig diagnostiziert und, wie das häufig geschieht, mit Corticoiden behandelt wird. Als Nebenwirkung dieser Therapie kann eine neutrophile Leukocytose auftreten, die bis zu 20000 Zellen pro mm^3 und mehr betragen kann. In solchen Fällen ist die entzündliche Begleitinfiltration häufig rein leukocytär. Leukocytenansammlungen in den Läppchenzentren (Abb. 68) oder den Portalfeldern dürfen dann nicht mit einer beginnenden Abscedierung verwechselt werden (s.S. 133). Die Leukocytose von Blut und Gewebe sistiert prompt nach dem Absetzen des Corticoids (Abb. 69).

g) Die maligne (fulminante) Verlaufsform. Die akute gelbe Leberatrophie, später kaum glücklicher als akute Leberdystrophie bezeichnet, wurde lange als eine Krankheit sui generis aufgefaßt. Heute wissen wir, daß es sich bei Fällen *akuter Lebernekrose* – von akuten Fettleberhepatitiden und Vergiftungsfällen abgese-

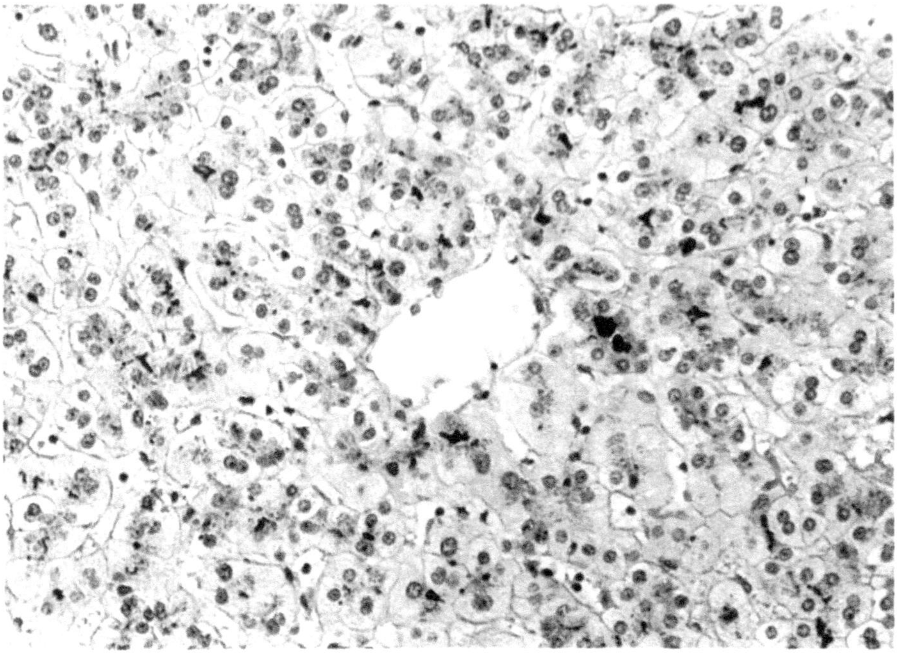

Abb. 69. Der gleiche Fall wie Abb. 67, 108. Gelbsuchttag. Ikterus weitgehend abgeblaßt (Bil 94,6 µmol/l (4,95 mg/dl dR)). Läppchenzentrum. Nach Absetzen des Corticoids die leukocytäre Infiltration, nicht aber die Cholestase geschwunden. Milchglaszellen. HE, ×200

hen – um eine besonders schwer verlaufende Virushepatitis handelt. Ihre Häufigkeit ist je nach der Virulenz des Erregers und Resistenz der erkrankten Bevölkerung außerordentlich verschieden. Die Letalität an akuter Lebernekrose schwankt dementsprechend zwischen 0,1 und 42%. In Mitteleuropa muß mit einer durchschnittlichen Letalität zwischen 0,2 und 2,0% gerechnet werden, wobei die Todesrate bei Hepatitis B deutlich höher liegt als bei Erkrankungen an Hepatitis NANB. 10% der fulminanten Krankheitsverläufe werden durch Ko- oder Superinfektionen mit Delta-Virus hervorgerufen. Bei der Santa Marta-(Labrea-)Hepatitis, einem südamerikanischen hämorrhagischen Fieber mit hoher Letalität (s.S. 172), handelt es sich um Delta-Infektionen [110a]. Maligne Verlaufsformen einer Hepatitis A wurden beschrieben, sind aber Seltenheiten. Die Diagnose eines malignen Krankheitsverlaufes ist eine klinische, die sich auf das Vorliegen präkomatöser oder komatöser Symptome stützt (endogenes Koma oder Leberzerfallskoma).

Die maligne Virushepatitis wird je nach der Krankheits- bzw. Gelbsuchtdauer in 3 Typen unterteilt: Bis zu 10 Tagen spricht man von fulminanten oder perakuten, bis 20 Tagen von akuten und über 20 Tagen von subakuten oder subchronischen Fällen. Bei der fulminanten Form verfolgt die Erkrankung meist von ihrem Beginn an einen rapiden Bergabkurs, während akute und subakute Fälle oft wie gewöhnliche Hepatitiden beginnen und vielfach unerwartet eine Wendung zum Schlechten nehmen.

Die Leberpunktion hat die herrschende Vorstellung über das histologische Bild der akuten Lebernekrose grundsätzlich geändert: Es unterscheidet sie von

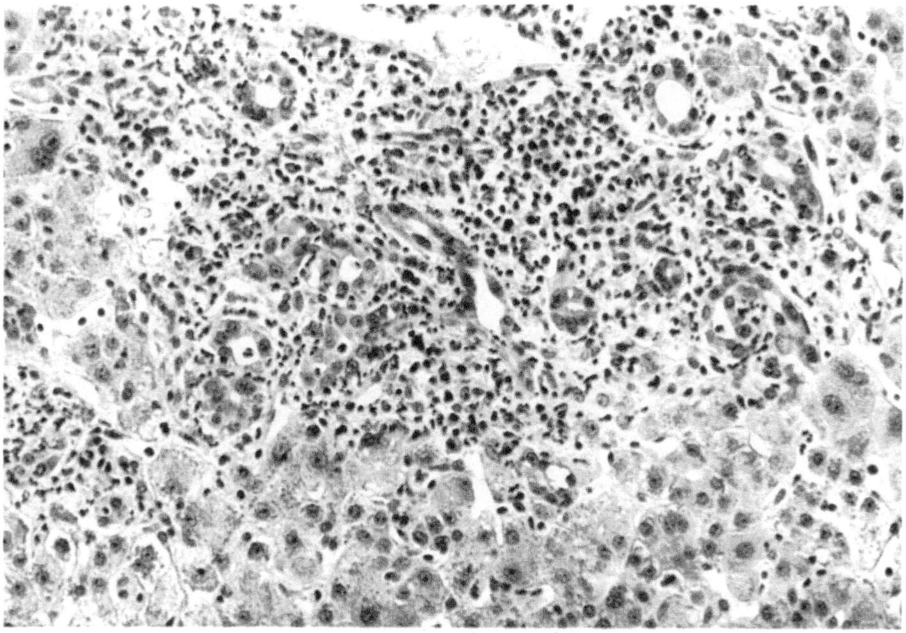

Abb. 70. Virushepatitis vom cholangiolitischen Typ, 65 Jahre, ♂, Diabetes mellitus, 13. Gelbsuchttag. Bil 230,8 µmol/l (13,5 mg/dl dR), Thy 9,6 TE, GOT 47,0 E/l, GPT 125,0 E/l, AP 56,0 E/l. Unregelmäßig begrenztes Portalfeld mit periportalen Flecknekrosen. In unmittelbarer Umgebung, Wand und Lumen der Gallengänge segmentkernige Leukocyten. HE, ×200

der akuten Virushepatitis im wesentlichen nur durch die größere Ausdehnung der Parenchymnekrosen. Die erhaltenen Leberzellen erscheinen lichtmikroskopisch intakt oder sie weisen im allgemeinen die gleichen degenerativen Veränderungen auf wie bei Virushepatitis. Daneben können sich gelegentlich vergrößerte und diffus feintropfig verfettete Leberzellen (wie z.B. bei der Santa Marta-Hepatitis), vielkernige Ballonzellen und atrophische, acidophile Leberzellformen (Abb. 5) finden. Der Pleomorphismus der erhaltenen Hepatocyten ist besonders ausgeprägt.

Da die fast immer vorhandene, schwere Koagulopathie bioptische Eingriffe nach Ansicht der meisten Autoren verbietet, stammen unsere Kenntnisse über das histologische Bild der malignen Verlaufsform fast ausschließlich aus unmittelbar postmortal vorgenommenen Leberpunktionen. Sie haben gezeigt, daß viele der schweren Veränderungen an Kernen und Cytoplasma von Leberzellen, die früher für intravital gehalten wurden, eine Folge postmortaler Autolyse sind (Abb. 37).

Die Ausdehnung der Nekrosen wird durch das Ausmaß des Antigenbefalls des Parenchyms bedingt und ist deshalb starken Schwankungen unterworfen. Sie differiert häufig zwischen rechtem und linkem Leberlappen und ist auch innerhalb eines begrenzten Leberareals sehr unterschiedlich. Je nachdem, ob Teile oder das gesamte Parenchym der Leberläppchen zerstört sind, spricht man von einer zonalen (Abb. 37, 61, 290–292) oder einer massiven (panlobulären) Parenchymnekrose (Abb. 72, 293). Nekroseareale können innerhalb eines Läppchens konfluieren, wie beispielsweise zentrolobuläre mit periportalen

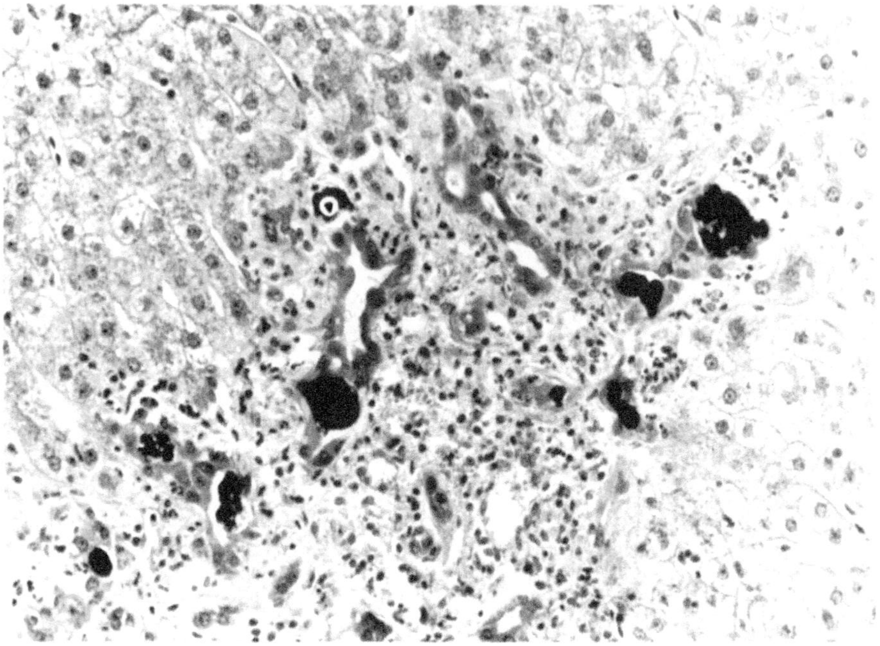

Abb. 71. Protrahiert verlaufende Virushepatitis vom cholangiolitischen Typ unter Corticoidtherapie. 59 Jahre, ♂, 41. Gelbsuchttag. Bil 72,7 µmol/l (4,25 mg/dl), GOT 29 WE, AP 14,1 KAE. Verbreitertes, unscharf begrenztes Portalfeld. Gemischtzellige entzündliche Infiltration, segmentkernige Leukocyten vorwiegend um ausgeweitete, atypische Gallengänge mit mächtigen Gallenzylindern angeordnet. Links unten ein Gallengang mit partieller Wandnekrose

(Abb. 288) (intralobulär (zentroportal) konfluierende Brückennekrosen) oder sich auch mit Nekrosezonen der Nachbarläppchen vereinigen (interlobulär konfluierende Nekrosen). Parenchymnekrosen von einer Ausdehnung wie bei maligne verlaufender Virushepatitis entwickeln sich nicht zu selten unterschwellig und kommen dann klinisch nicht entsprechend zum Ausdruck.

Massive Parenchymnekrosen können unter Ausbildung ausgedehnter Narbenfelder ausheilen. Solche Narbenfelder ergeben bei laparoskopischer Betrachtung ein eindrucksvolles Bild. Ihre allmähliche Schrumpfung führt schließlich zum Befund der Trichterleber [373], wobei außerhalb der Narbenzonen meist normales Parenchym gefunden wird (Abb. 279). Auch eine vollständige Wiederherstellung ist nach ausgedehnten konfluierenden Nekrosen möglich, wie wir aus der Nachbeobachtung von Paracetamolvergiftungen (s.S. 329) gelernt haben. Andererseits sind schwere akute Hepatitisfälle mit interlobulären konfluierenden Nekrosen, die mit Cirrhosebildung ausheilen, durchaus nichts Seltenes (s.S. 381).

Bei Patienten, die eine maligne verlaufende Virushepatitis überleben („subacute hepatic necrosis" [96]), kann in den erhaltengebliebenen Parenchymarealen zunächst eine beträchtliche Cholestase gefunden werden [175, 659], die wenigstens z.T. durch eine Gallenabflußstörung bedingt sein dürfte, da die früher bestandenen Verbindungen zwischen Parenchym und Gallengangssystem verlo-

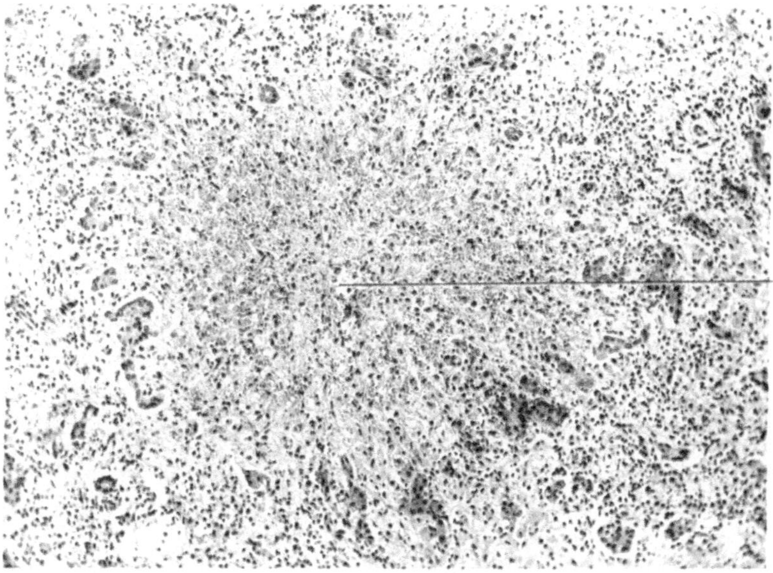

Abb. 72. Maligne verlaufende Virushepatitis bei Salvarsanbehandlung, 22 Jahre, ♀, 8. Gelbsuchttag. Leberpunktion unmittelbar nach dem Tode. Massive, panlobuläre Parenchymnekrose. Zentralvene (*Zv*). Ausgedehnte Erythrocytenextravasate („rote Atrophie“). Zahlreiche ductuläre Wucherungen am ehemaligen Läppchenrand. HE, ×90 [55]

rengegangen sind. Bei solchen Fällen kann sich schließlich ein histologisches Bild wie bei langdauerndem mechanischem Verschlußikterus entwickeln, mit schweren degenerativen Veränderungen an den Epithelien der gestauten interlobulären Gallengänge (Abb. 145, 146).

Die maligne Verlaufsform der Virushepatitis ist ein Beispiel dafür, daß ein an sich segensreicher pathobiologischer Vorgang, die Zerstörung der antigenbefallenen Leberzellen, sich ins Gegenteil verkehren kann, wenn das Ausmaß der Destruktion eine gewisse kritische Schwelle überschreitet, mit anderen Worten, wenn der angerichtete Schaden größer ist als der Nutzen der Antigeneliminierung.

Die Effektivität der Therapie und damit die Prognose sind vom Ausmaß des Schadens abhängig. Bei manchen Patienten wird der Zusammmenbruch der Leberfunktion weniger durch die Nekrose als durch die schwere *degenerative Schädigung* des erhaltenen Parenchyms herbeigeführt. Diese Fälle sind klinisch dadurch charakterisiert, daß die Leber palpabel bleibt [516]. Hier sind Überlebenschancen gegeben, wenn es gelingt, die Zeit, die das Lebergewebe zur Erholung braucht, durch ärztliche Maßnahmen zu überbrücken. Ist dagegen das Koma nekrosebedingt, also durch einen echten Parenchymausfall, ist auch intensivsten ärztlichen Bemühungen kaum Erfolg beschieden. Die Situation ist bereits klinisch erkennbar: Es handelt sich um Kranke, bei denen die Verschlechterung des Zustandsbildes mit einer zunehmenden Verkleinerung der Leber und einem Abfall des Quick-Wertes unter 10% einhergeht.

Französische Autoren [672] haben bisher ohne Zwischenfall Leberbiopsien bei Komapatienten durchgeführt, und zwar mit einer Menghini-Nadel von

1,4 mm Durchmesser. Gerinnungskonzentrate wurden nur dann verabreicht, wenn die Thromboplastinzeit unter 10% lag. Das Volumen des erhaltenen Leberparenchyms wurde aus der Biopsie mit Hilfe einer stereologischen Zählmethode ermittelt. Es zeigte sich, daß nur solche Patienten eine Überlebenschance besitzen, deren erhaltenes Leberzellvolumen über 35% und deren Thromboplastinzeit über 10% liegt.

3. Die Differentialdiagnose der Virushepatitis und ihrer besonderen Verlaufsformen

Das charakteristische, unruhig-bunte Vollbild der Virushepatitis gestattet eine histologische Blickdiagnose und verursacht kaum differentialdiagnostische Schwierigkeiten. Ähnliche Veränderungen, klinisch und morphologisch, finden sich beim hepatitischen Typ des Arzneimittelikterus (s.S. 326). In Gelbfieber-Endemiegebieten, in denen immer auch die Virushepatitis, in Südamerika besonders auch die Hepatitis Delta, heimisch ist, kann die Differentialdiagnose Schwierigkeiten bereiten [134, 110a], (s.S. 169).

Verwechslungen kann es bei den Früh- und Spätstadien der Virushepatitis geben. Frühstadien der Virushepatitis können vielfach nicht von Veränderungen unterschieden werden, wie sie bei Virusantigenträgern mit Leberveränderungen vom Ausmaß einer unspezifisch-reaktiven Hepatitis oder einer Minimalhepatitis beobachtet werden. In Zweifelsfällen sollte der Untersucher stets auf die bestehenden Möglichkeiten hinweisen. Die weitere klinische Beobachtung erlaubt es schon nach Ablauf von längstens ein bis zwei Wochen, die endgültige Diagnose zu stellen. Frühstadien und abortiv verlaufende Fälle können weiters nicht leicht von der Hepatitis bei Mononucleosis infectiosa auseinandergehalten werden, solange sich die Veränderungen praktisch auf das Mesenchym beschränken. In Rückbildungsstadien, bei denen der Parenchymschaden bereits in Abheilung begriffen ist, aber noch schwere oder leichte entzündlich-proliferative, mesenchymale Veränderungen bestehen, kann es schwierig sein, sie von einer chronisch-aggressiven Hepatitis oder einer chronisch-persistierenden Hepatitis zu unterscheiden. Pigmentspeicherzellen, als intralobuläre oder portale Makrophagennester, sprechen recht eindeutig im Sinne einer Virushepatitis in Rückbildung (Abb. 66, 197). In bezug auf die portale entzündliche Infiltration kann der Umstand differentialdiagnostisch verwertet werden, daß die Portalfelder bei Abklingen der Virushepatitis in verschiedener Intensität infiltriert sind, manche sogar schon wieder weitgehend normal erscheinen können, während beim möglichen Übergang einer akuten in eine chronische Hepatitis oder bei einer definitiven chronischen Hepatitis eine ziemlich gleichmäßige entzündliche Veränderung aller Portalfelder besteht. In Zweifelsfällen kann erst durch weitere Überwachung (Zeitfaktor) oder durch eine Rebiopsie nach 3–6 Monaten eine Entscheidung zwischen Ausheilung oder Chronizität getroffen werden (Abb. 73).

Erfahrungsgemäß die größten Schwierigkeiten bereitet die cholestatisch-cholangiolitische Verlaufsform der Virushepatitis, zumal es sich hier zumeist um ältere Patienten handelt. Eppinger konnte noch mit Überzeugung die Ansicht vertreten, daß ein Ikterus im 7. Lebensdezennium – ohne einleitende Gallenkolik – gleichbedeutend mit der Diagnose einer carcinomatösen Gallenabflußstörung sei. Dank der Leberbiopsie sehen wir die Situation heute in einem wesentlich

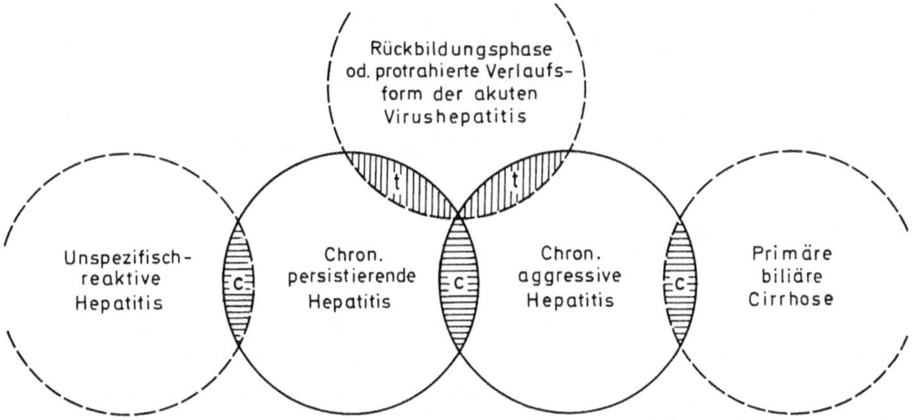

Abb. 73. Differentialdiagnose der chronisch-persistierenden und der chronisch-aggressiven Hepatitis. In Fällen aus den Überlappungszonen (*schraffiert*) kann die endgültige Diagnose entweder mit Hilfe von Kontrollbiopsien (*c*) oder durch Beachtung des Zeitfaktors (*t*) gestellt werden [786]

freundlicheren Licht: Virushepatitiden im höheren Lebensalter sind keineswegs rar.

Nur selten liegen beim cholestatisch-cholangiolitischen Typ der Virushepatitis Biopsien aus den beiden ersten Gelbsuchtwochen vor, die den hepatitischen Charakter der Erkrankung belegen, und nicht immer stehen Laboratoriumsuntersuchungen aus den frühen Phasen der Erkrankung zur Verfügung, die eindeutig im Sinne der Virushepatitis sprächen. Kommen die Patienten erst jenseits der dritten oder vierten Gelbsuchtwoche zur Untersuchung, kann oft noch eine wahrscheinliche, aber kaum mehr eine sichere histologische Differentialdiagnose gegenüber extrahepatischen Cholestasen gestellt werden. Auch diese Formen des Verschlußikterus gehen nämlich nach längerer Dauer mit Parenchymausfällen und einer entzündlich-proliferativen mesenchymalen Reaktion in den Läppchenzentren einher, wodurch sich eine Erhöhung der Aminotransferasenaktivität ergibt und auch eine Verschiebung der Serumeiweißfraktionen zustandekommt, so daß sich die Grenze gegenüber dem cholestatisch-cholangiolitischen Typ der Virushepatitis auch klinisch verwischt.

Am schwierigsten ist die Unterscheidung gegenüber dem cholestatischen Typ des Arzneimittelikterus, besonders im Hinblick auf den habituellen Medikamentenkonsum älterer Patienten und die Tatsache, daß beim Arzneimittelikterus wie bei der Virushepatitis die Cholestase nicht hochgradig ist. Als differentialdiagnostische Kriterien können gelten, daß deutliche läppchenzentrale Parenchymausfälle und eine beträchtliche Parenchymunruhe außerhalb des zentralen Cholestasebereiches für die Virushepatitis, die Beteiligung eosinophiler Leukocyten an der portalen Infiltration für den Arzneimittelikterus und Zeichen schwerer Gallenstauung für die extrahepatal bedingte Gallenabflußstörung sprechen. Sollte auch nur der geringste diagnostische Zweifel bestehen, darf auf eine Ultrasonographie, nötigenfalls auf eine endoskopische retrograde Choledochographie oder percutane transhepatische Cholangiographie nicht verzichtet werden.

Da bekanntlich auch bei intrahepatisch bedingter Gelbsucht der Operationsreiz auf noch nicht näher bekannte Weise ein promptes Abblassen des Ikterus bewirken kann, glauben viele, daß eine Operation keinesfalls ein Fehler sei. Es gibt jedoch nicht wenige Hepatitisfälle, die den operativen Eingriff schlecht vertragen und postoperativ in ein Coma hepaticum schlittern [780].

B. Die chronische Hepatitis

Für jede chronische Krankheit ist der *Zeitfaktor* von wesentlicher Bedeutung. Der Zeitpunkt, von dem ab eine Krankheit als chronisch anzusehen ist, bleibt eine Sache der Übereinkunft und deshalb willkürlich. Der Zeitfaktor ist jedoch eine Voraussetzung für jede Klassifizierung und als Mittel der internationalen Verständigung unentbehrlich. Für die chronische Hepatitis gilt dies in ganz besonderem Maße [786].

Die Verlaufsdauer ist leicht zu ermitteln, wenn die Krankheit mit einer akuten Hepatitis einsetzt („unresolved hepatitis“), dagegen schwer oder überhaupt nicht feststellbar, wenn der Krankheitsbeginn anikterisch-schleichend einsetzt. Hier kann eine sichere Diagnose erst nach einer entsprechenden Kontrollperiode gestellt werden.

Viele Autoren sprechen von einer chronischen Hepatitis erst, wenn die Krankheit 1 Jahr oder länger besteht. Ohne Zweifel ist damit der sicherste Schutz gegen Fehldiagnosen gegeben. Ein Zeitraum von 6 Monaten, für den sich auch die Fogarty-Konferenz entschieden hat [236], ist diagnostisch noch tragbar, schließt aber bereits die Möglichkeit gelegentlicher Fehlinterpretationen ein. Therapeutische Erwägungen sprechen jedoch eindeutig für das 6-Monate-Intervall. Werden noch kürzere Zeiträume gewählt [583], wie beispielsweise bei der Definition der „chronic active liver disease“ [710], sind die chronischen Hepatitiden mit späten Heilungsphasen der akuten Virushepatitis, ihrer protrahierten und malignen (submassiv-nekrotischen) Verlaufsform vermengt (Abb. 73).

Wenn der Zeitfaktor außer acht gelassen wird, ist die Irrtumswahrscheinlichkeit besonders bei Kindern [784] und Jugendlichen (s. Hippie-Hepatitis, S. 95) groß. Bei diesen Patientengruppen sind protrahierte Krankheitsverläufe häufig, die sich histologisch kaum von einer chronisch-aggressiven Hepatitis unterscheiden lassen, aber oft eine gute Prognose haben.

Die Auffindung und Beurteilung von Patienten mit chronischer Hepatitis wird dadurch erschwert, daß subjektive Symptome häufig fehlen und auch die üblichen Laboratoriums-Suchtests zeitweise negativ ausfallen können. Auch wenn die Symptomatik deutlich hervortritt, kann sie im Krankheitsablauf beträchtlich variieren.

Letzte Aufschlüsse sind deshalb bei den meisten Fällen erst durch die Leberbiopsie zu erwarten. Dabei muß allerdings berücksichtigt werden, daß es bei der chronischen Hepatitis nicht immer möglich ist, aus einem einzelnen Biopsiezylinder eine verbindliche Diagnose zu stellen. Mehr als bei den übrigen diffusen Leberkrankheiten muß hier in Betracht gezogen werden, daß die Biopsie nicht in jeder Hinsicht für das gesamte Organ repräsentativ sein kann. Der Untersucher ist deshalb ganz besonders auf die klinischen Angaben angewiesen, die

Tabelle 22. Systematik der chronischen Hepatitis

1. Chronisch-persistierende Hepatitis
2. Chronisch-aggressive Hepatitis
   (Chronisch-aktive Hepatitis)
   a) Von mäßiger Aktivität
   b) Von hoher Aktivität
3. Chronische lobuläre Hepatitis
   (Akute Hepatitis von über 6monatiger Dauer)

er bei seiner Entscheidung mitberücksichtigen muß. Auch bei guter klinischer Dokumentation wird er seine endgültige Diagnose manchmal von einer bioptischen Verlaufskontrolle abhängig machen müssen.

Der Begriff der chronischen Hepatitis war lange Zeit unklar, weil er eine Vielfalt von klinischen Bildern und pathologisch-anatomischen Veränderungen einschloß. Eine Zusammenarbeit auf internationaler Ebene dürfte nun die Situation einigermaßen bereinigt haben [78, 163]. Die Definition und Einteilung beruht auf pathologisch-anatomischen Kriterien, da klinische, biochemische, virologische und immunologische Parameter z.Z. noch keine verläßlichen Unterscheidungsmerkmale bieten. Die vorgeschlagene Systematik hat sich jedoch auch in klinischer und prognostischer Hinsicht so gut bewährt, daß sie sich heute weitgehend durchgesetzt hat.

Auf Grund der pathologischen Erscheinungsbilder (Tabelle 22) ergeben sich drei Hauptgruppen, die wir aber nicht als abgegrenzte Krankheitserscheinungen, sondern als Reaktionsformen ansehen wollen, mit denen die Leber auf gewisse Schädigungen antwortet. Im Gegensatz zur akuten Hepatitis, bei der die degenerativ-nekrotisierenden Parenchymläsionen im Vordergrund stehen, dominieren bei der überwiegenden Mehrzahl der chronischen Hepatitiden mesenchymal-entzündliche Veränderungen.

1. Die chronisch-persistierende Hepatitis

Die Bezeichnung „chronisch-persistierende Hepatitis" ist allgemein anerkannt, obwohl sie nicht sehr glücklich gewählt ist, da die Worte „chronisch" und „persistierend" ungefähr dasselbe ausdrücken. Gemeint ist eine *stationäre chronische Hepatitis*. Sie beginnt sehr häufig mit einer akuten Virushepatitis. In ungefähr 80% der Fälle konnte früher ein positiver HB_sAg-Befund erhoben werden [367]. Heute überwiegen bereits die Hepatitiden NANB deutlich, da zwei Drittel dieser häufigen chronischen Krankheitsverläufe gutartig sind. Chronisch-persistierende Hepatitiden Delta sind dagegen außerordentlich selten. Die Krankheit ist im allgemeinen durch eine Virus- oder Antigenpersistenz bedingt. Das klinische Bild ist wenig eindrucksvoll. Die Hälfte der Patienten erfreut sich völligen Wohlbefindens, bei den anderen ist Müdigkeit das wesentliche Symptom. Gelbsucht tritt nur auf, wenn akut-rekurrierende Hepatitisattacken das Krankheitsbild komplizieren, was bei chronischer Hepatitis B, wie wir heute wissen, auch durch eine Superinfektion mit Delta-Virus ausgelöst werden kann. Fieber, extrahepatische Organmanifestationen und immunologische Begleitphänomene gehören nicht zum Krankheitsbild. Die Laboratoriumstests können im Normbereich liegen, zumeist besteht aber eine Erhöhung der Aminotransferasenaktivität, die

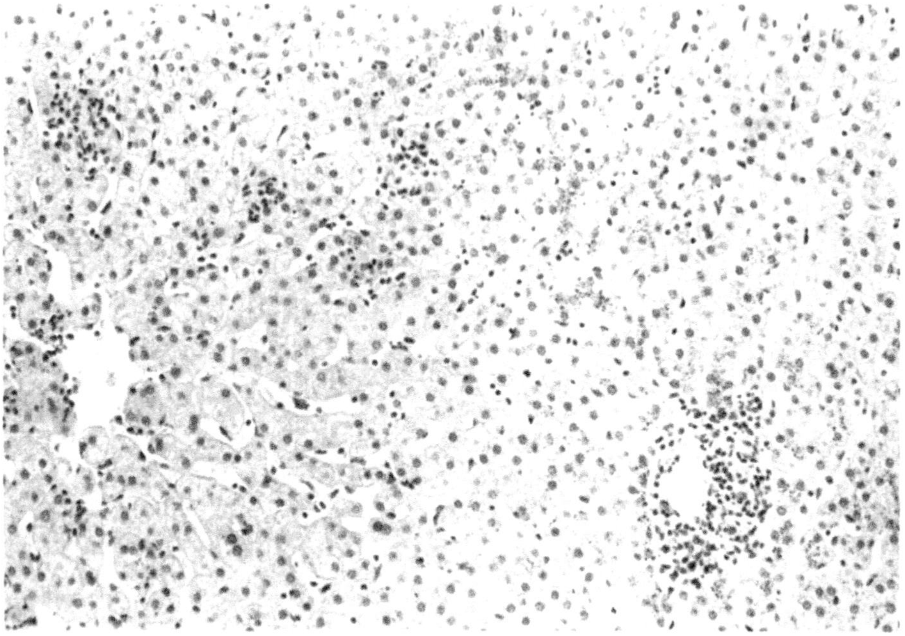

Abb. 74. Chronisch-persistierende Hepatitis, 26 Jahre, ♂. Vor 20 Monaten HB_sAg-negative Hepatitis. Bil 8,6 µmol/l (0,5 mg/dl), Thy 4,3 TE, GOT 11,2 E/l, GPT 11,2 E/l. Chronisch-entzündlich infiltriertes, scharf begrenztes Portalfeld (*rechts*). Kupfferzellaktivierung. Intralobuläre, knötchenförmige Kupfferzellwucherungen und Rundzellinfiltrate. Das Parenchym sonst intakt (Zentralvene, *links*). HE, ×120

das Dreifache der Norm kaum überschreitet. Der Thymoltrübungstest fällt oft pathologisch aus. Die Prognose ist gut. Die chronisch-persistierende Hepatitis verläuft in morphologischer und klinischer Hinsicht stationär. Komplette Ausheilung, manchmal mit belangloser portaler Fibrosierung, kann noch nach jahrelangem Verlauf eintreten (Tabelle 25) [787].

Histologisch findet sich eine chronisch-entzündliche Infiltration, hauptsächlich der Portalfelder mit geringer oder fehlender Fibrose und erhaltener Architektur der Läppchen (chronische portale Hepatitis) [583], Mottenfraßnekrosen fehlen. Intralobulär sind oft knötchenförmige Kupfferzellwucherungen und Rundzellinfiltrate zu beobachten (Abb. 74). Degenerativ-nekrotisierende Parenchymveränderungen, ähnlich der akuten Virushepatitis, können gleichzeitig nachzuweisen sein.

Die chronisch-persistierende Hepatitis ist Folge eines höhergradigen Immundefekts gegenüber dem Virus bzw. seinen Antigenen. Die Abwehrreaktion des Organismus und der daraus resultierende Parenchymausfall sind so gering, daß dieser die regeneratorische Kapazität der Leber nicht überfordert.

2. Die chronisch-aggressive Hepatitis (chronisch-aktive Hepatitis)

Bei der Fogarty-Konferenz [236] wurde der im angelsächsischen Sprachraum bevorzugten Bezeichnung „chronisch-aktive Hepatitis“ der Vorzug gegeben,

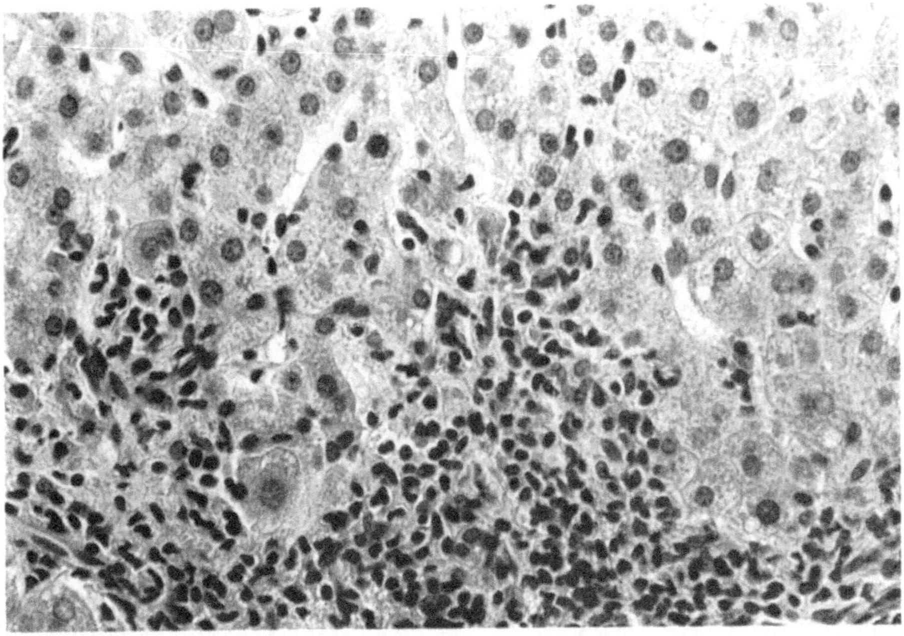

Abb. 75. Mäßig aktive chronisch-aggressive Hepatitis. 41 Jahre, ♂, 8 Monate nach schleichendem, anikterischem Krankheitsbeginn. Bil 15,4 µmol/l (0,9 mg/dl indR), Thy 5,3 TE, GOT 76,7 E/l, γ-Glob 16,4 rel.-%. Piece-meal-Nekrosen am Rand eines dicht chronisch-entzündlich infiltrierten Portalfeldes. HE, × 325

„chronisch-aggressive Hepatitis" aber als Synonym anerkannt, wobei die Meinung vorherrschte, diesen Ausdruck in der histologischen Diagnostik zu bevorzugen. „Chronisch-aktive Hepatitis" ist keine schöne Bezeichnung, denn es versteht sich von selbst, daß jede Entzündung aktiv sein muß – sonst wäre sie keine. Gegen die Bezeichnung „chronisch-aggressive Hepatitis" wurde eingewandt, daß der Patient durch diese Diagnose geschockt werden könnte, aber wer tut das schon? Jeder Erfahrene wird vor dem Patienten nur von einer chronischen Hepatitis sprechen. Man pflegt ja auch nicht viel inhaltsschwerere Begriffe wie „Krebs" oder „Carcinom" dem Kranken an den Kopf zu werfen! Um allen tatsächlichen oder vermeintlichen Schwierigkeiten aus dem Wege zu gehen, wurde auch von einer *„chronisch-aktiven Leberkrankheit"* gesprochen, was zwar ebenfalls von der Fogarty-Konferenz sanktioniert wurde, aber mit dem fundamentalen Nachteil behaftet ist, nicht zwischen der persistierenden und der aggressiven Verlaufsform zu unterscheiden. Gemeint ist jedenfalls mit allen diesen Ausdrücken eine *progressive chronische Hepatitis.*

Unsere 1968 [163] gegebene Definition der chronisch-aggressiven Hepatitis erwies sich als ergänzungsbedürftig [96, 567, 583, 677] und wurde deshalb 1977 [78] revidiert und erweitert, um mißverständliche Auslegungen möglichst auszuschalten:

Allen unbehandelten Krankheitsfällen sind Mottenfraßnekrosen mit Faserneubildung (Abb. 75–78) und eine lymphocytäre bzw. plasmacelluläre Infiltra-

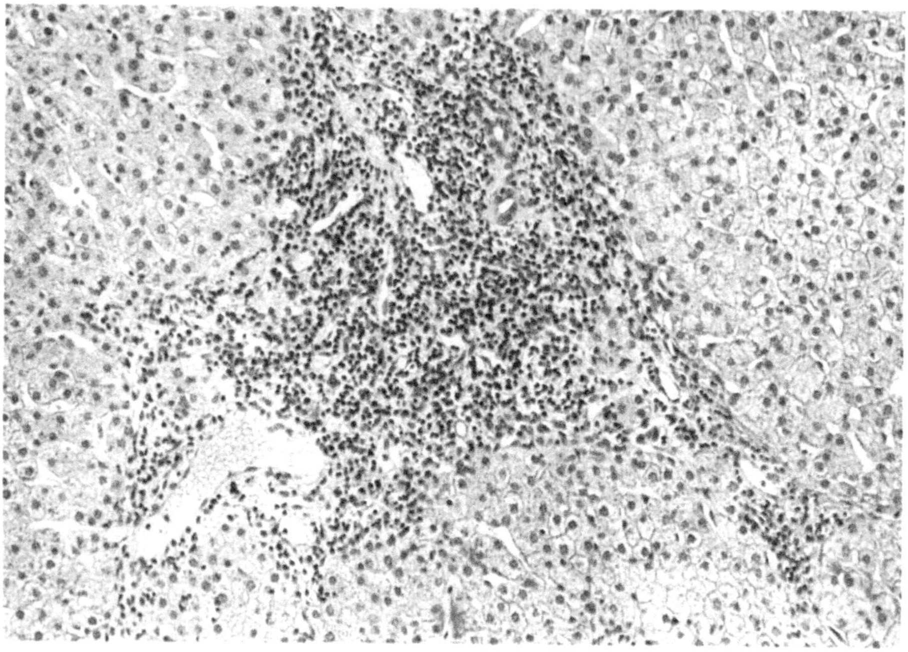

Abb. 76. Mäßig aktive chronisch-aggressive Hepatitis. 39 Jahre, ♀, seit Jahren Hepatomegalie, kein Ikterus. Bil 7,9 µmol/l (0,46 mg/dl dR), Thy 3 TE, GOT 7,5 E/l, BSP 9%, vermehrtes γ-Glob. Verbreitertes, irregulär gestaltetes, dicht chronisch-entzündlich infiltriertes Portalfeld. Mottenfraßnekrosen (linker Portalfeldrand), abgesprengte, kleine Leberzellinseln. Das Parenchym unauffällig. HE, ×120

tion der Portalfelder und des Leberparenchyms gemeinsam (chronische periportale Hepatitis [583] (Abb. 76, 77). Charakteristische Veränderungen der akuten Hepatitis, wie Flecknekrosen (Hepatocytolyse), können das histologische Bild überlagern. Entepithelisierte Areale und passive Septen, die durch Kollaps aus zonalen, brückenförmigen oder multilobulären konfluierenden Parenchymnekrosen entstanden sind, können vorhanden sein. Ein cirrhotischer Umbau ist kein definitorisches Merkmal, kann sich aber aus dem Leberschaden entwickeln. Zeichen von Leberzellregeneration sind meist zu beobachten, ebenso auch die Ausbildung von Leberzellrosetten. Rosetten sind Querschnitte meist kürzerer, schlauchförmiger Leberzellstrukturen, die nicht durch Zellvermehrung, sondern durch Rearrangement entstehen. In hochaktiven Krankheitsfällen ist es oft nicht möglich, eine scharfe Trennlinie zwischen einer präcirrhotischen chronisch-aggressiven Hepatitis und einer chronisch-aggressiven Hepatitis im Cirrhosestadium zu ziehen. Trotz dieser Schwierigkeit erscheint eine solche Trennung wegen der klinischen Bedeutung des cirrhotischen Umbaues nützlich und erstrebenswert. Der Schweregrad der chronisch-aggressiven Hepatitis ergibt sich aus dem Ausmaß der Mottenfraßnekrosen und der konfluierenden Nekrosen sowie der Dichte und Art der entzündlichen Infiltration. Überwiegend bis rein plasmacelluläre Infiltrate sprechen für einen schweren Krankheitsverlauf (sog. Plasmazellhepatitis, Abb. 78). Für klinische und prognostische Belange erwies sich die

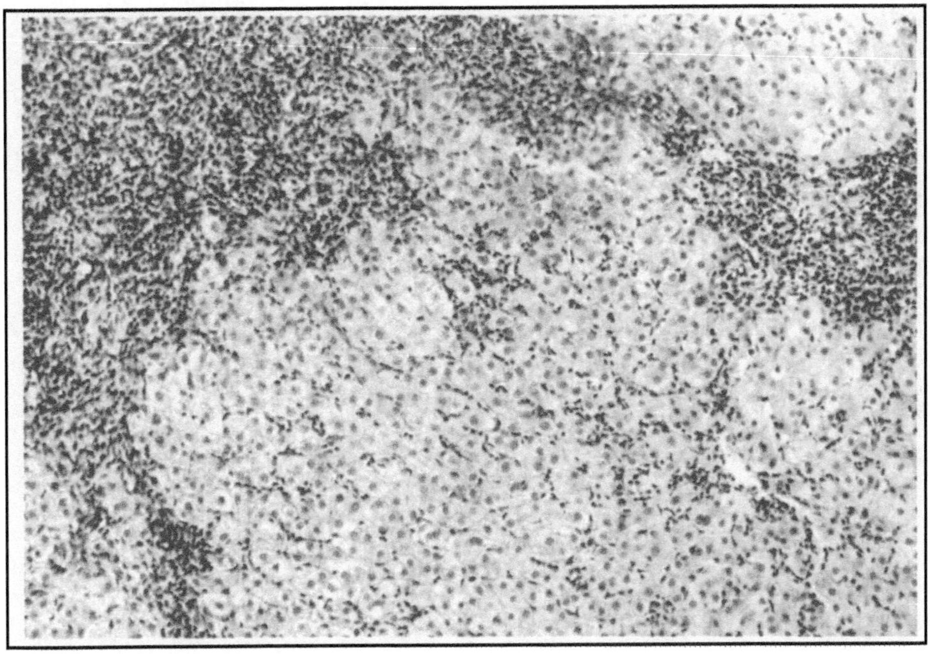

Abb. 77. Hoch aktive chronisch-aggressive Hepatitis, 33 Jahre, ♂. Nach anikterischer Hepatitis schlechtes Allgemeinbefinden, kein Ikterus. γ-Glob 34,6 rel.-%. Mächtige Verbreiterung der konfluierenden, dicht chronisch-entzündlich infiltrierten Portalfelder; Mottenfraßnekrosen, aktive komplette und inkomplette Septen. Herd- bis streifenförmige Kupfferzellwucherungen und Rundzellinfiltrate im erhaltenen Parenchym. HE, × 120 (Wepler, Kassel)

Unterscheidung zwischen einer chronisch-aggressiven Hepatitis von mäßiger Aktivität und einer solchen von hoher Aktivität als vorteilhaft (Tabelle 22).

In dieser Definition ist nun auch die „subakute Lebernekrose" (subacute hepatic necrosis [96]) und die chronisch-nekrotisierende Hepatitis [677] unmißverständlich enthalten, was umso wichtiger ist, als diese beiden Begriffe von der Fogarty-Konferenz [236] nicht anerkannt wurden.

Die chronisch-aggressive Hepatitis befällt beide Geschlechter und alle Altersklassen. In der Ätiologie spielte die Hepatitis B die dominierende Rolle. Rund 60% der Fälle waren noch 1970 HB_sAg-positiv [367]. Durch die zunehmende Häufigkeit und hohe Chronizitätsrate der Hepatitis NANB einerseits und die Auswirkungen der Impfung gegen Hepatitis B andererseits ändert sich das Verhältnis laufend zugunsten der chronisch-persistierenden Hepatitis. Die chronisch-aggressive Hepatitis B wird durch einen mäßiggradigen Immundefekt bedingt. Die Immunantwort ist kräftig genug, um einen ständigen Abbau antigenhaltiger Leberzellen herbeizuführen, aber nicht ausreichend, um alle befallenen Leberzellen zu eliminieren. Die Folge ist eine chronische Parenchymdestruktion (Abb. 79, 80).

Die Häufigkeit einer isolierten spontanen *Serokonversion* von HB_eAg zu Anti HB_e ist hoch und beträgt 16–20% dieser Fälle pro Jahr. Wegen der Möglichkeit, daß sich bei solchen Fällen später ein Leberzellcarcinom entwickeln

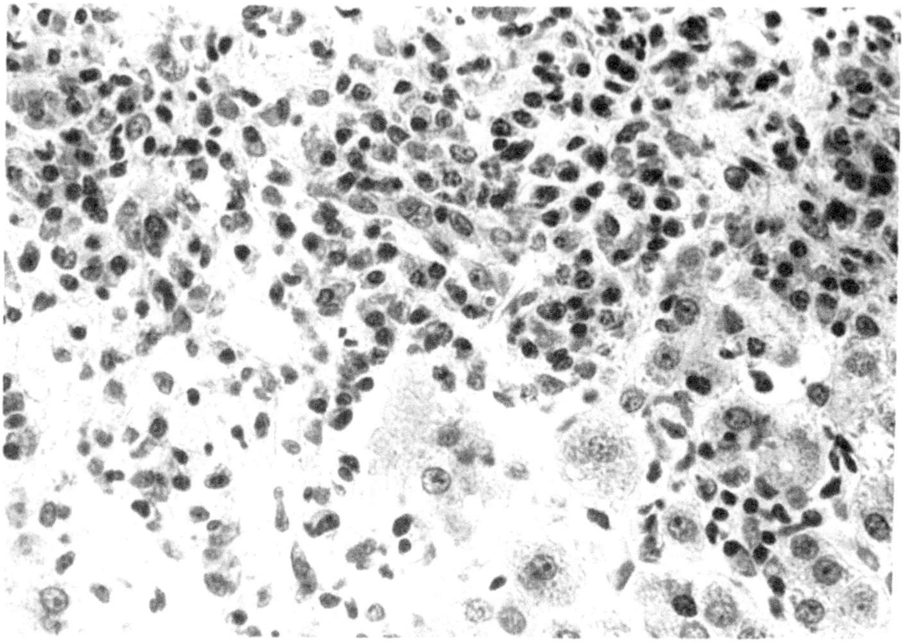

Abb. 78. Hoch aktive chronisch-aggressive Hepatitis (sog. Plasmazellhepatitis). 47 Jahre, ♀. Bil 123,1 µmol/l (7,2 mg/dl dR), Thy 19,5 TE, GOT 380,0 mE, GPT 207,5 mE. Parenchym-Bindegewebegrenze infolge Mottenfraßnekrosen völlig unscharf. Fast rein plasmacelluläre Infiltration. HE, ×400

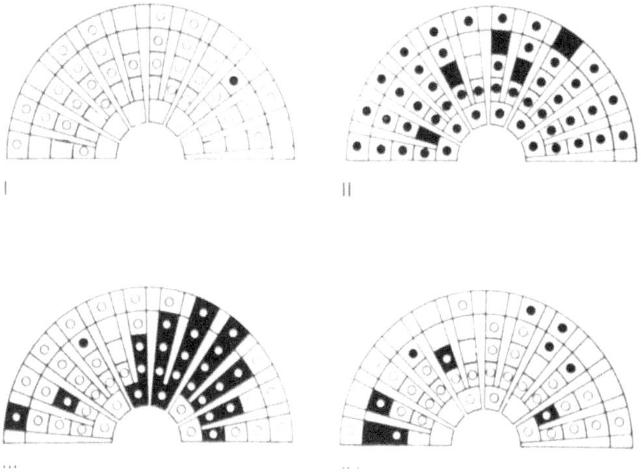

Abb. 79. Die grundlegenden Verteilungsmuster für Surface und Core bei den B-Hepatitiden. I. Akuttyp (Eliminationstyp), II. Immunsuppressionstyp bzw. HB_cAg-Trägertyp (generalisierter HB_cAg-Typ), III. HB_sAg-Trägertyp (HB_sAg-Prädominanztyp), IV. Aggressionstyp (fokaler HB_cAg-Typ). Schwarze Zellen: HB_cAg+HB_sAg; schwarze Zellen mit weißem Kern: HB_sAg; weiße Zellen mit schwarzem Kern: HB_cAg; weiße Zellen ohne Kern: nekrotische (eliminierte) Zellen [79]

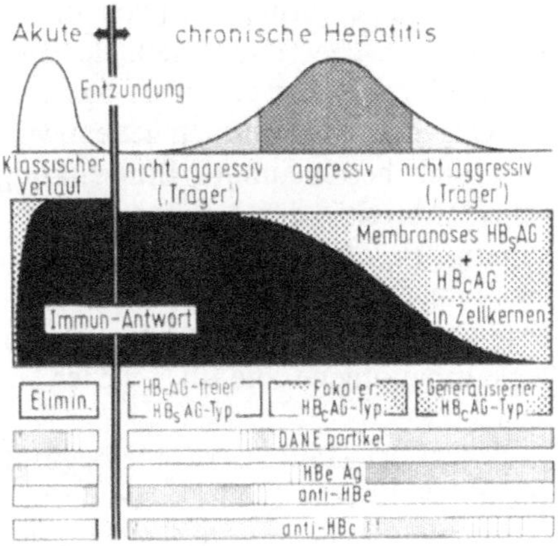

Abb. 80. Dynamisches Konzept der vier Reaktionsmuster bei Hepatitis B-Infektion unter Berücksichtigung von Typ und Schweregrad der Entzündung (*oben*). Ausmaß des nucleären HB_cAg (und des membranösen HB_sAg) in Beziehung zur Effizienz der Immunantwort (*großer mittlerer Block*). Die vier Reaktionstypen (mit Übergängen), HB-assoziierte Antigene und Antikörper im Blut (*unten*). [79]

kann, ist dieses Ereignis vielleicht gar nicht so wünschenswert (s.S. 432). Die spontane Serokonversion von HB_sAg zu Anti HB_s, die Ausheilung der Hepatitis B, ist dagegen außerordentlich selten und dürfte pro Jahr nur bei ungefähr 0,1% der Erkrankten eintreten. Hepatitis Delta bedingt häufiger chronische Krankheitsverläufe als eine reine Hepatitis B. Es handelt sich fast ausschließlich um chronisch-aggressive Hepatitiden von auffallend rascher Progredienz [616a].

Unter den HB_sAg-negativen Patienten befinden sich sicherlich viele Fälle von chronisch-aggressiver Hepatitis NANB, da gerade dieser Hepatitistyp in 30–70% der Erkrankten zu chronischen Verläufen inkliniert. Als histologische Besonderheit weisen solche Fälle öfters eine beträchtliche Steatose auf [107]. Daneben aber grenzt sich eine Gruppe chronisch-aggressiver Hepatitiden mit Hyperstimulation des Immunsystems ab, die von Bearn u. Mitarb. [48] als juvenile hypergammaglobulinämische Hepatitis junger Frauen, von Mackay u. Mitarb. [470] als lupoide Hepatitis beschrieben wurde. Diese Form der *autoimmunen chronischen Hepatitis* tritt vor allem bei jungen Mädchen um den Zeitpunkt der Menarche und als kryptogene Cirrhose bei Frauen in der Menopause auf [85, 491, 786]. Die Krankheit ist neben auffälligen klinischen Merkmalen [60, 510] serologisch durch ein gleichzeitiges Auftreten von Antikörpern gegen Zellkerne, glatte Muskulatur, Lebermembranantigen [323] und leberspezifisches Lipoprotein [331] gekennzeichnet. Ob diese abnorme Immunstimulation durch eine Viruserkrankung oder auf einem anderen Wege ausgelöst wird, ist bisher nicht bekannt. Das Frühstadium einer autoimmunen chronischen Hepatitis ist von einer akuten Hepatitis mit möglichem Übergang in chronische Hepatitis (s.S. 98), insbesondere einer Hepatitis NANB, kaum zu unterscheiden [465].

Neben Geschlecht und Alter kann auch eine gewisse genetische Disposition zur chronisch-aggressiven Hepatitis nachgewiesen werden, wie Familienuntersuchungen gezeigt haben [253]. Das Krankheitsbild wird auch durch bestimmte Medikamente hervorgerufen [158, 491, 614] (s. Toxische Leberschäden, S. 334) oder es tritt als begleitende Leberschädigung bei primär extrahepatischen Krankheiten auf, wie beispielsweise bei der fibrosierenden Alveolitis (chronisches Hamman-Rich-Syndrom [809]).

Die Klinik variiert je nach der Aktivität des Krankheitsprozesses. Auch asymptomatische Krankheitsphasen sind keine Seltenheit (Abb. 76). Der schwere Krankheitsverlauf ist häufig durch Gelbsucht, Fieber und extrahepatische Organmanifestationen gekennzeichnet. Die Laboratoriumstests zeigen dann meist eine beschleunigte Blutsenkungsgeschwindigkeit, eine beträchtlich vermehrte Aktivität der Aminotransferasen und eine hochpathologische Thymoltrübung. Besonders auffällig ist die starke Vermehrung der Gammaglobuline, die 40 rel.-% überschreiten kann, und die auf einer Zunahme der IgG-Fraktion beruht. Recht charakteristisch ist eine bunte Fülle weiterer immunologischer Begleitphänomene, die aber weder species-, noch organ- oder krankheitsspezifisch sind.

In fast der Hälfte der Fälle beginnt die chronisch-aggressive Hepatitis schleichend [194]. Was klinisch als akutes ikterisches Geschehen imponiert, kann sich manchmal bei bioptischer Untersuchung bereits als florider Schub der chronischen Hepatitis entpuppen, wobei im Falle einer chronischen Hepatitis B immer auch an eine Superinfektion mit Delta-Virus gedacht werden muß.

Aus prognostischen und therapeutischen Gründen ist die Feststellung wesentlich, ob sich eine chronisch-aggressive Hepatitis noch im präcirrhotischen oder bereits im cirrhotischen Krankheitsstadium befindet. Es ist deshalb empfehlenswert, die erste Biopsie unter *laparoskopischer Sicht* durchzuführen, um gleichzeitig eine Inspektion der Leberoberfläche vornehmen zu können.

Die Leberoberfläche erweist sich bei chronisch-aggressiver Hepatitis in vielen Fällen nicht mehr als ideal glatt, auch wenn sich die Erkrankung noch im präcirrhotischen Stadium befindet: Feine punkt- oder strichförmige Eindellungen können eine chagrinierte Oberfläche bedingen. Erweiterungen der subcapsulären Blut- und Lymphgefäße sowie eine stern- bis maschenförmige rote Zeichnung, die den portalen und periportalen Parenchymabschnitten entspricht [690], geben der Oberfläche ein scheckig-buntes Aussehen (große bunte Leber [372]). Oft wird dieser Eindruck noch durch eine fleckig-streifige Fibrosierung der Leberkapsel verstärkt.

Die *Mottenfraßnekrose* (piece meal necrosis) (Abb. 34, 75, 78) wird als eine Destruktion von Leberzellen an der Parenchym-Bindegewebegrenze definiert, die mit einer vorwiegend lymphocytären oder plasmacellulären Infiltration einhergeht [78]. Sie kann sowohl an den Grenzen der Portalfelder als auch an den Rändern von Septen oder Narbenfeldern beobachtet werden. Der enge Kontakt zwischen lymphocytären Elementen und Leberzellen im Rahmen der Mottenfraßnekrose spricht für ihre immunologische Pathogenese. Dementsprechend konnte auch eine positive Korrelation zwischen lymphocytärer Cytotoxicität und dem Ausmaß von Mottenfraßnekrosen gefunden werden [147]. Mit Hilfe von monoklonalen Antikörpern und einer indirekten Immunperoxydasetechnik können im Bereich der Leberzellschädigung 60–90% der Rundzellen als T-Helferzellen [244] und cytotoxische Suppressor T-Lymphocyten identifiziert werden [551]. Durch das Vorrücken der Mottenfraßnekrosen werden häufig einzelne Leberzellen oder Leberzellgruppen eingeschlossen (sog. trapped cells), die sich oft zu rosettenartigen Formationen umgruppieren. Mottenfraßnekrosen dürfen nicht mit dem Überfließen von portalen Entzündungszellen in das benachbarte Parenchym (spillover) verwechselt werden, bei dem die Grenzplatte

Tabelle 23. Merkmale pathologischer bindegewebiger Septen

	Passive Septen	Aktive Septen
Entstehungsweise	Kollabierte Brückennekrosen (Kollapsstraßen)	a) primär: konfluierende Mottenfraßnekrosen b) sekundär: entzündlich infiltrierte Brückennekrosen
Verlauf	primär gestreckt	kurvig oder treppenförmig
Begrenzung	scharf	durch Mottenfraßnekrosen unscharf
Zellgehalt	zellarm	zellreich
Kollagenisierung	langsam	rasch
Elastische Fasern	fehlen	vorhanden bis reichlich
Angrenzendes Parenchym	meist intakt	degenerativ geschädigt

erhalten bleibt. Mottenfraßnekrosen sollten jedoch, wie bereits ausgeführt, trotz der Ähnlichkeit der entzündlich-destruktiven periportalen Veränderungen bei akuter und abklingender Virushepatitis nicht zu früh im Ablauf der Erkrankung diagnostiziert werden.

Bei chronisch-aggressiver Hepatitis kann es zur Ausbildung bindegewebiger Septen zwischen den verschiedenen vasculären Strukturen der Leber kommen. Diese Septen sind pathogenetisch uneinheitlich (Tabelle 23): Porto-portale Septen entstehen im allgemeinen durch Mottenfraßnekrosen, die beiderseits gegeneinander vorwachsen und sich schließlich vereinigen. Es handelt sich um *primär-aktive Septen*. Zentro-zentrale und zentro-portale Septen entstehen dagegen zumeist aus konfluierenden Brückennekrosen (Kollapsstraßen, *passive Septen*). Die Septen können komplett sein, wenn sie tatsächlich eine Verbindung zwischen den verschiedenen vasculären Strukturen herstellen, inkomplett, wenn sie vor Erreichen dieser Strukturen blind enden (sog. Subsepten). Eine wesentliche Folge der kompletten Septenbildung ist die Zerstörung der ursprünglichen Läppchenarchitektur, wodurch der knotige Umbau der Leber eingeleitet werden kann. Zentro-portale Septen erlauben ferner den immunkompetenten Lymphocyten des portalen Raumes, rasch bis ins Zentrum des Läppchens vorzudringen und dort ihre destruktive Wirksamkeit zu entfalten. Auf diese Weise können primär passive Septen zu *sekundär-aktiven Septen* umfunktioniert werden. Die morphologischen Merkmale passiver und aktiver bindegewebiger Septen sind in Tabelle 23 einander gegenübergestellt. Aktive Septen enthalten meist reichlich elastische Fasern und können deshalb mit Hilfe der Orceinfärbung von Kollapsstraßen unterschieden werden, die Elastica-negativ sind [656].

Brückennekrosen mit geringer entzündlicher Reaktion, ob es sich nun um zentro-portale oder porto-portale handelt, haben zumeist keine schlechte Prognose: Sie heilen in der Regel unter Ausbildung bindegewebiger Septen, in schweren Fällen auch mit einer postnekrotischen Cirrhose aus. Deutlich entzündliche Brückennekrosen sind dagegen bedeutend ernster zu beurteilen, wenn es gelegentlich auch Fälle gibt, die in Heilung übergehen. Im allgemeinen signalisiert diese Veränderung aber die chronisch-aggressive Hepatitis und den Übergang in Cirrhose.

Tabelle 24. Anhaltspunkte zur Differentialdiagnose der Gallengangsveränderungen bei chronisch-aggressiver Hepatitis (NANB-Hepatitis) und primärer biliärer Cirrhose

	Chronisch-aggressive Hepatitis	Primäre biliäre Cirrhose
1. Veränderte Gallengänge	wenige, präterminale-interlobuläre (∅ 20–50 μm)	viele, septale (∅ 70–150 μm), später auch interlobuläre
a) Ausdehnung	segmental bis Gesamtlänge	fokal („ulcerös"), segmental
b) Durchmesser	vergrößert	unverändert
c) Lumen	verengt	unverändert
d) Basalmembran	intakt	fokal zerstört
e) Circumferenz	gleichmäßig	oft eingedellt
2. Epithel	keine Einstülpungen, oft mehrschichtig	oft Einstülpungen, einschichtig
a) Epithelzellen	geschwollen, abgerundet, oft vacuolisiert	teils elongiert, teils verkürzt
b) Zellkerne	häufig hyperchrom	normochrom
c) Zellgrenzen	verwaschen	meist scharf
d) Entzündliche Infiltration	deutlich	fehlend bis spärlich
3. Periductale Veränderungen		
a) PAS-positives Material	fehlt	vorhanden
b) Histiocyten	spärlich	oft reichlich
c) Eosinophile Leukocyten	fehlend bis spärlich	oft vorhanden bis reichlich
d) Lymphfollikel	keine Beziehung zu Gallengängen	manchmal periductal-exzentrisch
e) Granulome	fehlen	oft vorhanden
f) Fibrose	minimal	deutlich
4. Abheilung	ohne Narben	mit Narben

Die auffälligste Veränderung der Portalfelder ist eine lymphocytäre (Abb. 77), an der Parenchym-Bindegewebsgrenze oft überwiegend oder rein plasmacelluläre Infiltration (Abb. 78), in die aber auch segmentkernige Leukocyten eingestreut sein können. Lymphfollikel sind öfters ausgebildet („follicular hepatitis" [414]) und häufig Zeichen eines prognostisch ungünstigeren Krankheitsverlaufes, möglicherweise einer Hepatitis NANB. In 37% der Fälle finden sich schwere, degenerative Veränderungen an den interlobulären Gallengängen [141, 142], wobei es im Einzelfall schwierig sein kann, sie nur auf Grund des histologischen Erscheinungsbildes von Gallengangsdestruktionen bei primärer biliärer Cirrhose auseinanderzuhalten. In Tabelle 24 sind die morphologischen Charakteristika der Gallengangsveränderungen bei chronisch-aggressiver Hepatitis denen bei primärer biliärer Cirrhose gegenübergestellt, wobei es sich natürlich nur um Anhaltspunkte und keine feststehenden Regeln handelt. Die Gallengangsveränderungen bei chronisch-aggressiver Hepatitis sind dadurch charakterisiert, daß nur wenige, vorwiegend präterminale Gallengänge betroffen sind, dies aber in ihrer gesamten Länge. Die Basalmembran bleibt erhalten. Das Epithel wird mehrschichtig, wodurch bei gleichbleibendem oder vergrößertem Durchmesser des Gallenganges eine beträchtliche Verengung seines Lumens resultiert (Abb. 148).

Tabelle 25. Folgezustände der akuten und chronischen Hepatitis. (Modifiziert nach H. SELMAIR)

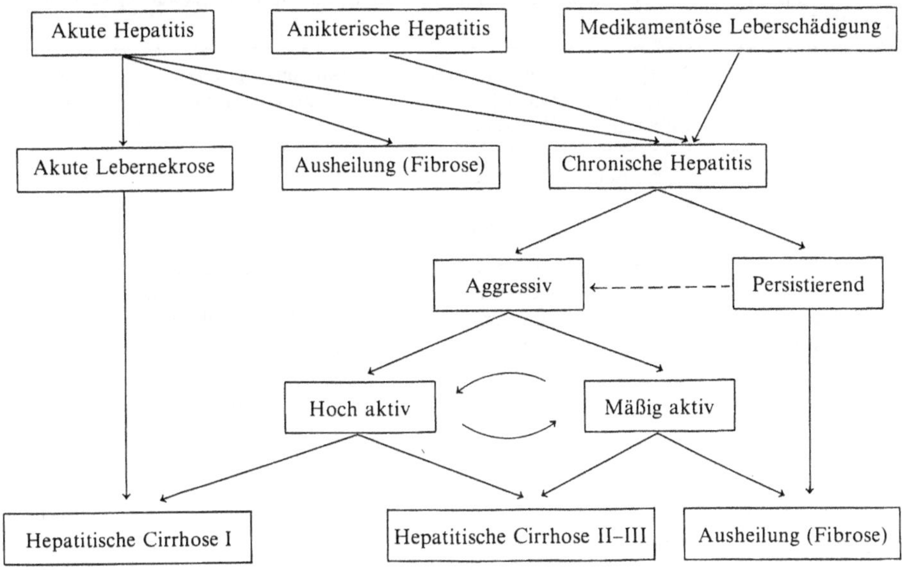

Die Differentialdiagnose wird nicht auf histologischem, sondern auf immunologischem Wege gesichert: Die *gewöhnliche* chronisch-aggressive Hepatitis mit destruktiven Veränderungen an den Gallengängen weist keine antimitochondrialen Antikörper auf, während diese in fast 100% der Fälle von primärer biliärer Cirrhose, meist mit hohem Titer, gefunden werden [61].

Interessanterweise wird die Cholestaseneigung bei chronisch-aggressiver Hepatitis durch degenerative Gallengangsveränderungen nicht verstärkt. Ganz allgemein werden Cholestasezeichen in 32% der Fälle registriert.

In diesem Zusammenhang ist ein offensichtlich eigenständiges Krankheitsbild von besonderem Interesse, die *chronisch-aggressive Hepatitis mit antimito-chondrialen Antikörpern* [62, 63, 187]. Histologisch finden sich sowohl die Charakteristika der chronisch-aggressiven Hepatitis als auch die der primären biliä-n Cirrhose. Es bestehen eine gleichzeitige Erhöhung des IgM und IgG sowie neist auch der Nachweis von Antikörpern gegen glatte Muskulatur. Die nkheit imponiert also als „Mischform“ zwischen beiden Krankheiten. Auf nologischem Wege ließ sich zeigen [61], daß die antimitochondrialen Anti- der Mischform von denen der primären biliären Cirrhose verschieden '4).

nbehandelte chronisch-aggressive Hepatitis verfolgt im allgemeinen ei-abkurs, der oft schubweise verläuft. Bei längerer Beobachtung entwik-n, je nach Krankengut und durchgeführter Therapie verschieden, 23–60% der mäßig aktiven und 52–80% der hochaktiven Fälle eine Cirrhose [13, 786, 788]. Bei mäßig aktiven Krankheitsfällen ist diese Cirrhose eine Folge der entzündlichen periportalen Parenchymabschmelzung durch Mottenfraßnekrosen. Konfluierende Brückennekrosen bewirken in hochaktiven Fällen von chronisch-

Tabelle 26. Die verschiedenen Formen der chronischen Hepatitis, ihr morphologisches Substrat, ihre morphologischen Charakteristika und ihre Beziehung zur Cirrhose. (Nach BIANCHI u. Mitarb. [78])

Form	Morphologisches Substrat	Gebräuchliche klinische Bezeichnungen	Morphologische Charakteristika	Cirrhosebildung
1. Chronisch-persistierende Hepatitis	Chronische portale Hepatitis	Chronisch-persistierende Hepatitis	Portale Entzündung	∅
2. Chronisch aggressive (-aktive) Hepatitis	Chronische periportale Hepatitis	Chronisch-aggressive Hepatitis chronisch-aktive Hepatitis chronic active liver disease	a) Portale und periportale Entzündung Mottenfraßnekrosen	+ bis + +
			b) Schwere portale und periportale Entzündung, Mottenfraßnekrosen oder wie a) mit entzündlich infiltrierten Brückennekrosen	+ + bis + + +
3. Akute Hepatitis von mehr als 6monatiger Dauer	Chronische lobuläre Hepatitis	Prolongierte, protrahierte, akut persistierende Hepatitis, unresolved hepatitis	Vorwiegend intralobuläre Entzündung und Nekrose	∅

aggressiver Hepatitis eine Zerstörung der Läppchenarchitektur in kurzer Frist und bilden damit die Grundlage zum knotigen Umbau der Leber (s.S. 389) (Tabellen 25, 26). Wir konnten ihn bei mäßig aktiver chronisch-aggressiver Hepatitis frühestens nach 13monatiger, bei hochaktiver chronisch-aggressiver Hepatitis nach 6monatiger Krankheitsdauer feststellen [799] (Abb. 299, s.S. 389).

Die höchste Letalität ist in den beiden ersten Krankheitsjahren zu verzeichnen. Nach 5 Jahren leben noch 50%, nach 10 Jahren 20% der Kranken [510]. Die Todesursache ist Leberversagen, seltener Oesophagusvaricenblutung oder Leberzellcarcinom. Ein spontanes Ausheilen bzw. ein „Ausbrennen" des Krankheitsprozesses im Cirrhosestadium ist möglich, kommt aber nur selten vor [13, 799].

3. Die chronische lobuläre Hepatitis (akute Hepatitis von mehr als 6monatiger Dauer)

In wenigen Fällen scheint die Hepatitis anfänglich einen normalen Verlauf zu nehmen. Die Gelbsucht blaßt ab, die leberbezogenen Enzymaktivitäten bleiben jedoch weiter erhöht. Die Patienten klagen zumeist über Müdigkeit und verminderte Leistungsfähigkeit, fühlen sich aber sonst gesund. Die Leberbiopsie ergibt aber nicht das erwartete histologische Bild eines möglichen Übergangs in chronische Hepatitis oder einer chronisch-persistierenden bzw. einer chronisch-aggressiven Hepatitis, sondern sie zeigt weiterhin die typischen Veränderungen einer akuten Virushepatitis. Dieser Befund kann über Monate, ja sogar Jahre unverändert erhalten bleiben, d.h. ohne daß sich zu den Kriterien der akuten Virushepatitis Veränderungen gesellen würden, aus denen die Chronizität des Krankheitsprozesses abgelesen werden könnte. Es handelt sich also um eine akute Hepatitis von mehr als 6monatiger Dauer [78]. Die von POPPER und SCHAFFNER [583] vorgeschlagene Bezeichnung chronische lobuläre Hepatitis, die zwar von der Fogarty-Konferenz zurückgewiesen wurde [236], besagt, daß die Erkrankung im wesentlichen *innerhalb* des Leberparenchyms abläuft und bringt damit das Wesentliche des anatomischen Krankenprozesses gut zum Ausdruck. Andere Bezeichnungen, die allerdings die chronische lobuläre Hepatitis mit der „akuten Hepatitis mit möglichem Übergang in chronische Hepatitis“ teilen muß und von der Fogarty-Konferenz ebenfalls zurückgewiesen wurden, sind protrahierte, prolongierte oder akut-persistierende Hepatitis, im Englischen außerdem noch „unresolved hepatitis“ (Tabelle 26). Von einer „unresolved hepatitis“ dürfte von vornherein nur gesprochen werden, wenn die Erkrankung mit einer akuten Hepatitis eingeleitet wurde.

Soweit wir nach unseren Fällen den Verlauf der chronischen lobulären Hepatitis beurteilen können, scheint sie schließlich abzuheilen, ohne wesentliche Schäden zu hinterlassen. Möglicherweise handelt es sich bei vielen dieser Fälle um Hepatitiden NANB.

4. Die Differentialdiagnose

Bei der Differentialdiagnose zwischen chronisch-persistierender Hepatitis und chronisch-aggressiver Hepatitis (Tabellen 27, 28) muß bedacht werden, daß sich die chronisch-aggressive Hepatitis unter erfolgreicher Behandlung, selten auch spontan, so weit beruhigen kann, daß sie klinisch und morphologisch nur mehr als chronisch-persistierende Hepatitis imponiert. Wenn andererseits 10% der Fälle von chronisch-persistierender Hepatitis im Laufe der Beobachtungszeit in chronisch-aggressive Hepatitis überzugehen scheinen [799], dürfte es sich meistens nicht um wirkliche Verschlechterungen, sondern tatsächlich um anfängliche Fehlbeurteilungen leicht verlaufender chronisch-aggressiver Hepatitiden handeln. Wenn chronisch-persistierende Hepatitiden bei Hepatitis B keine günstige Prognose haben, sind es diejenigen Fälle, bei denen Leberzellkerne Core-Antigen enthalten, während nur spärlich Oberflächenantigen im Cytoplasma anzutreffen ist [287].

Rückbildungsstadien oder protrahierte Verlaufsformen von Virushepatitiden können von den chronischen Hepatitiden meist durch die Berücksichtigung des Zeitfaktors abgegrenzt werden. Leichte Formen der chronich-persistierenden Hepatitis können von der unspezifisch-reaktiven Hepatitis, ebenso wie ausgeprägte Fälle von chronisch-persistierender Hepatitis von leichten der chronisch-aggressiven Hepatitis, mit Hilfe morphologischer Kontrollen nach 3–6 Monaten unterschieden werden (Abb. 73). Die chronisch-aggressive Hepatitis kann von der primären biliären Cirrhose neben gewissen klinischen und histologischen Unterscheidungsmerkmalen (Tabelle 24) vor allem auf Grund immunologischer Untersuchungsbefunde separiert werden (antimitochondriale Antikörper).

Eine sehr ausgeprägte chronisch-persistierende Hepatitis kann manchmal an portale Infiltrate bei chronischer lymphatischer Leukämie erinnern, beson-

Tabelle 27. Histologische Differentialdiagnose der chronischen Hepatitis

	1. Chronisch-persistierende Hepatitis	2. Chronisch-aggressive Hepatitis	
		a) leichte Verlaufsform	b) schwere Verlaufsform
Portalfelder			
Größe	wenig verbreitert	verbreitert	deutlich verbreitert
Gestalt	meist regulär	irregulär	irregulär
Infiltration	wechselnd dicht	dicht	sehr dicht, oft plasmacellulär
Fibrose	fehlend bis gering	häufig	häufig
Begrenzung	relativ scharf	unscharf	sehr unscharf
Gallengangsveränderungen	selten	fallweise	häufig
Parenchym			
Mottenfraßnekrosen	fehlend	vorhanden	reichlich
Rosettenbildung	fehlend	fallweise	häufig
Zeichen akuter Virushepatitis:			
a) Parenchymdegeneration, Flecknekrosen	selten	fallweise	häufig
b) Konfluierende Nekrosen	sehr selten	fallweise, verschieden ausgedehnt	fallweise, oft sehr ausgedehnt
Cholestasezeichen	sehr selten	gelegentlich	gelegentlich
Intralobuläres Mesenchym			
Zellige Infiltrate	vorhanden	vorhanden	vorhanden, oft plasmacellulär
Aktive Septen	fehlend	vorhanden	vorhanden bis reichlich
Verlauf	stationär	progredient	rasch progredient
Cirrhoseentwicklung	keine	häufig	sehr häufig

Tabelle 28. Immunfluorescenz-Antigenbefunde und Verlauf der Hepatitis B. (Modifiziert nach Drescher u. Mitarb. [190])

Hepatitistyp	fokales HB_cAg	Membran-gebundenes HB_sAg	Cytoplas-matisches HB_sAg
Akute, selbstlimitierte Hepatitis	–	–	–
Protrahierte akute Hepatitis	(+)	–	–
Chronisch-persistierende Hepatitis	–	–	+
Chronisch-aggressive Hepatitis	+	++	(±)

++ = reichlich vorhanden, + = vorhanden, (+) = vereinzelt nachweisbar, (±) = vereinzelt nachweisbar oder fehlend, – = fehlend

ders während oder nach cytostatischer Therapie. Ansonsten sind lymphatisch-leukämische Infiltrate dichter, homogener und noch schärfer begrenzt als die Rundzellinfiltrate der chronischen Hepatitis (s.S. 410) (vgl. Abb. 319, 320).

5. Chronische Hepatitiden im weiteren Sinne

Als chronische Hepatitiden im weiteren Sinne könnten neben den eben abgehandelten Formen noch die chronische Arzneimittelhepatitis, die Fettleberhepatitis, die Cholangiohepatitis, die granulomatöse Hepatitis und die unspezifisch-reaktive Hepatitis unter der Voraussetzung aufgefaßt werden, daß sie länger als ein halbes Jahr andauern (s. später).

C. Andere Hepatitiden des Erwachsenenalters

Neben der akuten und chronischen Virushepatitis gibt es noch eine Reihe anderer viraler oder durch virusähnliche Erreger bedingte Hepatitiden. Im allgemeinen handelt es sich um systemische Krankheiten, in deren Rahmen die Leber mitbeteiligt ist. Viel seltener ist die Leber, wie bei der Virushepatitis, das Zielorgan.

Bei den systemischen Viruskrankheiten mit Begleithepatitis überwiegen zumeist die Symptome der Allgemeinerkrankung. Gelbsucht tritt nur in einem kleinen Prozentsatz der Krankheitsfälle auf. Von den Hepatitiden dieser Gruppe soll hier nur diejenige besprochen werden, die vorwiegend bei Erwachsenen und in den gemäßigten Breiten auftritt, nämlich die Mononucleosis infectiosa-Hepatitis. Viele der virusbedingten Hepatitiden des Erwachsenen gehen ferner in den Sammelbegriff der unspezifisch-reaktiven Hepatitis ein, sofern der Erregernachweis nicht gelingt. Gelbfieber, Rifttalfieber, Marburg-, Lassa- und Ebolafieber, etc., werden bei den hämorrhagischen Fiebern besprochen (s.S. 168), die Q-Fieber-Hepatitis bei den granulomatösen Hepatitiden (s.S. 154), die übrigen Hepatitiden: Cytomegalievirus-, humanes-Herpesvirus 1-, congenitale Rötelnvirus-, Coxsackie- und Mumpshepatitis werden bei den Leberkrankheiten des Kindesalters abgehandelt (s.S. 228 f.).

Ausführlich sollen hier noch andere diffuse infektiöse Hepatitiden wie die Weilsche Krankheit, die syphilitische Hepatitis und die suppurative Hepatitis besprochen werden, ferner als immunologisch bedingte entzündliche Erkrankung die Abstoßungshepatitis und als aktinisch bedingte Entzündung die Strahlenhepatitis.

Die alkoholische Hepatitis wird in einem eigenen Kapitel abgehandelt (s.S. 338), die Arzneimittelhepatitis bei den toxischen Leberschäden (s.S. 325).

1. Die Mononucleosis infectiosa-Hepatitis

Der reticuloendotheliale Apparat der Leber ist am Krankheitsbild der infektiösen Mononucleose (Pfeiffersches Drüsenfieber) in mehr als 75% der Fälle mitbeteiligt, auch wenn in nur 10% der Erkrankten eine Gelbsucht auf die Leberentzündung hinweist. Die Krankheit wird durch das Epstein-Barr-Virus [213], das humane Herpesvirus 4, ausgelöst und zumeist durch oralen Kontakt („kissing

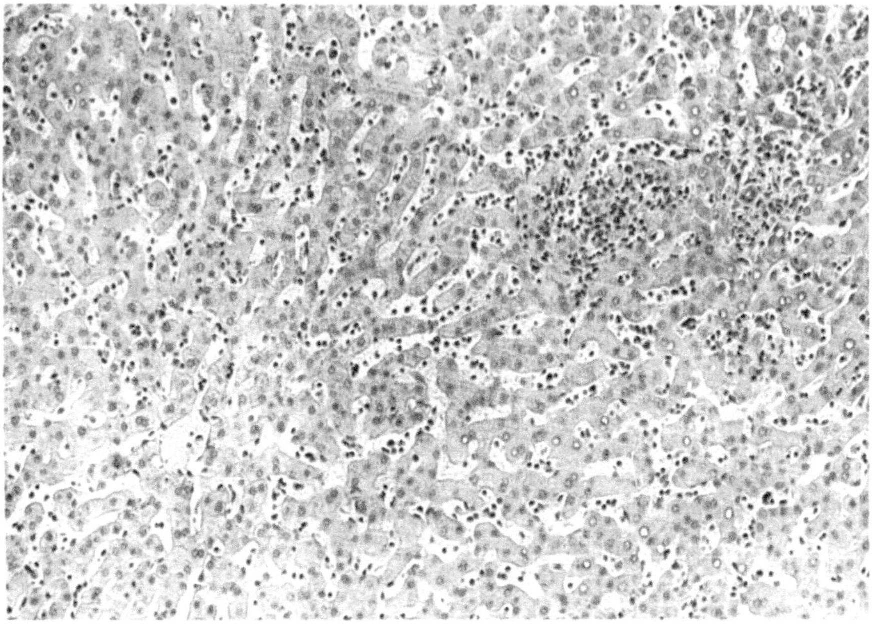

Abb. 81. Mononucleosis-infectiosa-Hepatitis, 15 Jahre, ♂, Krankheitsdauer 12 Tage. Kein Ikterus, Lymphknotenschwellung. Leukocytenzahl 11800, 75% monocytoide Zellen. Paul-Bunnell-Reaktion 1:1024+. Bil 8,6 µmol/l (0,5 mg/dl), Thy 4,5 TE, GOT 58,0 E/l, GPT 65,0 E/l. Übersicht. Zellvermehrung in Sinusoiden und Portalfeld. HE, ×120

disease"), seltener durch Bluttransfusionen, übertragen. Normalerweise erfolgt die Infektion bereits im Kindesalter, ohne besondere Symptome zu verursachen. In gehobenen Gesellschaftsschichten kann die Infektion bis ins Adoleszentenalter oder ins junge Erwachsenenalter hinausgezögert werden und führt dann in 50% der Fälle zur manifesten Erkrankung („Studentenkrankheit").

Die histologischen Veränderungen spielen sich vorwiegend am mesenchymalen Sektor ab (Abb. 81–83): Die Kupffer-Zellen sind aktiviert und vermehrt. Kupfferzellmitosen sind häufig zu beobachten. Innerhalb der Sinusoide finden sich, stellenweise in außerordentlich dichter Lagerung, mononucleäre Elemente von sehr verschiedenem Aussehen und unterschiedlicher Kerngröße. Es sind helle und chromatinreiche, rundliche und eingebuchtete Zellkerne zu beobachten (Abb. 82), atypische Mitosen sind nicht selten. An größeren, fokalen Zellansammlungen sind immer auch zahlreiche gewucherte Kupffer-Zellen beteiligt. Sie nehmen offensichtlich den Platz zugrundegegangener Leberzellen ein (Abb. 82). Im übrigen erscheint aber das Parenchym am Krankheitsprozeß kaum beteiligt, wenn man von häufigen Leberzellmitosen, wenigen Flecknekrosen, einzelnen roten Körpern und gelegentlichen Cholestasezeichen absieht. Die Portalfelder sind infolge einer dichten, gleichartigen zelligen Infiltration und einer Vermehrung und Schwellung der ortsständigen mesenchymalen Zellen zellreich und verbreitert. Ihre Begrenzung erscheint meist unscharf, da sich die portale Infiltration direkt in die sinusoidalen Zellansammlungen fortzusetzen scheint (Abb. 83).

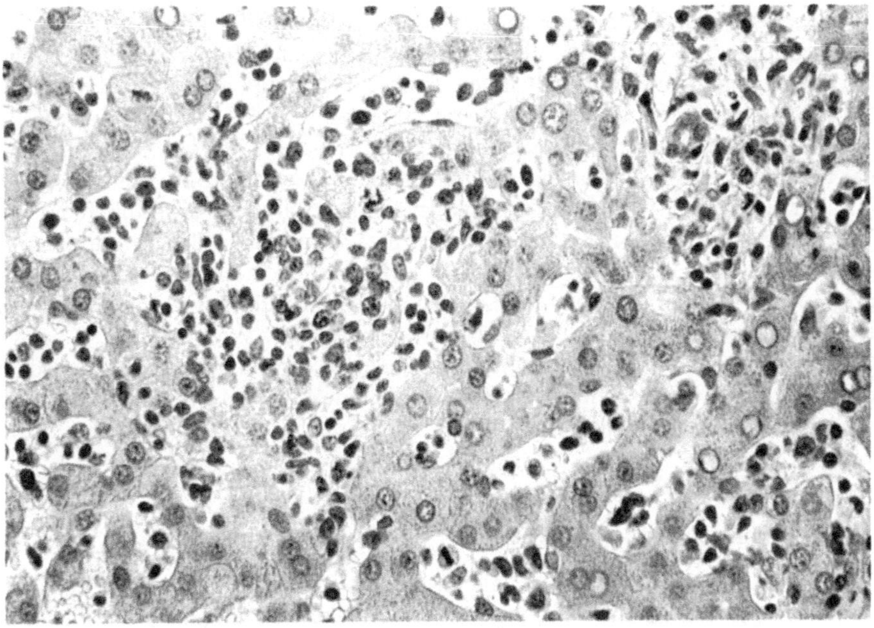

Abb. 82. Detail aus Abb. 81. Sinusoide von mononucleären Zellen mit verschieden geformtem Kern erfüllt. Zahlreiche Mitosen. Größeres, unscharf begrenztes zelliges Knötchen (*Mitte links*). Anteil eines Portalfeldes (*rechte obere Ecke*). Lochkerne im periportalen Bereich. HE, ×325

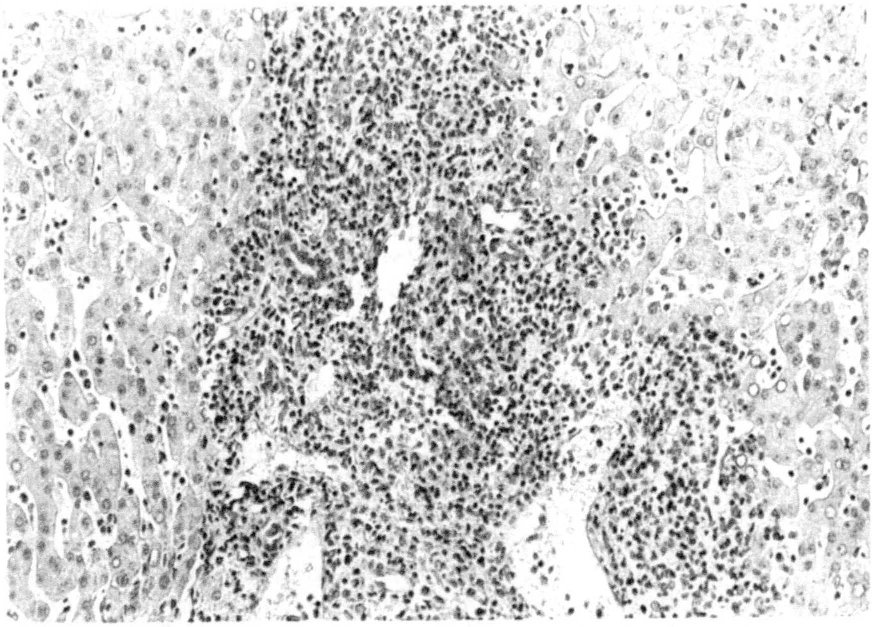

Abb. 83. Der gleiche Fall wie Abb. 81. Verbreitertes und unscharf begrenztes, dicht entzündlich infiltriertes Portalfeld. HE, ×120

Die geschilderten Veränderungen sind länger als die im allgemeinen nur mäßiggradige und kurzdauernde Gelbsucht zu beobachten. Mit dem Abklingen der Allgemeinerkrankung schwinden auch die hepatalen Manifestationen, in der Regel ohne irgendwelche Spuren zu hinterlassen.

Die mesenchymalen Veränderungen sind meist ausgeprägter als diejenigen bei beginnender Virushepatitis, können manchmal aber große Ähnlichkeit mit ihr aufweisen (vgl. Abb. 49). Vor Verwechslungen schützen gewöhnlich der gute Zustand des Parenchyms und die differente Klinik. Die Differentialdiagnose gegenüber einer myeloischen Leukämie oder einem akuten Non-Hodgkin-Lymphom kann schwierig sein, zumal zu Beginn der Erkrankung auch in klinischer Hinsicht eine Unterscheidung nicht immer leicht fällt. Wichtig ist, daß bei solchen Fällen und auch bei leichten ikterischen Erkrankungen junger Menschen, die Hepatitis A und B negativ sind, an die infektiöse Mononucleose gedacht und eine Komplementbindungsreaktion oder ein ELISA (IgM)-Test angeordnet wird.

2. Die Cytomegalievirus-Hepatitis

Eine Infektion mit dem Cytomegalievirus, dem humanen Herpesvirus 5, erfolgt in der Regel bereits im Säuglings- oder Kindesalter (s.S. 228). Personen aus sozial und ökonomisch bessergestellten Kreisen können, ähnlich wie bei Mononucleosis infectiosa, von der allgemeinen Durchseuchung im Kindesalter ausgenommen sein und die Erkrankung erst im Erwachsenenalter erwerben. Die Übertragung kann durch oralen Kontakt, nicht selten auch durch Bluttransfusionen oder Infusionen erfolgen. Man schätzt, daß 10% der transfusionsbedingten Hepatitiden durch das Cytomegalievirus verursacht werden. Organtransplantierte und Hämodialysepatienten sind besonders gefährdet.

Die Erkrankung beginnt zumeist mit hohem, remittierendem Fieber, Müdigkeit, Übelkeit, Kopf- und Gelenkschmerzen, manchmal auch mit gleichzeitiger Lymphknotenschwellung. Bestehen auch andere Organmanifestationen und ist die Hepatitis nur eine Begleitreaktion, verläuft die Erkrankung zumeist anikterisch. Ist dagegen die Leber das Zielorgan der Infektion, was bei 60% der Fälle zutrifft, ist der Verlauf in zwei Drittel der Erkrankten ein ikterischer. Auffällige Laboratoriumsbefunde sind eine relative Lymphocytose bis über 60% mit reichlich atypischen Lymphocyten und, im Gegensatz zur Virushepatitis, eine Sideropenie [314].

Histologisch finden sich im allgemeinen typische akute Hepatitiden verschiedenen Schweregrades (Abb. 173), häufig mit einer ausgeprägten Begleitcholestase. Da sich Cytomegaliezellen („Eulenaugen“) (Abb. 174) nur in 5% der Erkrankten finden, muß die Diagnose zumeist serologisch gestellt werden. Bei HB_sAg- und Anti-HAV-negativen Hepatitiden sollte stets auch an die Cytomegalievirus-Hepatitis gedacht und die entsprechenden Untersuchungen (IgM-Antikörper, Komplementbindungsreaktion) durchgeführt werden [314].

Gelegentlich kann die Erkrankung auch als granulomatöse Hepatitis verlaufen, mit herdförmigen Parenchymnekrosen und epitheloidzelligen Granulomen [42, 93]. In diesen Arealen sind cytotoxische Suppressor T-Lymphocyten stark angereichert [819]. Um Cytomegaliezellen findet sich häufig eine segmentkernig-leukocytäre Abraumreaktion. Eine basophile Granulierung von Leberzellen ohne Kerneinschlüsse weist auf die Anwesenheit von Virusmaterial im Cytoplasma hin [819].

3. Die unspezifisch-reaktive Hepatitis

Die unspezifisch-reaktive Hepatitis [581, 645] ist eine häufige Veränderung, die erst durch die Leberbiopsie aufgedeckt wurde. Wir beobachteten sie in 1152 Biopsien, das ist in 5,7% unseres Untersuchungsgutes.

Schon beim ersten Blick ins Mikroskop fällt bei diesen Biopsien auf, daß „etwas nicht in Ordnung ist", ohne daß sich dieser Eindruck gleich präzisieren ließe: Es ist eine leichte, aber doch deutliche Unruhe des histologischen Bildes. Bemüht man sich, diesen Eindruck zu objektivieren, stellt man fest, daß er vor allem durch Größenunterschiede der Leberzellen und eine diffuse Vermehrung der sinusoidalen Zellen bedingt wird. Innerhalb der Sinusoide finden sich reichlicher kleine Rundzellen als gewöhnlich und Kupffer-Zellen sowie Rundzellen bilden zumeist kleine, nur innerhalb der Sinusoide oder anstelle kleiner Flecknekrosen gelegene, knötchenförmige Zellansammlungen (Abb. 84). Gelegentlich sind auch typische Retothelknötchen zu beobachten (Abb. 95, 96) (s.S. 138). Die Portalfelder weisen z.T. eine chronisch-entzündliche Infiltration verschiedener Dichte auf.

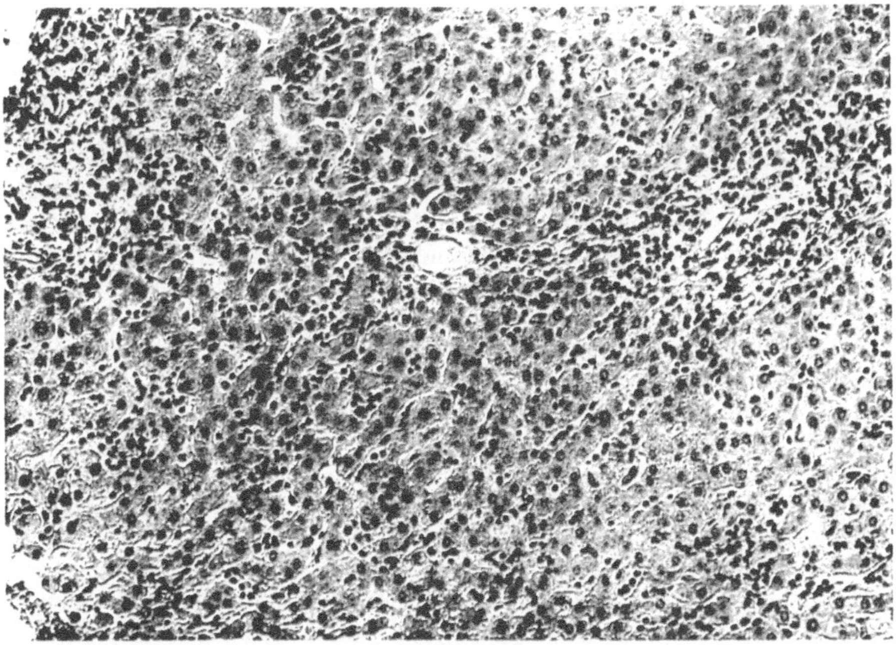

Abb. 84. Unspezifisch-reaktive Hepatitis, 63 Jahre, ♀, chronisches Ulcus duodeni. Kupfferzellaktivierung; kleine, knötchenförmige Zellansammlungen aus gewucherten Kupfferzellen und kleinen Rundzellen in der Umgebung einer Zentralvene. Feintropfige Leberzellverfettung. HE, ×200

Diese geringfügige, uncharakteristische und vorwiegend mesenchymale Affektion kann durch die verschiedensten extrahepatalen Ursachen hervorgerufen werden, meist handelt es sich um eine *Mitbeteiligung* der Leber an irgendeinem Krankheitsprozeß. Oft sind es Erkrankungen des Bauchraumes, Gastritiden, Enteritiden, Colitiden oder Ulcera, wobei die Leber offenbar als Filter von Agentien wirkt, die mit dem Pfortaderblut eingeschwemmt werden. Häufig handelt es sich auch um irgendwelche banale Virusinfekte (z.B. grippale Infekte) oder nichtklassifizierte systemische Viruskrankheiten sowie schwere extraabdominelle Infektionskrankheiten (z.B. Pneumonien), wobei die Erreger das Organ über die Leberarterie erreichen dürften. Konstant sind diffus-entzündliche Veränderungen, meist von der Intensität der unspezifisch-reaktiven Hepatitis oder auch in bedeutend stärkerer Ausprägung, als *Begleithepatitis* bei granulomatösen Hepatitiden zu beobachten. In vielen Fällen gelingt es aber auch bei genauester Untersuchung nicht, der Ursache der Veränderung auf die Spur zu kommen.

Bei reaktiven Hepatitiden sind die Beschwerden und klinischen Symptome, die schließlich die Leberbiopsie veranlassen, ebenfalls vage. Die meisten Patienten können keine distinkten Beschwerden anführen – sie sind müde und fühlen sich nicht wohl. Schließlich deckt das Laboratorium verschiedene und stets nur geringe Abweichungen auf, die auf eine Beteiligung der Leber hinweisen: Eine leichte Hyperbilirubinämie, bei der nicht nur die indirekt, sondern auch die direkt reagierende Fraktion erhöht gefunden wird und/oder leicht erhöhte Aminotransferasen, eine grenzwertig pathologische Bromsulfalein-Clearance oder ein vermehrtes Gammaglobulin.

Klinische und morphologische Veränderungen können oft über lange Zeit verfolgt werden, ohne daß ein Fortschreiten des Prozesses festzustellen wäre. In anderen Fällen wieder bildet sich die unspezifisch-reaktive Hepatitis allmählich und vollständig zurück.

Das histologische Bild einer meist ausgeprägten unspezifisch-reaktiven Hepatitis bzw. chronisch-persistierenden Hepatitis wird mit großer Regelmäßigkeit bei Rauschgiftsüchtigen beobachtet, auch wenn kein Anhaltspunkt für eine durchgemachte Virushepatitis vorliegt und kein Hepatitis-B-Antigen nachzuweisen ist [625]. Diese offensichtlich gutartige Veränderung wurde auch „Triaditis" genannt [441].

Die in unseren Augen sehr brauchbare Bezeichnung „unspezifisch-reaktive Hepatitis" wird von manchen Autoren abgelehnt, und zwar mit der Begründung, daß Ärzte, die mit der Leberhistologie bzw. diesem Terminus nicht vertraut seien, die Diagnose überwerten könnten.

Differentialdiagnostisch ist es oft schwierig, eine stärker ausgebildete reaktive Hepatitis histologisch von einer abklingenden Virushepatitis oder einer persistierenden Hepatitis abzugrenzen (s.S. 121).

Die *lokale reaktive Hepatitis*. Es ist verständlich, daß sich das umgebende Lebergewebe auch mit lokalen Krankheitsherden immunologisch auseinandersetzt. Entsprechende Veränderungen sind nicht nur um entzündliche Herde, sondern stets auch um Metastasen maligner Geschwülste zu beobachten. Die Reaktion reicht von einer Vermehrung und Aktivierung der Kupffer-Zellen und einer verschieden dichten Rundzellinfiltration in Sinusoiden und Portalfeldern (Abb. 85) bis zu dichten, unscharf begrenzten, intralobulären Zellansammlungen

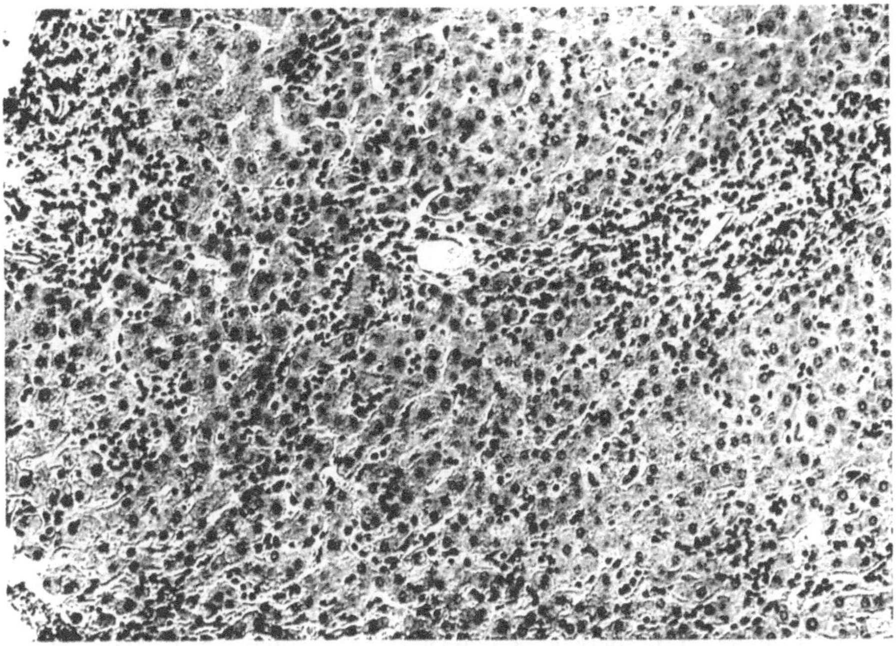

Abb. 85. Lokale, reaktive Hepatitis. Metastasenleber, 39 Jahre, ♀. Kupfferzellaktivierung, kleinrundzellige Infiltration von Sinusoiden und Portalfeldern. HE, ×150

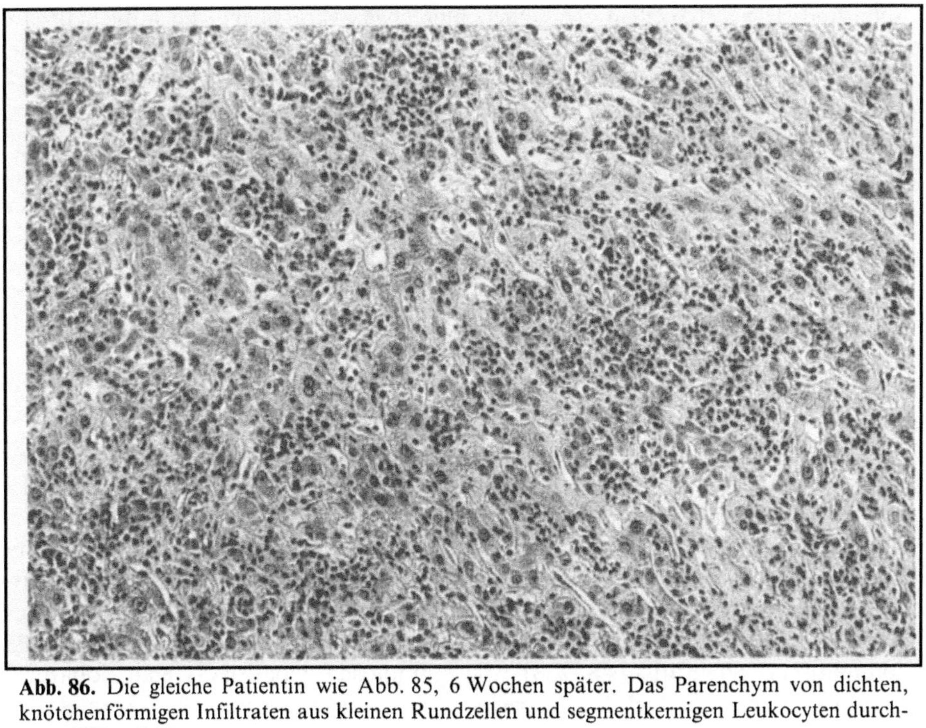

Abb. 86. Die gleiche Patientin wie Abb. 85, 6 Wochen später. Das Parenchym von dichten, knötchenförmigen Infiltraten aus kleinen Rundzellen und segmentkernigen Leukocyten durchsetzt. HE, ×150

aus Rundzellen, Plasmazellen und z.T. auch segmentkernigen Leukocyten, die ein deutlich degenerativ geschädigtes Parenchym durchsetzen (Abb. 86).

Wurde eine ungezielte Biopsie bei Verdacht auf Metastasenleber durchgeführt und findet man im Zylinder kein neoplastisches Gewebe, aber derartige entzündliche Reaktionen, kann man mit größter Wahrscheinlichkeit annehmen, daß die Biopsienadel ihr Ziel knapp verfehlt hatte.

4. Die Weilsche Krankheit

Die Weilsche Krankheit (Leptospirosis ictero-haemorrhagica; Icterus infectiosus) ist trotz ihrer weiten Verbreitung unter Ratten und vielfältiger Übertragungsmöglichkeit auf den Menschen sehr selten. Nach einer Inkubationszeit von 7–13 Tagen setzt die Krankheit plötzlich mit schwerem Krankheitsgefühl, hohem Fieber, Kreuzschmerzen, Muskelschmerzen und Erbrechen ein. In schweren Fällen wird das klinische Bild von Zeichen der Niereninsuffizienz beherrscht. Nur bei $^{2}/_{3}$ der Erkrankungsfälle tritt Ikterus von verschiedener Intensität, aber mehrwöchiger Dauer auf. Die früheren Schilderungen des histologischen Bildes, die sich auf Leichenmaterial stützten, sind unterschiedlich und wenig brauchbar. Bioptische Untersuchungen liegen nur wenige vor [215, 548, 642].

Der auffälligste histologische Befund ist die Geringfügigkeit der Veränderungen, verglichen zur Schwere des Krankheitsbildes: Es finden sich lediglich leichte parenchymatöse Alterationen in den zentralen und intermediären Läppchenabschnitten. Die Leberzellen erscheinen hier etwas vergrößert und aufgehellt. In der Umgebung der Gallenkanälchen führen sie vermehrt Gallenpigment. Die Canaliculi sind nicht erweitert, beherbergen aber feine Gallenzylinder. Onkocytäre Leberzellen sind häufig. Der auffälligste Befund sind die zahlreichen Leberzellmitosen (Abb. 87). Die Kupffer-Zellen erscheinen kaum beteiligt, die Portalfelder sind unauffällig.

Auch andere, verwandte Krankheiten, wie die Leptospirosis grippotyphosa (Feld-, Schlamm- oder Erntefieber), die Leptospirosis canicola oder die Schweinehüterkrankheit (Leptospira pomona oder Leptospira mitis) können eine ikterische Lebererkrankung mit gleichartigem histologischem Bild hervorrufen, wie wir uns an einigen wenigen Fällen überzeugen konnten.

5. Die syphilitische Hepatitis

Die große Palette von Leberschädigungen, die früher in direkten oder indirekten Zusammenhang mit einer syphilitischen Infektion gebracht worden war, hat sich in der Ära der Leberbiopsie weitgehend gelichtet. Nach Abschreibung des sog. Salvarsanikterus, der als parenteral übertragene Virushepatits identifiziert werden konnte [57], und der Fälle von Drogenikterus, die durch die Arsenobenzolbehandlung ausgelöst wurden, blieben noch die congenitale interstitielle syphilitische Hepatitis (s.S. 233), die gummöse Hepatitis (Hepar lobatum) (s.S. 157) und schließlich der Icterus syphiliticus praecox zurück. Darunter versteht man eine mit Gelbsucht einhergehende Erkrankung, die bei unbehandelten

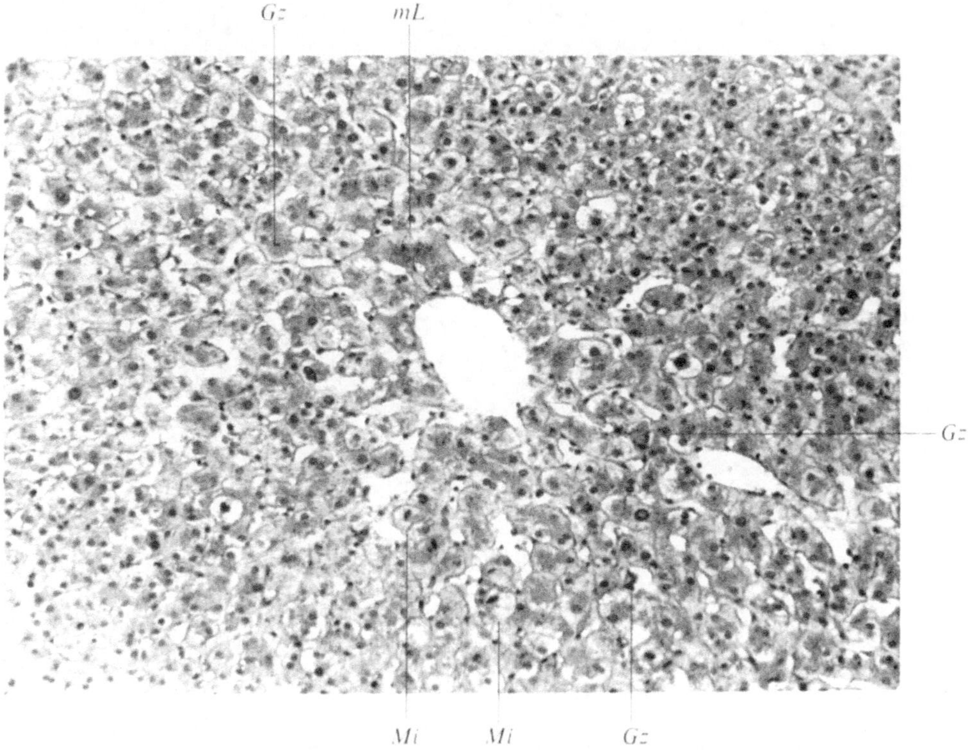

Abb. 87. Weilsche Krankheit, 25 Jahre, ♂, 7. Gelbsuchttag. Bil 761μmol/l (44,5 mg/dl), AST 80 E/l, AP 9,9 mmol E, Rest-N 59 mg/dl, Aggl. 1:12800+ (Haemmerli, Zürich). Läppchenzentrum (Zentralvene Mitte). Nur geringfügige degenerative Leberzellveränderungen ohne wesentliche entzündliche Reaktion („Parenchymunruhe"). Leberzellmitosen (*Mi*), Gallenzylinder (*Gz*), mehrkernige, gallig imbibierte Leberzellen (*mL*). HE, ×120. (Path. Inst. Kantonsspital Zürich, Nr. 5507/63)

Syphilitikern zumeist im Stadium der Generalisation, im frühen Sekundärstadium, einsetzt.

Wie wir 1952 zeigten [57], handelt es sich auch beim Icterus syphiliticus praecox zumeist um eine Virushepatitis. Eine echte syphilitische Hepatitis ist selten [5, 32, 429, 708]. Eine Leberbeteiligung bei Lues II ist nur in 0,24% der Fälle zu erwarten [291]. Wir konnten bisher nur zwei Fälle beobachten. Die Erkrankung, die zumeist mit den ersten Exanthemschüben des Sekundärstadiums einsetzt, beginnt gewöhnlich mit Übelkeit und starkem Krankheitsgefühl, Druckschmerz im rechten Oberbauch, mäßiggradigem Ikterus und gelegentlich mit Fieber. Die auffallendsten Laboratoriumsbefunde neben der positiven Syphilis-Serologie sind die stark beschleunigte Blutsenkung und die sehr hohe Aktivität der alkalischen Phosphatase.

Histologisch können sich innerhalb des Parenchyms Flecknekrosen bis ausgedehnte, scharf begrenzte entepithelisierte Areale finden, die manchmal den Großteil eines Leberläppchens einnehmen (Abb. 88). Cholestasezeichen wurden nicht beobachtet, doch ist mit ziemlicher Regelmäßigkeit eine segmentkernig-

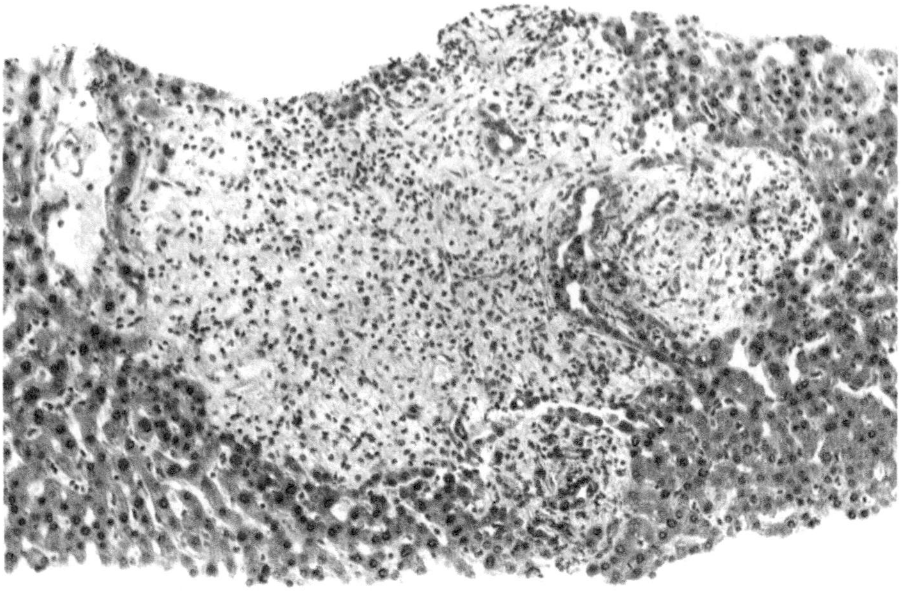

Abb. 88. Syphilitische Hepatitis (Icterus syphiliticus praecox.), 36 Jahre, ♂. Leichte Gelbsucht, Sekundärexanthem. Bil 109,4 µmol/l (6,4 mg/dl), AST 250 KarmenE, ALT 385 KarmenE, AP 63,0 BodE. HB_sAg neg. Scharf begrenztes, entepithelisiertes Areal von der Zentralvene (*links*) bis zum Portalfeld (*rechts*) reichend, mit mäßiger, kleinrundzelliger Infiltration. Granulocytäre Infiltration der Portalfelder in der Nachbarschaft der Gallengänge. Masson-Trichrom, ×160 [32]

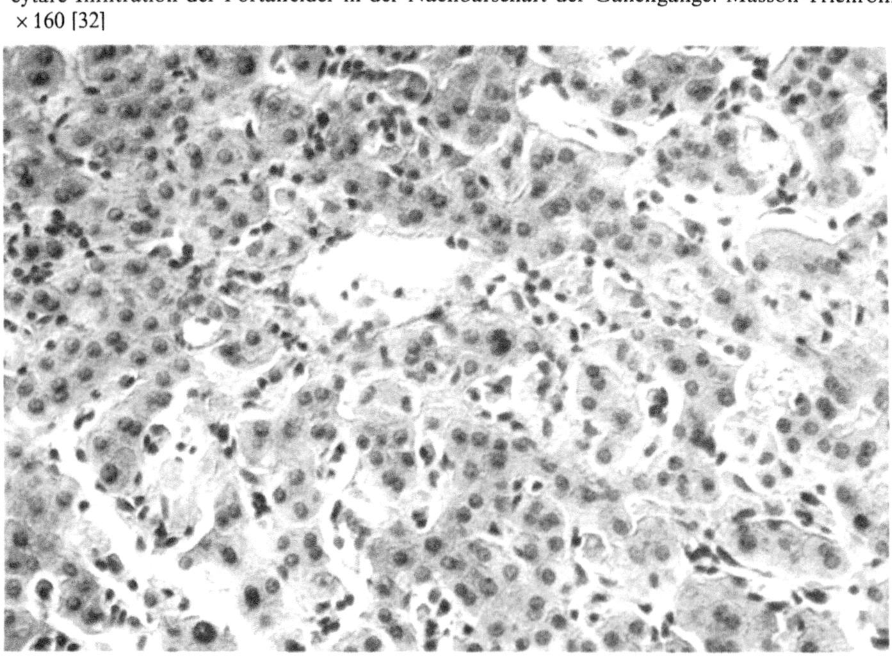

Abb. 89. Akute syphilitische Hepatitis, 24 Jahre, ♀. Sekundärstadium. Treponema pallidum-Hämagglutinationstest 1:5120 pos. Bil 309,5 µmol/l (18,1 mg/dl), AST 36 E/l, ALT 22 E/l, AP 49 E/l. Mobilisation und Vermehrung der sinusoidalen Zellen eines Läppchenzentrums. Mäßige lymphocytäre Infiltration. HE, ×290

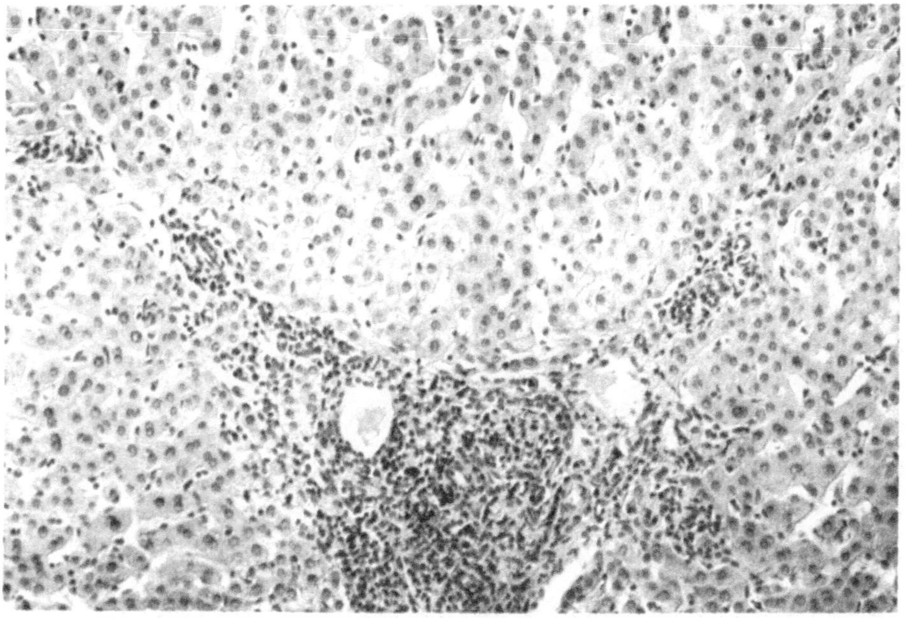

Abb. 90. Dieselbe Biopsie wie Abbildung 89. Ein Portalfeld ist dicht mit Lymphocyten und Plasmazellen infiltriert. Die Veränderung ähnelt einer chronisch-persistierenden Hepatitis. HE, ×135

leukocytäre Infiltration in der Umgebung der portalen Gallengänge festzustellen.

Bei dem einen unserer Fälle entsprach das histologische Bild dem einer chronisch-persistierenden Hepatitis (Abb. 89, 90), beim anderen, bei dem die manifeste Lebererkrankung bereits 3 Monate andauerte, erinnerten die Veränderungen stark an eine chronisch-aggressive Hepatitis von mäßiger Aktivität (Abb. 91). Auffällig war eine mächtige bindegewebige Verbreiterung der Portalfelder, die offensichtlich durch einen periportalen, entzündlichen Parenchymabbau verursacht worden war [799a]. Auch unspezifische, rundzellig-histiocytäre Granulome wurden bei 5 von 7 Fällen beobachtet [291].

Ein Spirochätennachweis im Lebergewebe ist bei syphilitischer Hepatitis bisher nicht gelungen. Penicillintherapie bringt eine dramatische Wendung zum Besseren, die Leberveränderungen heilen innerhalb von 2 Monaten mit belangloser Fibrosierung ab.

Drei klinisch lebergesunde Syphiliskranke im frühen Sekundärstadium, die wir bioptisch untersuchen konnten, wiesen das histologische Bild einer unspezifisch-reaktiven Hepatitis auf.

6. Die Hepatitis suppurativa

Eitrige oder abscedierende Hepatitiden, wie sie im Rahmen einer Pylephlebitis (Nabelsepsis, eitrige Erkrankungen des Bauchraumes) oder einer allgemeinen Sepsis auftreten, gehören nicht zum Indikationsbereich der Leberbiopsie. Es bestünde nämlich die Gefahr, infektiöses Material in den Bauch- oder Pleuraraum zu verschleppen.

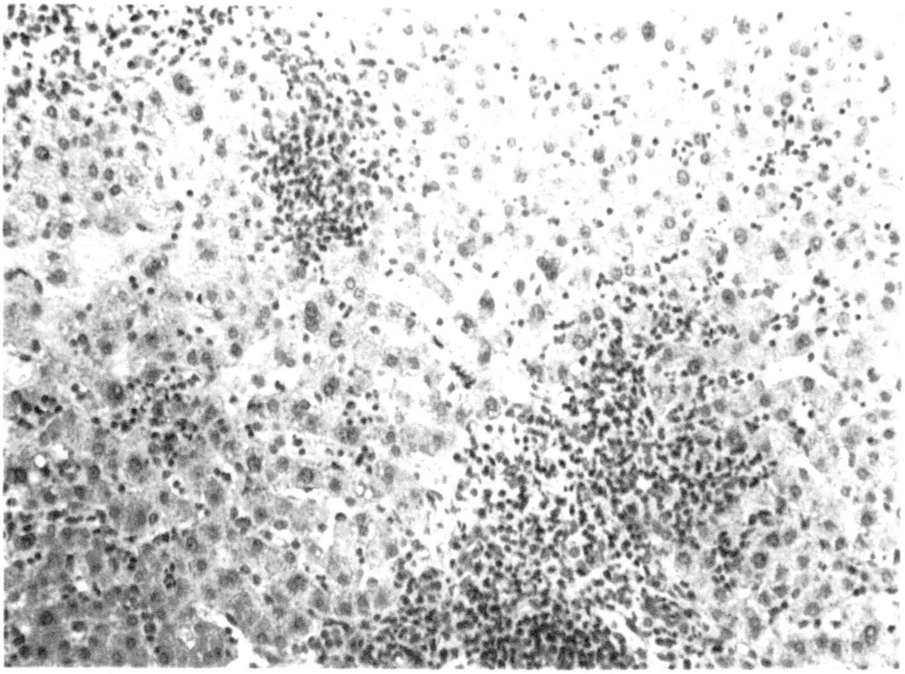

Abb. 91. Syphilitische Hepatitis unter dem Bilde einer chronisch-aggressiven Hepatitis von mäßiger Aktivität. 54 Jahre, ♂. Infektionstermin unbekannt, kein Exanthem. Klinische Krankheitsdauer 3 Monate. Inappetenz, Ekel vor dem Essen, Brechreiz, Druckgefühl im rechten Oberbauch. Hepatomegalie. Senkung (Westergren) 117/123, Bil 10,3 µmol/l (0,6 mg/dl), AST 12 E/l, ALT 20 E/l, γGT 129 E/l, AP 940 E/l, Serumeisen 9,1 µmol/l (51 µg/dl), Serumkupfer 53,5 µmol/l (340 µg/dl). Anti HAV pos., HB_sAg und Anti HB_c neg., Syphilis-Tests mit Lipoid-Antigenen und Treponema pallidum-Antigen pos. Dichte Infiltration der Portalfelder mit Plasmazellen und Lymphocyten, ausgedehnte Mottenfraßnekrosen, herd- und streifenförmige entzündliche Infiltrate im Parenchym. Nach Penicillintherapie rasche Rückbildung der pathologischen Laboratoriumswerte und der histologischen Veränderungen. HE, × 160

Das eindrucksvolle klinische Bild, bei dem die Schwerkranken über dumpfe, manchmal auch stechende, atemsynchrone Schmerzen im rechten Oberbauch klagen und sich zu den objektiven Symptomen der Sepsis noch Abwehrspannung und Klopfempfindlichkeit in der Lebergegend gesellen, wird zumeist, wenn die Zusammenhänge offensichtlich sind, auch ohne Kenntnis der morphologischen Veränderungen richtig gedeutet.

Erhebliche diagnostische Schwierigkeiten ergeben sich jedoch bei schleichenden, uncharakteristischen Krankheitsverläufen, bei denen oft nur ein mäßiger Ikterus die Aufmerksamkeit auf die Leber lenken kann. Gelegentlich werden bei solchen Patienten, in der Regel sind es sehr alte Menschen, Leberbiopsien vorgenommen oder anläßlich einer Probelaparotomie eine Keilexcision aus der Leber durchgeführt.

Dabei kann sich der unerwartete Befund ergeben, daß die granulocytären Infiltrate nicht den portalen Bereich, sondern ausschließlich die Läppchenzentren und die Umgebung der Sublobularvenen einnehmen. Tatsächlich hat

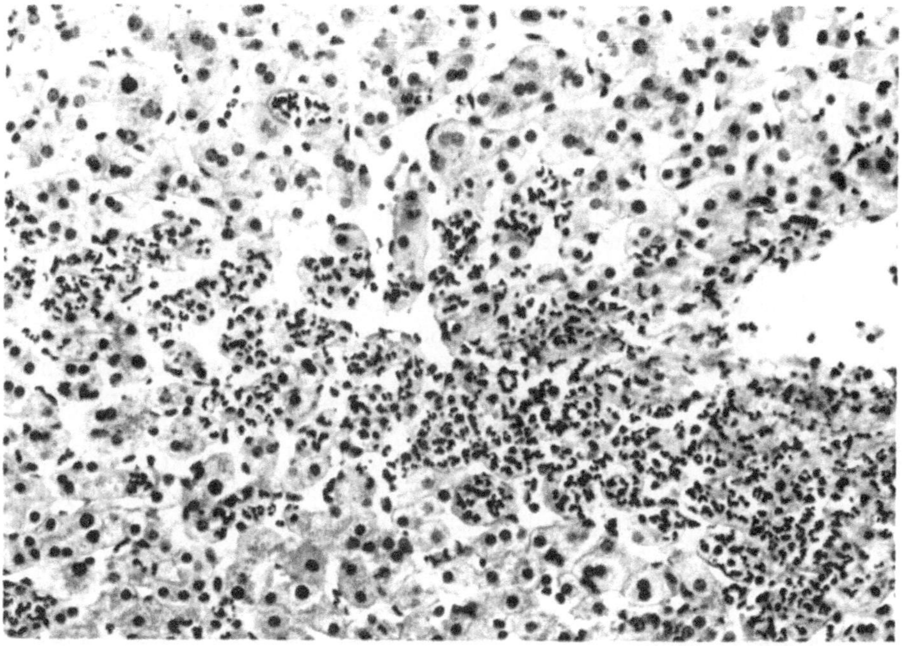

Abb. 92. Ausgedehnte, fokale granulocytäre Nekrose, 25 Jahre, ♀. 15 Tage nach Laparotomie und intraoperativer Cholangiographie. Bil 25,7 µmol/l (1,5 mg/dl), AST 18 E/l, ALT 18 E/l. Normale Blutsenkungsgeschwindigkeit, normales Blutbild. In einem Läppchenzentrum ist das Parenchym sektorenförmig von neutrophilen Granulocyten dicht infiltriert. Vereinzelte Granulocyten finden sich auch in den benachbarten Sinusoiden. HE, ×240

BUDD auch die beiden ersten Fälle von Lebervenenthrombose bei Sepsiskranken beobachtet (s.S. 310).

Differentialdiagnostisch muß vor allem an eine Cortisonleukocytose gedacht werden (Abb. 68), deren histologisches Bild durchaus einer mild verlaufenden eitrigen Hepatitis gleichen kann oder an operativ bedingte, fokale granulocytäre Nekrosen (Abb. 92). Eine Verwechslung mit einer sog. alkoholischen Hepatitis mit starker granulocytärer Reaktion (Abb. 257) wäre nur bei sehr oberflächlicher Untersuchung oder bei dicken, schlecht fixierten Schnitten möglich, da sich hier innerhalb der leukocytären Infiltrate stets Leberzellen mit sogenanntem alkoholischem Hyalin finden müssen.

7. Die Abstoßungshepatitis

Mit zunehmender Zahl von Lebertransplantationen gewinnt auch ihre gefährlichste Komplikation an allgemeinem Interesse. Da der Eingriff aus den verschiedensten Gründen von einer Gelbsucht gefolgt sein kann, muß sich die Diagnose wenigstens z.Z. auf die histologische Untersuchung der Leberbiopsie stützen [855].

Die *akute Abstoßung* kündigt sich im allgemeinen schon in der ersten Woche nach der Transplantation mit einem steilen Anstieg der Transaminasenaktivität und zumeist mit Ikterus an. Gelingt es, die akute Abstoßung zu beherrschen, kann sich ein Zustand *chronischer Abstoßung* entwickeln, der unter dem klinischen Bild einer schweren intrahepatischen Cholestase verläuft.

Histologisch ist die akute Abstoßung durch eine portale Infiltration mit Lymphocyten, Plasmazellen und Immunoblasten, durch verstreute fokale Parenchymnekrosen und eine zentrolobuläre Cholestase charakterisiert.

Bei der chronischen Abstoßung dominiert auch histologisch die Cholestase, während die entzündlichen Veränderungen in den Hintergrund treten. In den fibrosierten Portalfeldern findet sich nur eine schüttere lymphocytäre Infiltration, doch läuft in den interlobulären Gallengängen eine schwere, destruierende Entzündung ab [231], die schon innerhalb von Monaten zu deren vollständigem Verschwinden führen kann (vanishing bile duct syndrome). Gleichzeitig kann es zu einer weitgehenden Einengung oder zum Verschluß portaler Arterienäste durch das Aufscheinen subintimaler Schaumzellen kommen. Ist die chronische Abstoßungsreaktion nur geringgradig, kann sie sich über Jahre hinziehen, wobei dann die Gallengangsveränderungen nicht von denen bei primärer biliärer Cirrhose unterschieden werden können. Diese Tatsache ist deshalb wichtig, weil immer häufiger Lebertransplantationen im Endstadium der primären biliären Cirrhose vorgenommen werden und diese Krankheit in einem Teil der Transplantate rekurriert.

8. Die Strahlenhepatitis

Werden Tumoren der Nachbarschaft der Leber mit ionisierenden Strahlen behandelt (Lungenbasis, rechtes Nierenlager), läßt sich eine Mitbestrahlung des Organs manchmal nicht vermeiden. Da die Leber lange Zeit als strahlenresistentes Organ galt, wurde diesem Umstand früher wenig Beachtung geschenkt. Erst Beobachtungen der letzten zwanzig Jahre sicherten der Strahlenschädigung der Leber größere Aufmerksamkeit.

Bereits nach Dosen von 1400 bzw. 2000 rad kann es zu einer auffälligen Hyperämie der bestrahlten Leberareale kommen. Diese Blutfülle beruht auf einer erheblichen läppchenzentralen Stauung, die zu Atrophie und Schwund der Leberzellplatten dieser Abschnitte führt. Ursache dafür sind Veränderungen in den Zentral- und Sublobularvenen. Es kommt zum Verlust oder zur Proliferation von Endothelzellen und zur Ausbildung feiner kollagener Fibrillen, die schließlich ein Maschenwerk bilden und die Lumina feiner Lebervenenäste fast verschließen können, sowie zu einer perivenösen Sklerose [337, 538]. Die Veränderung deckt sich weitgehend mit derjenigen der Venenverschlußkrankheit (s.S. 314, vgl. Abb. 235). In chronischen Fällen tritt eine portale und zentrolobuläre Fibrose hinzu. Schrumpfung und parenchymatöse Atrophie bedingen eine Verkleinerung der Leber, die besonders im Bereich des linken Leberlappens deutlich wird [444].

III. Granulomatöse Hepatitiden

Als granulomatöse Hepatitis versteht man eine Leberentzündung, bei der es zur Ausbildung rundlicher, mehr oder weniger scharf begrenzter Herde von Granulationsgewebe mit besonderem Aufbau kommt. Manche Autoren möchten die Bezeichnung „Hepatitis“ für diffuse Leberentzündungen reservieren und

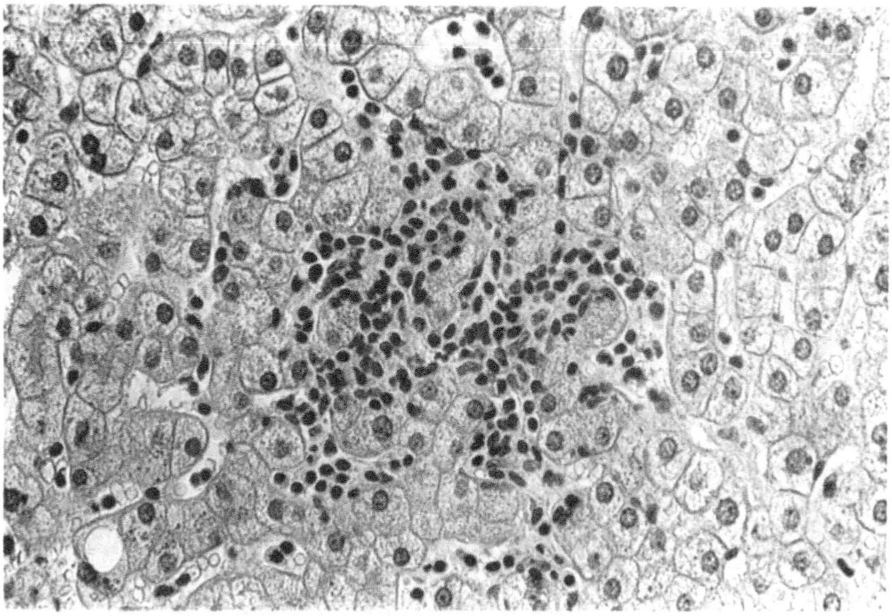

Abb. 93. Chronischer Alkoholiker mit chronischer calcifizierender Pankreatitis. Diabetes mellitus, 45 Jahre, ♂. Umschriebene, vorwiegend die Sinusoide ausfüllende Ansammlung kleiner Rundzellen und gewucherter Kupfferzellen. HE, ×325

bevorzugen deshalb den Ausdruck „Granulomatose". Die Granulome sind in verschiedener Dichte über das Lebergewebe verstreut und können sowohl intralobulär als auch portal lokalisiert sein. Daneben finden sich stets leichte, allgemeine entzündliche Veränderungen wie bei unspezifisch-reaktiver Hepatitis. *Granulome sind Ausdruck der zellulären Abwehr durch Makrophagen und T-Lymphocyten.*

Im allgemeinen sind Granulome in solcher Dichte vorhanden, daß im Bereiche der Leberbiopsie ausreichend viele vertreten sind, um ihren Nachweis zu gewährleisten (s.S. 43). Dies ist z.B. fast immer bei der hämatogenen tuberkulösen Aussaat in die Leber der Fall. Wird gezielt nach einer Mitbeteiligung der Leber an einem granulomatösen Krankheitsprozeß gefahndet, empfiehlt es sich, von vornherein größere Schnittserien anzufertigen, um möglichst viele Schichten des Biopsiezylinders durchmustern zu können. Findet sich in einer Biopsie im Parenchym ein umschriebenes, vorwiegend in den Sinusoiden gelegenes mononucleäres Infiltrat (Abb. 93), sind Serienschnitte unerläßlich, um entscheiden zu können, ob es sich tatsächlich nur um ein entzündliches Infiltrat handelt oder ob hier ein eben angeschnittenes Granulom vorliegt. Der bioptische Nachweis mittels ungezielter Leberbiopsie von Granulomen, die nur in geringer Zahl vorhanden sind, wie das z.B. bei der Schistosomiasis der Fall sein kann und bei syphilitischen Gummen immer der Fall ist, ist eine Sache des Zufalls. Denkt man an eine Mitbeteiligung der Leber bei solchen Krankheiten, empfiehlt es sich, die Biopsie unter laparoskopischer Sicht, eventuell als Zangenbiopsie, durchzuführen. Oberflächliche Granulome imponieren nämlich bei makroskopischer Betrachtung als punktförmige, meist grauweiße Flecken (Farbabb. 108, S. 456).

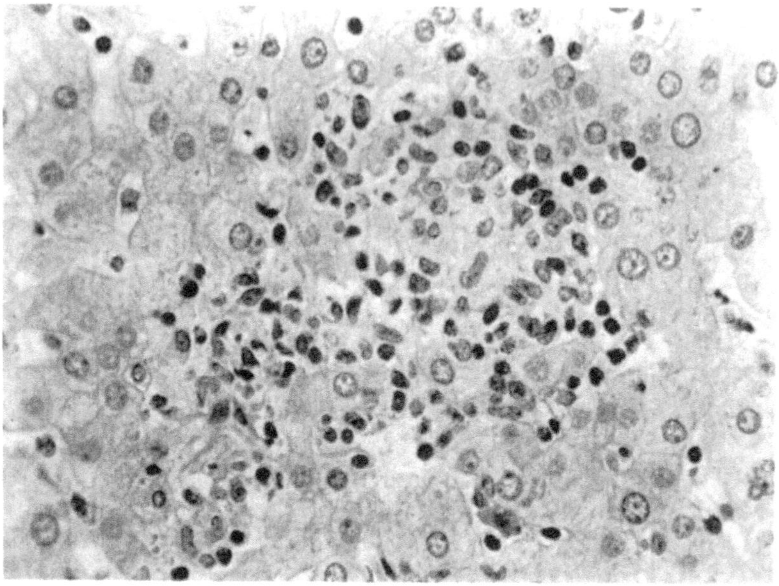

Abb. 94. Lobärpneumonie, rechter Unterlappen, 23 Jahre, ♂. Anstelle einer herdförmigen Parenchymnekrose epitheloide Zellen und eine gemischtzellige entzündliche Infiltration. HE, ×325

A. Granulomatöse Hepatitiden mit unspezifischen Granulomen

Unspezifische Granulomatosen sind so gut wie immer ein Überraschungsbefund. Die Biopsie wird wegen vager Beschwerden oder mäßig pathologischer Abweichungen der Laboratoriumsbefunde vorgenommen, nicht selten auch, weil man sich nach einer erfolglosen Durchuntersuchung schließlich vom Leberzylinder die Aufklärung des Falles erhofft. Statt dessen setzt dann der histologische Befund zu den bestehenden Fragezeichen noch ein weiteres hinzu.

Unspezifische Granulomatosen sind ungefähr ebenso häufig wie spezifische. Wir haben unter 524 granulomatösen Hepatitiden 260 unspezifische beobachtet, das sind knapp 50%.

Noch nicht zu den Granulomen können Veränderungen gerechnet werden, die sich aber oft in Kombination mit ihnen finden: Intralobuläre, knötchenförmige Zellansammlungen, die den Spätknötchen der Hepatitis ähneln (vgl. Abb. 64) (s.S. 91), oft auch größere, mehr oder weniger umschriebene, rundliche, vorwiegend in den Sinusoiden lokalisierte Zellansammlungen aus kleinen Rundzellen und gewucherten Kupffer-Zellen (Abb. 93). Gelegentlich finden sich ferner rundliche, intralobuläre Parenchymnekrosen mit einzelnen, eingestreuten Entzündungszellen (Abb. 94). Schließlich sind Retothelknötchen [296] zu beobachten, scharf begrenzte Konglomerate aus cytoplasmareichen Kupffer-Zellen, die mit verschieden vielen kleinen Rundzellen durchsetzt sind und maximal erweiterte Sinusoide thrombenartig ausfüllen (Abb. 95, 96). Diese Veränderungen, ein Mittelding zwischen zelligen Knötchen und Granulomen, sollte besser nicht zu den letzteren gerechnet werden, da ihnen ein wesentliches Merkmal, der organisierte Aufbau, mangelt.

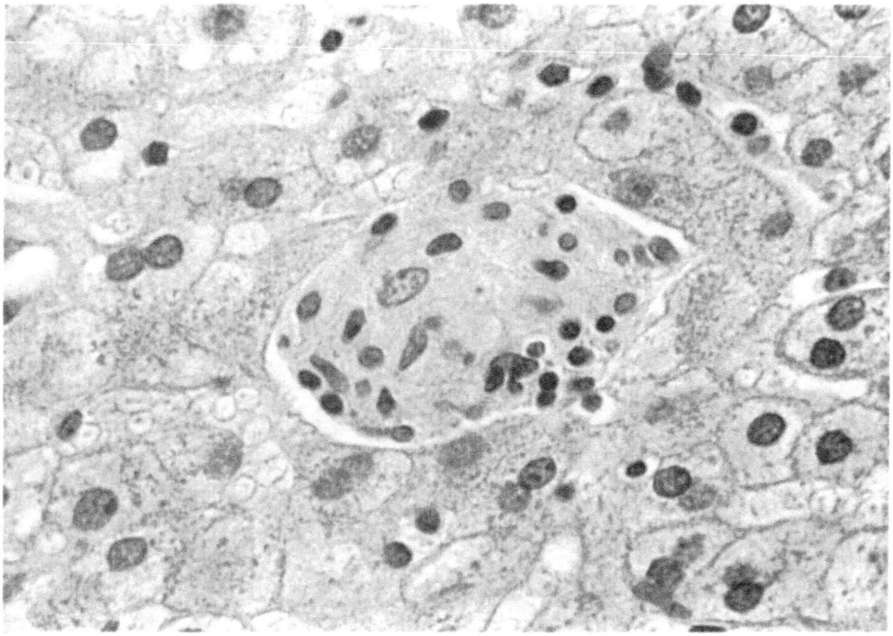

Abb. 95. Sarkoidose, 60 Jahre, ♀, subfebrile Temperaturen, Bil 23,9 μmol/l (1,4 mg/dl), Thy 2 TE, AST 24 E/l. Retothelknötchen. In ausgeweitetem Sinusoid ein Konglomerat aus cytoplasmareichen Kupffer-Zellen und wenigen kleinen Rundzellen. HE, ×650

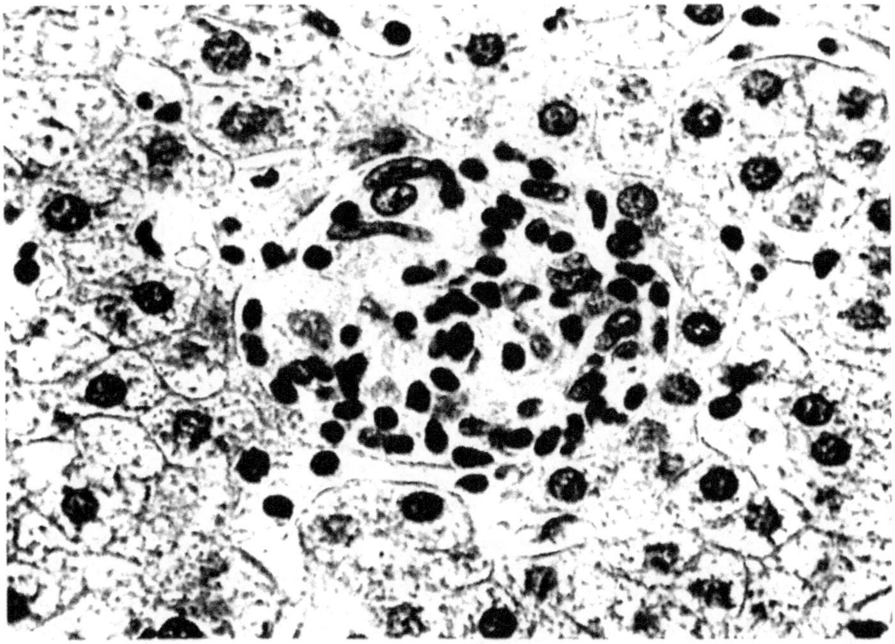

Abb. 96. Sarkoidose, 79 Jahre, ♀ (vgl. Abb. 109). Retothelknötchen mit reichlichem Rundzellgehalt. HE, ×650

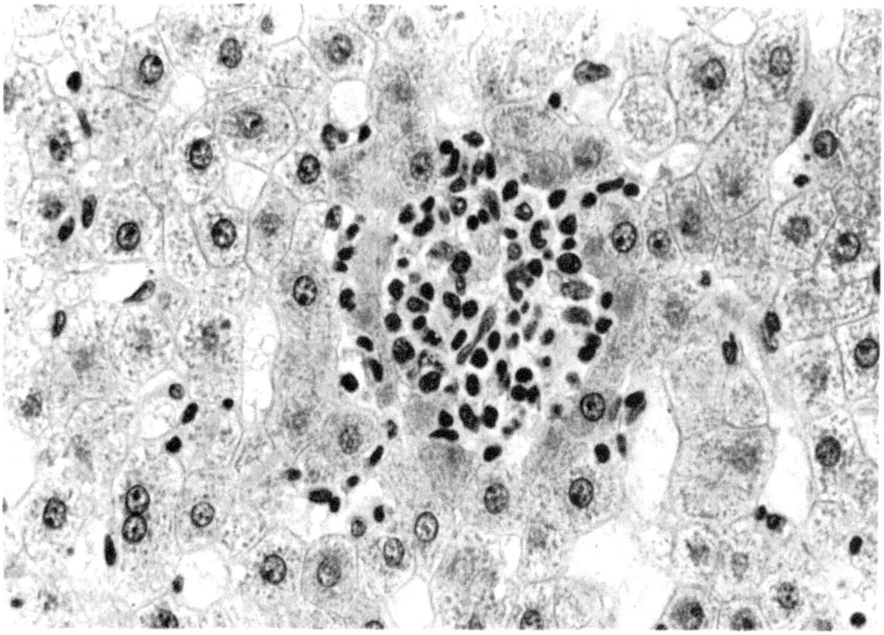

Abb. 97. Schwere Virushepatitis, spätes Rückbildungsstadium, 52 Jahre, ♀. Scharf begrenztes, intralobuläres Knötchen aus kleinen Rundzellen, gewucherten Kupffer-Zellen und spärlichen segmentkernigen Leukocyten, von einem Kranz acidophiler Leberzellen umgeben. HE, ×400

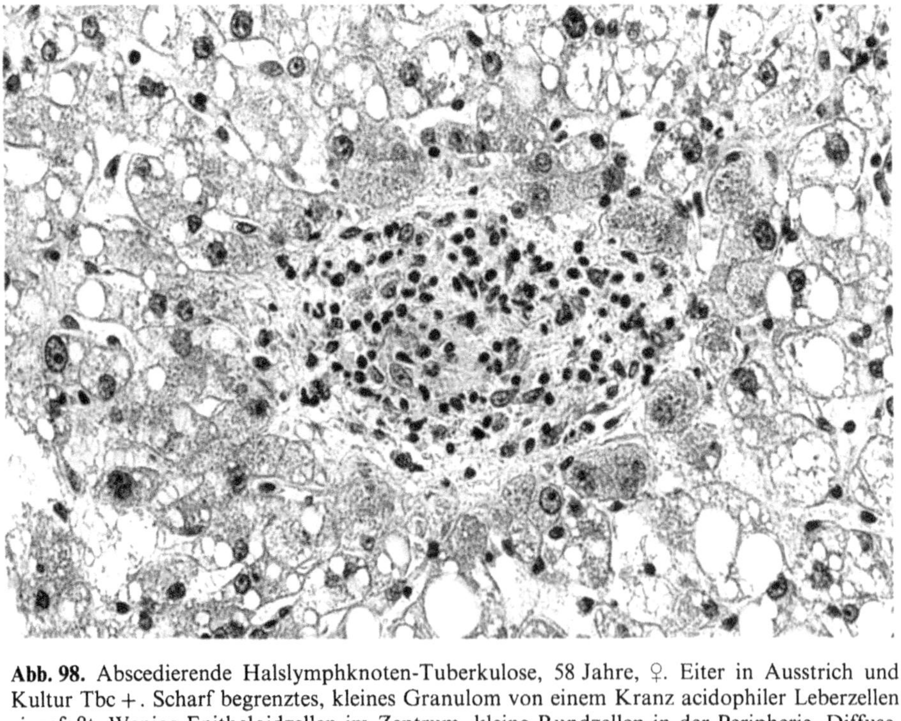

Abb. 98. Abscedierende Halslymphknoten-Tuberkulose, 58 Jahre, ♀. Eiter in Ausstrich und Kultur Tbc +. Scharf begrenztes, kleines Granulom von einem Kranz acidophiler Leberzellen eingefaßt. Wenige Epitheloidzellen im Zentrum, kleine Rundzellen in der Peripherie. Diffuse, fein- bis grobtropfige Leberzellverfettung. HE, ×375

Die Granulome selbst sind zumeist nicht zahlreich, nur in dem einen oder anderen Läppchen nachzuweisen. So auffällig sie sind, wenn sie innerhalb des Parenchyms liegen, so schwer oder unmöglich kann es sein, umschriebene Zellansammlungen in den Portalfeldern als unspezifische Granulome anzusprechen. Innerhalb der Läppchen nehmen sie den Platz zugrundegegangener Leberzellen ein. Zwischen einzelnen versilberbaren Fasern, die offenbar Reste der Gitterfaserstrukturen dieses Abschnittes darstellen, findet sich eine dichte Zellansammlung, wobei im Zentrum zumeist epitheloide, cytoplasmareiche Zellen mit hellen, länglichen oder ovoiden Zellkernen nachzuweisen sind, während in der Peripherie kleine Rundzellen vorherrschen, zwischen denen auch einzelne segmentkernige Leukocyten oder Plasmazellen eingestreut sein können. Der Herd wird zumeist von einem Kranz deutlich körnig-acidophiler Leberzellen umgeben.

Die Pathogenese der unspezifischen Granulome ist außerordentlich vieldeutig und im Einzelfall kaum aufzudecken. Nicht nur Bakterien und Viren können über eine Erkrankung der Bauchorgane ins Pfortaderblut oder bei einer Allgemeinerkrankung in den großen Kreislauf gelangen und sich schließlich im Leberfilter fangen. Corpusculäre Nahrungsbestandteile bis zu einem Durchmesser von 95 μ können ebenso die Darmwand passieren wie beispielsweise Parasiteneier und auf dem Lymphweg in den großen Kreislauf und damit auch in die Leber gelangen (Persorption [844]). Für Granulombildungen sind ferner allergische Mechanismen verantwortlich zu machen, was sich am Beispiel der medikamentös-allergischen Granulome demonstrieren läßt (s.S. 325).

Da sich aber auch bei spezifischer granulomatöser Hepatitis neben mehr oder weniger typischen Granulomen auch einfach aufgebaute, uncharakteristische Herde finden können, muß bei *jeder* Granulomatose nach einer möglichen spezifischen Ursache geforscht werden.

Für Ätiologie und Pathogenese unspezifischer Granulome sind experimentelle Untersuchungsergebnisse von Bedeutung, die an der Maus zeigen konnten, daß die Bildung von Granulomen, die nach intravenöser Injektion von A- oder B-Streptokokken, bzw. Staphylococcus aureus oder deren Zellmembranen auftreten, an die Anwesenheit des speziellen C-Kohlenwasserstoff-Mucopeptid-Polymers der Bakterien-Zellmembran gebunden sind [319].

Die Mitbeteiligung der Leber an verschiedenen Krankheitsprozessen kann sich in einem verschieden hohen – im allgemeinen aber geringen – Prozentsatz der Erkrankungsfälle im Auftreten unspezifischer Granulome äußern:

1. Typhus abdominalis

Der Typhus gehört nicht zum Indikationsbereich der Leberbiopsie. Wird aber eine Biopsie wegen „ungeklärten Fiebers" vorgenommen, können sich oft ziemlich ausgedehnte Nekroseherde finden, daneben aber auch die bekannten Typhusknötchen, rundliche, intralobuläre Nekroseherde, in deren Bereich eine Wucherung der Kupffer-Zellen und eine Vermehrung von Gitterfasern stattfinden [25] (Abb. 99).

2. Lupus erythematodes

Bei visceralem Lupus erythematodes können auch in der Leber herdförmige Veränderungen vorliegen (Abb. 100). Es sind umschriebene Parenchymnekrosen

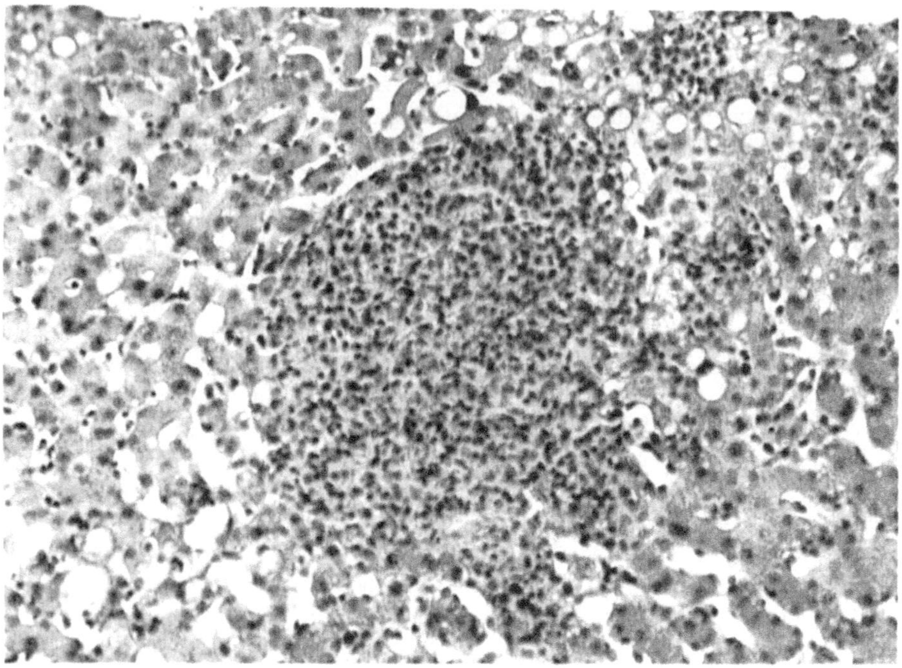

Abb. 99. Typhus abdominalis. 42 Jahre, ♂. 2 Wochen nach Verzehr roher Muscheln mit hohem Fieber, Verwirrtheit und breiigen Stühlen erkrankt. 10. Krankheitstag. Bil 9,4 μmol/l (0,55 mg/dl), AST 144 E/l, ALT 146 E/l, AP 166 E/l. Großes, intralobuläres Aschoff'sches Knötchen aus epitheloiden Zellen, Lymphocyten und wenigen Plasmazellen. HE, × 50

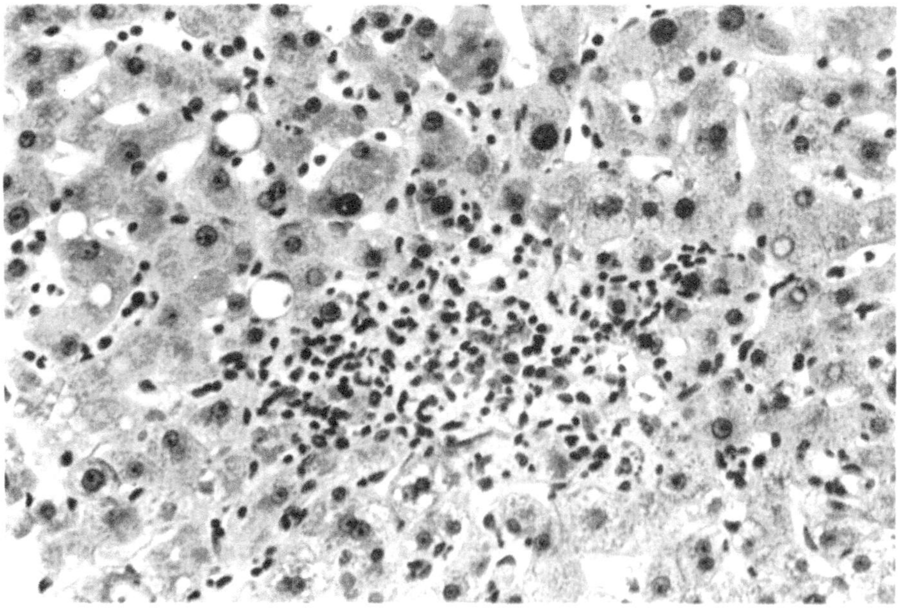

Abb. 100. Lupus erythematodes visceralis, 68 Jahre, ♂, Perikarditis, Gelenkschmerzen. Intralobuläre Parenchymnekrose. Um eine zentrale Ansammlung von Plasmazellen gruppieren sich in unscharfer Begrenzung kleine Rundzellen, segmentkernige Leukocyten und vermehrte Kupffer-Zellen. HE, × 240

mit einer vorwiegend plasmacellulären Infiltration. An den Rändern der Herde besteht eine Kupfferzellwucherung, und es finden sich auch segmentkernige Leukocyten und kleine Rundzellen.

3. Morbus Crohn und Colitis ulcerosa

Fälle von Morbus Crohn weisen zu 75% Veränderungen der Leber auf. Zumeist handelt es sich um Leberzellverfettungen verschiedenen Ausmaßes oder um eine unspezifisch-reaktive Hepatitis. In je 10% der Fälle findet sich eine Cirrhose oder Amyloidose. Am interessantesten sind jedoch granulomatöse Reaktionen, die mit einer Häufigkeit von 15% zu beobachten sind [199].

Die Granulome können sehr dicht ausgesät sein und sowohl intralobulär als auch portal liegen. Teils handelt es sich um Granulome vom Sarkoidosetyp (s.S. 150f.), teils um Knötchen, die sich fast ausschließlich aus kleinen, locker gelagerten epitheloiden Zellen aufbauen.

Ebenso wie bei Morbus Crohn finden sich auch bei Colitis ulcerosa Fettlebern, und zwar in 60% der Patienten, ferner gelegentlich Amyloidosen. In 10% der Fälle wird über irreguläre entzündliche Veränderungen der Portalfelder berichtet, die teils in den Rahmen der unspezifisch-reaktiven Hepatitis gehören, teils als Pericholangitis klassifiziert wurden [509, 827]. Ob auch bei gelegentlich festgestellten chronisch-aktiven Hepatitiden oder Cirrhosen ein direkter Zusammenhang mit der Colitis bestehen könnte, ist offen. Granulomatöse Hepatitiden (Abb. 101) werden seltener als beim Morbus Crohn beobachtet.

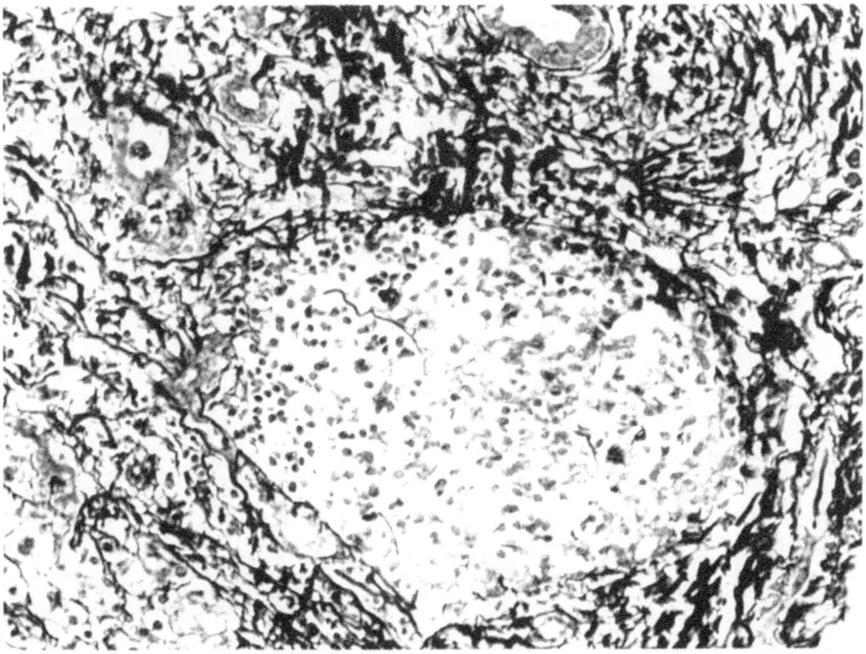

Abb. 101. Colitis ulcerosa. 6jähriger Knabe. Hepatomegalie, Lymphknotenschwellungen. Klein-epitheloidzelliges Granulom. Gomori, ×200

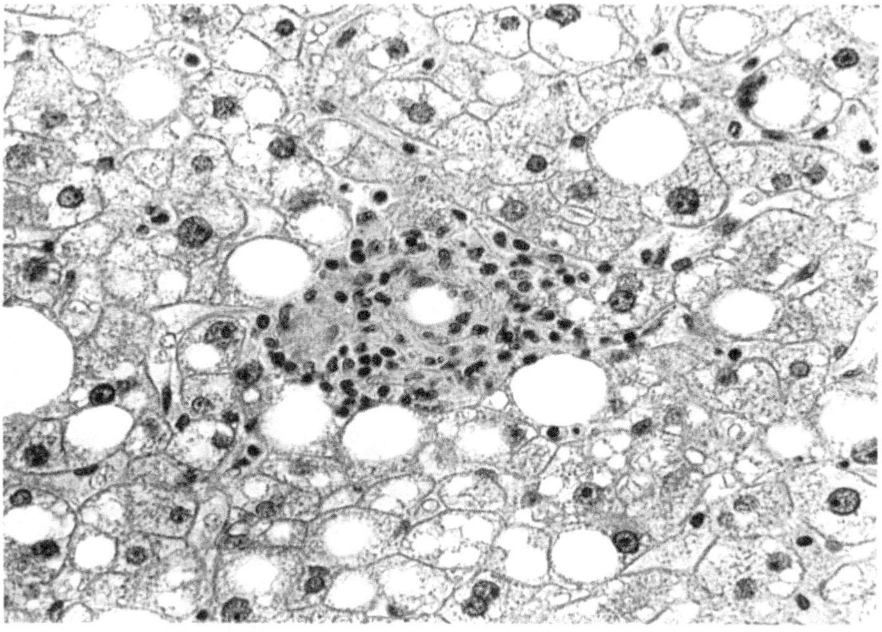

Abb. 102. Fettleber, 72jährige Gastwirtin mit ungeklärter Anämie. Hepatomegalie. Fein- bis grobtropfige Leberzellverfettung. Ansammlung epitheloider Elemente und kleiner Rundzellen um eine zentrale Fettlücke. HE, × 325

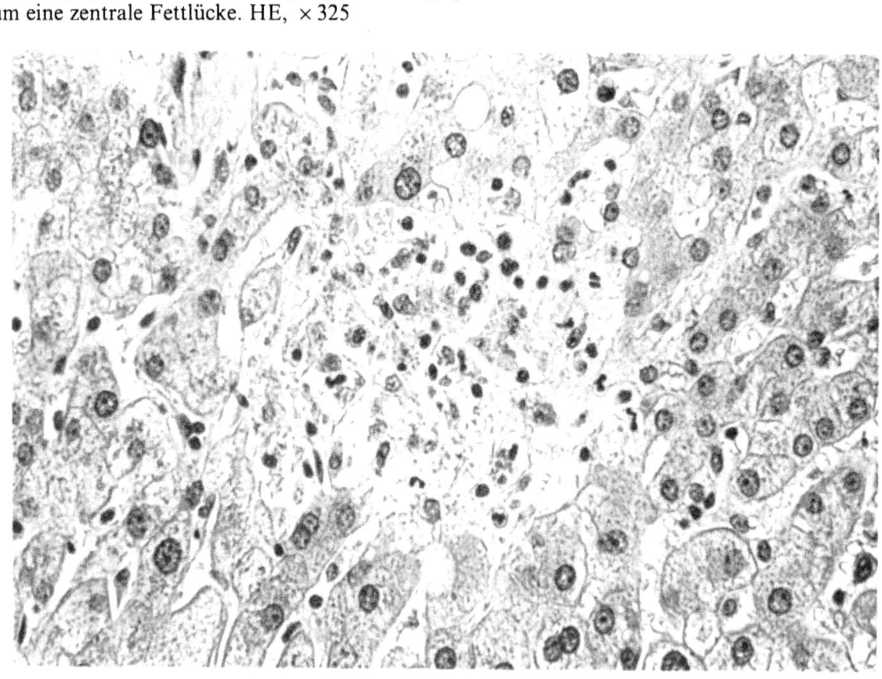

Abb. 103. Pfeifer-Weber-Christiansche Krankheit. 52 Jahre, ♂, 20 Tage nach Krankheitsbeginn. Subcutane entzündliche Infiltrate, Diagnose durch Hautstanze gesichert. Fokale Parenchymnekrose. HE, × 375

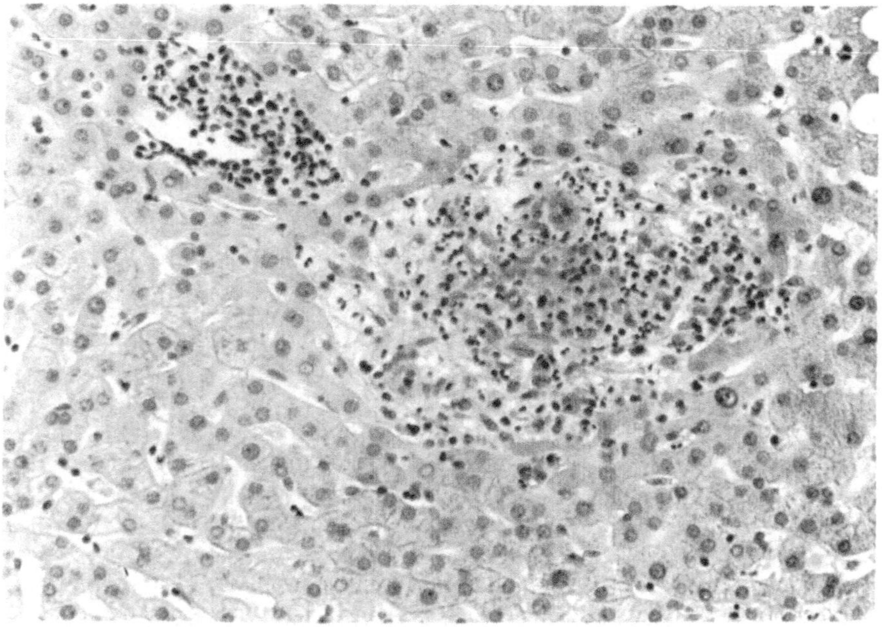

Abb. 104. Die gleiche Biopsie wie Abb. 102. Portalnahes Granulom. Epitheloidzelliges Zentrum, dichte granulocytäre Infiltration. HE, ×200

4. Panniculitis nodularis non suppurativa febrilis et recidivans

Vielgestaltige, herdförmige Veränderungen sind bei der Pfeifer-Weber-Christianschen Krankheit, der chronisch-rezidivierenden, fieberhaften, nicht eitrigen Fettgewebeentzündung, festzustellen. Interessanterweise hat die Miterkrankung der Leber keine Leberzellverfettung zur Voraussetzung. Die Veränderungen erstrecken sich von rundlichen, fokalen Parenchymnekrosen (Abb. 103) über knötchenförmige Kupfferzellwucherungen mit rundzelliger und segmentkernig-leukocytärer Infiltration bis zu größeren Granulomen, die sich im Bereich herdförmiger Nekrosen entwickeln und durch eine zentrale Wucherung epitheloider Zellen und eine diffuse leukocytäre Infiltration ausgezeichnet sind (Abb. 104).

5. Pneumokoniosen

Eingeatmeter Asbeststaub, Quarzstaub, kieselsäurehaltiger Kohlenstaub oder Berylliumoxydstaub können auf dem Lymph- oder Blutweg auch die Leber erreichen und sarkoide intralobuläre Granulome verursachen.

Bei Silikose und Anthrakosilikose finden sich ferner in einem hohen Prozentsatz der Fälle Pigmentspeicherungen in zentrolobulären Kupfferzellwucherungen und portalen Makrophagen. Als wesentliche und auffallendste Veränderungen können Granulome in der Wand der Zentral- und Sublobularvenen zu beobachten sein, die sich aus Lymphocyten und Plasmazellen, Fibroblasten und staubbeladenen Histiocyten zusammensetzen. In späteren Stadien tritt Fibrosierung und Hyalinisierung dieser Herde ein [180].

Die Leberbiopsie kann somit auch zur Diagnose von Pneumokoniosen ihren Beitrag leisten.

6. Andere Leberkrankheiten mit unspezifischen Granulomen

Die seltene granulomatöse Cytomegalievirus-Hepatitis wurde auf S. 126 erwähnt, die arzneimittelbedingte granulomatöse Hepatitis wird im Abschnitt über toxische Leberschäden (s.S. 325) abgehandelt werden. Im Vollbild der AIDS-Erkrankung können in der Leber verschiedenste unspezifische, aber auch spezifische Granulome gefunden werden (s. unten u. S. 448).

7. Fettgranulome

In Fettlebern finden sich recht häufig kleine, zellige Infiltrate, die sich um einen Fetttropfen gruppieren. Solche Resorptionsknötchen (s.S. 338, Abb. 250) können wohl noch nicht zu den granulomatösen Veränderungen gezählt werden, während die sehr seltenen und vereinzelt in Fettlebern auftretenden Herde aus epitheloiden Zellen und kleinen Rundzellen, die sich ebenfalls um einen Fetttropfen anordnen, ohne Zweifel hierhergerechnet werden müssen (Abb. 97).

Christoffersen u. Mitarb. [140] haben eine Einteilung der Lipogranulome in 3 Typen vorgenommen: Typ 1 und 2 entsprechen verschiedenen Entwicklungsstadien der „Resorptionsknötchen", die offenbar vollständig rückbildungsfähig sind. Typ 3 entspricht den Fettgranulomen.

Im Gegensatz zu den unspezifischen Fettgranulomen sind die Fettgranulome bei Q-Fieber charakteristisch und in gewissen Grenzen spezifisch (s.S. 156).

B. Granulomatöse Hepatitiden mit spezifischen Granulomen

Spezifische Granulome (Tabelle 29) in dem Sinne, daß Aufbau und Zusammensetzung des Granuloms die Diagnose mit *Sicherheit* stellen lassen, gibt es nur wenige und zumeist nur dann, wenn innerhalb des Herdes auch der Erreger nachzuweisen ist, beispielsweise bei der tuberkuliden Form der Lepra (Farbabb. 136, S. 457), opportunistischen Infektionen bei AIDS, z.B. mit Mycobacte-

Tabelle 29. Einteilung der Lebergranulome

A. Unspezifische Granulome
   1. bei definierten Krankheiten oder bekannten Zuständen
      (z.B. Panniculitis, akute Polyarthritis, medikamentös-allergische Zustände)
   2. ungeklärter Ätiologie

B. Spezifische Granulome
   1. absolut krankheitsspezifische
      (z.B. Lepra, Bilharziose),
   2. mäßig bis weitgehend krankheitsspezifische
      (z.B. Tuberkulose, Sarkoidose, Q-Fieber)
   3. relativ charakteristische, aber nur fakultativ vorhandene
      (z.B. primäre biliäre Cirrhose)

rium avium intracellulare, oder der Schistosomiasis (Abb. 124). Ansonsten sind die sog. spezifischen Granulome für eine bestimmte Krankheit nur mäßiggradig bis weitgehend charakteristisch (Tuberkulose, Sarkoidose, Q-Fieber). Ferner sind hier Krankheiten anzuführen, bei denen sich nur gelegentlich Granulome ausbilden, die dann aber mehr oder weniger charakteristisch sind (z.B. primäre biliäre Cirrhose, Q-Fieber). Wichtig ist, daß sich bei spezifischen Krankheiten neben typischen Granulomen auch fast immer uncharakteristische Herde finden (Abb. 98). Wenn solche unspezifischen Herde beobachtet werden, müssen unbedingt Serienschnitte angefertigt werden, die dann in manchen Fällen noch die Aufspürung spezifischer Veränderungen und damit eine Wahrscheinlichkeitsdiagnose erlauben. Das Krankheitsbild wird im allgemeinen durch die jeweilige Grundkrankheit geprägt. Auf eine Mitbeteiligung der Leber weisen Hepatomegalie, Druckschmerzhaftigkeit der Leber und mäßig erhöhte Aminotransferasen- und γGT-Aktivitäten hin. Gelbsucht tritt nur in 10% der Fälle auf, und zwar meist als flüchtiger Subikterus.

1. Tuberkulose

Entgegen einer weitverbreiteten Auffassung gehen floride tuberkulöse Erkrankungen, auch wenn sie ihrem Umfang nach so begrenzt sind wie z.B. eine Iridocyclitis, fast immer mit einer hämatogenen tuberkulösen Aussaat einher. Haex und van Beek [294] konnten in einer eingehenden leberbioptischen Studie bei 189 Organtuberkulosen verschiedenster Lokalisation in 176 Fällen Tuberkel in der Leber nachweisen, das ist in 93%. Sie unterschieden dabei verschiedene Tuberkelformen (Tabelle 30).

Die Erfahrungen der holländischen Autoren decken sich mit unseren eigenen und denen anderer [9]. Bei 23% der von uns beobachteten granulomatösen Hepatitiden oder 47% der spezifischen Granulomatosen handelte es sich um Tuberkulosen. Diese Zahlen sagen nichts über den tatsächlichen Anteil der Tuberkulose an granulomatösen Leberkrankheiten aus, da wir die Biopsie mit gutem Erfolg in den Dienst der Differentialdiagnose gestellt haben, wenn es darum ging, festzustellen, ob ein klinisches Krankheitsbild tuberkulöser Ätiologie sei oder nicht, beispielsweise ein Morbus Addison oder eine ungeklärte de-

Tabelle 30. Verschiedene Tuberkelformen und ihre Eigentümlichkeiten. (Nach Haex und van Beek [294]

Durchmesser (mm)	Typ	Häufigkeit	Sitz	Riesenzellen	Verkäsung
0,75	Konglomerattuberkel	sehr selten	Portalfeld	vorhanden	möglich
0,5	Konglomerat- oder Solitärtuberkel	ziemlich häufig	Portalfeld	häufig	möglich
0,25	Solitärtuberkel	häufig	meist Portalfeld	häufig	möglich
0,1	Epitheloidzellige Subtuberkel	sehr häufig	Parenchym	außergewöhnlich	∅
0,05	Epitheloidzellige Subtuberkel	sehr häufig	Parenchym	∅	∅

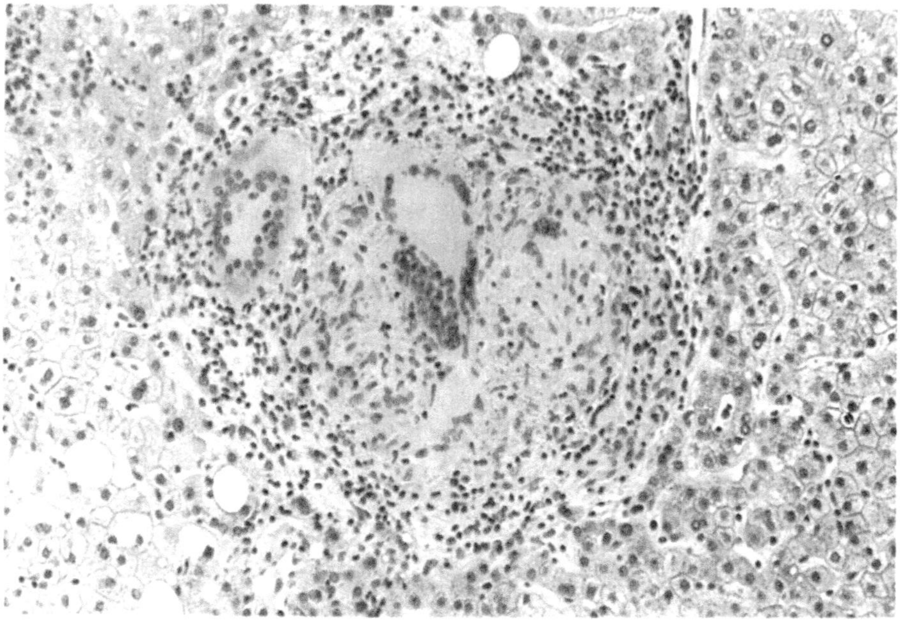

Abb. 105. Hämatogen-streuende Tuberkulose, 66 Jahre, ♀, Diabetes mellitus. Tbc-Tine-Test +, Bil 13,5 μmol/l (0,79 mg/dl), Thy 2 TE, AST 28 E/l. Portaler Riesenzelltuberkel. HE, ×150

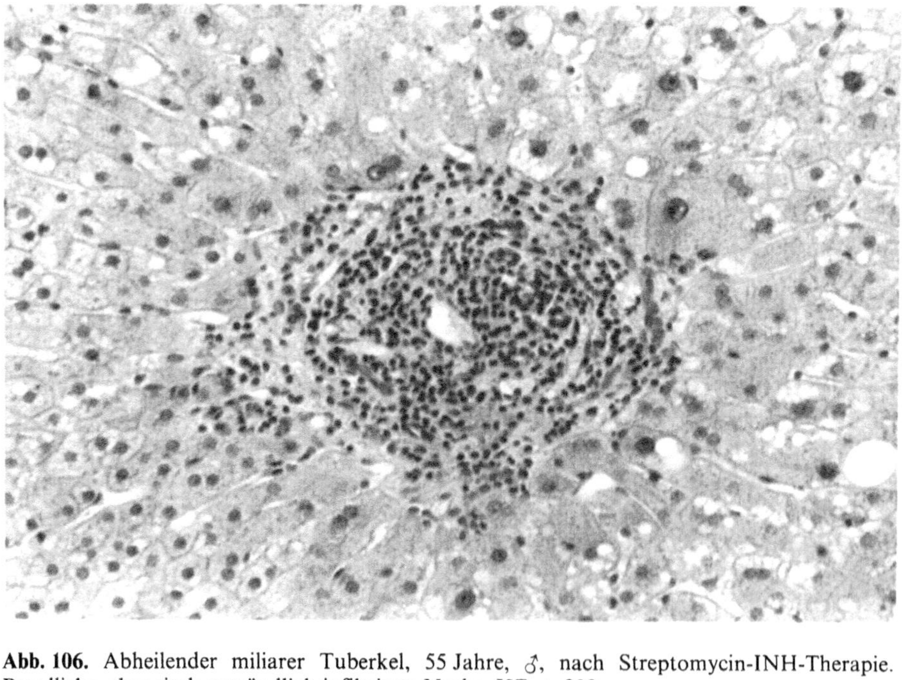

Abb. 106. Abheilender miliarer Tuberkel, 55 Jahre, ♂, nach Streptomycin-INH-Therapie. Rundliche, chronisch-entzündlich infiltrierte Narbe. HE, ×200

struktive Knochen- oder Gelenkerkrankung. Die histologische Diagnose ist mit der Einschränkung zu stellen, daß eine Differentialdiagnose gegenüber einer Sarkoidose in vielen Fällen nicht möglich ist. Große Solitärtuberkel, zentrale Ausscheidung fibrinoiden Materials oder Verkäsung, mächtige Langhanssche Riesenzellen (Abb. 105) und der spärliche Gehalt an Gitterfasern sprechen im Sinne der Tuberkulose. In verkästen Arealen sind die Gitterfasern häufig unterbrochen. Im histologischen Schnitt gelingt es selten, Tuberkelbakterien färberisch darzustellen. Etwas häufiger ist es möglich, sie aus Biopsiematerial zu kultivieren. In den dicht gesäten miliaren Nekrosen bei Landouzyscher Typhobacillose sind die Erreger hingegen massenhaft nachzuweisen. Diese Nekrosen sind überdies von reichlich Kerntrümmern und segmentkernigen Leukocyten durchsetzt, eine Veränderung, die gelegentlich auch in verkäsenden Arealen frischer Tuberkel zu beobachten ist.

Lebertuberkel sprechen gut auf tuberkulostatische Therapie an. Bei abheilenden portalen Tuberkeln finden sich runde Narben mit dichter, chronisch-entzündlicher Infiltration (Abb. 106). Gereinigte intralobuläre Granulome sind im allgemeinen zellarm und zeigen nur an ihrem Rand eine nennenswerte entzündliche Reaktion (vgl. Abb. 112). Schließlich schrumpfen sie zu kleinen, rundlich-herdförmigen, reaktionslosen Narben (Abb. 107).

Im Anschluß an die Calmette-(BCG-)Impfung kann es bei Personen mit schwerer Immuninsuffizienz zu einer disseminierten Aussaat kommen, wobei

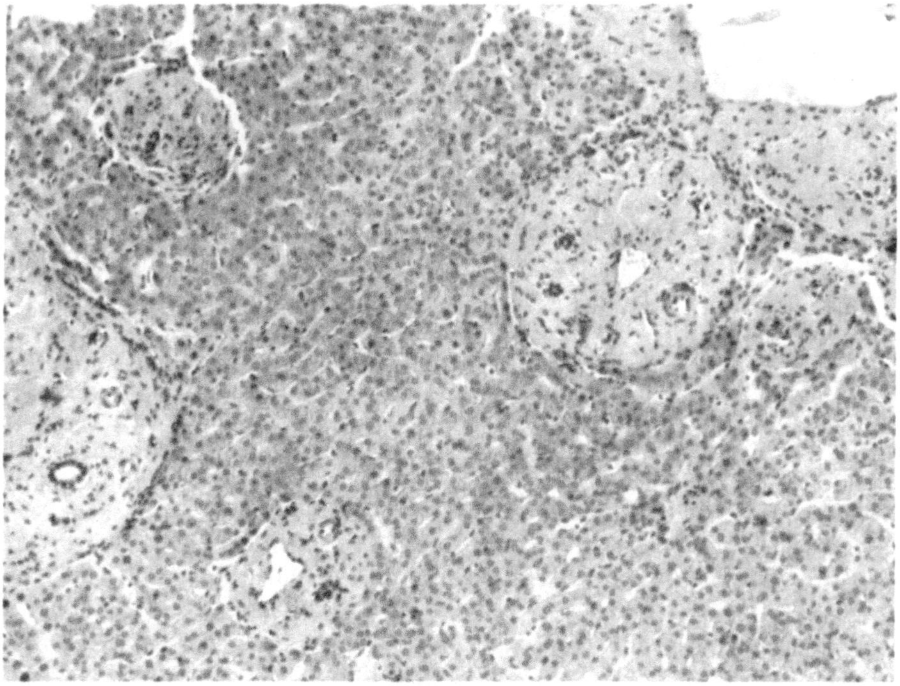

Abb. 107. Abgeheilte Lebertuberkel nach Lungentuberkulose. 55 Jahre, ♀. Die Leber ist von zahlreichen runden, reizlosen Narben durchsetzt. HE, ×100

sich in der Leber nicht verkäsende, epitheloide Tuberkel finden. Man muß mit diesem, zum Teil tödlichen Zwischenfall unter 1,4 Millionen Impfungen einmal rechnen. Bedeutend häufiger wurde eine Disseminierung bei der BCG-Immuntherapie maligner Tumoren (Melanoblastome) beobachtet [334].

2. Sarkoidose

Die Sarkoidose (Boecksches Sarkoid) ist eine systemische, granulomatöse Krankheit, deren Ätiologie und Pathogenese noch nicht zweifelsfrei feststehen. Für praktische Belange sollte die Diagnose als gesichert gelten, wenn sich bei entsprechendem klinischen Bild epitheloidzellige Granulome in der Leber nachweisen lassen und eine aktive Tuberkulose durch entsprechende Befunde ausgeschlossen werden kann oder wenn ein positiver Kveim-Test (heute meist durch die Bestimmung des ACE-(angiotensin converting enzyme-)Spiegels ersetzt) zu erheben ist (Internationale Sarkoidosekonferenz, Washington 1960). Ein weiteres wichtiges klinisches Merkmal ist die herabgesetzte Tuberkulinempfindlichkeit. Autoren, welche die Diagnose auf eine strengere Basis gestellt sehen möchten, verlangen, daß der Systemcharakter der Krankheit durch Nachweis der charakteristischen Granulome in mehr als einem Organ belegt wird [376].

Seitdem man gelernt hat, die Sarkoidose von der Tuberkulose abzutrennen, ist sie keine seltene Krankheit mehr. In 80% der Fälle finden sich granulomatöse Veränderungen in der Leber [348]. In unserem Biopsiematerial stellt die Sarkoidose 21% aller granulomatöser Hepatitiden.

Die Beteiligung der Leber kommt klinisch meist nicht zum Ausdruck. Bei dichter Aussaat der Granulome kann die Leber vergrößert und etwas druckschmerzhaft sein. Das Laboratorium deckt einen erhöhten Gammaglobulinspiegel auf. Die Thymoltrübung fällt häufig pathologisch aus, die Transaminasen können mäßig erhöht gefunden werden. Ikterus ist extrem selten und tritt nur bei schwersten Fällen auf.

Makroskopisch finden sich unter der Leberkapsel mehr oder weniger zahlreiche, bis stecknadelkopfgroße, grauweiße, relativ scharf begrenzte und leicht prominente Knötchen (Farbabb. 108, S. 456). Vor einer Verwechslung mit den relativ häufigen subkapsulären Lymphzysten schützt die Nahbetrachtung der Leberoberfläche. Große sarkoide Konglomerattuberkel können als tumorartige Infiltrate imponieren [317].

Das intralobuläre Sarkoidose-Granulom zeigt zumeist ein rein epitheloidzelliges Zentrum, das von einem schmalen Saum kleiner Rundzellen umgeben wird (Abb. 109, 110). Finden sich Riesenzellen, sind sie zumeist relativ klein und zeigen eine recht kennzeichnende rosettenförmige Anordnung der Kerne (Abb. 111). Riesenzellen weisen gelegentlich Vacuolen auf, die von einem farblosen, stark lichtbrechenden, doppelbrechenden Material erfüllt sind (Schaumannsche Körper). Es handelt sich offenbar um $CaCO_3$-Kristalle [512]. Derartige Veränderungen sind jedoch nicht unbedingt für Sarkoidose charakteristisch. Wir konnten sie auch bei sarkoider Reaktion im Rahmen einer primären biliären Cirrhose beobachten (Abb. 151).

Die Reticulinfasern sind, im Gegensatz zur Tuberkulose, im Sarkoidose-Granulom deutlich vermehrt. Häufig sind die Herde in unmittelbarer Nähe

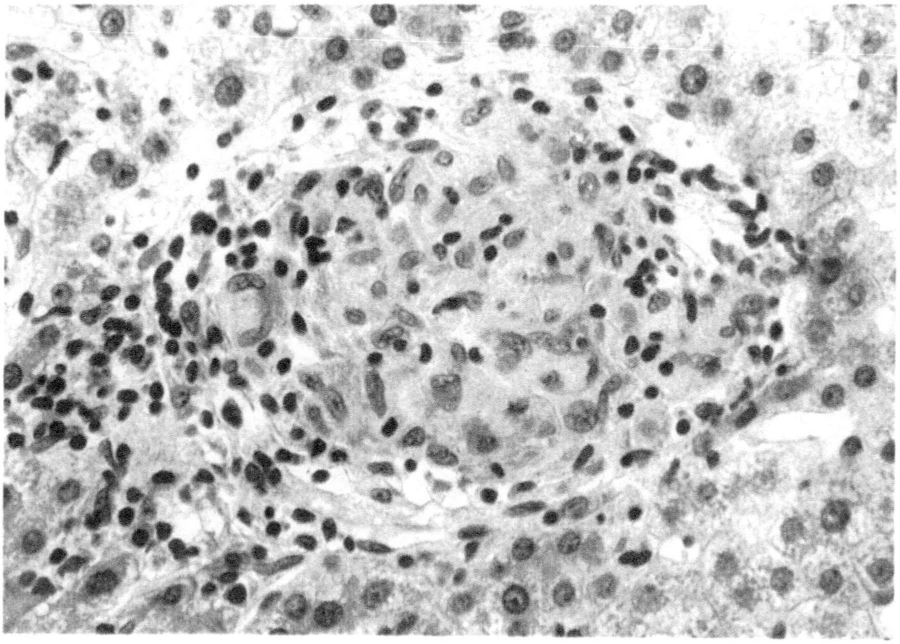

Abb. 109. Sarkoidose (dieselbe Biopsie wie Abb. 96). Epitheloidzelliges Granulom in einem kleinen Portalfeld. HE, ×400

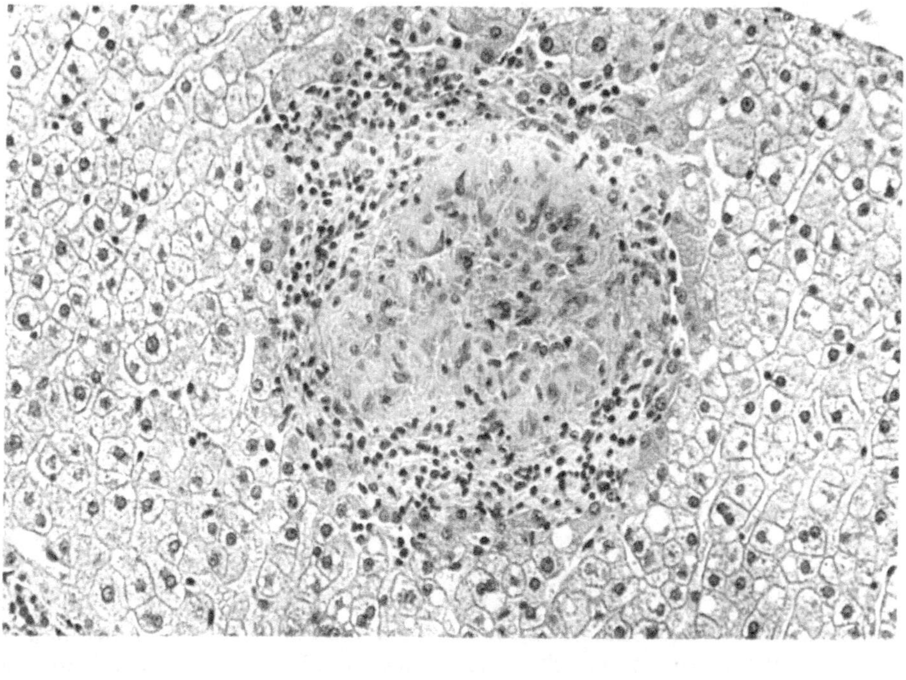

Abb. 110. Mediastinale Sarkoidose, 39 Jahre, ♂, Epitheloidzellgranulom. HE, ×200

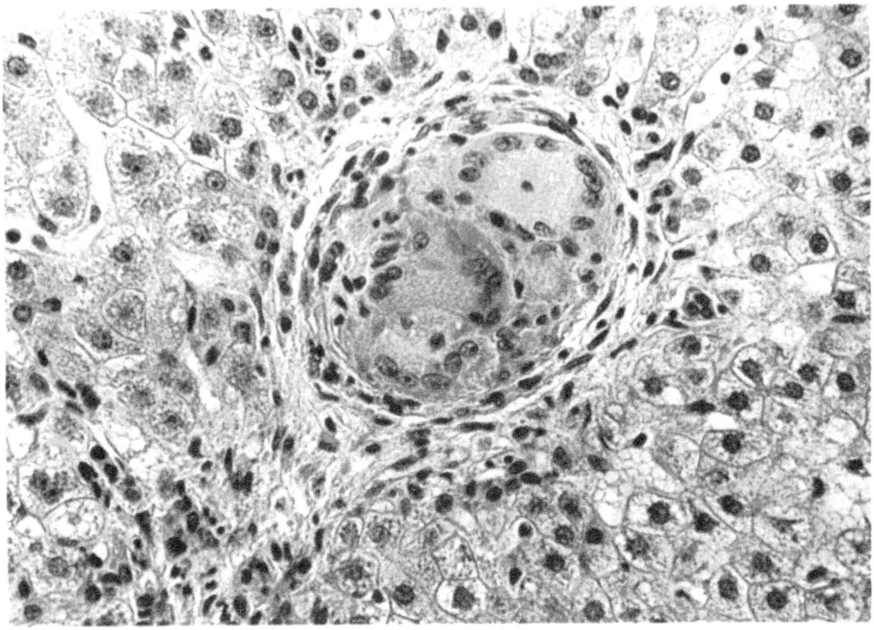

Abb. 111. Cirrhose, Sarkoidose, 58 Jahre, ♀. Kleines Granulom in bindegewebigem Septum. Riesenzellen mit typischer, rosettenförmiger Anordnung der Kerne. HE, ×375

der Portalfelder gelagert. Sehr charakteristisch sind große, portale epitheloidzellige Konglomerattuberkel mit schmalem Lymphocytensaum, die keine Nekrosezeichen aufweisen (Abb. 113). Eine zentrale Verkäsung findet sich nur ausnahmsweise in sehr großen Konglomeraten.

Bei alternden sarkoiden Granulomen sind die zentralen Partien von ausgedehnten balken- oder girlandenförmigen Hyalinisierungen eingenommen, während epitheloide Zellen oder Riesenzellen kaum mehr in Erscheinung treten.

Neben der häufigen reaktiven Begleithepatitis im granulomfernen Parenchym können Sarkoidoselebern beträchtliche Verfettungsgrade aufweisen (Abb. 113).

Aktive systemische Sarkoidosen (akute Sarkoidosen), die ein fieberhaftes bis septisches Krankheitsbild bieten, sind häufig durch eine besonders dichte Aussaat weniger typischer Granulome und unspezifischer, umschriebener mononucleärer Infiltrate ausgezeichnet.

Sarkoidosen können mit allgemeiner Schwäche, Gewichtsverlust und Gelbsucht einhergehen und Cirrhosen mit portaler Hypertension und porto-systemischer Encephalopathie entwickeln. Diese Cirrhosen sind jedoch offensichtlich nicht eine Folge von vernarbten Granulomen (Abb. 112), sondern besonders ausgeprägter Begleithepatitiden [476].

Granulome vom Sarkoidosetyp können sich bei vielen anderen Krankheiten finden, z.B. bei Tuberkulose, primärer biliärer Cirrhose (s.S. 196), bei disseminierter Histoplasmose, verschiedenen Staubkrankheiten oder nach Gabe von Sulfonamiden (s.S. 325). *Die Sarkoidosegranulome sind damit reaktionscharakte-*

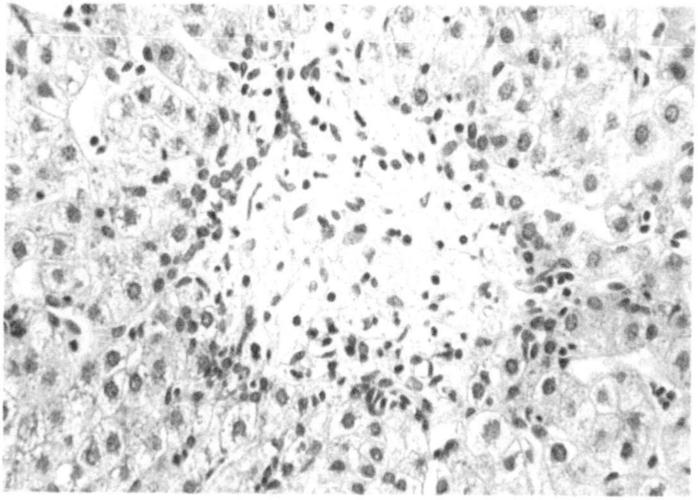

Abb. 112. Der gleiche Fall wie Abb. 111, 2 Jahre später. Intralobuläre Narbe nach abgeheiltem Granulom. HE, ×375

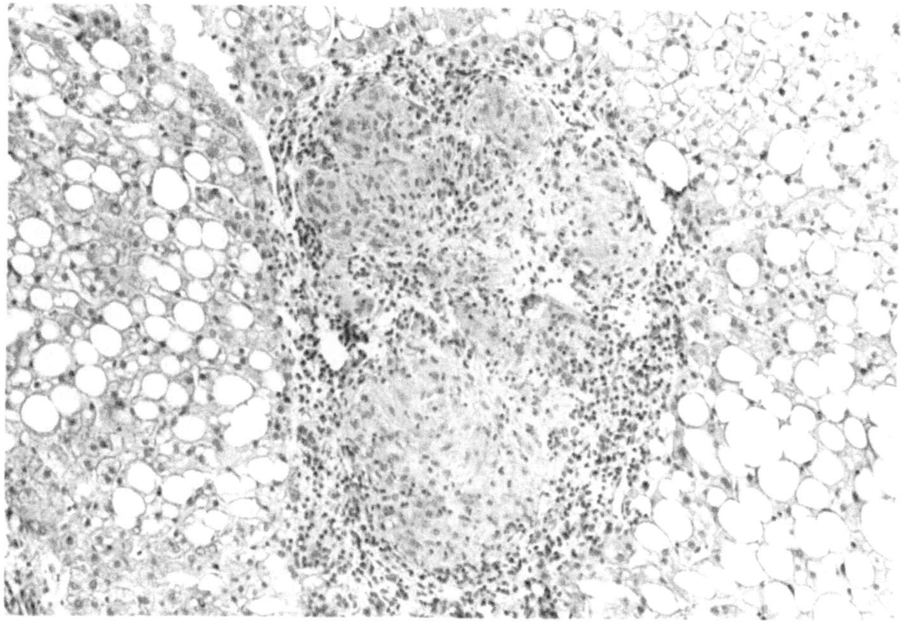

Abb. 113. Mediastinale Sarkoidose, Erythema nodosum, 32 Jahre, ♂, Diabetes mellitus. Charakteristisches portales Konglomerat von Epitheloidzellgranulomen. Grobtropfige Leberzellverfettung. HE, ×150

ristisch, aber nicht pathognomonisch. Wenn das klinische Bild nicht eindeutig oder nicht bekannt ist und noch kein ACE-Spiegel oder Kveim-Test vorliegt, kann deshalb von histologischer Seite nur von einer *sarkoiden Reaktion* in der Leber gesprochen werden.

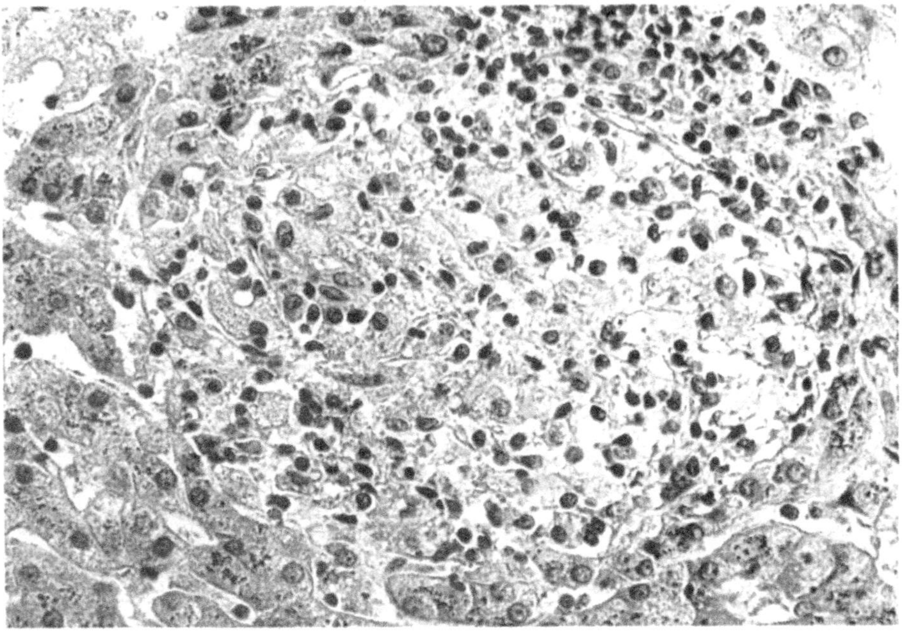

Abb. 114. Bangsche Krankheit, 56jähriger Landwirt mit nachgewiesener Infektion. Typisches Granulom am Rande eines Portalfeldes, aus rundkernigen epitheloiden Zellen locker aufgebaut. Nur vereinzelte kleine Rundzellen eingestreut, geringe entzündliche Reaktion in der Umgebung. HE, ×375

3. Brucellosen

Bei Bangscher Krankheit oder Maltafieber finden sich neben der allgemeinen Aktivierung des Kupfferzellapparates in einem Drittel der Fälle [455] Granulome, die einigermaßen charakteristisch sind. Sie bestehen häufig aus einem lockeren und uniformen Gefüge eher kleiner und heller epitheloider Zellen (Abb. 114). Im Gegensatz zu den meisten anderen spezifischen Granulomen können sich eingestreute Granulocyten oder eosinophile Leukocyten finden. Ein peripherer Lymphocytenwall fehlt oder ist nur angedeutet ausgebildet. Die Granulome liegen oft in unmittelbarer Nachbarschaft der Portalfelder. Riesenzellen oder zentrale Verkäsungen werden nur selten beobachtet. Abheilende Granulome können gelegentlich verkalken.

4. Tularämie

Hier werden herdförmige, bis 2 mm im Durchmesser haltende Coagulationsnekrosen beschrieben, in deren Bereich nur Kerndetritus und verstreute segmentkernige Leukocyten nachzuweisen sind. An ihrem Rand finden sich eine ebenfalls leukocytäre, aber auch kleinrundzellige Infiltration sowie Riesenzellen [579].

5. Q-Fieber-Hepatitis

Das Q-Fieber (Queenslandfieber, Balkanfieber, Schlachthausfieber, 7-Tage-Fieber), eine grippeähnliche Krankheit, wird durch eine Rickettsie, die Coxiella

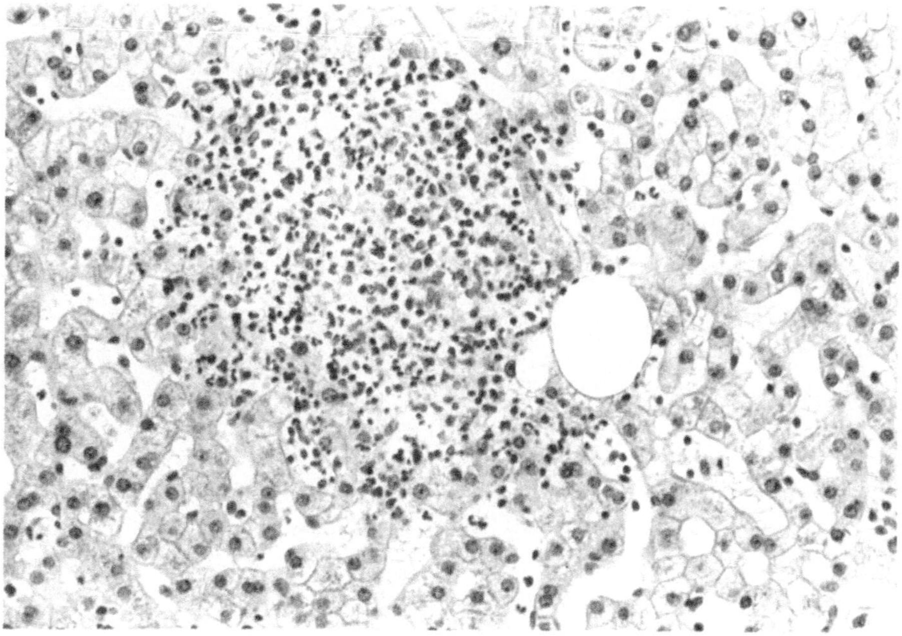

Abb. 115. Q-Fieberpneumonie. 65jährige Fellhändlerin. Unscharf begrenztes, intralobuläres Granulom aus epitheloiden Zellen, Lymphocyten, neutrophilen und eosinophilen Leukocyten. HE, ×200

burneti, verursacht und gewöhnlich von Rindern auf den Menschen übertragen, oft auch durch Inhalation von staubförmigem Kot infizierter Zecken. Im Vordergrund steht eine Bronchopneumonie, manche Fälle können aber auch unter dem Bilde einer akuten, hochfieberhaften Hepatitis verlaufen [10]. Verläßliche klinische Unterscheidungsmerkmale gegenüber der Virushepatitis bestehen nicht, doch sollten relativ langdauerndes, hohes Fieber, Kopfschmerzen und Leukocytose an diese Krankheit denken lassen und einen Agglutinationstest bzw. eine Komplementbindungsreaktion veranlassen.

Eine typische Krankengeschichte [770] vermag vielleicht am besten dieses sehr eindrucksvolle Krankheitsbild zu illustrieren: Ein 49jähriger Großwildjäger erkrankte in Ostafrika mit Schüttelfrösten und Fieberschüben von ungefährem Tertianatyp. Daneben bestanden Gelenkschmerzen, Appetitlosigkeit und Übelkeit. Zwölf Tage später wurde der Patient ikterisch und gleichzeitig bildete sich eine Continua um 38 °C aus. Routine-Laboratoriumsbefunde glichen denen der Virushepatitis. Das Fieber klang allmählich ab, während die Gelbsucht länger bestand und erst nach 6 Wochen vollständig abgeblaßt war. Der Patient erholte sich langsam und blieb beschwerdefrei.

Histologisch können sich im Parenchym an Stelle kleiner Flecknekrosen zahlreiche Knötchen finden, die sich aus Lymphocyten, Granulocyten und gewucherten Kupfferzellen zusammensetzen, gelegentlich auch größere, rundliche, mäßig scharf begrenzte Infiltrate (Abb. 115), an deren Rändern sich manchmal noch Koagulationsnekrosen von Leberzellen nach Art der roten Körper finden, gelegentlich auch Langhanssche Riesenzellen. Die Portalfelder sind in wechseln-

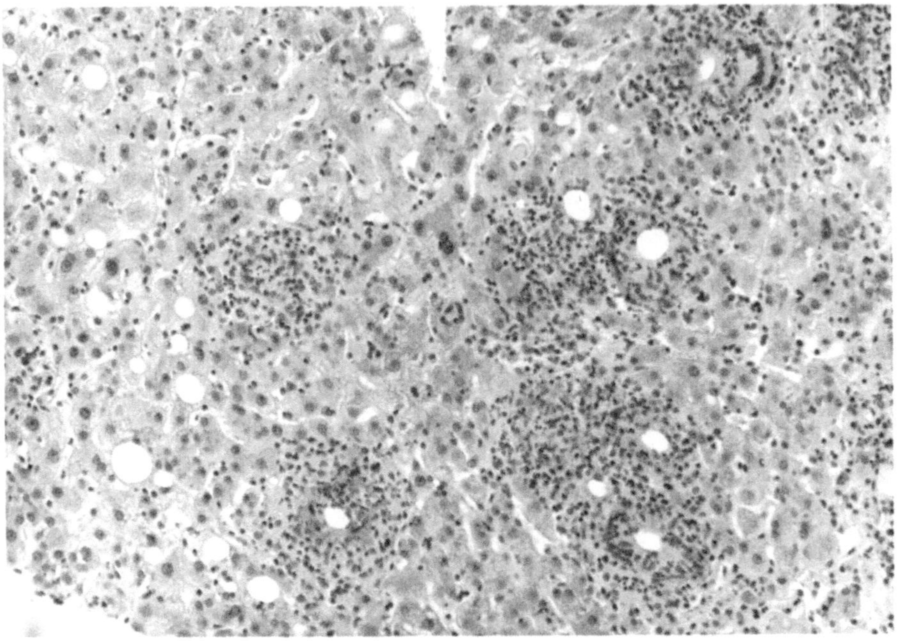

Abb. 116. Q-Fieber-Hepatitis. Klinische Daten im Text. Das Parenchym von Granulomen dicht durchsetzt. HE, ×120

dem Ausmaß chronisch-entzündlich infiltriert, nicht selten aber auch zusätzlich von Granulocyten und einzelnen eosinophilen Leucocyten durchsetzt.

Sehr typisch ist die Q-Fieber-Hepatitis, wenn sich neben einer nekrotisierenden Leberentzündung und begleitenden Cholangiolitis eine disseminierte grobtropfige Verfettung findet, die zur Bildung relativ spezifischer Granulome Anlaß gibt (Abb. 116): Um eine zentrale Fettlücke gruppiert sich eine sehr dichte und scheinbar regellose Ansammlung kleiner, epitheloider Zellen mit meist längsovalen, mäßig chromatinreichen Kernen und acidophilem Cytoplasma. Diese Zellansammlung ist frei von Gitterfasern und wird peripher von einem zarten, stellenweise aufgesplitterten, fibrinösen Häutchen umgeben. Nach außen schließt sich eine Schicht lockerer, epitheloider Zellen an, die von kleinen Rundzellen schütter durchsetzt ist (vgl. Abb. 117). Gelegentlich findet sich auch eine Langhanssche Riesenzelle. Die Umgrenzung der Granulome besorgen deutlich acidophile Leberzellen.

Fettgranulome finden sich bei über 60% der Q-Fieber-Hepatitiden (Baptista, persönliche Mitteilung) und gelegentlich auch bei Adenovirus-Hepatitis. Wir konnten bisher 7 Fälle von Q-Fieber-Hepatitis mit Fettgranulomen beobachten, daneben aber gelegentlich auch Patienten, die identische Granulome aufwiesen, ohne daß eine Rickettsien- oder eine Adenovirusinfektion vorgelegen hätte (Abb. 117).

Die *Boutonneusefieber-Hepatitis,* auch als „mediterranes exanthematisches Fieber“ bezeichnet, wird durch die Rickettsia conorii hervorgerufen und durch den Biß einer Hundezecke auf den Menschen übertragen. Die Mitbeteiligung

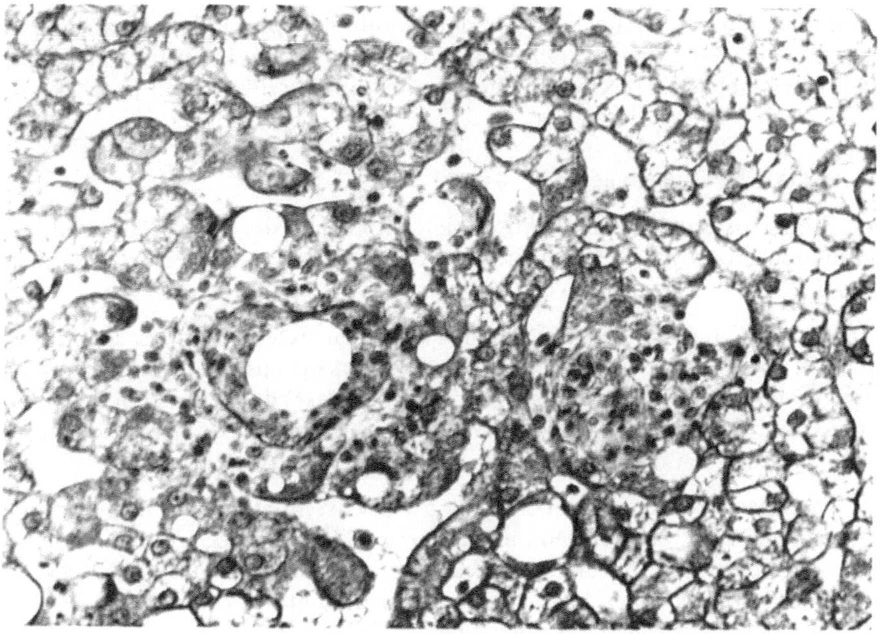

Abb. 117. Fettgranulom ungeklärter Ätiologie (kein Anhalt für Q-Fieber), Polyglobulie, Zustand nach cerebralem Insult. 65 Jahre, ♀. Bil 12,0 μmol/l (0,7 mg/dl), AST 5 E/l, ALT 6 E/l. 2 Granulome, rechts angeschnitten, links zentral getroffen. Die Zweischichtung des linken Granuloms gut erkennbar. Es besteht aus einer zentralen Fettlücke, umgeben von dicht gelagerten, kleinen epitheloiden Zellen, die von wenigen Lymphocyten durchsetzt werden. Dieser Granulomkern wird durch ein fibrinoides Häutchen von den lockerer angeordneten, peripheren Partien abgegrenzt. Mall, ×240

der Leber ist aus den erhöhten Aktivitäten von Aminotransferasen und alkalischer Phosphatase ersichtlich. Histologisch finden sich eine Aktivierung der Kupffer-Zellen und fokale Leberzellnekrosen mit entzündlicher Infiltration. Diese Infiltrate, die als „kleine Granulome" angesprochen wurden, enthalten jedoch weder epitheloide Zellen noch Langhanssche Riesenzellen [285].

6. Syphilitische Gummen

Akute syphilitische, vielfach konfluierende Lebernekrosen erreichen einen Durchmesser von mehreren Zentimetern. An ihren Randpartien findet sich ein Granulationsgewebe mit Fibroblasten, Lymphocyten und Plasmazellen, verhältnismäßig wenigen epitheloiden Zellen und gelegentlich auch Riesenzellen. Im Gegensatz zur Tuberkulose kommt die ursprüngliche Struktur des verkäsenden Nekrosebereiches bei Gitterfaserfärbung noch gut zur Darstellung.

Die Arterien der Nachbarschaft sind in der Regel durch eine obliterierende Endangitis ganz oder teilweise verschlossen. Neugebildete Capillaren sind oft und in charakteristischer Weise von einem Kranz von Plasmazellen umgeben. Das Gumma ist von Bindegewebe eingescheidet, das besonders bei älteren Gummen mit kurzen Septen ins benachbarte, sonst scharf begrenzte Parenchym einstrahlt. In unseren Breiten sind Gummen und ihre Folgen, das Hepar lobatum, durch die Penicillintherapie der Syphilis praktisch vom Sektionstisch verschwunden. Ein bioptischer Nachweis eines Gumma dürfte selbst in den Entwicklungsländern eine Rarität darstellen.

7. Mykotische Granulome

Im Rahmen systemisierter Mykosen sind oft auch in der Leber epitheloidzellige Granulome nachzuweisen. Als Erreger kommen im wesentlichen drei Pilzgattungen in Frage.

a) Blastomykosen (B.) werden durch verschieden Hefepilze verursacht: europäische B. (Cryptococcose, Torulose) durch Cryptococcus neoformans, die nordamerikanische B. (Gilchrist disease, Chicago disease) durch Blastomyces dermatitidis und die südamerikanische B. (Paracoccidioidomykose, Lutz-Splendore-De Almeida disease) durch Blastomyces brasiliensis (Abb. 118).

b) Coccidioidomykose. Die Coccidioidomykose ist im Südwesten der Vereinigten Staaten, in Mexiko und Argentinien endemisch. Der Erreger, Coccidioides immitis, ein dimorpher Pilz, kann im parasitären Stadium als kugeliger Körper mit der PAS-Färbung (Abb. 119), noch verläßlicher mit der Methenamin-Silberimprägnierung nachgewiesen werden [404].

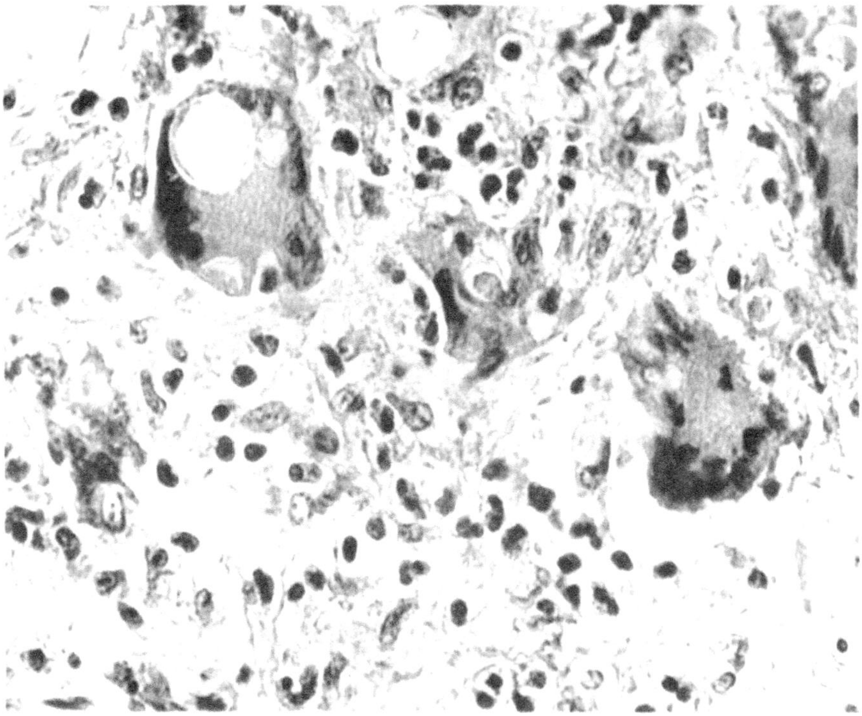

Abb. 118. Paracoccidioidomycose. Granulom mit zahlreichen Riesenzellen, die Blastomyces brasiliensis enthalten. HE, × 560 [279]

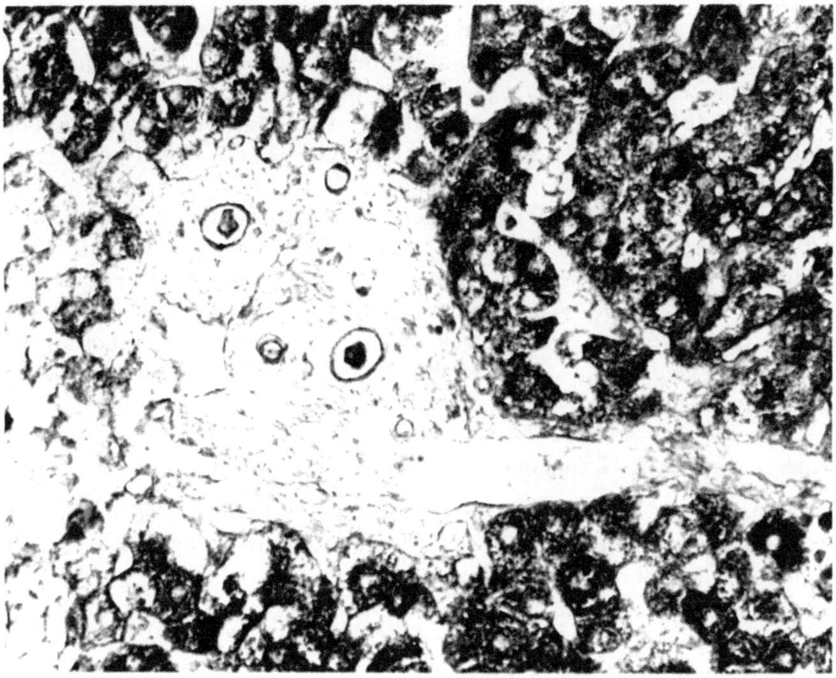

Abb. 119. 49jähriger Mann mit Coccidioidomykose. Lebergranulome beherbergen den Erreger, Coccidioides immitis. PAS, × 350 [323]

c) Histoplasmose. Die disseminierte Histoplasmose ist eine in den USA sehr häufige [507], in Mittel- und Südamerika häufige, in Europa aber seltene Mykose von Mensch, Haus- und Wildtieren, die in Amerika und Europa durch Histoplasma capsulatum, in Afrika durch Histoplasma duboisii hervorgerufen wird. Das primär erkrankte Organ sind im allgemeinen die Lungen, da die Infektion vorwiegend durch Staubinhalation erfolgt. Das Krankheitsbild ähnelt der Tuberkulose. Nach Generalisierung der Erkrankung ist die Leber vergrößert. Die epitheloidzelligen Granulome können zentrale Nekrosen aufweisen, später fibrös umgewandelt werden, verkalken und sogar verknöchern [542]. Der ebenfalls dimorphe Pilz kann im parasitären Stadium als sphärischer, 2–5 μ im Durchmesser haltender Körper mittels PAS-Färbung oder Silberimprägnierung in Kupffer-Zellen oder Granulomen dargestellt werden.

d) Aktinomykose. In ungefähr 20% der abdominellen Aktinomykose, die gewöhnlich durch Actinomyces israeli hervorgerufen wird, ist auch die Leber befallen [595]. Klinisch besteht dann neben dem Fieber auch eine druckschmerzhafte Leber. Die Abscesse können scintigraphisch, sonographisch oder computertomographisch dargestellt, aber nicht von einem Tumorbefall der Leber unterschieden werden. Die Diagnose kann erst durch Kultur gestellt werden oder wenn im Eiter die charakteristischen Actinomyceskolonien nachgewiesen werden können, runde bis ovoide, basophile Granula mit keulenförmig aufgetriebener, eosinophiler Peripherie (Splendore-Hoeppli-Phänomen).

Die Infektion kann nur unter anaeroben Bedingungen und bei Mischinfektionen erfolgen, da der Pilz selbst keine gewebeaufschließenden Enzyme besitzt. Bei den Begleiterregern handelt es sich um verschiedene Coccen, wie Staphylococcen, Colibakterien etc. (s. Botryomykose). Die Absceßwand wird von einem Granulationsgewebe umgeben, das aber auch epitheloide Zellen und Riesenzellen enthalten kann.

Bei der *Botryomykose,* einer eitrigen Hauterkrankung, die selten auch die inneren Organe – darunter auch die Leber – mitbefällt, treten kleine Abscesse auf, die von solchen bei Aktinomykose nicht zu unterscheiden sind. Bei Gram-Färbung können in der Absceßhöhle Coccen oder Gram-negative Bakterien nachgewiesen werden. Es handelt sich meist um Staphylococcen, aber auch Coli, Proteus und Pseudomonas. Die Krankheit wird auch als „bakterielle Pseudomykose" bezeichnet [280].

8. Andere spezifische Granulome

Die Granulome der Schistosomiasis und nodulären Lepra, beide absolut krankheitsspezifisch, werden in den anschließenden Kapiteln „parasitäre Krankheiten" bzw. „Tropenkrankheiten" besprochen.

C. Parasitäre Leberkrankheiten

Sieht man von der Schistosomiasis ab, tritt der Mensch bei parasitären Krankheiten der Leber nur als Zufallswirt bzw. Zufallszwischenwirt auf. Dementsprechend sind viele dieser Krankheiten selten. In den gemäßigten Klimazonen ist nur die Echinococcose in bestimmten Gebieten heimisch, während andere parasitäre Leberkrankheiten fast ausschließlich nur bei Auslandsreisenden, Flüchtlingen oder Gastarbeitern beobachtet werden. Viele der Parasitosen sind ausgesprochene Tropenkrankheiten, sie sollen aber wegen ihrer Zusammengehörigkeit in diesem Abschnitt gemeinsam besprochen werden.

1. Die Echinococcosen

Durch die Arbeiten Vogels [829] ist sichergestellt, daß wir es mit zwei grundlegend verschiedenen Arten von Echinococcus zu tun haben.

a) Die cystische uniloculäre Echinococcose wird durch den Hundebandwurm, Echinococcus granulosus, hervorgerufen. Der reguläre Zwischenwirt sind vorwiegend Huftiere, vor allem Schafe und Ziegen. Der Mensch erkrankt über direkten Kontakt mit Hunden durch orale Aufnahme der Bandwurmeier. Durch die Dünndarmschleimhaut gelangen die ausgeschlüpften Embryonen über die Pfortader in die Leber, wo sie in 60% der Fälle expansiv wachsende uniloculäre Hydatiden (Finnen), häufig mit Tochterblasen, bilden. Die Krankheit ist in allen Ländern heimisch, in denen intensive Viehzucht betrieben wird, besonders im Mittelmeerraum, in Südamerika und Australien. In den Vereinigten Staaten wird die Echinococcose fast ausschließlich nur bei Einwanderern beobachtet [381].

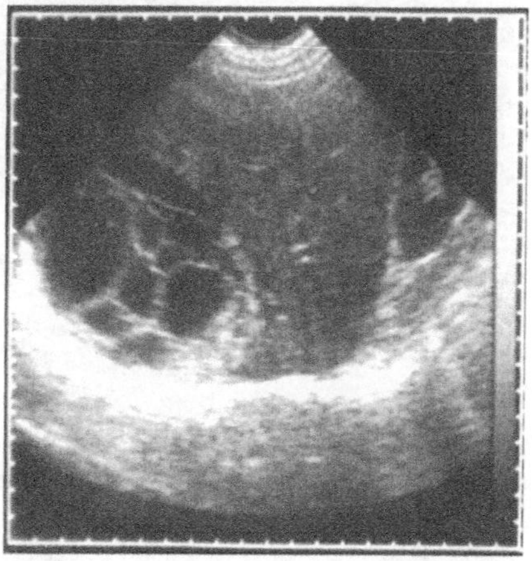

Abb. 120. Echinococcus granulosus-Cyste mit Tochterblasen. Ultrasonographie [465]

Die meisten Patienten fühlen sich weder krank noch wissen sie von ihrer Erkrankung. Klinische Symptome hängen von Zahl, Sitz, Größe und Wachstumsintensität der Echinococcusblasen ab. Sie sind nur in ungefähr 10% der Fälle und erst 5–8 Jahre nach der Infektion zu erwarten [742]. Es handelt sich meist um uncharakteristische abdominelle Beschwerden. Ein Völlegefühl im rechten Oberbauch tritt erst nach deutlicher Volumszunahme des Parasiten auf. Meist nach über 10jähriger Krankheitsdauer können allergische Erscheinungen an Haut und Schleimhäuten weitere Verdachtsmomente liefern. Die Laboratoriumstests sind wenig aussagekräftig. Eine Bluteosinophilie findet sich nur in rund 30% der Erkrankten.

Wegen der Symptomarmut beruht die Diagnose häufig nur auf einem Zufallsbefund, wenn sich bei einer Röntgenuntersuchung Kalkschalen im Leberbereich finden (Tabelle 18, S. 65), die dann besonders charakteristisch sind, wenn sowohl die parasitäre als auch die humane Kapsel verkalken, woraus sich eine Doppelkontur ergibt. Die Verkalkung tritt in $^2/_3$ der Fälle auf. Die Sonographie zeigt reflexfreie Areale mit der für Cysten typischen dorsalen Schallverstärkung. Die Diagnose ist auch dann relativ leicht, wenn sich der Echinococcus mit seinen Tochterblasen als septierte Cyste darstellt (Abb. 120). Die höchste Aussagekraft unter den bildgebenden Verfahren kommt mit einer Treffsicherheit bis 96% der Computertomographie zu. Die Cysten imponieren als runde, hypodense Zonen. Fehlen Verkalkungen, ist eine Differenzierung von dysontogenetischen Cysten durch bildgebende Verfahren meist nicht möglich. Leberbiopsien, welcher Art immer, sind absolut kontraindiziert, da bei sensibilisierten Patienten der Austritt von Cystenflüssigkeit in die Bauchhöhle einen anaphylaktischen Schock auslösen kann. Der Casoni-Hauttest ist obsolet, ebenso die wenig empfindliche Komplement-Bindungsreaktion. Dagegen ist die indirekte Hämagglutination bei einem Titer von 1:1000 und darüber beweisend, ebenso der positive indirekte Immunfluorescenztest und der ELISA (enzyme linked immunesorbent assay).

b) Die alveoläre multiloculäre Echinococcose ist durch den Echinococcus multilocularis bedingt. Bandwurmträger ist vor allem der Fuchs, die natürlichen

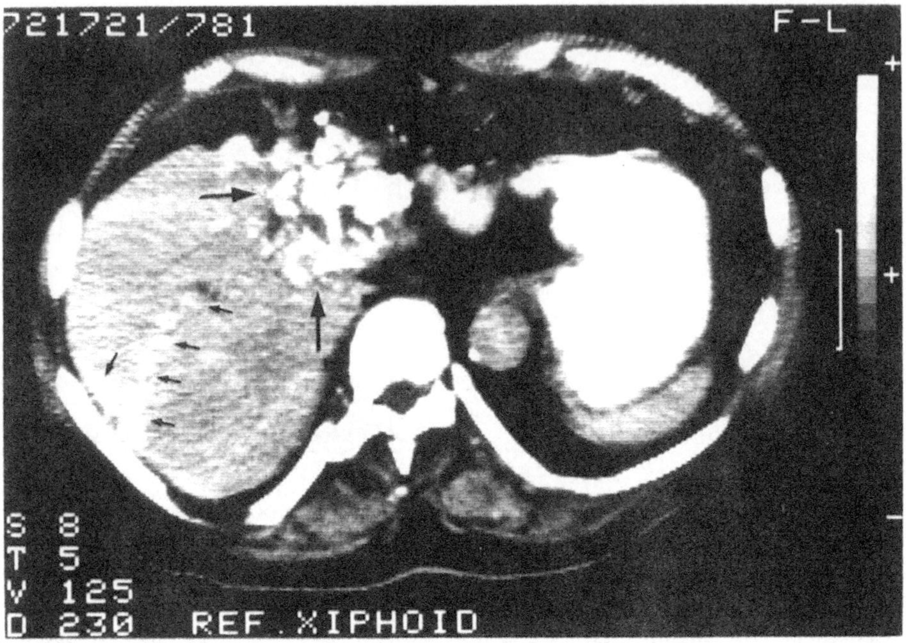

Abb. 121. Echinococcus multilocularis mit scholligen Verkalkungen und hypodensen Zonen im linken (➡) und straßenförmigen Verkalkungen im rechten Leberlappen (→). Computertomographie [455b]

Zwischenwirte sind Mäuse. Der Mensch kann beispielsweise durch den Genuß verunreinigter Walderdbeeren erkranken. Die Krankheit ist in den mitteleuropäischen Alpenländern, Süddeutschland, Elsaß, Burgund, Schweiz und Westösterreich endemisch („Mittelgebirgskrankheit"), ferner im südlichen Sibirien. Der Befall der Leber ist obligat, selten sind noch andere Organe zusätzlich erkrankt. Das Finnenstadium unterscheidet sich von dem des Echinococcus granulosus durch seine klein- und vielblasige Struktur und seine exogenen Sprossungen, die, ähnlich wie bei einem malignen Tumor, ein infiltratives Wachstum bedingen.

Das Befinden der Patienten ist viel stärker beeinträchtigt als bei cystischer Echinococcose. Krankheitsgefühl und Schmerzen im rechten Oberbauch sind häufig, der Blutbefund und das Serumeiweißspectrum fallen deutlich pathologisch aus, während die leberbezogenen Laboratoriumsbefunde wenig aufschlußreich sind. Ikterus tritt auf, wenn die Leber weitgehend ergriffen ist oder wenn sich durch den Befall des Leberhilus ein mechanisches Abflußhindernis ergibt. In der Röntgen-Übersichtsaufnahme können sich die recht charakteristischen „Kalkspritzer" im Leberbereich finden oder schollige, bizarre Verkalkungen (Tabelle 18). Wenn das sonographische und computertomographische Bild (Abb. 121) Ähnlichkeit mit fokalen nodulären Hyperplasien, Hämangiomen oder Leberzellcarcinomen aufweist und keine Verkalkungen vorliegen, sollte zur Differentialdiagnose noch die Angiographie herangezogen werden: Es finden sich korkzieherartig geschlängelte Arterien neben Verlagerungen, Verschlüssen und Stenosierungen von Gefäßen sowie inhomogene Kontrastanreicherungen in der Parenchymphase [41]. Die Diagnose läßt sich jedoch im allgemeinen, ebenso wie bei Echinococcus granulosus, serologisch sichern. Nicht selten wird die Diagnose erst intraoperativ gestellt.

2. Die Cysticercose

Die Eier des Schweinebandwurmes, Taenia solium, können durch Schmierinfektion auch in den Magen-Darmtrakt des Menschen gelangen und damit zur Finnenbildung in den verschiedensten Organen, darunter gelegentlich auch der Leber, Anlaß geben. Ist nur die Leber befallen, macht diese Bandwurmfinne, Cysticercus cellulosa, keine Beschwerden. Ihre Größe schwankt zwischen 6–20 × 5–10 mm und sie stellt, da sie verkalken kann, meist einen Zufallsbefund anläßlich einer Röntgenuntersuchung dar.

3. Parasitäre Granulome

Bei verschiedenen parasitären Krankheiten können Eier oder wandernde Larven granulomatöse Veränderungen in der Leber bewirken. Hier sind vor allem verschiedene Wurmarten, besonders Ascaris lumbricoides (Spulwurm), Strongyloides stercoralis (Zwergfadenwurm), Fasciola hepatica [205] oder gigantica (Leberegel der Wiederkäuer bzw. des Kamels), Linguatula serrata [501] (Nasen-

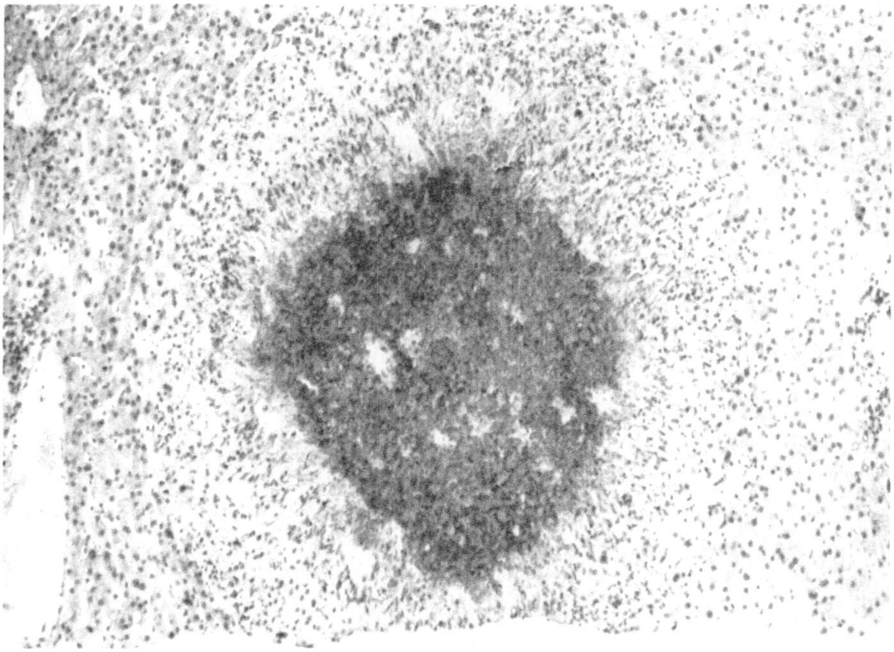

Abb. 122. Großes Larva migrans Granulom (Zufallsbefund) bei intestinaler Schistosomiasis. 49 Jahre, ♂. Um eine ausgedehnte zentrale Nekrosezone gruppieren sich palisadenartig angeordnete epitheloide Zellen und Langhanssche Riesenzellen. HE, × 75

wurm des Hundes), Capillaria hepatica (Leber-Haarwurm verschiedenster Säugetiere) [120] und Toxocara (Fadenwurm des Haushundes und der Katze, s.unten), aber auch Larven von Anthropoden zu nennen. Es können sich diffuse, portale Infiltrate aus eosinophilen Leukocyten und auch eosinophile Abscesse finden, daneben aber auch sarcoide Granulome, Riesenzellen und eosinophile Leukocyten, manchmal um eine zentrale Nekrose oder einen kleinen eosinophilen Absceß gruppiert (Abb. 122).

Die Granulome machen im allgemeinen keine Beschwerden, bei massivem Befall können aber auch Fieber, Hepatomegalie, Oberbauchschmerzen und allergische Erscheinungen auftreten. Werden die Granulome zufällig anläßlich einer Laparotomie entdeckt, werden sie häufig als kleine Lebermetastasen fehlgedeutet. Die Aufklärung wird gelegentlich durch die Probeexcision erbracht, wenn in Serienschnitten im Zentrum des Granuloms Reste degenerierter Larven, etc. nachgewiesen werden können [191]. Zumeist kann die Diagnose aber erst mit Hilfe immunologischer Techniken gestellt werden.

4. Toxocariasis

Bei Kleinkindern, die Erde und Schmutz essen, die mit Eiern von Toxocara canis oder Toxocara cati (Fadenwurm des Haushundes oder der Katze) verunreinigt sind, gelegentlich aber auch bei Erwachsenen, die verseuchte Nahrungsmittel zu sich nehmen, kommt es zu einem Krankheitsbild, das durch Fieber, Eosinophilie, Hepatomegalie und Husten gekennzeichnet ist. Die im Darm ausgeschlüpften Larven durchbrechen die Mucosa und werden in die verschiedensten Organe, vor allem in die Leber, verschleppt (Larva migrans). Es erfolgt keine Ausreifung zu Würmern, doch bilden sich um die Parasitenreste Granulome [115, 200], die großen Tuberkeln ähnlich sehen (Abb. 122).

5. Parasitäre Cholangiohepatitis (Hongkong disease)

Die chinesische Bevölkerung von Hongkong und Kanton ist bis zu 45% von Leberegeln (Clonorchis sinensis) befallen. Die Invasion erfolgt durch den Genuß von rohem Fisch. Die Erkrankung verläuft unter dem Bilde einer hochfieberhaften Cholangitis, wird aber nur in ungefähr der Hälfte der Fälle von Ikterus begleitet. Der linke Leberlappen ist vorwiegend betroffen. Er bietet makroskopisch das Bild einer „Pfeifenstielfibrose". Histologisch besteht eine beträchtliche peribiliäre Fibrose. Um die z.T. deutlich erweiterten Gallengänge findet sich vielfach eine neutrophile bis eosinophile leukocytäre Infiltration. Nicht selten sind kleine Abscesse zu beobachten. Clonorchiseier sind nur gelegentlich nachzuweisen [246]. Die Clonorchiasis ist auch für die beträchtliche Häufigkeit des cholangiocellulären Lebercarcinoms im ostasiatischen Raum verantwortlich (s.S. 440).

Die veränderten Gallengänge sind bioptisch kaum erreichbar. Die Diagnose erfolgt nach wie vor durch den Nachweis der Clonorchiseier im Stuhl.

6. Schistosomiasis

Die intestinale Schistosomiasis oder Bilharziosis wird durch Trematoden (Saugwürmer) hervorgerufen. Die Hauptverbreitungsgebiete der Parasiten sind Ostasien [351], Ägypten, Mittel- und Südamerika, die an das Vorkommen der

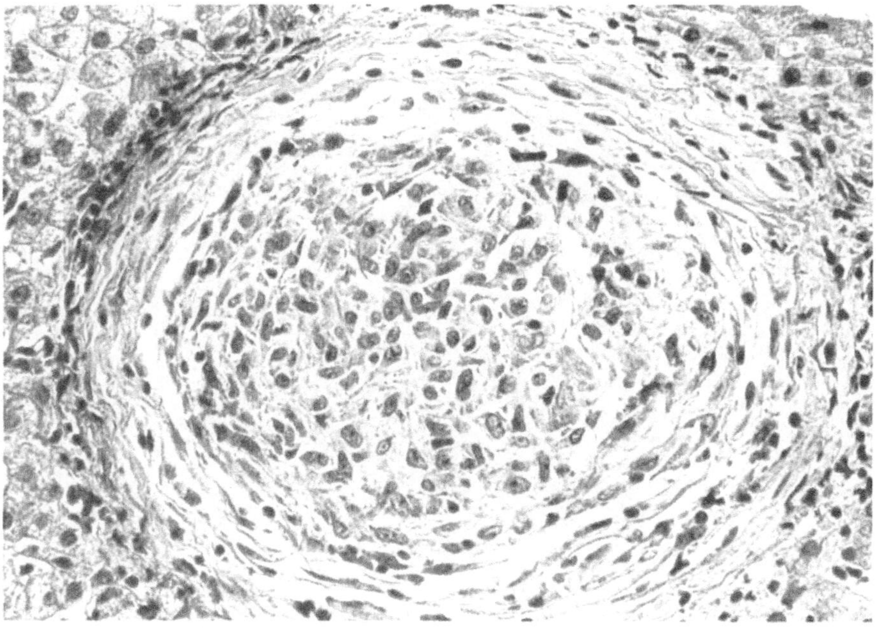

Abb. 123. Schistosomiasis, 56 Jahre, ♂, vor Jahren in Äthiopien gelebt. Zufallsbefund bei Cholecystektomie. Probeexcision. Anschnitt eines Granuloms durch die periphere epitheloidzellige Schicht. Deutliche bindegewebige Kapsel. HE, ×375. (THURNER, Salzburg)

Zwischenwirte, bestimmter Süßwasserschnecken, gebunden sind. Die Infektion erfolgt über Cercarien beim Trinken oder Baden aus bzw. in stehenden oder langsam fließenden Gewässern. Die geschlechtsreifen Weibchen von Schistosoma japonicum oder Schistosoma mansoni legen ihre Eier in Äste der Mesenterialvenen ab, von wo sie in die Pfortader eingeschwemmt werden können. Die Parasiteneier fangen sich schließlich in feinen Pfortaderästen oder in den Sinusoiden, wo sie mit etwas Glück bioptisch nachzuweisen sind. Es ergeben sich dabei 3 Erscheinungsformen [123]:

a) Es können sich Parasiteneier reaktionslos innerhalb von Sinusoiden finden.

b) Um Eier, die in den Portalfeldern zurückgehalten wurden, kann sich eine entzündliche Infiltration aus kleinen Rundzellen, Plasmazellen und eosinophilen Leukocyten ausbilden.

c) Schließlich können sich sehr typische Granulome entwickeln. Die Parasiteneier, die vielfach schon Abbauveränderungen erkennen lassen, können von bizarren Riesenzellen eingeschlossen werden (Abb. 124) oder sie werden von Epitheloidzellen in breiter Schicht umgeben (Abb. 123). Nach außen wird das Granulom durch eine lamellär geschichtete, bindegewebige Kapsel begrenzt, die entzündlich infiltriert sein kann.

Schistosoma-Pigment, ein grobscholliges Pigment von graubrauner Eigenfarbe, kann von mächtigen Phagocyten gespeichert werden, die einzeln oder in Gruppen verstreut im Parenchym liegen und die Sinusoide vollständig auszufüllen scheinen (Abb. 125). Die Ähnlichkeit mit älterem Polyvinylpyrrolidon (s.S. 296) ist außerordentlich groß.

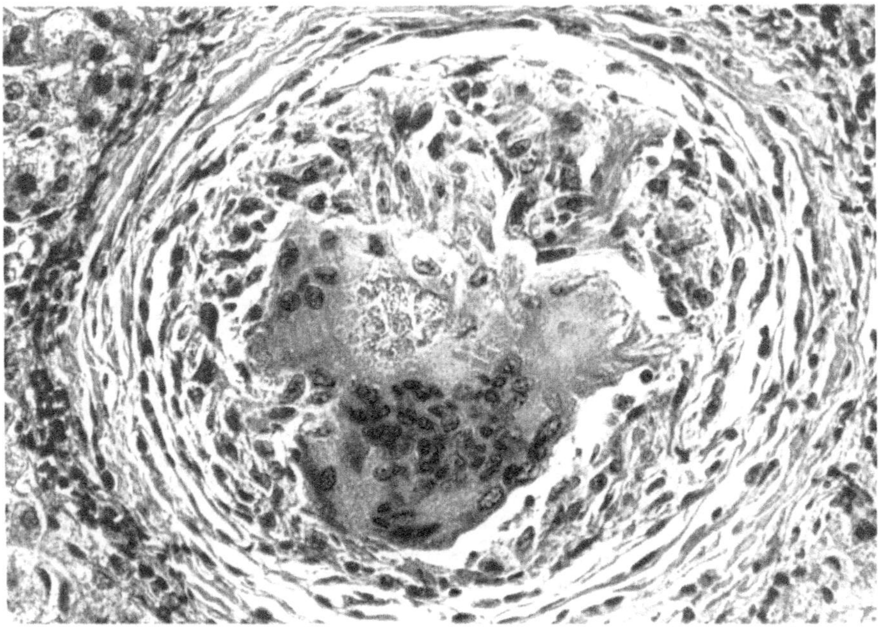

Abb. 124. Der gleiche Fall wie Abb. 123. Inmitten einer vielkernigen Riesenzelle die Reste eines Schistosomaeies. HE, ×375

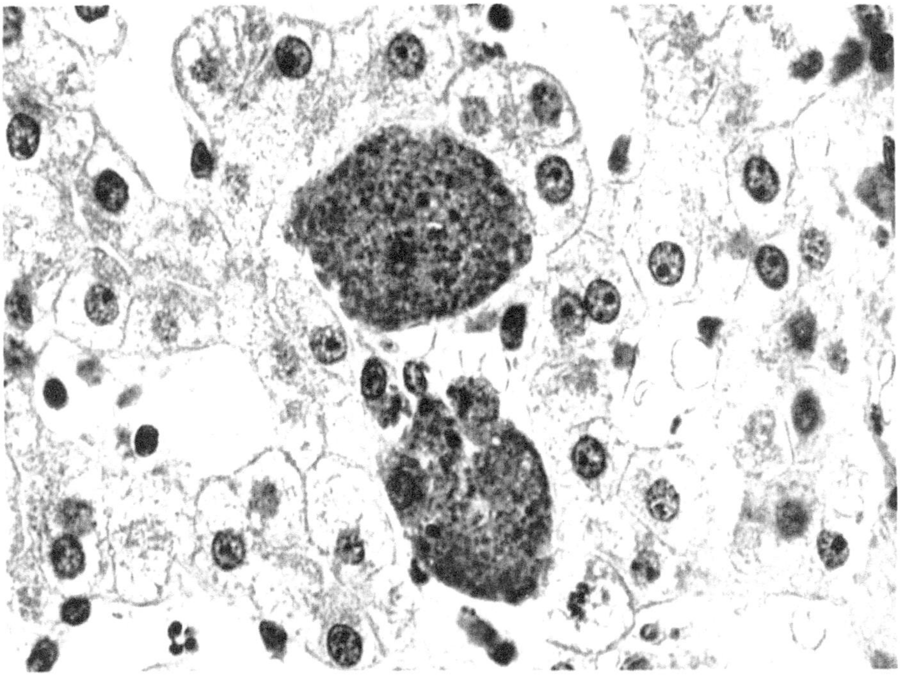

Abb. 125. Schistosomiasis, 28 Jahre, ♀, vor 1 Jahr Aufenthalt in Ägypten. Zwei pigmentspeichernde Makrophagen in ausgeweiteten Sinusoiden. HE, ×650

Bei schweren Fällen lösen die portalen Entzündungserscheinungen zuweilen eine mächtige Bindegewebevermehrung aus. Es handelt sich dabei um eine schwere portale Fibrose, die man nach SYMMERS gern als Pfeifenstielfibrose (clay pipe stem fibrosis) bezeichnet [748]. In den fibrösen Arealen, in denen sich reichlich Granulome finden, sind auffällige Veränderungen an den vasculären Strukturen zu beobachten: Die Arterien zeigen eine deutliche Hypertrophie ihrer Muskelwand, während die Portalvenenäste z.T. verschlossen sind, z.T. entzündlich-destruktive Schäden aufweisen. Thrombosen und Ektasien von Portalvenenästen runden das Bild ab. Die klinische Folge der okklusiven Läsion ist eine präsinusoidale portale Hypertension [445]. Die Gallengänge zeigen keine Veränderungen. Ein narbiger Umbau der Leber im Sinne einer typischen Lebercirrhose gehört nicht zum Bild der unkomplizierten, schweren chronischen Schistosomiasis.

Auch klinisch kann man drei hepatale Verlaufsmöglichkeiten unterscheiden: a) eine akute Schistosomiasis, die nach Reisen in Endemiegebiete Wochen später auftreten kann. Die Erkrankung beginnt plötzlich mit Fieber, urticariellem Exanthem und Appetitlosigkeit. Im Differentialblutbild kann eine Eosinophilie von 20% und mehr festgestellt werden. Die akute Verlaufsform ist offenbar Folge einer massiven Erstinfektion und der durch sie bedingten Antigen-Antikörperreaktion. b) Die leichte chronische Schistosomiasis tritt bei 90% der infizierten Einheimischen auf und ist durch einen besonders milden oder asymptomatischen Krankheitsverlauf charakterisiert. c) Die schwere chronische Schistosomiasis entwickelt sich in den restlichen 10% der Befallenen. Die resultierende Fibrose (s. oben) verläuft unter dem klinischen Bild der vasculär dekompensierten, funktionell kompensierten Lebercirrhose.

Das Risiko der Bevölkerung von Endemiegebieten, an Schistosomiasis zu erkranken, liegt bei 20%.

IV. Tropische Leberkrankheiten

Der Flugverkehr hat die Kontinente so nahe gerückt, daß tropische Leberkrankheiten, die man früher nur vom Hörensagen kannte, auch in klimatisch gemäßigten Zonen beobachtet werden können, sei es bei einem exotischen Gast, sei es bei einem Auslandsreisenden, der dieses unerwünschte Souvenir mit nach Hause bringt.

Morphologisch gesehen handelt es sich bei den tropischen Leberkrankheiten um eine heterogene Gruppe. Ein Teil von ihnen, wie beispielsweise die meisten Leberegel-Erkrankungen, sind der bioptischen Diagnostik nicht zugänglich (Ausnahmen davon s.S. 163), andere wieder, wie der tropische Leberabsceß, stellen keine Indikation für eine Leberbiopsie dar. Übrig bleiben diffuse und granulomatöse Hepatitiden. Ihre geographische Zusammenfassung folgt einem alten, mehr oder weniger bewährten Brauch. Parasitäre Tropenkrankheiten (Hongkong disease und Schistosomiasis) wurden bereits im Kapital der parasitären Leberkankheiten besprochen, generalisierte Mykosen bei den spezifischen Granulomen.

A. Hämorrhagische Fieber

Als hämorrhagische Fieber werden Viruskrankheiten bezeichnet, die mit hämorrhagischen Manifestationen einhergehen. Es handelt sich um Krankheiten mit unterschiedlicher Letalität, unterschiedlicher geographischer Verbreitung und unterschiedlichem Übertragungsmodus [347]. Eine Übersicht der hämorrhagischen Fieber mit Leberbeteiligung ist in Tabelle 31 gegeben.

1) Das *Gelbfieber* ist eine durch Stechmücken übertragene Viruskrankheit, die nur in den tropischen Zonen von Zentral- und Westafrika, Zentral- und Südamerika heimisch ist. Einzelfälle können auch in Europa durch Verschleppung infizierter Mücken auftreten. Das verursachende Virus ist ein Arbovirus aus der Gruppe der Flaviviren, Flavivirus febricis.

An ein 2–4 Tage anhaltendes, hochfieberhaftes, „virämisches" Vorstadium mit schweren, aber uncharakteristischen infektiösen Allgemeinerscheinungen reiht sich unter neuerlichem Fieberanstieg das Stadium der toxischen Organschädigung, an dem neben der Niere vor allem auch die Leber beteiligt ist. Die Kranken werden ikterisch, ihre Leber groß und druckschmerzhaft. Bei schweren Fällen besteht eine Coagulopathie, die eine Leberbiopsie verbietet. Das Blut

Tabelle 31. Virale hämorrhagische Fieber

Krankheit	Virusfamilie	Überträger	Virusreservoir	Verbreitung
Gelbfieber	Flavivirus	Aedesmücken	Mensch, Affen	Tropisches Afrika und Amerika
Denguefieber	Flavivirus	Aedesmücken	Mensch	Tropen und Subtropen
Chikungunyafieber	Alphavirus	Aedesmücken	Mensch	Indien, Südostasien
Rifttalfieber	Bunyavirus	Verschiedene Stechmücken	Nagetiere	Ost- und Südafrika
Wesselsbronfieber	Flavivirus	Verschiedene Stechmücken	verschiedene Säugetiere und Vögel	Südostafrika
Kongofieber	Flavivirus	Zecke	Haussäugetiere	Tropisches Westafrika
Krimfieber	Flavivirus	Zecke	Haussäugetiere	Europäisches Südrußland
Omskfieber	Flavivirus	Zecke	Maus, Bisamratte	Sibirien
Kyasanurwaldfieber	Flavivirus	Zecke	Affen, Nagetiere	Vorderindien
Koreafieber	Orbivirus	Exkrete, Milben?	Nagetiere	Ostasien, Nord- und Osteuropa
Bolivianisches Fieber	Arenavirus	Exkrete, Milben?	Nagetiere	Provinz Beni
Argentinisches Fieber	Arenavirus	Exkrete, Milben?	Nagetiere	Mittelost-Argentinien
Lassafieber	Arenavirus	?	Nagetiere	Westafrika
Marburgviruskrankheit	Filovirus	?	Affen?	Uganda, Rhodesien
Ebolaviruskrankheit	Filovirus	?	Affen?	Sudan, Zaire

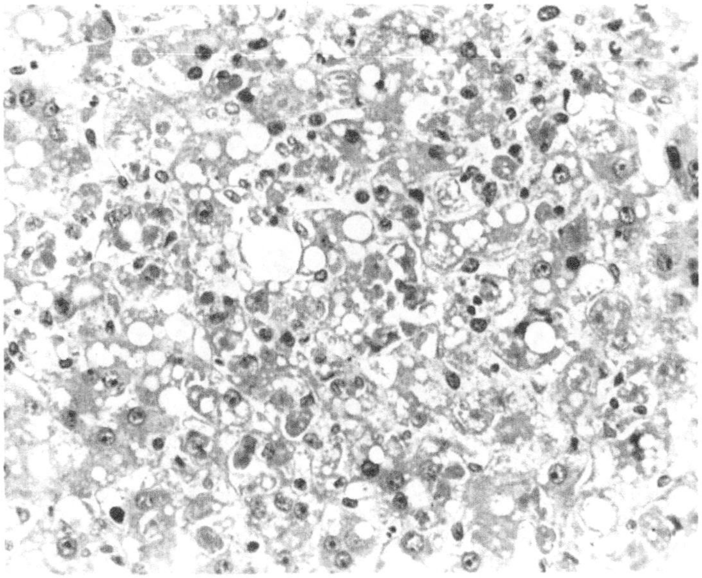

Abb. 126. Gelbfieber (Sektionsmaterial). Feintropfige Leberzellverfettung, keine wesentliche entzündliche Reaktion. Weitgehende Dissoziation der Leberzellplatten durch massenhafte Ausbildung von Councilman-bodies. HE, ×285. (DA ROCHA-LIMA, São Paulo)

ist leukopenisch, bei Vermehrung monocytoider Elemente und Fehlen eosinophiler Leukocyten. Die Aminotransferasenaktivität ist stets, bei schweren Fällen in exorbitanter Weise erhöht. Besonders bei Kindern kann Gelbfieber auch abortiv oder anikterisch verlaufen [134].

Pathologisch-anatomisch ist das Gelbfieber durch rote Körper (Councilman bodies) und häufig, aber nicht konstant, durch eine fettige Degeneration der Leberzellen ausgezeichnet. Die Veränderungen sind in der intermediären Läppchenzone am ausgeprägtesten. Die Councilman bodies, von ihrem Beschreiber für Amöben und die Ursache des Gelbfiebers gehalten [155], sind sowohl cellulärer als auch cytoplasmatischer Natur (Abb. 126, 127). Bei leichtem Krankheitsverlauf sind sie nur spärlich nachzuweisen, während sie bei schwerem massenhaft auftreten und um den 8. Gelbsuchttag zu einer Dissoziation des Plattengefüges im intermediären Läppchenbereich führen (Abb. 126). Auch bei ausgedehnten Nekrosen bleiben die periportalen Leberzellen erhalten, was differentialdiagnostisch gegenüber dem sonst außerordentlich ähnlichen Santa Marta-Fieber verwertet werden kann (s.S. 172).

Mesenchymal-proliferative Veränderungen sind auffallend spärlich und treten – wenn überhaupt – erst nach der ersten Gelbsuchtwoche auf. Das Gitterfasergerüst bleibt auch bei schweren Fällen intakt, so daß es bei günstigem Ausgang der Krankheit meist zu einer vollständigen Restitution des Zellplattengefüges kommt. Die Reparationsphase ist durch eine lebhafte mitotische Aktivität der Leberzellen gekennzeichnet.

2) Das *Denguefieber* (7 Tage-Fieber) ist in den Tropen und Subtropen verbreitet, in Süd- und Südostasien, Afrika, Mittel- und Südamerika ebenso wie auf

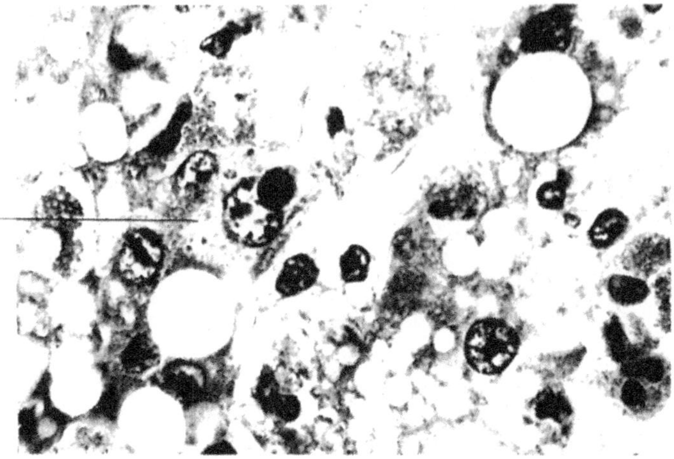

Abb. 127. Der gleiche Fall wie Abb. 126. Fein- und grobtropfige Leberzellverfettung. Intracellulärer roter Körper (Councilman body), den Leberzellkern nierenförmig eindellend (*RK*). HE, ×800

pazifischen und karibischen Inseln. Der Erreger ist ebenfalls ein Flavivirus, von dem vier verschiedene Serotypen existieren. Nach einer Inkubationszeit von ungefähr einer Woche setzt die Krankheit akut mit Kopfschmerzen, hohem Fieber, diffusen Myalgien und Arthralgien ein, sowie mit maculopapulösen Exanthemen, petechialen und gastrointestinalen Blutungen. Es besteht eine Leukopenie bei erhöhtem Hämatokrit und Hyponatriämie. Schwere hämorrhagische Krankheitsverläufe treten vorwiegend bei Kindern auf.

Eine Hepatomegalie findet sich fast ausschließlich bei Patienten mit Schocksymptomen. Die Letalität ist sehr hoch und beträgt 30–50%. Auch Reye's Syndrom bei Erwachsenen wurde nach Denguefieber Typ I beobachtet. Lichtmikroskopisch finden sich multiple rote Körper, läppchenzentrale und parazentrale fokale Nekroseherde, eine deutliche Kupfferzellaktivität bei nur geringer entzündlicher Reaktion in den Portalfeldern. Zonale Koagulationsnekrosen des Parenchyms sind offenbar schockbedingt, mäßiggradige Leberzellverfettungen werden nur bei einem kleinen Teil der Kranken beobachtet.

3) Das *Rifttalfieber* ist ebenfalls eine Arboviruserkrankung, die durch Stechmücken übertragen wird und von der in erster Linie Lämmer im ostafrikanischen Rift Valley, Kenya, befallen werden. Während die Krankheit beim Tier tödlich verläuft – es werden konfluierende Lebernekrosen mit reichlich roten Körpern, ähnlich dem Gelbfieber, beschrieben –, ist die Erkrankung des Menschen, die durch den Kontakt mit krankem oder verendetem Vieh ausgelöst wird, im allgemeinen gutartig, grippeähnlich, mit Fieber von 3–4tägiger Dauer [496]. Von anderen Organen sind vor allem die Augen häufig betroffen. Hämorrhagisch verlaufende, tödliche Krankheitsfälle sind selten.

Dem Rifttalfieber in jeder Beziehung ähnlich ist die *Wesselsbron-Krankheit,* nach einem Ort im Oranje-Freistaat, Südafrika, benannt. Die Krankheit wird jedoch durch ein Falvivirus hervorgerufen. Todesfälle bei Menschen sind bisher nicht bekannt geworden.

Beim *Chikungunyafieber,* das in Indien und Südostasien beheimatet ist, konnte bisher keine Leberbeteiligung nachgewiesen werden.

4) Weitere, durch Arboviren der Gruppe B hervorgerufene fieberhafte, zum Teil hämorrhagische Krankheiten mit Leberbeteiligung sind das *Kyasanurwald-Fieber,* das in Vorderindien von Affen über Zecken auf den Menschen überimpft wird und in ungefähr 10% der Fälle letal endet, und die ebenso von Zecken übertragenen *Kongofieber, Krimfieber* und *Omskfieber.* Beim Kongo- und Krimfieber, die mit einer Letalität von ungefähr 10% belastet sind, sind Haustiere das natürliche Virusreservoir, beim relativ harmlosen Omskfieber die Maus und die Bisamratte.

5) Das *Koreanische hämorrhagische Fieber* [811], auch als „epidemisches hämorrhagisches Fieber mit Nierensyndrom", „hämorrhagische nephritische Nephrose" und an der deutschen Ostfront des II. Weltkrieges als „Feldnephritis" [575] bezeichnet, wurde auch in China, Japan, Nord- und Osteuropa beobachtet. Der Erreger ist das Hantaanvirus aus der Familie der Orbiviren. Die natürlichen Wirte sind Nagetiere, die Übertragung auf den Menschen erfolgt durch ihre Exkrete, möglicherweise auch durch Milben. Die Inkubationszeit beträgt ungefähr zwei Wochen. Es handelt sich vorwiegend um eine Erkrankung der Nieren, die in 5% der Fälle tödlich verläuft. Die Leberbeteiligung ist von sekundärer Bedeutung: Im Leberparenchym sind fokale Koagulationsnekrosen, wahrscheinlich als Schockfolge, und eine Verfettung verschiedenen Grades nachzuweisen. Die Portalfelder sind nur geringgradig mit Lymphocyten und segmentkernigen Leukocyten infiltriert.

6) Die *Marburgvirus-Krankheit* wird durch ein faden- bis stäbchenförmiges RNA-Virus verursacht, das einer eigenen, neuen Gruppe von Viren angehört (Filoviren). Nach einer Inkubationszeit von 3–9 Tagen treten schweres Krankheitsgefühl, Fieber, Erbrechen und Durchfälle auf. Neben einem maculopapulösen Exanthem entwickelt sich eine ausgeprägte hämorrhagische Diathese. Am stärksten sind Leber, Nieren, Pankreas, Milz und Lymphknoten befallen. Die Erkrankung verläuft anikterisch und dauert bei überlebenden Fällen 15–20 Tage. In der Rekonvaleszenz kann es bei Viruspersistenz zu echten Hepatitisrezidiven kommen. Bei Überlebenden kann das Virus noch bis zu drei Monate nach Krankheitsbeginn im Kammerwasser des Auges oder in der Samenflüssigkeit nachgewiesen werden. Bei der Marburg-Epidemie betrug die Letalität 27% [492, 695].

Histologisch finden sich in der Leber herdförmige Parenchym- und Sternzellnekrosen, die keinen Läppchenabschnitt bevorzugen und die das Gitterfasergerüst intakt lassen, sowie reichlich rote Körper. Außerdem sind eigenartige, basophile Körner von 2 μ Durchmesser zu beobachten, die in Zelltrümmern, Makrophagen, in Hepatocyten aber auch extracellulär liegen können. Das erhaltene Parenchym ist mäßiggradig und vorwiegend feintropfig verfettet. Eine Cholestase wird vermißt. Die Portalfelder weisen eine lockere Infiltration mit Lymphocyten, Plasmazellen und eosinophilen Leukocyten auf. Überlebt der Patient, erfolgt Restitutio ad integrum [263]. Das natürliche Virusreservoir ist z.Z. noch nicht bekannt.

7) Die *Ebolavirus-Krankheit* wird durch ein ähnliches, aber nicht identisches Virus ausgelöst. Die Krankheit entspricht derjenigen durch Marburgvirus, doch liegt die Letalität bedeutend höher. Sie beträgt zwischen 51 und 89%. Soweit Autopsiematerial Rückschlüsse erlaubt, scheint auch das histologische Bild dem der Marburgvirus-Krankheit zu ähneln.

Die Arenavirus-Gruppe umfaßt, soweit derzeit bekannt, 10 verschiedene Stämme, zu denen auch das Juninvirus und das Machupovirus gehören, die das *argentinische* bzw. das *bolivianische hämorrhagische Fieber* hervorrufen, die sich sowohl klinisch als auch histologisch sehr ähnlich sind. Diese hämorrhagischen Fieber treten bei Landarbeitern während der Getreideernte auf. Das Virusreservoir sind Feldnagetiere. Die Inkubationszeit beträgt 1–2 Wochen. Klinik und Leberveränderungen ähneln dem Denguefieber, die Letalität schwankt zwischen 10 und 30%.

8) Die *Lassavirus-Krankheit* wird von einem RNA-Virus verursacht, das zu den Arenaviren gerechnet wird. Das natürliche Virusreservoir dürfte eine Rattenart darstellen. Das klinische Bild unterscheidet sich von den ebengenannten hämorrhagischen Fiebern nur durch eine zusätzliche ulceröse Entzündung von Mundhöhle und Rachen. Die Letalität beträgt 36–67%. Vor allem in Leber und Milz wurden Nekrosen und Blutungen beschrieben. Das histologische Bild mit seiner reichlichen Ausbildung roter Körper ist dem bei Gelbfieber sehr ähnlich.

9) *Santa Marta-Fieber* (Labrea-Fieber, black vomit fever) wurde bis vor kurzem zu den hämorrhagischen Fiebern ungeklärter Genese gerechnet. Es tritt vorwiegend bei Kindern und jugendlichen Eingeborenen im Bereiche des Amazonasbeckens auf und beginnt akut mit hohem Fieber, Hämatemesis und den klinischen Zeichen einer fulminanten Hepatitis. Die Leberhistologie ist durch eine feintropfige Leberzellverfettung gekennzeichnet. Die so geschädigten Leberzellen wurden als „Morulazellen" bezeichnet und ähneln denjenigen bei akuter Schwangerschaftsfettleber (14a). Daneben gehen zahlreiche Leberzellen über eine acidophile Degeneration zugrunde, so daß sich oft massenhaft rote Körper (Councilman bodies) finden, wobei alle Läppchenabschnitte gleichmäßig verändert sind. Entzündliche Reaktionen sind von wechselnder Intensität. Bei einer Nachprüfung einschlägigen archivierten Lebermateriales waren in einem hohen Prozentsatz der Präparate Milchglaszellen und Deltavirus-haltige Leberzellkerne nachzuweisen, womit die Krankheit als fulminante Hepatitis Delta entlarvt ist (110a). Auf die große Ähnlichkeit mit dem Gelbfieber wurde bereits auf S. 169 hingewiesen.

B. Malaria

Bei und nach Malaria findet sich neben einer unspezifisch-reaktiven Hepatitis eine konstante und außerordentlich kennzeichnende Veränderung: ein besonderes Pigment, das Hämozoin. Es handelt sich um braunschwarze oder schwarze Kügelchen von 1–2 μ Durchmesser, die sich durch ihre chemisch-physikalischen Eigenschaften von Siderin, Melanin und Bilirubin unterscheiden. Obwohl eisenhaltig, geben sie keine histochemische Eisenreaktion.

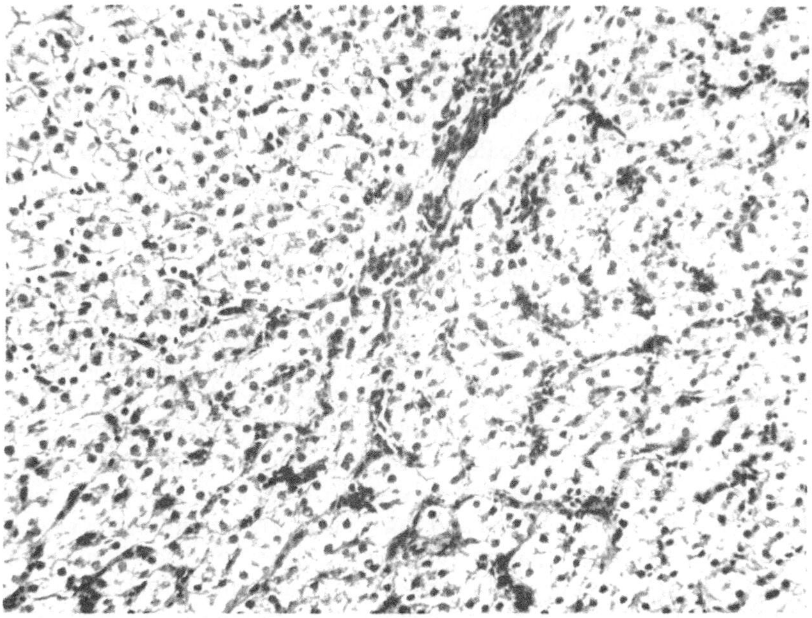

Abb. 128. Tropisches Splenomegalie-Syndrom, 3 Jahre, ♂. Zwischen normalen Leberzellen vorwiegend lymphocytäre Zellansammlungen in den Sinusoiden. Die aktivierten Kupffer-Zellen enthalten Malariapigment. Ein kleines Portalfeld dicht chronisch-entzündlich infiltriert. Hämalaun-Eosin, ×150 [123]

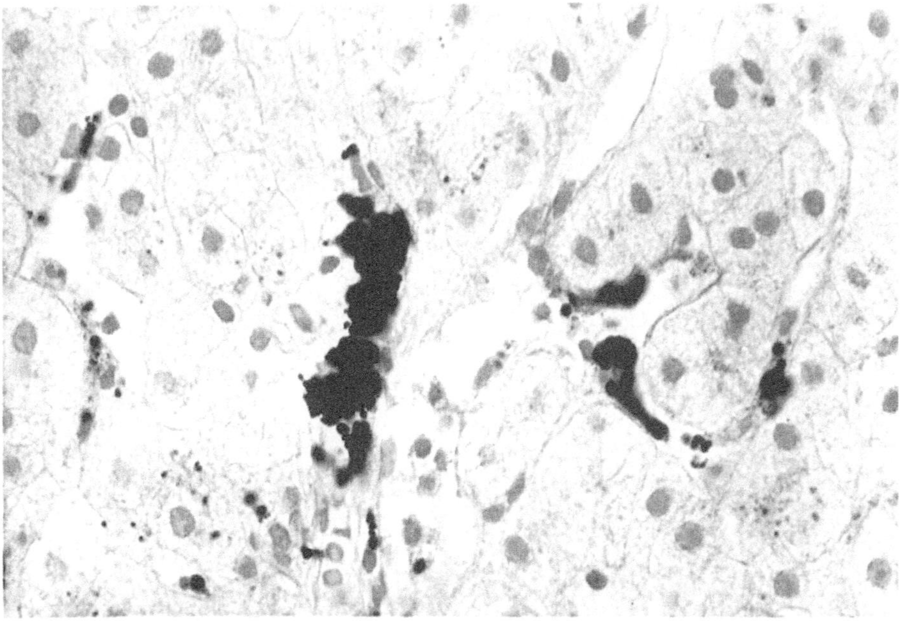

Abb. 129. Zustand nach Malaria. 22jähriger Angolaner. Massive Hämozoin-Speicherung in sinusoidalen Zellen, einzelne Pigmentkörner sind jedoch auch in Leberzellen nachzuweisen. BB, ×500

In Endemiegebieten findet sich Hämozoin bereits in der Leber von Kleinkindern, womit eine stattgefundene Malariainfektion bewiesen ist. In den ersten 4–5 Wochen der Erkrankung sind lediglich hypertrophische, stark in das Lumen der Sinusoide vorspringende Kupffer-Zellen Träger des Pigments (Abb. 128, 129). Weitere 4–5 Wochen später scheint das Pigment in den Portalfeldern auf, wo es, oft in Form von Pigmentblöcken, innerhalb von Makrophagen oder auch freiliegend auffällt. Um das 15.–20. Lebensjahr verschwindet das Pigment wieder aus der Leber, um erst im Fall einer massiven Reinfektion neuerlich aufzuscheinen [123]. Hämozoin ist am reichlichsten beim Quartanafieber nachzuweisen. In Leberzellen wird es nur selten beobachtet (Abb. 129).

Bei ausgedehnten zentrolobulären Lebernekrosen, über die nach Schwarzwasserfieber oder massiven Infektionen berichtet wurde, dürfte es sich um die Manifestation einer Schockleber handeln [579].

Das *tropische Splenomegalie-Syndrom,* früher in Ostafrika unter der Bezeichnung „big spleen disease“ bekannt, wird heute in erster Linie als immunologische Reaktion auf Malaria-Parasiten verstanden [486]. Die Krankheit kann aber auch in malariafreien Regionen und sogar auch bei immunsupprimierten Patienten nach Nierentransplantation auftreten [527]. Histologisch finden sich in erweiterten Lebersinusoiden zahlreiche, knötchenförmige Ansammlungen von Lymphocyten, zwischen denen auch einzelne Plasmazellen, eosinophile oder basophile Leukocyten beobachtet werden können. Die deutlich aktivierten Kupffer-Zellen sind häufig mit Malariapigment beladen. Die Portalfelder können neben einer chronisch-entzündlichen Infiltration in verschiedenem Ausmaß fibrös verändert sein (Abb. 128) [652].

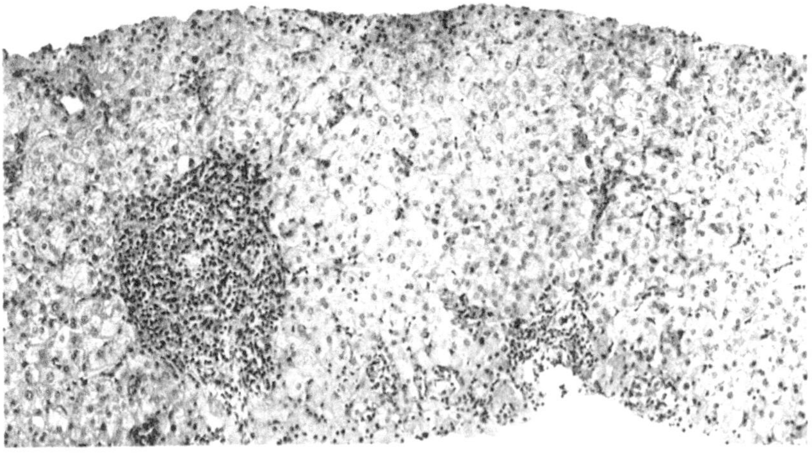

Abb. 130. Viscerale Leishmaniose, 52 Jahre, ♂. Hepatitis mit intralobulären zelligen Knötchen und chronisch-entzündlicher portaler Infiltration. Deutliches Hervortreten der hypertrophischen, von Protozoen erfüllten Kupffer-Zellen. HE, × 100 [825]

C. Leishmaniose

Bei der Leishmaniose (Kala-Azar) handelt es sich um eine Protozoen-(Trypanosomen-)Erkrankung, die durch Sandfliegen übertragen wird. Die Krankheit ist in Indien, Ceylon, am Kaspischen und Schwarzen Meer und in den Mittelmeerländern heimisch. Nach einem wechselnd langen Inkubationsstadium und hohem initialem Fieber von verschiedener Dauer entwickeln sich unter einem undulierenden Fiebertyp ein Leber- und Milztumor, Anämie und Kachexie.

Die Leber- und Milzvergrößerung ist dadurch bedingt, daß das gesamte reticuloendotheliale System von den Parasiten, der Leishmania donovani, befallen wird. In der Leber werden sowohl Kupffer-Zellen als auch portale Makrophagen ergriffen. Im mächtig vergrößerten Cytoplasma dieser Zellen können die Parasiten bereits bei HE-Färbung gefunden werden (Abb. 131). Es handelt sich um ovale Gebilde von 2–5 μ Länge und 1,5–2,5 μ Breite, von charakteristischer Struktur. Sie besitzen einen relativ großen, peripher-exzentrisch gelagerten Kern (Trophonucleus), der sich bei Giemsa-Färbung leuchtend rot darstellt. Der stabförmige Blepharoblast (Kinetonucleus) kann in histologischen Schnitten kaum ausgemacht werden [825]. Bei kleiner Vergrößerung (Abb. 130) machen die Portalfelder durch den reichlichen Gehalt an Makrophagen und eine dichte kleinrundzellige Infiltration einen kompakten Eindruck. Innerhalb der Läppchen fallen bereits die Streifen und Nester der stark vergrößerten Kupffer-Zellen auf.

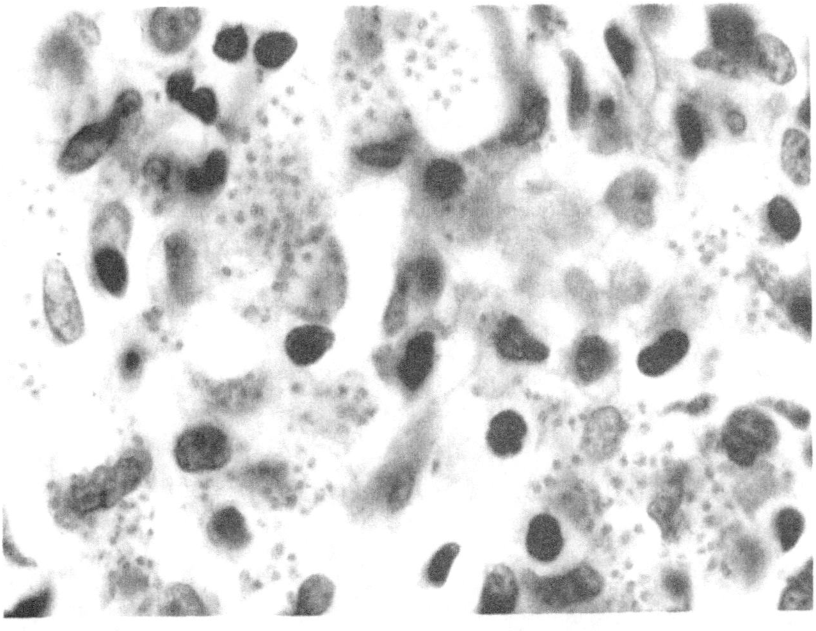

Abb. 131. Die gleiche Biopsie wie Abb. 130. Massenhaft Protozoen im Cytoplasma portaler Makrophagen. HE, ×1000 [825]

D. Amöbiasis der Leber

Bei Infektionen mit Entamoeba histolytica wird die Leber zumeist, und zwar auf dem Weg über die Pfortader, befallen. Der Zeitraum zwischen Darmerkrankung und Leberbefall schwankt zwischen Tagen und Jahren. Klinisch findet sich eine druck- und klopfempfindliche, stark vergrößerte Leber. Die Existenz einer chronischen diffusen Amöbenhepatitis, wie sie von DOXIADIS [189] postuliert wurde, wird von den meisten Tropenärzten bestritten. Nach DOXIADIS soll diese Amöbenhepatitis mit geringfügigen bis deutlichen intralobulären und portalen Entzündungserscheinungen, gelegentlich mit Granulombildung einhergehen und schließlich eine portale Fibrose bedingen. Der Versuch, bei solchen Veränderungen Amöben im Gewebe nachzuweisen, verlief so gut wie immer negativ.

Treten im Rahmen einer Amöbiasis Fieber, Schüttelfröste, Leukocytose sowie starke Schmerzen in der Lebergegend auf, die in die rechte Schulter ausstrah-

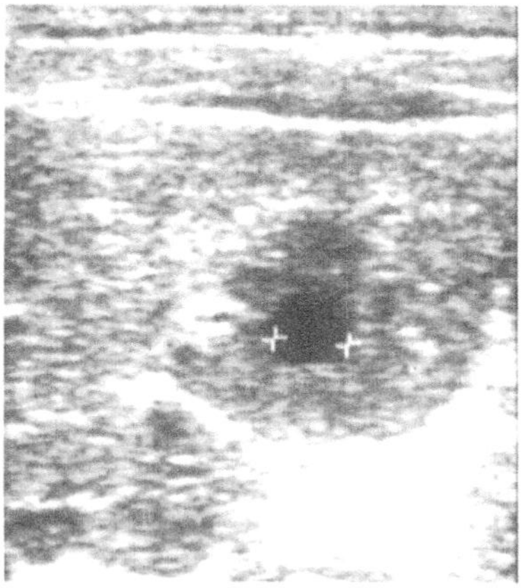

Abb. 132. Abheilender Amöbenabsceß. Die Resthöhle von einem breiten Saum aus Granulationsgewebe umgeben. Ultrasonographie

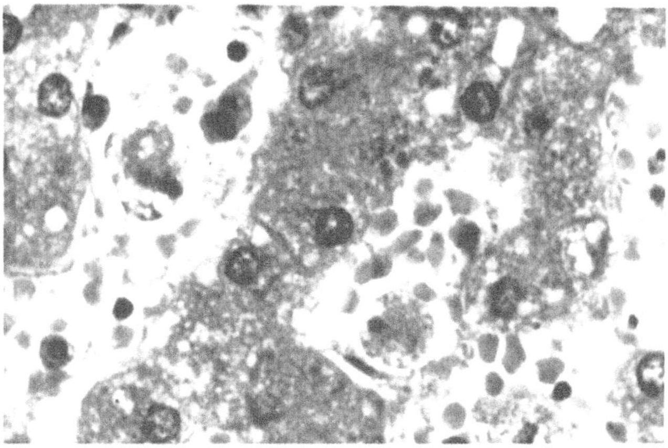

Abb. 133. Randpartie eines Amöbenabscesses, $2^1/_2$ Jahre, ♂. Zwei Amöben in Sinusoiden. Eisenhämatoxylin-Heidenhain, ×630. (SCHÜRMANN, Concepcion)

len, handelt es sich um einen Amöbenabsceß (Abb. 132). Er kann nicht zu selten die erste Krankheitsmanifestation sein.

Die Bezeichnung „Amöbenabsceß" ist in zweifacher Hinsicht irreführend: Einerseits handelt es sich um keine leukocytäre Abscedierung, sondern um eine cytolytische Nekrose des Lebergewebes, andererseits ist die verflüssigte Nekrose immer frei von Parasiten. Amöben können nur im noch lebensfähigen Gewebe der Randgebiete gefunden werden (Abb. 133). Der Absceß läßt sich bei günstiger Lage punktieren und absaugen (s.S. 36), spricht aber in der Regel ausgezeichnet auf die medikamentöse Therapie an.

E. Lepra

In den Spätstadien der nodulären Lepra finden sich häufig granulomatöse Veränderungen in der Leber, die als miliare Leprome bezeichnet werden. Die Portalfelder sind aufgetrieben und dicht mit histiocytären Elementen durchsetzt, den Virchowschen Schaumzellen, die bei flüchtiger Betrachtung feintropfig verfetteten Leberzellen ähnlich sehen (Abb. 134). Der rundliche Kern liegt in Zellmitte oder exzentrisch und das Cytoplasma ist von verschieden großen Vacuolen durchsetzt. Die entzündliche Reaktion ist gering, es finden sich lediglich wenige kleine Rundzellen. Gleich zusammengesetzte, scharf begrenzte, rundliche Herde

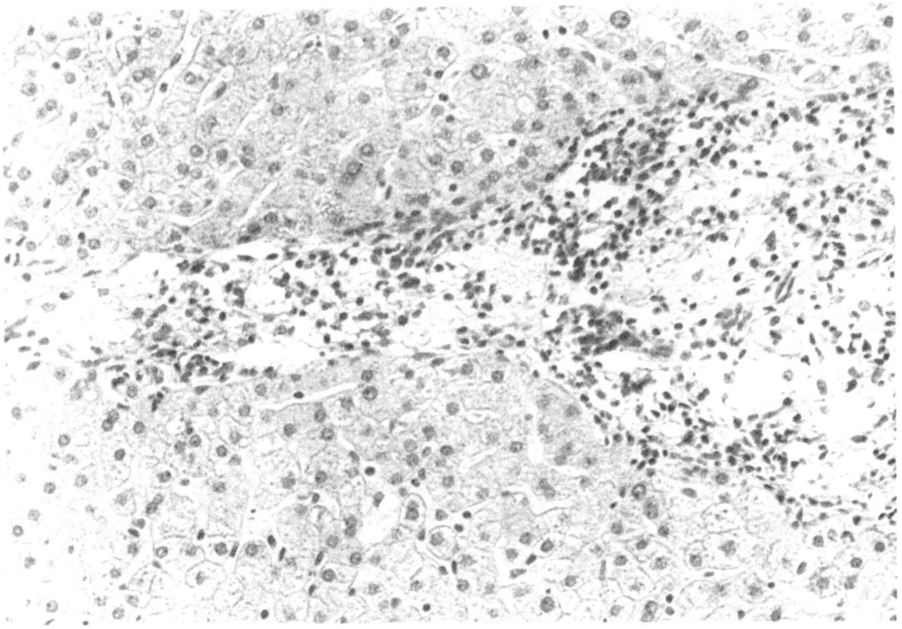

Abb. 134. Tuberkulide Lepra, 49 Jahre, ♀. Vor 11 Jahren nach Aufenthalt in Paraguay erkrankt. Ein mäßig dicht chronisch-entzündlich infiltriertes Portalfeld, von wabigen, wie feintropfig verfetteten Makrophagen durchsetzt (Virchowsche Schaumzellen). HE, ×200

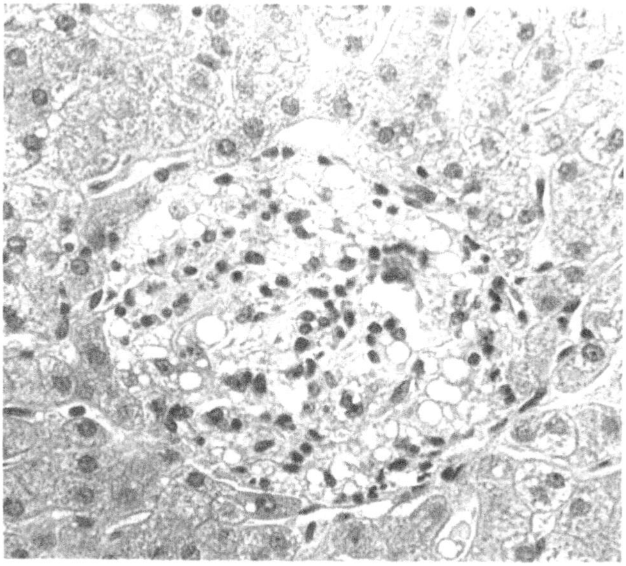

Abb. 135. Die gleiche Biopsie wie Abb. 134. Intralobuläres Granulom mit reichlich Virchowschen Schaumzellen. HE, ×375

lassen sich auch inmitten des Parenchyms feststellen (Abb. 135). Die Kupffer-Zellen sind z.T. vergrößert und ebenfalls vacuolisiert. Färbt man den Schnitt mit Carbolfuchsin nach Ziehl-Neelsen, scheinen innerhalb der Vacuolen reichlich rote Stäbchen, das Mycobacterium leprae, auf (Farbabb. 136, S. 457).

Bei der tuberkuliden Form der Lepra finden sich Granulome, die von Mycobacterium avium intracellulare-Granulomen bei AIDS-Kranken kaum zu unterscheiden sind. Sofern Lepragranulome keine Bakterien beherbergen, sind sie denen bei Tuberkulose oder Sarkoidose sehr ähnlich [123].

V. Cholestase und Cholangitis

Bei Störung des Gallenabflusses entsteht das klinisch wie morphologisch weitgehend charakteristische Syndrom der Cholestase (Obstruktions-, Verschluß- oder Stauungsikterus). Wird dieses Zustandsbild durch eine Abflußbehinderung in den großen Gallenwegen hervorgerufen, spricht man von einer *extrahepatischen* oder *mechanisch bedingten Cholestase,* und zwar auch dann, wenn das Hindernis in der Leber in einem der Ductus hepatici liegt. Bei der *akuten intrahepatischen Cholestase* (cholestatische Hepatose) wird das klinische und anatomische Krankheitsbild durch eine Störung der hepatocellulären Gallensekretion hervorgerufen (intrahepatische Cholestase im engeren Sinn) oder durch eine Verlegung der intrahepatischen Gallengänge (intrahepatische Cholestase im weiteren Sinn).

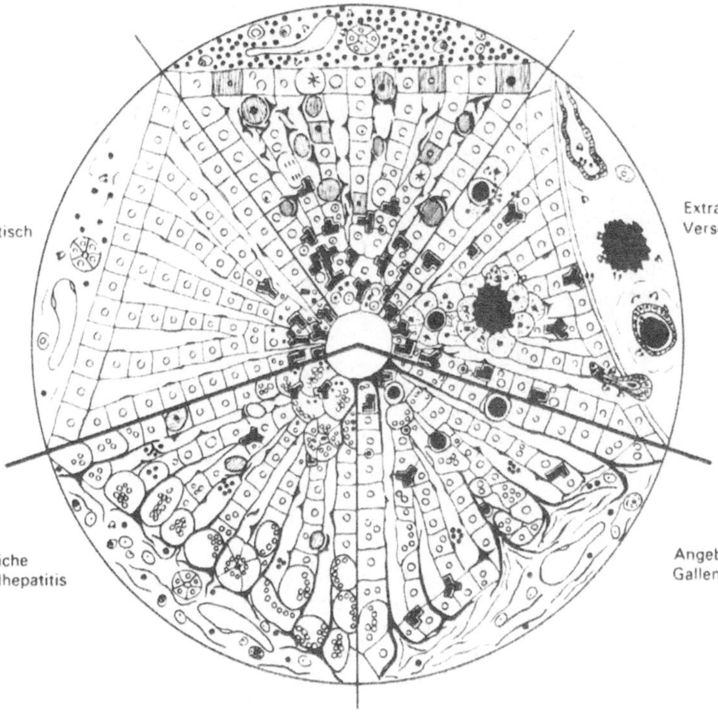

Abb. 137. Histologische Differentialdiagnose des cholestatischen Syndroms [73]

Hinter der histologischen Diagnose einer Cholestase kann also sowohl eine mechanische als auch eine funktionelle Abflußstörung stehen, weshalb diese Diagnose *keinesfalls* mit der Indikation zur Operation gleichgesetzt werden darf. Durch die Entwicklung der bildgebenden Gallenwegsdiagnostik braucht jedoch die Verantwortung heute nicht mehr vom klinischen Pathologen getragen zu werden.

Die Cholestasen haben klinisch wie morphologisch gewisse Züge gemeinsam. Klinisch imponieren sie durch eine Gelbsucht, die häufig einen deutlichen Grünstich aufweist (Verdinikterus), wobei die direkt reagierende (konjugierte) Bilirubinfraktion im Serum erhöht ist. Im Harn findet sich reichlich Bilirubin, ohne daß beim kompletten Verschlußsyndrom Urobilinkörper nachzuweisen wären. Hautjucken ist meist sehr deutlich ausgeprägt. Die Leber ist vergrößert und etwas druckschmerzhaft, biochemisch stehen die stark erhöhten Aktivitäten der Cholestase-induzierten Enzyme (AP, γGT, LAP, GLDH) im Vordergrund. Ferner scheint das cholesterinbindende, normalerweise mit der Galle ausgeschiedene Lipoprotein X im Serum auf.

Der Biopsiezylinder fällt meist schon makroskopisch durch eine braungrüne oder grüne Farbe auf, die sich beim Einlegen rasch der Fixierungsflüssigkeit

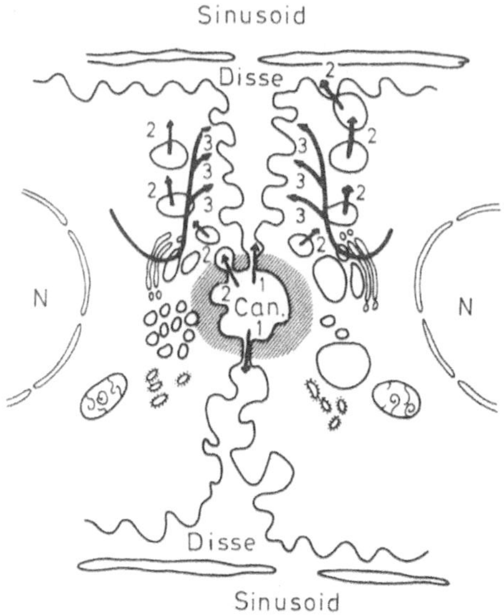

Abb. 138. Hypothetische Möglichkeiten des Rückstromes von Gallenbestandteilen in den perisinusoidalen Raum. 1. Erhöhte Durchlässigkeit der tight junctions des Canaliculus. 2. Transzellulärer Rückstrom durch retrograde Diacytose (abgeschnürte, bläschenförmige Divertikel des Canaliculus, die Galle zur sinusoidalen Zellmembran befördern könnten). 3. Rückstrom aus der Leberzelle zur sinusoidalen Zellmembran. [Nach 172]

mitteilt. Bei leichter Cholestase, extrahepatischer oder intrahepatischer Provenienz, findet sich bei der histologischen Untersuchung vorzugsweise in den Läppchenzentren eine Erweiterung der Canaliculi, die von Gallenzylindern erfüllt sind, orangebraunen, bräunlichgrünen bis dunkelgrünen, eiweißreichen Gebilden, die je nach Schnittführung rundlich, stabförmig oder hirschgeweihartig verzweigt erscheinen (Abb. 69, 139, 140, 143, 203, 251). Oft sind Leberzellen um ein derartig erweitertes und gallengefülltes Kanälchen rosettenförmig angeordnet (Abb. 139). Geschädigte Canaliculi zeigen sich bei Rasterelektronenmikroskopie als geschlängelt und erweitert. Die Erweiterung kann varicösen Charakter annehmen. Elektronenoptisch fällt eine Verplumpung, Abplattung, Verminderung oder das völlige Fehlen der Mikrovilli auf. Das pericanaliculäre Ektoplasma ist verbreitert, gelegentlich auch unterbrochen. Im Stauungsbereich führen die Leberzellen gewöhnlich vermehrt Gallenpigment, das sich vor allem in der Umgebung der Canaliculi anhäuft (Abb. 139). Es imponiert lichtoptisch als Gallentröpfchen oder Gallenkörnchen. Gewöhnlich handelt es sich um eine Bilirubinspeicherung in den Lysosomen, wobei der Gallenfarbstoff vielfach unkonjugiert ist, eine Folge der Dekonjugierung durch die lysosomale β-Glucuronidase [171]. Gallenbeladene autophagische Vacuolen werden von den Leberzellen häufig in den Disseschen Raum ausgestoßen (Apoptose) und von Kupffer-Zellen phagocytiert (Abb. 139) [172].

Ist die Cholestase nur geringfügig, kann sie im HE-Schnitt leicht der Aufmerksamkeit entgehen. Am besten hebt sich Gallenpigment von der blaßrosa

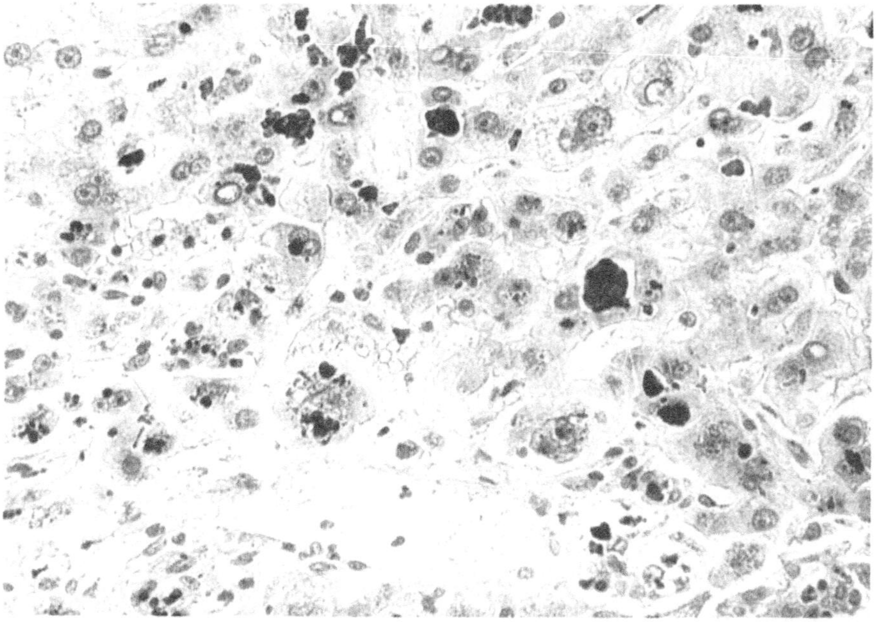

Abb. 139. Pankreaskopfcarcinom, 69 Jahre, ♂, 33. Gelbsuchttag. Schwere Cholestase in einem Läppchenzentrum (Zentralvene längs getroffen, Mitte unten). Grobe Gallencylinder, teilweise von alveolär angeordneten Leberzellen umgeben. Gallentröpfchen in Leber- und Kupffer-Zellen. HE, ×376

Gegenfärbung im Berlinerblau- oder Turnbullblaupräparat ab. Nicht nur für Gesamtbilirubin, sondern auch selektiv für die konjugierte Fraktion sind leistungsfähige Spezialfärbungen verfügbar [174].

Neben den geschilderten klinischen und morphologischen Allgemeinsymptomen können Cholestaseformen durch Besonderheiten ausgezeichnet sein, die ihre Abgrenzung ermöglichen.

Gallenzylinder sind die Folge einer veränderten Gallensäuresekretion und damit einer gestörten micellaren Struktur der Galle. Die Hypothese, daß die Ursache ein glattes endoplasmatisches Reticulum ist, das durch Induktion hypertrophiert sei, ohne gleichzeitig seine enzymatische Leistungsfähigkeit aufrechterhalten zu können [647], ließ sich nicht bestätigen. Die Hypoaktivität des glatten endoplasmatischen Reticulum ist die Folge und nicht die Ursache der Cholestase [408].

Über die Ursache des Stauungsikterus bestehen vorderhand nur Hypothesen. Die seinerzeitige Annahme, daß der erhöhte Gallendruck eine direkte Verbindung zwischen Canaliculus und Sinusoid eröffnen könne, hat sich in dieser allgemeinen Formulierung als falsch erwiesen. Die tight junctions können nur bei schwerer *und* langdauernder Cholestase gesprengt werden [531] – also eine ausgesprochene Spätkomplikation, die mit der generellen Ursache des Stauungsikterus nichts zu tun hat. Auch Leberzellnekrosen und die damit verbundene Zerstörung der Canaliculi können zu keinem entscheidenden Rückfluß von Gal-

Tabelle 32. Histologische Zeichen, die für die Diagnose einer extrahepatischen Cholestase sprechen können. (Nach DESMET [172])

Portalfeld
- Ödem und Abrundung
- Periductale lamelläre Schichtung des Bindegewebes
- Periductale und ductale Infiltration mit segmentkernigen Leukocyten
- Erweiterung interlobulärer Gallengänge
- Epitheliale Abflachung, Hyperplasie, Degeneration oder Nekrose von Gallengängen
- Gallenzylinder in interlobulären Gallengängen
- Marginale ductuläre Proliferation
- Pseudoxanthomzellherde
- *Gallenextravasate*

Parenchym
- Höhergradige Cholestase
- Galleninfarkte
- Pseudoxanthomzellherde
- Gallenseen

lenbestandteilen ins Blut führen, da schwerer geschädigte Hepatocyten die Gallenproduktion einstellen. Für den Weg, auf dem der Gallenrückstrom tatsächlich stattfinden könnte, ergeben sich im wesentlichen 3 hypothetische Möglichkeiten (Abb. 138) [173]. Jedenfalls kann heute kein Zweifel mehr darüber bestehen, daß es sich bei der canaliculären Cholestase in der Regel um kein mechanisches, sondern um ein metabolisches Problem handelt, bei dem die Schädigung des pericanaliculären Ektoplasma bzw. seiner Mikrofilamente [574] eine wichtige Rolle spielt (s.S. 14). Auch das mikrotubuläre Gitter ist bei Cholestase gestört. Ein Gallenrückstau als Ursache von Gallenzylindern ist nur bei periportal lokalisierten Cholestasen denkbar, wenn gleichzeitig erweiterte und gallengefüllte oder zerstörte portale Gallengänge zu beobachten sind.

A. Die extrahepatische Cholestase

Beim kompletten extrahepatischen Gallenwegsverschluß entspricht das histologische Bild nur in den ersten Gelbsuchttagen den eben skizzierten Verhältnissen. Gegen Ende der ersten Gelbsuchtwoche, wenn die Leber bereits stark vergrößert ist und der hohe Gallendruck eine Biopsie besonders riskant macht, beginnen z.T. recht kennzeichnende morphologische Veränderungen aufzutreten, die beim inkompletten Verschluß erst viel später oder nicht zu erwarten sind (Tabelle 32).

Die Gallenzylinder nehmen mächtig an Umfang zu (Abb. 139), und es kommt zu einer Ballonierung der läppchenzentralen Leberzellen, die manchmal acidophil [172, 255] sind, öfters aber ein xanthomatoides, angedeutet feinwabiges Aussehen haben. Diese Veränderung wird teils durch eine Vermehrung des glatten endoplasmatischen Reticulums, teils durch hydropische Degeneration, teils aber auch durch Einlagerung von Lipiden bedingt. Beherbergen diese Zellen feine, gelbbraune, streifenförmige Strukturen, spricht man – nicht gerade sehr

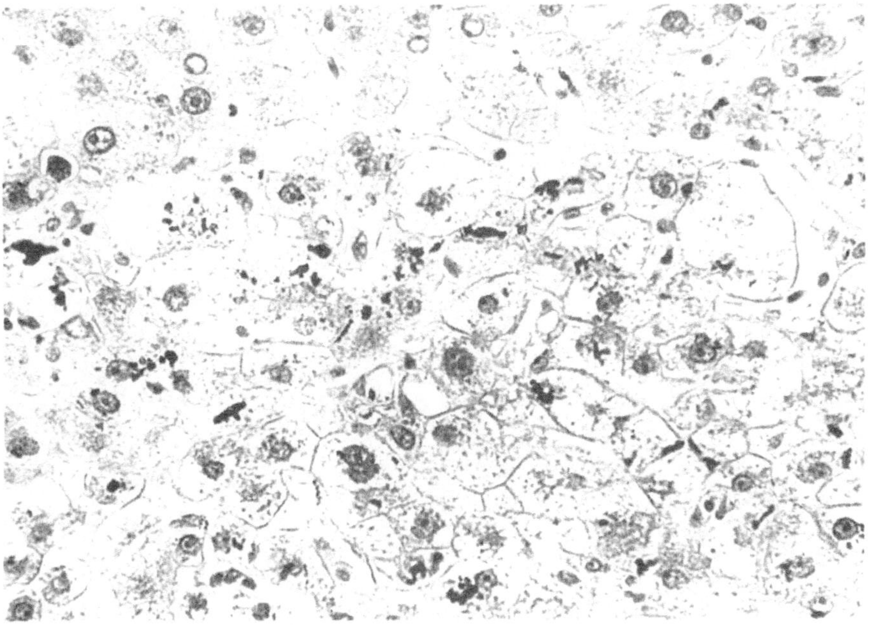

Abb. 140. Die gleiche Biopsie wie Abb. 139. Fedrige Degeneration. HE, ×375

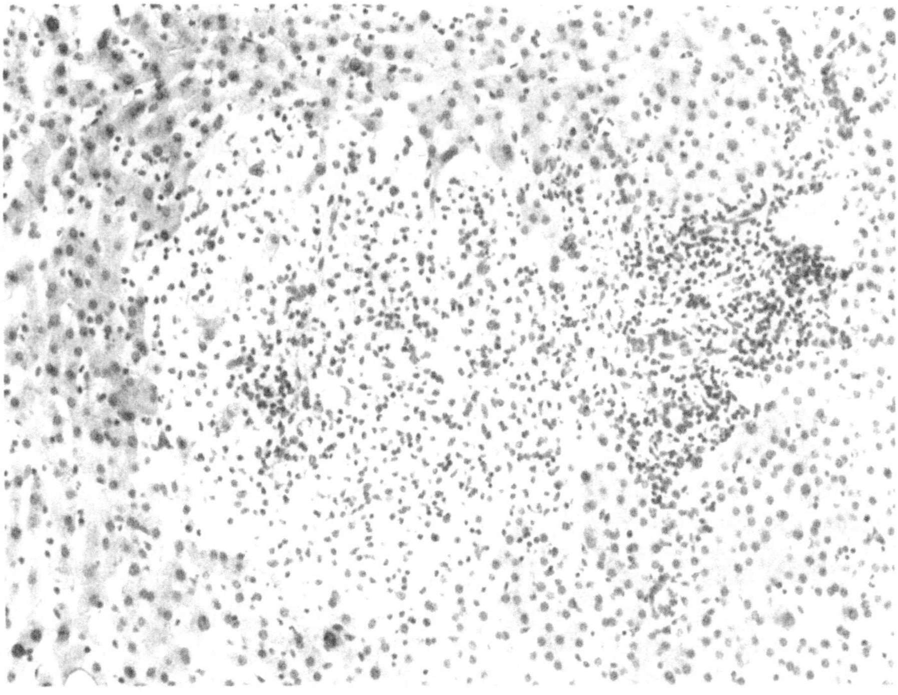

Abb. 141. Extrahepatische Cholestase und Cholangitis bei Choledocholithiasis. 75 Jahre, ♀. Bil 191,5 μmol/l (11,2 mg/dl), Thy 0,5 TE, GOT 54 E/l, GPT 61 E/l, AP 540 E/l. Scharf begrenzter Galleninfarkt am Rande eines Portalfeldes. HE, ×200

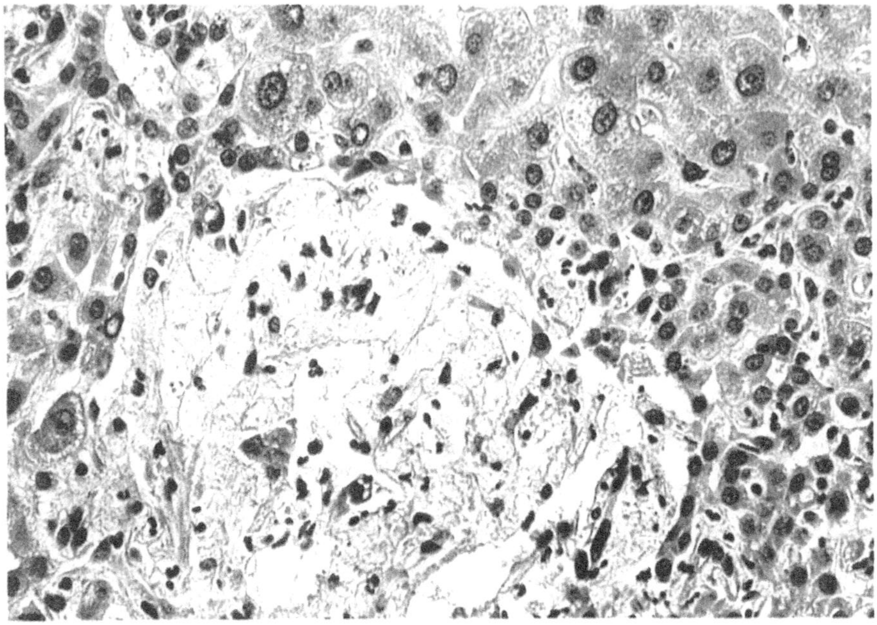

Abb. 142. Die gleiche Biopsie wie Abb. 139. Pseudoxanthomzellherd am Rande eines Portalfeldes. Marginale ductuläre Proliferation. HE, × 325

glücklich – von einer *fedrigen Degeneration* [841]. Nicht selten enthalten solche Zellen auch Gallenpigment in fein verteilter Form. Fedrig degenerierte Leberzellen finden sich, oft auch einzeln, vorwiegend in den Läppchenzentren. Die Veränderung wurde auch als Netznekrose bezeichnet [73] (Abb. 140). Sie wird durch eine gleichzeitige Bilirubin- und Gallensäurenretention bedingt.

Daneben macht sich, wieder vorwiegend im und um den Cholestasebereich, eine allgemeine Aktivierung der sinusoidalen Zellen bemerkbar, die im Verlauf der zweiten Gelbsuchtwoche zur Ausbildung unscharf begrenzter, herd- und streifenförmiger Wucherungen führt, denen meist auch kleine Rundzellen beigestellt sind. Schon zu diesem Zeitpunkt, meist aber erst in den folgenden Wochen, können sich herdförmige, scharf begrenzte, konfluierende, fedrig degenerierte Parenchymareale ausbilden (die später zugrundegehen), sog. *Galleninfarkte* (Abb. 141). Aus degenerierenden, lipidbeladenen Leberzellen oder schaumzellig umgewandelten Epithelien intralobulärer Gallengänge, aber auch aus Kupffer-Zellen, die lipidhaltiges Material phagocytiert haben, können ferner *Pseudoxanthomzellherde* entstehen (Abb. 142). Sie liegen in der Regel periportal oder periseptal. Wenn sich im Zentrum intralobulärer Parenchymnekrosen extracelluläre Galle ansammelt, spricht man von *Gallenseen*.

Bei langdauernder Cholestase können vermehrt Leberzellmitosen zu beobachten sein, gelegentlich auch einmal ein Mallory-Körper (sog. alkoholisches Hyalin). Weiter ist eine Vermehrung der Fat-storing cells und eine deutliche

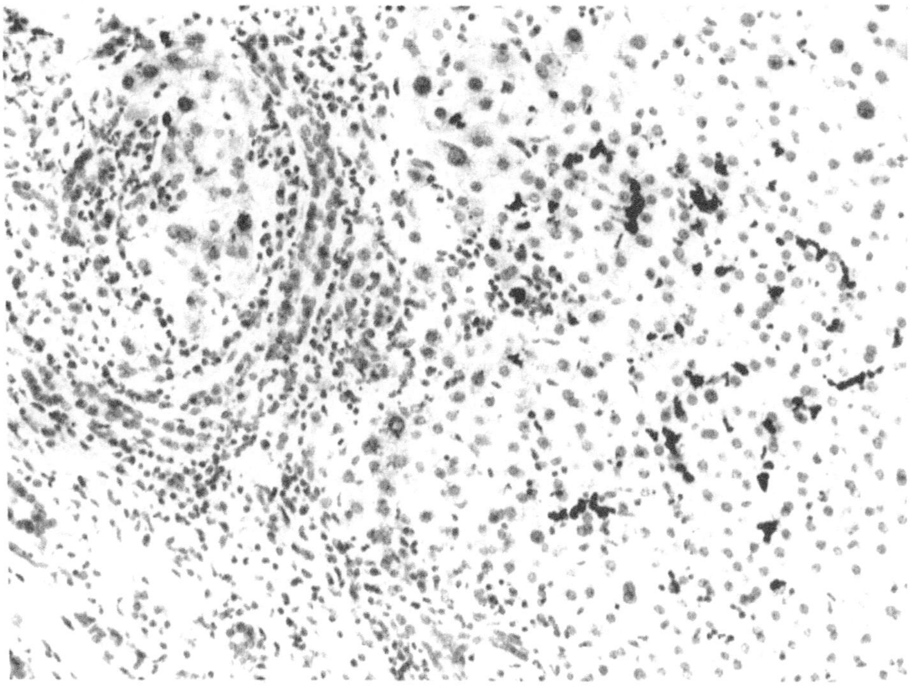

Abb. 143. Verschlußikterus bei Pankreaskopf-Carcinom. 68 Jahre, ♀. Cholestase, Cholangiolitis und marginale ductuläre Wucherungen. HE, ×150

Zunahme des Gewebekupfers festzustellen, wobei eine gute Korrelation zwischen Kupfergehalt und Dauer des mechanischen Verschlußikterus besteht. Ferner formieren sich in zunehmender Zahl *Leberzellrosetten,* wobei es sich um tubulär angeordnete Hepatocyten handelt, die einen erweiterten Canaliculus umschließen (vgl. Abb. 147). Diese „sekundären Canaliculi" sind eine Rückkehr zur foetalen Differenzierung und stellen möglicherweise einen Adaptationsvorgang der Leberzellen dar – ein Rückschritt vom isotonischen zum hypertonischen sekretorischen Zelltyp [176].

Die portalen Veränderungen sind zwar weniger konstant als die intralobulären, aber von größerer differentialdiagnostischer Bedeutung. Recht kennzeichnend ist ein *Ödem,* das schon in den ersten Gelbsuchttagen beobachtet werden kann. Ein weiteres, relativ brauchbares Kriterium ist die *marginale ductuläre Proliferation* (Abb. 143). Es handelt sich dabei zuerst nur um eine scheinbare Vermehrung, die durch eine Schlängelung der Kanälchen vorgetäuscht wird – offenbar die Folge erhöhten Druckes –, später um eine echte, durch Sprossung bedingte Regeneration an der Parenchym-Bindegewebegrenze, wobei die neugebildeten Ductuli in verschiedenen Richtungen, aber parallel zu dieser Grenze verlaufen. Die marginale ductuläre Proliferation ist bei den meisten Fällen von mechanischem Verschlußikterus bereits nach dem vierten Gelbsuchttag nachweisbar, und zwar in 80% der Portalfelder [139]. Eine wirr sich durchflechtende, Medusenhaupt-ähnliche ductuläre Proliferation spricht dagegen nicht für einen

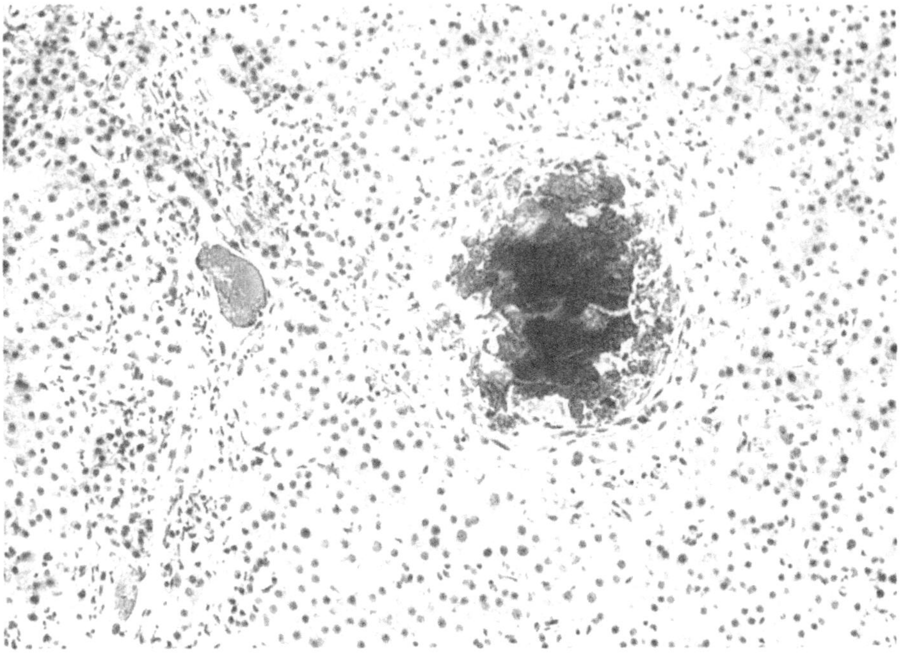

Abb. 144. Verschlußikterus, 59 Jahre, ♂. Hochgradiger Ikterus bei Pankreaskopf-Carcinom. Ascites, Kachexie. Ausgedehntes Gallenextravasat am Rande eines Portalfeldes. Links davon ein großer Gallenzylinder in einem ausgeweiteten portalen Gallengang mit abgeplattetem Epithel. HE, ×120

mechanischen Gallenwegsverschluß. Sie wird unter anderem öfters in Rückbildungsstadien der Virushepatitis oder im zweiten Stadium der primären biliären Cirrhose beobachtet und dürfte ein Zeichen der Bemühung des Gallengangsystems sein, die verlorengegangene Verbindung mit den Canaliculi der Leberzellplatten wieder herzustellen.

Bei chronischer Cholangitis und gestörtem ductulärem Gallenabfluß kann es auch vorkommen, daß keine Gallenzylinder nachgewiesen werden können. In solchen Fällen sind die periportalen Leberzellen geschwollen und aufgehellt, wobei sie oft die Zeichen der fedrigen Degeneration bieten. Diese degenerativen Leberzellveränderungen werden mit dem Detergentieneffekt retinierter Gallensäuren erklärt („Cholatstase", Abb. 152). Die geschädigten Leberzellen enthalten Kupfer und kupferbindendes Protein in granulärer Form, manchmal auch Mallory-Körper. Die Gelbsucht kann in solchen chronischen Fällen auffallend gering sein.

Die ödembedingte, lamelläre Umgestaltung des periductalen Bindegewebes spricht für eine extrahepatische Cholestase, während Veränderungen an den portalen Gallengängen nur mit Vorsicht in dieser Richtung verwendet werden dürfen, da sie gelegentlich auch bei intrahepatischer Cholestase zu beobachten sind: Es handelt sich um ihre Dilatation, die Ausbildung großer Gallenzylinder (vgl. Abb. 71, 145, 146), Abplattung, Degeneration, Nekrose (vgl. Abb. 146) und stellenweise Hyperplasie ihres Epithels und schließlich um die Infiltration

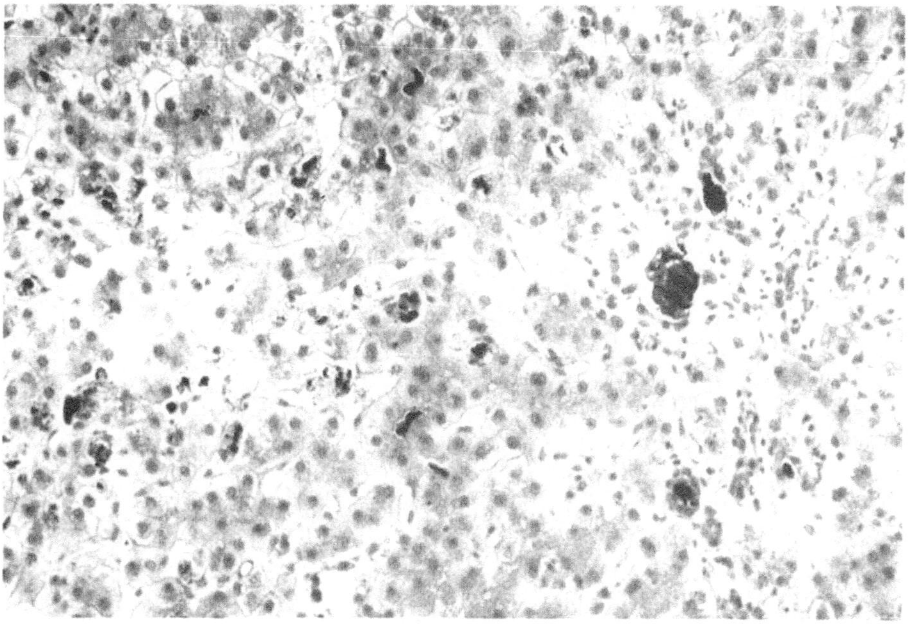

Abb. 145. NANB-Hepatitis, 18 Wochen nach massiver Lebernekrose. 16 Jahre, ♀. Laparoskopie: sehr kleine, glatte, blaßrosa Leber mit vorspringenden, höckerigen, bis walnußgroßen, graugrünen Regeneratknoten. Gezielte Nadelbiopsie aus einem Knoten: zum Teil fedrig degeneriertes Parenchym mit deutlicher Cholestase. Phagocytierte Bruchstücke von Gallenzylindern in Kupffer-Zellen. Große Gallenzylinder in ausgeweiteten Gallengängen eines sonst wenig veränderten Portalfeldes. HE, ×135

ihrer Umgebung und Wand mit segmentkernigen, sehr selten auch eosinophilen Leukocyten (vgl. Abb. 70, Tabelle 34). Die letztgenannten entzündlichen Veränderungen sind meist metabolisch und nicht bakteriell bedingt. Sie dürften durch die Resorption gewebetoxischer Gallenbestandteile (Lithocholsäure) verursacht sein.

An den Rändern der Portalfelder entwickeln sich nicht selten große Pseudoxanthomzellherde, in deren Bereich es nach Ruptur degenerierender Gallengänge zur Bildung ausgedehnter *Gallenextravasate* (Abb. 144) kommen kann. Sie sind das einzige, absolut verläßliche Zeichen eines mechanischen Gallenwegsverschlusses. Es findet sich jedoch nur selten und nur bei langdauernder Cholestase. Fällt in Gallenextravasaten Fibrin aus, wird es gallig imbibiert, wodurch die Veränderung ein haarig-struppiges Aussehen erhält.

Es wurde schon mehrfach betont, daß man beim kompletten extrahepatischen Gallenwegsverschluß von einer Leberbiopsie Abstand nehmen und sich bemühen sollte, die Abklärung mit bildgebenden Verfahren zu erzielen. Im Obduktionsmaterial werden Gallenextravasate doppelt so oft als in Leberbiopsien beobachtet, und zwar in 10% der Fälle [255].

Wenn klinisch das Bild eines Verschlußikterus besteht, die Biopsie aber einen mehr oder weniger normalen Befund ohne Zeichen einer Cholestase bietet, muß an die Möglichkeit einer carcinomatösen Verlegung des *linken* Ductus hepaticus gedacht werden.

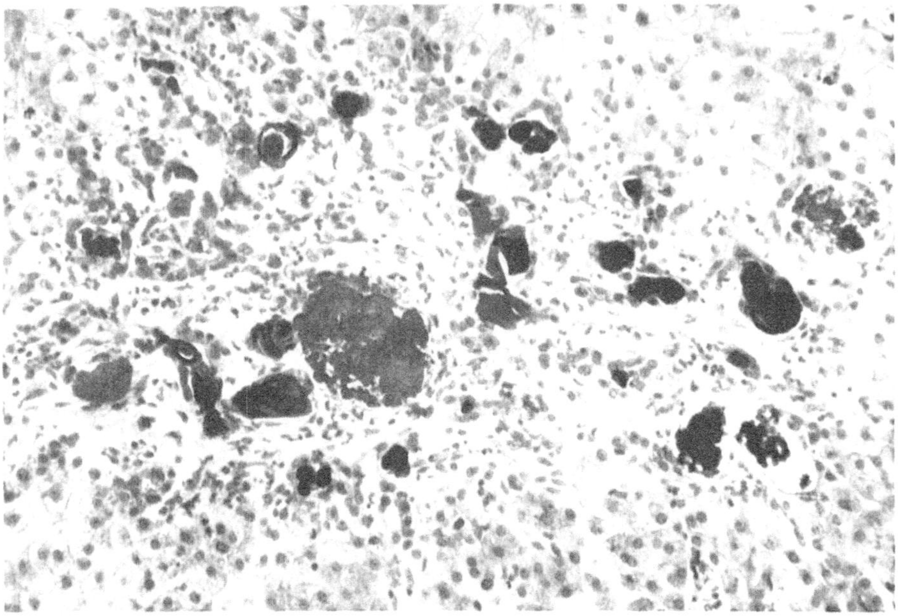

Abb. 146. Die gleiche Biopsie wie Abb. 145. Mächtige portale Cholestase. Die Gallengänge maximal ausgeweitet und von hyperchromen Gallenzylindern erfüllt. Schwere degenerative Veränderungen der Gallengangsepithelien. Mäßiggradige granulocytäre Infiltration der Nachbarschaft. HE, ×135

B. Die akute (suppurative) Cholangitis

Patienten, bei denen eine akute Cholangitis vermutet wird, sollten wegen der Gefahr, infektiöses Material in den subphrenischen Raum oder in die Pleurahöhle zu verschleppen, nicht punktiert werden. Entsprechende Veränderungen können aber gelegentlich in laparoskopisch bzw. intraoperativ gewonnenen Nadelbiopsien oder in Probeexcisionen gesehen werden.

Die akute Cholangitis geht mit Schüttelfrost, septischem Fieber, dumpfem Leberschmerz und deutlicher Leukocytose einher. Icterus ist ein häufiges aber keineswegs obligates Symptom.

Eine suppurative Cholangitis kann ascendieren, was im allgemeinen ein tiefsitzendes Gallenabflußhindernis im Bereich der Papille oder des unteren Choledochus zur Voraussetzung hat, oder sich descendierend ausbreiten, wobei die Infektion der Gallenwege über die Leberarterie (Septikämie), die Pfortader (Pylephlebitis) oder auf dem Lymphwege erfolgen kann.

Bei *ascendierender Cholangitis* sind die großen Gallengänge am schwersten betroffen und die Entzündung nimmt gegen die feineren Verzweigungen des Gallenwegsystems hin an Intensität ab. Ferner können die entzündlichen Veränderungen in verschiedenen Portalfeldern sehr unterschiedlich stark ausgeprägt sein und stellenweise auch fehlen. Die *hämatogen-arterielle Ausbreitung* bedingt, daß alle Portalfelder befallen sind und die portalen Gallengänge am stärksten betroffen werden, während größere Gallengänge nicht selten noch intakt sind.

Die Portalfelder sind ödematös und in der Umgebung von Gallengängen dicht mit segmentkernigen Leukocyten infiltriert, wobei sich die Entzündungszellen auch reichlich zwischen den Epithelien und im Lumen der dilatierten Gänge finden. Nicht selten sieht man rupturierte oder vollständig zerstörte Gallengänge.

Der portale Entzündungsprozeß kann nach Zerstörung der Grenzlamelle auf die Läppchenperipherie übergreifen und periportale Parenchymnekrosen verschiedenen Ausmaßes bewirken. Daneben können sich auch innerhalb der Läppchen, im Bereich intralobulärer Gallengänge, leukocytäre Infiltrate finden, wobei sich fließende Übergänge zur suppurativen Hepatitis (s.S. 133) ergeben können. Der zentral gelegene Ductulus sollte davor bewahren, die Läsion mit einer fokalen granulocytären Nekrose (s.S. 304) zu verwechseln. Der Krankheitsprozeß heilt nach schweren und langdauernden Entzündungen mit einer biliären Fibrose (s.S. 372) oder einer sekundären biliären Cirrhose (s.S. 395) aus.

1. Die eitrige Cholangitis bei toxischem Schocksyndrom

Diese schwere Krankheit wird vorwiegend bei menstruierenden Frauen beobachtet, die Tampons benutzen. Die Erkrankung setzt akut, innerhalb weniger Stunden, mit Erbrechen, Fieber, Diarrhöen und häufig mit Exanthemen und Schocksymptomen ein. Sie wird zumeist durch eine Staphylococcus aureus-Infektion im Genitalbereich ausgelöst [681]. An der Krankheit sind die verschiedensten Organsysteme beteiligt, darunter häufig auch die Leber, was bereits klinisch aus der Hepatosplenomegalie und pathologischen Laboratoriumstests erschlossen werden kann.

Histologisch findet sich eine eitrige Cholangitis, die nicht selten zu einer Ruptur intrahepatischer Gallengänge führt. Die Cholangitis geht mit schweren entzündlichen Veränderungen im portalen und periportalen Bereich einher, die begleitende Leberzellschädigung zeigt sich zumeist in einer Leberzellverfettung. Vasculitische Veränderungen sind häufig.

Es ist bisher nie gelungen, bei toxischem Schocksyndrom Staphylococcen aus inneren Organen zu isolieren. Die Cholangitis ist demnach als eine hämatogen auf die Gallenwege übertragene Komplikation der lokalen Staphylococcen-Infektion aufzufassen. Ein entsprechendes Staphylococcen-Exotoxin wurde bereits isoliert.

2. Die „Graft versus host“-Krankheit

In Fällen aplastischer Anämie kann nach Knochenmarkstransplantation eine Autoimmunkrankheit auftreten. Es handelt sich um ein schweres, akutes Krankheitsbild, das sich vor allem an Haut, Darmtrakt und Leber manifestiert und das klinisch mit Exanthem, Schüttelfrösten, hohem Fieber, Durchfällen und den Zeichen von Cholestase und Leberschädigung einhergeht [70].

Man spricht von einer akuten Form, wenn sich die Krankheitserscheinungen vor, und von einer „chronischen“ Form, wenn sie nach dem hundertsten Tag nach der Knochenmarkstransplantation ereignen.

Die morphologischen Leberveränderungen beider Formen sind ähnlich: Relativ charakteristisch sind die Gallengangsläsionen, nämlich Nekrosen einzelner Epithelien, Kernatypien und Vacuolisierung des Cytoplasma, sowie entzündliche Veränderungen an Zentralvenen und Portalvenen, wobei Lymphocyten nachzuweisen sind, die an der Lumenseite des Endothels haften. Diese Veränderung wurde als „Endothelialitis" bezeichnet [707]. Außerdem finden sich portale und in geringerem Ausmaß intralobuläre, vorwiegend lymphocytäre Infiltrate, sowie gelegentliche Leberzellnekrosen.

Ähnliche Veränderungen können bei akuter und chronischer Vasculitis, toxischer Hepatitis, langdauernder extrahepatischer Cholestase und Abstoßungshepatitis beobachtet werden [707].

C. Die akuten intrahepatischen Cholestasen

Die hepatocelluläre Gallensekretionsstörung, die zur intrahepatischen Cholestase führt, kann sich im Rahmen sehr verschiedenartiger Leberschädigungen infektiöser, toxischer oder metabolischer Art abspielen.

Histologische Veränderungen, die es mit Sicherheit gestatten würden, eine Cholestase als intrahepatisch zu bezeichnen, gibt es nicht. Selbst die eosinophile Infiltration der Portalfelder stellt nur einen Hinweis, aber kein Kriterium dar. Oft, aber durchaus nicht immer, ist es die Diskrepanz zwischen der Intensität der Gelbsucht und der relativen Geringfügigkeit der cholestatischen Veränderungen, die an die akute intrahepatische Ursache denken läßt. Die oft schwerwiegende Entscheidung des Untersuchers ist damit ganz besonders auf präzise anamnestische Angaben angewiesen. Häufig kann die endgültige Diagnose einer akuten intrahepatischen Cholestase erst durch den apparativen Nachweis offener und unveränderter gallenableitender Wege oder auf Grund des Krankheitsverlaufes gestellt werden.

Aus der großen Masse der Fälle gelang es bereits, einige distinkte Krankheitsbilder herauszuarbeiten oder Zustände aufzufinden, die relativ häufig cholestatische Mechanismen auslösen [780]. Die hierher gehörige *cholestatisch-cholangiolitische Verlaufsform der Virushepatitis* wurde bereits an anderer Stelle besprochen (s.S. 100), die *Begleitcholestasen* bei parenchymatösen Leberkrankheiten sollen in den entsprechenden Abschnitten erwähnt werden. Die häufige und differential-diagnostisch wichtige *Arzneimittel-induzierte akute intrahepatische Cholestase* wird im Kapitel über medikamentöse Leberschäden abgehandelt werden (s.S. 321). *Akute intrahepatische Cholestasen bei schweren bakteriellen Infektionen* wurden vor allem beim Neugeborenen und Säugling beschrieben (s.S. 233), können manchmal aber auch beim Erwachsenen beobachtet werden.

1. Die Schwangerschaftscholestase

Eine Gelbsucht während der Schwangerschaft ist ein seltenes Ereignis, das einmal unter 1500 Graviditäten zu erwarten ist. Für den Großteil der Fälle sind Virushepatitiden, Choledochussteine, Gilbert-Syndrom oder hämolytische Erkrankungen verantwortlich zu machen (Icterus in graviditate). In rund 20%

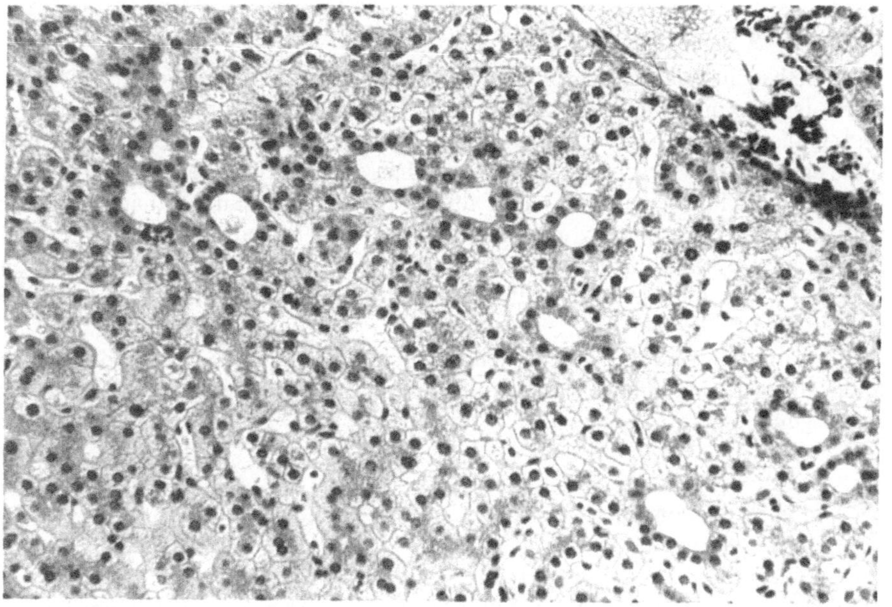

Abb. 147. Schwangerschaftscholestase. 27 Jahre, ♀, Ikterus und Hautjucken seit 7. Schwangerschaftsmonat. Biopsie 1 Woche nach Spontangeburt bei abklingender Gelbsucht. Tubuläre Umwandlung von Leberzellplatten in der Läppchenperipherie. HE, ×200

der Fälle liegt jedoch eine schwangerschaftsbedingte Cholestase vor (Icterus e graviditate). Diese durchaus harmlose Erkrankung wird in Skandinavien und in Chile häufiger beobachtet als in anderen Ländern. Sie scheint auf einer konstitutionellen, wahrscheinlich genetisch bedingten Störung des Hormonstoffwechsels zu beruhen und wiederholt sich in 60% der Fälle bei neuerlichen Schwangerschaften. Die Erkrankung setzt gewöhnlich um die 26. Schwangerschaftswoche mit heftigem Hautjucken ein, das nach ein bis zwei Wochen von einer gewöhnlich leichten Gelbsucht gefolgt sein kann. Nach der Entbindung bilden sich die Symptome rasch zurück [293].

Patientinnen, die auf Ovulationshemmer mit einer arzneimittelinduzierten Cholestase reagieren, neigen auch zur Schwangerschaftscholestase und umgekehrt. Eine gewisse familiäre Disposition ist gesichert.

Histologisch handelt es sich um eine mäßiggradige, manchmal auch nur angedeutete Cholestase. Gelegentlich kann eine tubuläre Umgruppierung der Leberzellplatten stattfinden (Abb. 147).

Eine Virushepatitis während der Gravidität bedeutet in den westlichen Industriestaaten für die werdende Mutter kein zusätzliches Risiko. Sie stellt nur dort eine besondere Gefahr dar, wo bereits die Schwangerschaft selbst ein Risiko ist – und das kann in den Entwicklungsländern der Fall sein. Im Rahmen von Hepatitisepidemien (fäkal-oral übertragene Hepatitis NANB?) wurde mehrfach über eine besonders hohe Letalität unter Schwangeren berichtet (s.S. 95). Chronische Eiweiß-Mangelernährung dürfte in diesem Zusammenhang eine gravierende Rolle spielen [776].

2. Die postoperative intrahepatische Cholestase

Eine Gelbsucht nach chirurgischen Eingriffen kann aus verschiedensten Gründen entstehen und nach Schock (s.S. 302), traumatischer Schädigung von Leber und Gallenwegen, Narkose (Halothan, s.S. 329), Transfusionen, Sepsis oder ohne erkennbare Ursache [660] auftreten. Diese letzteren Fälle von akuter intrahepatischer Cholestase sind selten und ereignen sich zumeist nach größeren chirurgischen Eingriffen, vornehmlich solchen im Bauchraum. Die Gelbsucht ist das einzige klinische Zeichen der hepatischen Störung, tritt meist schon am 1. oder 2. postoperativen Tag auf und klingt längstens innerhalb von 2 Wochen wieder ab.

Histologisch finden sich lediglich Zeichen der Cholestase, entzündliche Veränderungen fehlen ebenso wie Manifestationen einer parenchymatösen Leberschädigung [660].

D. Die chronischen, nicht-eitrigen Cholangitiden

Die nicht-eitrige Cholangitis bei chronisch-aggressiver Hepatitis, die besonders bei chronischer Hepatitis NANB zu erwarten ist (Abb. 148), wurde im Kapitel der chronischen Hepatitis besprochen (s.S. 118).

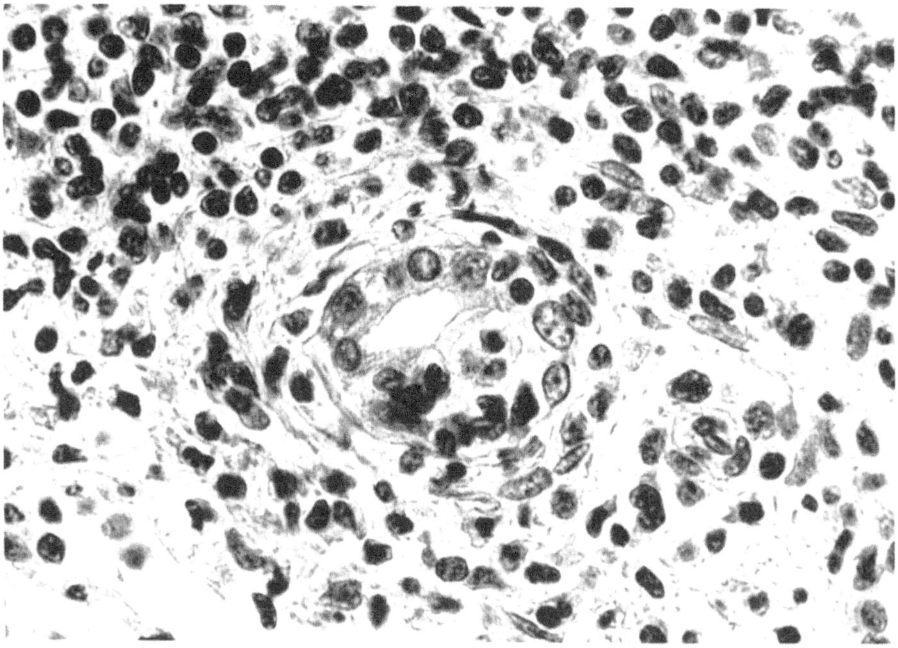

Abb. 148. Chronisch-aggressive Hepatitis, 51 Jahre, ♀. HB_sAg neg. AMA neg. Degenerativ veränderte, präterminale, interlobuläre Gallengänge. Zum Teil mehrschichtiges und geschwollenes Epithel mit verwaschenen Zellgrenzen. Lymphocytäre Infiltration, eingeengtes Lumen. HE, ×500

1. Die primäre biliäre Cirrhose

Die primäre biliäre Cirrhose ist eine Autoimmunkrankheit noch unbekannter Ätiologie, die auf einer chronischen Destruktion der interlobulären Gallengänge beruht. Sie wurde erstmals von ADDISON und GULL [3] erwähnt und von HANOT [298] genauer beschrieben. Die Bezeichnung „Primäre biliäre Cirrhose" [6] ist nicht glücklich gewählt, da die Krankheit erst in ihrem Endstadium eine Cirrhose entwickeln kann, aber so populär, daß sich eine für die präcirrhotischen Vorstadien vorgeschlagene, zutreffende aber zu komplizierte Bezeichnung „Chronische nichteitrige destruktive Cholangitis" [631] nicht durchsetzen konnte.

Die häufige Assoziation mit anderen Immunkrankheiten, Sjögren-Syndrom, Arthritis, Thyreoiditis oder Sklerodermie weist die primäre biliäre Cirrhose als Multisystemerkrankung aus. Da nicht nur das sekretorische System der Leber gestört ist, sondern auch eine Verminderung der Tränen- und Speichelsekretion besteht, wurde auch von einer „dry gland disease" gesprochen [213a]. Als auslösende Ursache der primären biliären Cirrhose wird eine Immunreaktion gegen alterierte autologe HLA-Antigene diskutiert [504a].

Makroskopisch findet sich eine große, grüne, anfänglich glatte, später chagrinierte und schließlich grobknotig umgebaute Leber. Im morphologischen Krankheitsablauf können vier Krankheitsstadien unterschieden werden (Tabelle 33), die fließend ineinander übergehen, wobei nicht selten innerhalb einer

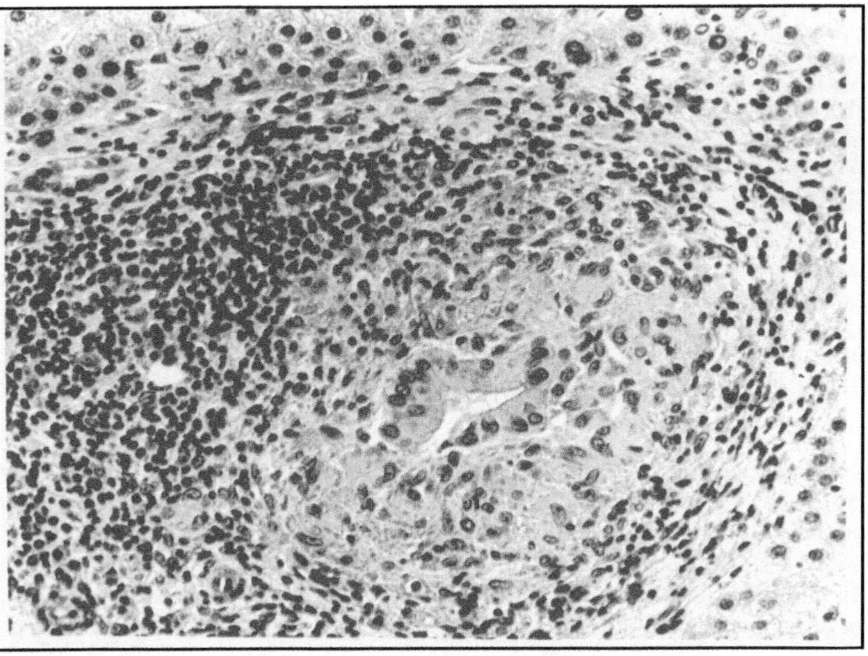

Abb. 149. Granulomatöse primäre biliäre Cirrhose, Stadium I. 56jähriger Arzt. Seit 2 Jahren Hautjucken. Bil 11,9 μmol/l (0,7 mg/dl), AST 24 E/l, ALT 24 E/l, γGT 1148 E/l, AP 943 E/l, Gesamtcholesterin 8,8 mmol/l (340 mg/dl), IgM 29,3 g/l, AMA 1:640 pos. Degenerativ geschädigter, rupturierter interlobulärer Gallengang, im Zentrum eines epitheloiden Granuloms gelegen. Dichte lymphocytäre Infiltration der Umgebung. HE, ×200

Tabelle 33. Stadieneinteilung der primären biliären Cirrhose [459, 654]

Stadium	Histologische Charakteristik
I	Floride Gallengangsschädigung, destruktive Cholangitis, portale Läsion
II	Ductuläre Proliferation, periportale Läsion
III	Vernarbung, septale Läsion
IV	Cirrhotischer Umbau

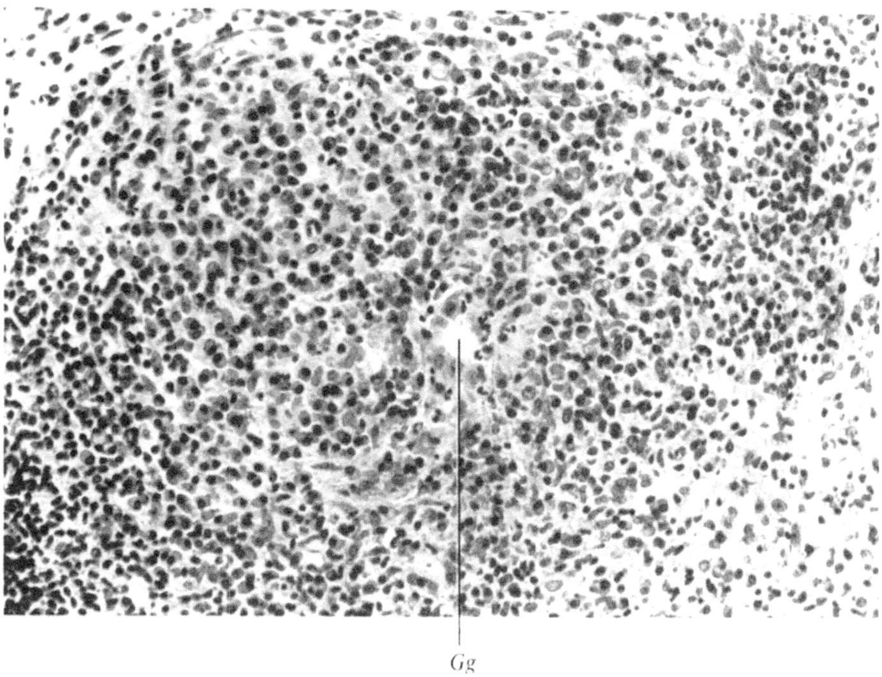

Abb. 150. Primäre biliäre Cirrhose, Stadium I. 40 Jahre, ♀, kein Ikterus. Bil 15,0 µmol/l (0,88 mg/dl), Thy 12 TE, γ-Glob 30 g/l. Portaler Gallengang (*Gg*) mit teilweise zerstörter Wand und intensiver periductaler, plasmacellulärer Infiltration. HE, ×200

Biopsie verschiedene Krankheitsstadien nebeneinander beobachtet werden können. Diese Variabilität macht verständlich, daß die Leberbiopsie nicht immer repräsentativ sein muß und deshalb einer Probeexcision unterlegen ist.

Als erste Hinweise für eine mögliche Erkrankung müssen Leberzellverfettungen und das Auftauchen eines Antikörpers gegen die äußere hepatocytäre Mitochondrienmembran (anti M9) gelten [399a]. Die kennzeichnendsten Veränderungen sind im Frühstadium (Stadium I) zu beobachten (Tabelle 24, S. 118). In einzelnen Portalfeldern findet sich eine dichte lymphocytäre, gemischt lymphocytär-plasmacelluläre, manchmal aber auch fast rein plasmacelluläre Infiltra-

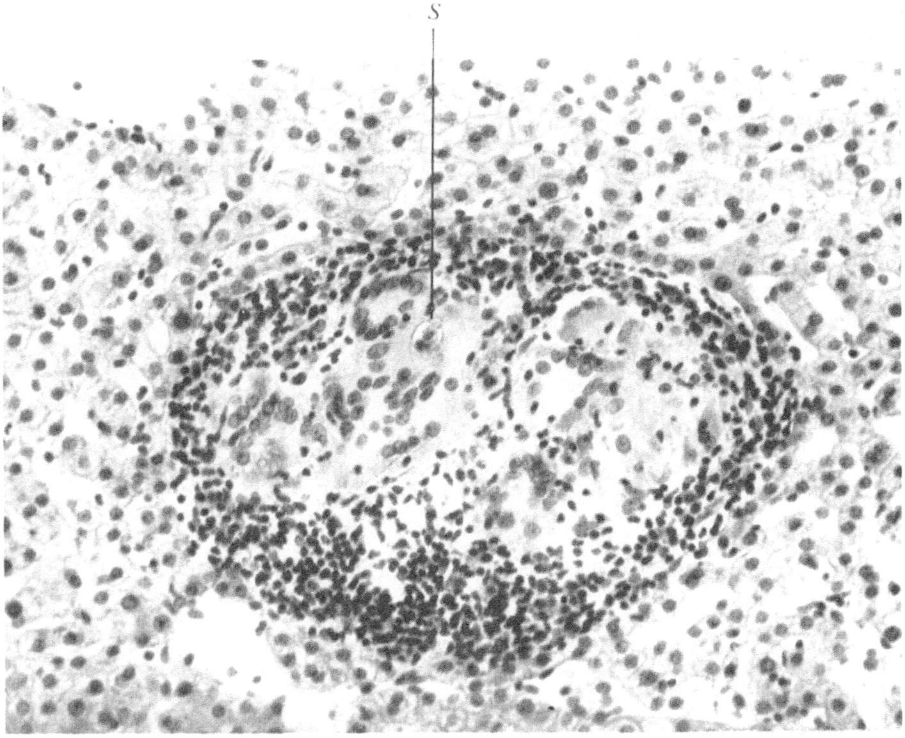

Abb. 151. Primäre biliäre Cirrhose, Stadium I. 52 Jahre, ♂. Hepatomegalie, leichtes Hautjucken. Bil 18,8 µmol/l (1,1 mg/dl), γ GT 396 E/l, AP 855 E/l, IgM 89,3 g/l. Antimitochondrialer Antikörper (M_2) > 1:4000 pos. Intralobuläres Riesenzellgranulom mit dichter, peripherer, lymphocytärer Infiltration. Eine Riesenzelle enthält eine Vacuole mit Schaumannschem Körper (*S*). In 12 Beobachtungsjahren auffallend geringe Progredienz. HE, ×200

tion (Abb. 150), die sich um septale, später auch interlobuläre Gallengänge gruppiert. Gallengänge, deren Durchmesser mehr als 150 µm beträgt, bleiben im allgemeinen verschont. Um veränderte Gallengänge können sich ferner Ansammlungen von PAS-positivem Material, Histiocyten und eosinophilen Leukocyten finden. Das Epithel der Gallengänge bleibt einschichtig, ist aber oft geschwollen, so daß sich manchmal gegen das Lumen gerichtete Falten ausbilden. Da manche Epithelien elongiert, andere wieder verkürzt sind, zeigt die Circumferenz der geschädigten Kanälchen häufig Eindellungen (Abb. 149). Größe und Färbbarkeit der Epithelzellkerne variiert in beträchtlichem Ausmaß. Stellenweise, aber nur für kurze Strecken, sind die Kanälchen in ihrer Gesamtheit oder nur sektorenförmig mitsamt ihrer Basalmembran weitgehend zerstört, wobei aber die zellige Infiltration innerhalb der Gallengänge zumeist wenig auffällig ist. Im voll entwickelten Stadium I sind interlobuläre Gallengänge mehr zerstört

Tabelle 34. Degenerative und destruktive Gallengangsläsionen

Akut und subakut	chronisch
1. Suppurative Cholangitis	1. Primäre biliäre Cirrhose
2. Toxisches Schocksyndrom	2. Sklerosierende Cholangitis
3. Extrahepatische Cholestase	3. Chronische Cholangitis
4. Graft versus host-Krankheit	4. Chronisch-aggressive Hepatitis
5. Abstoßungshepatitis	5. Chronische Arzneimittelhepatitis
6. Toxische Hepatitis	6. Colitis ulcerosa
7. Cholestatische Arzneimittelhepatitis	7. Sarkoidose
8. Hepatitis NANB	8. Parasitäre Krankheiten
9. Cholestatisch-cholangiolitische Verlaufsform der akuten Virushepatitis	9. Maligne Lymphome
	10. Intrahepatische Gallengangshypoplasie
10. Subakute hepatische Nekrose	11. Extrahepatische Gallenwegsatresie
11. Cytomegalievirus-Hepatitis	12. Cystische Fibrose
12. Cholestatische Hepatitis bei Sepsis und bakteriellen Infektionen	13. Ductalplatten-Mißbildung

Tabelle 35. Pathogenetische Mechanismen für das Verschwinden intrahepatischer Gallengänge und dessen Folgekrankheiten

Pathogenetischer Mechanismus	Folgekrankheit
1. Entzündliche Destruktion	
a) Eitrig	Akute Cholangitis
b) Viral(?)	Gallengangsatresie
c) Parasitär	Parasitäre Cholangitis
d) Immunologisch	Primäre biliäre Cirrhose
e) Unbekannter Ursache	Sklerosierende Cholangitis
2. Kompression und Atrophie	Chronische Cholangitis
3. Epitheliale Degeneration	Paraquat-Vergiftung „Graft versus host"-Krankheit
4. Neoplastische Infiltration	Maligne Lymphome

Nach V. Desmet

als septale [523]. Gelegentlich finden sich geschädigte Gallengänge, meist exzentrisch gelegen, innerhalb von lymphatischen Keimzentren.

In besonders reagierenden Fällen gibt die Gallengangsläsion Anlaß zur Granulombildung, meist vom sarkoiden Typ, wobei sich neben epitheloiden Zellen (Abb. 149) auch Langhanssche Riesenzellen finden können, sogar mit Schaumannschen Körpern (Abb. 151). Selten sind Granulome auch intralobulär, scheinbar unabhängig von Gallengängen, zu beobachten (Abb. 151). Wenn es sich um junge Granulome handelt, zeigt sich das nicht selten durch einen blassen umgebenden Hof, der durch Ödem und durch die Ansammlung hellkerniger Histiocyten bedingt wird. *Degenerierende Gallengänge inmitten eines Granuloms sprechen mit großer Sicherheit für das Vorliegen einer primären biliären Cirrhose [460]* (Tabelle 36).

Tabelle 36. Differentialdiagnose verschiedener Krankheiten mit Gallengangsveränderungen

Krankheit	Lebensalter Geschlecht	Gallengangs-kaliber	Entzündung	Lymph-follikel	Granulom	Narben-bildung	Mottenfraß-nekrosen	Cholestase
Primäre biliäre Cirrhose	mittleres ♀	20–150 µm	+ + (Pl., L.)	+ +	+ +	+	∅ bis +	+ + (spät)
Chronisch-aggressive Hepatitis (NANB-Hepatitis)	alle ♀>♂	20–50 µm	+ + (Pl., L.)	+ bis + +	∅	∅	+ +	∅ bis +
Sklerosierende Cholangitis	alle ♂>♀	alle	+ (Pl., L.)	∅ bis +	∅	+	+	+ +
Suppurative Cholangitis	alle	alle	+ + (N.)	∅	∅	+	∅	∅ bis +
Parasitäre Cholangitis	alle	> 150 µm	+ + (Eo.)		+	+		+
Maligne Lymphome	alle	20–50 µm	spezifische Infiltrate		+	∅	∅	∅
Arzneimittel-induzierte Leberschäden	Erwachsene	alle	+ (Eo., L., Pl., N.)		+		∅ bis +	∅ bis +
„Graft vs. host"-Krankheit	alle	20–50 µm	+ (N)					
Intrahepatische Gallengangsatresie	Säugling	alle	∅ bis +	∅ bis +	∅	+	∅	+

Pl. = Plasmazellen, L. = Lymphocyten, N. = Neutrophile, Eo. = Eosinophile

Die Liste der wichtigsten Krankheiten von Leber und Gallenwegen, die mit degenerativen oder destruktiven Gallengangsläsionen einhergehen oder einhergehen können, ist in Tabelle 34 zusammengestellt.

Die gallengangsfernen portalen und periportalen entzündlichen Veränderungen entsprechen ihrem Schweregrad nach einer unspezifisch-reaktiven, einer chronisch-persistierenden oder einer chronisch-aggressiven Hepatitis. In den Arealen der Parenchymschädigung kann eine Anreicherung cytotoxischer Suppressor T-Lymphocyten nachgewiesen werden [551]. Leberzellen mit Mallory-Körpern werden in 27–47% der Fälle beobachtet [266, 475]. Cholestasezeichen sind in diesem Stadium noch kaum zu beobachten.

Bei fortschreitender Erkrankung kommt es zu einer ausgedehnteren reaktiven, lokalen Wucherung der Ductuli (Stadium II), die dichte Geflechte bilden, während die sehr kennzeichnenden Läsionen der Gallengänge und ihrer Umgebung schon seltener nachzuweisen sind. Gelegentlich ist nur mehr eine Atrophie interlobulärer Gallengänge zu beobachten, mit periductulärem Ödem und Fibrose, aber mit wenig oder keiner begleitenden entzündlichen Infiltration. An Stelle zugrundegegangener Gallengänge finden sich nun uncharakteristische Veränderungen, wie umschriebene lymphocytäre oder gemischt lymphocytär-granulocytäre Infiltrate wechselnder Dichte. Wenn sich nun Cholestasezeichen ausbilden, sind sie vorwiegend periportal lokalisiert. An der Parenchym-Bindegewebegrenze kann in manchen Fällen eine sehr auffällige Degeneration von Leberzellen beobachtet werden („Cholatstase“) (Abb. 152), deren Untergang zur Ausbil-

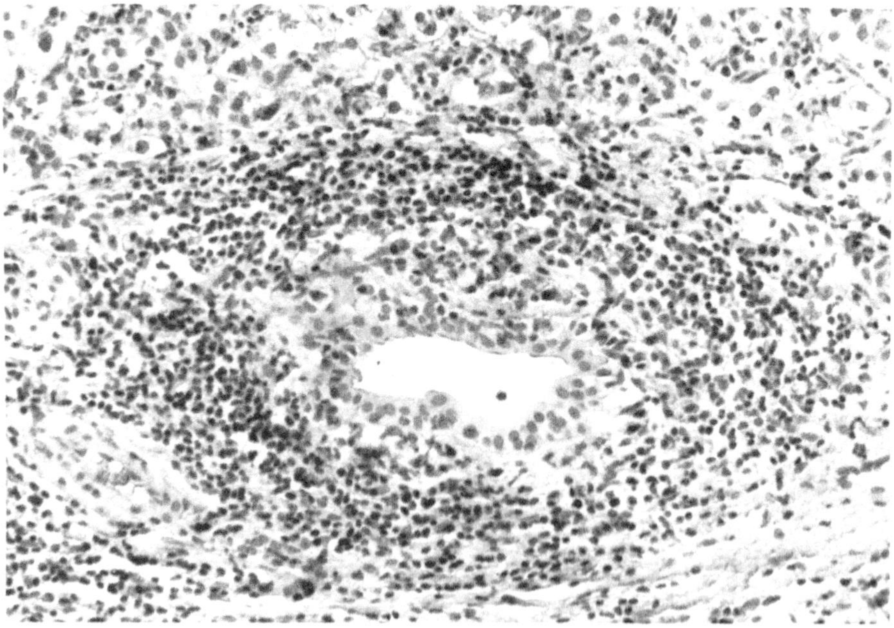

Abb. 152. Primäre biliäre Cirrhose, 50 Jahre, ♀, seit 11 Jahren Hautjucken, seit 6 Jahren ikterisch. Verbreitertes, chronisch-entzündlich infiltriertes Portalfeld. Kompletter Defekt der Gallengänge. Ballonierung und „hydropische“ Degeneration der periportalen Leberzellen („Cholatstase“). Läppchenperiphere Cholestase. HE, ×70

dung von periportalen Nekrosen führt. Auf Grund dieses läppchenperipheren parenchymatösen Abbauprozesses kommt es zu einer zunehmenden Verbreiterung und Umgestaltung der portalen Räume.

Im weiteren Verlauf entstehen narbige Areale, die vielfach bereits frei von Gallengängen sind (Stadium III). Sie können auffallend zellarm, relativ scharf begrenzt und manchmal rundlich gestaltet sein. Anfänglich finden sich neben solchen Narbenzonen noch stark entzündlich veränderte Portalfelder (Abb. 152) oder sogar solche mit noch floriden Gallengangsschädigungen. Dieses Nebeneinander kann die Diagnose auch noch in späteren Krankheitsstadien erleichtern. Mit zunehmendem Ausfall portaler Gallengänge und Fortschreiten des Fibrosierungsprozesses ist eine periportale Cholestase immer deutlicher zu beobachten (Abb. 152).

Das Stadium IV, ein grobknotiger Umbau der Leber (Farbabb. 153, S. 458), wird nicht von allen Patienten erreicht. Viele klinisch typische Fälle von primärer biliärer Cirrhose entwickeln sich nicht über das Stadium II bis III hinaus.

Im Cirrhosestadium (Stadium IV) ist die histologische Diagnose schwer zu stellen, wenn nicht einzelne frischere Gallengangsläsionen zu beobachten sind. Die ductulären Wucherungen haben sich zumeist weitgehend zurückgebildet. Fokale lymphocytäre Ansammlungen mit einer zentralen bindegewebigen Narbe können noch die Lage ehemaliger Gallengänge markieren. Bei genauer Durchmusterung des Präparates sollte die geringe Zahl der feinen und mittleren Gallengänge immer auffallen. (Die Verminderung dieser Gallengänge stellt man am besten dadurch fest, daß man ihre Zahl mit derjenigen der Arterienäste vergleicht (s.S. 214).)

Der Kupfergehalt des Leberparenchyms kann bei primärer biliärer Cirrhose bis auf das Dreißigfache der Norm erhöht sein [234]. Er kann mit Spezialfärbemethoden (Rubeanwasserstoff, Rhodanin, s.S. 57) sichtbar gemacht werden. In Frühstadien der Erkrankung findet sich das Kupfer noch diffus verteilt im Cytosol einzelner Leberzellen. Erst später wird es in den Lysosomen angereichert, wo es am besten in ultradünnen Schnitten mittels Röntgen-Mikroanalyse nachgewiesen wird [358].

Die primäre biliäre Cirrhose befällt zu 90% Frauen, wobei das mittlere Lebensalter zwischen 40 und 60 Jahren deutlich bevorzugt wird. Die klinische Erkrankung beginnt meistens mit Hautjucken, das nach einem halben Jahr bis zwei Jahren von Gelbsucht gefolgt wird. Bei einem Drittel der Kranken bilden sich Xanthelasmen oder Xanthome aus. Zahlreiche pathologische Immunreaktionen weisen auf die pathogenetische Wichtigkeit einer gestörten cellulären Immunantwort hin, wobei der wesentliche Befund der Nachweis antimitochondrialer Antikörper ist, die bei Anwendung empfindlicher Methoden in fast 100% der Fälle gefunden werden können [64]. Der Antikörper M_2 ist für das Vorliegen einer primären biliären Cirrhose beweisend. Da die Leberbiopsie in gesicherten Krankheitsfällen häufig nur Veränderungen wie bei chronisch-aggressiver Hepatitis erkennen läßt, ist hier die *Immunologie der Histologie eindeutig überlegen.* Seit wir es uns zur Regel gemacht haben, bei jedem Patienten, der erhöhte Aktivitäten von AP und γ GT aufweist, ohne sonstige Zeichen einer cholestatischen Erkrankung zu zeigen, die antimitochondrialen Antikörper zu bestimmen, gelingt es uns nicht nur, Frühfälle der primären biliären Cirrhose zu erfassen, sondern es zeigt sich seither auch, daß diese Krankheit keineswegs selten ist. Weitere Laboratoriumsbefunde, die auf sie hinweisen können, sind die erhöhten Serumspiegel von IgM, Cholesterin und Gallensäuren. Die Prävalenz der primären biliären Cirrhose beträgt 40 bis 54 Erkrankte, die jährliche Neuerkrankungsrate 5,8 bis 10,6 Fälle auf eine Million Einwohner [811 a]. Klinisch sprechen für eine primäre biliäre Cirrhose und gegen eine sklerosierende Cholangitis: weibliches Geschlecht, antimitochondrialer Antikörper, begleitende Kollagenkrankheiten oder Hypothyreose und freie extrahepatische Gallenwege [848]. Auf die klinische, immunologische und histologische Ähnlichkeit der primären biliärenCirrhose mit der Graft versus host-Krankheit wurde hingewiesen [214].

In einer großen internationalen prospektiven Studie stieg die Cirrhosehäufigkeit innerhalb von 4 Jahren von 30 auf 82%. Von Beginn der ersten Krankheitssymptome an beträgt die Lebenserwartung durchschnittlich 11,9 Jahre, während sich die Lebenserwartung asymptomatischer Patienten nicht von derjenigen einer vergleichbaren Bevölkerungsgruppe unterscheidet. Höheres Lebensalter, Gewichtsverlust, Gelbsucht, Hepatomegalie, Splenomegalie und Ascites sind, jedes für sich, schlechte prognostische Zeichen [138, 618]. An histologischen Veränderungen sind die Ausbildung von Brückennekrosen, periportaler Cholestasezeichen und die Zerstörung der Grenzlamelle prognostisch ungünstig. Besonders gravierend ist ein knotiger Umbau des Parenchyms. Eine Granulombildung wird von vielen als relativ günstiges Zeichen angesehen, eine Annahme, die aber statistisch nicht gesichert werden kann [618]. Der Tod tritt durch die Folgen der präsinusoidalen portalen Hypertension oder durch Leberversagen ein.

2. Die Pericholangitis bei Colitis ulcerosa

In weniger als 10% von Patienten mit Colitis ulcerosa (s. auch S. 143) werden portale Veränderungen beschrieben, die eine gewisse Ähnlichkeit mit denen bei primärer biliärer Cirrhose aufweisen [519]. Im akuten Stadium sind die Portalfelder ödematös geschwollen und entzündlich infiltriert, wobei kleinere und größere interlobuläre Gallengänge in gleicher Weise entzündlich-degenerative Veränderungen aufweisen. Im subakuten Stadium tritt unter Verminderung der entzündlichen Infiltrate eine Fibrosierung ein, die im chronischen Stadium zu einer lamellären, periductalen Fibrose und zu einer allgemeinen portalen Fibrose führt, wobei auch Lymphangiektasien und Sklerosierungen der Pfortader beobachtet werden. Ob solche Veränderungen von der sklerosierenden Cholangitis abzutrennen sind oder ihr zugerechnet werden müssen, bleibt dahingestellt.

3. Die sklerosierende Cholangitis

Die sehr seltene (primäre) sklerosierende Cholangitis [669, 848] ist eine fibrosierende, obliterierende Entzündung unbekannter Ursache, die im allgemeinen bestimmte Abschnitte der großen Gallenwege befällt. 50–70% der Fälle gehen mit Colitis ulcerosa, Morbus Crohn, retroperitonealer Fibrose oder Riedelstruma einher oder haben Eingriffe an den Gallenwegen in der Anamnese. Bei wenigen Patienten besteht eine gleichzeitige Sklerosierung der intrahepatischen Gallenwege [779], wobei die Meinung vorherrscht, daß es sich dabei um ein Aufsteigen der Läsion aus den großen Gallengängen handle. Die intrahepatischen, portalen Veränderungen werden mit größerer Wahrscheinlichkeit in

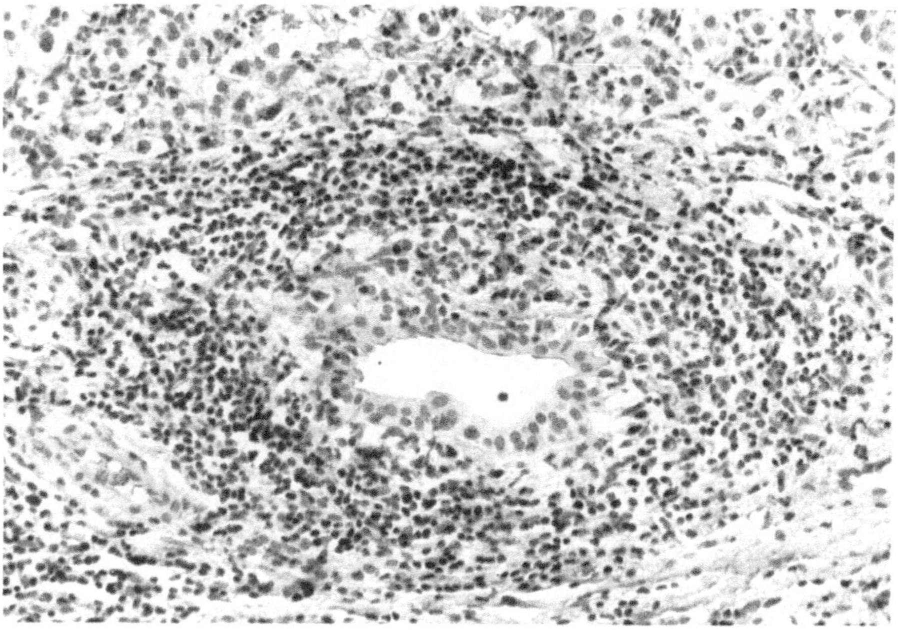

Abb. 154. Sklerosierende Cholangitis, 54 Jahre, ♀, Probeexcision, Krankheitsdauer 7 Monate. Ikterus vom Verschlußcharakter, Fieber. Operationsbefund: Gallenblase und Choledochus unauffällig, Ductus hepaticus communis und beide Ductus hepatici durch Narbengewebe mächtig wandverdickt und fast verschlossen. – Septaler portaler Gallengang, von einer dichten plasmacellulären und kleinrundzelligen Infiltration umgeben. HE, ×200 [H.J. Böhmig, Linz]

einer Probeexcision aus der Leber als in einer Biopsie entdeckt. Bei sklerosierender Cholangitis können zwei Arten von Gallengangsveränderungen unterschieden werden:

Die eine ist die Folge distal gelegener Verlegungen der Gallenwege, gleicht denen bei extrahepatischer Cholestase und ist damit unspezifisch. Hierher gehören portales Ödem, portale und periductuläre Fibrose, Cholangitis, bizarre, varicöse Erweiterungen von Gallengängen (Abb. 156) sowie portale Entzündungszeichen.

Die andere Art ist der eigentliche Krankheitsprozeß der intrahepatischen (primären) sklerosierenden Cholangitis: Die Gallengänge können von dichten, lymphocytären oder plasmacellulären Infiltraten umgeben sein (Abb. 154, 155), aber auch ohne dramatische entzündliche Begleiterscheinungen atrophieren und schließlich vollkommen verschwinden, so daß an ihrer Stelle nur mehr fokale lymphocytäre Infiltrate zu beobachten sind („vanishing bile duct disease"). In manchen Fällen markieren solide bindegewebige Stränge die Stelle der zugrundegegangenen Gallengänge (chronische intrahepatische obliterierende Cholangitis). Nicht selten löst der Krankheitsprozeß eine beträchtliche Wucherung einander durchflechtender Ductuli aus. Ulceröse Veränderungen an den Gallengängen oder periductale Granulome gehören nicht zum Bilde der sklerosierenden Cholangitis. Periportale hepatocelluläre Kupferablagerungen sind bei den meisten Krankheitsfällen zu beobachten, Mallory-Körper treten nur in späten Krankheitsstadien auf.

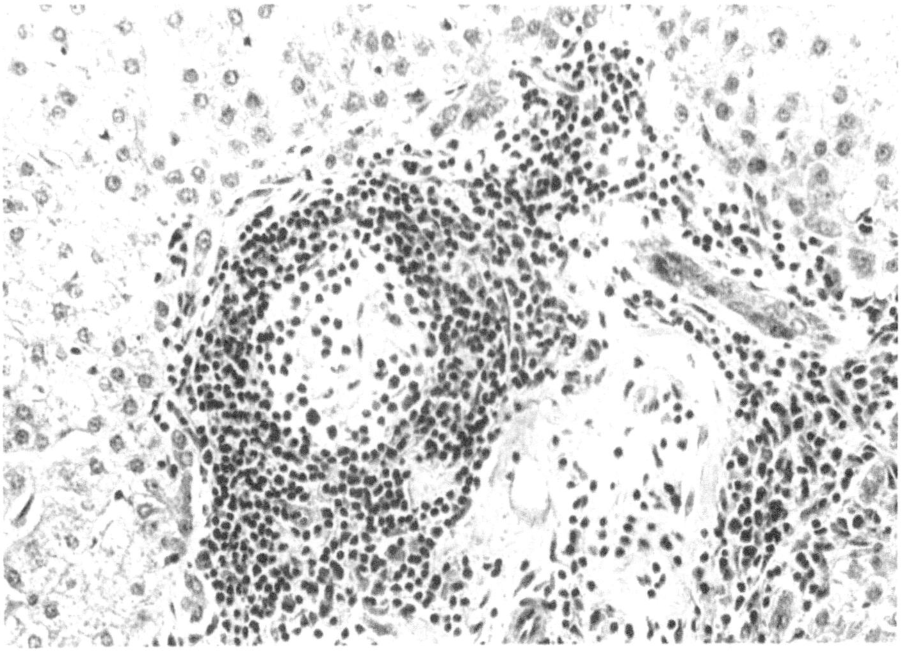

Abb. 155. Intrahepatische sklerosierende Cholangitis. Probeexcision. Intraoperatives Cholangiogramm der großen Gallengänge unauffällig. Seit $^1/_2$ Jahr Hautjucken. Bil 25,7 µmol/l (1,5 mg/dl), AST 40 E/l, ALT 60 E/l, Leucinaminopeptidase 300 E/l, AP 1050 E/l, antimitochondriale Antikörper negativ. Narbige Überreste portaler Gallengänge, zum Teil von einer dichten lymphocytären Infiltration umgeben. HE, ×200

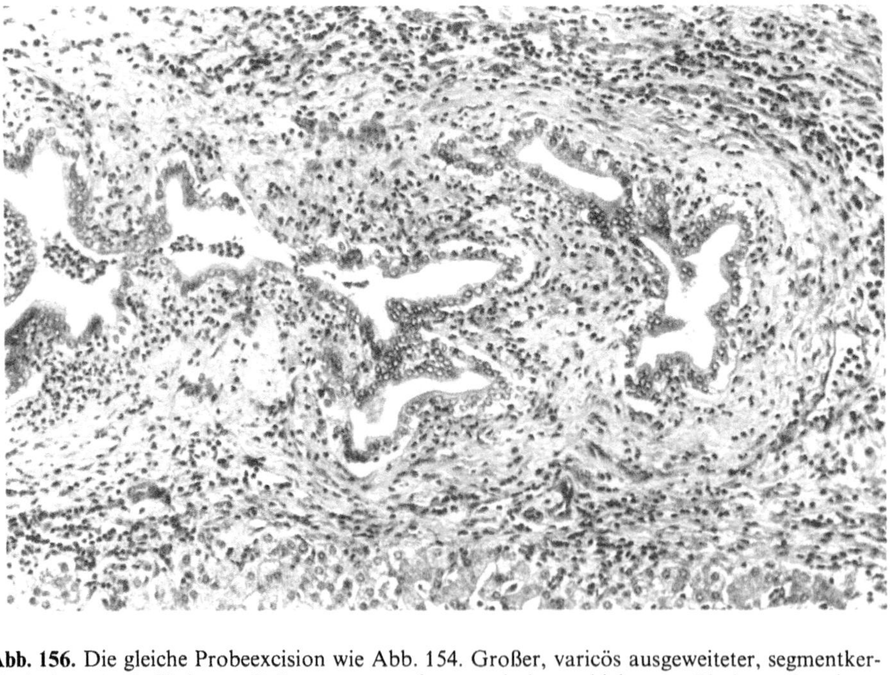

Abb. 156. Die gleiche Probeexcision wie Abb. 154. Großer, varicös ausgeweiteter, segmentkernig-leukocytär infiltrierter Gallengang, von konzentrisch geschichtetem Bindegewebe eingescheidet. HE, ×120

Wesentlich ist, daß eine sichere histologische Differenzierung zwischen einer primären und einer sekundären intrahepatischen sklerosierenden Cholangitis nicht immer möglich ist. Die extrahepatische primäre sklerosierende Cholangitis endet zumeist, die intrahepatische stets als biliäre Cirrhose.

Die sklerosierende Cholangitis kann bereits im frühen Kindesalter, möglicherweise schon intrauterin einsetzen. Die Parallele zur extrahepatischen Gallenwegsatresie ist auffällig und möglicherweise wird man überlegen müssen, inwieweit diese beiden Krankheitsbilder zusammengehören (ALAGILLE). Männer erkranken häufiger als Frauen, das Durchschnittsalter ist geringer als bei primärer biliärer Cirrhose. Klinisch stehen ein chronischer Ikterus vom Verschlußcharakter, Hautjucken, meist auch intermittierendes Fieber im Vordergrund, und zwar häufiger als dies bei der primären biliären Cirrhose der Fall ist. Die Transaminasenaktivität ist nur mäßig erhöht. In der Hälfte der Fälle wird IgM vermehrt gefunden, antimitochondriale Antikörper sind selten und dann nur mit niederem Titer feststellbar [849]. Eine Eosinophilie ist öfters nachzuweisen und diagnostisch bedeutsam. Die Sicherung der Diagnose muß jedoch durch die endoskopische retrograde Cholangiographie erfolgen.

Bei der *primären intrahepatischen obliterierenden Cholangitis* [72] werden die feineren intrahepatischen Gallengänge durch bindegewebige Narbenstränge ersetzt. Wahrscheinlich dürfte es sich bei dieser Gallenwegserkrankung um eine Variante der sklerosierenden Cholangitis handeln.

E. Die chronische eitrige Cholangitis

Bei chronischer Cholangitis sollte eine Leberbiopsie nur nach ausreichender antibiotischer Vorbereitung vorgenommen werden. Die chronische Cholangitis verläuft bei jüngeren Patienten zumeist schubweise (chronisch-rezidivierende Cholangitis) mit ähnlich stürmischen Erscheinungen wie bei akuter Cholangitis, bei älteren Menschen jedoch häufig schleichend und symptomarm, wobei Inappetenz und Mattigkeit, ein reduzierter Allgemeinzustand, Anämie und eine stark erhöhte Blutsenkungsreaktion die einzigen subjektiven und objektiven Krankheitssymptome sein können. Die chronische Cholangitis entsteht fast immer auf dem Boden einer Abflußbehinderung im Bereich der großen Gallengänge (z.B. Choledochusstein, Papillenstenose, gutartige oder bösartige Tumoren, Strikturen, Parasitenbefall oder die *congenitale intrahepatische segmentale Gallengangsdilatation* (Carolische Krankheit) [129]. Als Erreger kommen in erster Linie Bakterien und hier wieder vor allem Escherichia coli, Enterokokken, Streptokokken und Staphylokokken in Frage. Histologisch findet sich eine Vermehrung und Erweiterung der portalen Gallengänge. Sie weisen degenerative Veränderungen ihres Epithels auf, in ihrem Lumen, ihrer Wand und ihrer Umgebung sind reichlich segmentkernige Leukocyten nachzuweisen (Abb. 157). Neben ductulären Wucherungen besteht eine deutliche Vermehrung des portalen Bindegewebes, nach längerem Krankheitsverlauf auch eine lamelläre periductale Fibrose (Abb. 158). Gelingt es nicht, das Abflußhindernis zu beseitigen und die Cholangitis auszuheilen, führt die entzündliche Abschmelzung des periportalen Leberparenchyms zu porto-portalen Brückenbildungen, damit zur bindegewebigen Isolierung von Leberläppchen, mit anderen Worten zur (monolobulären) sekundären biliären Cirrhose (s.S. 395).

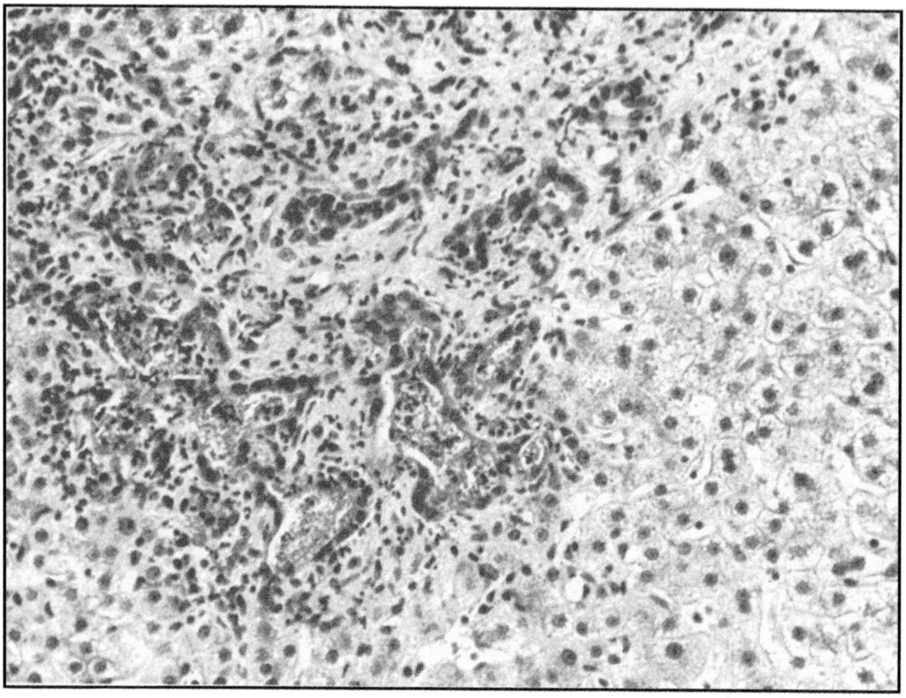

Abb. 157. Chronische Cholangitis. 57 Jahre, ♂. Choledochusstriktur. Rezidivierende Fieberattacken. Portale Fibrose. Die Ductuli ausgeweitet und mit Bakterien erfüllt. Segmentkernig-leukocytäre Infiltration. HE, ×150

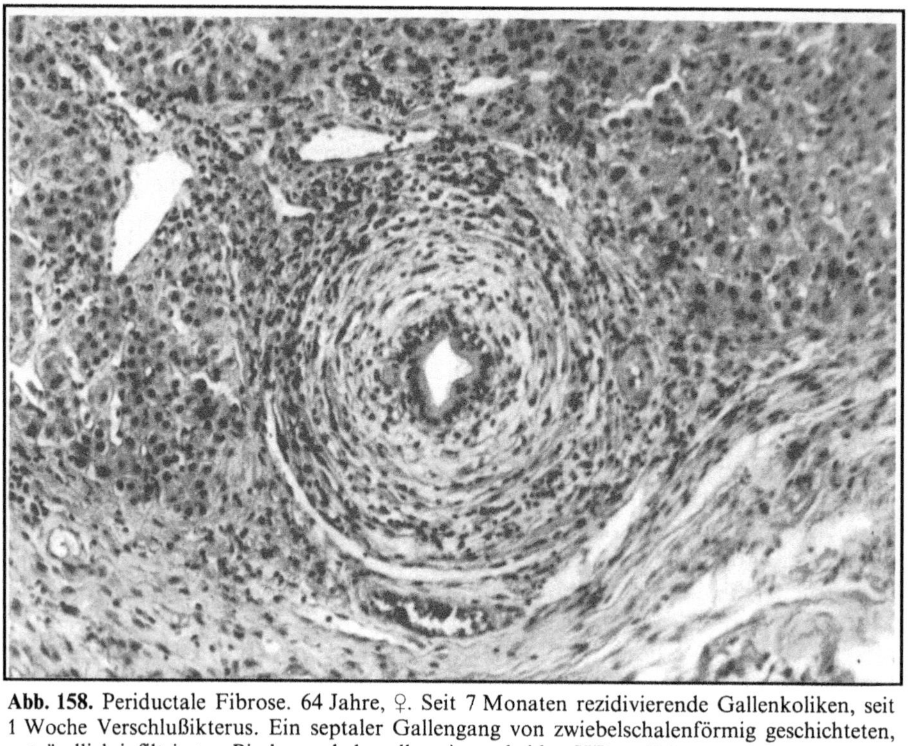

Abb. 158. Periductale Fibrose. 64 Jahre, ♀. Seit 7 Monaten rezidivierende Gallenkoliken, seit 1 Woche Verschlußikterus. Ein septaler Gallengang von zwiebelschalenförmig geschichteten, entzündlich infiltrierten Bindegewebelamellen eingescheidet. HE, ×130

F. Die chronischen Cholestasen

1. Die rekurrierende intrahepatische Cholestase

Es handelt sich hier um ein seltenes Krankheitsbild, das durch Episoden schwerer Gelbsucht und starken Hautjuckens ausgezeichnet ist und häufig auch mit heftigen Oberbauchschmerzen einhergeht, die oft als Pankreatitis fehlgedeutet werden. Die Gelbsucht dauert jeweils mehrere Monate, in einem Fall wurden 27 derartige Gelbsuchtschübe beschrieben. Im Intervall tritt eine vollständige klinische und anatomische Wiederherstellung ein. Die Erkrankung eines Brüderpaares und die Tatsache, daß allein 5 der bisher beschriebenen Fälle auf den Faröer-Inseln beobachtet wurden, spricht für einen genetischen Faktor [814], wobei es sich möglicherweise um ein autosomal-recessives Erbmerkmal mit schwacher Penetranz handelt [648].

Histologisch findet sich eine beträchtliche läppchenzentrale Cholestase. Bei einem der von uns untersuchten Fälle waren nach längerer Gelbsuchtdauer reaktive Entzündungserscheinungen in den Läppchenzentren und eine sektorenförmig angeordnete fedrige Degeneration von Leberzellen zu beobachten.

2. Die familiäre benigne chronische intrahepatische Cholestase

Wenn man von der rekurrierenden intrahepatischen Cholestase absieht, sind familiäre intrahepatische Cholestasesyndrome im allgemeinen Erkrankungen des frühen Kindesalters (s.S. 224). 1983 wurde bei drei von vier Geschwistern eine langsam progrediente intrahepatische Cholestase mit intermittierendem Icterus beschrieben [216], die erst nach dem 30. Lebensjahr manifest wurde und mit Hypothyreose, Polyneuropathien sowie mit Hyperpigmentierung, Hypertrichose im Gesicht, zum Teil auch mit Onycholyse einhergeht. Während der Icterusepisoden finden sich histologisch deutliche intralobuläre Cholestasezeichen, wobei die Gallenwege frei sind. Es besteht ein heftiger Juckreiz, die Aktivitäten von AST, ALT, AP und γ GT sind beträchtlich erhöht. Außerhalb der Ikterusepisoden ist die Leber lichtoptisch unauffällig, aber es bestehen eine erhöhte BSP-Retention sowie erhöhte Gallensäure-, α-Lipoprotein- und HDL-Cholesterinspiegel im Serum. Diesem anscheinend autosomal-recessiven Erbleiden liegt möglicherweise eine Störung des Präkeratin-Keratin-Stoffwechsels zugrunde [216].

G. Mißbildungen der intrahepatischen Gallengänge

Bei angeborenen Anomalien der intrahepatischen Gallengänge handelt es sich zum Teil um eindeutige Krankheiten des frühen Kindesalters. Wenn diese trotzdem bereits in diesem Abschnitt abgehandelt werden, geschieht es, weil die Forschung der letzten Jahre klar gezeigt hat, daß es sich bei diesen Mißbildungen um eine eng zusammenhängende Gruppe fötaler Entwicklungsstörungen handelt [177]. Dies bedeutet, daß man auf der einen Seite, je nach der Ebene, auf der sich die Störung auswirkt, zwar verschiedene Formen von Mißbildungen unterscheiden kann, die jeweils morphologische und klinische Besonderheiten

Tabelle 37. Congenitale intrahepatische Gallengangsektasien. (Nach [177])

Ductalplatte
↓
Entwicklungshemmung oder fehlerhafter Umbau (genetisch?)
↓
1. Congenitale polycystische Krankheit
2. Congenitale hepatische Fibrose
3. Biliäre Mikrohamartome
4. Congenitale intrahepatische segmentale Gallengangsdilatation

Tabelle 38. Intrahepatische Gallengangshypoplasie und -atresie. (Nach [177])

Ductalplatte
↓
Verminderter Umbau und Involution (umweltbedingt)
↓
Infantile obstructive Cholangiopathie
1. Atresie
2. Hypoplasie

aufweisen, daß sich aber auf der anderen Seite Krankheitsbilder vielfach überlappen.

Um die Mißbildungen des intrahepatischen Gallengangsystems verstehen zu können, ist es nötig, kurz auf die *embryonale Entwicklung* der Leber einzugehen. Während der dritten Woche des embryonalen Lebens entsteht die Leberbucht aus einer Zellknospe, die von der ventralen Wand des Vordarms in das Mesenchym des Septum transversum einwächst. Der craniale Anteil dieser Zellansammlung bildet den Ductus choledochus und die Leber. Die primitiven Leberzellen wachsen in die sich verzweigenden Kanäle der Vena omphaloenterica ein, die zu den Sinusoiden umgestaltet wird.

Die intrahepatischen Gallenwege leiten sich ebenfalls von primitiven Leberzellen ab, und zwar unter dem Einfluß der Entwicklung und Verästelung der Portalvene und ihres umgebenden Mesenchyms: Die beiden, ihnen unmittelbar benachbarten Zellagen werden, von einem Spalt getrennt, zu einem zylinderförmigen, doppelwandigen Gebilde umgestaltet, welches den Portalvenenast und das umgebende Bindegewebe einscheidet. Diese früheste Form des Gallengangs wurde als Ductalplatte [300] bezeichnet. Im Verlauf der weiteren Entwicklung geht ein Großteil der Ductalplatte wieder zugrunde, während der Rest zu interlobulären Gallengängen umgebaut wird.

Die eine Gruppe kongenitaler Gallengangsanomalien ist im wesentlichen durch übermäßige *Fibrosierung* und/oder eine *cystische Erweiterung* von Gallengängen charakterisiert. Die Mißbildung scheint dadurch bedingt zu sein, daß der Umbau des primitiven Gallengangsystems ausbleibt und somit eine Persistenz der Ductalplatten resultiert (Tabelle 37).

Die andere Gruppe umfaßt die *infantile obstruktive Cholangiopathie.* Man nimmt nämlich heute nicht mehr an, daß hier bestimmte Abschnitte der Gallenwege nicht gebildet wurden, sondern man hat gute Gründe zur Annahme, daß während des fötalen Lebens eine Schädigung und fortschreitende Zerstörung dieser Gallengänge stattfand. Je nach dem Ausmaß der Destruktion resultiert ein kompletter Defekt, die *Atresie* oder nur ein teilweiser Defekt, die *Hypoplasie* (Tabelle 38).

1. Die infantile polycystische Krankheit

Bei dieser Anomalie, die durch Cystenbildung in Niere und Leber charakterisiert ist, wurde die Ductalplattenmißbildung erstmals beobachtet [364]. Kinder, die mit der systemischen Krankheit geboren werden, sterben meist schon in den ersten Lebenstagen oder in der frühen Kindheit. Einzelne Fälle können aber sogar das späte Erwachsenenalter erreichen, wenn keine zu ausgedehnte Cystenbildung vorliegt. Die Diagnose kann sonographisch oder computertomographisch gestellt werden.

2. Das Potter-Syndrom II

Bei dieser seltenen Form einer congenitalen polycystischen Erkrankung besteht eine fibromatös-cystische Entartung der intrahepatischen Gallengänge, die zur sekundären portalen Fibrose und Cirrhose mit portaler Hypertension führt.

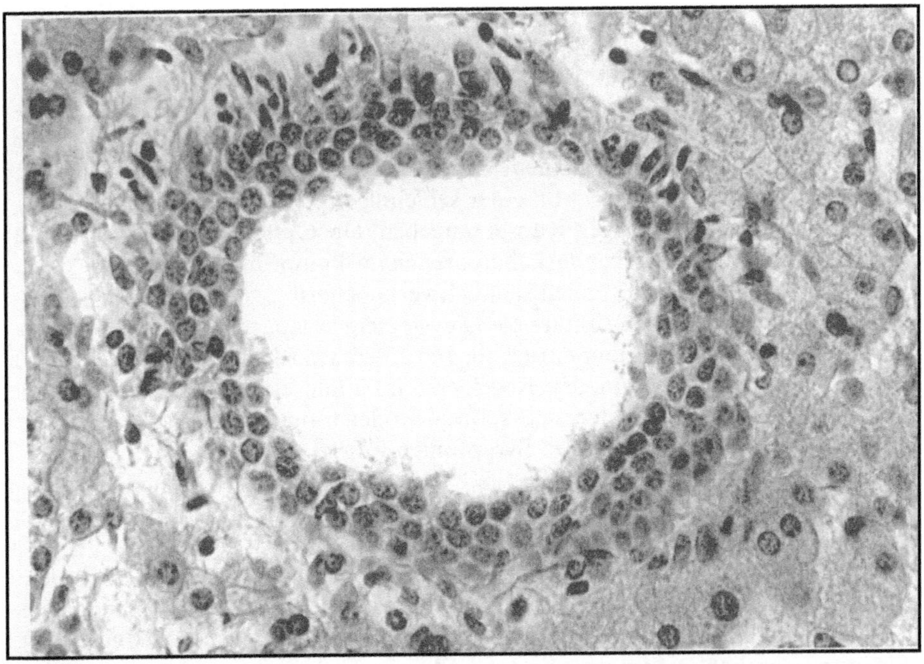

Abb. 159. Kleine congenitale Lebercyste, 33 Jahre, ♀. Die Cyste ist an der Kuppe angeschnitten, wodurch eine mehrschichtige Epithelauskleidung vorgetäuscht wird. Die Cyste wird von einer dünnen Lage lockeren Bindegewebes umgeben und liegt in unauffälligem Parenchym. HE, ×400

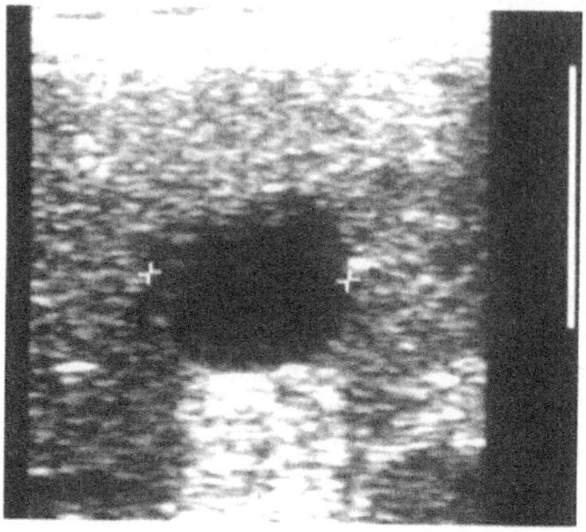

Abb. 160. Dysontogenetische Cyste mit charakteristischer, dorsaler Schallverstärkung. Ultrasonographie

Neben cystischen Veränderungen im Pankreas findet sich meist auch eine interstitiell-sklerosierende Nephritis mit Tubulusatrophie. Klinisch ist das Krankheitsbild durch eine chronische Gedeihstörung, durch Hepatosplenomegalie und progrediente Niereninsuffizienz gekennzeichnet.

3. Congenitale (dysplastische) Lebercysten

Lebercysten können einzeln oder multipel vorkommen. Sie können nur mikroskopisch nachweisbar sein (Abb. 159), aber auch beträchtliche Größen erreichen. Sie finden sich vorzugsweise im rechten Leberlappen, meist unter der Leberkapsel, und werden von einem kubischen bis flachen Epithel ausgekleidet. Größere Cysten sind zumeist von einer schleimigen Flüssigkeit erfüllt und werden von einer bindegewebigen Kapsel umgeben. Die Cysten können an Umfang zunehmen und das umgebende Leberparenchym komprimieren. Kommt es zu Blutungen in ihr Lumen, können sie auch verknöchern.

Im allgemeinen stellen solitäre Lebercysten einen laparoskopischen oder sonographischen Zufallsbefund dar (Abb. 160). Beschwerden (Schmerzen, Fieber) und Leukocytose treten in der Regel erst im Falle einer Infektion auf. Bei multiplen oder großen Cysten sind spontane oder traumatische Rupturen nicht selten, die dann von peritonealen Symptomen gefolgt sind.

4. Die segmentale Dilatation intrahepatischer Gallengänge

Bei dieser schweren Mißbildung handelt es sich um eine angeborene, aber nicht familiäre, segmentale, beträchtliche Erweiterung intrahepatischer Gallengänge. Die Veränderung wurde früher auch als Carolische Krankheit bezeichnet [129]. Sie ist gelegentlich mit renaler tubulärer Ektasie, Nierencysten oder congenitaler hepatischer Fibrose vergesellschaftet. Die erweiterten Gallengänge sind, sofern keine sekundären Veränderungen aufgetreten sind, von normalem Parenchym umgeben und sind häufige Ursache einer intrahepatischen Gallensteinbildung.

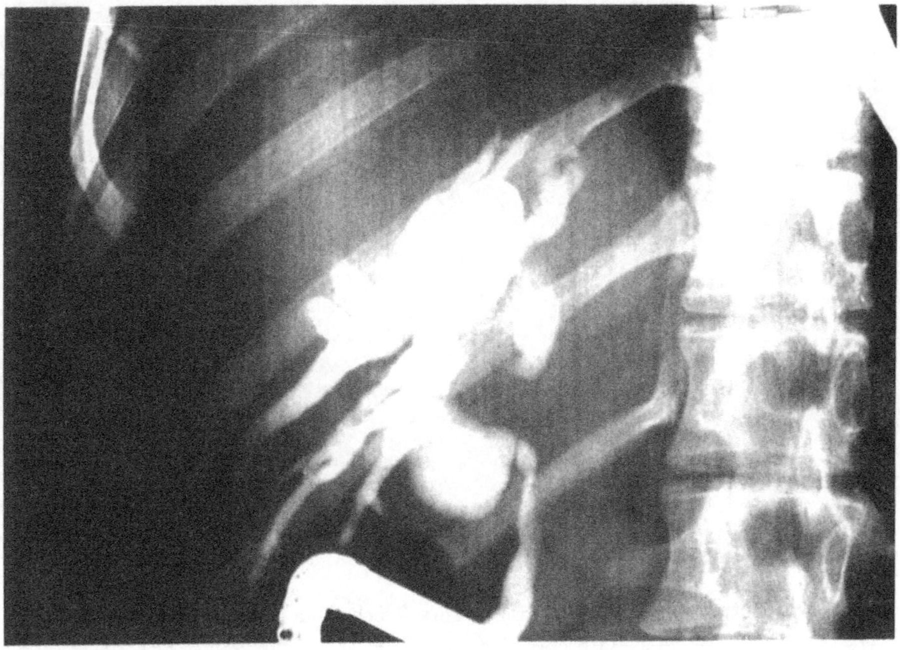

Abb. 161. Segmentale Dilatation intrahepatischer Gallengänge. 22 Jahre, ♀. Akute Oberbauchschmerzen, Ikterus und Hautjucken. ERC [419]

Das extrahepatische Gegenstück zur intrahepatischen Dilatation sind *Megacholedochus* oder die sogenannten *Choledochuscysten,* die nicht selten erst im Erwachsenenalter diagnostiziert werden. Die intra- und extrahepatischen Mißbildungen können sich klinisch durch ein intermittierendes Verschlußsyndrom und cholangitische Schübe verraten, im Falle der Carolischen Krankheit als segmentale eitrige Cholangitis. Der Nachweis der Mißbildungen erfolgt durch endoskopische retrograde Cholangiographie (Abb. 161), nachdem die Ultrasonographie verdächtige Hohlraumbildungen zur Darstellung brachte.

5. Die congenitale hepatische Fibrose

Die congenitale hepatische Fibrose [391] (cholangiodysplastische Pseudocirrhose) ist anscheinend eine hereditäre Mißbildung, möglicherweise mit autosomal recessiven Merkmalen. Es handelt sich um eine portale Fibrose mit breiten, portoportalen bindegewebigen Brücken, die zahlreiche dilatierte interlobuläre Gallengänge und Ductuli, reichlich arterielle Gefäße und hyperplastische, oft komprimierte Portalvenen beherbergen. Die Gallengänge können Pigmentzylinder, mucoide Massen oder auch Leukocytenpfröpfe enthalten (Abb. 162, 163). Die Läppchenarchitektur ist intakt und kommt durch die perilobuläre Fibrose überdeutlich zur Darstellung.

Die Leberveränderung wird bei Kindern und Adoleszenten meist im Gefolge einer Oesophagusvaricenblutung entdeckt (Abb. 162), seltener auf Grund einer rezidivierenden Cholangitis. Bei der Untersuchung findet sich eine vergrößerte,

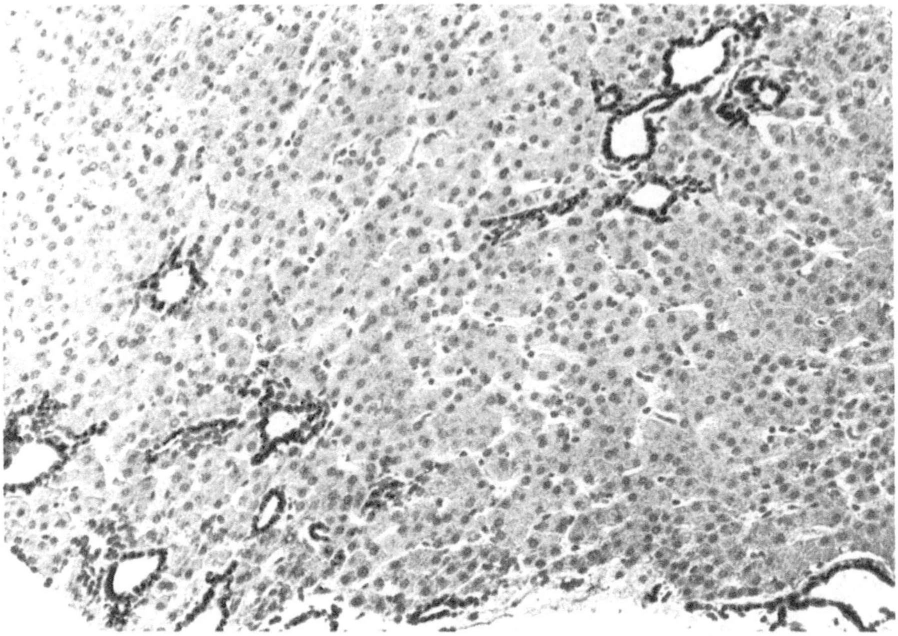

Abb. 162. Kongenitale hepatische Fibrose. 6 Jahre, ♀. Schwester gesund. Hepatosplenomegalie, Zustand nach Oeseophagusvaricenblutung. Bil 7,4 µmol/l (0,43 mg/dl), Thy 3,0 TE, AST 35,7 E/l, A/G 0,84. Multiple, das Parenchym scheinbar regellos durchsetzende Gallengänge. HE, ×150

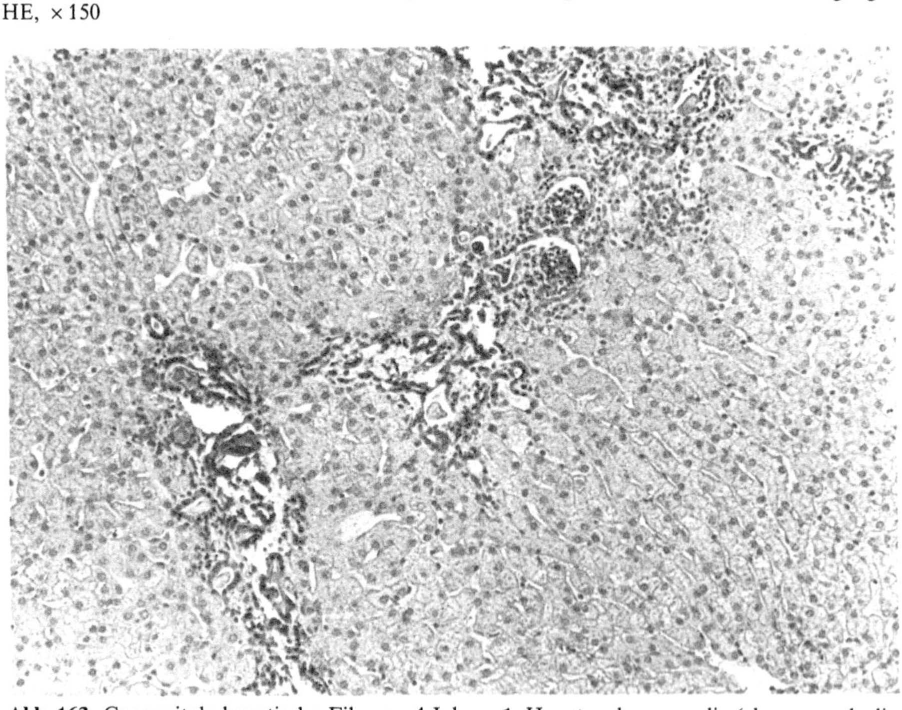

Abb. 163. Congenitale hepatische Fibrose, 4 Jahre, ♂, Hepatosplenomegalie (ebenso auch die ältere Schwester). Bil 8,6 µmol/l (0,5 mg/dl), Thy 2,2 TE, AST 15 E/l, ALT 75 E/l, AP 18 KAE, Chol 5,5 mmol/l (212 mg/dl). Das Parenchym von bindegewebigen Septen durchzogen, die reichlich zum Teil stark ausgeweitete Gallengänge mit Gallenzylindern oder Leukocytenpfröpfen enthalten. HE, ×120

harte, glatte Leber und eine große Milz. Die Aktivität der AP ist stärker erhöht, als es dem Alter entspräche, die Bromsulphthaleinclearance ist pathologisch. Sonst sind die leberbezogenen Laboratoriumstests jedoch unauffällig. In zwei Drittel der Fälle ist die Mißbildung komplexerer Natur und es finden sich neben der Leberbeteiligung auch eine segmentale Dilatation intrahepatischer Gallengänge (s.S. 208), Choledochuscysten oder eine feincystische Veränderung des Nierenmarks [224]. Für die Sicherung der Diagnose ist die Leberbiopsie manchmal nicht ausreichend, da die Veränderungen im schmalen Biopsiezylinder als Cirrhose mißdeutet werden können. Stets verläßliche Ergebnisse vermitteln Keilexcisionen, wie sie im Rahmen der öfters durchgeführten Shuntoperationen gewonnen werden können.

6. Die Ductalplatten-Mißbildung

Selten und öfters kombiniert mit einer congenitalen polycystischen Erkrankung kann eine hepatische Mißbildung beobachtet werden, die der congenitalen hepatischen Fibrose ähnlich ist, von ihr aber morphologisch unterschieden werden kann: In vergrößerten und häufig abgerundeten, fibrösen, aber nicht entzündlich veränderten Portalfeldern finden sich Gallengänge, die entweder zu doppelwandigen, zylinderartigen Gebilden mit engem Lumen umgestaltet sind oder aus kreisförmig angeordneten, miteinander kommunizierenden Komplexen beste-

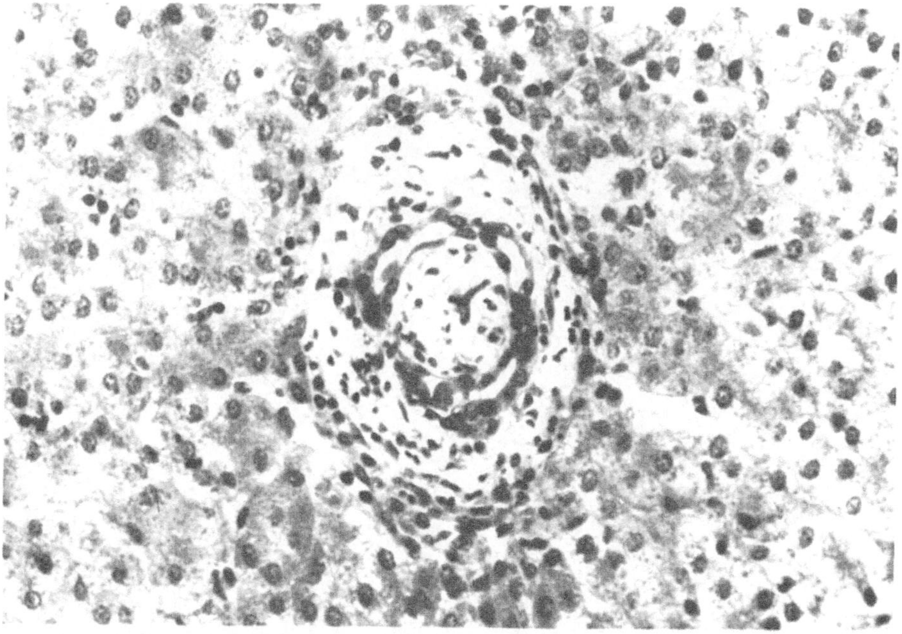

Abb. 164. Ductalplatten-Mißbildung, komplette Atresie der extrahepatischen Gallenwege. 38 Tage, ♂. Seit Geburt ikterisch. Bil 136,8 µmol/l (8,0 mg/dl), AST 54,0 E/l, ALT 41,7 E/l, AP 494 E/l. Cystische Organveränderungen nicht nachweisbar. In einer kleinen, abgerundeten, bindegewebereichen Glissonschen Scheide findet sich eine Ductalplattenformation in Form eines inkompletten, doppelwandigen Zylinders. Im Lumen des Zylinders zwei Gallenthromben. HE, ×325

hen. Im Zentrum dieser sphärischen ductalen Strukturen liegt oft ein Gefäß, zumeist ein Pfortaderast [362, 365].

Klinisch imponiert die Störung als langdauernder Icterus prolongatus, jedoch vom Typ des Verschlußsyndroms. Einer der drei von uns beobachteten Fälle war mit einer kompletten extrahepatischen Gallengangsatresie kombiniert (Abb. 164).

7. Biliäre Mikrohamartome

Bei diesen früher als v. Meyenburg-Komplexe bezeichneten Mißbildungen handelt es sich um eine lokale, plexusartige Ansammlung von Gallengängen in einem dichten fibrösen Stroma. Nicht selten sind die Gänge cystisch ausgeweitet, wobei sie dann ein abgeflachtes Epithel aufweisen (Abb. 165). Gelegentlich kann man auch noch typische Ductalplatten beobachten.

Die Mikrohamartome sind in der Regel multipel angelegt und können einen Durchmesser bis zu $^1/_2$ cm erreichen. Makroskopisch imponieren sie als rundliche, grauweiße Knötchen, die scharf gegen das umgebende Lebergewebe abgesetzt sind. Die Entdeckung subkapsulär gelegener Mikrohamartome erfolgt meist zufällig, z.B. anläßlich einer Laparoskopie, wobei die Verwechslung mit kleinen Metastasen naheliegt. Klinisch sind die Mikrohamartome bedeutungslos.

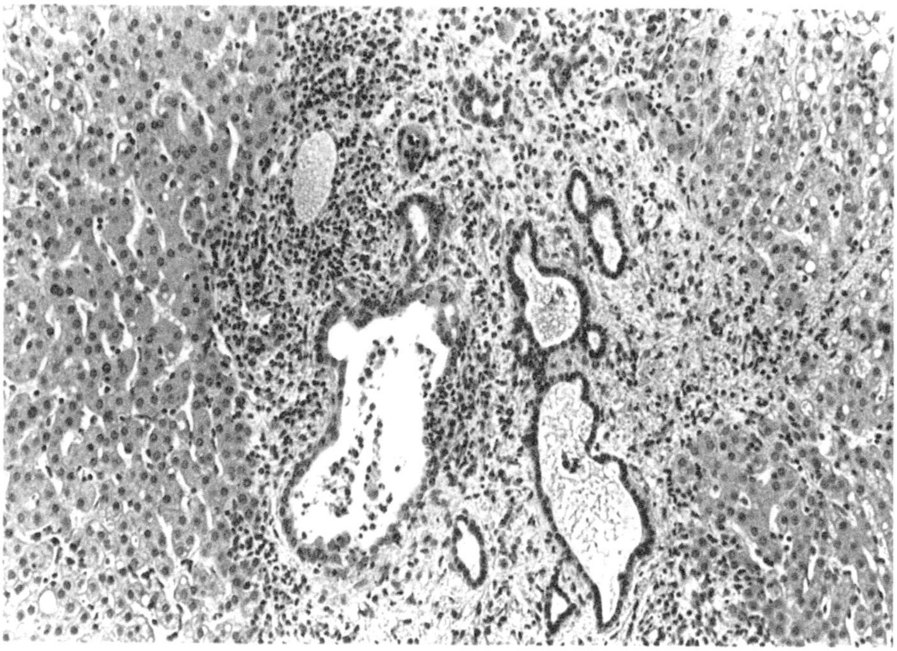

Abb. 165. Biliäres Mikrohamartom, 57 Jahre, ♂. Zufallsbefund (Melanoblastom des Auges). In einem umschriebenen bindegewebigen Areal liegen atypische, cystisch erweiterte interlobuläre Gallengänge, die z.T. entzündlich verändert sind. HE, ×120

8. Hypoplasie und Atresie der Gallenwege

Während man früher die *infantilen obstruktiven Cholangiopathien* [422] als genetisch bedingte Mißbildungen betrachtete, führt man heute den Großteil, wenn nicht alle diese Fälle auf peri- bzw. postnatale entzündliche Erkrankungen des galleableitenden Systems zurück [227, 422, 801]. Für diese Auffassung kann ins Treffen geführt werden, daß es keine Beobachtungen über Atresien bei Totgeburten oder Abortivfrüchten gibt [479], daß ein gleichzeitiges Vorkommen von neonataler Rötelnhepatitis und extrahepatischer Atresie beobachtet wurde, daß sich der Verschlußikterus bei kompletten Atresien im allgemeinen erst nach einer Latenzperiode entwickelt und schließlich, daß es gesicherte Fälle gibt, bei denen sich extrahepatische Atresien und intrahepatische Hypoplasien erst postnatal ausbilden [801]. Die Auffassung, daß es sich bei den Gallengangsdysplasien stets um eine mehr oder minder generalisierte Erkrankung des Gallengangsystems handle, ist unwidersprochen. Die gesamte Krankheitsgruppe wird auch als *kryptogene biliäre Cholestase (Typ II)* bezeichnet [801].

Unabhängig von diesen ätiologischen Erwägungen ist eine möglichst genaue Differenzierung der vorliegenden Mißbildung von großer praktischer Bedeutung, da bei vielen Fällen eine frühzeitige Operation die Therapie der Wahl darstellt, während anderen wieder durch Zuwarten am besten geholfen werden kann. Da biliäre Ausscheidungstests nur eine grobe Orientierung erlauben, kommt der Leberbiopsie bei dieser Krankheitsgruppe nicht nur eine entscheidende diagnostische und prognostische, sondern auch eine richtungweisende Bedeutung für das therapeutische Vorgehen zu.

Die Häufigkeit, mit der Hypoplasien und Atresien der Gallenwege beobachtet werden, beträgt weltweit ungefähr 0,2‰. Das Verhältnis intrahepatisch zu extrahepatisch scheint dagegen großen geographischen Schwankungen unterworfen zu sein. Bei den 515 von Stowens [737] gesammelten nordamerikanischen Fällen handelte es sich in 85% um extrahepatische Atresien bei erhaltenen intrahepatischen Gallenwegen, also um grundsätzlich operable Fälle. In unserem allerdings bescheidenen Krankengut findet sich dagegen nur eine einzige isolierte extrahepatische Atresie (Tabelle 39).

a) Die intrahepatische Gallengangshypoplasie und -atresie. Smetana u. Mitarb. [704] konnten nachweisen, daß alle Abschnitte des intrahepatischen und extrahepatischen Gallenwegsystems einzeln oder kombiniert bis zur vollständigen Atresie verödet sein können. Lediglich ein Fehlen der Ductuli bei vorhandenen inter-

Tabelle 39. Gallengangsatresien und Gallengangshypoplasien. (Thaler [794])

Kombinierte intra- und extrahepatische Atresie	16
Kombinierte intrahepatische Hypoplasie mit extrahepatischer Atresie	7
Isolierte intrahepatische Atresie	1
Isolierte intrahepatische Hypoplasie	2
Isolierte extrahepatische Atresie	1
Summe	27

Auswertung der bis inkl. 1975 beobachteten Fälle

lobulären Gallengängen scheint nicht vorzukommen. In seltenen Fällen kann die intrahepatische Gallengangshypoplasie auch nur bestimmte Gallengänge und deren Verzweigungen betreffen [622] (zonale Gallengangshypoplasie). Da die sklerosierende Cholangitis bereits sehr frühzeitig einsetzen kann (s.S. 203), ist die Frage, inwieweit dieses Krankheitsbild mit der Hypoplasie oder Atresie zusammenhängt, noch offen.

Bei Verdachtsfällen von *intrahepatischer Gallengangshypoplasie* sollte man bei der Leberbiopsie bezüglich der Einstichtiefe in die Leber nicht zu zaghaft sein, da die Dignität der Diagnose von der Zahl der beobachteten Portalfelder und damit der Länge des Biopsiezylinders abhängig ist. Für eine einwandfreie Diagnose werden mindestens 10 Portalfelder gefordert, was ungefähr einem 2,5–3 cm langen Biopsiezylinder entspricht [547]. Das Verhältnis der interlobulären Gallengänge zur Anzahl der Portalfelder beträgt 0,9–1,8 [11]. Da die Zahl der interlobulären Gallengänge auch mit der Größe der Portalfelder variiert, ist der Vergleich mit der Zahl der vorhandenen Arterien ein besseres Hilfsmittel. Das Verhältnis der Arterien zu den Gallengängen beträgt normalerweise ungefähr 1:0,75 [523] (Abb. 15).

Eine intrahepatische Hypoplasie (paucity of interlobular bile ducts) kann angenommen werden, wenn in 8 von 10 Portalfeldern keine interlobulären Gallengänge gefunden werden, eine Verdachtsdiagnose kann geäußert werden, wenn diese Gänge in 5–7 von 10 Portalfeldern fehlen [547]. Im Gegensatz zur amerikanischen Literatur [704] waren in der Mehrzahl unserer Fälle deutliche Ductuli vorhanden, wenigstens in rudimentärer Ausbildung als kurze, in das Portalfeld

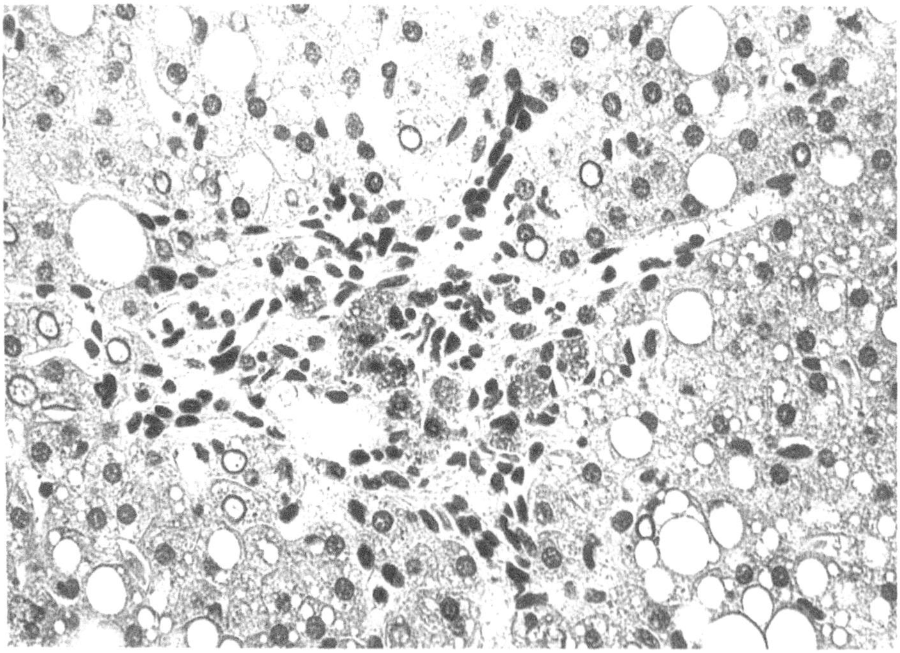

Abb. 166. Intrahepatische Gallengangshypoplasie, 2jähriger retardierter Knabe, zeitweise ikterisch. Kleines Portalfeld, das lediglich stummelförmige Ductuli beherbergt. Ceroidspeichernde, feinvacuoläre Makrophagen. Fein- bis grobtropfige Leberzellverfettung. Lochkerne. HE, ×120

hineinragende Stummeln (Abb. 166). Bei kombinierter ductaler und ductulärer Hypoplasie sind auch die Ductuli in ihrer Zahl stark vermindert bzw. überhaupt keine tubulären Strukturen in den Portalfeldern nachzuweisen.

Innerhalb des Parenchyms finden sich zumeist Riesenleberzellen, vor allem in den Läppchenzentren. Sie können Lipofuscin und Gallenpigment in feiner, diffus verteilter Form enthalten. Zugrundegehende Riesenzellen werden häufig durch eine leukocytäre Abraumreaktion beseitigt (Abb. 169). Auf diese Weise können sich läppchenzentrale konfluierende Nekrosen ausbilden, die fibrös umgewandelt werden. Die Kupffer-Zellen sind aktiviert und beherbergen neben Siderin und Lipofuscinkörnern auch phagocytiertes Gallenpigment. Gallenzylinder sind meist nachweisbar, doch fehlt dabei häufig eine deutliche Ausweitung der Canaliculi und die Cholestasezeichen erreichen nie das Ausmaß, das man bei der Schwere der Gallenabflußstörung erwarten würde. Die Portalfelder können etwas ödematös sein, wesentliche entzündliche Veränderungen sind meist nicht zu beobachten. Die Fibrosierung schreitet nur außerordentlich langsam voran, ductuläre Wucherungen fehlen oder bilden sich erst spät und in bescheidenem Ausmaß.

Intrahepatische Gallengangshypoplasien können sich auch sekundär bei extrahepatischen Gallenwegsatresien ausbilden [802]. Auf der anderen Seite kann ein hypoplastisches intrahepatisches Gallengangsystem im frühkindlichen Lebensabschnitt so weit nachreifen oder sich nachbilden [269], daß ein ausreichender Gallenabfluß gesichert ist, die Krankheitssymptome verschwinden und die Kinder weiterhin normal gedeihen. Wir konnten uns von dieser Tatsache mit Hilfe von Serienbiopsien in mehreren Fällen überzeugen [639].

Die intrahepatische Gallengangshypoplasie hat durch ihre geringe Fibrosierungstendenz eine relativ gute *Prognose*. Biliäre Cirrhosen bilden sich nur langsam aus, und die Kinder können dadurch das Adoleszentenalter erreichen. Auch bei kompletter intrahepatischer Gallengangsatresie ist der Ikterus keineswegs hochgradig, doch bestehen meist stärkeres Hautjucken, Hyperlipoproteinämie und ausgedehnte Xanthombildungen (*kongenitale acholangische biliäre Cirrhose*, MacMahon-Tannhauser-Syndrom [473]).

Bei sporadischen Gallengangshypoplasien kann der Defekt entweder isoliert auftreten oder mit anderen Krankheiten, Stoffwechselstörungen oder Mißbildungen kombiniert sein, wie der congenitalen Rötelninfektion, dem Alpha 1-Antitrypsinmangel oder dem Down-Syndrom. Familiär gehäuft können sich intrahepatische Gallengangshypoplasien bei der hereditären rekurrierenden Cholestase [1], ferner bei einer Stoffwechselstörung, bei der die Umwandlung von Trihydroxycoprostansäure zu Cholsäure gehemmt ist [340], und schließlich bei der arteriohepatischen Dysplasie ereignen.

Ist der Gallenfluß bei Neugeborenen und Säuglingen infolge diffuser Erkrankungen des Leberparenchyms stark verringert, bleibt das *extrahepatische Gallenwegsystem* so lange hypoplastisch, bis sich der normale Gallenfluß wieder einstellt. Ein isolierter, kompletter Verschluß der großen Gallenwege ist im frühkindlichen Lebensabschnitt entweder durch eine extrahepatische Atresie bedingt, deren Häufigkeit ungefähr 1:9000 beträgt, oder durch sogenannte Choledochuscysten.

Sind die intrahepatischen Gallenwege erhalten, macht die Diagnose eines extrahepatischen Verschlußsyndroms auch im frühkindlichen Lebensabschnitt keine besonderen Schwierigkeiten, wenn die Leberveränderungen ein deutliches Ausmaß erreicht haben (Abb. 137). In den ersten 3 Wochen besteht allerdings nur eine zentrolobuläre Cholestase. Riesenzellen können im Verlaufe der Erkrankung zeitweise ausgebildet sein, so auch in der Frühphase, Gallenpigment enthalten und inmitten einer leukocytären Abraumreaktion zugrundegehen (Abb. 169). Zunehmend ist eine tubuläre Umwandlung von Leberzellplatten mit einem zentralen, ausgeweiteten und gallengefüllten Canaliculus zu beobachten. Auch die Sternzellen können vergrößert sein und phagocytiertes Gallenpigment enthalten. Blutbildungsherde sind fast immer nachzuweisen. Bei Vorliegen dieses noch vieldeutigen histologischen Bildes sollte, falls sich die Diagnose auf nicht-invasivem Wege nicht sichern läßt, die Leberbiopsie in 4–6 Wochen wiederholt werden.

Schon am Ende des 1. Monats beginnen nämlich die Veränderungen der Portalfelder in den Vordergrund zu treten. Sie sind ödematös verbreitert und abgerundet, die portalen Gallengänge sind erweitert, zeigen eine Abflachung ihres Epithels und können große Gallenzylinder enthalten. Gegen Ende des 2. Monats kommt es zu ductulären Wucherungen, die sich schließlich medusenhauptähnlich durchflechten und Galle enthalten können. Mit diesen Veränderungen tritt eine zunehmende Fibrosierung ein, meist verbunden mit einer chronisch-entzündlichen Infiltration. Durch Abschmelzen des periportalen Parenchyms entstehen immer breitere Portalfelder, die sich bald über porto-portale Brückenbildungen vereinen und damit den cirrhotischen Umbau einleiten. Nach einem halben Jahr können sich bereits einwandfreie biliäre Cirrhosen finden (Abb. 167).

Neben diesen mehr oder weniger obligaten Veränderungen können sich nach mehrmonatiger Krankheitsdauer auch fedrige Parenchymdegeneration, Galleninfarkte, Pseudoxanthomzellherde sowie intralobuläre und portale Gallenextravasate finden, häufig mit umgebender leukocytärer Infiltration. Gallenextravasate sind für ein extrahepatisches Abflußhindernis beweisend. An weiteren portalen Läsionen können cholangiolitische und cholangitische Veränderungen, Lymphektasien und arterielle Hyperplasien zu beobachten sein [737].

Bei der häufigen kombinierten intrahepatischen Hypoplasie mit extrahepatischer Atresie (Tabelle 39) ist die Prognose schlechter als bei der reinen intrahepatischen Hypoplasie, aber doch deutlich besser als bei der reinen unkorrigierten extrahepatischen Atresie. Der Grund dürfte einerseits im fehlenden Gallenstau und Gallendruck in den portalen Gallengängen zu suchen sein, andererseits im Fehlen oder in der geringen Ausbildung der ductulären Wucherungen und der damit einhergehenden geringeren Fibrosierungstendenz.

Die *Differentialdiagnose* stellt sich vor allem gegenüber neonatalen Virushepatitiden (s.S. 224f.). Während die Hepatitis B auf Grund ihrer bekannten Serologie keine Schwierigkeiten bereitet, kann die Hepatitis non B im allgemeinen nur mit Hilfe einer histologischen Untersuchung von einer Gallenwegsdysplasie unterschieden und damit das Kind vor einer Probelaparotomie bewahrt werden. Dies ist deshalb so wichtig, weil chirurgische Eingriffe bei frühkindlicher Hepatitis besonders schlecht vertragen werden und mit einer hohen Letalität oder einer stark erhöhten Cirrhosequote belastet sind.

Bei Gallenwegsdysplasien drängen Kinderchirurgen mit Recht auf eine möglichst frühzeitige Operation, eine Eile, die aber nicht bei allen Formen der Mißbildung geboten ist. Das zweckmäßige *ärztliche Vorgehen* wird durch den Ausfall der Leberbiopsie bestimmt: Besteht ein kompletter Defekt der interlobulären und septalen intrahepatischen Gallengänge (Abb. 166), bringt die LONGMIRE-sche Operation (Anfrischung des Leberrandes und Anastomosierung mit einer ausgeschalteten Dünndarmschlinge) nichts, sondern es bietet sich nur die Lebertransplantation als erfolgversprechende Möglichkeit an. Bei intrahepatischer Gallengangshypoplasie und normalen oder hypoplastischen extrahepatischen Gallenwegen kann ohne weiteres zugewartet werden, weil es auch noch postpartal durch Ausbildung neuer und Ausweitung bestehender Gallengänge zu völlig ausreichenden Abflußbedingungen kommen kann [639]. Liegt eine extrahepatische Gallenwegsatresie vor und sind die intrahepatischen Gallenwege intakt oder nur hypoplastisch, empfiehlt sich die KASAI-Operation (Portoenterostomie), die in der Exstirpation des biliären Anteils des Ligamentum hepatoduodenale und der Anastomosierung der Leberpforte mit einer ausgeschalteten Dünndarmschlinge besteht.

b) Die arteriohepatische Dysplasie. Dieses seltene Syndrom (Syndromatische hepatische ductuläre Hypoplasie, syndromatic paucity of interlobular bile ducts, Alagille-Syndrom [11]) [837], von dem bisher erst etwas mehr als 50 Fälle bekannt wurden [283], ist durch eine eigenartige Gesichtsbildung, durch periphere Pulmonalstenosen und durch eine intrahepatische Gallengangshypoplasie bzw. -atresie gekennzeichnet. Fakultativ können Minderwuchs, Stammfettsucht, arterielle Stenosen, Septumdefekte, Wirbelsäulenfehlbildungen, Augen- und Nierenanomalien, Hypogenitalismus und geistige Retardierung gefunden werden. Die extrahepatischen Gallenwege einschließlich der Gallenblase sind in der Regel durchgängig aber hypoplastisch. Die arteriohepatische Dysplasie wird wahrscheinlich autosomal-dominant vererbt mit variabler Penetranz und Expression.

Das klinische Spektrum der Erkrankung variiert beträchtlich. Im frühen Säuglingsalter können die Kinder das Bild einer neonatalen Hepatitis oder einer kryptogenen biliären Cholestase bieten. Eine Lebervergrößerung ist meistens, eine Splenomegalie häufig vorhanden. Der Icterus geht im Laufe des 1. Lebensjahres gewöhnlich zurück. Die Aktivitäten von AP, AST, ALT, γ GT werden meistens erhöht gefunden, der BSP-Test fällt pathologisch aus, was durch ein vermindertes Transportmaximum bedingt ist. Der Cholesterinspiegel ist meistens erhöht, gelegentlich auch als einziger pathologischer Laboratoriumsparameter. Der Gallensäurespiegel ist im Serum stark erhöht, was die Ursache des quälenden Juckreizes sein dürfte. Xanthome sind gelegentlich nachweisbar, bilden sich aber nach Jahren wieder spontan zurück [283].

Bei einem Teil der Fälle sind die intralobulären Gallengänge in den ersten 3 Lebensmonaten zwar erhalten, zeigen aber eine progressive entzündliche Destruktion mit fokaler Zerstörung ihrer Basalmembran. Dieser Prozeß schreitet bis zur Zerstörung der Kanälchen und ihrem Ersatz durch Narbengewebe fort [369]. Bei einem 3 Monate altem Säugling, den wir untersuchen konnten, waren weder intralobuläre Gallengänge noch Reste von ihnen nachzuweisen. Allen Fällen scheint in späteren Krankheitsstadien das *vollständige Fehlen ductulärer Strukturen* gemeinsam zu sein, ein Befund, der den untersuchenden Histologen immer an eine arteriohepatische Dysplasie denken lassen sollte. Entgegen früheren Angaben sind in den ersten Lebensmonaten meist Riesenzellen zu beobachten.

Eine frühzeitige Diagnose ist deshalb so bedeutsam, weil eine Neubildung intrahepatischer Gallengänge nicht stattfindet und deshalb eine Portoenterostomie nach *Kasai* kontraindiziert ist: Sie löst Episoden von Cholangitis aus, beschleunigt die Ausbildung einer Cirrhose und bringt damit eine entscheidende Verschlechterung der Prognose, die für nicht-operierte Kinder relativ günstig ist [485]. Durchschnittlich entwickeln sie erst im 12. Lebensjahr eine Cirrhose und nicht selten erreichen sie sogar das Erwachsenenalter.

H. Die Differentialdiagnose der Cholestasen

Die Differentialdiagnose der verschiedenen Formen von Cholestase stellt für den histologischen Untersucher ein ebenso schwieriges wie besonders verantwortungsvolles Gebiet dar, da die Veranlassung der Biopsie bereits der Wunsch ist, chirurgische von internen Fällen abzugrenzen [136] (Abb. 137). Es steht jedoch heute außer Frage, daß die moderne bildgebende Gallenwegsdiagnostik und die immunologische Diagnostik die frühere Bedeutung des histologischen Befundes entscheidend beschränkt haben. Die Schwierigkeit der Materie bringt es mit sich, daß Fehlbeurteilungen bei manchen Cholestaseformen häufig sind und auch geübten Fachleuten unterlaufen können. Der histologische Untersucher sollte deshalb in Fällen, bei denen er sich seiner Sache nicht sicher ist, sein Urteil mit der gebotenen Vorsicht abgeben und auf die Notwendigkeit weiterer klärender Untersuchungen hinweisen.

Die histologische Differentialdiagnose zwischen den Frühstadien der primären biliären Cirrhose und der chronisch-aggressiven Hepatitis mit Gallengangsveränderungen, der sklerosierenden Cholangitis und der Pericholangitis bei Colitis ulcerosa ist schwierig. Tabelle 24 und Tabelle 36 sollen die Unterscheidung von diesen und anderen Leberaffektionen erleichtern helfen, doch kann kein Zweifel darüber bestehen, daß hier die Immunologie der Histologie eindeutig überlegen ist.

Die Trennung der primären biliären Cirrhose von der „Mischform", der *chronisch-aggressiven Hepatitis mit antimitochondrialen Antikörpern* (s.S. 119), ist auf gewöhnlichem, klinischem und histologischem Wege nicht möglich, wenn keine Granulombildungen vorliegen. Die Diagnose ist immunologischen Spezialuntersuchungen vorbehalten, aber von praktischer Wichtigkeit, da die primäre biliäre Cirrhose besser auf D-Penicillamin, die „Mischform" besser auf Corticoide und Azathioprin anspricht.

Die Differentialdiagnose zwischen einem benignen und malignen Gallenwegsverschluß ist eine Frage der Anamnese und Symptomatik und nicht der bioptischen Histologie. Die Entscheidung ist von zweitrangiger Bedeutung, da sie die Indikationsstellung zur Laparotomie nicht berührt und die Antwort mit Sicherheit erst durch Spezialuntersuchungen oder am Operationstisch gegeben werden kann.

Die Diagnose einer kurzdauernden oder bereits abklingenden extrahepatischen Cholestase kann auf Grund der Biopsie allein schwierig oder unmöglich sein, da der geringe Grad der Cholestase alle Möglichkeiten offenläßt. Die Kenntnis der klinischen Daten ist hier von besonderer Wichtigkeit. Gleichzeitige

Cholangiolitis, portales und periductales Ödem sowie marginale Gallengangswucherungen sprechen im Sinne des Verschlusses. In Fällen unklarer, leichter Cholestase sollte immer auch an die arzneimittelinduzierte intrahepatische Cholestase gedacht werden, auch wenn keine eosinophilen Leukocyten im Portalfeld festgestellt werden können.

Bei längerdauernden extrahepatischen Verschlüssen tritt durch die sekundäre Parenchymschädigung eine Erhöhung der Aminotransferasenaktivität ein, so daß ähnliche Befunde wie beim cholestatisch-cholangiolitischen Typ der Virushepatitis resultieren. Die Grenze verwischt sich jedoch nicht nur am klinischen Sektor. Auch das histologische Bild wird bei langer Krankheitsdauer infolge degenerativ-nekrotisierender Parenchymprozesse und reaktiv-entzündlicher Vorgänge am Mesenchym zunehmend ähnlicher, so daß ohne Kenntnis von Vorgeschichte und Vorbefunden eine Entscheidung kaum zu treffen ist und manchmal auch mit dieser Hilfe nicht gelingt. Dies gilt besonders für langdauernde, inkomplette Verschlüsse.

Die *intrahepatische Schwangerschaftscholestase* kann, wenn man das Krankheitsbild kennt, kaum fehlgedeutet werden. Der Beginn um das dritte Trimenon der Gravidität, das starke Hautjucken bei sonst ungestörtem Wohlbefinden, gegebenenfalls die bioptisch nachzuweisende leichte Cholestase, sind charakteristisch genug.

Beim ersten Schub einer *rekurrierenden intrahepatischen Cholestase* kann die Laparotomie nicht durch die bioptische Diagnostik, sondern nur dann verhindert werden, wenn durch bildgebende Verfahren ein Abflußhindernis ausgeschlossen wird. Bezeichnenderweise gab es vor deren Ära keinen Fall, der nicht laparotomiert worden wäre.

Die Kenntnis des Krankheitsbildes der *benignen postoperativen intrahepatischen Cholestase* erscheint für Chirurgen wie behandelnden Internisten besonders wichtig, da sie hilft, gefährliche und unnötige Relaparotomien zu vermeiden.

VI. Leberkrankheiten des Kindesalters

Die Leber des Neugeborenen unterscheidet sich etwas von derjenigen des Erwachsenen. Die Leberzellplatten sind zumindest zwei Zellagen dick und ihre radiäre Ausrichtung gegen die Zentralvene ist noch wenig ausgeprägt (Abb. 168). Die Leberzellen sind diploid (s.S. 5) und deshalb auffallend gleichmäßig. In der Umgebung der meist sehr kleinen, reaktionslosen Portalfelder weisen die Leberzellen vielfach Lochkerne auf, eine Veränderung, die sich auch noch bei älteren Kindern häufig findet. Hepatale Blutbildungsherde sind beim reifen Neugeborenen entweder nicht mehr nachweisbar oder spärlich und verschwinden meist innerhalb der ersten Lebenswoche. Die Zweischichtigkeit der Leberzellplatten bleibt jedoch bis zum 5. oder 16. Lebensjahr erhalten, um erst dann der endgültigen, eine Zellage dicken Plattenstruktur Platz zu machen. Eine *Siderose* ist im frühen Säuglingsalter physiologisch. Sie erreicht ihre stärkste Ausprägung im ersten bis dritten Monat, um dann allmählich zu verschwinden.

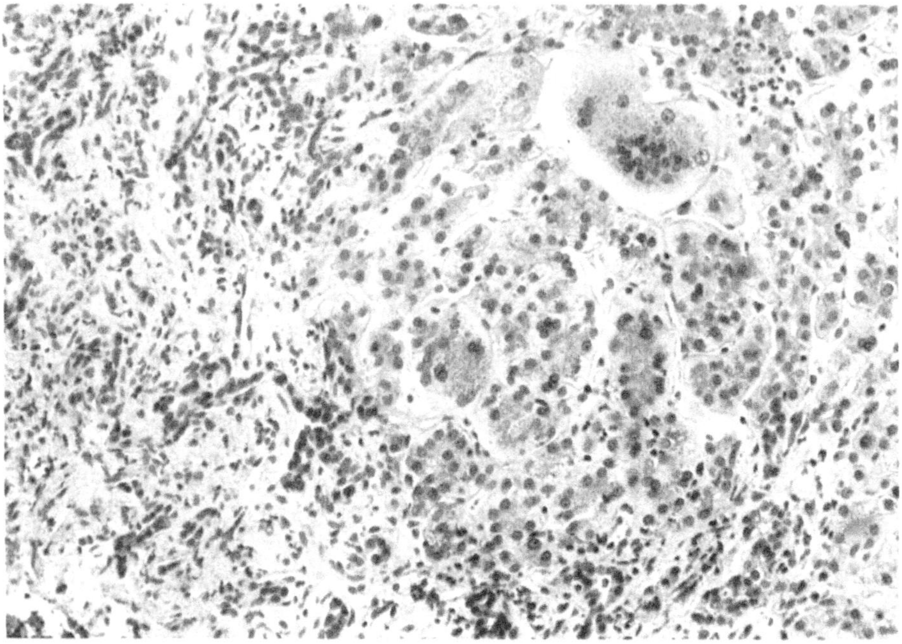

Abb. 167. Cirrhose bei kompletter Gallengangsatresie, 7 Monate, ♂. In den bindegewebigen Arealen finden sich lediglich ductuläre Wucherungen. HE, ×150

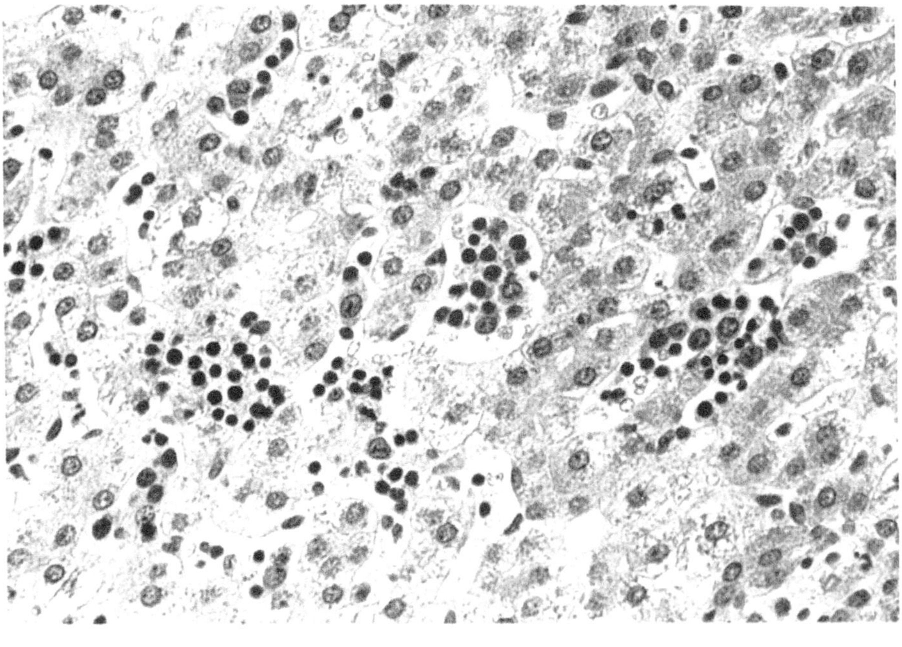

Abb. 168. Gallengangshypoplasie, 8 Wochen, ♂. Multiple Blutbildungsherde. Zwei Lagen dicke Leberzellplatten aus gleichgroßen Hepatocyten. HE, ×375

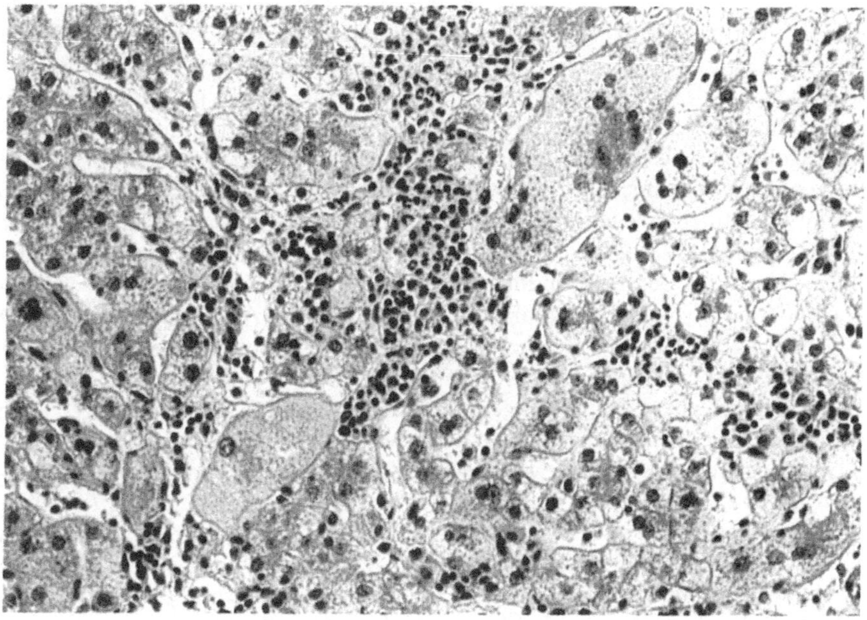

Abb. 169. Frühkindliche Hepatitis im Abklingen, 3 Monate, ♀, mit 3 Wochen Ikterus, Hämatemesis. 10 Wochen nach Höhepunkt der Gelbsucht. Bil 27,4 μmol/l (1,6 mg/dl), Thy 4,3 TE, AST 44,5 E/l, ALT 21,2 E/l. Neben erhaltenen Riesenleberzellen granulocytäre Infiltrate anstelle zugrunde gegangener Elemente. HE, ×200

Das Pigment findet sich vorzugsweise in der Läppchenperipherie in Leberzellen und Kupffer-Zellen, manchmal auch in portalen Makrophagen. Der Kupfergehalt des Parenchyms ist ebenfalls stark erhöht (s.S. 277).

Die Leber von Neugeborenen und jungen Säuglingen reagiert anders als die von Erwachsenen, so daß es angezeigt erscheint, die verschiedenen, klinisch und histologisch schwer zu trennenden Erkrankungen dieser frühkindlichen Periode gemeinsam zu besprechen. Es sind vor allem 6 Reaktionsformen, die diese Sonderstellung begründen:

1. Zahlreiche Krankheiten, die später nur mehr selten oder nicht mehr zu Leberveränderungen führen, können schwerste und oft tödliche Leberschäden auslösen.
2. Die Leberschädigung wird sehr häufig mit einem Cholestase-Syndrom beantwortet.
3. Die Leberzelle reagiert auf Krankheitsreize verschiedenster Art mit der Ausbildung von Riesenzellen. Viele Autoren sind auch heute noch der Ansicht, daß deren Nachweis bereits die Diagnose einer frühkindlichen Virushepatitis, der sog. Riesenzellhepatitis, bedeute. Diese Auffassung ist irrig und eine stete Quelle von Fehldiagnosen. Riesenzellen lassen sich bei den meisten frühkindlichen Krankheiten verschiedenster Ursache nachweisen (Abb. 167, 169).
4. Entzündliche Erkrankungen verschiedenster Art können obliterierende Krankheitsprozesse an den intrahepatischen und extrahepatischen Gallenwegen auslösen.

5. Die Blutbildung greift im Rahmen erhöhter Belastungen relativ rasch wieder auf die Leber zurück, bzw. vorhandene Blutbildungsherde bleiben bei erkrankten Kindern weiterhin bestehen. Dieser Befund ist um so häufiger zu beobachten, je jünger das Kind ist (Abb. 168). Die Blutbildungsherde liegen vorzugsweise innerhalb erweiterter Sinusoide und sind in der Regel scharf begrenzt. Sie setzen sich vorwiegend aus Zellen der roten, weniger der weißen Reihe zusammen. Megakaryocytäre Elemente sind selten zu beobachten. Dies, das Überwiegen der roten Vorstufen und der im allgemeinen streng herdförmige Charakter der frühkindlichen Blutbildung unterscheidet die Veränderung von der myeloiden Metaplasie des Erwachsenen (Abb. 312). Die hepatale Blutbildung kommt im peripheren Blut durch das Aufscheinen kernhaltiger Erythrocyten und unreifer Leukocyten bis zu Myelocyten zum Ausdruck.
6. Die frühkindliche Leber verfügt über eine erstaunliche Fähigkeit, zerstörte Strukturen wieder aufzubauen und neugebildetes Bindegewebe zu resorbieren. Veränderungen, die beim Erwachsenen unweigerlich mit Cirrhosen beantwortet würden, können beim Säugling nach erfolgreicher Behandlung mit einer weitgehenden Wiederherstellung der normalen Leberarchitektur ausheilen (z.B. bei Galaktosämien unter diätetischer Behandlung oder extrahepatischen Gallenwegsatresien nach erfolgreicher chirurgischer Therapie).

Blutbildungsherde sind in der Leber des *unreifen Neugeborenen* stets nachzuweisen. Bei dystrophischen Säuglingen ist eine verstärkte und länger anhaltende *Siderose* zu beobachten, die ihr Maximum im 3.–5. Monat erreicht [622].

A. Unkonjugierte Hyperbilirubinämien des Neugeborenen

Unkonjugierte Hyperbilirubinämien sind bei Neugeborenen häufig und meist harmlos. Unkonjugiertes Serumbilirubin (indirektes Bilirubin) ist in der Neugeborenenperiode stets vermehrt. Ursache sind die erhöhte Produktion des Gallenfarbstoffes, seine verminderte Aufnahme und Ausscheidung durch die Leberzelle und seine verstärkte Rückresorption im Dünndarm. Da es sich bei unkonjugierten Hyperbilirubinämien immer um einen prämikrosomalen Ikterus handelt, findet sich morphologisch eine dem Alter entsprechende, „normale“ Leber.

1. Der physiologische Neugeborenenikterus

Bei einem Drittel der Kinder ist die Hyperbilirubinämie so beträchtlich, daß während der ersten Lebenswoche, meist am zweiten oder dritten Lebenstag, eine Gelbsucht auftritt, wobei Werte bis 200 µmol/l (12 mg/dl) unerheblich sind. Bei Frühgeborenen mit ihrem noch unausgereiften galletransportierenden Organellensystem, aber auch bei reifen Neugeborenen infolge perinataler oder maternaler Ursachen kann der Bilirubinspiegel höher ansteigen und länger als 4–5 Tage anhalten. Man spricht dann von einem *Icterus prolongatus*. Da unkonjugiertes Bilirubin kaum wasserlöslich aber gut lipidlöslich ist, kann es ohne weiteres die Zellmembranen passieren und sich im Cytosol anreichern. Es wirkt dadurch toxisch. Da diese Anreicherung besonders die lipidreichen Stammganglien betrifft, ergibt sich die Gefahr des *Kernikterus*. Für den so wesentlichen

Einsatz der Phototherapie bestehen Richtlinien, die sich an den für den jeweiligen Lebenstag physiologischen Bilirubinwerten orientieren.

2. Der Icterus gravis neonatorum

Besonders gefährlich wird der Neugeborenenikterus, wenn er durch hämolytische Krisen kompliziert wird. Bei diesen Kindern tritt die Gelbsucht bereits am ersten Lebenstag, längstens aber innerhalb der ersten 36 Stunden ein, nimmt stündlich an Intensität zu, um schließlich Bilirubinwerte von 684 µmol/l (40 mg/dl) und mehr zu erreichen. Häufigste Ursache sind Rhesusfaktor- oder Blutgruppeninkompatibilitäten. Unter 10000 Geburten ist mit 50–70 Erkrankungen zu rechnen. Auch andere Hämolyseursachen (hereditäre Sphärocytose, Innenkörperanämie, Sepsis) können gelegentlich einen Icterus gravis hervorrufen. Deshalb reicht der Nachweis von Anämie, Milztumor und Erythroblastämie nicht zur Diagnose aus, sondern serologische Untersuchungen, die Blutgruppen- und Rhesusfaktorbestimmungen bei Mutter und Kind, der direkte Coombstest im kindlichen und der indirekte Coombstest im mütterlichen Blut müssen die Situation klären helfen. Die Gefahr für das Kind, die weniger von der Anämie als vom Kernikterus droht, kann nur durch eine möglichst frühzeitige Austauschtransfusion abgewendet werden.

3. Der sogenannte Muttermilchikterus

Eine unkonjugierte Hyperbilirubinämie ereignet sich häufiger bei gestillten als bei künstlich ernährten Neugeborenen. Dieser „Muttermilchikterus" tritt zumeist als Frühform in der Neugeborenenperiode auf, um in der zweiten Lebenswoche wieder abzuklingen. Seltener ist die Spätform dieses Icterus prolongatus, bei dem der Höhepunkt der Gelbsucht meist in die zweite oder dritte Lebenswoche fällt und der Ikterus gelegentlich bis zum vierten Lebensmonat anhalten kann. Abgesehen von der Gelbsucht sind die Kinder vollkommen gesund, ein Kernikterus ist nicht zu befürchten. Über die Ursache des Muttermilchikterus gibt es verschiedene Theorien, von denen bisher jedoch keine gesichert werden konnte [229].

4. Die transitorische familiäre Hyperbilirubinämie

Diese weitere prämikrosomale Gelbsuchtform, auch als Luccy-Driscoll-Syndrom bezeichnet, tritt bei allen Kindern der gleichen Mutter während der ersten Lebenswoche auf und verschwindet während der zweiten wieder. Die Ursache ist ein Hemmfaktor der Glukuronyltransferase, der bis zur zweiten Woche nach der Entbindung sowohl im betreffenden mütterlichen als auch kindlichen Serum nachweisbar ist [229].

Bei manchen Neugeborenen ist die verlängerte Gelbsucht jedoch nicht funktionell bedingt, sondern Symptom einer entzündlichen oder metabolischen Lebererkrankung bzw. einer dysplastischen Veränderung an den Gallenwegen. Diese letztere Krankheitsgruppe läßt sich von den übrigen Mißbildungen der intrahepatischen Gallengänge nicht gut abtrennen und wurde deshalb schon im vorangehenden Kapitel besprochen (s.S. 205).

B. Infektiöse Leberkrankheiten

Die Hepatitis im Kindesalter weist klinisch und morphologisch grundsätzliche Verschiedenheiten auf, je nachdem, ob sie in der Neugeborenen- und jungen Säuglingsperiode oder in späteren Entwicklungsstadien abläuft. Die *neonatale Hepatitis* stellt nichts weiter als einen Sammelbegriff dar, in den die verschiedenen, mehr oder weniger entzündlichen, ursächlich bekannten oder unbekannten, ikterischen Leberkrankheiten dieses frühkindlichen Lebensabschnittes eingehen. Es handelt sich um infektiöse, metabolische oder dysplastische Krankheiten der Leber und der Gallenwege (Tabelle 40). Die Differenzierung dieser Krankheiten untereinander aber auch von mechanisch bedingten Cholestasen ist, wie schon betont, außerordentlich schwierig, doch muß sie in jedem Falle angestrebt werden, da bei infektiösen Hepatitiden und metabolisch-hereditären Leberkrankheiten ein chirurgisches Vorgehen lebensgefährdend und deshalb streng kontraindiziert ist, bei extrahepatischen Gallengangsobstruktionen dagegen lebensrettend sein kann.

Die hepatitisbedingte Gelbsucht kann sich unmittelbar an den Neugeborenenikterus anschließen (Icterus prolongatus) oder erst nach einem wochenlangen Intervall anscheinender Gesundheit einsetzen. Die Gelbsuchtdauer beträgt mehrere Wochen bis Monate. Die unmittelbare Letalität ist hoch und innerhalb

Tabelle 40. Cholestasesyndrom im Kindesalter. (Modifiziert nach Feist [227])

I. Neonatale Hepatitis mit oder ohne Riesenleberzellen (bei Neugeborenen oder jungen Säuglingen)
   - A. Bekannte infektiöse Ursachen
     - Hepatitis B
     - Cytomegalie, Röteln, Herpes simplex, Coxsackie B40, Adenoviren, Varicella-Zoster, Listeriose, Toxoplasmose, Lues, Sepsis.
   - B. Metabolisch-genetische Ursachen
     1. Kohlenhydratstoffwechsel-Krankheiten
        - Galaktosämie, Hereditäre Fructoseintoleranz
     2. Lipidstoffwechsel-Krankheiten
        - Morbus Niemann-Pick, Familiäre neonatale Hepatosteatose
     3. Andere Stoffwechsel-Krankheiten
        - Hypertyrosinämie Typ I, Zellweger-Syndrom, α_1-Antitrypsinmangel, Mucoviscidose, Progressive intrahepatische Cholestase, Hereditäre Riesenzellhepatitis mit rekurrierender intrahepatischer Cholestase
   - C. Kryptogene parenchymatöse Cholestase (Typ I)
   - D. Kryptogene biliäre Cholestase (Typ II)
     - Intrahepatische Gallengangshypoplasie
     - Extrahepatische Gallenwegsatresie (mit oder ohne intrahepatischer Gallengangshypoplasie)
     - Choledochuscysten

II. Infektiöse Hepatitiden im Klein- und Schulkindesalter
   - Virushepatitis A, B, NANB
   - Andere virusinduzierte Hepatitiden
   - Cholangitis

der ersten 4 Lebensmonate mit 20% zu veranschlagen. 37% der überlebenden Säuglinge entwickeln eine Lebercirrhose [801].

Die infektiösen Leberkrankheiten aus bekannter Ursache machen zusammen mit den anschließend zu besprechenden Leberkrankheiten aus metabolisch-genetischer Ursache weniger als 20% der neonatalen Hepatitiden aus.

Anscheinend infolge einer anlagemäßig bedingten mangelhaften Infektabwehr treten hepatale Virusinfektionen und damit neonatale Hepatitiden beim *Trisomie-17-18-Syndrom* gehäuft auf [12].

Bei diesen frühkindlichen Hepatitiden (sog. Riesenzellhepatitis) kann es sich um eine klassische Virushepatitis, um eine Infektion mit verschiedenen anderen, bekannten Viren, um eine Toxoplasmose- bzw. Listeriosehepatitis bzw. – ungleich häufiger – um eine infektiöse Hepatitis aus unbekannter Ursache handeln (Tabelle 40).

1. Die frühkindliche Virushepatitis

Die vertikale Transmission des Hepatitis-B-Virus (von der Mutter auf das Kind) stellt, weltweit gesehen, einen der häufigsten Übertragungswege dar. In Gegenden mit hoher Durchseuchung, wie in Afrika oder Asien, übertragen 40–50% der HB_sAg-positiven Mütter – und praktisch alle HB_eAg-positiven – das Virus auf ihre Kinder. In den westlichen Industriestaaten ist die vertikale Übertragung hingegen selten [671, 731]. Die Infektion des Kindes erfolgt zu 90% schon perinatal [50], was unter anderem durch virushaltiges Nabelschnurblut oder in Schimpansenversuchen durch HB_sAg-positiven Mageninhalt des Neugeborenen nachgewiesen werden konnte. Perinatal infizierte Kinder entwickeln nur manchmal eine klinisch manifeste Hepatitis. 60–80% werden zu asymptomatischen Virusträgern. Eine frühkindliche Infektion mit Hepatitisvirus A ist noch nicht sichergestellt. Mit großer Wahrscheinlichkeit ist dagegen anzunehmen, daß sich unter den neonatalen Hepatitiden unbekannter Ursache zahlreiche Fälle von Hepatitis NANB befinden. Kommt es zur klinischen Manifestation einer Hepatitis B, beginnt sie zumeist erst zwischen der 4. und 12. Lebenswoche.

Die Verifizierung einer frühkindlichen Virushepatitis non B soll durch Leberbiopsie erfolgen. Probelaparotomien bedingen eine wesentliche Verschlechterung der Prognose [802]. Bei der Begutachtung des Biopsiezylinders darf die Diagnose, wie schon erwähnt, nicht auf Grund der zahlreichen Riesenzellen gestellt werden, wenn sie auch die auffallendste Veränderung sind. Ähnlich wie bei der Virushepatitis der Erwachsenen stützt sich die Diagnose auf läppchenzentrale konfluierende Nekrosen, Flecknekrosen, rote Körper, Kupfferzellwucherung, intralobuläre (häufig segmentkernige) leukocytäre Infiltrate und eine portale entzündliche Infiltration (Abb. 169, 171, 172). Cholestatische Phänomene sind oft zu beobachten, ebenso auch hepatale Blutbildungsherde und Siderosen von Leber- und Kupffer-Zellen. Die interlobulären Gallengänge sind im allgemeinen gut ausgebildet.

Riesenleberzellen sind kurzlebige Gebilde; man kann oft die verschiedenen Phasen ihres Unterganges beobachten. Ihre Lebenszeit beträgt im allgemeinen nur 2–3 Monate [622].

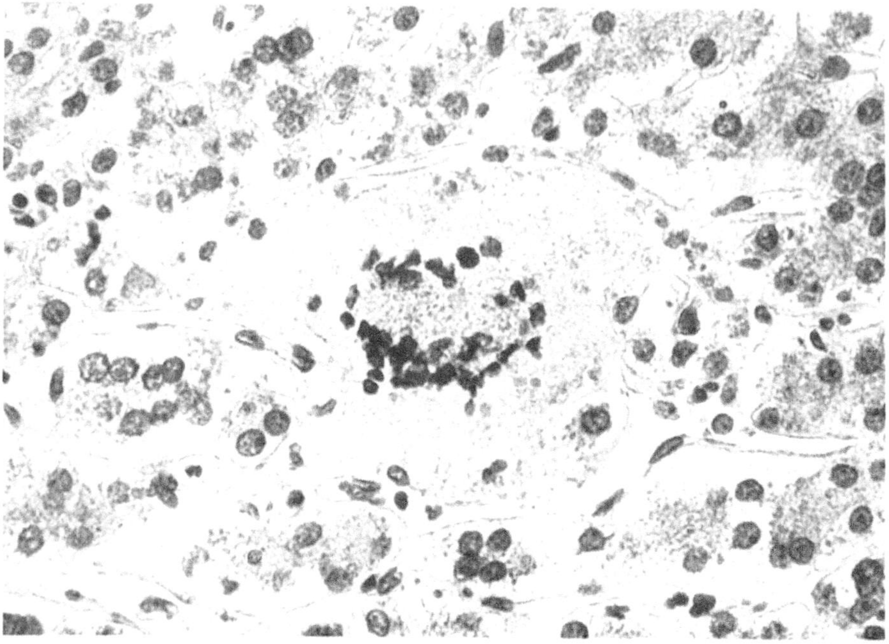

Abb. 170. Cirrhose bei kompletter Gallengangsatresie (derselbe Fall wie Abb. 167). Nekrobiose einer Riesenzelle. Pigmentkörner und pyknotische Kerne sintern im Zentrum der Zelle zusammen. HE, ×400

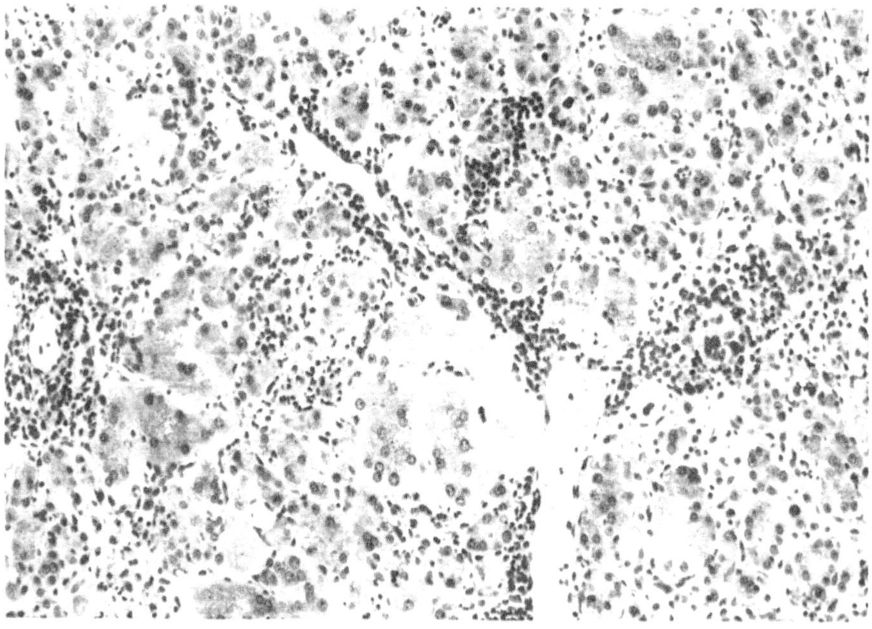

Abb. 171. Frühkindliche (konnatale) Hepatitis, $2^1/_2$ Monate, ♂. Ikterus seit Geburt; Hepatosplenomegalie, Ascites. Bil 527,0 µmol/l (30,8 mg/dl dR), Thy 1,0 TE, AST 314 E/l, ALT 336 E/l, Chol 13,2 mmol/l (509 mg/dl). Läppchenzentrum (Zentralvene, *Bildmitte*). Auflösung der Leberzellplattenstruktur durch Einzelnekrosen von Riesenleberzellen. Die entepithelisierten und kollabierten Areale teils von segmentkernigen Leukocyten, teils von kleinen Rundzellen infiltriert. HE, ×120

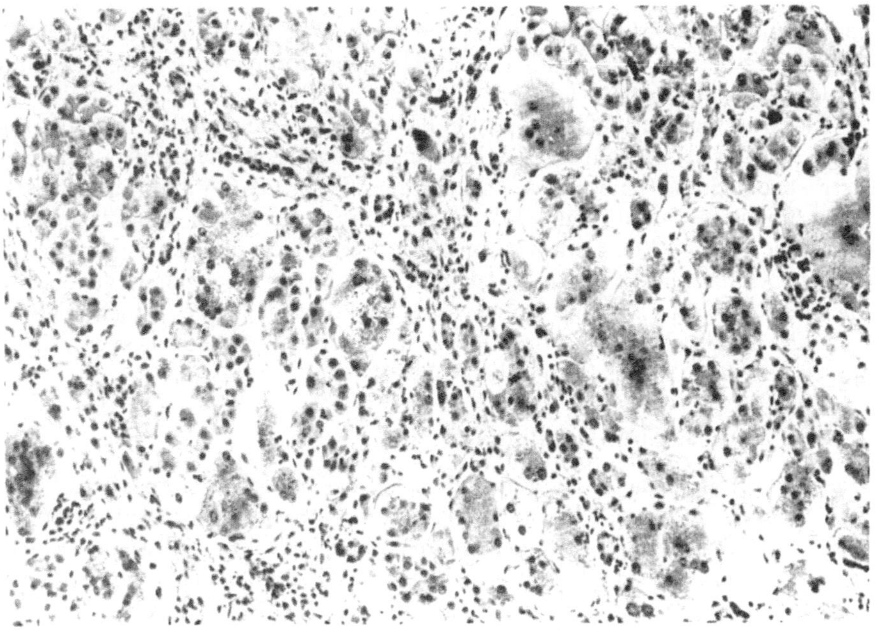

Abb. 172. Der gleiche Fall wie Abb. 170, 6 Wochen später. Bil 266,8 µmol/l (15,6 mg/dl), Thy 1,1 TE, AST 327 E/l, ALT 448 E/l, Chol 8,8 mmol/l (342 mg/dl). Zahlreiche Riesenleberzellen. Das erhaltene Parenchym besteht aus kleinen und kleinsten Zellgruppen, es wirkt „wie zerhackt". HE, ×150

Die formale Pathogenese der Riesenzellen ist noch nicht sicher geklärt. Sie dürfte durch Fusion einzelner Leberzellen nach teilweisem Membranverlust zustandekommen und nicht durch mitotische Aktivität ohne nachfolgende Zellteilung. Es konnten nämlich noch nie Mitosen innerhalb von Riesenzellen nachgewiesen werden, während in Leberzellkulturen Fusionen unter Viruseinwirkung erzielt werden konnten [801]. Die Nekrobiose der meist acidophilen Riesenzellen wird durch ein Zusammensintern von Pigmentkörnchen in Zellmitte eingeleitet, um die sich die zahlreichen pyknotischen Kernreste gruppieren (Abb. 170). Dann zerfällt die Zelle schollig, worauf eine Invasion segmentkerniger Leukocyten stattfindet, welche die Phagocytose des Zerfallmaterials zu besorgen hat. Ähnliche leukocytäre Reaktionen auf eine Nekrobiose von Leberzellen werden uns noch bei der Fettleberhepatitis (s.S. 343) und dem Leberzelluntergang im Rahmen von Operationen begegnen (s.S. 304).

Der Ausfall so großer Elemente wie einer Riesenzelle läßt ein großes, entparenchymisiertes Areal zurück. Bei schwerer frühkindlicher Hepatitis mit massenhafter Ausbildung von Riesenzellen wird die Läppchenarchitektur durch diesen Vorgang rasch zerstört, und es kann eine Cirrhoseform resultieren, bei der das erhaltene Parenchym nur mehr aus kleinen und kleinsten Leberzellgruppen besteht (Abb. 172). Da es sich auch bei den noch erhaltenen Leberzellen vielfach um Riesenzellen handelt, ist verständlich, daß der Parenchymzerfall rasch fortschreitet und oft im Coma hepaticum endet. Infolge der besonders hohen Regenerationskraft der frühkindlichen Leber kann es jedoch bei überlebenden Kindern auch zu einer weitgehenden bis anscheinend kompletten Wiederherstellung des Organs kommen.

Rasch tödlich verlaufende frühkindliche Hepatitiden sind nicht selten [380, 622, 636]. Wir selbst konnten zwei sehr instruktive Krankheitsfälle an Geschwistern beobachten: Eine asymptomatische Hepatitis-B-Virusträgerin, deren Mann und erstes Kind gesund waren, gebar ein anscheinend ebenfalls gesundes Mädchen, das im Alter von 87 Tagen ikterisch wurde und innerhalb von 16 h im Leberkoma starb. Zwei Jahre danach wurde ein Knabe geboren, der ebenfalls nach 87 Tagen ikterisch und am gleichen Tag komatös wurde, jedoch überlebte. Eine am Ende der dritten Krankheitswoche vorgenommene Leberbiopsie entsprach dem histologischen Bild der Abb. 172.

2. Die Cytomegalievirus-Hepatitis

Die weite Verbreitung des Cytomegalievirus, des humanen Herpesvirus 5, führt dazu, daß die meisten Menschen bereits im Kindesalter, und zwar unbemerkt, infiziert werden. Bei intrauteriner oder neonataler Infektion, sowie bei Erwachsenen mit herabgesetzter Abwehrkraft (z.B. AIDS-Patienten), kann es dagegen zu einer schweren, generalisierten Erkrankung mit Leberbeteiligung kommen. In der Regel handelt es sich aber um schwächliche oder unterernährte Kinder

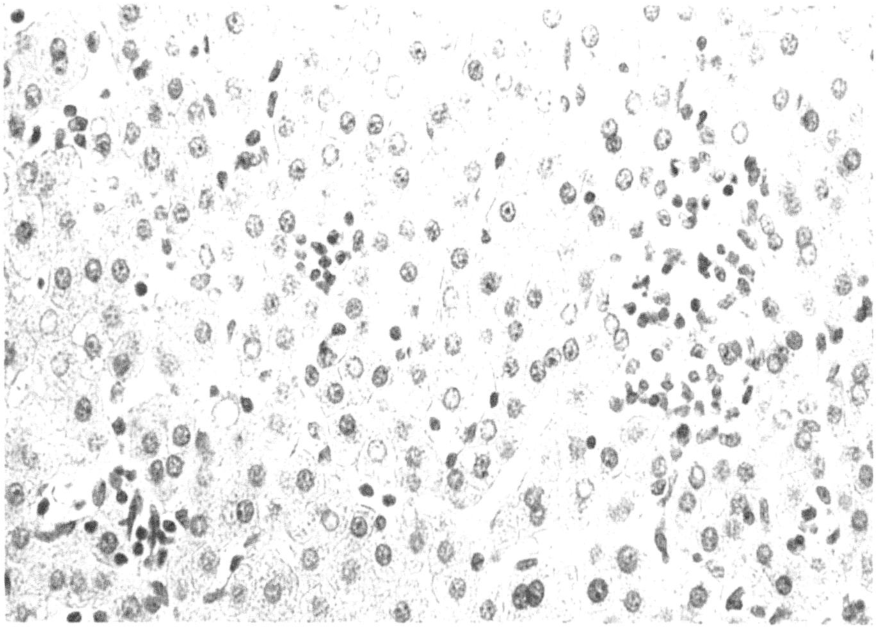

Abb. 173. Cytomegalie-Hepatitis, 2 Monate, ♀, kongenitales Vitium. Ikterus seit Geburt. Bil 273,6 µmol/l (16,0 mg/dl dR), Thy 0,5 TE, AST 125 E/l, ALT 143 E/l, AP 71 E/l, Chol 10,3 mmol/l (400 mg/dl). Cytomegaliezellen in Nierenbiopsie nachgewiesen. Unspezifische Leberveränderungen. Verschieden große, intralobuläre Knötchen aus gewucherten Kupffer-Zellen und kleinen Rundzellen. HE, ×325

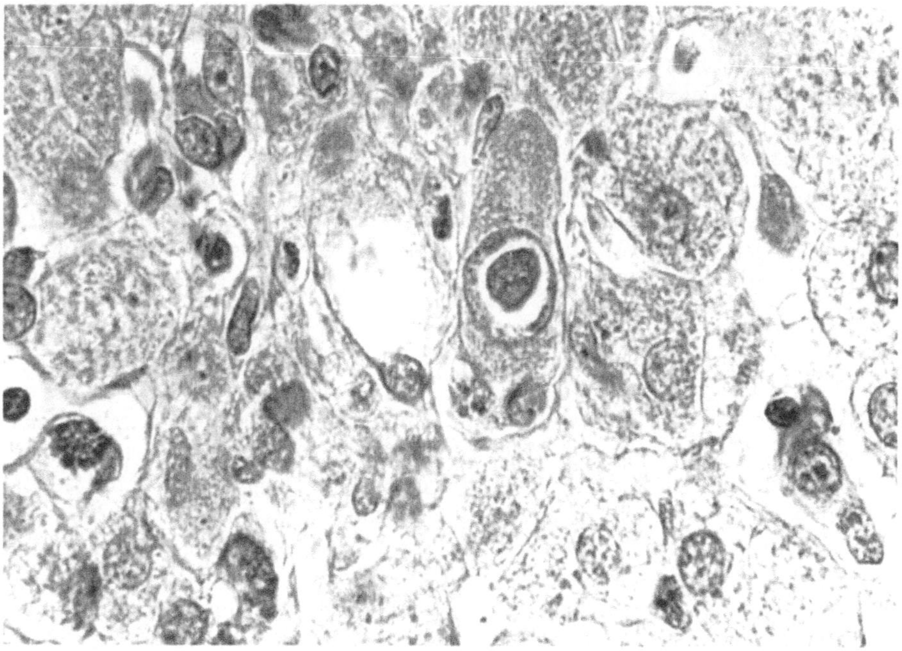

Abb. 174. Cytomegalie-Hepatitis. 2 Monate, ♀. Hepatosplenomegalie, Komplementbindungsreaktion mit Cytomegalie-Antigen hoch pos. Intralobuläre Cytomegaliezelle am Rand einer knötchenförmigen Kupfferzellwucherung. Leber- und Kupfferzellmitosen. HE, ×256

mit dem klinischen Bild eines Icterus prolongatus, mit Hepatosplenomegalie und thrombocytopenischer Purpura. 16% der erkrankten Kinder sterben, zumeist aus cerebraler Ursache. Tödliche nekrotisierende Hepatitiden kommen ebenfalls vor [410]. Bei überlebenden Kindern klingt die Gelbsucht allmählich nach monatelanger Dauer ab, wobei in der Leber gewöhnlich eine Restitutio ad integrum erfolgt, jedoch zumeist cerebrale Defekte zurückbleiben [499].

Histologisch findet sich häufig das Bild einer unspezifisch-reaktiven Hepatitis, zuweilen mit größeren intralobulären Knötchen aus gewucherten Kupffer-Zellen, kleinen Rundzellen und spärlichen segmentkernigen Leukocyten anstelle von Flecknekrosen (Abb. 173) sowie deutlichen Cholestasezeichen. Riesenzellhepatitiden sind sehr selten [843]. Cytomegaliekerne werden mit unterschiedlicher Häufigkeit nachgewiesen. In vier eigenen Fällen fanden sie sich bei drei Kindern: zweimal in Leberzellen, einmal in Nierenepithelien. Gelegentlich können sie auch in Gallengangsepithelien beobachtet werden [299, 622].

Es handelt sich um stark vergrößerte Zellen mit mächtigem Kern, der zentral, von einem hellen Hof umgeben, einen großen, acidophilen, DNA-haltigen Einschlußkörper aufweist („Eulenauge") (Abb. 174).

3. Die Rötelnvirus-Hepatitis

Die Rötelnvirus-Hepatitis des Neugeborenen ist eine connatale Erkrankung mit deutlich vergrößerter Leber und Milz. Ikterus kann schon bei der Geburt bestehen oder einige Tage später auftreten.

Die histologische Untersuchung deckt häufig eine Cholestase mit vermehrtem hepatocellulärem Gallenpigment und Gallenthromben in den Canaliculi auf. Die Portalfelder sind in wechselnder Dichte chronisch entzündlich infiltriert und können deutlich verbreitert und irregulär gestaltet sein. Die interlobulären Gallengänge weisen z.T. degenerativ-obliterierende Veränderungen auf. Meist besteht eine ausgeprägte ductuläre Proliferation.

Seltener wird eine typische Riesenzellhepatitis oder eine granulomatöse Hepatitis gefunden [622]. Auf der anderen Seite kann trotz positivem Virusnachweis in der Leber nur eine geringfügige unspezifisch-reaktive Hepatitis beobachtet werden [219].

4. Andere Virushepatitiden des frühen Kindesalters

Bei Neugeborenen oder Kindern bis zu 3 Jahren kann es durch perinatale Infektion oder durch eine fehlende oder abgeschwächte Immunantwort zu einer schweren, allgemeinen Aussaat von *humanem Herpes simplex-Virus 1* mit hoher Letalität kommen. Neben Schleimhautulcerationen treten fokale Nekrosen in verschiedensten inneren Organen auf, vor allem in der Leber. Die oft sehr ausgedehnten irregulären, hämorrhagischen Nekroseareale bevorzugen die Läppchenzentren und sind durch reichlich rote Körper und eine fehlende oder nur geringfügige entzündliche Reaktion charakterisiert. Die Kerne erhaltener Leberzellen beherbergen vielfach acidophile, von einem hellen Hof umgebene Einschlußkör-

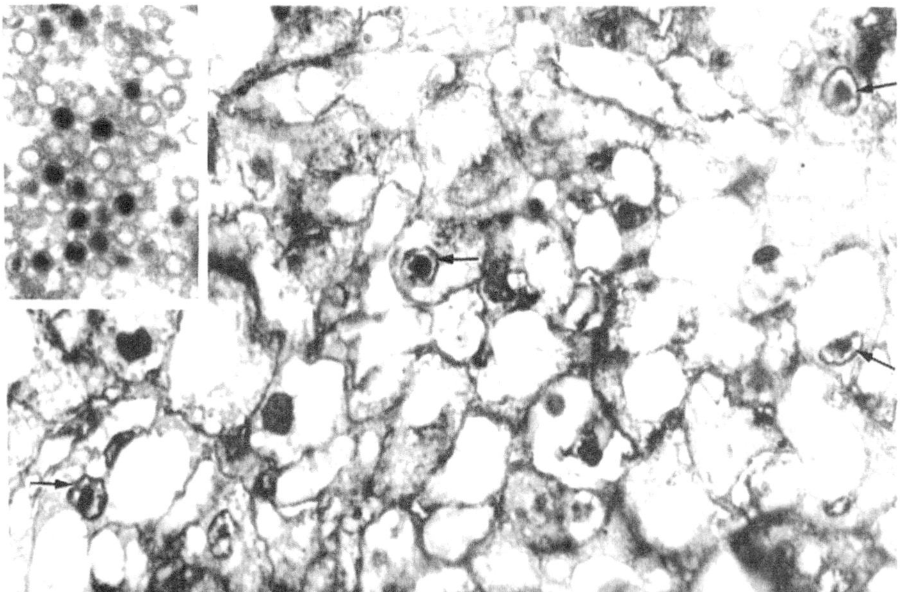

Abb. 175. Fulminante Herpes simplex-hepatitis, 41 Jahre, ♂. Intranucleäre Einschlußkörper (→), die sich im Elektronenmikroskop als dichte Ansammlungen von runden bis hexagonalen Viruspartikeln erweisen. Nur ein Teil der Capside umschließt einen dichten Viruskern. PAP-Häm., ×630, EM, ×36000 [457]

per, die im elektronenmikroskopischen Bild die runden oder hexagonalen Viruspartikel enthalten [457]. Eine auffällige Häufung solcher Fälle wurde in Südafrika beobachtet [395]. Mit der zunehmenden Verbreitung von AIDS sind disseminierte Herpes simplex-Erkrankungen immer häufiger auch bei Erwachsenen zu beobachten [800] (Abb. 175).

Ebenfalls fokale Lebernekrosen werden durch eine pränatale Infektion mit *Coxsackie-B-40-Virus* verursacht. Die Hepatitis wird häufig von Myokarditis und Meningoencephalitis begleitet.

Bei Kleinkindern mit herabgesetzter Widerstandskraft, etwa infolge Thymus-Alymphoplasie oder Agammaglobulinämie, aber auch bei Erwachsenen, kann eine *Adenovirus-Hepatitis* auftreten, die zu ausgedehnten, hämorrhagischen Koagulationsnekrosen des Leberparenchyms führt. Sie ist durch acidophile Einschlußkörper in den Leberzellkernen charakterisiert, in denen das Virus elektronenoptisch nachgewiesen werden kann.

Bei *Varicella-Zostervirus-Hepatitis* kommt es zur Ausbildung periportaler Parenchymnekrosen sowie zu einer segmentkernig-leukocytären, monocytären und plasmacellulären Infiltration dieser Nekroseareale. Auch rote Körper können gefunden werden. Die hepatale Komplikation verläuft bei Zoster leichter als bei Varicellen [702]. Bei Erwachsenen mit Varicella-Zostervirus-Infektion

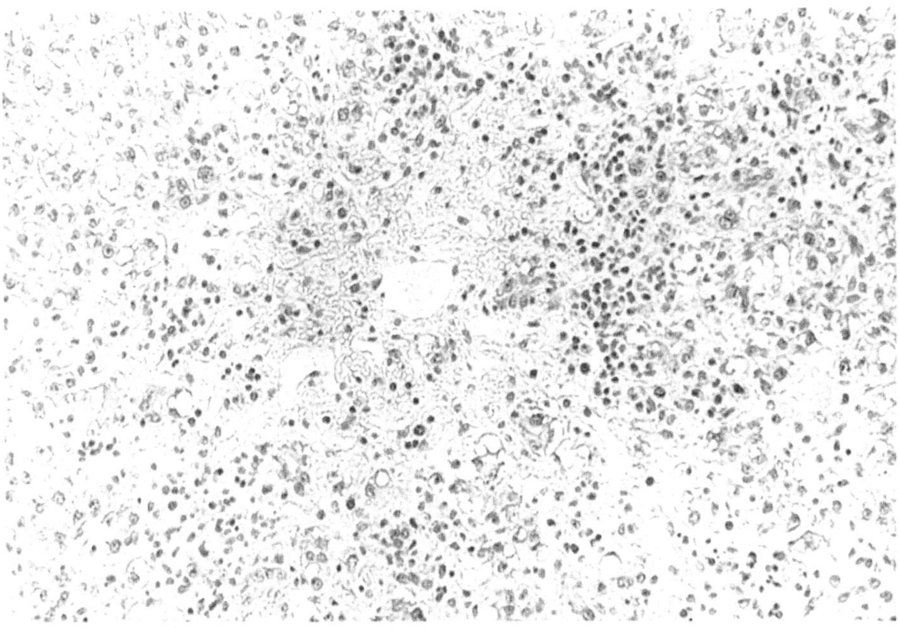

Abb. 176. Picornavirus-Hepatitis. 3 Jahre, ♀. Seit 3 Tagen zunehmende Benommenheit, Subikterus. Bil 78,7 μmol/l (4,6 mg/dl), AST 2790 E/l, ALT 4060 E/l, γGT 42 E/l, AP 710 E/l. Massiv abnormes EEG. Hepatitis A- und B-Antikörper bzw. Antigene neg. Komplementbindungsreaktion auf Picornavirus von 1:8 auf 1:256 ansteigend. Mäßige Leberzellverfettung, Zustand nach läppchenzentraler Parenchymnekrose, Erythrocytenextravasate. Lymphocytäre Infiltration und Wucherung sinusoidaler Zellen an den Nekroserändern. HE, ×160

kann bei der nicht zu seltenen Leberbeteiligung gelegentlich auch eine granulomatöse Hepatitis beobachtet werden [217].

Bei Kindern und Erwachsenen kann es sehr selten im Rahmen einer Parotitis epidemica, besonders wenn auch andere Organe als die Speicheldrüsen befallen sind, zu einer *Mumpshepatitis* kommen, die durch eine mesenchymale entzündliche Reaktion, gelegentlich auch durch Parenchymnekrosen, ausgezeichnet ist.

Auch andere *Picornavirus-Infektionen* als die Hepatitis A können gelegentlich bei Kindern schwere, nekrotisierende Hepatitiden auslösen (Abb. 176).

5. Die Listeriose-Hepatitis

Die Listeriose ist eine endemisch, aber auch epidemisch auftretende Tierseuche durch Listeria monocytogenes. Sie ruft nach connataler Übertragung bei Neugeborenen eine dichte Aussaat monohistiocytärer Granulome hervor und führt in wenigen Tagen zum Tode.

6. Die Toxoplasmose-Hepatitis

Die Durchseuchung der Bevölkerung mit Toxoplasmose, einer Anthropozoonose, ist außerordentlich hoch. Das Toxoplasma gondii, ein Protozoon, ist 2–7 μ groß. Bei Übertragung auf den Fetus, sofern sie in der zweiten Hälfte der Schwangerschaft erfolgt, ist das Kind in hohem Maße gefährdet. Die Häufigkeit

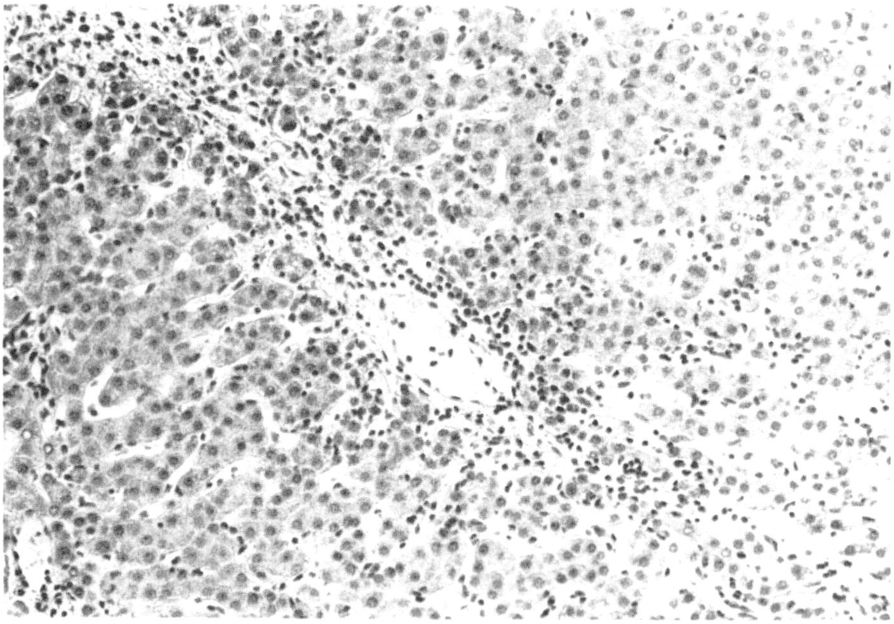

Abb. 177. Toxoplasmose-Hepatitis, 4 Jahre, ♀, Hepatomegalie. Sabin-Feldmann 1:1,048576+, Bil 22,2 μmol/l (1,3 mg/dl), Thy neg., AST 180 WE, ALT 200 WE. Schräggetroffenes Läppchenzentrum. Umschriebene, zentrolobuläre Entepithelisierungszone mit kleinrundzelliger Infiltration. Vermehrte lymphocytäre Einschwemmung in die Sinusoide, Aktivierung der Kupffer-Zellen. HE, ×150

der connatalen Toxoplasmose beträgt glücklicherweise weniger als 1‰ aller Graviditäten. Die meist frühgeborenen, schwachen Kinder können schwerste Hirnschäden aufweisen und dazu ein septisches Krankheitsbild mit intensivem Ikterus und Hepatomegalie bieten [803]. Die Leberentzündung verläuft als Riesenzellhepatitis, als unspezifisch-reaktive Hepatitis mit Cholestase oder auch als granulomatöse Hepatitis. Bei Kleinkindern kann sich bereits ein histologisches Bild finden, wie es die Erwachsenenleber bei leichter Virushepatitis bietet (Abb. 177). Acidophile Einzelnekrosen von Leberzellen nach Art roter Körper sind gelegentlich zu beobachten. Die ausgedehnten Parenchymnekrosen können eine Zerstörung der Läppchenarchitektur und damit einen cirrhotischen Umbau der Leber zur Folge haben. Toxoplasmen konnten in der akuten Krankheitsphase mittels Immunofluorescenz sowohl in Nekrosearealen als auch in Leberzellen und Kupffer-Zellen nachgewiesen werden [828].

7. Die interstitielle syphilitische Hepatitis (Lues connata)

Eine beträchtliche Vergrößerung der Leber, meist bei fehlendem Ikterus, ist die wichtigste klinische Manifestation der Viscerallues überlebender Neugeborener. Histologisch findet sich eine Hepatitis mit intralobulärer Fibrose. Die Veränderungen sind bei frischeren Fällen diffus, bei älteren fleckförmig angeordnet. Das reichliche kollagene Bindegewebe, das von kleinen Rundzellen, Plasmazellen, seltener segmentkernigen Leukocyten durchsetzt ist, umschließt einzelne atrophische Leberzellen und dissoziierte Bruchstücke von Leberzellplatten, aber auch Leberzellen, die zu vielkernigen Riesenzellen umgestaltet sind. Außerdem können neben reichlichen Blutbildungsherden kleine miliare Gummen zu beobachten sein. Die Portalfelder sind verbreitet und beherbergen ein lockeres, dicht mit Lymphocyten und Plasmazellen infiltriertes Granulationsgewebe. Eine obliterierende Endarteriitis ist so gut wie immer nachweisbar [859]. Bei Silberimprägnierung ist das Treponema pallidum sowohl in Gummen als auch im interstitiellen Bindegewebe nachzuweisen.

8. Die cholestatische Hepatitis bei Sepsis und schweren bakteriellen Infektionen

Ein schleichend verlaufender oder prolongierter Ikterus muß bei fiebernden Neugeborenen oder Kleinkindern immer auch den Verdacht auf ein septisches Geschehen mit Leberbeteiligung erwecken. So kann eine Harnwegsinfektion mit Escherichia coli beim Säugling eine Hepatitis mit schwerer Cholestase auslösen, die nach erfolgreicher antibiotischer Behandlung wieder verschwindet [666].

Die Kinder sind in schlechtem Allgemeinzustand, häufig ikterisch und exsikkotisch. Oft besteht Hepatosplenomegalie. Laboratoriumstests fallen jedoch meist uncharakteristisch aus [666].

Bei Neugeborenen und Säuglingen finden sich histologisch manchmal schwerste Cholestasen mit großen Gallenthromben in den Läppchenzentren und den stark ausgeweiteten interlobulären Gallengängen. Diese können beträchtliche degenerative Schäden ihres Epithels aufweisen. Flecknekrosen in den Läppchenzentren und eine Aktivierung und Vermehrung der sinusoidalen Zellen können das Bild ergänzen (Abb. 178).

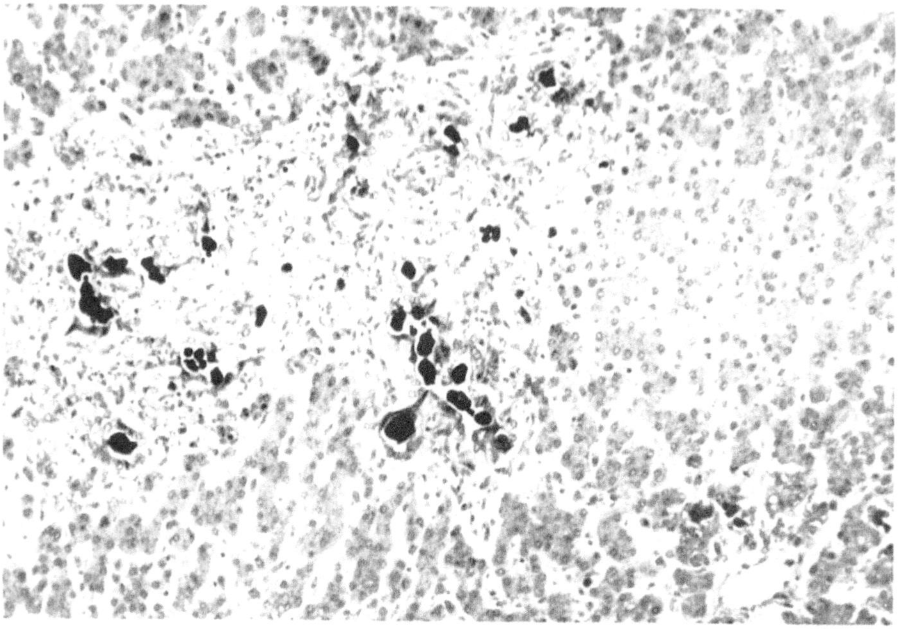

Abb. 178. 10 Tage alter, ikterischer Säugling. Pneumonie. Die radiäre Leberzellplattenstruktur noch nicht ausgebildet, das Parenchym aufgesplittert. Beträchtliche Vermehrung der sinusoidalen Zellen. Konfluierende Flecknekrosen im Läppchenzentrum (*rechts unten*). Große Gallenthromben in läppchenzentralen Canaliculi und in portalen Gallengängen. Das Epithel der Gallengänge teils aufgehellt und geschwollen, teils abgeplattet. HE, ×110

Intrahepatische Cholestasen im Zusammenhang mit schweren bakteriellen Infektionen können gelegentlich auch noch beim Erwachsenen auftreten [222].

9. Die Virushepatitis im Klein- und Schulkindesalter

Bei der klassischen Virushepatitis von Kleinkindern handelt es sich noch fast ausschließlich um eine Hepatitis A. Bei Schulkindern steigt mit zunehmendem Alter auch der Prozentsatz der anderen Hepatitistypen an: Die gegenwärtige Verteilung liegt in Mitteleuropa bei 80% Hepatitis A, 14% Hepatitis B und 6% Hepatitis NANB. Histologisch besteht gegenüber der Hepatitis des Erwachsenen nur insofern ein Unterschied, als im Rückbildungsstadium sehr häufig portale und periportale Veränderungen zu beobachten sind, bei denen man beim Erwachsenen den Verdacht auf einen möglichen Übergang in chronische Hepatitis aussprechen würde, die aber in der Regel vollkommen ausheilen (s.S. 99).

C. Hereditäre metabolische Leberkrankheiten

Genetisch bedingte Stoffwechselkrankheiten sind stets das Resultat von Mutationen, die eine defekte DNA zur Folge haben. Es handelt sich zum Großteil um wohldefinierte Enzymdefekte, die zu einem Stau der entsprechenden Vorprodukte oder Abbauprodukte führen. Die Leber als zentrales Stoffwechselorgan wird von den anfallenden Substanzen sehr häufig in Mitleidenschaft gezogen, einerseits als Speicherorgan, andererseits als primärer Angriffspunkt für toxische Schädigungen. Die Leberbiopsie zur mikrochemischen, lichtoptischen und elektronenmikroskopischen Untersuchung ist die einfachste Methode zur Aufklärung der vorliegenden Störung.

Zwischen den Glycogenspeicherkrankheiten, den Sphingolipidosen und Mucopolysaccharidosen bestehen gewisse Parallelen, die ihre Zusammenfassung als *lysosomale Speicherkrankheiten* rechtfertigen. Infolge Enzymmangels können normale Stoffwechselprodukte nicht vollständig abgebaut werden. Ihre Metaboliten reichern sich in den Geweben an und werden von Lysosomen aufgenommen und gespeichert.

Lysosomale Speicherkrankheiten können bei Risikoschwangerschaften bereits pränatal aus kultivierten Amnionzellen mit Hilfe spezifischer enzymatischer Untersuchungen diagnostiziert werden.

In den Tabellen 41 und 42 sind die hepatologisch bedeutsamen hereditären Störungen des Kohlenhydrat- und Lipidstoffwechsels mit ihren biochemischen Charakteristika, klinischen Hauptsymptomen und ihrem Erbgang zusammengestellt.

1. Hereditäre Kohlenhydratstoffwechselkrankheiten der Leber

Im ersten Lebensdezennium sind die Leberzellen auch bei vollkommen gesunden Kindern häufig auffallend glykogenreich und in der Läppchenperipherie finden sich vielfach glykogengefüllte Leberzellkerne (sog. Lochkerne). Untersucher, die mit der Punktathistologie wenig vertraut sind, äußern in solchen Fällen zu unrecht ihren Verdacht auf Vorliegen einer Glykogenose.

Zur Glykogendarstellung sind Carnoy-fixierte Schnitte besonders geeignet.

a) Die Glykogenspeicherkrankheit. Die Glykogenspeicherkrankheit ist eine Stoffwechselstörung, die auf Enzymdefekten oder einer abnormen molekularen Glykogenstruktur basiert. Von dieser Krankheit sind bisher 10 verschiedene Typen bekannt geworden, von denen aber Typ V und VII ausschließlich die Muskulatur betreffen [494]. Die „klassischen" Glykogenosen I, II, III, IV und VI und die übrigen Typen befallen auch oder vorwiegend die Leber.

Bei Typ I ist der Glykogengehalt der Leber, der normalerweise beim Erwachsenen zwischen 1,3 und 3,3% des Feuchtgewichtes beträgt [66] und auch bei den glykogenreichsten normalen kindlichen Lebern stets unter 6% liegt, auf 8–15% erhöht. Das Krankheitsbild umfaßt einige oder alle der folgenden Befunde: Vergrößerung von Leber und Nieren, Wachstumsstörung, Nüchternhypoglykämie, Lactatacidose, Hyperlipidämie und Hyperurikämie. Bei der Typ I *bis* Glycogenspeicherkrankheit finden sich dieselben Symptome aber bei normaler Glucose-6-Phosphataseaktivität. Wahrscheinlich handelt es sich bei dieser Variante um einen Defekt im microsomalen Glucose-6-Phosphatase-Transportsystem.

Histologisch ergibt sich durch die Glykogenspeicherung ein sehr charakteristisches Bild: Die Leberzellen sind hell und groß, polygonal gestaltet und lassen

Tabelle 41. Hereditäre Kohlenhydratstoffwechselkrankheiten der Leber

Krankheit	Weitere Bezeichnungen	Defekt	Klinisch Symptomatik	Erbgang
Glykogenose Typ I	v. Gierckesche Krankheit Hepatorenale Glykogenose	Glucose-6-phosphatase	Hepatomegalie, Hypoglykämie, Lactatacidose	Autosomal-recessiv
Typ I *bis*		Glucose-6-phosphatase-Transportstörung	wie Typ I	
Typ II	Pompesche Krankheit Generalisierte Glykogenose	saure α-Glucosidase	Kardiomegalie, Adynamie	Autosomal-recessiv
Typ III	Corische Krankheit Grenzdextrinose	Amylo-1,6-glucosidase	Hepatomegalie, Morgen-hypoglykämie Ketonurie	Autosomal-recessiv
Typ IV	Andersensche Krankheit Amylopectinose	Amylo-1,4-1,6-trans-glucosidase	Splenomegale Cirrhose	–
Typ VI a („IX“)	Isolierte Leberglykogenose	Phosphorylase-B-kinase	Hepatomegalie	X-chromosomal-recessiv
Typ VI b	Isolierte Leberglykogenose	Phosphorylase	Hepatomegalie	Autosomal-recessiv
Galaktosämie	–	Galaktose-1-phosphat-uridyl-transferase	Hepatomegalie, Ikterus, Koma	Autosomal-recessiv
Hereditäre Fructose-intoleranz	–	Hepatische Aldolase	Hepatomegalie, Ikterus, Koma	Autosomal-recessiv

die Zellgrenzen besonders deutlich erkennen. Bei Routinefärbungen erinnern sie deshalb an Pflanzenzellen (Abb. 179, Farbabb. 180, S. 457). Infolge der gleichzeitigen Fettstoffwechselstörung, die sich auch klinisch in einer Hyperlipidämie äußert, besteht außerdem in vielen Fällen eine grobtropfige Leberverfettung, die dann eine exzentrische Position des Zellkerns bedingt (Abb. 179). Die Vergrößerung der Leberzellen führt zu einer beträchtlichen Einengung der Sinusoide, die erst bei genauer Betrachtung zu erkennen sind.

Die Fragilität der glykogenbeladenen Zellen bedingt häufig Artefakte (s.S. 61) (Abb. 35), die mit Nekrosen oder einem frischen narbigen Umbau verwechselt werden können. Eine wesentliche Fibrosierung findet jedoch bei der v. Gierckeschen Krankheit nie statt.

Bei Typ II ist die Leber nur in geringfügiger, klinisch inapparenter Weise beteiligt: Das Leberzell-Cytoplasma hat ein feinvakuoläres Aussehen, bedingt durch stark vergrößerte, glykogengefüllte Lysosomen. Die manifeste Erkrankung setzt erst verspätet, mit drei oder vier Monaten, ein und führt in ein

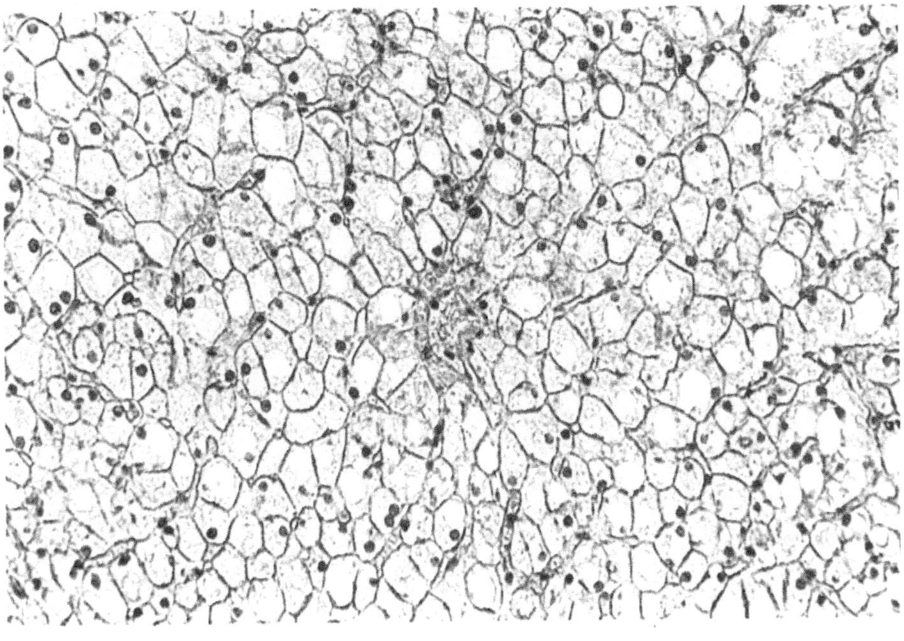

Abb. 179. Glykogenose Typ I, 2 Jahre, ♂. Glykogenreiche, pflanzenzellartige, zum Teil grobtropfig verfettete Leberzellen. Einengung der Sinusoide. HE, ×200

bis zwei Jahren durch Herzversagen zum Tode. Auch ein bedeutend späterer Krankheitsbeginn, bis ins Erwachsenenalter, ist möglich.

Typ III ähnelt histologisch dem Typ I, doch wird eine Verfettung kaum beobachtet. Dagegen finden sich reichlich Lochkerne und eine Fibrosierung, die aber kaum zur Cirrhose fortschreitet (Abb. 181).

Typ IV ist eine sehr seltene Glykogen-Aufbaustörung. Das in den Leberzellen abgelagerte, weitgehend wasserunlösliche abnorme Glykogen wirkt toxisch und führt zum Leberzellverfall, zur Fibrose und Cirrhose. Bei Hämatoxylin-Eosin-Färbung finden sich im Cytoplasma der Leberzellen blasse bis leicht basophile, rundliche bis schollige Massen, die den Zellkern an die Peripherie drängen können und die eine deutliche PAS-Reaktion geben. Die Veränderung gleicht den Milchglaszellen, wie sie beispielsweise bei Laforascher Krankheit (Abb. 185), nach Enzyminduktion oder unter Disulfiram- oder Cyanamidbehandlung (s.S. 320) auftreten können.

Typ VI, eine relativ gutartige Glykogenose, ist am häufigsten. Man unterscheidet zwei Untergruppen, den echten Typ VI (Typ VIb) und den sogenannten Typ IX (Typ VIa). Der Typ VI gleicht histologisch dem Typ III, jedoch ohne die Ausbildung von Lochkernen [494].

Bei den Typen III, VIa und VIb können die Enzymaktivitäten in Erythrocyten gemessen werden. *Leberbiopsien sind bei diesen Typen nicht mehr erforderlich.*

b) Die Galaktosämie. Da die Leber das Zentralorgan des Galaktosestoffwechsels ist, reichern sich bei angeborenen Störungen Zwischenprodukte dieses Metabo-

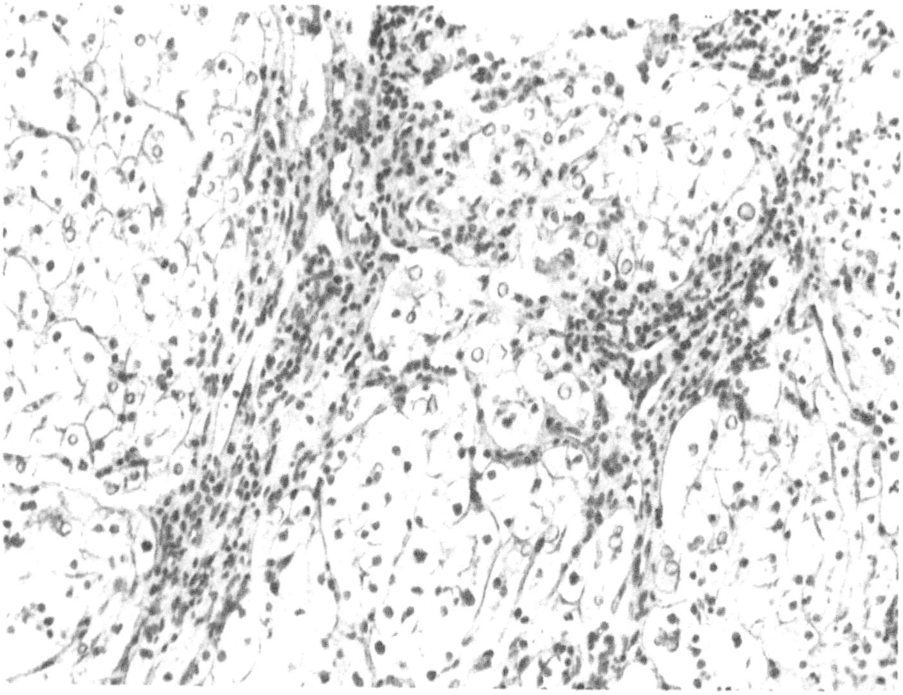

Abb. 181. Glykogenspeicherkrankheit Typ III. 22 Monate, ♀. Hepatomegalie. Bil 23,9 μmol/l (1,4 mg/dl), AST 245 E/l, ALT 90 E/l. Die deutlich vergrößerten, hellen Leberzellen weisen vielfach Lochkerne auf. Die Sinusoide sind komprimiert. Ausbildung entzündlich infiltrierter bindegewebiger Septen mit stellenweiser Abschnürung von Parenchyminseln. HE, ×150

lismus an. Normalerweise wird Galaktose mit Hilfe einer speziellen Galaktokinase und ATP phosphoryliert. Durch eine Transferasereaktion wird der Galaktoserest mit UDP-Glukose vertauscht und in Anwesenheit von Coenzym NAD zu Glukose umgewandelt (Epimerisierung). Angeborene Defekte aller dieser drei Enzymreaktionen sind bekannt.

Der einfache Galaktokinasemangel führt zwar zur Anreicherung der extrazellulären Flüssigkeiten mit Galaktose und deren Abbauprodukt Galaktitol, wodurch es zu Diabetes und Linsentrübungen kommt, aber zu keinen Leberveränderungen.

Die klassische Stoffwechselkrankheit, die Galaktosämie, ist durch Transferasemangel bedingt. Die Frühdiagnose ist von entscheidender Bedeutung, da sich die Kinder normal entwickeln können, wenn Milch und Milchprodukte vermieden werden. Ist dies nicht der Fall, führt das entstandene Stoffwechselprodukt Galaktose-1-phosphat zu schweren Ernährungsstörungen, Hepatomegalie, Ikterus, Anämie, Katarakt und zentralnervösen Schäden.

Histologisch findet sich in den ersten Lebenswochen eine diffuse, grobtropfige Leberzellverfettung und eine tubuläre Umstrukturierung von Leberzellplatten um Gallenkanälchen, die häufig Gallenzylinder beherbergen.

Wird die Stoffwechselstörung nach dem ersten Lebensmonat nicht erkannt, schwindet die Verfettung und nimmt die tubuläre Umwandlung des Leberparenchyms zu. Nach dem Untergang geschädigter Leberzellen und Kollaps der Gitterfaserstrukturen entwickeln überlebende Kinder portale Fibrosen mit besonders reichlichen ductulären Wucherungen und schließlich eine außerordentlich feinknotige Lebercirrhose [703].

Auch ein *Epimerasemangel* wurde bekannt [272]. Da fast immer eine Epimerase-Restaktivität vorhanden ist, sind die Träger dieser Stoffwechselstörung im allgemeinen gesund. Schwerwiegender Epimerasemangel löst jedoch ein Krankheitsbild aus, das von der klassischen Galaktosämie klinisch nicht zu unterscheiden ist.

c) Die hereditäre Fructoseintoleranz. Die autosomal-rezessiv vererbte Stoffwechselstörung ist nicht zu selten: Sie wird unter 20000 Neugeborenen einmal beobachtet. Das toxische Stoffwechselprodukt Fructose-1-phosphat kann von einer mutierten Leberaldolase nicht weiter abgebaut werden und ruft sehr ähnliche Leberveränderungen wie bei Galaktosämie hervor, nur sind Leberzellverfettung und Cholestase geringer, dafür die tubuläre Umwandlung von Leberzellplatten ausgeprägter. Die seltenen chronischen Fälle können Leberfibrosen, manchmal sogar Cirrhosen entwickeln.

Klinisch stehen Erbrechen, Hypoglykämie, renaler Aminosäuren- und Eiweißverlust, bei chronisch Kranken Ödeme und Kachexie im Vordergrund.

Ein weiterer Enzymdefekt im Fructosestoffwechsel ist der erst seit kurzem bekannte *Fructose-1,6-Diphosphatasemangel.* Die Stoffwechselstörung tritt entweder nach 14stündigem Fasten oder nach Fructosezufuhr auf und ist durch Hypoglykämie mit metabolischer Acidose und durch Anhäufung von Lactat, Pyruvat, freien Fettsäuren und Ketonkörpern im Serum charakterisiert. Die Symptome kommen dadurch zustande, daß der erhöhte Fructose-1,6-Diphosphatasespiegel die Phosphorylase und damit die Glucosemobilisation aus Glykogen hemmt. Histologisch findet sich eine massive Fettleber. Werden längere Fastenperioden vermieden und eine fructosearme Normalkost verabreicht, können die Kinder normal und beschwerdefrei aufwachsen.

2. Hereditäre Lipidstoffwechselkrankheiten der Leber

a) Der Morbus Niemann-Pick ist die am längsten bekannte Lipidspeicherkrankheit mit Ablagerungen in Leber, Milz, Lymphknoten, Knochenmark und zumeist auch im Zentralnervensystem. Man unterscheidet heute fünf klinische Varianten, wobei Typ A Säuglinge, Typ B-D Kinder und Typ E Erwachsene betreffen. Der Sphingomyelingehalt der Leber kann schließlich 25–35% des Trockengewichtes betragen!

Die Speicherung findet in Leberzellen, Kupffer-Zellen und portalen Makrophagen statt. Die Speicherzellen, Pick-Zellen, sind dicht von Vacuolen durchsetzt und erhalten dadurch ein schaumiges Aussehen. Bei fortgeschrittenen Erkrankungen fällt es schließlich schwer, zwischen Leberzellen und Kupffer-Zellen zu unterscheiden. Sphingomyelineinlagerungen ergeben im Elektronenmikroskop das Bild der konzentrisch geschichteten Myelinfiguren (vgl. Abb. 184).

Die frühkindliche Form, Typ A, führt bald zur Cirrhose, der Tod erfolgt aber, ebenso wie bei den anderen kindlichen Verlaufsformen, im allgemeinen durch die Schädigung des Zentralnervensystems. Leberbiopsie oder Sternalpunktion sind elegante Methoden, um der Krankheit auf die Spur zu kommen. Die Sicherung der Diagnose muß heute aber durch den Nachweis des Enzymdefektes in Leukocyten oder Fibroblasten erfolgen [650].

b) Der Morbus Gaucher. Auch bei Morbus Gaucher lassen sich, je nach dem Manifestationsalter, Unterteilungen treffen. Typ I, der ohne zentralnervöse Symptomatik einhergeht und in allen Lebensaltern manifest werden kann, wird fälschlicherweise als „Erwachsenenform“ bezeichnet, kann aber schon bei Säuglingen beobachtet werden. Splenomegalie, thrombopenische Blutungsneigung und Knochenschmerzen sind die führenden Symptome. Typ I wird bei deutschen Juden und Ostjuden (Ashkenazim) gehäuft angetroffen. Bei Typ II, der frühinfantilen, akuten, generalisierten Form, sterben die Kinder meist noch im Säuglingsalter, im allgemeinen an komplizierenden Infektionen. Bei Typ III, der juvenilen Form, entspricht der Verlauf dem Typ II, aber in stark retardierter Weise, so daß die Patienten das 20. Lebensjahr erreichen können [650]. Der Glucocerebrosidgehalt der stets vergrößerten Leber kann 12% des Trockengewichtes und auch mehr betragen.

Histologisch finden sich zwischen unauffälligen Leberzellen vor allem in den Läppchenzentren die charakteristischen Gaucher-Zellen, Makrophagen, die stellenweise die Sinusoide ausfüllen und auch die Portalfelder, einzeln oder in Gruppen, dicht durchsetzen (Farbabb. 182, S. 457). Es handelt sich um große Elemente, die im HE-Präparat einen blaßrosa, bei Mallory-Färbung einen blaßgraublauen Farbton annehmen. Eine besonders deutliche Anfärbung erzielt man mit Sudan III. Das Cytoplasma der Gaucher-Zellen erscheint knittrig, der Zellkern liegt exzentrisch. Mehrkernige Elemente sind nicht ungewöhnlich. Im Elektronenmikroskop präsentiert sich das Speichermaterial als parallel angeordnete, tubuläre Strukturen.

Nicht selten führt die Krankheit zur Ausbildung einer Cirrhose (Farbabb. 182, S. 457). In sieben von uns beobachteten Fällen war dies dreimal der Fall.

Die Diagnose sollte ebenfalls durch den Nachweis des Enzymdefekts in Leukocyten, Fibroblasten oder bioptisch gewonnenem Lebergewebe gesichert werden.

c) Die Wolmansche Krankheit (familiäre viscerale Xanthomatose) ist eine schwere Erkrankung, bei der Triglyceride und Cholesterinester in den visceralen Organen gespeichert werden. Die Gewebespiegel dieser Lipide steigen bis auf das Hundertfache an. Die Folgen dieser Stoffwechselstörung fallen bereits in der ersten Lebenswoche auf. Die Erkrankung führt in der Regel noch im ersten Lebensjahr zum Tode. Auch bei der Wolmanschen Krankheit finden sich Schaumzellen, die sich biochemisch durch das Fehlen von Sphingomyelin von den Pick-Zellen unterscheiden lassen. Hepatocyten, Kupffer-Zellen und portale Makrophagen sind stark vergrößert und vacuolisiert. Eine deutliche Fibrose kann in manchen Fällen bis zur Cirrhose fortschreiten. Der Mangel an saurer Lipaseaktivität kann in der Leberbiopsie nachgewiesen werden und sichert die Diagnose dieses klinisch unübersehbaren und eindrucksvollen, wenn auch sehr seltenen Krankheitsbildes.

d) Die Mucopolysaccharidosen. Mucopolysaccharidosen sind genetisch bedingte Störungen des komplexen Kohlenhydratstoffwechsels. Ihre biochemische

Grundlage ist ein Defekt bestimmter lysosomaler Hydrolasen, der einen Abbaustopp und die lysosomale Speicherung von Glykosaminoglykan-Metaboliten zur Folge hat. Die Frequenz aller Mucopolysaccharidosen beträgt 1:20000. Unter den 11 verschiedenen Varianten der Mucopolysaccharidose ist der Typ I, das Pfaundler-Hurler-Syndrom (Lipochondrodystrophie, Gargoylismus) der bekannteste und häufigste mit einer Frequenz zwischen 1:50000 und 1:100000 Geburten. Der Enzymdefekt betrifft die α L-Iduronidase. Der Tod tritt im ersten Lebensjahrzehnt, meist aus kardialer Ursache, ein. Während im Zentralnervensystem Gangliosid und Mucopolysaccharide gespeichert werden, umfaßt die Speicherung in der Leber nur die letzteren (Dermatansulfat und Heparansulfat).

Bei den Mucopolysaccharidosen ist eine Differenzierung des jeweiligen Subtyps lichtmikroskopisch oder elektronenoptisch kaum möglich. Die Speicherung findet in Leberzellen, Kupffer-Zellen [118, 119], in Fat storing-cells [421] und in portalen Makrophagen statt. Durch die parenchymatöse Speicherung findet sich vor allem in den läppchenperipheren Leberzellen eine unregelmäßige Vacuolisierung (Farbabb. 183, S. 457). Die Größe der Vacuolen liegt zwischen 1 und 15 μ. Der saure Charakter der eingelagerten Mucopolysaccharide läßt sich durch die metachromatische Farbreaktion bei Färbung mit alkoholischem Toluidinblau erweisen. Der Leberschaden führt zu einer deutlichen Fibrosierung.

Elektronenmikroskopisch lassen sich von einer einfachen Membran umschlossene Vacuolen darstellen, die entweder leer erscheinen oder von feinretikulären Massen erfüllt sind. Die Vacuolen entsprechen Lysosomen, die mit Metaboliten der Glykosaminoglykane erfüllt sind. Gelegentlich lassen sich innerhalb der Vacuolen opake Bezirke nachweisen.

e) Das Tay-Sachs-Syndrom. Beim Tay-Sachs-Syndrom, der frühinfantilen Form der familiären amaurotischen Idiotie, kann zwar lichtoptisch kein pathologischer Leberbiopsie-Befund erhoben werden, elektronenmikroskopisch sind jedoch in einem Teil der Fälle ungewöhnliche Strukturen im Cytoplasma einzelner Leberzellen zu beobachten. Es handelt sich um Gebilde, gleichgroß oder größer als Mitochondrien, die sich aus dicht geschichteten, parallel oder konzentrisch angeordneten Membranen aufbauen und von einer einfachen Membran umschlossen werden (Abb. 184). Sie enthalten wahrscheinlich die Tay-Sachs-Ganglioside [830]. Die Gangliosid-Biosynthese findet im Golgikomplex statt.

Bei GM_2-Gangliosidose Typ Sandhoff, die der Tay-Sachsschen Krankheit ähnlich ist, kommt es in den Leberzellen zu einer zunehmenden Vergrößerung der Lysosomen, die schließlich Zellkerngröße erreichen können und lamelläre Strukturen enthalten. Die Veränderung kommt nach Formolfixierung kaum zur Darstellung, läßt sich jedoch in gefärbten Ultradünnschichten und bei elektronenoptischer Untersuchung leicht nachweisen.

f) Die Mucolipidosen. Unsere gegenwärtigen Kenntnisse über die vier zu den *Mucolipidosen* gerechneten Stoffwechselkrankheiten: Mucolipidose II (i-Zellkrankheit), Mannosidose, Mucosulfatidose und Fucosidose sind noch sehr lückenhaft (Tabelle 42). Mit Ausnahme der Fucosidose sind die genannten Mucolipidosen dem Pfaundler-Hurler-Syndrom klinisch ähnlich. Bei Mucolipidose II [87] findet die Speicherung in den Kupffer-Zellen, Fat storing-cells und in portalen Makrophagen statt. Die Hepatocyten sind nur in sehr geringfügiger Weise am Speicherungsprozeß beteiligt [390].

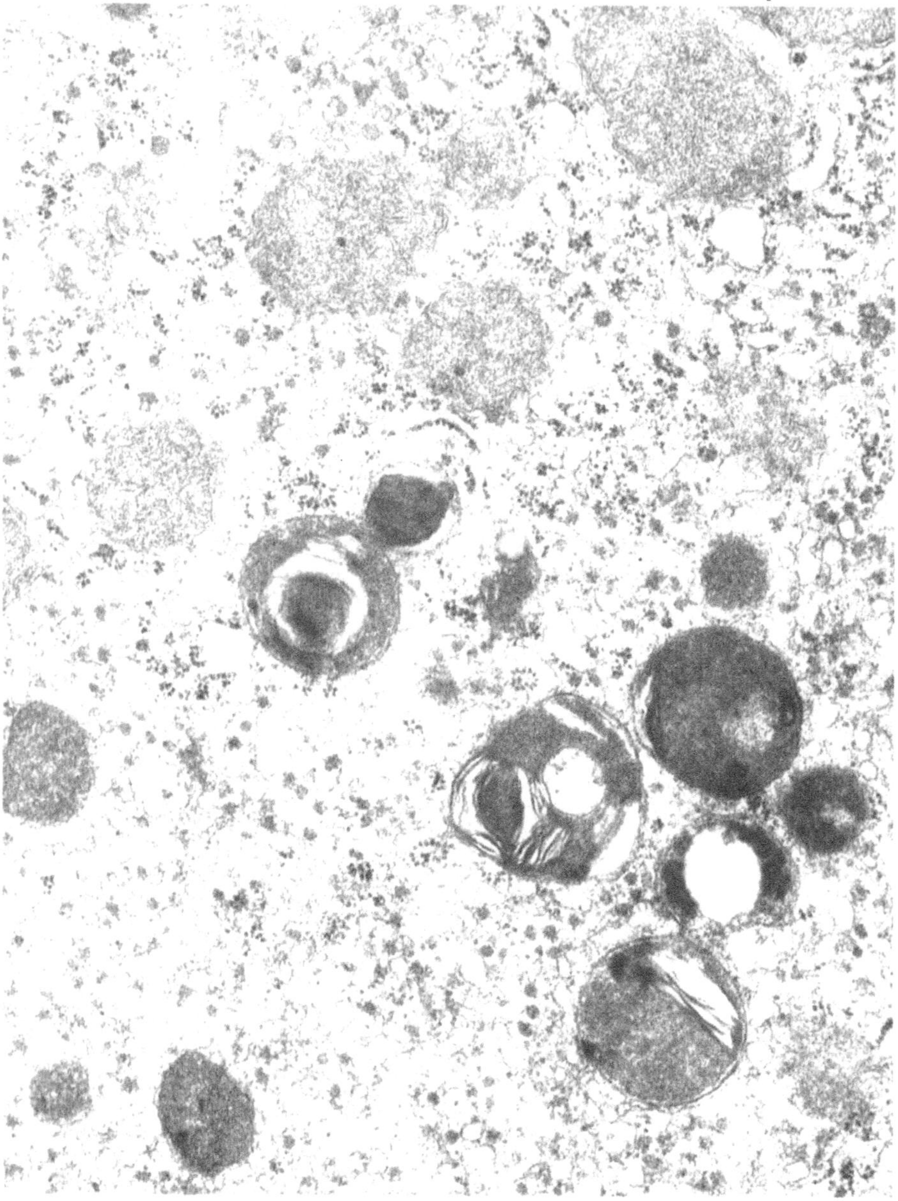

Abb. 184. Tay-Sachs-Syndrom. Atypische, vorwiegend perinucleäre, von einer Membran umgebene Strukturen in einer Leberzelle. Sie weisen deutliche Unterschiede in Größe und Form auf und enthalten parallel oder konzentrisch angeordnete Membranen und granuläres Material verschiedener Dichte. × 18000 [830]

Die Krankheit basiert auf einer defekten Synthese des Carbohydrate-recognition-Markers, der für den ungestörten Transfer von Proteinen in die Lysosomen verantwortlich ist. Die Störung hat den Ausfall verschiedener lysosomaler Enzyme zur Folge. Der Defekt bewirkt, daß sich in den Lysosomen, ebenso wie bei Cystinose, freies Cystin anhäuft [307, 810].

Tabelle 42. Hereditäre Lipidstoffwechselkrankheiten der Leber

Krankheit	Defekt	Gespeicherte Substanz	Klinische Symptomatik	Erbgang
Morbus-Niemann-Pick (Typ A–E)	Lysosomale Sphingomyelinase	Sphingomyelin und andere Lipide	Hepatosplenomegalie	Autosomal-recessiv
Morbus Gaucher (Typ I–III)	Lysosomale Glucocerebrosidase	Glucocerebrosid	Hepatosplenomegalie	Autosomal-recessiv
Wolmansche Krankheit	Lysosomale saure Lipase	Fette und Cholesterinester	Hepatosplenomegalie, Ikterus, Erbrechen, Durchfälle, Verkalkung der Nebennieren	Autosomal-recessiv
Mucopolysaccharidosen (Typ I–XI)	Lysosomale Enzyme (nach Typ verschieden)	Ganglioside, Dermatansulfat, Heparansulfat etc.	Hepatomegalie, Skelettdysplasien, Demenz	Autosomal-recessiv (außer Huntersche Krankheit)
Tay-Sachs-Syndrom				
(GM_1-Gangliosidose)	β-Galaktosidase	GM_1-Gangliosid	Amaurotische Idiotie	Autosomal-recessiv
(GM_2-Gangliosidose)	Hexosamidase A	GM_2-Gangliosid	–	–
(Typ I – Sandhoff)	Hexosamidase A und B	Globosid	–	–
Mucolipidose II (i-Zellkrankheit)	Carbohydrate recognition-Marker	–	Skelettdysplasien, Demenz	Autosomal-recessiv
Mannosidose	α-Mannosidase	Mannose, N-Acetyl-Glucosamin	Hepatosplenomegalie, Skelettdysplasien, Demenz	Autosomal-recessiv
Mucosulfatidose	Arylsulfatase A, B und C	Mucopolysaccharide	Skelettdysplasien, Demenz	–
Fucosidose	α L-Fucosidase	Fucosehaltige Oligosaccharide	Adynamie, Demenz	Autosomal-recessiv
Cholesterinester-Speicherkrankheit	α-Naphtylacetatesterase	Cholesterinester	Hepatomegalie	–

g) Die Cholesterinester-Speicherkrankheit weist gegenüber der Wolmanschen Krankheit vor allem in klinischer Hinsicht grundlegende Unterschiede auf: Die Patienten sind beschwerdefrei, objektiv bestehen nur eine deutliche Lebervergrößerung und an pathologischen Laboratoriumstests im Serum vermehrte Gallensäuren und erhöhte Gesamtcholesterinspiegel bei verminderten Cholesterinestern. Die Cholesterinesterspeicherung betrifft Leber und Dünndarm. Der Cholesterinestergehalt kann bis zu 10% des Feuchtgewichts der Leber betragen. Da auch die Triglyceride stark vermehrt sind, beläuft sich der Geamtlipidgehalt der Leber auf 22–28%. Diese Einlagerungen verleihen dem Organ eine orangegelbe Farbe und geben den Leberzellen ein grobvacuoläres, den stark vergrößerten Kupffer-Zellen ein feinvacuoläres Aussehen. Portale Makrophagen sind am Speicherungsprozeß ebenfalls beteiligt. Im Polarisationsmikroskop erweist sich das Speichermaterial als doppelbrechend. Der fokale Untergang der veränderten Leberzellen im periportalen Bereich kann über eine chronisch-entzündliche Reaktion zur Fibrose und Cirrhose führen. Die Ursache der Krankheit ist der Mangel einer lysosomalen sauren Esterase, α-Naphtylacetatesterase, der bewirkt, daß in Lysosomen gespeicherte Cholesterinester nicht abgebaut werden können [569].

h) Die familiäre neonatale Hepatosteatose [563] ist eine sehr seltene Krankheit unbekannter Ätiologie und ungeklärten Erbganges, die meist schon in den ersten Lebenstagen oder Lebenswochen, gewöhnlich unter dem klinischen Bild des Leberversagens und der hämorrhagischen Diathese, zum Tode führt. Histologisch findet sich eine diffuse grobtropfige Fettleber sowie eine fettige Degeneration der proximalen Nierentubuli [597, 643].

3. Andere hereditäre Stoffwechselkrankheiten mit Leberbeteiligung

a) Die hereditäre Tyrosinämie (Hypertyrosinämie). Eine transitorische Hypertyrosinämie ist ein fast regelmäßiger Befund bei Frühgeburten, was wahrscheinlich auf die „Unreife“ von Enzymsystemen zurückzuführen ist. Bei der hereditären Tyrosinämie ist gleichzeitig eine Vermehrung von Methionin und Phenylalanin festzustellen. Die Störung beruht auf einer teilweisen Inaktivität (Typ I) oder dem Fehlen (Typ II, wahrscheinlich auch Typ III) des Enzymsystems der p-Hydroxyphenylpyruvathydroxylase. Hepatologisch ist die Stoffwechselkrankheit deshalb von Bedeutung, da bei erkrankten Säuglingen Leberzellverfettung und Fibrose, später auch Lebercirrhosen mit secundärer Splenomegalie beobachtet wurden. Weitere extrahepatale Befunde sind Rachitis und Nierensymptome.

b) Die Argininosuccinurie. Von den seltenen Enzymopathien des Harnstoffcyclus, die mit Eiweißintoleranz, Hyperammonämie und Störungen der geistigen Entwicklung einhergehen, ist nur die Argininosuccinurie, der häufigste dieser Defekte, von hepatologischer Bedeutung. Er wird durch das Fehlen der Argininosuccinat-lyase bedingt. Es bestehen eine mäßige Hepatomegalie bei leichter Verfettung und unregelmäßig verteilte Flecknekrosen des Leberparenchyms. Die vergrößerten, abgerundeten Leberzellen besitzen ein feinvacuoläres Cytoplasma, das ein amorphes, lichtbrechendes Material (möglicherweise Argininbernsteinsäure) enthält. Die Hepatocyten bekommen dadurch ein milchglasartiges Aussehen. Elektronenoptisch zeigt sich, daß das eingelagerte Material von keiner Membran begrenzt wird. Der Tod erfolgt zumeist im frühen Kindesalter, einzelne Fälle können aber auch ein hohes Alter erreichen.

c) Das Zellweger-Syndrom (Cerebro-hepato-renales-Syndrom), eine autosomal-recessive Erbkrankheit, die sich beim Neugeborenen durch multiple Fehlbildungen, muskuläre Hypotonie, Areflexie und Atemstörungen äußert, beruht wahrscheinlich auf einem Enzymdefekt in der Atmungskette. Bei überlebenden Kindern tritt im zweiten bis dritten Lebensmonat eine Hepatosplenomegalie auf, der morphologisch eine Leberfibrose oder Cirrhose zugrundeliegt. Die Krankheit endet noch im Säuglingsalter tödlich. Sie ist durch Cholestase, eine exzessive Eisenspeicherung in der Leber, aber auch im Gehirn und in den Nieren, ausgezeichnet, elektronenoptisch durch die hochgradige Reduktion oder das Fehlen der Peroxysomen und durch einen Defekt an den Mitochondrien, die auffallend klein sind und besonders dicht erscheinen [275]. Die mitochondriale Phase der Gallensäurensynthese, die oxydative Verkürzung der Cholesterin-Seitenkette zur Bildung der C-24-Gallensäuren, ist gestört [493], außerdem ist die Oxydation von Succinat und NADH vermindert. Das Fehlen der peroxysomalen Katalase kann nachgewiesen werden, indem die defekten Hepatocyten in einem alkalischen DAB-Medium inkubiert werden.

d) Laforasche Krankheit Typ I. Beim Typ I (Unverricht-Lundborg) der Laforaschen Krankheit (Myoklonuskörper-Krankheit), sind neben dem Zentralnervensystem regelmäßig auch Leber und Myokard beteiligt. Der Beginn dieser familiären Erkrankung fällt zumeist in die späte Kindheit. Es kommt zu Grand-mal-Anfällen, Myoklonien, rasch progredienter Demenz, Muskelatrophie und Kachexie. Der Tod tritt nach zwei- bis vierjähriger Krankheitsdauer ein. Die Sicherung der Diagnose erfolgt durch die Leberbiopsie und den Nachweis der Lafora-bodies. Die befallenen Zellen sind Milchglaszellen außerordentlich ähnlich, doch liegen sie in der Läppchenperipherie, die Cytoplasmaeinschlüsse sind etwas gröber granuliert, weisen keinen Hof auf und sind PAS- oder Alcianblau-positiv, jedoch bei PAP-Technik oder Orceinfärbung negativ (Ishak) (Abb. 185). Histochemisch ist ein Kern aus sauren Mucopolysacchariden von einer Hülle aus Mucoproteinen zu trennen [676]. Elektronenoptisch bestehen die Einschlüsse aus einem granulären und filamentösen Material, ähnlich wie bei Glykogenose Typ IV. Im übrigen deckt die histologische Untersuchung entzündliche Erscheinungen wie bei unspezifisch-reaktiver Hepatitis und eine Fibrose verschiedenen Ausmaßes auf.

e) Die Neugeborenenhämochromatose ist ein Krankheitsbild, an dem die Kinder bereits innerhalb der ersten Lebenstage sterben. Histologisch findet sich eine deutliche Siderose des läppchenperipheren Parenchyms, in geringem Ausmaß der sinusoidalen Zellen und vereinzelt auch der Gallengangsepithelien. Der wesentliche Befund ist jedoch eine schwere portale Fibrose, die weit in die Läppchenperipherie einstrahlt und das z.T. feintropfig verfettete Parenchym weitgehend aufsplittert. Die Leberzellplatten werden dabei zu tubulären Formationen umstrukturiert, die in ihrem zentralen Canaliculus Gallenzylinder beherbergen

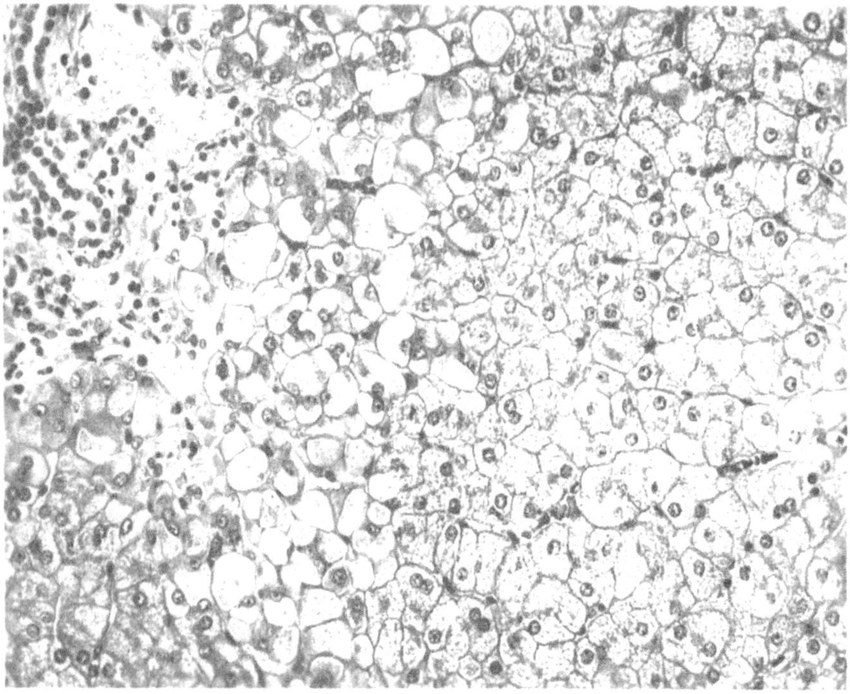

Abb. 185. Laforasche Krankheit, 16 Jahre, ♂. Grand mal-Anfälle, Demenz, Myoklonus. Milchglasartige Einschlüsse in läppchenperipheren Leberzellen (*links*). Die Kerne dieser Zellen sind häufig an die Peripherie gedrängt. HE, ×250 [532]

[154]. Riesenleberzellen sind reichlich ausgebildet und weisen ein acidophiles Cytoplasma und unregelmäßig angeordnete Kerne zwischen Siderinkörnern und Gallentröpfchen auf. Elektronenoptisch sind im Cytoplasma der Leberzellen Ferritinmoleküle und Siderosomen nachzuweisen. Die Siderose entspricht bei weitem nicht derjenigen einer idiopathischen Hämochromatose. Der Eisengehalt bei Neugeborenenhämochromatose beträgt nur das Vier- bis Achtfache der Norm. Berücksichtigt man ferner die oft beträchtliche physiologische Siderose, die bei dystrophen Kindern wesentlich verstärkt ist (s.S. 222), erscheint der Name dieses komplexen, ungeklärten Krankheitsbildes etwas vorschnell gewählt.

f) Das Crigler-Najjar-Syndrom (congenitaler familiärer nichthämolytischer Ikterus) wird durch einen Fermentdefekt, den Mangel an Bilirubin-UDP-Glucuronyltransferase, hervorgerufen und ist durch eine unkonjugierte, acholurische Hyperbilirubinämie ausgezeichnet. Es können zwei Krankheitstypen unterschieden werden: Typ I bietet hohe Serumbilirubinwerte bis zu 819 µmol/l (48 mg/100 dl), die nicht auf Enzyminduktion (Phenobarbital) ansprechen. Der Enzymdefekt wird autosomal-recessiv vererbt. Die erkrankten Säuglinge entwickeln in den beiden ersten Lebenswochen, manchmal auch später, einen Kernikterus. Die Prognose ist infaust. Bei Typ II ist die Hyperbilirubinämie weniger ausgeprägt, und es besteht eine geringe Ausscheidung von konjugiertem Bilirubin, die durch Enzyminduktion deutlich gesteigert werden kann. Dieser offenbar autosomal-dominant mit inkompletter Penetration und/oder variabler Expressivität vererbte Enzymdefekt ist mit einem langen Leben vereinbar [18, 277].

Lichtoptisch erscheint die Leber bei Typ I, wie wir uns bei vier Säuglingen überzeugen konnten, völlig normal. Therapieversuche können zur Ausbildung von Gallenzylindern führen, die bei Typ II oft schon primär nachweisbar sind. Elektronenoptisch findet sich bei Typ II außerdem eine Zunahme des glatten endoplasmatischen Reticulums und eine Hypertrophie des Golgi-Komplexes [277].

Der infantile Typ II manifestiert sich vielfach bereits nach der zweiten Lebenswoche mit einer Gelbsucht vom Verschlußcharakter. Der Ikterus pflegt spätestens nach einem Jahr abzuklingen, während die Aktivitäten der Transaminasen und alkalischen Phosphatase erhöht bleiben. Bei allen erkankten Kindern besteht eine Hepatomegalie, oft auch eine Splenomegalie.

g) Die cystische Fibrose (Mucoviscidose) ist die häufigste der familiären, recessiv-erblichen Stoffwechselkrankheiten, mit der zwischen 2000 und 3800 Geburten einmal zu rechnen ist. Sie ist eine Systemkrankheit der exkretorischen Drüsen, die einen abnormen, zähflüssigen Schleim produzieren, der ihre Ausführungsgänge verstopft.

Die früheste Manifestation kann ein Meconiumileus in den ersten Lebenstagen sein, der durch die dick-zähflüssige Beschaffenheit des Darminhaltes ausgelöst wird. Später stehen Folgen der Obstruktion von Pankreasausführungsgängen oder Bronchien im Vordergrund. Im Pankreas kommt es zur fibrösen Verödung und cystischen Umwandlung des Gangsystems (cystische Pankreasfibrose), in den Lungen zur Ausbildung zylindrischer Bronchiektasien und in deren Gefolge zu rezidivierenden Peribronchitiden und Bronchopneumonien.

Dauert die Krankheit länger als ein Jahr, ist in 25% der Patienten auch eine *Leberbeteiligung* zu erwarten. Ihre Häufigkeit steigt mit zunehmender Krankheitsdauer bis auf mehr als 50% an – durch Frühdiagnose, die bessere ärztliche Betreuung der Patienten und die antibiotische Beherrschbarkeit der pulmonalen Komplikationen erreichen heute vor allem abortive Fälle auch das Erwachsenenalter.

Von der Leberveränderung sind vorwiegend große Portalfelder betroffen. In ihnen findet sich eine starke Ausweitung der interlobulären Gallengänge und der deutlich vermehrten Ductuli, gelegentlich auch von periportalen Canaliculi (Abb. 186). Sie beherbergen krümelige Eiweißniederschläge, z.T. aber auch eosinophile, schollige Massen, die das Lumen völlig verlegen können. Das Epithel der erweiterten Kanälchen ist abgeplattet, in obliterierenden Gängen jedoch auch degeneriert oder zerstört (Abb. 186). Das retinierte Sekret ist PAS-positiv, aber Mucin-negativ. Im Bereich der geschädigten Gallengänge bestehen oft deutliche cholangitische Veränderungen, die durchaus nicht bakterieller Natur sein müssen, sondern wahrscheinlich viel häufiger Folge der Rückresorption gewebetoxischer Substanzen sein dürften. Diese entzündlichen Veränderungen fördern jedenfalls die Fibrosierung und den Abbau des periportalen Leberparenchyms. Durch porto-portale Brückenbildungen kann es zur bindegewebigen Isolierung größerer Läppchenbezirke, daneben aber auch durch intralobuläre Septenbildung zur Aufteilung des Parenchyms in kleine Inseln kommen (Abb. 187). Die schließlich resultierenden Cirrhosen weisen dadurch einen gemischten, grobknotig-multilobulären und feinknotig-mikrolobulären Knotentyp auf. Die Cirrhosehäufigkeit bei cystischer Fibrose wird sehr unterschiedlich angegeben, was durch die verschieden lange Krankheitsdauer in den einzelnen Kollektiven bedingt sein dürfte. Es werden Zahlen zwischen 5 und 22% mitgeteilt [181]. Die Cirrhoseentwicklung geht langsam vor sich und wird im allgemeinen frühestens im Schulalter manifest.

Neben diesen sehr kennzeichnenden Erscheinungen können sich noch Leberzellveränderungen aller Grade finden, dazu eine von den ständigen Infektionen unterhaltene, unspezifisch-reaktive Hepatitis und eine mäßiggradige Siderose [622]. Die bei Mucoviscidose gesteigerte NaCl-Ausscheidung im Schweiß wird für die wesentliche diagnostische Maßnahme, den Shwachmanschen Schweißplattentest, ausgenützt. Er kann schon ab der 2. oder 3. Lebenswoche positiv sein.

h) α_1-Antitrypsinmangel. Verschiedenartige Gewebeschädigungen, wie z.B. Infektionen, Traumen oder anämische Infarkte, werden vom Organismus mit einer Entzündungsreaktion beantwortet, die dazu dient, die Schädigung zu lokalisieren und abzuwehren, wobei verschiedene Proteasen freigesetzt werden. Um den Organismus vor einer lebensbedrohenden Überflutung mit proteolytischer Aktivität zu schützen, wird vom Monocyten-Macrophagensystem der hepatocytenstimulierende Faktor sezerniert [45a], der die Leberzellen anregt, vermehrt sogenannte Akutphasenproteine zu synthetisieren. Dazu gehören neben einer Vielzahl von Proteaseinhibitoren vor allem auch der α_1-Proteaseinhibitor, heute noch bekannter unter der früheren Bezeichnung α_1-Antitrypsin. Es handelt sich um ein Glucoprotein, das normalerweise 90% der α_1-Globuline stellt. Sein Normalwert im Plasma beträgt ungefähr 1,3 g/l. Dieser wichtigste Proteaseinhibitor bindet und inaktiviert Trypsin, Chymotrypsin, Kollagenase, Elastase, Plasmin und Thrombin.

Bei α_1-Antitrypsinmangel, von dem es ungefähr 20 Phänotypen gibt, führt die autosomal-rezessiv vererbte Verminderung bei homozygoten Trägern der Stoffwechselstörung (dem Proteaseinhibitor (Pi) Phänotyp ZZ) zu einer Reduzierung des Glucoproteins auf ein Fünftel bis ein Zehntel des Normalwertes. Der Fermentmangel bewirkt verschiedenartige Erkrankungen: Während die infantile Form manchmal schon als neonatale Hepatitis und später als Lebercirrhose in Erscheinung tritt [682], verursacht der Defekt beim Erwachsenen zumeist ein schweres Lungenemphysem. Die Häufigkeit homozygoter Fälle ist nicht unerheblich. Sie beträgt 1:1500 bis 2500.

Neben deutlichen Zeichen einer Cholestase, die bei 11% homozygoter Fälle als Icterus prolongatus in Erscheinung tritt [745], finden sich histologische Veränderungen wie bei einer chronisch-aggressiven Hepatitis: portale Fibrose, portale Infiltrate mit Lymphocyten, Plasmazellen und eosinophilen Leukocyten, ductuläre Wucherungen und Mottenfraßnekrosen [652]. Im Laufe der Jahre führt die Hepatitis zu einer gemischtknotigen, mikro- und makronodulären Cirrhose, die mit der Ausbildung von Oesophagusvaricen und Ascites einhergeht. Die Kinder sind neben Komplikationen von Seiten der Cirrhose vor allem durch Pneumokokkeninfektionen gefährdet [682].

Als auffallendste Veränderung finden sich innerhalb der portalnahen Leberzellen cytoplasmatische Einschlüsse von graubrauner Eigenfarbe und 1–30 μ

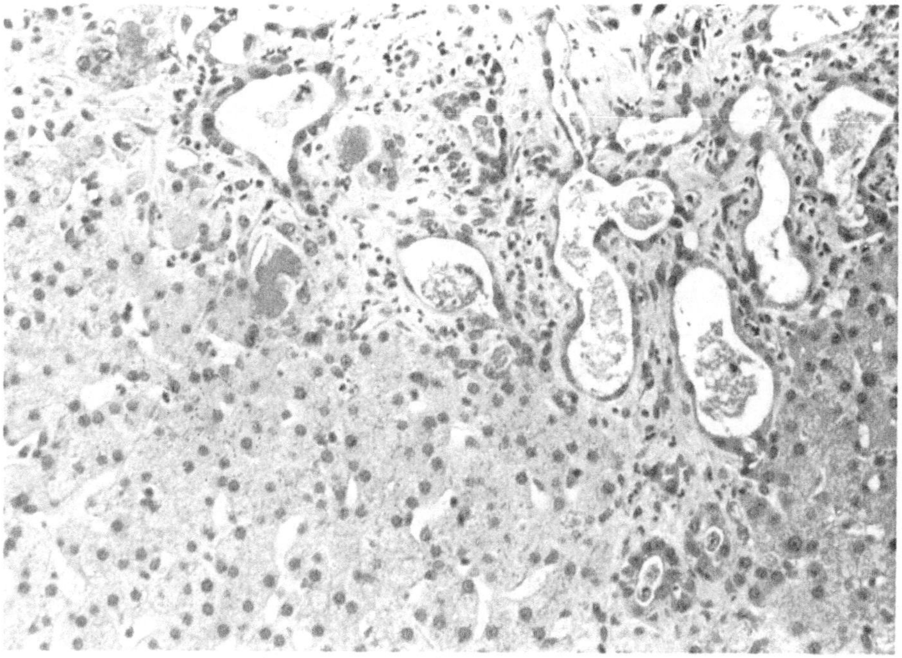

Abb. 186. Mucoviscidose mit vorwiegender Lungen- und Leberbeteiligung, 8 Jahre, ♀. Leberfibrose. An den Rändern der bindegewebigen Septen stark ausgeweitete Ductuli, die Epitheldegenerationen und in ihrem Lumen schollige bis krümmelige Niederschläge aufweisen. HE, ×200

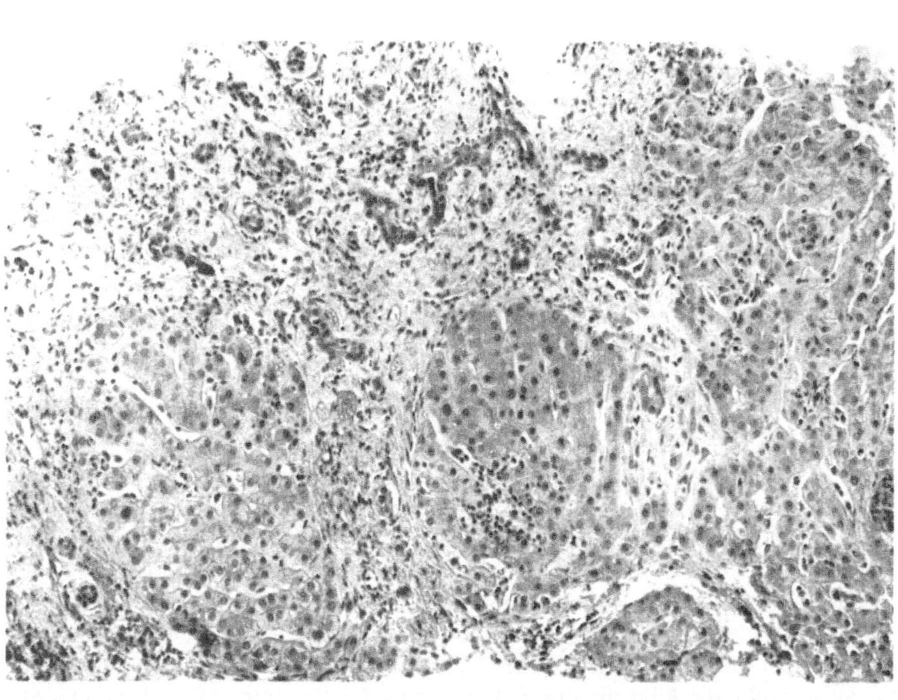

Abb. 187. Cirrhose bei cystischer Fibrose (Mucoviscidose). 6 Jahre, ♂, cystische Pankreas- und Lungenfibrose. Bil 23,9 µmol/l (1,4 mg/dl), Thy 1,9 TE, AST 31,5 E/l, ALT 38,0 E/l, BSP 13%. Granulocytäre Reaktion im Bereich der ausgeweiteten, teilweise schleimgefüllten Ductuli. HE, ×120

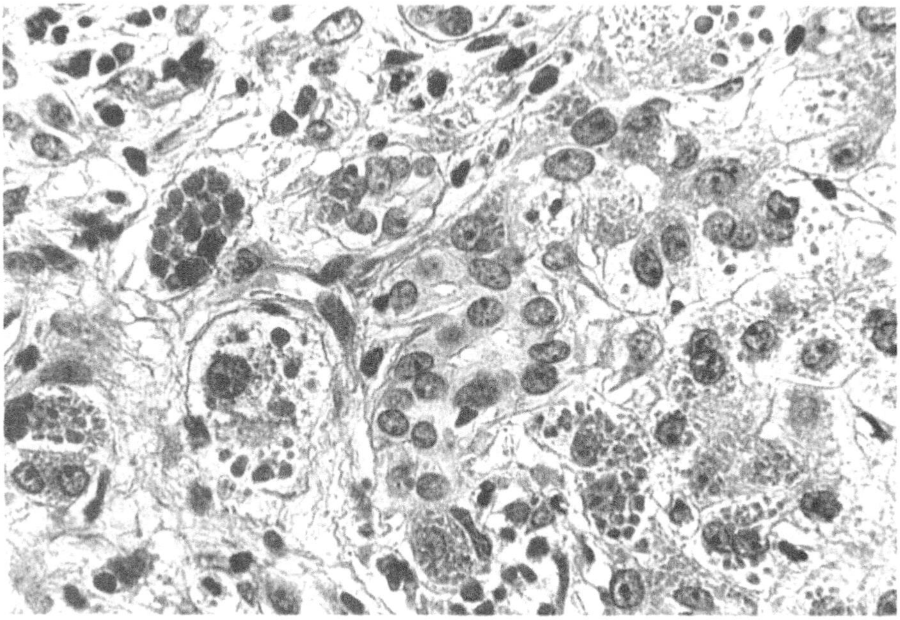

Abb. 188. α_1-Antitrypsinmangel. 79 Jahre, ♀. Zufallsbefund bei Biopsie wegen sekundärer biliärer Cirrhose. Das Cytoplasma der periportalen Leberzellen ist dicht mit verschieden großen, acidophilen Einschlüssen erfüllt. PAS-Diastase, × 500 (DESMET, Leuven)

Größe, die sich bei Hämatoxylin-Eosinfärbung als acidophil erweisen. Sie kommen am besten bei PAS-Färbung nach Diastasebehandlung zur Darstellung (Abb. 188). Immunhistochemisch erweisen sie sich als vollständig glykolisiertes, aggregiertes α_1-Antitrypsin, elektronenoptisch als amorphes Material, das innerhalb erweiterter Zysternen des rauhen endoplasmatischen Reticulums gelegen ist. Die Einschlüsse kommen dadurch zustande, daß der Eintritt des abnormalen Inhibitors in den Golgi-Komplex blockiert ist [44].

Diese Einschlüsse sind auch in Lebern homozygoter Erwachsener festzustellen, die an Lungenemphysem, aber keinem erkennbaren Leberschaden leiden [2]. Vereinzelt können auch Cirrhosen Erwachsener, sogar alter Patienten, auf α_1-Antitrypsinmangel zurückgeführt werden [126, 346].

Einschlüsse von mehr als 3 µm Durchmesser sind für das Vorliegen des Pi-Z-Allels hochspezifisch, doch finden sie sich nur in 47% der Fälle. *Damit ist die histologische Untersuchung der Phänotypisierung eindeutig unterlegen* [145].

Beim Neugeborenen wird die Cholestase bei α_1-Antitrypsinmangel häufig für eine Gallengangsatresie gehalten. Die zutreffende Diagnose kann, sofern man an dieses Krankheitsbild denkt, bei sorgfältiger histologischer Untersuchung der Leberbiopsie wahrscheinlich gemacht werden. Sie ist aber bereits aus dem Fehlen der α_1-Zacke in der Elektrophoresekurve zu vermuten. α_1-Antitrypsin wird am einfachsten mittels Immundiffusion bestimmt. Die endgültige Diagnose sollte die Klärung des Pi-Phänotyps des Patienten einschließen [346].

α_1-Antitrypsin wird gemeinsam mit einem kupferbindenden Glykoprotein gespeichert, so daß sich bei allen fortgeschrittenen Krankheitsfällen Kupfergranula in unmittelbarer Nachbarschaft der Einschlüsse finden [121].

Ohne Vorliegen einer Mangelkrankheit können PAS-Diastase-positive Einschlüsse, die sich immunologisch ebenfalls als α_1-Antitrypsin-positiv erweisen, in Leberzelladenomen, hepatocellulären Carcinomen und bei der fokalen nodulären Hyperplasie gefunden werden.

i) Die progressive intrahepatische Cholestase (Byler disease) ist eine autosomal-recessive Erbkrankheit, die zuerst bei 7 Kindern einer Sippe beschrieben wurde [146], die den Familiennamen Byler trägt und der protestantischen Amish-Sekte angehört. Die Kinder leiden an Steatorrhoe, nach dem zweiten bis zehnten Lebensmonat stellen sich Attacken von Gelbsucht und Pruritus ein. Es besteht ein auffallend großer Bauch, die Kinder bleiben im geistigen und körperlichen Wachstum zurück und entwickeln schließlich eine splenomegale Cirrhose mit Pfortaderhochdruck und Ascites. Sie sterben zumeist noch im zweiten Lebensjahr an Cirrhosefolgen oder interkurrenten Krankheiten.

Histologisch besteht eine mäßig schwere, zentrolobuläre Cholestase, die mit einer auffälligen tubulären Umwandlung der Leberzellplatten einhergeht, sowie eine progrediente portale Fibrose, die schließlich zur Ausbildung porto-portaler und porto-zentraler bindegewebiger Septen führt, womit die Läppchenarchitektur zerstört ist. Möglicherweise handelt es sich um eine Gallentransportstörung im Membranbereich des Canaliculus. Bei heterozygoten Erbträgern findet sich ein verringertes Transportmaximum für Bromsulfophthalein. Bei der von anderer Seite beschriebenen progressiven familiären cholestatischen Cirrhose könnte das gleiche Syndrom vorliegen.

j) Die hereditäre rekurrierende Cholestase mit Lymphödem wurde in Norwegen bei 16 miteinander verwandten Personen beschrieben [1]. Die Patienten sind von Geburt an ikterisch, die erste Gelbsuchtperiode kann bis zum 6. Lebensjahr andauern. Die Sterberate ist während dieser Zeit hoch, da infolge von Steatorrhoe ein Malabsorptionssyndrom und eine Coagulopathie bestehen. Nach Abklingen der Gelbsucht entwickeln sich die Kinder normal, leiden aber auch als Erwachsene an cholestatischen Episoden. Ein konstantes Symptom ist ein Lymphödem der Beine. Der älteste beobachtete Fall war 32 Jahre alt.

Histologisch findet sich bei allen, auch den erwachsenen Patienten, ein Bild, das der sog. Riesenzellhepatitis entspricht.

k) Als *neonatale intrahepatische Cholestase* wird eine familiäre Krankheit beschrieben, die bei kanadischen Indianern der Provinz Quebec auftritt. Sie ist durch starken Juckreiz, hohe Aktivität der AP und beträchtlich erhöhte Gallensäurespiegel ausgezeichnet. Histologisch findet sich eine Riesenzellhepatitis mit Cholestase, die frühzeitig zur Cirrhose führt. Zeichen einer portalen Hypertension und Blutungen aus Oesophagusvaricen sind konstante Komplikationen. Elektronenoptisch finden sich erweiterte Canaliculi mit weitgehend erhaltenen Mikrovilli und ein besonders deutlich ausgeprägtes pericanaliculäres Ektoplasma, bedingt durch Zunahme actinhaltiger Mikrofilamente [838].

l) Die congenitale Atransferrinämie wurde erst bei einem Kind, einem Mädchen, beschrieben, das im Alter von 7 Jahren starb [309]. Da Eisen nicht im Blut gebunden werden konnte, bestand das paradoxe Bild einer Hyposiderinämie bei ausgedehnten Eisenablagerungen in Leber, Pankreas, Nieren, Herzmuskel und Schilddrüse. Es schien sich um eine autosomal-recessive Erbkrankheit zu handeln.

m) Die Abetalipoproteinämie ist eine mutationsbedingte, autosomal-recessive Erbkrankheit, die sich bei Homozygoten im ersten Lebensjahr mit Gedeihstörung, Steatorrhoe, Ataxie, Retinitis pigmentosa, Akanthose und zunehmender Hepatomegalie äußert. Im Serum fehlen die „low density" (*β*)-Lipoproteine, der Cholesterinspiegel ist niedrig.

In der Leber findet sich eine grobtropfige Verfettung, die zur Ruptur von Fettcysten und zur Bildung von Fettseen führen kann. Im Golgi-Apparat fehlen die „very low density"-lipoproteinhaltigen Sacculi. Bei einem Patienten wurde die Entwicklung einer Lebercirrhose beobachtet. Die Patienten sterben noch im Kindesalter, meist infolge von Herzrhythmusstörungen.

n) Die gutartige Tangier-Krankheit, die sowohl bei Kindern als auch bei Erwachsenen diagnostiziert werden kann, wird bei den Stoffwechsel- und Speicherkrankheiten des Erwachsenenalters besprochen (s.S. 288)

D. Die kryptogene parenchymatöse Cholestase (Typ I)

Bei über 80% der parenchymatös bedingten Cholestasen läßt sich keine Ursache ermitteln. In diese Gruppe dürften vor allem ungeklärte Virusinfektionen gehören, darunter auch solche von Hepatitis NANB. Die konstantesten und hervortretendsten Veränderungen sind Riesenzellbildung und Cholestase. Der ^{131}J-Bengalrosatest ist hoch pathologisch. Innerhalb von 72 h werden weniger als 10% des Farbstoffes in den Darm ausgeschieden. Die Krankheitserscheinungen können zu jedem Zeitpunkt von der Geburt bis zum Ende des 4. Monats einsetzen, am häufigsten zwischen 2. und 3. Monat. Die Gelbsucht dauert im allgemeinen nicht länger als 3 Wochen an [801].

Das *„Syndrom der eingedickten Galle"* ist eine von Chirurgen eingeführte Bezeichnung [420], um Fälle von Icterus prolongatus zu umreißen, bei denen unter der Annahme einer Gallenwegsatresie operiert wurde, jedoch lediglich normale extrahepatische Gallengänge gefunden wurden, die eingedickte Galle enthielten. Die Bezeichnung wurde später von Pädiatern auf anscheinend obstruktive Gelbsuchtfälle im frühen Kindesalter übertragen, bei denen der Ikterus nach wochenlanger Dauer wieder spontan abblaßte. Später konnte jedoch gezeigt werden [196, 328], daß es sich bei diesen Krankheitsverläufen zum Großteil um Fälle von Morbus haemolyticus neonatorum handelte, der damals noch nicht mit Austauschtransfusionen behandelt wurde. Wie eine Meinungsumfrage bei führenden Kinderpathologen schon 1962 ergab [102], hat das Syndrom der eingedickten Galle nach übereinstimmender Ansicht als eigenständiges Krankheitsbild keine Existenzberechtigung. Die Cholestasezeichen im Parenchym sind zumeist Folge des vermehrten Bilirubinanfalles und nicht die auslösende Ursache der Gelbsucht.

Histologisch finden sich in solchen Fällen einzelne, verstreut liegende, oft sehr große Gallenzylinder in ausgeweiteten Kanälchen. Durch Apoptose oder durch den Untergang einzelner Hepatocyten können Gallenpigment oder Gal-

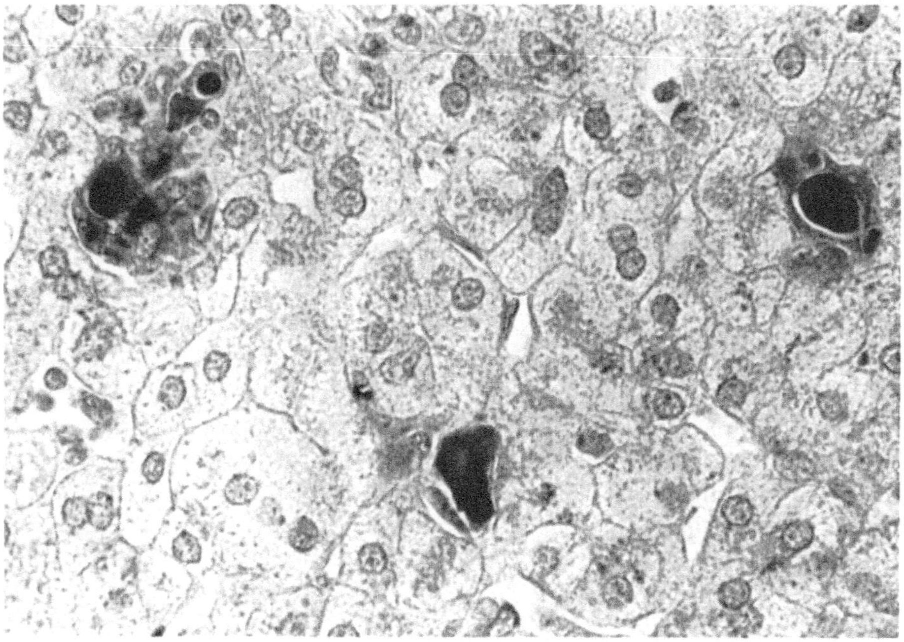

Abb. 189. Sog. Syndrom der eingedickten Galle, 8 Wochen, ♂. Zustand nach Bluttransfusionen wegen Nabelblutung. Ikterus seit 2. Lebenswoche. Bil 61,6 µmol/l (3,6 mg/dl dR), Thy 0,9 TE, AST 91 E/l, ALT 50 E/l, AP 131 E/l. Kein mechanisches Gallenabflußhindernis. Gelbsucht nach 8 Wochen Dauer spontan abgeklungen. In siderinspeichernden Kupffer-Zellen große, phagocytierte Gallenzylinder sowie Gallenpigment. Tubuläre Umgruppierung von Leberzellplatten. BB, ×400

lenzylinder auch in Kupffer-Zellen gelangen (Abb. 189). Sonst ist das Parenchym, abgesehen von einer gelegentlichen tubulären Umgruppierung einzelner Leberzellplatten, nicht auffällig.

Seitdem der Morbus haemolyticus neonatorum rechtzeitig und ausreichend behandelt wird, werden solche Gelbsuchtfälle kaum mehr beobachtet [622].

E. Kwashiorkor

Der Kwashiorkor der Entwicklungsländer, eine Stoffwechselkrankheit mit Fettleber, wird durch Mangelernährung ausgelöst. Die Krankheit beginnt, wenn Kleinkinder wegen erneuter Schwangerschaft abgestillt werden müssen und nun mit einer kalorisch ausreichenden, aber extrem eiweißarmen Breikost ernährt werden.

Das Wachstum nimmt ab, es kommt zu Pigmentverschiebungen in der Haut, Dermatosen treten auf, und es findet eine eigenartige, auffällige Dyspigmentierung der Haare statt, die eine rote Farbe annehmen, wovon die Krankheit auch ihren afrikanischen Namen erhalten hat. Ödeme, Diarrhoen und Anämie stellen sich ein, die Kinder werden mürrisch und apathisch.

Die Verfettung beginnt läppchenperipher, breitet sich dann aber rasch gegen das Läppchenzentrum aus, so daß bei den meisten Krankheitsfällen eine schwerste, diffuse Fettleber die Folge ist [124]. Die frühere Auffassung, daß aus diesen Fettlebern eine Cirrhose entstünde und daß dadurch die Cirrhosehäufung in tropischen Ländern erklärbar sei, hat sich als irrig erwiesen. Auch bei unbehandelten, überlebenden Kindern schwindet die Verfettung, wenn sie älter werden, ohne wesentliche Folgen zu hinterlassen. Der Rückgang der Verfettung vollzieht sich in umgekehrter Reihenfolge, zuerst in den Läppchenzentren und zuletzt in der Läppchenperipherie [151].

F. Reye-Syndrom (Encephalopathie mit Fettleber)

Das Reye-Syndrom [613] ist eine fieberhafte Erkrankung ungeklärter Genese, von der fast ausschließlich Klein- und Schulkinder befallen werden. Sie geht mit Encephalopathie und Fettleber einher und führt in 20–50% der Erkrankten in wenigen Tagen zum Tode. Klinisch stehen die zentralnervösen Symptome im Vordergrund, die in Bewußlosigkeit mit Krämpfen kulminieren. Kinder, bei denen nach einem Infekt der oberen Luftwege oder Varicellen Erbrechen und erhöhte Aminotransferasen-Aktivitäten auftreten, die mehr als dreimal den Normwert betragen, liegt häufig eine *forme fruste* des Reye-Syndroms vor, wobei sich die lichtmikroskopischen und elektronenmikroskopischen Befunde nicht von denen tödlich verlaufender Krankheitsfälle unterscheiden lassen [446].

Histologisch besteht in der Leber eine wenig auffällige fettige Leberzelldegeneration in Form kleiner, dicht gelagerter Tropfen, die nicht immer in einer vacuolären Struktur des Cytoplasmas zum Ausdruck kommen, bei Fettfärbung aber sehr deutlich in Erscheinung treten. Das Parenchym ist beträchtlich an Glykogen verarmt. Leichte Cholestasezeichen können vorhanden sein, in vorgeschrittenen Fällen finden sich zuweilen läppchenperiphere Parenchymnekrosen. Elektronenoptisch wurde über Schwellung der Mitochondrien mit Formanomalien und Veränderungen der Matrix berichtet, bei schwersten Fällen auch über einen Verlust der Cristae. Weiters ist eine Vermehrung des glatten endoplasmatischen Reticulums und der Peroxysomen festzustellen [554]. Das Reye-Syndrom wird vielfach als universelle Erkrankung der Mitochondrien aufgefaßt. Allerdings konnte eine Forschergruppe die pathologischen Befunde an den Mitochondrien nicht bestätigen [746]. Als Ursache wurden Influenzaviren, aber auch Endotoxine, metabolische Defekte oder Kombinationen dieser Schädlichkeiten, neuerdings auch die *Salicylsäure* und *Acetylsalicylsäure*, angeschuldigt.

G. Indian childhood cirrhosis

Die Indian childhood cirrhosis ist eine auf Indien beschränkte, fast immer tödliche, ätiologisch unklare Leberkrankheit des Kleinkindesalters, manchmal auch des Schulalters. Die dort nicht seltene Krankheit stellt 70–80% aller in Indien beobachteten kindlichen Cirrhosen. Die befallenen Kinder gehören der mittleren und höheren sozioökonomischen Klasse an, eine gewisse familiäre Prädisposition ist zweifellos vorhanden. Die Erkrankung wird durch ein ungefähr halbjähriges Vorstadium eingeleitet, in dem großer Appetit, Rastlosigkeit, Schlafstörungen, helle, klebrige Stühle und Hepatomegalie bestehen. Histologisch findet sich in dieser Zeit eine diffuse Schwellung und Abrundung der Leberzellen, die ein wasserhelles Cytoplasma und einen an die Peripherie gedrängten Zellkern aufweisen [598]. Im zweiten Stadium, das gewöhnlich 1 Jahr bis $1^1/_2$ Jahre andauert, vergrößert sich der Bauchumfang und es tritt eine zunehmende Indurierung der Leber ein. Das dritte und letzte Stadium ist von ungefähr einjähriger Dauer. In dieser Zeit bestehen Fieberschübe, Apathie, Appetitlosigkeit, Ödeme, Ascites und zunehmende Gelbsucht. Die Leber verkleinert sich zusehends, und der Tod tritt im hepatischen Koma ein [556].

Im Endstadium der Erkrankung ist die Läppchenarchitektur vollständig zerstört. Das Parenchym ist in kleine Zellgruppen und Einzelzellen aufgelöst, die in ein dichtes kollagenes Bindegewebe eingelagert sind, das im allgemeinen nur schütter entzündlich infiltriert ist und zugrundegehende Leberzellen, aber fokal auch dichtere Ansammlungen mononucleärer Zellen und segmentkerniger Leukocyten aufweist. Die Hepatocyten sind stark vergrößert und abgerundet, meist mehrkernig und zeigen schwerste degenerative Veränderungen. Ihr Cytoplasma ist teils aufgehellt, teils unregelmäßig fleckig-acidophil. 80–90% der Leberzellen enthalten typische Mallory-Körper (Abb. 190). Canaliculi sind häufig ausgewei-

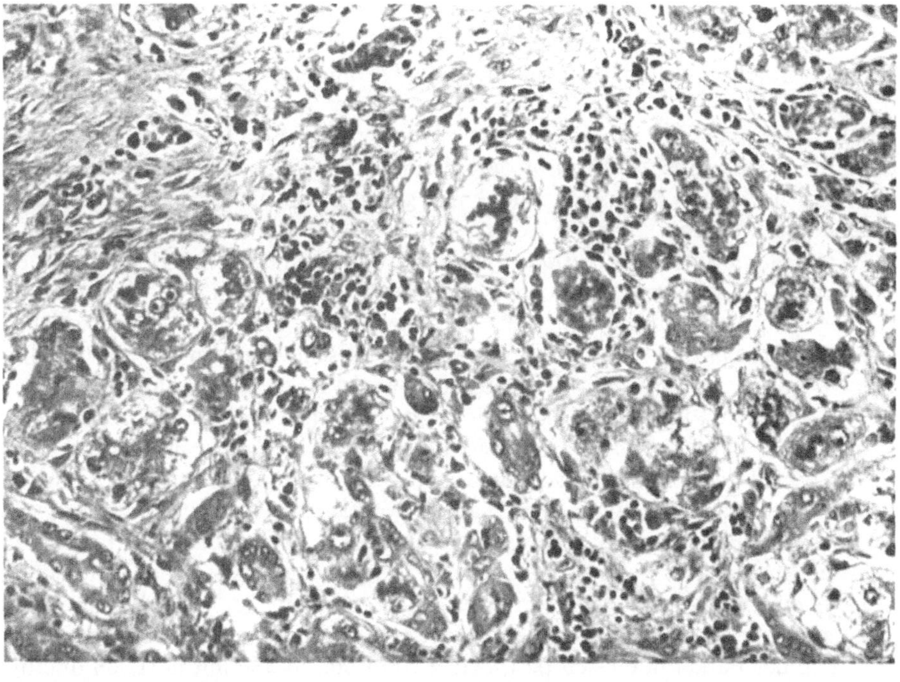

Abb. 190. Indian childhood cirrhosis, Endstadium. Meist isolierte, schwer degenerativ geschädigte, vergrößerte und abgerundete, oft mehrkernige Leberzellen mit reichlich Mallory-Körpern. Die Leberzellen in ein dichtes, teilweise entzündlich-infiltriertes Bindegewebe eingelagert. (Präparat von N.C. NAYAK, Dept. of Pathology, AIIMS, New Delhi). HE, ×200

tet und von Gallenzylindern erfüllt. Zentrolobuläre und sublobuläre Venen können ganz oder teilweise obliteriert sein. Die Leberzellregeneration ist bescheiden, und nur bei einem Teil der Fälle formieren sich die degenerierenden, erhaltenen Leberzellen zu kleinen Knoten. Ductuläre Wucherungen sind immer reichlich ausgebildet [598, 702]. Bei der Indian childhood cirrhosis wurden die bisher höchsten Kupferkonzentrationen in der Leber nachgewiesen.

H. Die Histiocytosis X

Unter diesem von LICHTENSTEIN geprägten Begriff werden die Säuglingsreticulose Letterer-Siwe, das eosinophile Knochengranulom und die Lipogranulomatose Hand-Schüller-Christian zusammengefaßt, drei Krankheitsbilder, zwischen denen es fließende Übergänge gibt und von denen zahlreiche Mischformen beschrieben wurden. Die Histiocytosis X wird zu den Reticulosen gerechnet, da die proliferierenden Zellen Histiocyten sind [282]. Die Erkrankung endet in einem Drittel der Fälle tödlich. Die Diagnose wird kaum auf Grund der gewöhnlich uncharakteristischen Leberveränderungen, sondern des charakteristischen Haut- und/oder Knochenbefundes gestellt.

Das *Letterer-Siwe-Syndrom* wird vorwiegend bei Säuglingen, aber auch bei Kleinkindern bis zum 2. Lebensjahr beobachtet. Es ist vor allem durch das Aufschießen gelblichbrauner, flacher Knötchen in der Haut von Rumpf und Gesicht gekennzeichnet. Daneben bestehen Fieber, Hepatosplenomegalie, Lymphknotenschwellungen, Anämie und Thrombopenie mit petechialen Blutungen.

Beim *eosinophilen Granulom,* das pathologische Frakturen auslösen kann, tritt die eosinophile Infiltration der histiocytären Tumoren besonders in den Vordergrund. Das Krankheitsbild kann gelegentlich auch beim Erwachsenen beobachtet werden.

Das *Hand-Schüller-Christian-Syndrom* beginnt meist im Kleinkind- oder Vorschulalter, gelegentlich aber auch später. Charakteristisch ist die sekundäre Einlagerung von Cholesterin in die histiocytären Zellen. Der Verlauf ist chronisch-progredient, typisch sind multiple, osteolytische Herde in den platten Knochen („Landkartenschädel"), Hepatomegalie und Hauterscheinungen, die einem seborrhoischen Ekzem ähnlich sehen. Zum voll ausgebildeten Krankheitsbild gehören Hirndruckzeichen, Protrusio bulbi und Diabetes insipidus, die durch intrakranielle Zellwucherungen ausgelöst werden. Auch interstitielle Lungenveränderungen mit Atemnot und Cyanose können zum Krankheitsbild gehören.

In vielen Fällen von gesicherter Histiocytosis X findet sich in der Leberbiopsie kein krankhafter Befund. Bei anderen deckt sie eine Hypertrophie sinusoidaler Zellen und portaler Makrophagen auf. Entzündliche Veränderungen sind wenig ausgeprägt, leichte portale Fibrosen können beobachtet werden. In zwei Dritteln der Fälle finden sich periportale Cholestasen, die mit portalen ductulären Proliferationen und sogar Gallenextravasaten einhergehen können [422]. Selten werden auch Cirrhosen festgestellt. Ihr direkter Zusammenhang mit der Histiocytosis X ist jedoch nicht gesichert. Die geschilderten Leberveränderungen sind unspezifisch und erlauben nur die Aussage, daß die Leber am allgemeinen Krankheitsprozeß beteiligt ist.

J. Die familiäre hämophagocytotische Reticulose

Diese familiäre, tödliche Histiocytose beginnt meist im Kleinkindes- oder Vorschulalter mit Fieber und Appetitlosigkeit. Später treten Hepatosplenomegalie und Gelbsucht auf, manchmal auch neurologische Symptome, ausgelöst durch histiocytäre Infiltrate im Gehirn. Eine hämorrhagische Diathese ist durch Fibrinmangel und Thrombopenie bedingt.

Die Leberbiopsie zeigt eine Schwellung und Vermehrung von Kupffer-Zellen und portalen Makrophagen mit auffälliger Phagocytose von Erythrocyten [415].

K. Lebertumoren und tumorähnliche Veränderungen

Primäre Lebertumoren im Kindesalter sind in Europa oder Nordamerika selten und machen nur 0,2–2,8% aller kindlichen Tumoren aus [344]. In Südostasien und Afrika hingegen werden sie öfter beobachtet und nehmen in der Häufigkeitsskala die dritte Stelle ein. Auf Vorschlag eines internationalen WHO-Komitees [271] werden zu den Lebertumoren auch tumoröse Miß- und Fehlbildungen gerechnet (Tabelle 62). Soweit die Tumoren nicht vorwiegend im Kindesalter auftreten, werden sie im Kapitel „Lebertumoren" abgehandelt.

1. Das Hepatoblastom

Das Hepatoblastom, das früher als hepataler Mischtumor, Embryom oder embryonales Hepatom bezeichnet wurde, ist ein congenitaler maligner Tumor, der vorwiegend im 1. und 2. Lebensjahr, sehr selten auch bei größeren Kindern manifest wird, bei Erwachsenen jedoch kaum vorkommt. Knaben sind mehr als doppelt so häufig befallen als Mädchen. Es handelt sich um einen Tumor der entodermalen Leberanlage. Er enthält deshalb sowohl epitheliale als auch mesenchymale Elemente. Die epitheliale Komponente setzt sich aus zwei Typen primitiver Zellen zusammen: die „embryonalen" Leberzellen sind klein und fusiform, ihr spärliches Cytoplasma ist stark färbbar, ihre Zellkerne sind uniform und hyperchrom. Die embryonalen Leberzellen bilden platten-, band- oder rosettenförmige Strukturen. „Fetale" Leberzellen sind größer und cytoplasmareicher, enthalten Glykogen und häufig auch Fett, bilden Canaliculi aus und formieren Leberzellplatten zwischen Sinusoiden. Daneben enthalten die Tumoren oft squamöses, manchmal verhornendes Epithel, Bindegewebe, knorpeliges und osteoides Gewebe verschiedenen Reifegrades. In Arealen mit „fetalen" Leberzellen sind stets auch Blutbildungsherde vorhanden [271]. Die Malignisierung kann entweder die epitheliale oder die mesenchymale Tumorkomponente, aber auch beide Komponenten, betreffen.

Klinisch besteht immer eine Hepatomegalie, öfters fallen die Kinder durch Blässe, Müdigkeit und Fieber auf, manchmal klagen sie über Bauchschmerzen. α_1-Foetoprotein ist zumeist mit hohem Titer nachweisbar. Die korrekte Diagnose kann bioptisch unschwer gestellt werden, wenn epitheliale und mesenchymale Tumorkomponenten nachweisbar sind. Enthält die Biopsie nur epitheliale Strukturen, kann der Tumor als Leberzellcarcinom fehlgedeutet werden, doch sprechen Blutbildungsherde im Tumorbereich für das Hepatoblastom. Eine möglichst frühzeitige Diagnose ist wichtig, da rund 20% der Kinder durch ausgiebige Leberresektionen geheilt werden können [344].

2. Das embryonale Sarkom

Das embryonale Sarkom ist ein maligner Tumor aus undifferenziertem Bindegewebe. Die Tumorzellen gleichen dem embryonalen Mesenchym, sind vielfach spindelig oder sternförmig gestaltet, können aber auch bizarre, mehrkernige Elemente bilden. Sie sind in eine reichliche Matrix saurer Mucopolysaccharide eingebettet. Häufig sind einzelne Gallengänge in den Tumorbereich einbezogen. Von Rhabdomyosarkomen sollte nur gesprochen werden, wenn Tumorzellen eine Querstreifung ihres Cytoplasmas erkennen lassen [271].

Embryonale Sarkome treten im ersten Lebensjahrzehnt auf, ihre Prognose ist immer schlecht.

3. Hämangiome

Hämangiome werden meist bei Neugeborenen oder Säuglingen beobachtet, doppelt so häufig bei Mädchen als bei Knaben [164]. Da Hämangiome im Kindesalter klinische Besonderheiten aufweisen, erscheint es berechtigt, sie von den Hämangiomen der Erwachsenen (s.S. 450) abzutrennen. Die Diagnose erfolgt mit Hilfe der Sonographie oder Computertomographie. Biopsien sind wegen der akuten Blutungsgefahr absolut kontraindiziert.

a) Das solitäre (cavernöse) Hämangiom ist nicht selten gestielt. Sein Durchmesser kann weniger als 1 cm und mehr als 10 cm betragen. Cavernöse Hämangiome können über 2 kg wiegen.

Makroskopisch imponieren subcapsuläre Hämangiome als purpurrote, im Niveau gelegene Areale. Mikroskopisch besteht ihre Wand aus einer flachen Endothelauskleidung und spärlichem Bindegewebe. Hämangiome können thrombosieren, fibrosieren und verkalken (Differentialdiagnose s. Epitheloides Hämangioendotheliom, S. 442).

Die Diagnose der Hämangiome ist nur leicht, wenn sich ein Dauergeräusch über der vergrößerten Leber nachweisen läßt. Beim Großteil der betroffenen Kinder finden sich verschiedene congenitale Fehlbildungen, jedoch kaum cutane Hämangiome. Solitäre Hämangiome führen nur selten zur kardialen Dekompensation, die Leberfunktion ist meist ungestört.

b) Das infantile Hämangioendotheliom ist ein Tumor, der sich aus zahlreichen, untereinander kommunizierenden Gefäßkanälen zusammensetzt, die von ein- oder mehrschichtigem Endothel ausgekleidet sind. Die Tumoren können einzeln vorhanden sein oder multipel auftreten und maligne degenerieren. Zwischen den Gefäßräumen finden sich unauffällige Gallengänge, häufig auch Blutbildungsherde und Leberzellformationen. Die Tumoren können stecknadelkopfgroß sein oder auch Durchmesser von über 10 cm aufweisen [236].

Infantile Hämangioendotheliome entwickeln sich häufiger bei Mädchen. In der Regel werden sie bald entdeckt, da sie immer mit Hepatomegalie und manchmal mit cutanen Hämangiomen vergesellschaftet sind. Da sie kreislaufdynamisch wie arteriovenöse Fisteln wirken, führt die Überlastung des rechten Herzens bei *multinodulärer Hämangiomatose* immer zur kardialen Dekompensation [498]. Gelegentlich können sich die Tumoren spontan rückbilden, thrombosieren, fibrös umgewandelt werden oder verkalken.

4. Das Rhabdomyoblastom

Rhabdomyoblastome der Leber (embryonales Rhabdomyosarkom) sind sehr seltene Tumoren, stellen aber 2 bis 5% aller Rhabdomyosarkome. Sie nehmen ihren Ausgang von größeren intrahepatalen Gallengängen und sind aus spindeligen Zellen, Riesenzellen und Elementen aufgebaut, die an Rhabdomyoblasten erinnern. Reichlich intercelluläre Ansammlungen von sauren Mucopolysacchariden geben den Tumoren oft ein myxomatöses Aussehen. Sie sind meist stark vascularisiert. Fokale Blutungen und entzündliche Veränderungen sind häufig [236].

Das Manifestationsalter liegt meist zwischen dem 3. und 5. Lebensjahr. Der Tumor löst im allgemeinen einen cholestatischen Ikterus aus.

5. Metastatische Tumoren

Lebermetastasen sind auch beim Kind weitaus häufiger als primäre Tumoren. Neben Metastasen von Geschwülsten, die ebenso auch im Erwachsenenalter vorkommen, muß speziell an zwei kindliche Tumoren gedacht werden:

Der sehr bösartige *Wilms-Tumor* (embryonales Adenosarkom der Nieren) ist eine Geschwulst des frühen Kindesalters, die in einem Fünftel der Fälle Lebermetastasen setzt [826]. Der Tumor besteht aus einer Mischung von mesenchymalen und fetalepithelialen Zellen, kann aber auch Strukturen enthalten, die an Glomerulumanlagen erinnern.

Seltener sind Lebermetastasen des *Neuroblastoms* (Sympathogoniom), die klinisch als Pepper-Syndrom imponieren: Es handelt sich meist um Säuglinge innerhalb der ersten 6 Lebensmonate mit einem enorm rasch wachsenden, mächtigen Lebertumor, der aber kaum schwere gastroenterologische Störungen verursacht und das Allgemeinbefinden der Kinder erst spät beeinträchtigt [872]. Die Tumoren nehmen vom Nebennierenmark oder von den vegetativen Ganglien ihren Ausgang und weisen charakteristische Sympathoblastennester auf, zwischen denen noch entdifferenzierte Leberzellgruppen und Gallengänge erkennbar sein können.

6. Das gemischte Hamartom

Das gemischte Hamartom (mesenchymales Hamartom) wird meist schon im 1. Lebensjahr diagnostiziert und hat nach Resektion eine ausgezeichnete Prognose. Die Hauptkomponente des in der Regel solitären Tumors ist lockeres, unreifes Mesenchym. Das Interstitium zwischen seinen sternförmig gestalteten Zellen enthält reichlich saure Mucopolysaccharide, die auch größere, cystoide Räume erfüllen können. Zwischen dem Mesenchym finden sich ausgereiftes, kompaktes Typ-I-Kollagen, zahlreiche Gallengänge, Leberzellinseln, Blutgefäße und oft auch Blutbildungsherde.

VII. Stoffwechsel- und Speicherkrankheiten des Erwachsenenalters

Stoffwechselstörungen, die zu Speichervorgängen in der Leber führen, können erworben oder angeboren sein. Erworbene können entweder beim metabolisch Gesunden durch Überangebot entstehen (z.B. Mastfettleber, Bantusiderose) oder durch eine Hemmung oder toxische Schädigung von Enzymsystemen hervorgerufen werden (z.B. alkoholische Fettleber, tetracyclinbedingte akute Schwangerschaftsfettleber).

Angeborene Stoffwechselkrankheiten wurden, soweit sie sich bereits im Kindesalter manifestieren, im vorhergehenden Kapitel abgehandelt, obwohl die bessere medizinische Betreuung mit sich bringt, daß bei bestimmten Störungen Kranke heute auch das Erwachsenenalter erreichen können. Sofern Stoffwechselkrankheiten vorwiegend erst bei älteren Kindern, Adoleszenten oder Erwachsenen in Erscheinung treten, sollen sie im folgenden Abschnitt besprochen werden.

Bei den Speichersubstanzen handelt es sich z.T. um Pigmente, also Stoffe mit Eigenfarbe, die zumeist in körniger Form im Cytoplasma von Leberzellen, sinusoidalen Zellen, portalen Makrophagen oder auch anderen portalen Strukturen abgelagert werden.

A. Die Fettleber

Unter Fettleber versteht man einen erhöhten Fettgehalt des Organs, der sich in einer deutlichen, histologisch nachweisbaren Ablagerung von Fetttropfen in den Leberzellen äußert. Schon in der normalen Leber findet sich chemisch extrahierbares Fett, das 0,8–1,5% ihres Feuchtgewichtes oder 4–8% ihres Trockengewichtes ausmacht [768]. Es handelt sich um essentielles Strukturfett, das mit den üblichen histologischen Methoden nicht nachweisbar ist. Steigt der Fettgehalt über 8% des Trockengewichtes an, wird das Fett in Form von Tropfen sichtbar. Dabei handelt es sich fast ausschließlich um Neutralfett.

Wenn der histologische Untersucher vom Fettgehalt der Leber spricht, ist das, genau genommen, zumeist unrichtig, da er im allgemeinen nur die rundlichen Lücken sieht, aus denen das Fett bei der Fixierung des Präparates extrahiert wurde. Es kann kein Zweifel darüber bestehen, daß Fette in Gefrierschnitten besser und genauer beurteilt werden können, vor allem, weil auch feintropfige Lipidablagerungen erkannt werden können. Für die zusätzliche Anfertigung von Gefrierschnitten reicht Biopsiematerial allerdings zumeist nicht aus, was aber keinen wirklichen Nachteil darstellt, da alkoholfixiertes Lebergewebe zur routinemäßigen Beurteilung des Fettgehaltes völlig ausreicht. Fettspezialfärbungen sind nur für wissenschaftliche Fragestellungen unerläßlich.

Bei lichtoptisch erkennbaren Fetteinlagerungen unterscheidet man zwischen feinen und groben Fetttropfen (s.S. 263f.). Auf die Lokalisation der Fetteinlagerung wurde früher besonderes Augenmerk gerichtet und man unterschied läppchenzentrale, intermediäre und läppchenperiphere Verfettungen. Es hat sich jedoch herausgestellt, daß die Lokalisation der Verfettung eher dem acinären als dem lobulären Konzept der Leberarchitektur folgt und darüber hinaus starken regionalen Schwankungen unterworfen ist, so daß eine Angabe, die nur die Art der Fettverteilung berücksichtigt, vorzuziehen ist, zumal sie sich als völlig ausreichend erwiesen hat. Wir sprechen von einer *disseminierten Verfettung,* wenn die Verfettung ohne regionale Häufung das gesamte Parenchym betrifft und unterscheiden zwischen einer schütter disseminierten Verfettung, wenn nur da und dort vereinzelte Leberzellen eine Fetteinlagerung aufweisen, und einer dicht disseminierten Verfettung, wenn diese viele, verstreut liegende Leberzellen erfaßt hat. Eine *zonale Verfettung* wird diagnostiziert, wenn größere Gruppen von Leberzellen in bestimmten Bezirken oder Sektoren des Leberläppchens verfettet sind (Abb. 192) und eine *diffuse Verfettung,* wenn mehr oder weniger das gesamte Parenchym Fettlücken aufweist (Abb. 194) [767].

Die großen graduellen Unterschiede morphologisch zu erschließender Fetteinlagerungen machen es notwendig, in willkürlicher und subjektiver Weise eine Grenze zu ziehen zwischen Verfettungen, die man noch als unerheblich betrachtet, und solchen, die man für ausgiebig genug hält, um sie als Fettleber zu bezeichnen. Wenn man die fettige Degeneration unberücksichtigt läßt, sprechen wir von einer Fettleber nur bei grobtropfiger Leberzellverfettung, und zwar auch nur dann, wenn eine dicht disseminierte, eine zonale oder eine diffuse Verfettung vorliegt.

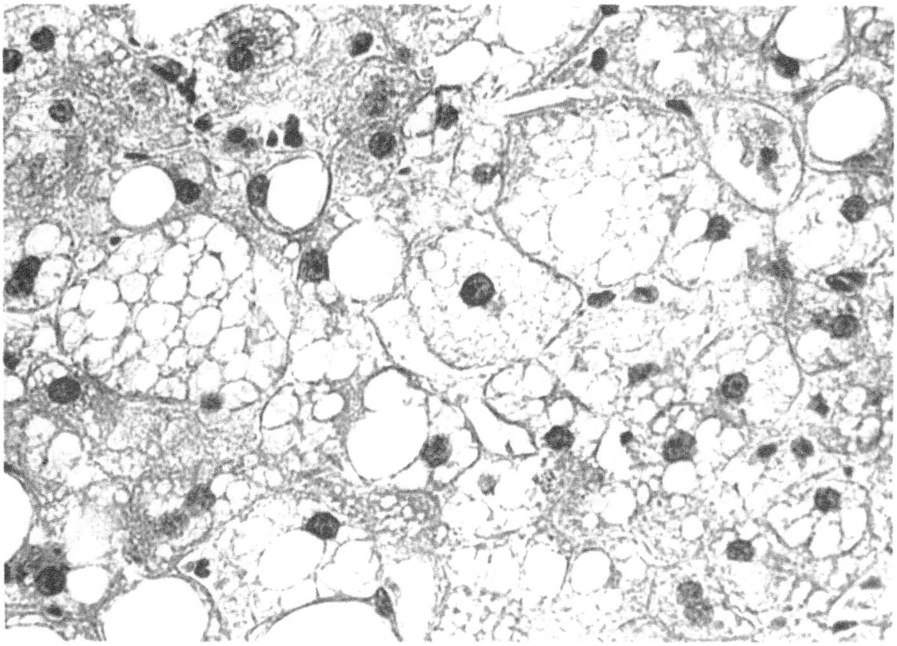

Abb. 191. Sehr adipöse Diabetikerin, 45 Jahre. Teils grobtropfig, teils feintropfig verfettete Leberzellen. Die feinen Fetttropfen beginnen zusammenzufließen und den Zellkern an die Peripherie zu drängen. He, ×650

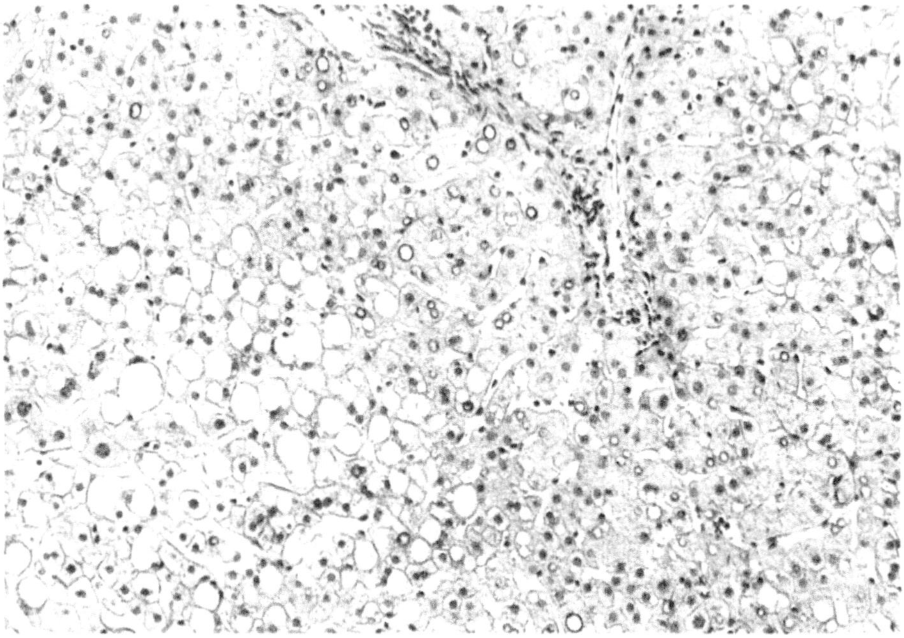

Abb. 192. Diabetes mellitus, 60 Jahre, ♀, seit 17 Jahren Insulintherapie. BSP 10,8%. Zonale grobtropfige Fettleber. Lochkerne in der Läppchenperipherie. HE, ×120

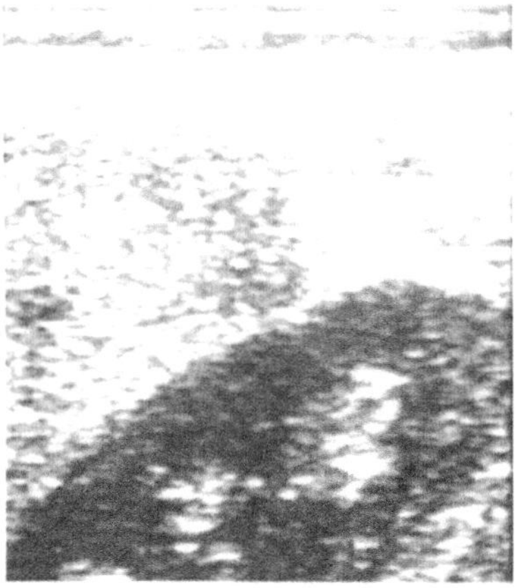

Abb. 193. Diffuse Fettleber, alkoholische Hepatitis. Stark vermehrte Echodichte des Leberparenchyms im Vergleich zur rechten Niere (*rechts unten*). Ultrasonographie

Für die Entstehung einer Fettleber sind grundsätzlich 4 Möglichkeiten denkbar:

1. Vermehrte Fettsynthese.
2. Verminderter Fettabbau.
3. Vermehrter Fettantransport.
4. Verminderter Fettabtransport.

Tatsächlich entfalten alle Schädlichkeiten, die zu einer Fettablagerung in der Leberzelle führen, ihre Wirkung auf einem oder mehreren dieser Wege. Als hauptsächlichste Ursache der Fettleber steht in den Ländern westlicher Zivilisation die Überernährung an der Spitze, während im bioptischen Untersuchungsgut der chronische Alkoholismus die Tabelle anführt, der in den meisten Statistiken vom Diabetes mellitus gefolgt wird. Der entscheidende ätiologische Faktor ist jedoch weniger in der diabetischen Stoffwechselstörung als in der Überernährung der Altersdiabetiker zu suchen. Die Unterernährung im weitesten Sinn scheint in der westlichen Industriegesellschaft im wesentlichen nur als Malabsorption und Kachexie bei konsumierenden Krankheiten in der Liste der Verfettungsursachen auf, während sie in den Entwicklungsländern als Fehl- oder Mangelernährung eminente Bedeutung besitzt.

Ein Schulbeispiel einer Fettleber durch Mangelernährung ist der *Kwashiorkor,* der bereits auf S. 253 besprochen wurde. Bei kompletter Nahrungskarenz kommt es dagegen zu keiner Leberzellverfettung, da die Fettsynthese völlig sistiert. Durch Eiweißabbau entsteht lediglich eine Atrophie des Organs (braune Atrophie, s.S. 292). Diverse andere Ursachen, wie beispielsweise die Hyperlipoproteinämie oder medikamentöse Schädigungen (z.B. Corticoide), spielen zahlenmäßig keine besondere Rolle, sind aber von großem theoretischem Interesse. Nicht unbeträchtlich ist schließlich die Gruppe kryptogener Fettlebern, zu deren Abklärung unser gegenwärtiges Wissen noch nicht ausreicht. In unserer Statistik scheint diese Gruppe mit weniger als 3% auf [768]. Über die biochemischen Mechanismen, die bei den verschiedenen Fettleberursachen eine Rolle spielen, bestehen bereits sehr detaillierte Vorstellungen [773].

Man hat früher streng zwischen einer fettigen Infiltration und einer fettigen Degeneration der Leber unterschieden, eine Trennung, auf die heute nur noch wenig Wert gelegt wird, die aber bei bestimmten Formen der Verfettung ihre Daseinsberechtigung hat [773].

1. Die fettige Infiltration

Bei fettiger Infiltration (Verfettung Typ A nach Hartroft [306], Steatosis hepatis) findet die Fettablagerung im unstrukturierten Cytoplasma, dem Hyaloplasma, statt. Das vermehrte Leberzellfett scheint zuerst in *feinen Fetttropfen* auf, die in Paraffinschnitten, die einer Alkoholfixierung unterworfen wurden, der Aufmerksamkeit leicht entgehen.

Bei einer ausschließlich feintropfigen Fettinfiltration handelt es sich um eine rasch reversible Störung, die vielfach noch nahe dem physiologischen Bereich liegt. Die im Hyaloplasma gelagerten und von keiner Membran umschlossenen Fetttropfen haben die Tendenz, zu immer größeren Tropfen zusammenzufließen (Abb. 191), bis die Leberzelle schließlich von einem *groben Fetttropfen* eingenommen wird, der den Zellkern sichelförmig an den Rand drängt. Nehmen die Fetttropfen weiter an Größe zu und liegen grobtropfig verfettete Leberzellen dicht beisammen, kann schließlich die dünne, trennende Zellmembran einreißen, wodurch *Fettcysten* entstehen, die je nach Zahl der beteiligten Zellen zwei oder mehrere plattgedrückte Zellkerne an der Peripherie des Fetttropfens aufweisen.

Die Fettcysten spielen bei der Fettleber des Menschen eine geringere Rolle als bei der experimentellen Fettleber der Ratte [305].

Die Art, Schwere und Lokalisation der Verfettung erlaubt keinen Rückschluß auf die auslösende Ursache. Bei latentem oder manifestem Diabetes finden sich neben verschiedenen Graden der Verfettung sehr häufig Lochkerne, und zwar in charakteristischer Weise in der Umgebung der Portalfelder (Abb. 192). Wir haben bereits ausgeführt, daß die Lochkernbildung kein Charakteristikum der diabetischen Stoffwechselstörung ist, sondern bei den verschiedensten Krankheitsbildern und vor allem auch bei stoffwechselgesunden Kindern festzustellen ist (s.S. 219). Die Lochkernbildung ist nur eine scheinbare und dadurch bedingt, daß das eingelagerte Kernglykogen herausgelöst ist oder sich bei den gebräuchlichen Färbemethoden nicht darstellt.

Die unkomplizierte Fettleber macht ihrem Träger keine oder nur geringe Beschwerden, bedingt durch die obligate Größenzunahme des Organs. Auch bei schwerer diffuser Leberverfettung fallen die meisten Laboratoriumstests normal oder nur leicht pathologisch aus. Diese auffallende Tatsache erklärt sich dadurch, daß Triglyceride eine völlig inerte Verbindung sind, die in der Leberzelle lediglich ein räumliches Problem darstellen, die enzymatischen Reaktionen aber kaum behindern. Nur die Bromsulphthaleinclearance wird am häufigsten pathologisch gefunden, als Folge des behinderten sinusoidalen Blutdurchflusses. Die Aktivität der Aminotransferasen, vor allem der ALT, kann mäßig vermehrt sein. In vielen Fällen wird die Hepatomegalie zufällig anläßlich einer ärztlichen Untersuchung entdeckt.

Da die klinischen Befunde nicht mehr als die Vermutungsdiagnose einer Fettleber erlauben, ist die *Diagnose* auf den morphologischen Befund angewiesen. Die Fetteinlagerung bedingt eine vermehrte Echostruktur der Leber, beispielsweise im Vergleich zum Nierenparenchym (Abb. 193). Sind mehr als die Hälfte der Leberzellen verfettet, kann allein auf Grund des sonographischen Bildes die Diagnose mit 80% Wahrscheinlichkeit richtig gestellt werden, sind weniger als 30% verfettet, ist eine relevante Aussage kaum mehr möglich. Das bedeutet, daß bei deutlicher Verfettung einerseits und entsprechendem physikalischen Befund oder entsprechender Anamnese andererseits (z.B. Übergewicht, chronischer Alkoholismus) die sonographische Untersuchung für die Diagnose ausreicht. Trotzdem darf der sonographische Untersucher keine histologischen Diagnosen stellen und nur von vermehrter Echostruktur „wie bei Fettleber" sprechen. Auch andere diffuse Leberveränderungen, z.B. feinknotige Cirrhosen, können ähnliche sonographische Bilder hervorrufen. Der absolut sichere Nachweis der Fettleber kann nur mit der Leberbiopsie geführt werden, doch muß in Anbetracht der Harmlosigkeit der Veränderung von Fall zu Fall erwogen werden, ob das Risiko des Eingriffs vertretbar sei. Nicht selten ist die Biopsie deshalb indiziert, weil sich hinter einer klinisch vermuteten und für harmlos gehaltenen Fettleber ernstzunehmende Veränderungen, eine Fettleberhepatitis (s.S. 340) oder sogar eine Lebercirrhose (s.S. 390), verbergen können.

Die unkomplizierte Fettleber ist eher eine Störung als eine Krankheit, nicht viel mehr als ein metabolisches Abstellgleis. Krankheitswert besitzen im allgemeinen nur ihre Ursachen, z.B. der chronische Alkoholismus. Im Gegensatz zum Erwachsenenalter ist die Fettleber bei Kindern selten. Wenn keine offen-

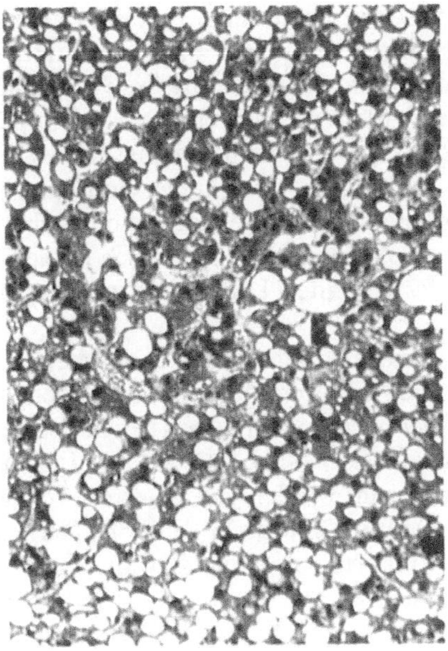
194

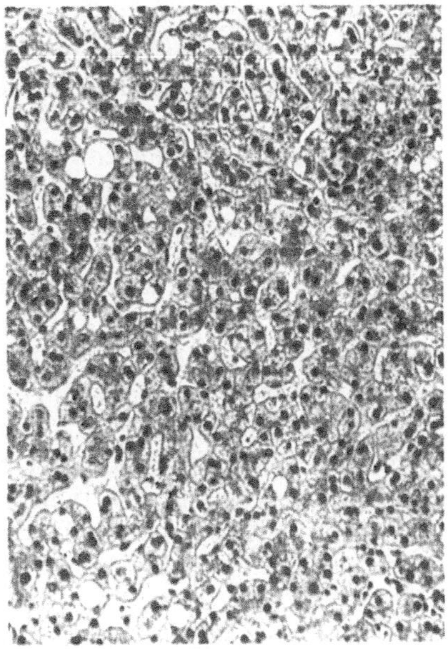
195

Abb. 194 und 195. Chronischer Alkoholismus, 32 Jahre, ♂. Diffuse grobtropfige Fettleber (*links*). Die Leber nach einmonatigem Alkoholentzug ohne sonstige Behandlung (*rechts*). HE, × 50 [767]

sichtliche alimentäre Ursache vorliegt, muß die kindliche Leberzellverfettung stets an eine ernstzunehmende Stoffwechselstörung denken lassen, wie etwa an einen Morbus Wilson (s.S. 279). Gelingt es, die verursachende Noxe auszuschalten, sind auch schwerste Fettlebern in erstaunlich kurzer Zeit rückbildungsfähig (Abb. 194, 195), was in 80% der Fälle eine restitutio ad integrum bedeutet. In den restlichen 20% kann allerdings eine Capillarisierung von Sinusoiden mit objektiv faßbarer Transportstörung eingetreten sein [336].

Die histologische Schätzung des Fettgehaltes wurde in den letzten Jahren häufig dazu verwendet, die lipolytische Wirkung verschiedener Medikamente in der Leber zu belegen. Wie wir uns in vergleichenden chemischen und histologischen Untersuchungen überzeugen konnten, erlaubt die histologische Methode zwar einen orientierenden Überblick, für statistische Berechnungen über Änderungen des Fettgehaltes ist sie aber zu ungenau [67], dies auch dann, wenn objektive Zählverfahren [424] angewendet werden. Die Zählmethode kann nämlich nur die Anzahl der Fetttropfen, nicht aber ihre Volumina ermitteln. Die Volumina zweier Kugeln verhalten sich zueinander wie die dritte Potenz ihrer Radien. Fettlebern mit gleich großer Anzahl von Fetttropfen können deshalb in ihrem Fettgehalt um ein Vielfaches differieren. Darüber hinaus werden feintropfige Verfettungen, die den Fettgehalt der Leber wesentlich beeinflussen können, bei histologischer Schätzung oder Auszählung nicht erfaßt.

Immerhin haben vergleichende Untersuchungen zwischen dem histologisch erkennbaren und dem chemisch festgestellten Triglyceridgehalt im Punktatzylinder ergeben, daß der Fettgehalt im Trockengewebe bei leichter zonaler Fettleber zwischen 12 und 25%, bei mittelschwerer zonaler Fettleber zwischen 24 und 32% und bei diffuser Fettleber zwischen 35 und 44% schwankt. Bei der gleichen Leber übersteigt die einfache Standardabweichung des Fettgehaltes von Leberpunktaten, die aus verschiedenen Stellen des rechten Leberlappens entnommen wurden, in keinem Fall ±2,8% des Trockengewichtes. Die Verfettung des linken Leberlappens erweist sich dagegen als viel weniger homogen [339].

Die Fettleber ist die häufigste humane Stoffwechselstörung der Leber. Unter 20317 Biopsien fanden wir 3478 unkomplizierte Fettlebern (17%). Die Gesamtzahl der in unserem Biopsiematerial festgestellten Leberverfettung betrug 5342 oder 26%.

Auch im Rahmen der Fettleber kann sich eine intrahepatische Cholestase entwickeln [33, 417]. Wer über ein großes Biopsiematerial an Fettlebern verfügt, hat nicht selten Gelegenheit, Fälle zu beobachten, bei denen neben der Fetteinlagerung Zeichen von Cholestase nachzuweisen sind (Abb. 196). Leichte Fälle können sich völlig gesund fühlen, im Serum werden jedoch direkt reagierendes Bilirubin und AP erhöht gefunden. Deutlich ikterische Fälle tragen typischen Verschlußcharakter und können an kolikartigen Schmerzen im Oberbauch leiden [417].

Unter 3478 reinen Fettlebern konnten wir 52 Fälle mit Cholestase nachweisen (1,5%). Die Cholestase zeigt keine Relation zur Schwere und Art der Verfettung.

Eine seltene Variante ist die *fokale Leberverfettung*. Der verfettete Abschnitt fällt bereits im Ultrasonogramm durch eine umschriebene, vermehrte Echodichte

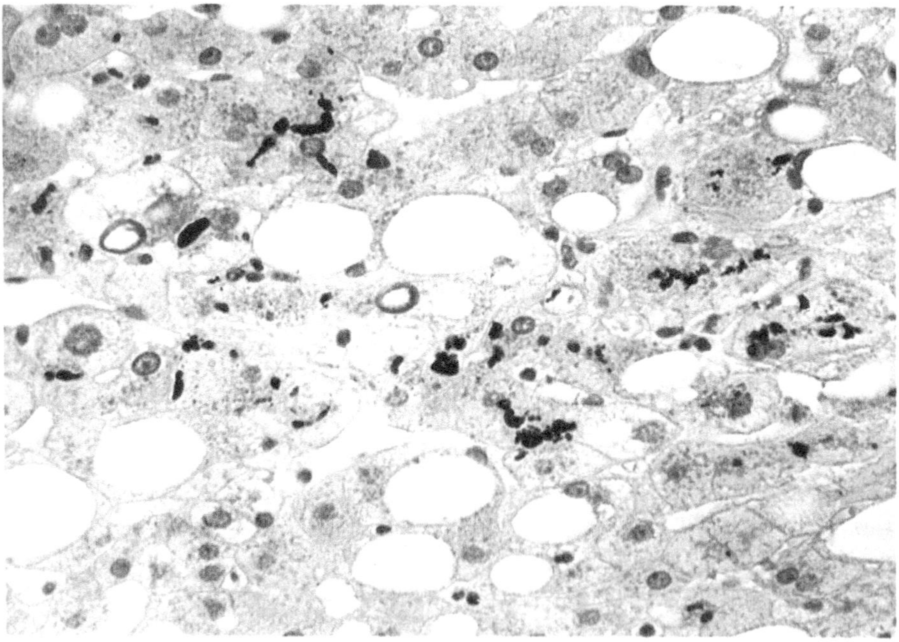

Abb. 196. Fettleber mit Cholestase. 68jähriger Diabetiker, seit 3 Tagen Gelbsucht. Freie Gallenwege. Bil 184,7 µmol/l (10,8 mg/dl dR), AST 40,5 E/l, AP 4,8 mmol E. HE, ×325

auf, während er sich im Computertomogramm durch seine geringere Dichte vom umgebenden Parenchym deutlich abhebt [208]. Laparoskopisch imponiert das verfettete Areal als eine gelblich- bis orangerote, mäßig scharf begrenzte und leicht erhabene Zone, die sich histologisch als diffus mittel- bis grobtropfig verfettetes Parenchym von normaler Läppchenstruktur erweist. Die Veränderung wird von keiner Kapsel umgrenzt und ist von unauffälligem Lebergewebe umgeben [99, 352]. Von der nodulären Transformation (noduläre regenerative Hyperplasie), die ebenfalls häufig mit Verfettung einhergeht, unterscheidet sich die fokale Leberverfettung durch die fehlende Knotenbildung.

Die fokale Leberverfettung ist klinisch ohne Bedeutung und nur von morphologischem Interesse. Interessanterweise muß die Fetteinlagerung kein konstanter Befund sein, sondern es kann sich bei Langzeitbeobachtung herausstellen, daß die Verfettung im Verlauf von Monaten kommt und geht, aber immer den gleichen Leberabschnitt betrifft. Offenbar handelt es sich um ein Leberareal, das aus noch ungeklärter Ursache unter noch unbekannten Voraussetzungen zur Fetteinlagerung neigt.

Eine weitere Sonderform der Steatose ist die *nichtalkoholische Riesenfettleber bei Frauen mittleren Lebensalters* [783]. Das Syndrom ist durch eine mächtige Leververgrößerung ausgezeichnet. Das deutlich konsistenzvermehrte Organ reicht bis ins Becken, so daß sich der erste Gedanke immer auf eine Metastasenleber richtet. Histologisch besteht jedoch nichts anderes als eine schwerste, diffuse grobtropfige Fettleber. Wir haben bisher 11 derartige Fälle beobachtet und den Krankheitsverlauf über viele Jahre, bis zu 18 Jahre lang, klinisch, laparoskopisch und bioptisch beobachtet. Ein heimlicher Alkoholkonsum kann bei den Patientinnen, soweit dies überhaupt möglich ist, ausgeschlossen werden. Die Kranken sind nur mäßig adipös. Es bestehen ein leichter, durch orale Antidiabetica kontrollierbarer Diabetes mellitus, eine mäßiggradige Hyperlipoproteinämie Typ IV und eine Hypertonie. Die Leberveränderung ist diät- und therapieresistent. Alle Patientinnen entwickeln im Laufe der Jahre eine Fettleberhepatitis, die von einer alkoholischen Hepatitis histologisch nicht zu unterscheiden ist. Mallory-Körper sind allerdings kaum zu beobachten. Mit Einsetzen des cirrhotischen Umbaues nimmt die Verfettung und damit die Lebervergrößerung relativ rasch ab, so daß sich die Patientinnen schließlich nicht mehr von anderen Frauen mit „idiopathischer" Lebercirrhose unterscheiden. Zahlreiche weitere Fälle wurden inzwischen auch anderswo beobachtet [4, 712].

2. Die fettige Degeneration

Bei der fettigen Degeneration, die HARTROFT den Typ B nannte, handelt es sich um eine morphologisch differente Läsion, die bedeutend seltener anzutreffen ist. Das Cytoplasma ist von feinen Fetttropfen angefüllt, die jedoch niemals zusammenfließen. Der oft hyperchrome Zellkern verbleibt in der Zellmitte, die Gestalt der Zelle bleibt im großen und ganzen erhalten (Morulazellen). Die Elektronenmikroskopie erklärt die Ursache dieses Phänomens: Die Fetttropfen liegen nicht, wie bei der fettigen Infiltration, frei im Hyaloplasma, sondern in den Lysosomen und sind deshalb von einer einfachen Membran umgeben (Liposomen).

Die fettige Degeneration kann reversibel sein, wie aus Tierversuchen bekannt ist, wenn sie auch den vollständigen funktionellen Ausfall der betroffenen Leberzellen herbeiführen kann. Selbst bei der foudroyant zum Tode führenden Schwangerschaftsfettleber (s.S. 360) und dem Reye-Syndrom (s.S. 254) muß es zu keinen konfluierenden Parenchymnekrosen kommen. Die fettige Degeneration nach Tetrachlorkohlenstoffvergiftung ist hingegen bei schweren Fällen immer von solchen Nekrosen gefolgt (s.S. 357).

3. Hepatische Mineralölablagerungen

Mit der Nahrung aufgenommene Mineralöle (Erdölderivate) können resorbiert und in mesenterialen Lymphknoten, Milz und Leber abgelagert werden. In der Leber finden sie sich hauptsächlich in Form umschriebener Ansammlungen in Portalfeldern und bindegewebigen Septen, wobei sich kleinere Öltropfen innerhalb von Makrophagen befinden, größere Tropfen aber extracellulär liegen. In der Nachbarschaft solcher größerer Tropfen sind gelegentlich Langhanssche Riesenzellen festzustellen. Selten können Mineralölansammlungen auch intralobulär beobachtet werden, wo sie Fettgranulome auslösen können [91].

B. Eisenspeicher- und Eisenstoffwechselkrankheiten

Eine physiologische Eisenausscheidung nennenswerten Ausmaßes gibt es nicht. Deshalb muß beim Gesunden ein genau funktionierendes intestinales Regulationssystem bestehen, das aus dem täglichen Nahrungsangebot von ungefähr 15 mg Eisen nur so viel aufnehmen läßt, als der tägliche Eisenverlust durch abgestoßene Darm- und Hautepithelien, sowie bei der Frau noch zusätzlich durch die Menstruationsblutungen, ausmacht. Alle Schwierigkeiten im Verständnis der Eisenspeicherkrankheiten rühren daher, daß Art und Wirkungsmechanismus dieses Regulationssystems nicht bekannt sind.

Der ungefähre tägliche Eisenbedarf beträgt beim Mann 1 mg, bei der menstruierenden Frau 1,5 mg. Das Gesamteisen des menschlichen Körpers macht je nach Körpergewicht zwischen 4 und 5 g aus. Davon befinden sich 60–70% (2,0–3,5 g) im Hämoglobin und 0,5 g im Myoglobin. Das zirkulierende Plasma-(Transport-)Eisen und das essentielle Zelleisen betragen ungefähr nur je 4 mg. Im Mittel werden 600–800 mg dreiwertiges Eisen als Reserve abgelagert, und zwar in Form von Ferritin oder Siderin. 1500 mg Reserveeisen werden beim Gesunden kaum überschritten. Die gesunde Leber enthält ungefähr 300 mg Eisen, d.h. 0,1–0,25% ihres Trockengewichtes [38, 278]. Ein Eisengehalt, der mit den üblichen histochemischen Methoden dargestellt werden kann (z.B. Berlinerblau- oder Turnbullblau-Färbung), wird als Siderose bezeichnet. Es hat sich jedoch herausgestellt, daß leichte bis mäßiggradige Siderinablagerungen durchaus noch mit normalen Eisenreserven (Konzentrationen von 140–240 µg/100 mg Trockengewicht) vereinbar sein können und erst submaximale Siderinspeicherungen von durchschnittlich 1400 µg/100 mg mit Sicherheit für erhöhte Lebereisenwerte sprechen [38, 332, 653]. Eine histologisch maximale Eisenspeicherung bei voll entwickelter idiopathischer Hämochromatose liegt zumeist zwischen

2000 und 4000 μg/100 mg (1023–8890 μg) oder 20–40 g/kg Trockengewicht. Fehlen färbbaren Lebereisens spricht für subnormale Eisenkonzentrationen, und zwar 25–160 μg/100 mg oder durchschnittlich 77 μg/100 mg [39]. Der Unterschied zwischen den biochemischen und histochemischen Befunden wird durch die Art des Speichereisens bedingt.

Bei *Ferritin* handelt es sich um eine leicht mobilisierbare, wasserlösliche Fraktion, die dem Stoffwechsel bei Bedarf sofort zur Verfügung steht. Es besteht aus Eisenhydroxyd-Phosphatkomplexen, den Micellen, die an ein spezifisches Trägereiweiß, das Apoferritin, gebunden sind, dem die Rolle zufällt, die Kondensation der Eisenmicellen zu verhindern und die Zellstrukturen vor der starken Eiweißaffinität des Eisens zu schützen [261]. Ein Ferritinmolekül enthält 23% Eisen, das sind rund 4000 Atome.

Das große Ferritinmolekül (Molekulargewicht 860000) erscheint elektronenoptisch als Quadrat von 50–60 Å Seitenlänge, das an seinen Ecken Eisenmicellen trägt. Ferritin gibt im Lichtmikroskop erst eine positive Eisenreaktion, wenn die Zahl seiner im Cytoplasma verteilten Moleküle pro μ^3 auf über 2500 steigt [653]. Das Cytoplasma der betreffenden Zelle, Leberzelle oder Kupffer-Zelle, erhält dann je nach der Konzentration einen diffusen, hellblauen bis dunkelblauen Farbton (Farbabb. 200, 201, S. 459) [772].

Die Serum-Ferritinspiegel sind beim Neugeborenen hoch und liegen um 300 μg/l, um dann in den ersten sechs Lebensmonaten auf eine durchschnittliche Ferritinkonzentration von 60 μg/l abzusinken. Die normale Sättigung der Eisenspeicher kann noch bei Serum-Ferritinspiegeln von 20–30 μg/l gewährleistet sein. Absoluter Eisenmangel und leere Eisenspeicher bestehen, wenn der Spiegel unter 12 μg/l abgesunken ist.

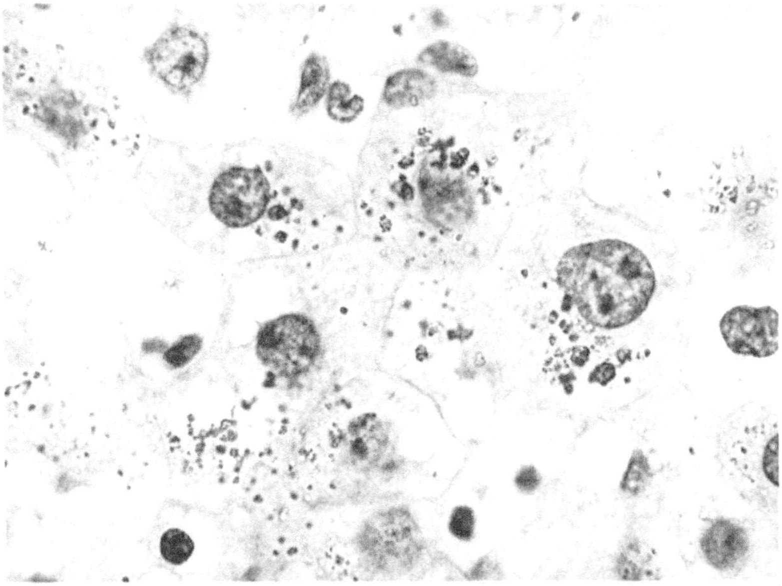

Abb. 197. Siderose der Leberzellen (Metastasenleber bei Ovarialcarcinom), 62 J., ♀. HE, ×850

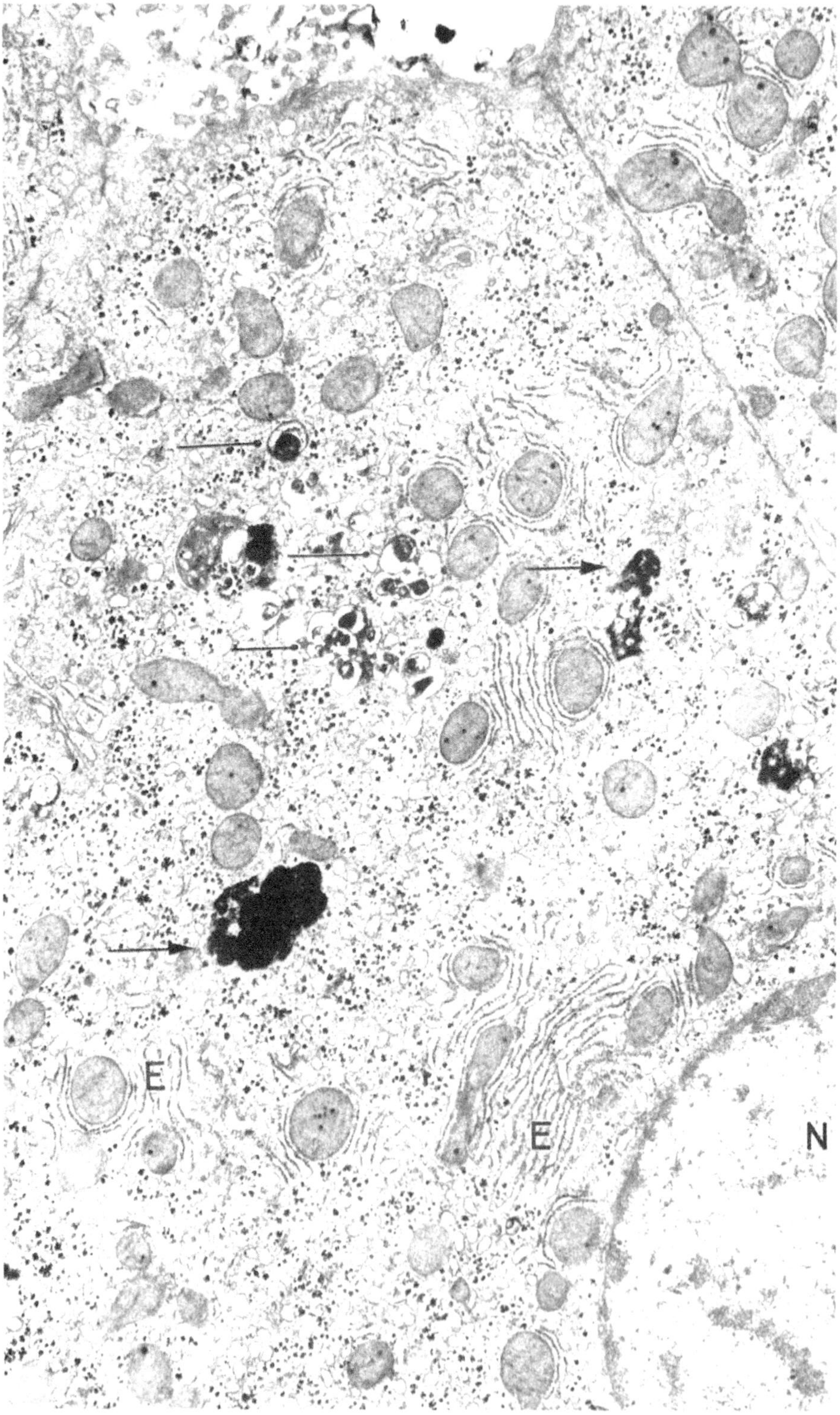
E
E
N

Transferrin, das eisenbindende Serum-Trägerprotein, zirkuliert beim Gesunden in einer Konzentration von 3,4–4 g/l (totale Eisenbindungskapazität). Normalerweise ist nur ungefähr ein Drittel abgesättigt und zwei Drittel sind frei (latente Eisenbindungskapazität).

Wenn mehr Eisen von der Zelle aufgenommen wird, als durch Apoferritin gebunden werden kann, wird das Überschußeisen als *Siderin* abgelagert, und zwar in Form von Siderosomen, von einer einfachen Membran umschlossenen Pigmentkörpern (Abb. 198). Der Eisengehalt des Siderins ist signifikant höher als derjenige des Ferritins und beträgt im Durchschnitt 35%. Vielfach lassen sich im Siderin kondensierte Ferritinmoleküle nachweisen [653]. Die organische Trägersubstanz besteht aus Proteinen, Mucopolysacchariden und Lipiden und ist durch eine hohe Affinität zu Schwermetallen ausgezeichnet [261]. Siderin ist keine Schlackensubstanz wie Lipofuscin, sondern wird bei Bedarf mobilisiert, jedoch weniger leicht als Ferritin.

Im Lichtmikroskop imponiert Siderin als verschieden große, stark lichtbrechende Körner (Abb. 197) von goldbrauner Eigenfarbe, die in Kupffer-Zellen beiderseits des Zellkerns, in Leberzellen, ebenso wie Lipofuscin, zwischen Zellkern und Gallenkanälchen abgelagert werden (Abb. 198), so daß sich im Zellverband wieder das Bild der Pigmentstraßen ergibt (Abb. 199). Im Gegensatz zum Lipofuscin wird Siderin zuerst in der Läppchenperipherie und hier wieder besonders um die Portalfelder gespeichert (Abb. 22). Bei stärkerer Siderose werden eisenhaltige Pigmentgranula auch von portalen Mesenchymzellen aufgenommen. Neugebildete Leberzellen sind auch bei schwersten Siderosen pigmentfrei.

Mäßiggradige bis deutliche Siderosen werden in Leberbiopsien häufig gefunden. In unserem Untersuchungsgut sind es 2972 Biopsien, das sind 14,6% des Gesamtmaterials.

Es ist offensichtlich, daß eine chronische Toxicität von Eisen-Proteinkomplexen für die Leberzelle, zu deren Aufgaben der Umsatz und die Speicherung dieses Materials gehört, gering sein muß. Freies, ionisiertes Eisen könnte hingegen, wenn die Superoxyd-Dismutase vermindert ist, hoch reaktive Radikale bilden. Leberveränderungen, die der idiopathischen Hämochromatose ungefähr entsprechen, sind im Tierversuch nur mit größten Schwierigkeiten zu erzielen [454]. Alle bisher am Menschen gemachten Beobachtungen sprechen dafür, daß die fibrogenetische Wirkung des Eisens relativ geringfügig ist und daß für den Leberschaden die Dauer der Eisenüberlastung ebenso bedeutsam ist wie ihr Umfang.

Bei Eisenspeicherkrankheiten wird der Eisenüberschuß in fast allen Organen, vor allem aber in Leber, Pankreas, Herzmuskel, Hypophyse und Nebennieren abgelagert. Eine pathologische Eisenspeicherung kann grundsätzlich auf vier verschiedenen Wegen entstehen:

1. durch gesteigerte Absorption bei normalem Eisengehalt der Nahrung (z.B. idiopathische Hämochromatose, bestimmte Anämien),

◁ **Abb. 198.** Hämochromatose (Bronzediabetes), 45 Jahre, ♀. Im Cytoplasma einer Leberzelle strahlendichte, sehr feingranulierte Körper (→) (Siderosomen). Geschichtete, strahlendichte Massen in Vacuolen eingeschlossen (—●). Gleichartiges Material im Lumen des Canaliculus (*oben*). Zellkern (*N*), Ergastoplasma (*E*). ×11400 [329]

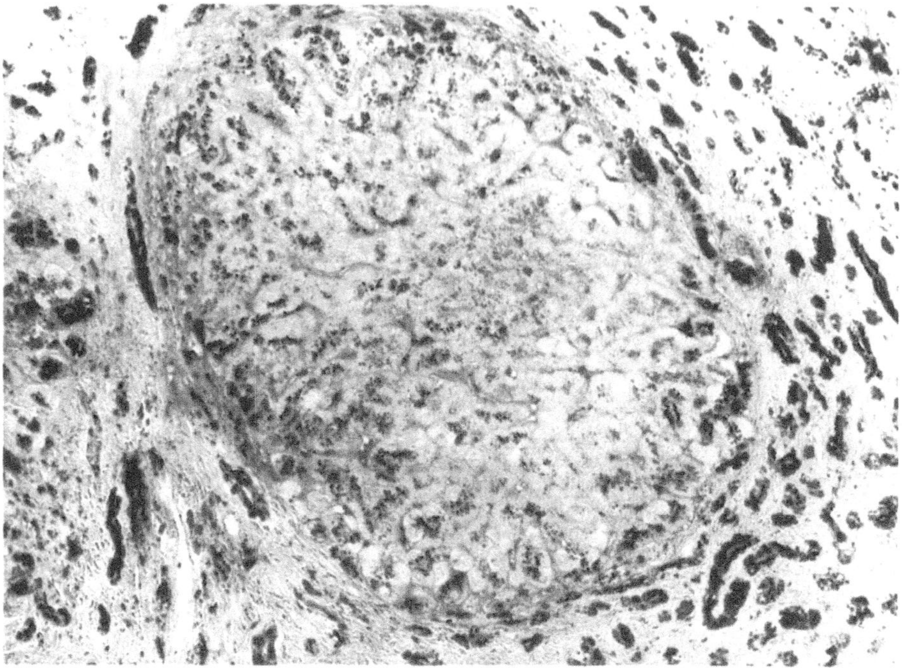

Abb. 199. Cirrhose bei idiopathischer Hämochromatose (Bronzediabetes), 54 Jahre, ♂. Serumeisen 45,5 µmol/l (254 µg/dl), freie Eisenbindungskapazität 0,35 g/l. Pseudolobulus. Die Siderinablagerung im Epithel der Ductuli steht im Vordergrund. HE, ×120 [663]

2. durch endogene Eisenzufuhr (z.B. hämolytische Anämien),
3. durch wiederholte parenterale Eisenzufuhr (z.B. Bluttransfusionen bei aplastischen Anämien),
4. durch vermehrte orale Eisenzufuhr (z.B. Bantu-Siderose).

Von Bedeutung für das weitere Schicksal der Leber ist nur eine übermäßige Eisenablagerung in den Leberzellen, nicht aber die Eisenspeicherung in den sinusoidalen Zellen. Die mesenchymalen Speicherzellen üben damit, solange ihre Aufnahmekapazität nicht überschritten wird, eine Schutzfunktion für das Parenchym aus. Die Eisenspeicherkrankheiten der Leber sind folgende:

1. Idiopathische Hämochromatose
   a) Latentes oder präcirrhotisches Stadium
   b) Cirrhosestadium
2. Cirrhose mit sekundärer Hämochromatose
3. Hämochromatose bei hämolytischen Anämien und nach Transfusionen
4. Hämochromatose bei diätetischer Eisenüberlastung
5. Neugeborenenhämochromatose
6. Congenitale Atransferrinämie

Die Neugeborenenhämochromatose und die congenitale Atransferrinämie wurden bereits bei den Stoffwechselkrankheiten des Kindesalters abgehandelt.

Tabelle 43. Lokalisation und Ausmaß der hepatalen Eisenspeicherung unter verschiedenen Bedingungen. (Nach THALER [777])

Krankheit oder Ursachen	Leberzellen	Kupfferzellen	Portale Makrophagen	Gallengänge
Hämolytische Anämien, Transfusionen	+	+++	+	±
Virushepatitis	(+)	++	+	–
Fettleber, Cirrhose, Porphyria cutanea tarda	++	+	+	±
Idiopathische Hämochromatose	+++	++	+++	+++

Lokalisation und Verteilung des Eisenpigments in der Leber lassen gewisse Rückschlüsse auf die Art der vorliegenden Eisenstoffwechselstörung zu, besonders in den Frühstadien der Erkrankungen (Tabelle 43).

1. Die idiopathische Hämochromatose

Nach der ersten Beschreibung durch TROUSSEAU (1865) hat VON RECKLINGHAUSEN die Bezeichnung Hämochromatose geprägt und gleichzeitig die klassische Symptomentrias: Hepatomegalie, Melanodermie und Diabetes mellitus beschrieben (Bronzediabetes, Bronzecirrhose).

Die idiopathische Hämochromatose ist eine familiäre Eisenspeicherkrankheit, deren pathophysiologische Ursache noch nicht bekannt ist und deren Erbmodus noch nicht zweifelsfrei geklärt werden konnte. Das Gen der idiopathischen Hämochromatose dürfte im Chromosom 6 lokalisiert sein und es ist wahrscheinlich, daß die Krankheit recessiv mit inkompletter phänotypischer Expressivität vererbt wird [105, 528]. Mit den sogenannten Hämochromatose-Allelen A3, B7 und B14 besteht eine signifikant-positive Korrelation.

Die idiopathische Hämochromatose, ebenso wie die meisten der anderen Hämochromatosen, trägt ihren Namen zu Unrecht, da es sich beim überwiegenden Teil des Speichereisens um kein Hämeisen handelt. Die duodenale Eisenresorption bei idiopathischer Hämochromatose kann in einem Ausmaß erhöht sein, daß ein jährlicher Eisenzuwachs von 500 mg resultiert [38], bei voll entwickelter Erkrankung kann jedoch die Resorption wieder auf Normalwerte absinken. Die Eisenspeicherung setzt beim männlichen Geschlecht nach Beendigung der Wachstumsperiode, bei der Frau fast immer in der Menopause ein, wenn der physiologische Eisenverlust durch Menstruation und Geburten wegfällt [663, 853]. Männer erkranken 10mal häufiger als Frauen. Die Relation der manifest Erkrankten zur Gesamtbevölkerung schwankt nach neueren Statistiken zwischen 1:4000 und 3:1000, wobei die Häufigkeit homozygoter Merkmalsträger mit 1:500, heterozygoter sogar mit 1:20 geschätzt wird.

Bei Männern fällt der Erkrankungsbeginn meist zwischen das 40. und 60. Lebensjahr. Sie klagen über Müdigkeit, Lethargie und Impotenz. An klinischen Manifestationen sind neben der klassischen Trias noch Arrhythmien und Herzschwäche, in 25–50% der Kranken spezifische Arthropathien (Chondrocalcinose), Verlust der Körperbehaarung und Hodenatrophie, als Spätkomplikation in 14% Leberzellcarcinome zu nennen (Abb. 335).

Der zuverlässigste Einzeltest ist das Ausmaß der Transferrinsättigung, während sich die Eisenbestände des Organismus mit Hilfe des Serumferritins besser abschätzen lassen. Es kann in Normalfällen bis zu 300 µg/l betragen und liegt im Durchschnitt bei 60 µg/l, kann aber bei entzündlichen Krankheiten, verschiedenen Leberkrankheiten und nach Bluttransfusionen erhöht sein, wobei gelegentlich auch Spiegel zwischen 3000 und 6000 µg/l registriert werden können [453]. Bei entsprechendem klinischem Bild sprechen aber Werte über 700 µg/l für die idiopathische Hämochromatose. Die jährliche Serumferritinerhöhung macht ungefähr 65 µg/l aus [43]. Das Serumeisen liegt häufig über 32,2 µmol/l (180 µg/dl), ist aber kein verläßlicher Test, während die latente (freie) Eisenbindungskapazität charakteristischer Weise weniger als 0,5 g/l beträgt. 1 µg/l Serumferritin entspricht ungefähr 7,5 mg gespeichertem Reserveeisen [43]. Seine Gesamtmenge liegt bei Homozygoten meist zwischen 20 und 60 g.

a) Histologische Befunde des *präcirrhotischen Stadiums* der idiopathischen Hämochromatose können als Zufallsbefund bei der bioptischen Abklärung von Hypersiderinämien oder bei der Umgebungsuntersuchung von Hämochromatosekranken zur Ansicht kommen. *Die bioptische Kontrolle der nächsten Blutsverwandten von Patienten mit idiopathischer Hämochromatose ist bei der starken familiären Belastung eine unbedingte Notwendigkeit.* Die Leberbiopsie fällt makroskopisch durch ihre braune Farbe auf. Histologisch zeigt sich eine erhebliche Siderinspeicherung der läppchenperipheren Leberzellen mit gleichzeitiger läppchenzentraler Lipofuscinose (Abb. 22) oder eine Siderose des gesamten Leberparenchyms in Form zentroaxialer Pigmentstraßen, wobei die Eisenablagerung periportal akzentuiert ist.

Am Ende des präcirrhotischen Stadiums kann es zu sehr auffälligen Veränderungen kommen: Durch maximale Ferritinspeicherung, die bei HE-Färbung nicht in Erscheinung tritt, können vor allem läppchenperiphere Leberzellen bei Eisenreaktion eine gleichmäßig-tiefblaue Färbung ihres Cytoplasmas annehmen und es können Riesensiderosomen auftreten, die meist einzeln, gelegentlich aber auch in Mehrzahl in einer Leberzelle vorhanden sind und vielfach Kerngröße erreichen. Bei Eisenreaktion nehmen sie eine schwarzblaue Farbe an. Leer erscheinende Leberzellen oder Leberzellen, die so aussehen, wie wenn sie nur Siderosomen enthalten würden, sind Fixierungsartefakte durch Herauslösen des Ferritins. Der Großteil der sinusoidalen Zellen ist an diesem Speicherungsprozeß nur in viel geringerer Weise beteiligt. Viele Leberzellen der Läppchenperipherie weisen Lochkerne auf (Farbabb. 202 und 203, S. 461). Die geschilderten schweren Parenchymveränderungen leiten offenbar das Cirrhosestadium ein. Bei dem Fall der beiden Farbabbildungen und bei einer weiteren typischen präcirrhotischen idiopathischen Hämochromatose konnten wir anläßlich der ein Jahr später durchgeführten Kontrollbiopsie bereits eine Cirrhose bzw. flächenhafte, degenerativ-nekrotisierende Parenchymveränderungen beobachten. Portale Fibrosen, die sich im präcirrhotischen Stadium entwickeln, sind sternförmig gestaltet (Holly leaf fibrosis, Stechpalmenblatt-Fibrose). Hämochromatose-bedingte Fibrosen sind nach erfolgreicher Aderlaßtherapie weitgehend rückbildungsfähig [233].

b) Im *Cirrhosestadium* liegt ein multilobulärer Umbau von gemischtem Knotentyp vor. Der Punktionszylinder ist braun und fällt nach histochemischer Eisenreaktion bereits durch seine tiefblaue Färbung auf. Siderin ist nicht nur reichlich im Parenchym, in sinusoidalen Zellen und in Kupfferzellnestern abgelagert, die als dunkelblaue Kleckse im Parenchym liegen, sondern auch in portalen Zellen, und zwar in Makrophagen, Fibrocyten, Endothelien und gelegentlich in Form grober Schollen auch frei in Gewebespalten. Der auffallendste Befund ist aber die Siderose der Gallengangsepithelien. Diese Speicherung spricht bei starker Ausprägung ganz im Sinne der idiopathischen Hämochromatose (Abb. 199, Tabelle 43). Nur neugebildete Leberzellen sind pigmentfrei und heben sich dadurch scharf vom älteren Parenchym ab.

Eine Bronzecirrhose ist ihrer Entstehung nach eine postnekrotische Cirrhose, bei der aber die Fibrosierung, die durch die Eiseneinlagerung gefördert wird, eine große Rolle spielt. Das Narbengewebe ist besonders dicht und oft auffallend entzündungsarm.

Die idiopathische Hämochromatose besitzt kein histologisches Merkmal, das nicht auch bei einer Cirrhose mit sekundärer Hämochromatose vorhanden sein könnte. Die Diagnose gründet sich daher nur auf quantitative Unterschiede, ist aber bei voll ausgeprägtem Krankheitsbild zumeist leicht. Da die Pigmentcirrhose nur einen Teil des klinischen Krankheitsbildes der idiopathischen Hämochromatose ausmacht, dessen Kenntnis aber für eine sichere histologische Diagnose nötig ist, kann der histologische Untersucher in Unkenntnis der Klinik nur von einer „Cirrhose mit Eisenspeicherung vom Ausmaß einer idiopathischen Hämochromatose“ sprechen.

Der Effekt einer Aderlaßtherapie läßt sich bioptisch am besten verfolgen. Die Behandlung sollte bis zum völligen Verschwinden der Eisenspeicherung konsequent fortgesetzt werden. Spätere Rückfälle können durch Aderlässe in Vierteljahresabständen zumeist verhindert werden.

2. Die Cirrhose mit sekundärer Hämochromatose

Alkoholkonsum löst eine vermehrte Eisenresorption im Magen oder oberem Dünndarm aus. Weiß- und Rotwein sind außerdem (in gleicher Weise!) von Natur aus relativ eisenreich und enthalten 0,2–0,5 mg/dl. Durch eisenhaltige Geräte bei der Weinverarbeitung kann der Eisengehalt bis auf 1,0 mg/dl steigen. Bei *chronischen Alkoholikern,* die Wein bevorzugen, finden sich tatsächlich häufig Cirrhosen, die eine deutliche Siderose aufweisen. In unserem Krankengut von 675 präcirrhotischen Fällen einer alkoholischen Hepatitis wiesen 297 (44%) eine mäßiggradige bis deutliche Siderose auf. Interessanterweise fand sich eine Siderose bei 555 Fällen alkoholischer Hepatitiden im Cirrhosestadium nur bei 88 Patienten (15%) [795]. Dies ist um so erstaunlicher, als angenommen wird, daß die Arterialisierung des Blutes, das die Parenchymknoten der Cirrhoseleber durchströmt, ebenfalls eine Eisenablagerung begünstigt. Die Häufigkeit der sekundären Hämochromatose bei alkoholischer Cirrhose zeigt auffällige geographische Unterschiede, die wahrscheinlich mit den Trinksitten zusammenhängen. Bei schwedischen Alkoholikern, die harte (weitgehend eisenfreie) Getränke bevorzugen, liegt der Eisengehalt unter demjenigen der Kontrollen [464].

Viele, aber nicht alle Cirrhosepatienten entwickeln oder verstärken nach *portosystemischen Shuntoperationen* eine Siderose. Die Eisenablagerung kann in manchen Fällen außerordentlich rasch vonstatten gehen und hochgradig sein [148, 406]. Die Ursache dieser sekundären Hämochromatose ist nicht geklärt.

Bei *Porphyria cutanea tarda* besteht immer eine – meist nur mäßiggradige – Siderose, was diagnostisch verwertet werden kann (s.S. 283). Diese Siderose ist stets schon im präcirrhotischen Stadium zu beobachten und dürfte alkoholbedingt sein.

Ganz abgesehen davon, daß bei alkoholischen Cirrhosen mit sekundärer Hämochromatose besondere Veränderungen auf die alkoholische Genese der Erkrankung hinweisen können (s.S. 393), erreicht das Ausmaß der Siderinablagerung kaum jemals dasjenige einer idiopathischen Hämochromatose. Siderin findet sich bei den meisten Fällen nur in der Peripherie der Parenchymknoten, und zwar in ungefähr gleicher Intensität in Leberzellen und Kupffer-Zellen. Gallengangsepithelien können Eiseneinlagerungen aufweisen, aber nur in spärlichem Maße. Sind bei einer Cirrhose die bindegewebigen Septen frei von Eisenpigment, ist auch bei schwerster Siderose von Parenchym und sinusoidalen Zellen eine idiopathische Hämochromatose auszuschließen.

3. Hämochromatose bei hämolytischen Anämien und Hämochromatose nach Bluttransfusionen

Bei allen hämolytischen Anämien, besondes aber den genetisch bedingten Formen (Thalassämie, Sichelzellenanämie, Kugelzellenanämie) und den auf Pyridoxin ansprechenden Anämien, sowie nach zahlreichen Bluttransfusionen wegen aplastischer Anämie oder nach intravenöser Eisentherapie, wird Siderin zuerst ausschließlich in den sinusoidalen Zellen abgelagert (Farbabb. 200, S. 459). Das Ausmaß der Siderose ist dabei der Dauer der Erkrankung oder der Menge des zugeführten Eisens grob proportional. Bei langdauernder Erkrankung oder fortgesetzter Eisenzufuhr reichert sich Eisenpigment mehr und mehr auch in Hepatocyten an. Während eine Fibrosierung im allgemeinen selten ist, liegen nun schon eine ganze Reihe gut dokumentierter Beobachtungen von genetisch bedingten hämolytischen Anämien vor, bei denen sich klinisch und morphologisch das Vollbild einer Hämochromatose entwickelte [40, 308].

Eisenspeicherung in intralobulären und portalen Makrophagennestern findet sich bei abklingender Virushepatitis besonders dann, wenn es sich um ältere Personen handelt (Farbabb. 53, S. 459). Das Eisen stammt dabei sowohl aus zugrundegegangenen Leberzellen als auch aus phagocytierten Erythrocyten.

4. Hämochromatose bei diätetischer Eisenüberlastung (Bantu-Hämochromatose)

Die absolute Menge des absorbierten Eisens vergrößert sich mit der zugeführten Quantität. Daher kann auch Eisen, das aus therapeutischen Gründen oral verabreicht wird, eine Siderose bedingen. Als Schulbeispiel einer diätetisch erzeugten Eisenspeicherkrankheit gilt die Bantu-Hämochromatose [94], eine Kombination von maximal erhöhter Eisenzufuhr, chronischem Alkoholismus und Eiweißmangelernährung. Die Bantus pflegen zum Kochen eiserne Töpfe zu verwenden und ihr „Kaffernbier" in schmiedeeisernen Bottichen zu brauen. Dadurch kann die tägliche Eisenzufuhr bis zu 200 mg betragen. Die erhöhte Eisenresorption führt neben einer Eisenspeicherung in Milz und Knochenmark zu einer schweren Lebersiderose, wobei die Leber bis zu 8 g/100 g Trockengewicht enthalten kann.

Gegenüber der idiopathischen Hämochromatose ergeben sich gewisse Unterschiede, da die Speicherung bei der Bantu-Hämochromatose in erster Linie in den Kupffer-Zellen und portalen Makrophagen und erst in zweiter Linie in den Hepatocyten stattfindet, hier wieder mit Bevorzugung des periportalen Parenchyms. Viele Patienten weisen trotz ausgedehntester Eisenspeicherung keinen erkennbaren Leberschaden auf, andere entwickeln Cirrhosen.

MacDonald [470] nahm diese und andere Beobachtungen zum Anlaß, um die Existenz einer idiopathischen Hämochromatose überhaupt zu leugnen und alle Hämochromatosen auf erhöhte Eisenzufuhr und andere Umweltfaktoren zurückzuführen. Auf diese Weise kann aber nicht erklärt werden, warum idiopathische Hämochromatosen bei getrennt lebenden, eineiigen Zwillingen auftreten und warum bei Hämochromatosekranken die Geschwister 5mal häufiger befallen sind als die Kinder, sowie bei 25–50% der nächsten Verwandten Eisenstoffwechselstörungen aufzudecken sind. Die Kontroverse, die sich an diesen Meinungsverschiedenheiten entzündete, erwies sich jedenfalls für die Erforschung der Eisenspeicherkrankheiten als außerordentlich fruchtbar.

C. Der Morbus Wilson (hepatolenticuläre Degeneration)

Der Morbus Wilson ist eine autosomal-recessiv vererbbare Kupferstoffwechselstörung, deren primärer genetischer Defekt noch unbekannt ist. Die Häufigkeit abnormer Genträger ist groß und beträgt 1:90, während die manifeste Erkrankung selten ist und mit einer Häufigkeit von 1:30000 beobachtet wird [730].

Die Krankheit steht zwischen dem Kindes- und Erwachsenenalter. Beim gesunden Neugeborenen finden sich hohe hepatische Kupferkonzentrationen, die solchen beim Morbus Wilson durchaus entsprechen können. Der Kupferüberschuß ist aber in den Lysosomen gespeichert, wodurch die Zelle offenbar vor seiner toxischen Wirkung geschützt ist [506]. Diese erheblichen Konzentrationen gehen innerhalb von 6 Monaten auf die Normalwerte des Erwachsenenalters zurück. Bei homozygoten Wilson-Erbträgern findet dieser Rückgang jedoch nicht statt. Die fehlende Normalisierung beruht einerseits auf einem Mangel an Cäruloplasmin im Serum, andererseits auf einem Defekt der biliären Kupferausscheidung. Es handelt sich um eine defekte Mobilisierung, die dazu führt, daß das Metall zuerst in der Leber gespeichert wird und dort toxische Veränderungen setzt. Wird die Speicherfähigkeit der Leber überschritten, überschwemmt das Kupfer den Organismus und verursacht pathologische Veränderungen im Zentralnervensystem und in geringerem Maß in den Nieren. Kupferablagerungen in der Descemetschen Membran der Cornea erzeugen den klinisch so bedeutsamen Kayser-Fleischerring. Bei 15% der Wilson-Kranken ist der Cäruloplasminspiegel zwar normal, doch der Kupfereinbau ins Proteinmolekül gestört. Der Defekt bei Morbus Wilson dürfte in den Lysosomen der Leberzellen liegen [728, 730].

Der Morbus Wilson könnte und sollte schon im Säuglingsalter, jenseits des 6. Lebensmonats, diagnostiziert werden, und zwar durch den Nachweis, daß der Cäruloplasminspiegel unter 200 mg/l und der Kupfergehalt der Leber über 200 μg/g Trockengewicht liegt (normal 9–47 μg/g, im Durchschnitt 26 μg/g. 85% des Leberkupfers befinden sich, an Metallothionein gebunden, im Cytosol der Leberzellen.) Die Serumkupferspiegel sind erniedrigt und liegen um 9,4 μmol/l (60 μg/dl), die Kupferausscheidung im Harn ist um ein Vielfaches erhöht. *Die rechtzeitige Diagnose bei noch asymptomatischen Patienten ist das anzustrebende Ziel,* da eine konsequente Therapie den Ausbruch der Erkrankung mit Sicherheit verhindert. Dieses Ziel wird zur Zeit allerdings höchstens bei Geschwistern manifest erkrankter Patienten erreicht, bzw. gelegentlich auch dann, wenn ungeklärte Steigerungen der Transaminasenaktivität auch zur Prüfung des Kupferstoffwechsels anregen.

Die ersten morphologischen Manifestationen der hepatolenticulären Degeneration sind frühestens jenseits des 5. Lebensjahres zu erwarten, der Ausbruch der typischen Erkrankung erst in der Adolescenz oder auch bedeutend später, bis zum 5. oder 6. Lebensjahrzehnt. Aus diesen Gründen pflegt man den Morbus Wilson bei den Stoffwechselkrankheiten des Erwachsenen abzuhandeln, obwohl er *nach der chronischen Virushepatitis die häufigste chronische Leberkrankheit des Kindesalters ist.*

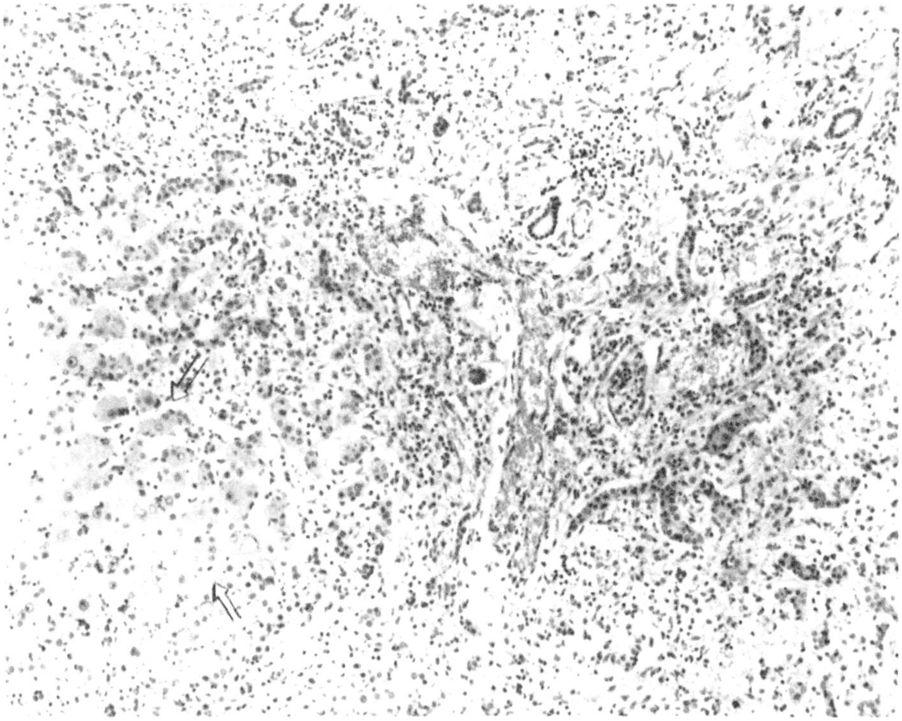

Abb. 204. Morbus Wilson im Cirrhosestadium. 16 Jahre, ♂. Leberkupfer 865 μg/g Trockengewicht. Kleine Parenchymareale (→) in einem breiten Narbenfeld, das nur mäßig dicht chronisch-entzündlich infiltriert ist und zahlreiche ductuläre Wucherungen aufweist. HE, ×125 [729]

Bei steigenden Kupferkonzentrationen im Leberparenchym sind in den ersten 5 Lebensjahren außer einer fein- bis mittelgrobtropfigen Leberzellverfettung keine wesentlichen pathologischen Befunde zu erheben, womit die Tatsache unterstrichen ist, daß eine Steatose im Kindesalter stets auf das Vorliegen einer ernsten Stoffwechselkrankheit verdächtig ist. Glykogenkerne (Lochkerne) und Lipofuscineinlagerungen, die ebenfalls als Frühkriterien beschrieben wurden [649], sind in normalen kindlichen Lebern so häufig zu beobachten, daß ihnen kaum eine diagnostische Bedeutung zukommt. Später können sich zarte portoportale bindegewebige Septen ausbilden, durch die die Läppchenarchitektur deutlicher hervorgehoben wird. Der Kupfernachweis kann in diesem Stadium mit den üblichen histochemischen Methoden (Rubeanwasserstoff, Rhodanin, s.S. 57) noch nicht geführt werden.

Elektronenoptische Veränderungen an den Mitochondrien sind schon in der Frühphase nachweisbar: Größen- und Formunterschiede, eine erhöhte Dichte der Matrix, eine deutliche Abhebung der äußeren von der inneren Membran und die Einlagerung verschiedener Einschlüsse (Abb. 205) [728].

Überschreitet das Kupfer, das sich zu dieser Zeit noch diffus verteilt im Cytoplasma findet, eine kritische Grenze (Tabelle 44), tritt die manifeste Leber-

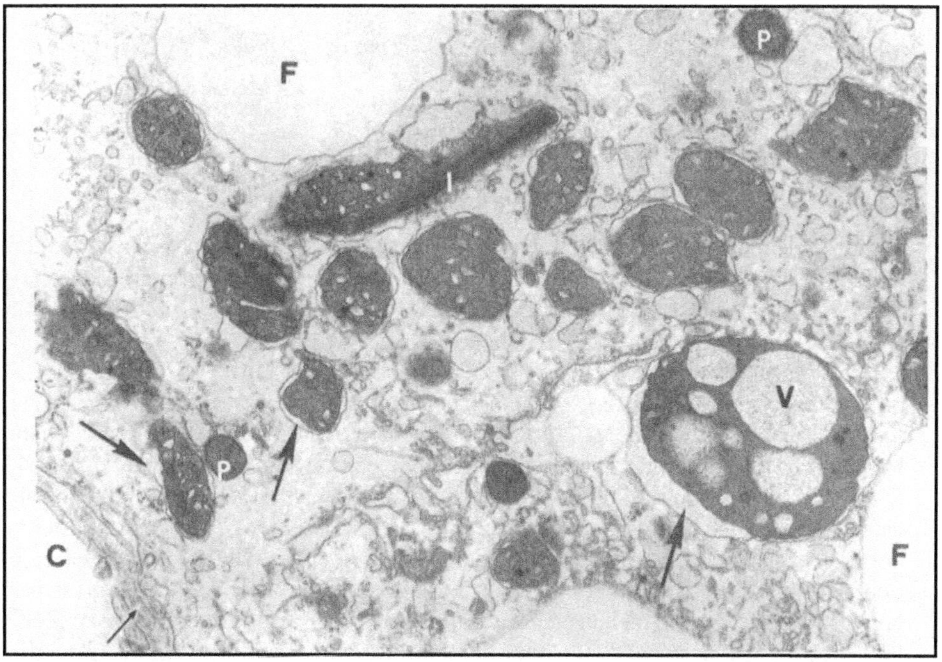

Abb. 205. Asymptomatischer Morbus Wilson. 9 Jahre, ♀. Serum-Caeruloplasmin 84 mg/l, Leberkupfer 1004 µg/g Trockengewicht. Die pleomorphen Mitochondrien weisen eine elektronendichte Matrix auf, ihre äußere Membran ist deutlich abgehoben (*großer Pfeil*). Sie beherbergen kristalline Einschlüsse (*I*) und Vacuolen, die granuläres Material enthalten (*V*). Das glatte endoplasmatische Reticulum ist vielfach blasig umgewandelt, im Cytoplasma finden sich feine Fettvacuolen (*F*). Peroxysom (*P*). Im Disseschen Raum eines Sinusoids (*C*) hat sich eine Basalmembran ausgebildet (Kapillarisierung) (*kleiner Pfeil*). ×19100 [728]

Tabelle 44. Pathologische Leberveränderungen in den drei Entwicklungsstadien des Morbus Wilson. (Nach STERNLIEB u. SCHEINBERG [729])

	Frühstadium	(„akutes") Zwischenstadium	Spätstadium
Lebergröße	normal oder vergrößert	normal, irregulär vergrößert oder verkleinert	normal oder verkleinert
Oberfläche	normal	fein- oder grobknotig	gleichmäßig knotig
Histologischer Befund	Verfettung, Fibrose, Entzündung	kollabierte Nekrosezonen, Fibrose, entzündliche Infiltration, ductuläre Wucherungen	Cirrhose
Leberzellveränderungen	Verfettung	Verfettung, Nekrose, rote Körper, Mallory-Körper	Pigmentgranula
Veränderte Organellen	Mitochondrien und Peroxysomen	unbekannt	reichlichst Lipofuscin
Gewebekupferkonzentration (μg/g Trockengewicht ±mittl. S.D. (n))	983±368	unbekannt	439±260
Kupferverteilung	diffus im Cytoplasma	läppchenweise verschieden, diffus oder in Lysosomen	in Lysosomen
Rubeanwasserstoff-Färbung (spezifisch)	negativ	z.T. positiv	positiv
Timm's Silbersulfid-Methode (unspezifisch)	positiv	positiv	positiv

schädigung ein, die im allgemeinen den neurologischen, psychiatrischen oder renalen Veränderungen vorausgeht. Der Ablauf der morphologischen Leberveränderungen korreliert dabei mit bestimmten Eigenarten der Kupferablagerung (Tabelle 44).

Es kommt zu einer deutlichen Leberzellschwellung, einer beträchtlichen Lipofuscinose, zur Ausbildung roter Körper und typischer Mallory-Körper. Die Veränderungen sind in der Läppchenperipherie, in der sich auch der höchste Kupfergehalt findet, am ausgeprägtesten. Hier beginnt auch der Leberzellzerfall. Da gleichzeitig eine entzündliche Infiltration der Portalfelder und bindegewebigen Septen besteht, die sich vorwiegend aus Lymphocyten, aber auch segmentkernigen Leukocyten zusammensetzt und auf die periportalen Nekroseareale übergreift, ist die Ähnlichkeit mit Mottenfraßnekrosen bei chronisch-aggressiver Hepatitis groß. Plasmazellen gehören allerdings nicht zum entzündlichen Zellbild des Morbus Wilson. Der Leberzelluntergang schreitet rasch fort, die Nekroseareale kollabieren, was zur Zerstörung der Läppchenarchitektur und zur Cirrhosebildung führt (Abb. 204). Fibrosierung und ductuläre Wucherungen sind meist sehr ausgeprägt. Die unbehandelte Wilson-Cirrhose zeigt rasche Progredienz. Auffallend ist der große Unterschied im Kupfergehalt der einzelnen Pseudolobuli: neben kupferreichen können sich kupferarme und auch kupferfreie Knoten finden.

Häufig suchen die Patienten erst den Arzt auf, nachdem Ikterus oder Ascites aufgetreten sind oder sich die ersten (und gleichzeitig zumeist leider auch letzten) Oesophagusvaricenblutungen ereignet haben.

Wegen der außerordentlichen Ähnlichkeit mit der chronisch-aggressiven Hepatitis muß man es sich zur Regel machen, bei allen einschlägigen Krankheitsfällen, die weniger als 30 Jahre alt und HB_sAg-negativ sind, den Cäruloplasminspiegel zu bestimmen und eine Spaltlampenuntersuchung der Cornea zu veranlassen. Das gleiche gilt für chronische Hepatitiden mit Hämolyse (bei Morbus Wilson eine Folge der Einschwemmung von Gewebekupfer in die Blutbahn), sowie für chronische Hepatitiden, die mit Leberzellverfettung oder mit der Bildung von Mallory-Körpern einhergehen. Auch bei allen histologisch-atypischen chronischen Hepatitiden sollte nach einem eventuellen Morbus Wilson gefahndet werden.

Ist der Verdacht auf das Vorliegen dieser Krankheit gegeben, muß die Kupferausscheidung im 24 h-Harn bestimmt werden (verdächtig ist eine Ausscheidung über 10 µg/dl), eine quantitative Kupferbestimmung aus einer Leberbiopsie veranlaßt und in Zweifelsfällen die Radiokupferbelastung durchgeführt werden.

Schließlich muß bedacht werden, daß die Krankheit sogar unter dem Bilde einer akuten oder fulminanten Hepatitis beginnen und in wenigen Wochen zum Tode führen kann, wie das gelegentlich bei Adoleszenten beobachtet wird [730].

D. Das Gilbert-Syndrom

Serumbilirubinwerte schwanken auch bei der gesunden Normalbevölkerung in weiten Grenzen und der Übergang zu höheren Bilirubinspiegeln mit zeitweise manifestem Ikterus ist ein durchaus fließender. Wenn man, wie das mehr oder weniger willkürlich geschieht, die oberste Grenze eines noch normalen Serumbilirubins mit 20,5 µmol/l (1,2 mg/dl) ansetzt, liegen die Gallenfarbstoffwerte bei 5–8% der Bevölkerung im pathologischen Bereich.

Das Gilbert-Syndrom (konstitutionelle oder chronische unkonjugierte Hyperbilirubinämie, Icterus juvenilis intermittens Meulengracht, cholémie simple familiale Gilbert) zeigt einen autosomal-dominanten Erbgang. Männer sind viermal häufiger als Frauen betroffen, das Manifestationsalter liegt um das 18. Lebensjahr.

Während der leichten Gelbsuchtschübe bestehen uncharakteristische Allgemeinbeschwerden, vor allem Müdigkeit. Die Vermehrung von unkonjugiertem Bilirubin im Serum, die selten 85,5 µmol/l (5 mg/dl) übersteigt und die Tatsache, daß 90 bis 95% des Farbstoffs in unkonjugierter Form [694a] und rund 50% des konjugierten Bilirubins als Monoglucuronid vorliegen, können die einzigen pathologischen Laboratoriumsbefunde sein. Bei 50% der Patienten besteht jedoch außerdem noch eine verkürzte Erythrocyten-Überlebenszeit, so daß angenommen werden muß, daß es vielfach erst die damit einhergehende Bilirubin-Überproduktion ist, die eine latente Störung manifest werden läßt [661].

Die Ursache des Gilbert-Syndroms, das von den Franzosen sehr treffend als „plus jaune que malade" qualifiziert wurde, ist eine Verminderung der Bilirubin-Glucuronyltransferase [86] und eine herabgesetzte Bilirubin-Clearance. Bei einigen Fällen können hepatocelluläre Transportstörungen nachgewiesen werden. *Damit ist das Syndrom zweifellos nicht einheitlich.*

Eine Gefahr droht den Patienten mit Gilbert-Syndrom nur von Ärzten, die den völlig harmlosen Zustand verkennen und sie ungerechtfertigt mit Einschränkungen verschiedenster Art, Diät und Medikamenten traktieren.

Die Klinik des Gilbert-Syndroms ist zur Stellung der Diagnose völlig ausreichend, doch ist die Leberbiopsie in vielen Fällen notwendig, um Ärzten oder den meist schon neurotisierten Patienten die Harmlosigkeit des Zustandes zu beweisen.

Die Biopsie liefert ein völlig regelrechtes histologisches Bild. Eine Besonderheit, die uns bei den 417 Fällen, die wir zu begutachten Gelegenheit hatten, immer wieder aufgefallen ist, sind die zahlreichen intralobulären Gallengänge, die man beim Gesunden selten in solcher Häufigkeit antrifft (Abb. 18).

In den USA, Japan und Norddeutschland [317] wurden vermehrte Lipofuscin-Ablagerungen beschrieben. Elektronenoptisch findet sich lediglich eine beträchtliche Hypertrophie des sonst unauffälligen rauhen endoplasmatischen Reticulums, das auf das Fünf- bis Zehnfache der Norm vermehrt ist [497].

Daß es neben dem Gilbert-Syndrom noch eine posthepatitische Hyperbilirubinämie gibt, die in der deutschsprachigen Literatur keine geringe Rolle spielte, konnte nicht erwiesen werden [242].

E. Die Porphyrien

Unter Porphyrien versteht man ererbte oder erworbene Störungen der Häm-Biosynthese. Es sind Stoffwechselstörungen im erythropoetischen System oder in der Leber, die mit einer Überproduktion von Häm-Vorstufen einhergehen.

1. Die erythropoetische Porphyrie

Bei Porphyria erythropoetica (P. congenita), einer Erbkrankheit mit dominanten Merkmalen, besteht ein Defekt der Uroporphyrinogenisomerase im Erythroblasten, der eine Protoporphyrin-Ablagerung in den Geweben und eine progrediente Photodermatose verursacht. Der Harn wird beim Stehen zunehmend burgunderrot bis dunkelbraun.

Die Leber ist braunschwarz verfärbt. In der Leberbiopsie findet sich Protoporphyrin als dunkelrotbraunes, fein- bis grobkörniges Pigment im Cytoplasma von Leberzellen, Kupffer-Zellen und portalen Makrophagen. In den histiocytären Zellen kann Protoporphyrin auch als große, homogene Kugeln aufscheinen, in Canaliculi und interlobulären Gallengängen als Pigmentzylinder. Elektronenoptisch bestehen die Ablagerungen aus dichten Massen von Protoporphyrinkristallen. Im Fluorescenzmikroskop zeigt das Pigment in ungefärbten, formalinfixierten Gefrierschnitten Rotfluorescenz. In formalin- oder carnoyfixierten Paraffinschnitten erweist sich Protoporphyrin bei Polarisationsmikroskopie als charakteristisch doppelbrechend: leuchtend rot mit zentralem, dunklem Malteserkreuz [398].

Die Pigmentierung kann von Cholestase, portaler entzündlicher Infiltration und Fibrose, sowie ductulärer Proliferation begleitet sein. In fortgeschrittenen Fällen kann sich eine rasch progrediente Cirrhose entwickeln [806]. Ähnliche Veränderungen wie bei erythropoetischer Porphyrie können bei refraktärer sideroblastischer Anämie und bei Bleivergiftung beobachtet werden.

2. Die hepatischen Porphyrien

Unter den hepatischen Porphyrien weisen die akute intermittierende Porphyrie (Uroporphyrinogensynthetase-Mangel), die Porphyria variegata (Protoporphyrinogenoxydase-Mangel) und die hereditäre Koproporphyrie (Koproporphyrinogenoxydase-Mangel) dominante Erbmerkmale auf. Enzym-induzierende Arzneimittel lösen dramatische akute Attacken aus.

Die *Porphyria cutanea tarda* ist bei der weißen Rasse die häufigste Form der hepatischen Porphyrien. Die Krankheit scheint zumeist erworben zu werden, aber wahrscheinlich auf der Basis eines noch nicht definierten genetischen Defektes. Art und Angriffspunkt der Stoffwechselstörung sind ebenfalls noch nicht befriedigend aufgeklärt. Es erkranken vorwiegend Männer, von denen die meisten – in unserem Krankengut sind es 90% – chronische Alkoholiker sind. Vielfach besteht der Eindruck, daß die zugrundeliegende Stoffwechselstörung latent ist und die Krankheitssymptome erst durch das Hinzutreten einer sekundären Leberschädigung manifest werden. Bei voll entwickeltem Krankheitsbild bestehen Photosensibilität der Haut mit Blasenbildungen an den belichteten Hautstellen, Pigmentierungen und Hypertrichose (besonders an den Schläfen), sowie eine beträchtliche Uroporphyrinurie. Akute Attacken gehören nicht zum Krankheitsverlauf, der durch induzierende Arzneimittel nicht beeinflußt wird. Die Krankheit spricht gut auf Aderlaßtherapie an.

Makroskopisch fällt bei mehr als der Hälfte der Fälle eine umschriebene, graublaue Tüpfelung der Leberoberfläche auf, in deren Bereich ein besonders hoher Porphyringehalt nachzuweisen ist [709].

Uroporphyrin findet sich sowohl in Leberzellen als auch in Epithelien anderer Organe und in mesenchymalen Geweben in feinst verteilter, lichtoptisch unsichtbarer Form. Es ist im ultravioletten Licht schon makroskopisch durch die charakteristische flamingofarbene bis orangerote Fluorescenz des Biopsiezylinders erkennbar (Farbabb. 207, S. 460). Da es subklinische Fälle von Porphyria cutanea tarda gibt, die keine Hautsymptome aufweisen, empfiehlt es sich, jede Biopsie am besten gleich mit dem Schälchen, in die sie ausgespritzt wurde, unter die UV-Lampe zu stellen. Uroporphyrin wird durch längere Lagerung und besonders rasch durch die üblichen Fixierungsmethoden zerstört, so daß ein Nachweis im Schnitt nicht mehr gelingt, es sei denn in Kryostatschnitten [384].

Die Leber bietet eine Kombination von Veränderungen, die keineswegs charakteristisch ist, aber immer an die Möglichkeit einer Porphyria cutanea tarda denken lassen sollte [752]: zonale grobtropfige Verfettung, mäßiggradige Siderose und unspezifisch-reaktive Hepatitis (Abb. 206). Bei eingesandten Biopsien, die nicht im UV-Licht untersucht wurden, sollte bei Vorliegen dieser Trias der behandelnde Arzt immer auf die Möglichkeit der Porphyria cutanea tarda aufmerksam gemacht werden. In nicht wenigen von unseren histologisch untersuch-

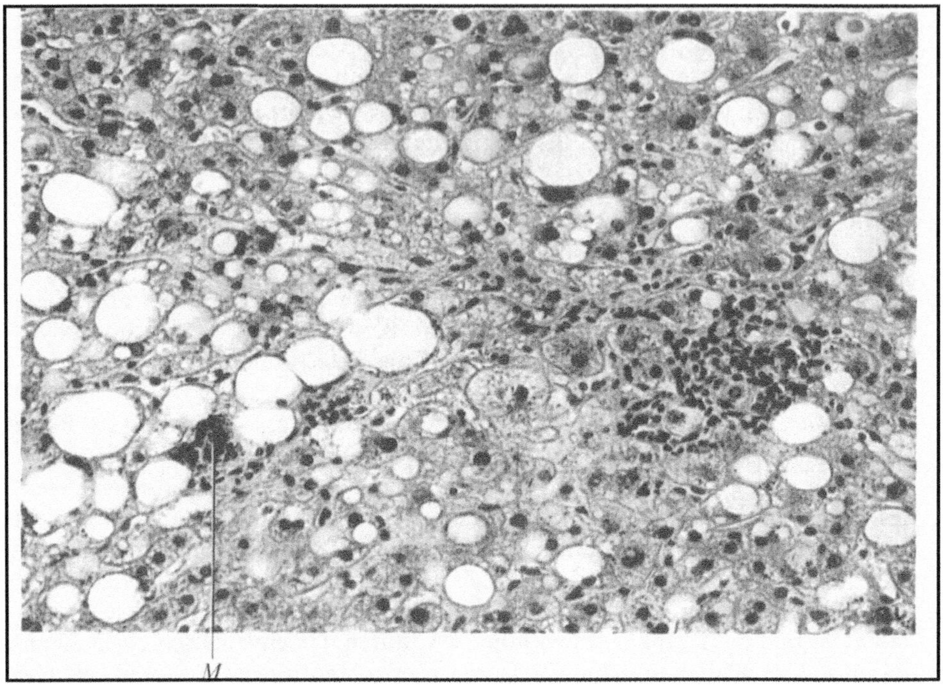

Abb. 206. Porphyria cutanea tarda, 62 Jahre, ♂, chronischer Alkoholiker. Typische Hautveränderungen, Rotfluorescenz des Biopsiezylinders. Fein- bis grobtropfige Leberzellverfettung, Siderose, Nester siderinspeichernder Makrophagen (*M*), reaktive Hepatitis. HE, ×200

ten 162 Fällen konnte auf diese Weise die Diagnose noch nachträglich durch Harnuntersuchung gesichert werden.

20% unserer Patienten wiesen bereits eine feinknotige, meist stationäre Cirrhose auf, in drei Cirrhosen bestand ein hepatocelluläres Carcinom.

Elektronenoptisch finden sich schwere Veränderungen der Mitochondrien: Formanomalien, Anomalien im Bereich der Cristae, Auflösung der Matrix und als auffallendster Befund große elektronendichte Granula. Außerdem sind große autophagische Vacuolen und Myelinfiguren zu beobachten [83].

Bei *akuter intermittierender Porphyrie* und *Porphyria variegata* bestehen ähnliche lichtoptisch erkennbare Veränderungen wie bei Porphyria cutanea tarda, jedoch weniger ausgeprägt. Die elektronenoptischen Befunde sind bei akuter intermittierender Porphyrie identisch, bei einzelnen Fällen von Porphyria variegata ist Rotfluorescenz nachweisbar.

F. Die Amyloidosen

Amyloidosen sind durch Ablagerung hochgradig unlöslicher, feinfaseriger Substanzen charakterisiert. Man unterscheidet ein Amyloid A, das keine chemische oder immunologische Verwandtschaft zu Immunglobulinen besitzt, und ein

Amyloid L, das aus Fragmenten der leichten Immunglobulinketten besteht. Die Einteilung in primäre und sekundäre Amyloidosen, denen noch eine dritte Form, die Amyloidose bei multiplem Myelom angefügt wird [236], war zwar einfach, sie vermengte jedoch grundsätzlich Verschiedenes miteinander und wird deshalb zunehmend verlassen. Mit Hilfe der Polarisationsmikroskopie konnte gezeigt werden, daß Amyloid entlang präexistenter Fibrillen ausgeschieden wird. Je nach den Leitfasern, die das Amyloid benützt, unterscheidet man perireticuläre Amyloidosen, die aus Amyloid A bestehen, und perikollagene Amyloidosen (Amyloid L), die sich weiter in hereditäre, erworbene und idiopathische Amyloidosen aufteilen [311].

Die frühere primäre Amyloidose ist eine *idiopathische perikollagene Amyloidose,* die frühere sekundäre Amyloidose eine *erworbene perireticuläre Amyloidose,* die Amyloidose bei multiplem Myelom eine *erworbene perikollagene Amyloidose.* Von den hereditären Amyloidosen ist diejenige bei *familiärem mediterranem Fieber,* eine perireticuläre Amyloidose, die wichtigste. Es handelt sich um eine autosomal-recessive Erbkrankheit, die bei mediterranen Juden und Armeniern auftritt.

Amyloidablagerungen in der Leber sind fast nur bei generalisierten Amyloidosen zu beobachten. Nach LEVIN [440] ist die Leber in 53% der Fälle ergriffen, und zwar bei idiopathischer und erworbener Amyloidose mit ungefähr gleichgroßer Häufigkeit. MISSMAHL [508] gibt die Häufigkeit des Leberbefalls mit 70% an.

Die *erworbene perireticuläre Amyloidose* befällt der Häufigkeit nach Milz, Nieren, Leber und Nebennieren, wobei aber der Leberbefall durch erhebliche Hepatomegalie stark in den Vordergrund treten kann. Diese Amyloidose wird durch chronische Infektionskrankheiten, Tuberkulose, Lepra, Lues und Eiterungen, ferner durch primär chronische Polyarthritis, Lupus erythematodes, Colitis ulcerosa, Morbus Crohn, schließlich durch bestimmte maligne Tumoren und Morbus Hodgkin, um nur die wichtigsten zu nennen, verursacht.

Die Amyloidose macht auch bei starker Ausprägung kaum Beschwerden. Der wesentliche klinische Befund ist beim Großteil der Patienten die vergrößerte, harte, glatte, scharfrandige Leber. An pathologischen Laboratoriumstests finden sich nur eine erhöhte AP-Aktivität und eine pathologische Bromsulphthaleinclearance mit einiger Regelmäßigkeit. Ikterus ist sehr selten [443]. Diese Symptomarmut zwingt zur Leberbiopsie, wenn auch einige Autoren wegen der Brüchigkeit der Leber und der damit verbundenen Blutungsgefahr vor dem Eingriff warnen (s.S. 46). Bei sachgemäß ausgeführter 0,1-Sekunden-Menghini-Biopsie scheint uns die Leberpunktion jedoch nicht riskant zu sein. Laparoskopisch fällt die glatte Amyloidleber durch ihre wachsig-blasse Farbe auf, die mit einer groben, rötlichen Marmorierung abwechseln kann, falls das Lebergewebe nicht gleichmäßig stark verändert ist. Der Biopsiezylinder ist bereits durch seine blaßrosa Farbe und seine steife Beschaffenheit auffällig.

Histologisch sind deutliche Amyloidablagerungen schon im HE-Schnitt kaum zu übersehen (Abb. 208). Das Amyloid wird im Disseschen Raum entlang des Gitterfasergerüstes ausgeschieden, wobei die Läppchenperipherie oder die intermediäre Läppchenzone bevorzugt werden. Die Leberzellplatten sind von homogenem oder leicht faserigem, blaßrosa Material eingescheidet, das sich

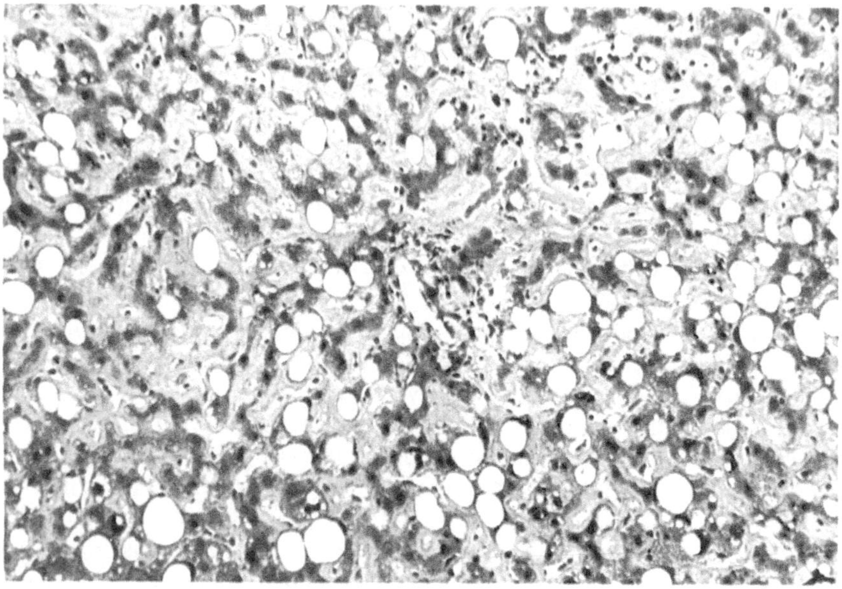

Abb. 208. Erworbene perireticuläre Amyloidose mit diffuser, grobtropfiger Leberzellverfettung, 65 Jahre, ♂, Hepatomegalie. HE, ×120

vom kräftig gefärbten Parenchym deutlich abhebt. Die Leberzellplatten sind bei fortgeschrittenen Fällen atrophisch oder an manchen Stellen vollständig geschwunden, die Sinusoide hochgradig eingeengt. Bei sehr rascher Amyloidausscheidung können sich im Disseschen Raum kugelige Gebilde formieren, die dann eine radiäre Faserstruktur aufweisen [508].

Amyloid ist PAS-positiv und kann mit Kongorot selektiv rot gefärbt werden, wobei unter dem Polarisationsmikroskop seine doppelbrechenden Fibrillen grün aufleuchten. Mit Methylviolett färbt sich die Substanz metachromatisch rot. Thioflavin-gefärbte Schnitte leuchten bei Polarisationsmikroskopie silbrig auf und können auch fluorescenzmikroskopisch untersucht werden. Besonders eindrucksvoll kommt die feinfaserige Struktur des Amyloids elektronenoptisch zur Darstellung.

Die Diagnose der verursachenden Krankheit ist bei erworbener perireticulärer Amyloidose besonders wichtig, weil sie sich z.B. nach Entfernung des Tumors oder nach Heilung bzw. Remission des Grundleidens vollständig zurückbilden kann [443]. Amyloid kann nur bei HE.-Färbung, also beim ersten Schritt der histologischen Untersuchung, mit einer perisinusoidalen Fibrose (Maschendrahtfibrose) verwechselt werden, die ebenfalls als blaßrosa Material die Sinusoide einscheidet (vgl. Farbabb. 272, S. 463). Die Fibrose bevorzugt jedoch die Läppchenzentren. Schon bei der Malloryschen Bindegewebefärbung mit Anilinblau zeigt sich die wahre Natur der Veränderung: Das dunkelblaue, grobfaserige und grobgewellte kollagene Bindegewebe unterscheidet sich deutlich vom homogenen oder feinfibrillären, graublauen Amyloid.

Bei *idiopathischer* und *erworbener perikollagener Amyloidose,* die, wenn überhaupt, nur sehr geringe Lebervergrößerungen verursacht [508], wird die Substanz im perivasculären oder im gesamten kollagenen Bindegewebe der Portalfelder abgelagert. Bei flüchtiger histologischer Untersuchung kann sie der Beobachtung entgehen oder – besonders in der HE.-Färbung – mit einer Gefäßsklerose bzw. einer dichten Fibrosierung des Portalfeldes verwechselt werden. In kurzen Biopsiezylindern, die nicht genügend viele und große Portalfelder zur Ansicht bringen, können auch tatsächlich keine Strukturen mit Amyloideinlagerungen enthalten sein [723]. Bei *familiärem mediterranem Fieber* wird Amyloid in die reticulären Strukturen der Gefäßwand eingelagert, was als Hyalinisierung mißdeutet werden kann.

Selten wird Amyloid, wie bereits erwähnt, in 5–40 µm im Durchmesser haltenden, runden, bis ovalen Gebilden abgelagert, die vor allem perisinusoidal, im Disseschen Raum, aber auch in den Portalfeldern aufscheinen. Sie werden von einer einfachen Membran umschlossen, größere Globuli können lamelliert sein. Kleinere Ablagerungen finden sich gelegentlich auch in Leber- und Kupffer-Zellen. Die *globuläre Amyloidose* ist meist mit vasculärer Amyloidose kombiniert. Öfters wird gleichzeitig eine alkoholische Hepatitis und eine Siderose beobachtet [377]. Medulläre Schilddrüsencarcinome können Amyloid bilden, das im Falle von Lebermetastasen im Tumorgewebe nachgewiesen werden kann.

Patienten mit erworbener, hepatischer Amyloidose sterben zumeist an ihrer Grundkrankheit, an der Amyloidose des Herzens oder der Niere, aber kaum an der Leberaffektion.

G. Das Syndrom der meerblauen Histiocyten

Unter dieser Bezeichnung faßt man Speicherkrankheiten des Erwachsenenalters zusammen, bei denen sich in Leber, Milz und Knochenmark reichlich Histiocyten finden, die von einem ceroidähnlichen Pigment von blaßgelber bis bräunlicher Eigenfarbe erfüllt sind. Das Pigment ist säurefest und PAS-positiv. Es zeigt Autofluoreszenz und nimmt bei Giemsa-Färbung einen meerblauen Farbton an, was dem Syndrom seinen poetischen Namen eintrug. Lichtoptisch erweisen sich die Pigmentgranula als lysosomale Anhäufungen eines konzentrisch geschichteten, lamellären Materials (sog. Myelinfiguren, vgl. Abb. 183).

1. Der familiäre Lecithin-Cholesterin-Acyltransferasemangel (LCAT-Mangel)

Nachdem 1968 ein familiärer Mangel an LCAT bei drei norwegischen Schwestern beobachtet worden war, konnten inzwischen 14 Familien in verschiedensten Ländern beschrieben werden [301]. Die Krankheit betrifft das Chromosom 16 und wird autosomal-recessiv vererbt. Klinisch finden sich diffuse Corneatrübungen, eine normochrome Anämie mit Targetzellen und eine Proteinurie, die nicht selten mit Niereninsuffizienz einhergeht.

Die Leber erscheint makroskopisch nicht verändert, mikroskopisch finden sich aber vacuolisierte Leberzellen und portale Schaumzellen, die vorwiegend in der Umgebung der Gefäße angeordnet sind. Die Kupffer-Zellen sind zum

Teil in meerblaue Histiocyten umgewandelt. Schaumzellen finden sich auch im Knochenmark und in den Nieren, meerblaue Histiocyten in Milz und Knochenmark. Chemisch ist im Lebergewebe eine beträchtliche Vermehrung von unverestertem Cholesterin und von Phospholipiden festzustellen. Diese Substanzen reichern sich vor allem in den sinusoidalen Leberzellmembranen an. Die Menge an Cholesterinestern ist dagegen, im Gegensatz zur Tangier-Krankheit, relativ niedrig.

Die LCAT-Aktivität fehlt vollständig oder ist stark erniedrigt. Im Plasma sind Cholesterinester und Lysolecithin vermindert, die Triglyceride zumeist vermehrt. Abnorme Lipoproteine mit Erhöhung des freien Cholesterins runden das Bild ab. Lipoprotein X ist bei allen Patienten nachweisbar und kann als Suchtest herangezogen werden. Die übrigen leberbezogenen Laboratorientests liegen dagegen im Normbereich.

2. Das Syndrom der meerblauen Histiocyten im engeren Sinne

Vom familiären LCAT-Mangel ist offenbar das ursprünglich beschriebene Syndrom abzugrenzen, bei dem klinisch eine Hepatosplenomegalie und Thrombocytopenie bestehen. Als auffälligste inkonstante Veränderung ist eine Maculadegeneration zu nennen. Das Allgemeinbefinden der Patienten ist kaum bis deutlich gestört.

Bei lipidchemischer Analyse der Pigmentgranula ist eine deutliche Zunahme der Sphingomyelinfraktion festzustellen, zusammen mit dem Auftreten einer „Substanz X“, bei der es sich möglicherweise um Bis-(monoacylglycerin)phosphorsäure handelt [47].

Ähnliche Stoffwechselveränderungen können durch verschiedene Arzneimittel hervorgerufen werden (s.S. 321).

H. Die Tangier-Krankheit (Analphalipoproteinämie)

Die Krankheit erhielt ihren Namen von einer Insel an der nordamerikanischen Ostküste, bei deren Bewohnern sie erstmals entdeckt wurde. Seither sind Krankheitsfälle auch anderswo beschrieben worden, darunter auch in der Deutschen Bundesrepublik [335], doch wurden bisher erst 35 Fälle publiziert [753]. Es handelt sich um eine autosomal-recessiv vererbte Krankheit des Cholesterin- und Fettstoffwechsels, die in die Gruppe der Apolipoproteinstörungen gehört. Sie beruht auf einem strukturellen Defekt des Apolipoproteins A–I, dessen Dichte erhöht und von dem nur 1% des Normalwertes vorhanden ist. Die Folge ist eine Transportstörung mit Verminderung der Phosphatide und vor allem des Gesamtcholesterins im Serum. In der Lipoprotein-Elektrophorese fehlen die α- und die Prä-β-Bande. Die Krankheit bewirkt eine Ablagerung von Cholesterinestern im reticulo-endothelialen System und in den Schwannschen Zellen (Pseudoxanthomzellen), was Neuropathien auslösen kann.

Betroffen sind in 80% der Fälle die Tonsillen, die dann stark vergrößert sind und eine gelblich-orange, fleckige Verfärbung zeigen, ferner Knochenmark, Leber und Milz. Alle Krankheitsfälle sind durch gelbbraune, ebenfalls fleckige Einlagerungen in der Rektumschleimhaut ausgezeichnet [753]. Da die Krankheit gutartig ist, kann sie sowohl bei Kindern als auch bei Erwachsenen nachgewiesen werden. Leberbiopsien, die aus der (in 35% der Fälle deutlich vergrößerten) chagrinierten, eigenartig lachsfarben-zinnoberroten Leber gewonnen werden, zeigen zwischen den unauffälligen Leberzellen Gruppen schaumig umgewandelter Kupffer-Zellen. Das gespeicherte Material läßt sich durch Fettfärbungen darstellen und ergibt positive PAS- und Cholesterinreaktionen [232].

J. Das Dubin-Johnson-Syndrom

Das Dubin-Johnson-Syndrom ist eine chronische, gutartige, ererbte konjugierte Hyperbilirubinämie mit Pigmentleber, bei der keine mechanische Obstruktion der Gallenwege vorliegt. Das Krankheitsbild wurde ursprünglich von SPRINZ und NELSON beschrieben [719]. Der Vererbungsmodus hat autosomal-recessive Merkmale [204]. Die Krankheit ist selten. Wir konnten bisher nur 14 Fälle beobachten. Klinisch besteht lediglich eine leichte, fluktuierende Gelbsucht ohne Hautjucken, Belastungssituationen (Infektionskrankheiten, Schwangerschaft, Trauma, aber auch Ovulationshemmer oder anabole Steroide) verstärken die Gelbsucht. Manchmal klagen die Patienten, die sich sonst völlig gesund und leistungsfähig fühlen, über kolikartige Schmerzen im rechten Oberbauch und über Müdigkeit in Perioden verstärkter Gelbsucht. Die Bilirubinspiegel bewegen

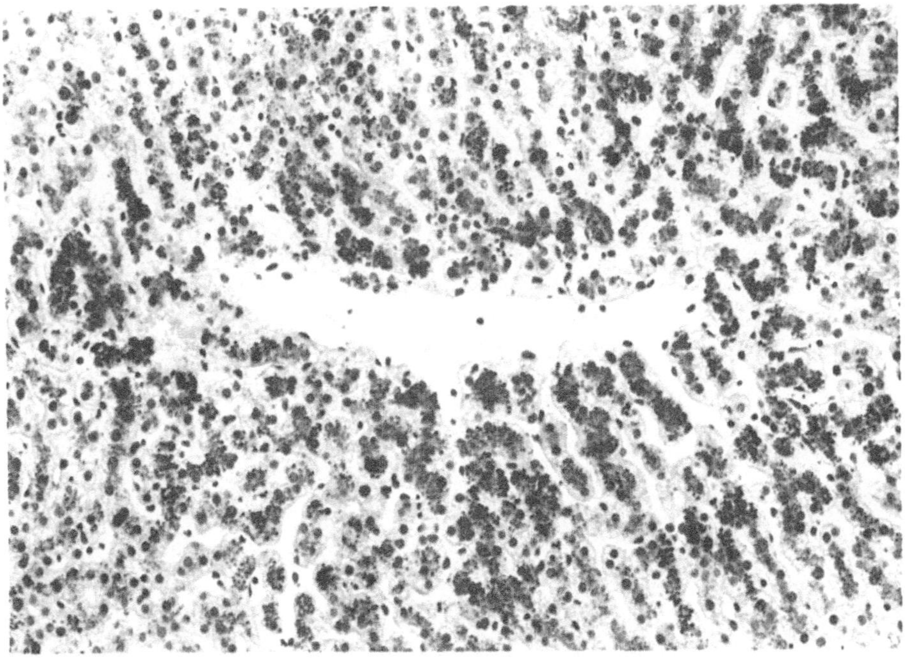

Abb. 209. Dubin-Johnson-Syndrom, 60 Jahre, ♂, seit 21 Jahren ikterisch. BSP 56%, Gallenblase röntgenologisch nicht darstellbar. Läppchenzentrum längs, massive Speicherung eines grobkörnigen Pigmentes. HE, ×150

sich meist zwischen 34–51 μmol/l (2–3 mg/dl) und überschreiten 85 μmol/l (5 mg/dl) selten. Die Aktivität der AP und die Gallensäurespiegel sind normal. Auch vom Bromsulphthalein sind Aufnahme und relative Speicherkapazität ungestört, das Transportmaximum jedoch stark vermindert. Neben Bilirubin und Bromsulphthalein ist auch die Ausscheidung anderer Anionen, wie etwa der Gallenkontrastmittel, gestört. Deshalb kommt es beim Dubin-Johnson-Syndrom zu keiner röntgenologischen Darstellung der Gallenblase. Die Symptomentrias: Ikterus, Oberbauchschmerz, fehlende Gallenblasenfüllung, verführt nicht selten zu unnötigen chirurgischen Interventionen.

Der exkretorische Defekt dürfte im Bereich der Canaliculusmembran liegen. Eine gleichartige Störung wurde als Spontanmutation bei Corridale-Schafen, einer neuseeländischen Rasse, beobachtet [17].

Morphologisch ist die Krankheit durch die Ablagerung eines eher grobkörnigen, melaninähnlichen, eisenfreien Pigmentes von brauner bis dunkelbrauner Eigenfarbe gekennzeichnet. Das Pigment wird zwischen Zellkern und Canaliculus in Lysosomen gespeichert, wodurch Pigmentstraßen entstehen (Abb. 209, 210). Die Pigmentierung verleiht der Leber ebenso wie dem Biopsiezylinder eine schiefergraue Farbe (black liver jaundice) (Farbabb. 211, S. 462). Beim Speicherprodukt handelt es sich offenbar um polymerisierte Metaboliten des Adrenalinstoffwechsels, die als organische Anionen von der Leberzelle nicht ausgeschieden werden können [17]. Verständlicherweise werden Zeichen von

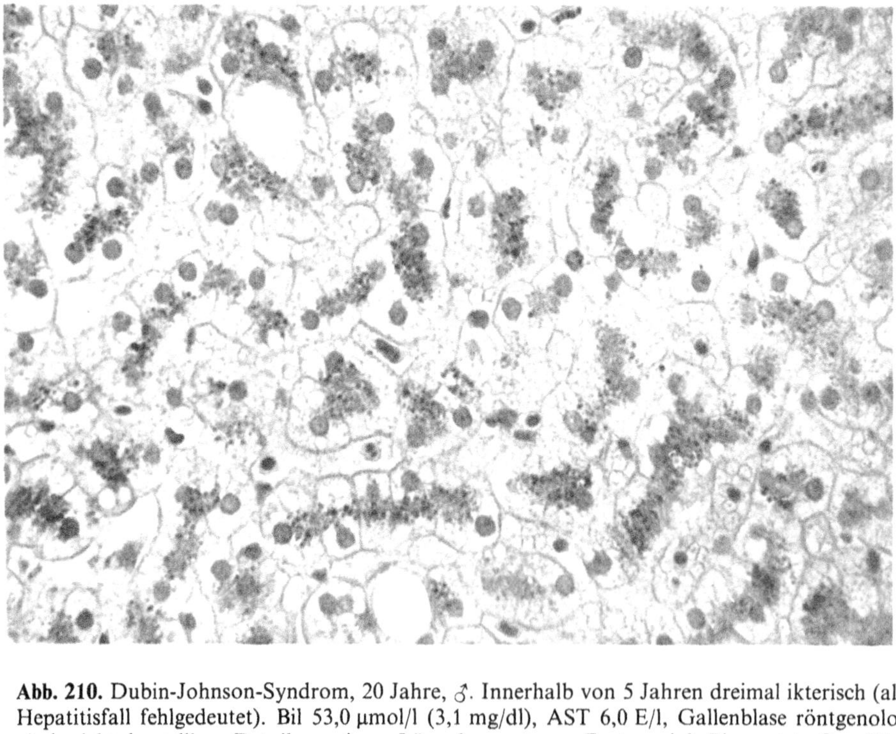

Abb. 210. Dubin-Johnson-Syndrom, 20 Jahre, ♂. Innerhalb von 5 Jahren dreimal ikterisch (als Hepatitisfall fehlgedeutet). Bil 53,0 μmol/l (3,1 mg/dl), AST 6,0 E/l, Gallenblase röntgenologisch nicht darstellbar. Detail aus einem Läppchenzentrum. Zentroaxiale Pigmentstraßen. Disseminierte grobtropfige Leberzellverfettung. HE, × 200

Gallenstauung beim Dubin-Johnson-Syndrom nie beobachtet: Es handelt sich um keine Cholestase, sondern um eine „Bilirubinostase".

Klinisch wird das Dubin-Johnson-Syndrom häufig mit dem Gilbert-Syndrom verwechselt und deshalb auch viel zu oft diagnostiziert. Durch die Feststellung einer unkonjugierten Hyperbilirubinämie kann ein Dubin-Johnson-Syndrom jedoch auf sehr einfache Weise ausgeschlossen werden. Morphologische Verwechslungen betreffen gelegentlich die Lipofuscinose. Lipofuscingranula sind jedoch bedeutend heller, feiner und niemals so dicht gelagert wie das Dubin-Johnson-Pigment. Leber und Biopsiezylinder sind bei Lipofuscinose braun.

Die *„lipochrome Hepatose"* (*Burka*-Syndrom) wurde von ihren Beschreibern [114] als Variante des Dubin-Johnson-Syndroms aufgefaßt. Die Patienten leiden an anfallsweisen Oberbauchschmerzen, Appetitlosigkeit und dyspeptischen Beschwerden. Das führende objektive Symptom ist eine Hepatomegalie, im Gegensatz zum Dubin-Johnson-Syndrom fehlen Ikterus und Hyperbilirubinämie. Makroskopisch ist die Leber dunkelbraunrot bis schokoladebraun. Die Verfärbung wird durch die Speicherung eines goldgelben bis gelbbraunen Pigmentes bewirkt, das vorzugsweise in den läppchenzentralen Leberzellen abgelagert wird. Das Pigment ist deutlich grobkörniger als Abnützungspigment, entspricht in der Körnchengröße ungefähr demjenigen des Dubin-Johnson-Syndroms, erscheint jedoch wesentlich heller. Eine weitere Unterscheidung soll auf elektronenoptischer Ebene gegeben sein: Die Pigmentgranula der „lipochromen Hepatose" sollen im Gegensatz zu denen des Dubin-Johnson-Syndroms von keiner Membran umschlossen sein [521]. Die Eigenständigkeit des Krankheitsbildes ist nicht erwiesen, seine Abgrenzung müßte vor allem gegenüber der medikamentösen Lipofuscinose (s.S. 319) erfolgen.

K. Das Rotor-Syndrom

Diese sehr seltene, chronische, familiäre, nicht hämolytische ikterische Erkrankung ist durch eine vorwiegend konjugierte Hyperbilirubinämie und das Fehlen einer abnormen Leberpigmentierung gekennzeichnet. Das Krankheitsbild wurde schon vor dem Dubin-Johnson-Syndrom beschrieben [628]. Es ist klinisch mit diesem Syndrom identisch, wenn man davon absieht, daß die Gallenblase öfters röntgenologisch darstellbar ist und im Harn reichlich Koproporphyrine ausgeschieden werden, wobei es sich vorwiegend um Koproporphyrin I handelt [860]. Es bestehen jedoch grundsätzliche Unterschiede in der Art der hepatischen Transportstörung. Manches spricht dafür, daß die im Rotor-Syndrom zusammengefaßten Bilirubinstoffwechselstörungen auf einer Veränderung der hepatocellulären Speicherkapazität beruhen [405]. Das Syndrom wird autosomal-recessiv vererbt.

L. Die Lipofuscinose

Die Lipofuscinose ist keine Krankheit, sondern nur ein vollkommen harmloser histologischer Befund. Beim Lipofuscin (Lipochrom, Abnützungspigment) han-

Abb. 212. Lipofuscinose, abgemagerte Neurasthenikerin, 59 Jahre. Läppchenzentrum. Das Pigment in den Leberzellen in zentroaxialen Straßen angeordnet. BB, ×200

delt es sich um gelbbraune Pigmentkörner von ungefähr 1 μ Durchmesser, die in der Leber des Neugeborenen oder in neugebildeten Leberzellen fehlen, aber mit zunehmendem Lebensalter ein physiologisches Produkt darstellen. Das Lipofuscin ist ein lysosomales und normalerweise in den Lysosomen abgelagertes Pigment, das sich aus ungesättigten Fettsäuren, Proteinen und hydrolytischen Enzymen zusammensetzt [262]. Es scheint sich bei dem Pigment vorwiegend um zelleigenes Material zu handeln, das nicht vollständig abbaubar ist [329]. Eine Ausschleusung von Lipofuscingranula bei Erhaltenbleiben der Zelle ist nur auf apoptotischem Wege denkbar und dürfte in den Canaliculus erfolgen. Lipofuscin erscheint zuerst in den Läppchenzentren und wird in der Leberzelle zwischen Zellkern und Gallenkanälchen abgelagert (Abb. 8), wodurch sich in den Zellplatten charakteristische zentroaxiale Pigmentstraßen ergeben (Abb. 212). Im Alter, bei Hunger oder Kachexie tritt Lipofuscin stärker in Erscheinung („braune Atrophie"). Die Bezeichnung „Abnützungspigment" hat daher ihre Berechtigung. Lipofuscin besitzt eine gelbbräunliche Eigenfluorescenz. Bei HE-Färbung kann es einer flüchtigen Betrachtung entgehen, in den blassen Berlinerblauschnitten sticht es durch seine Eigenfarbe deutlich hervor. Es ist PAS-positiv (im Gegensatz zu Ceroid), Orcein-negativ, fluorescierend und säurefest. Elektronenoptisch ist Lipofuscin durch ein Konglomerat von elektronendichten Anteilen und weniger dichten Lipidtropfen gekennzeichnet.

Ein lipofuscinartiges Pigment scheint nach langdauernder parenteraler Ernährung mit Fettemulsionen in den Lysosomen der Kupffer-Zellen auf („intravenöses Fettpigment" [356]). Eine besonders ausgeprägte Lipofuscinose der Leberzellen kann durch Medikamentenabusus, z.B. Phenacetin, Chlorpromazin, bedingt sein (s.S. 319).

M. Die Ceroidose

Der totale Albinismus ist eine autosomal-recessive Enzymopathie, die auf einer Störung der Melaninbildung infolge o-Diphenoloxydase-(Tyrosinase-)Mangel beruht. Die Stoffwechselstörung kann im Gehirn, in den Endothelien der Blutgefäße, im Knochenmark, in Leber, Milz und Nieren zur Einlagerung eines ceroidähnlichen Lipopigments (s.S. 82) führen. Das Pigment besitzt eine gelbbraune Eigenfarbe, ist PAS-positiv, zeigt im ultravioletten Licht gelbe Fluorescenz und färbt sich mit Giemsa-Farbstoff blau. In der Leber findet sich eine Ablagerung in Nestern mächtig vergrößerter sinusoidaler und portaler Makrophagen (Farbabb. 213, S. 459). Das Krankheitsbild kann mit einer vasculären Pseudohämophilie einhergehen [53]. Auch wir hatten Gelegenheit, einen derartigen Fall zu untersuchen.

N. Die familiäre Hypofibrinogenämie

1981 wurde eine Familie beschrieben, in der einige Mitglieder extrem niedere Serumfibrinogenspiegel zwischen 300 und 600 mg/l aufwiesen, auffallenderweise ohne Zeichen einer hämorrhagischen Diathese. Bei einem der Patienten konnten Leberbiopsien durchgeführt werden: In zahlreichen Leberzellen fanden sich multiple, mäßig acidophile, cytoplasmatische Einschlüsse von ungefähr 5 μm Durchmesser. Elektronenoptisch bestanden die Einschlüsse aus dicht aneinanderliegenden, fingerabdruckartig angeordneten Tubuli von 40 nm Durchmesser. Immuncytochemisch konnten die Einschlüsse als Fibrinogen identifiziert werden. Die Krankheit wird von ihren Entdeckern [571] als hepatocelluläre Fibrinogen-Sekretionsstörung gedeutet.

O. Exogene Pigmente

Körperfremde Pigmente gelangen über den Blutstrom in die Leber, wo sie, sofern sie mit einem Fibrinhäutchen überzogen sind, an den Kupffer-Zellen haften bleiben, phagocytiert und in den Lysosomen gespeichert werden. Durch Apoptose oder durch den Untergang der beladenen Kupffer-Zellen gelangt das Pigment sekundär in den Disseschen Raum. Sehr feine Pigmentpartikel mit einer Teilchengröße unter 0,1 μ können die Poren der Endothelzellen passieren und auf diese Weise direkt in den perisinusoidalen Raum gelangen. Zum geringen Teil werden Pigmente von dort in die Leberzellen aufgenommen, zum Großteil werden sie aber mit dem Lymphstrom in die Portalfelder geschwemmt, wo sie von Makrophagen phagocytiert und gespeichert werden.

Es gibt kaum eine Staubinhalationskrankheit, bei der Partikel nicht auch in die Leber gelangen würden. So kann beispielsweise bei portugiesischen *Korkarbeitern* feiner Korkstaub in den Kupffer-Zellen nachgewiesen werden (Baptista, persönliche Mitteilung). Bei *Herzklappenprothesen aus Kunststoff* können Abnutzungserscheinungen durch den Nachweis von Silikonpartikeln in Kupffer-Zellen und portalen Makrophagen rechtzeitig erkannt werden. Regelmäßig durchgeführte Leberbiopsien sind damit eine gute Kontrollmaßnahme, die sich allerdings bald erübrigen dürfte, da Klappenprothesen heute aus Metall hergestellt werden. Bei *Drogensüchtigen,* die es einerseits mit der Reinlichkeit nicht genau nehmen, andererseits pulverisierte Substanzen auflösen und intravenös spritzen, wird das Portalfeld zum Mülleimer, wo in Makrophagen verschiedenartigste Ballaststoffe abgelagert sind, die auch Anlaß zur Bildung von Fremdkörpergranulomen geben können. Leberveränderungen bei den häufigsten *Pneumokoniosen* wurden bereits auf S. 145 besprochen, das *Malaria*- und *Schistosoma-Pigment* auf S. 172 und 165.

1. Die Thorotrastleber

Thorotrast, eine Lösung von 25%igem Thoriumdioxyd, ist – röntgenologisch gesehen – ein ausgezeichnetes Kontrastmittel, das bis zum Ende des Zweiten Weltkrieges vor allem für Arteriographien verwendet wurde. Dieses ebenso unnötige wie unüberlegt propagierte Produkt hat es als Schulbeispiel einer iatrogenen Schädigung zu trauriger Berühmtheit gebracht. Da bald auch das letzte Thorotrastopfer der Rasen decken wird, kommt der Thorotrastleber heute vor allem historische Bedeutung zu.

Nach intravenöser Anwendung wird Thorotrast vorwiegend in Leber, Milz und Lymphknoten gespeichert. Thorium ist ein radioaktives Metall von astronomisch langer Halbwertszeit, von dem keine nennenswerte Ausscheidung erfolgt.

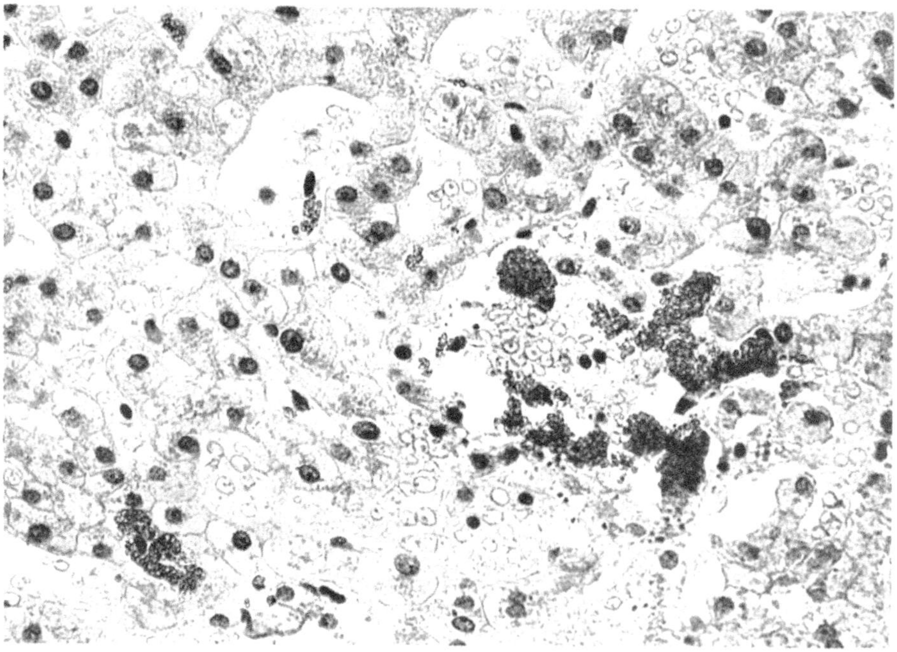

Abb. 214. Thorotrastleber, 42 Jahre, ♀. Epileptikerin, mehrfach arteriographiert. Läppchenzentrum (Zentralvene, *mitte rechts*). Pigmentspeicherung in Endothelien und Kupffer-Zellen. Einzelne Pigmentkörner in benachbarten Leberzellen. HE, ×325

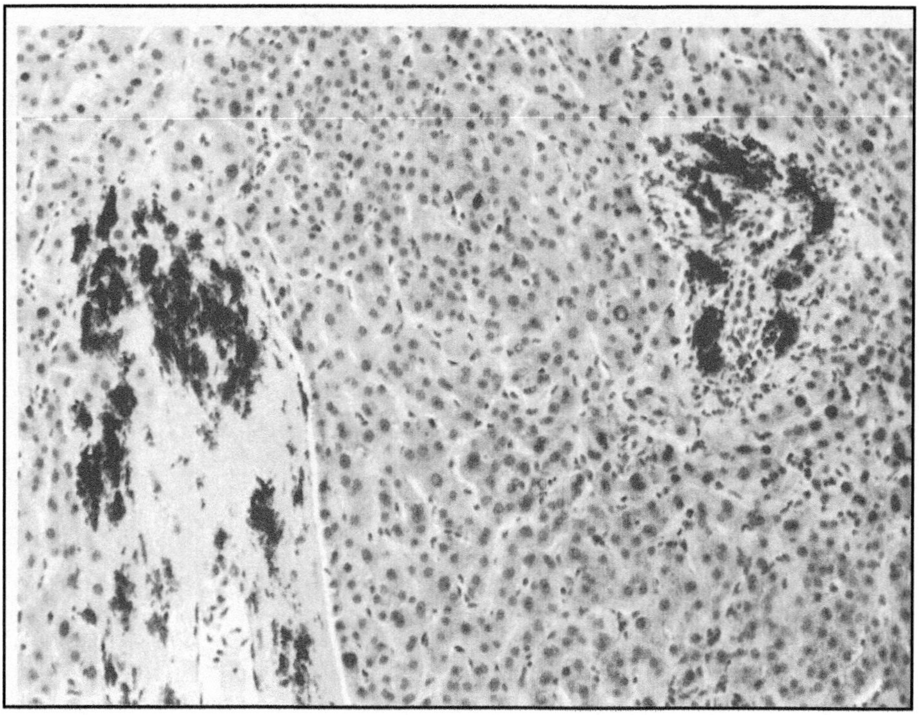

Abb. 215. Thorotrastleber, Choledochuscarcinom, 72 Jahre, ♂. Probeexcision. Thorotrastablagerungen in den teilweise hyalinisierten Portalfeldern. Cholestase. HE, ×120

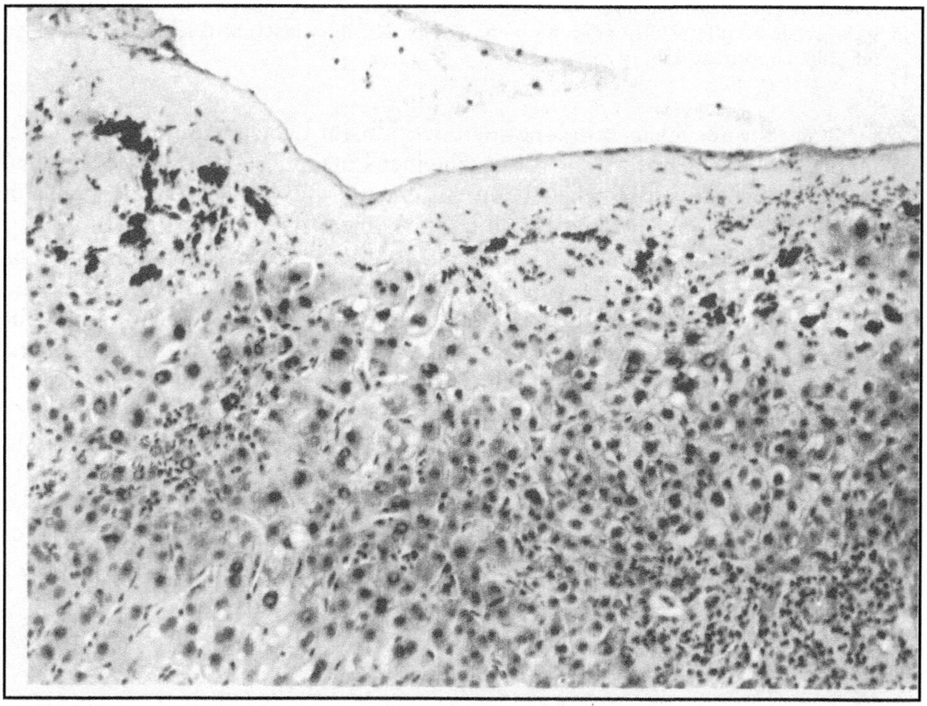

Abb. 216. Die gleiche Probeexcision wie Abb. 215. Thorotrastablagerung in der verdickten und hyalinisierten Leberkapsel. HE, ×120

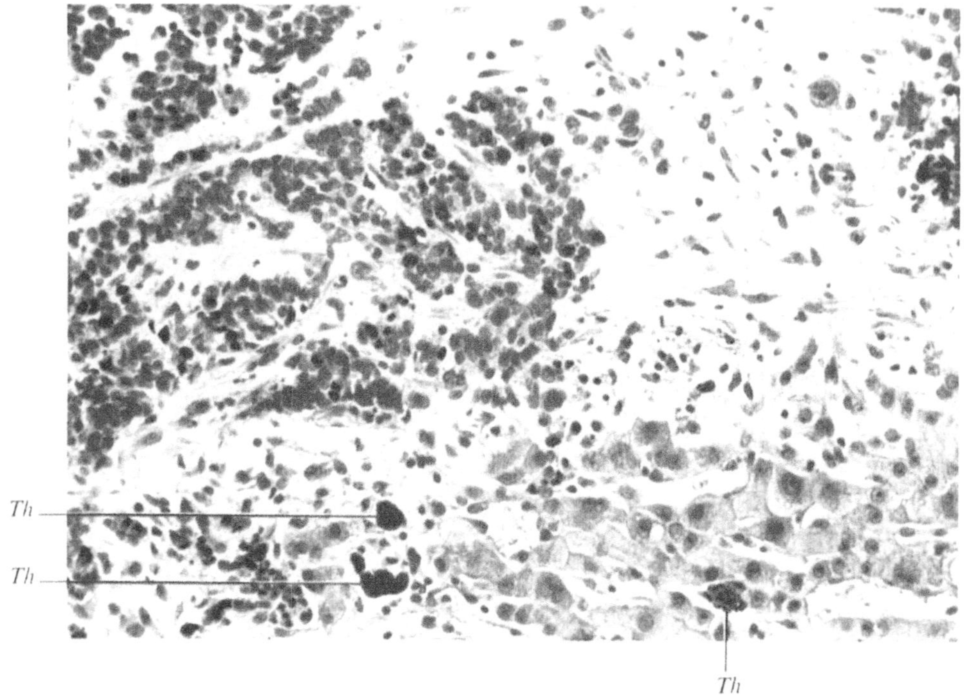

Abb. 217. Thorotrastleber mit Formationen eines kleinzelligen, soliden Carcinoms. Thorotrast-speichernde Kupffer-Zellen (*Th*). 69 Jahre, ♂, vor 26 Jahren nach Schädeltrauma Arteriographie mit Thorotrast. HE, ×200

Das Gewebe der Speicherorgane steht deshalb auf Lebenszeit unter einer gleichmäßigen α-Strahlenbelastung, die nach einer Latenzzeit von 15–20 Jahren maligne Geschwülste verursachen kann. In erster Linie ist hiervon die Leber mit Carcinomen (Abb. 217) und Hämangiosarkomen (Abb. 267) betroffen.

Die Patienten wissen meistens nichts von der ihnen zugefügten Schädigung, so daß die Radioaktivität von Leber und Milz meist zufällig anläßlich einer Röntgenuntersuchung entdeckt wird (s.S. 66). Thorotrast wird hauptsächlich von Kupffer-Zellen (Abb. 214), portalen (Abb. 215) und subcapsulären Makrophagen (Abb. 216) gespeichert. Einzelne Thorotrastgranula können sich auch in Leberzellen finden. Das Pigment hat die ungefähre Größe von Siderin, ist doppelbrechend und besitzt eine gelblich-graue Eigenfarbe, die an russischen Kaviar erinnert. Thorotrast bedingt deutliche, zellarme Fibrosen (Abb. 215), Kapselfibrosen (Abb. 216) und Cirrhosen.

Wir konnten 12 Patienten mit Thorotrastleber bioptisch untersuchen, von denen zwei ein Hämangiosarkom, einer ein Leberzellcarcinom und ein weiterer eine Metastasenleber aufwiesen.

2. Die Kollidonspeicherung

Kolloidal gelöste Linearmoleküle werden als Plasmaersatzmittel verwendet. Polyvinylpyrrolidon, bekannter unter der Kurzbezeichnung Kollidon, wird von

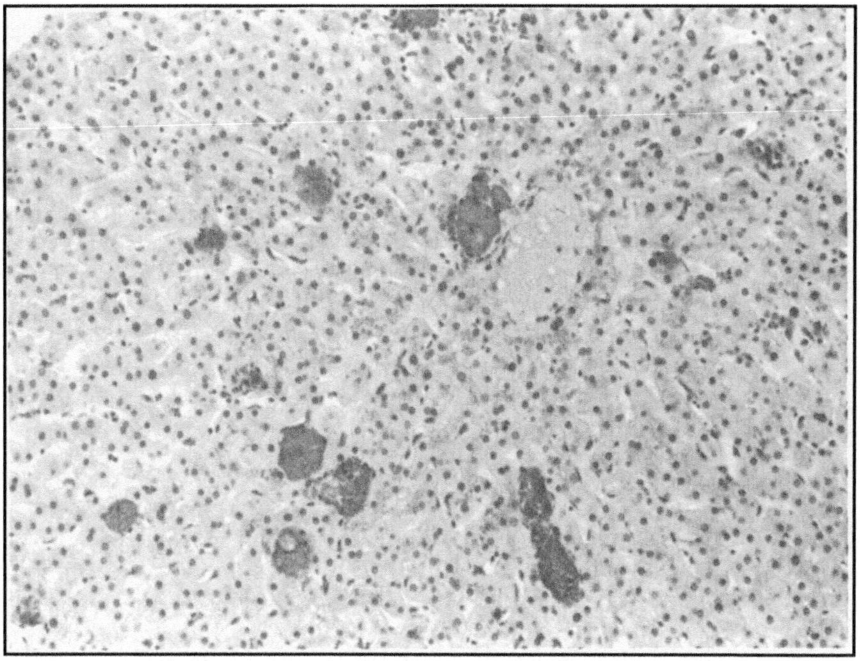

Abb. 218. Kollidonspeicherung (Zufallsbefund). 53 Jahre, ♂. Vor $1^1/_2$ Jahren Schock durch Blitzschlag. Hypertriglyceridämie, Verdacht auf Fettleber. Zahlreiche Makrophagennester, die ein scholliges Pigment von gelbbrauner Eigenfarbe speichern, das bei HE-Färbung einen graublauen Farbton annimmt. ×120

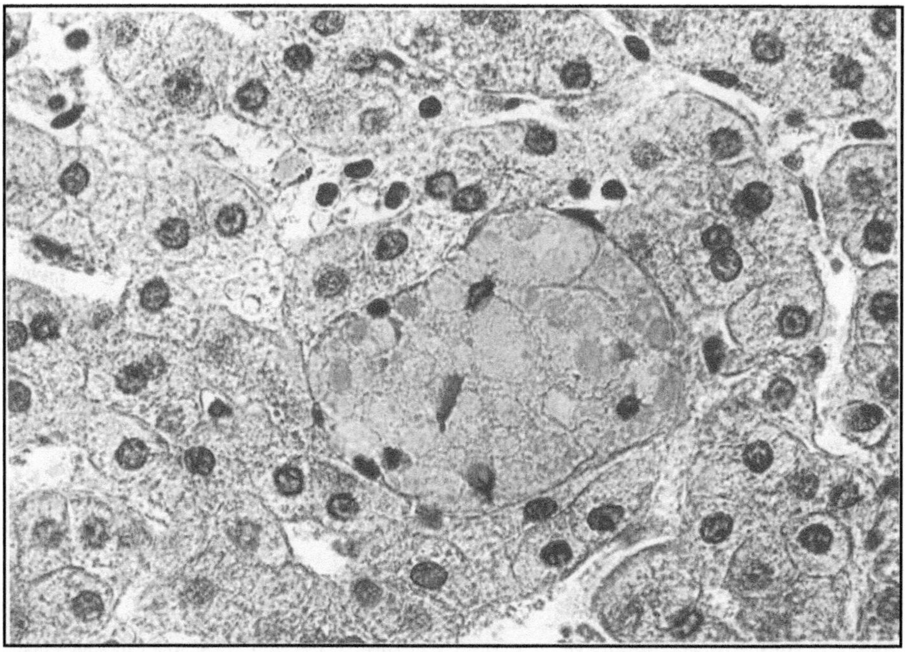

Abb. 219. Kollidonspeicherung. 56 Jahre, ♂. Vor 10 Monaten bei extrarenal bedingter Anurie Infusionen mit Plasmaexpandern. Gruppe stark vergrößerter Makrophagen, die ein scholliges Pigment von graublauer Farbe speichern. HE, ×500

Kupffer-Zellen phagocytiert und gespeichert. Eine Speicherung findet um so eher statt, je schwerer das Molekül ist. Speicherungen treten meist bei Molekulargewichten über 80000 auf.

Kollidon ist elektronenoptisch nicht darstellbar, so daß die Speichervacuolen im Ultramikroskop leer erscheinen [329]. Durch seine Basophilie ist die Substanz im HE.-Schnitt jedoch gut nachzuweisen: Das Cytoplasma der mächtig vergrößerten Makrophagen wird von einem scholligen, in verschiedener Intensität graublau gefärbten Material eingenommen (Abb. 218, 219). Kollidon läßt sich am besten ein halbes Jahr nach seiner Verabreichung oder noch später darstellen [256]. Es ist PAS-positiv, besitzt eine gelbe Eigenfluorescenz und färbt sich mit Kongorot rot. So behandelte Schnitte leuchten unter dem Fluorescenzmikroskop lichtgrün auf.

3. Anthrakose

Hepatische Ablagerungen von anthrakotischem Pigment sind bei Großstadtmenschen ein nicht allzu seltener Zufallsbefund. Es handelt sich um kantige, verschieden große Pigmentkörner von schwarzer Eigenfarbe, die am leichtesten in Schnitten mit schwacher Gegenfärbung (Berlinerblau-Präparat) entdeckt werden. Das Pigment wird zumeist von portalen Makrophagen, seltener in Kupffer-Zellen abgelagert. Sehr auffällig ist, wenn es in granulomartigen intralobulären

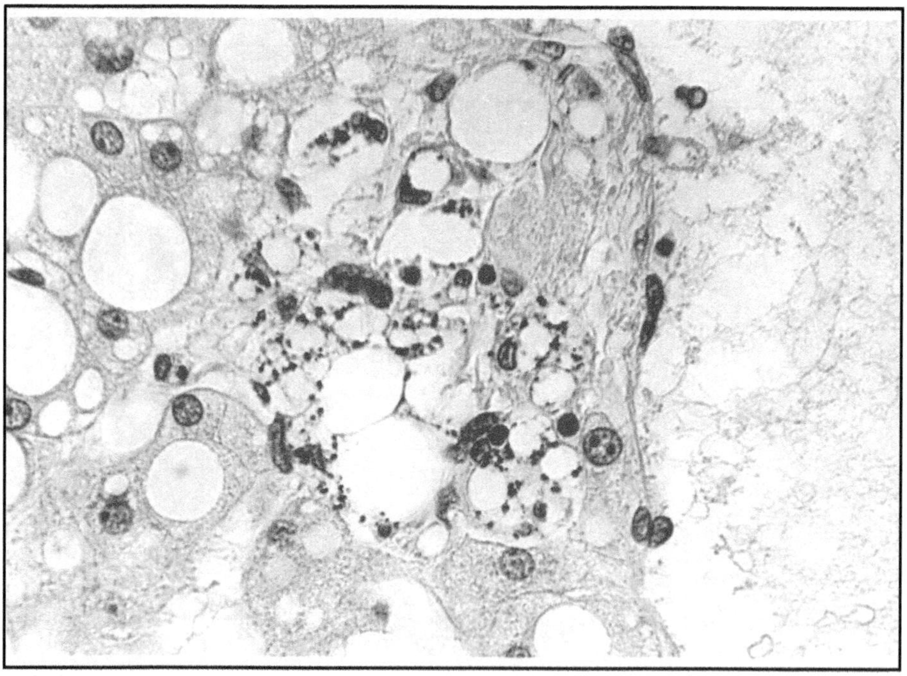

Abb. 220. Anthrakotisches Lipocytengranulom. 67 Jahre, ♀. Im 16. Lebensjahr Lungenspitzentuberkulose. Seit 7 Jahren systemisierter Erythematodes. Kleines Granulom neben einer Sublobularvene, das fast ausschließlich aus Fat storing cells besteht, die anthrakotisches Pigment speichern. Fein- bis grobtropfige Leberzellverfettung. HE, ×160

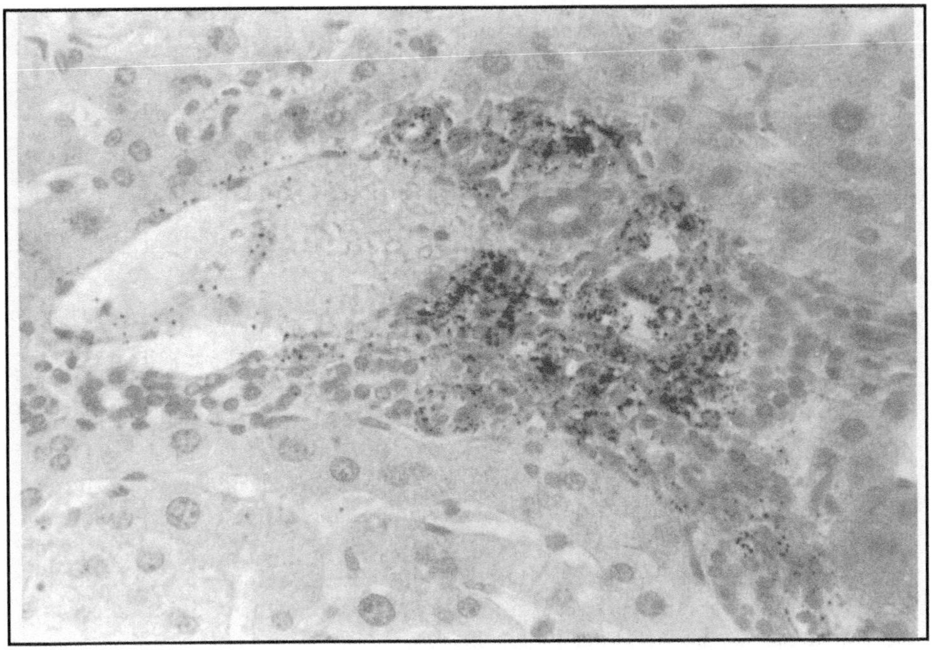

Abb. 221. Argyrose, 59 Jahre, ♀. Colitis ulcerosa, 23 Jahre lang mit Targesineinläufen behandelt. Das Pigment, feinste schwarze Körner, wird fast ausschließlich in mesenchymalen Elementen der Portalfelder gespeichert. BB, ×120

Herden von Fat-storing cells gespeichert wird (Abb. 220), wie wir dies bei mehreren unserer 21 Fälle beobachten konnten.

Das Pigment dürfte zumeist aus anthrakotischen, in die Blutbahn eingebrochenen Hilusdrüsen stammen. Klinische Bedeutung kommt dem Befund nicht zu.

4. Argyrose

Bei Argyrose nach chronischem Abusus silberhaltiger Medikamente findet sich nicht nur die eigentümliche „mondscheinartige", silbergraue Verfärbung der Haut, sondern auch eine Pigmentspeicherung in der Leber. In vier derartigen Fällen fanden wir ein außerordentlich feinkörniges, schwarzes Pigment (Silbersulfid), weniger in den Kupffer-Zellen als in Makrophagen und anderen mesenchymalen Elementen der Portalfelder (Abb. 221).

VIII. Durchblutungsstörungen und Gefäßkrankheiten

Die doppelte Blutversorgung der Leber stellt einen wichtigen Schutzfaktor für das Organ dar, da sich Pfortader und Leberarterie nicht nur ergänzen, sondern im Ernstfall bis zu einem gewissen Grad auch ersetzen können. Als Zentrale

Tabelle 45. Formen der portalen Hypertension und typische Beispiele ihrer Ätiologie

1. Prähepatisch	Pfortaderthrombose
2. Intrahepatisch	
a) Präsinusoidal	Schistosomiasis, Primäre biliäre Cirrhose, Sarcoidose
b) Sinusoidal	Fettleber, Amyloidose
c) Postsinusoidal	Venenverschlußkrankheit, Budd-Chiari-Syndrom
3. Posthepatisch	Venöse Stauung, Cava superior-Kompression

des Energiestoffwechsels ist der Sauerstoffbedarf der Leber außerordentlich groß und übertrifft sogar den des Gehirns. Er beträgt ungefähr 75 ml O_2/min. Die Leber wird in der Minute von ungefähr 1 500 ml Blut durchströmt, etwa 30% des kardialen Minutenvolumens. 65–75% der Gesamtblutmenge werden mit der Pfortader zugeführt, das sind 1 000–1 200 ml/min, und zwar mit einem Druck von 60–100 mm H_2O. Die Sauerstoffsättigung des Pfortaderblutes ist noch relativ hoch und liegt nur 1,9 Vol.% unter derjenigen des Leberarterienblutes. Die Leberarterie führt dem Organ normalerweise 25–35% der Gesamtdurchblutung (oder 250–400 ml/min) mit einem Druck von 800–1 000 mm H_2O zu. Da ihr Blut aber zu 98% sauerstoffgesättigt ist, kann die Leberarterie normalerweise die Hälfte des O_2-Bedarfes der Leber decken.

Durchblutungsstörungen im Bereich der Leber ergeben sich, wenn der Blutzufluß aus Pfortader oder Leberarterie bzw. aus beiden Gefäßen aus funktionellen oder anatomischen Gründen gestört ist, wenn der Blutdurchfluß in der Leber behindert wird und wenn der Blutabfluß durch das Lebervenensystem nicht gesichert ist. Folgen können allgemeine oder lokale Leberveränderungen oder – bei Veränderungen im Durchströmungsgebiet der Pfortader – ein portaler Hochdruck sein.

A. Funktionelle Durchblutungsstörungen

1. Die akute Stauungsleber (Stauungshyperämie)

Bei Rechtsherzschwäche, die durch verschiedenste kardiale oder extrakardiale Faktoren bedingt sein kann, oder bei constrictiver Perikarditis teilt sich die Einflußstauung binnen kurzem der Leber mit, die durch ihre Lage in dieser Hinsicht besonders anfällig ist: Die Ostien der Lebervenen liegen unmittelbar vor der Einmündung der unteren Hohlvene in den rechten Vorhof. Zudem ist das schwammig-weiche Lebergewebe, das normalerweise einen Blutgehalt von 35% aufweist, in der Lage, vermehrte Blutmengen bis zu 70% seines Gesamtgewichtes aufzunehmen und damit das rechte Herz zu entlasten. Zu den primären kardialen Symptomen addieren sich deshalb bald die Zeichen der Stauungsleber.

Die sich rasch vergrößernde Leber verursacht eine Spannung der Kapsel und damit Spontanschmerzen. Die Leber fühlt sich derber an und ist stark druckempfindlich. Bei schwerer Leberstauung entsteht ein leichter Ikterus, der anfangs eine Folge der stauungsbedingten hypoxämischen Hämolyse und damit

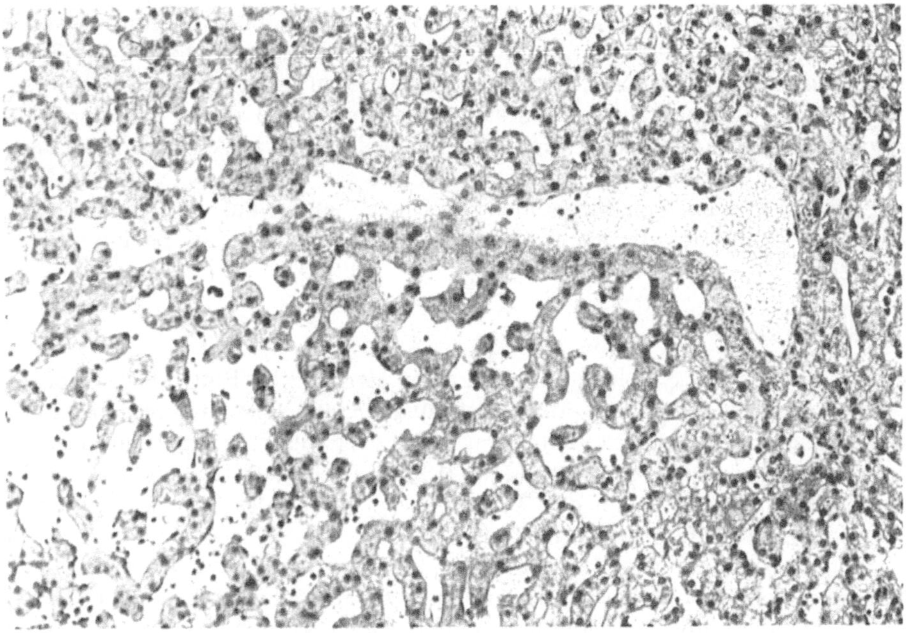

Abb. 222. Akute Stauungsleber (Stadium der Anschoppung) 73 Jahre, ♀, dekompensierte arteriosklerotische Myokardiopathie. Zentralvene längs, in eine Sublobularvene einmündend. Ausweitung und strotzende Blutfülle dieser Gefäße und der benachbarten Sinusoide. HE, ×120

durch eine Vermehrung unkonjungierten Bilirubins bedingt ist. Später, wenn die Stauung zu Parenchymnekrosen geführt hat, steigt auch die direkte Bilirubinfraktion an, und es findet sich eine erhöhte Aktivität der Aminotransferasen.

Bei leichter Leberstauung (Stauung I. Grades, Stadium der Anschoppung) findet sich eine Erweiterung und pralle Blutfülle der Sublobularvenen, Zentralvenen und läppchenzentralen Sinusoide (Abb. 222). Wird die Herzschwäche nicht bald behoben, bewirkt der Druck der gestauten Sinusoide eine Verschmälerung der Leberzellplatten (vgl. Abb. 232), und schließlich gehen die Leberzellen der gestauten Abschnitte zugrunde, wobei neben der Druckwirkung auch die hypoxische Schädigung der Leberzellen eine Rolle spielt. Es resultieren läppchenzentral gelegene, entepithelisierte Herde, in deren Bereich eine starke Blutfülle herrscht und die Gitterfaserstrukturen der früheren Sinusoide z.T. noch schattenhaft zu erkennen sind (vgl. Abb. 224). Typisch an diesen Nekrosezonen ist das Fehlen jeder entzündlich-proliferativen Reaktion, was sie von der „roten Atrophie“ bei hepatitischen Lebernekrosen unterscheidet. Hält die Stauung weiter an, vergrößert sich die zentrale Nekrose durch brückenförmige Ausläufer, die der am schlechtesten versorgten Zone 3 nach Rappaport folgen und schließlich die Läppchenperipherie erreichen, wo sie sich mit den Ausläufern der Nachbarläppchen vereinigen (Stauungsbrücken, Stadium der cyanotischen Atrophie, Stauung II. Grades). Bei chronischer Leberstauung entwickeln sich schließlich Fibrosen und Cirrhosen (s.S. 367 und 395).

Eine leichte Stauungsleber ist ein häufiger Nebenbefund in Biopsien von älteren, ernstlich kranken Patienten. In unserem Krankengut haben wir 385 Stauungslebern verschiedenen Grades gefunden. Von vielen Autoren wird die Stauungsleber aus theoretischen Vorstellungen heraus als Kontraindikation gegen die Leberbiopsie angeführt; eine Ansicht, die durch die praktische Erfahrung nicht bestätigt wurde.

Eine Erweiterung von Sinusoiden muß nicht immer auf einem einfachen Stauungsmechanismus beruhen, sondern kann auch toxisch bedingt sein (s.S. 336).

2. Die Schockleber

Jeder Kreislaufschock, ob er nun durch einen Herzinfarkt, Blutverlust, Operationszwischenfall, Hitzschlag oder durch ausgedehnte Verbrennungen bedingt ist, führt zu einer Minderdurchblutung der Leber, die eine läppchenzentrale Parenchymnekrose auslösen kann [210, 413]. Das Ausmaß des Leberzelluntergangs wird dabei nicht von der Art und der Ursache des Schocks, sondern von seiner Dauer und Schwere geprägt.

Schocknekrosen verraten sich klinisch durch ein erhebliches Ansteigen der Transaminasenaktivität, das sein Maximum meist schon nach 24 h erreicht. Ikterus tritt nur gelegentlich, gewöhnlich um den dritten Krankheitstag, auf.

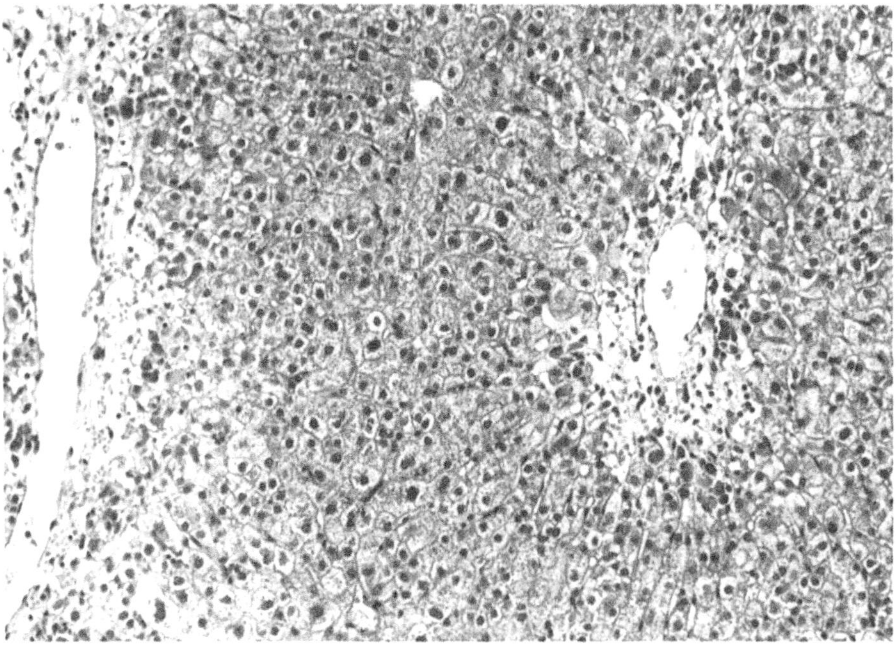

Abb. 223. Schocknekrose, 39 Jahre, ♀. Im Rahmen einer Gastroenteritis mit Sinusbradykardie (Frequenz 36/min) und schweren Schwindelzuständen erkrankt. 8. Krankheitstag. Bil 8,6 μmol/l (0,5 mg/dl), Thy 0,8 TE, AST 24,5 E/l, ALT 157 E/l, AP 36 E/l. Die Zentralvenen (links längs, rechts quer getroffen) von konfluierenden Nekrosen umgeben. Schüttere lymphocytäre Infiltration, Nester ceroidspeichernder Makrophagen. HE, ×120

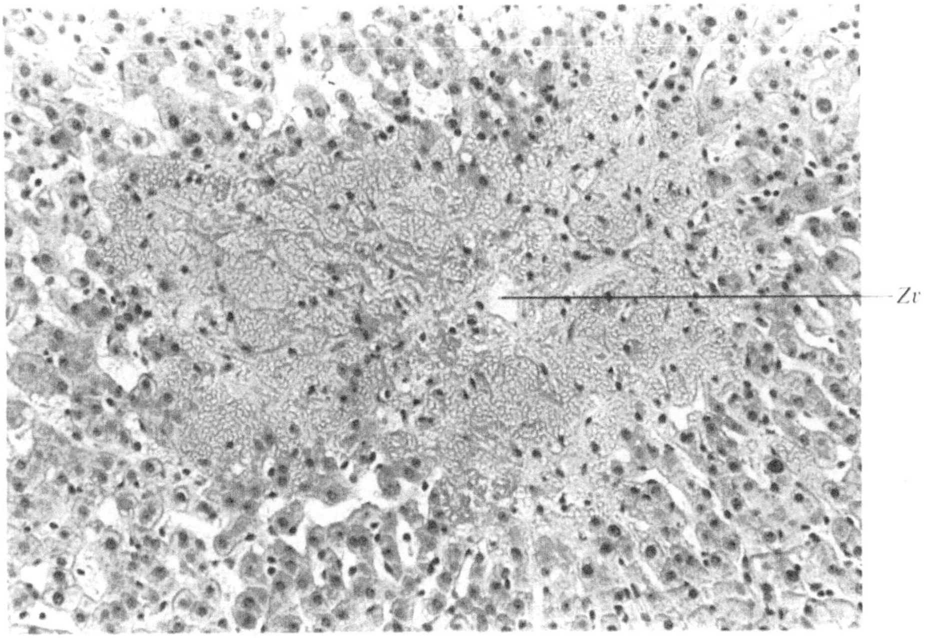

Abb. 224. Kombination einer Schocknekrose mit Stauungsleber. 71 Jahre, ♂, dekompensierte arteriosklerotische Myokardiopathie, ausgedehnte Bronchopneumonie. 11 Tage nach mehrstündigem Kreislaufschock. Bil 17,1 μmol/l (1,0 mg/dl), AST 22,5 E/l, ALT 11,2 E/l. Konfluierende zentrolobuläre Nekrose mit Erythrocytenextravasaten. Zentralvene (*Zv*). Teilweise Zerstörung der Gitterfaserstruktur. HE, ×150

Über die Entwicklung der Schocknekrosen liegen genaue Untersuchungen am Versuchstier vor [413], während der spätere Ablauf auch am Menschen durch Serienbiopsien studiert werden konnte [75].

In den ersten Stunden finden sich nur uncharakteristische Veränderungen, wie eine Erweiterung der zentralen Sinusoide, eine Vacuolisierung zentrolobulärer Leberzellen, herdförmige Netznekrosen (s.S. 184) und fokale granulocytäre Nekrosen (s.S. 304). 6–8 h nach Schockbeginn tritt in den zentralen, manchmal zusätzlich auch den intermediären Läppchenarealen eine auffällige Veränderung an den Leberzellen ein. Sie werden größer, sind schlechter färbbar und ihr Cytoplasma erhält ein feinwabiges Aussehen.

24 h nach Eintritt des Schocks haben sich die geschädigten Areale in scharf begrenzte, manchmal untereinander konfluierende Nekrosefelder verwandelt. Das Gitterfasergerüst bleibt intakt und kollabiert nur selten (Abb. 224).

In der 1. Woche nach Krankheitsbeginn kann es zu einer mesenchymalen Reaktion im Nekrosebereich und an den Nekroserändern kommen, wo sich Nester ceroid-, manchmal auch siderinspeichernder Makrophagen ausbilden. Cholestasezeichen können vorhanden sein. 4 Wochen nach dem Ereignis sind die Nekrosen im allgemeinen wieder vollständig repariert, und es finden sich sowohl intralobulär als auch portal pigmentspeichernde Makrophagen.

Die klinischen Symptome einer Schockleber nach Hitzschlag [75] setzen erst 24–36 Stunden nach dem Ereignis mit einem steilen Anstieg der Aminotransferasen ein. Die Leberbiopsie deckt dann ausgedehnte lytische oder coagulative Parenchymnekrosen auf. Da sich schon im Frühstadium Leberzellmitosen, cytoplasmatische rote Körper und cholangiolitische Veränderungen finden können, wird die Veränderung einer Virushepatitis recht ähnlich.

Im späten Rückbildungsstadium der Schockleber, wenn nur mehr pigmentspeichernde Phagocytennester an die ursprüngliche Läsion erinnern, wird eine Unterscheidung von abheilenden Virushepatitiden unmöglich. Von toxischen (z.B. Knollenblätterpilzvergiftung, s.S. 356) und medikamentös bedingten läppchenzentralen Parenchymnekrosen (s.S. 329) kann eine Schockleber vor allem auf Grund der Anamnese auseinandergehalten werden. Für die Differentialdiagnose gegenüber einer nekrotisierenden toxischen Hepatitis ist es wichtig, daß bei Schocknekrosen durch die Hypoxie auch die sinusoidalen Zellen zu einem gewissen Grad geschädigt sind, während sie bei toxischen Nekrosen intakt bleiben. Ereignen sich Schocknekrosen in einer Leber mit massiver venöser Stauung, ist es nötig, die Veränderung von der gewöhnlichen Stauungsnekrose zu unterscheiden. Dies ist im allgemeinen auf Grund der scharfen Begrenzung der Schocknekrosen möglich (Abb. 224).

Die Schockleber, aber auch die akute Stauungsleber, wurden in den letzten Jahren, erfreulicherweise nur gelegentlich, als „ischämische Hepatitis" bezeichnet [117].

3. Fokale granulocytäre Nekrosen

Verschiedene, größtenteils unbekannte Faktoren, unter denen aber lokale Durchblutungsstörungen sicherlich eine wesentliche Rolle spielen, führen zu einer eigenartigen und nicht zu seltenen Parenchymveränderung, der fokalen granulocytären Parenchymnekrose.

Es handelt sich um Leberzellen mit pyknotischem Kern, die im Verband mit sonst unauffälligen Leberzellen liegen, aber von eingewanderten, segmentkernigen Leukocyten abgebaut werden (Abb. 91, 225). Ein ähnliches Phänomen können wir bei der Nekrose von Riesenleberzellen (s.S. 227) und bei Leberzellen beobachten, die sog. alkoholisches Hyalin beherbergen.

Der Veränderung wurde anhand großer Versuchsserien nachgegangen [592]. Sie tritt bei langdauernden Eingriffen im Bauchraum, aber auch nach anderen Belastungen (z.B. Tetanus, Schock) auf.

B. Organische Durchblutungsstörungen

1. Die Pfortaderthrombose

Unterbindung oder Verschluß der Pfortader (prähepatischer Block) bleibt beim Menschen ohne nachteilige Folgen für Struktur und Funktion der Leber. Diese Tatsache ist für die Differentialdiagnose gegenüber Cirrhose oder Budd-Chiari-Syndrom (intrahepatischer präsinusoidaler bzw. postsinusoidaler Block) von wesentlicher Bedeutung. Die Diagnose wird mit Hilfe der Splenoportographie oder Mesentericoportographie gestellt, besser noch indirekt durch die Arterioporto-

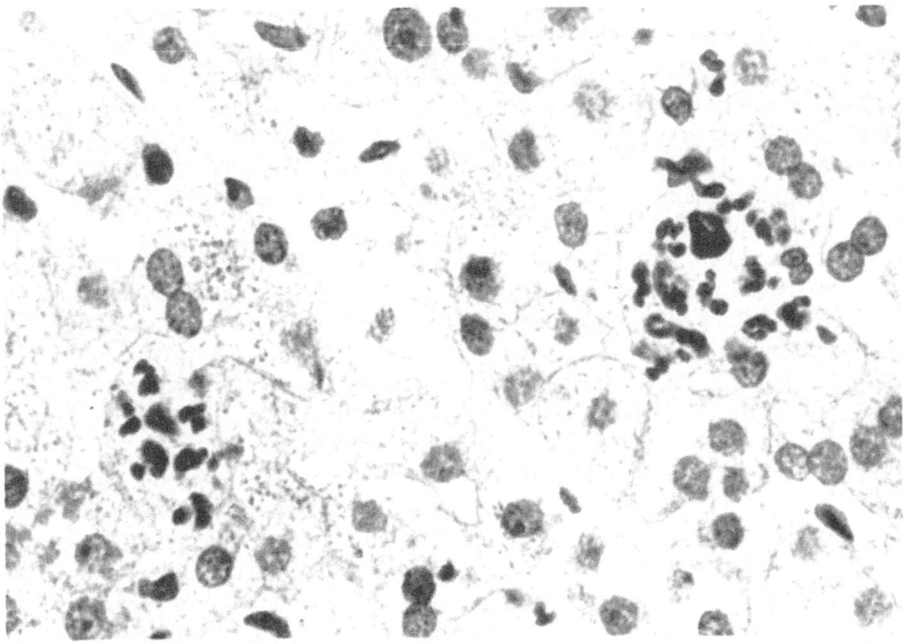

Abb. 225. Chirurgische granulocytäre Einzelnekrosen. 41 Jahre, ♀, Magenresektion wegen chronischem Ulcus duodeni, Probeexcision. Invasion von Granulocyten in isolierte Leberzellen mit pyknotischem Zellkern. HE, ×650

graphie. Findet sich aber in einer Biopsie von Patienten mit großem Milztumor und hepatofugalem Kollateralkreislauf ein unverändertes Lebergewebe, ist damit die Diagnose eines Pfortaderverschlusses sehr wahrscheinlich geworden (s. auch: Partielle noduläre Hyperplasie, S. 428).

Je nach dem untersuchten Krankengut ist die Pfortaderthrombose für 13,3–40,6% der Fälle von prähepatischem Block verantwortlich zu machen. Bei Erwachsenen wird die portale Hypertension nur in 7,6–25,5% durch prähepatischen Block verursacht, bei Kindern dagegen, meist durch eine Nabelsepsis (Endophlebitis umbilicalis) bedingt, in 59,1–77,5% [51].

Thrombosen von Pfortaderästen (ebenso wie Lebervenenästen) sind bei Leberzellcarcinomen ein fast regelmäßiger Befund, bei sekundären Lebertumoren dagegen bedeutend seltener nachzuweisen.

Werden intrahepatische Pfortaderäste verlegt, was bei Tumorbefall der Leber relativ häufig vorkommt, können *Zahnsche Infarkte* entstehen. Es handelt sich makroskopisch um scharf begrenzte, blaurote, meist keilförmige Herde, die histologisch nur durch eine hochgradige Blutfülle der Sinusoide imponieren.

2. Die hepatoportale Sklerose (idiopathische chronische Pfortaderthrombose, idiopathische portale Hypertension, Banti-Syndrom)

Diese erstmals von BANTI beschriebene Krankheit [35], die dann durch Einbeziehung verschiedenster, mit Splenomegalie einhergehender Leberkrankheiten stark verwässert wurde, stellt in Indien nicht weniger als ein Drittel der Fälle von portaler Hypertension [598]. Sie ist im mediterranen Bereich nicht selten, kann aber auch im übrigen Europa und in Amerika beobachtet werden, manchmal sogar bei Kindern [281]. In den Vereinigten Staaten ist die Hälfte der nichtcirrhotischen Fälle von portaler Hypertension durch eine hepatoportale Sklerose bedingt [505]. Es handelt sich um Krankheitsfälle von schleichendem Verlauf, die mit Splenomegalie und häufigen Blutungen aus Oesophagusvaricen einhergehen. Gelbsucht und Ascites sind selten.

Die Krankheit beruht auf einer Veränderung der großen und mittleren intrahepatischen Pfortaderäste, deren Intima in fleckförmiger oder segmentaler Anordnung verdickt ist, woraus eine erhebliche Verengung ihres Lumens resultiert. Thrombosen und Rekanalisierungen finden sich häufig. Die extrahepatischen Anteile der Pfortader sind ausgeweitet, aber sonst meist unverändert, ein cirrhotischer Umbau der Leber wird immer vermißt, doch kann sich makroskopisch eine oberflächliche, noduläre Buckelung finden.

Die Nadelbiopsie reicht im allgemeinen nicht zum Nachweis der charakteristischen Veränderungen aus. Sie zeigt zumeist nur eine portale Fibrose, wobei die interlobulären Pfortaderäste gelegentlich durch mehrere, enge, im Narbengewebe eingebettete Gefäße ersetzt sein können. Tiefgreifende Keilexcisionen aus dem vorderen Leberrand decken dagegen im allgemeinen die typischen Intimaveränderungen der Pfortaderäste auf. Sekundär finden sich, offenbar als Folge der portalen Minderdurchblutung, irregulär lokalisierte Parenchymnekrosen.

Die Ätiologie der Krankheit ist unbekannt. Arsenikhaltiges Trinkwasser und parasitäre Erkrankungen werden als mögliche Teilursache erwogen [160]. Über ähnliche Fälle wurde bei Psoriasis nach langdauernder Behandlung mit 1%igem Acidum arsenicosum berichtet [515]. Die chronische Schistosomiasis löst ebenfalls okklusive Veränderungen von Pfortaderästen aus (s.S. 167).

3. Arterielle Läsionen und anämische Infarkte

Wird beim Menschen der Blutzustrom aus der A. hepatica oder aus ihren Ästen unterbrochen, ist das Schicksal des Leberparenchyms davon abhängig, ob es auch über andere Arterien, wie z.B. über die A. phrenica inferior, Blut erhält und ob eine der zahlreichen Varianten in Verlauf oder Verzweigung der A. hepatica vorliegt, die dem Lebergewebe über Kollateralbahnen sauerstoffreiches Blut zuführen könnten. Aus dem letzten Grunde ist bei Verschlüssen der A. hepatica von Bedeutung, ob die Unterbrechung vor dem Abgang der A. gastroduodenalis stattfand, wo meist noch reichlich natürliche Bypass-Möglichkeiten bestehen, oder erst danach, wo solche Möglichkeiten schon viel seltener sind. Eine weitere, sehr wesentliche Bedeutung kommt dem Zustand des Leberparenchyms zu. Das Parenchym der gesunden Leber reagiert auf eine Verminderung der Sauerstoffzufuhr viel empfindlicher als dasjenige der Cirrhose- oder der Tumorleber, das sich bereits an veränderte Zirkulationsbedingungen adaptieren konnte. Schließlich darf man nicht vergessen, daß sich arterielle Kollateralen in wenigen Tagen bilden können und daß 50% des Sauerstoffbedarfs von der Pfortader bestritten werden, eine Versorgung, die nicht selten ausreichend ist. Alles zusammengenommen sind jedenfalls anämische Leberinfarkte um ein Vielfaches seltener

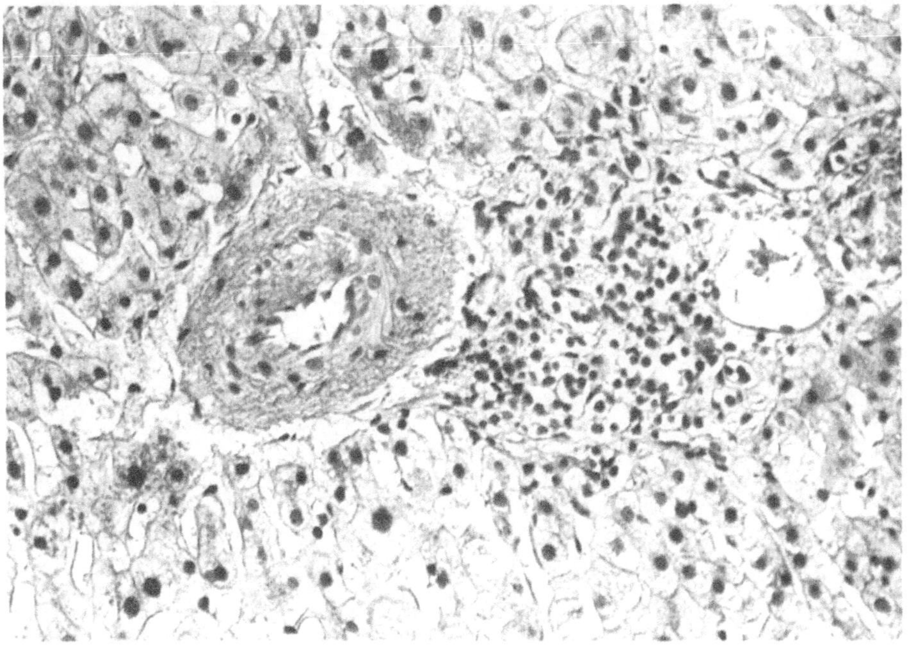

Abb. 226. Arteriosklerose. 64 Jahre, ♂. Hochdruck, kardiale Dekompensation, Prostatacarcinom. Konzentrische Intimahypertrophie in einem Arterienast, der am Rande eines entzündlich infiltrierten Portalfeldes gelegen ist. HE, ×200

als Verschlüsse der A. hepatica und ihrer Äste. Diesen Umstand macht sich die Lebergefäßchirurgie bei Operationen von Aneurysmen, Angiomen oder arteriovenösen Fisteln zunutze, speziell auch bei der Behandlung multipler Lebertumoren durch komplette Dearterialisierung der Leber [59].

Systemerkrankungen der A. hepatica kommen in Leberbiopsien nur ausnahmsweise zur Ansicht. Relativ am häufigsten ist die *Arteriosklerose* zu beobachten (Abb. 226), gelegentlich finden sich auch Gefäßverschlüsse bei Sepsis, subakuter bakterieller Endokarditis, Polyarteriitis nodosa oder anderen Kollagenkrankheiten (Abb. 227, 228). Arteriosklerotisch oder aneurysmatisch veränderte Leberarterien können verkalken und dadurch bei einer Abdomen-Übersichtaufnahme zur Ansicht kommen (Tab. 18, S. 65).

Ausgedehnte *anämische Infarkte* können sich durch akuten Schmerz im rechten Oberbauch, Blutdruckabfall, Kollaps, Fieber, Leukocytose, selten auch durch Ikterus anzeigen. Relativ häufig ereignen sie sich bei polytraumatisierten Patienten. Da infarzierte Areale eine geringere Dichte als das unveränderte Leberparenchym aufweisen, sind sie im Computertomogramm deutlich zu erkennen [208]. Kleinere Infarkte verlaufen in der Regel symptomlos. Solche kleinen Infarkte finden sich gelegentlich als Nebenbefund bei Lebertumoren (Abb. 229). Sie wurden auch als Komplikationen nach Leberbiopsien beschrieben.

Frische anämische Infarkte imponieren histologisch als scharf begrenzte Koagulationsnekrosen des Parenchyms, an deren Rändern sich nach 2 Tagen ein Leukocytenwall auszubilden beginnt. Mit der Reinigung des Infarktes scheinen

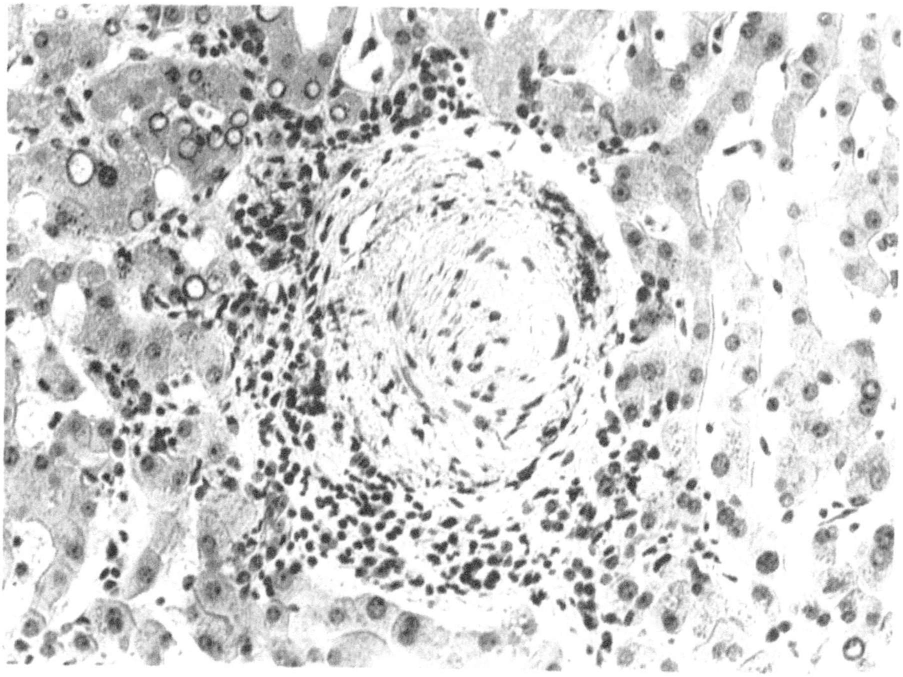

Abb. 227. Interstitielles Myositissyndrom mit Angitis. 71 Jahre, ♂. Septische Temperaturen. Blut-Senkungsgeschwindigkeit (Westergren) 81/115 mm, Leukocytenzahl 7450. Bil 10,3 µmol/l (0,6 mg/dl), AST 15 E/l, ALT 15 E/l. Obliterierte interlobuläre Arterie mit perivasculärer, vorwiegend lymphocytärer Infiltation. Überfließen der Infiltration in die benachbarten Sinusoide. HE, ×200

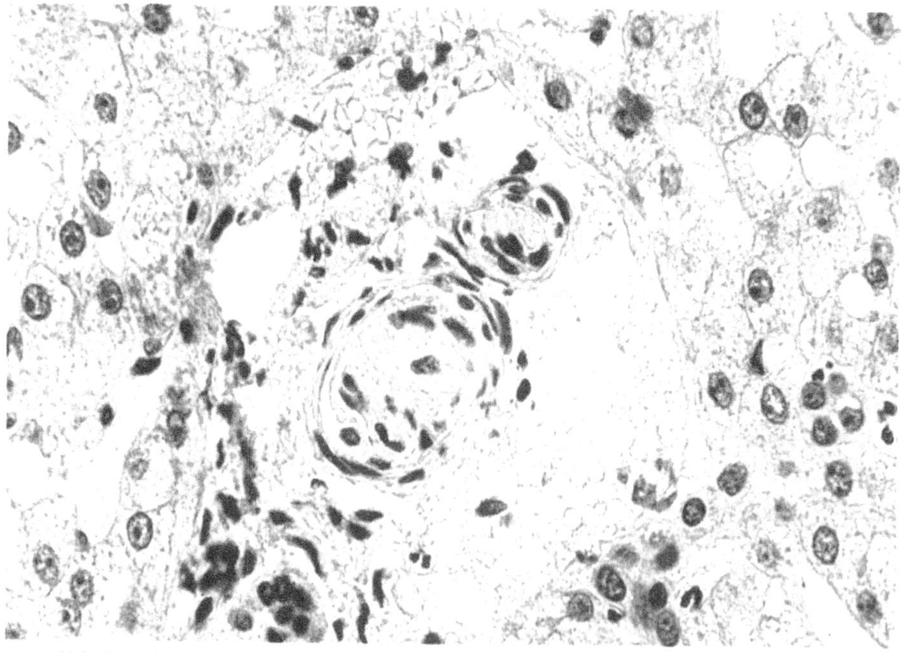

Abb. 228. Ungeklärtes septisches Fieber, 15 Monate, ♀. Seit einem Monat krank. 2 thrombosierte interlobuläre Arterienäste in einem sonst unauffälligen Portalfeld. HE, ×500

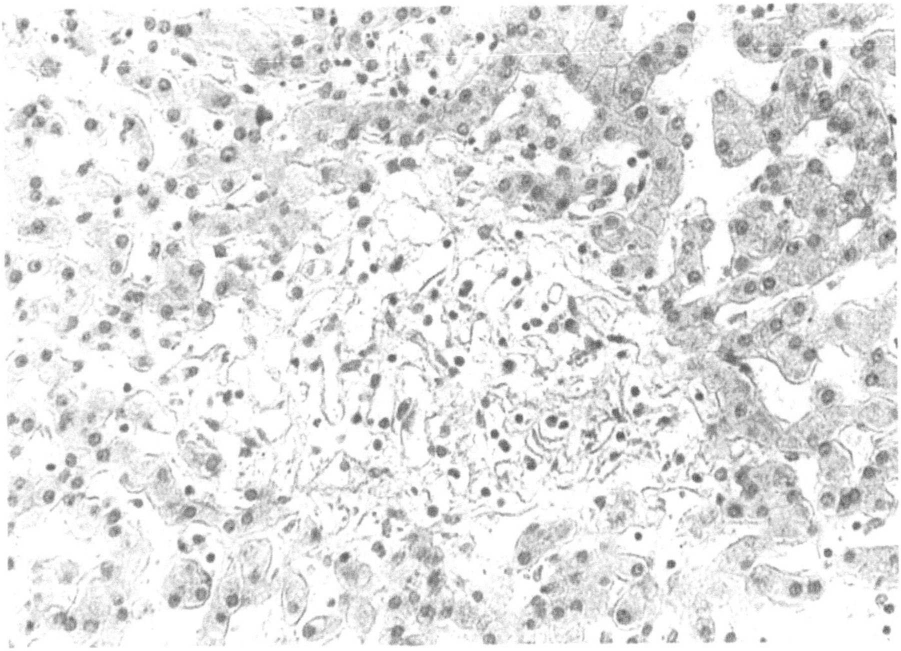

Abb. 229. Anämischer Infarkt bei Cirrhosis carcinomatosa, 56 Jahre, ♂. Umschriebenes, entepithelisiertes Areal mit erhaltener Gitterfaserstruktur. HE, ×200

an seiner Begrenzung pigmentbeladene Makrophagen auf. In größeren Infarkten kommt es nach ihrer Reinigung zum Kollaps der Gitterfaserstrukturen, zum Einsprossen von Granulationsgewebe und schließlich zur Bildung eingezogener Narben [675].

Septische Infarkte können sich nach Lebertransplantation entwickeln und gehen mit einer Septikämie gramnegativer Bakterien und einem plötzlichen Anstieg der Aminotransferasenaktivität einher. Sie dürften durch lokale Durchblutungsstörungen im Rahmen der akuten Abstoßungsreaktion bedingt sein. In einem Teil dieser Fälle kommt es zur Thrombose der A. hepatica (s.S. 136).

4. Peliosis hepatis

Toxische Erweiterungen von Sinusoiden können bei der Therapie mit oral wirksamen, anabolen oder ovulationshemmenden Steroiden festgestellt werden (s.S. 336), aber auch als Fernwirkung bei Granulosazelltumoren [251].

Die Peliosis hepatis, von E. Wagner 1861 erstmals beschrieben und von Schönlank [665] so genannt, galt lange Zeit als morphologisches Kuriosum, das selten einmal bei schweren Formen von Tuberkulose oder malignen Geschwülsten angetroffen wird [864]. Es wurde zwischen zwei Formen, einer parenchymatösen und einer phlebektatischen unterschieden [862]. Von hepatologischem Interesse ist vor allem der parenchymatöse Typ. Es handelt sich um rundliche, blutgefüllte Hohlräume im Leberparenchym, deren Wand lediglich von zumeist abgeplatteten Leberzellverbänden gebildet wird. Die Hohlräume

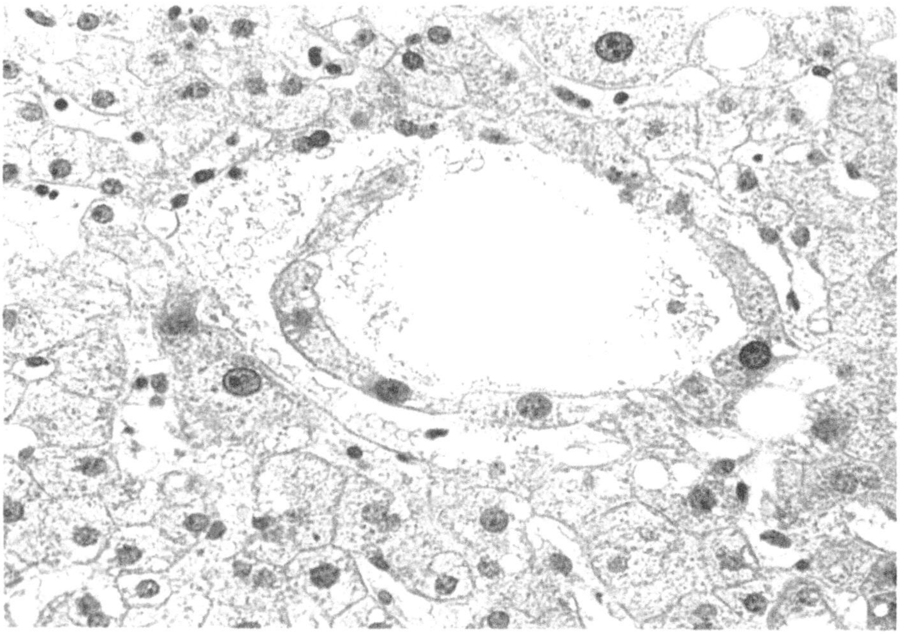

Abb. 230. Peliosis hepatis, 71 Jahre, ♀ (Corticoidtherapie bei chronischer Polyarthritis). Intralobulärer, mit einem Sinusoid in offener Verbindung stehender Hohlraum, der von abgeplatteten Leberzellen ausgekleidet wird. HE, ×325

kommunizieren mit benachbarten Sinusoiden, Zentralvenen oder Sublobularvenen (Abb. 230). Das Leberparenchym wird von diesen Hohlräumen meist dicht durchsetzt (Abb. 231), ihr Durchmesser schwankt zwischen Bruchteilen eines Millimeters und fünf Zentimetern. Bei makroskopischer Betrachtung der Leber scheinen sie als runde, dunkelblaue Flecken unter der Leberkapsel auf. Mit Einführung der oralen anabolen oder kontrazeptiven Hormontherapie ist die früher weitgehend unbekannte Läsion plötzlich in das Licht des Interesses gerückt, da sie nun bei so behandelten Personen öfters beobachtet wird.

Die Pathogenese der Peliosis hepatis ist ungeklärt. Es ist anzunehmen, daß ihr eine lokale Zerstörung des perisinusoidalen Gitterfasergerüstes vorausgeht. Klinisch kann sich die Erkrankung völlig uncharakteristisch in Hepatomegalie und in deutlich pathologischen Laboratoriumsbefunden äußern. Die schwere und gefährliche Leberkrankheit wird intra vitam meist erst am Operationstisch diagnostiziert, wenn eine Ruptur subcapsulärer Peliosishöhlen zu einem Hämoperitoneum geführt hat.

5. Das Budd-Chiari-Syndrom

Der erste Fall einer Lebervenenthrombose wurde 1842 von LAMBRON beschrieben, zwei weitere hat BUDD hinzugefügt [110], bei denen die Thrombosierung durch Leberabscesse verursacht worden war. Über 50 Jahre später faßte CHIARI [135] 10 Fälle zusammen, die seiner Meinung nach ein fest umrissenes Krank-

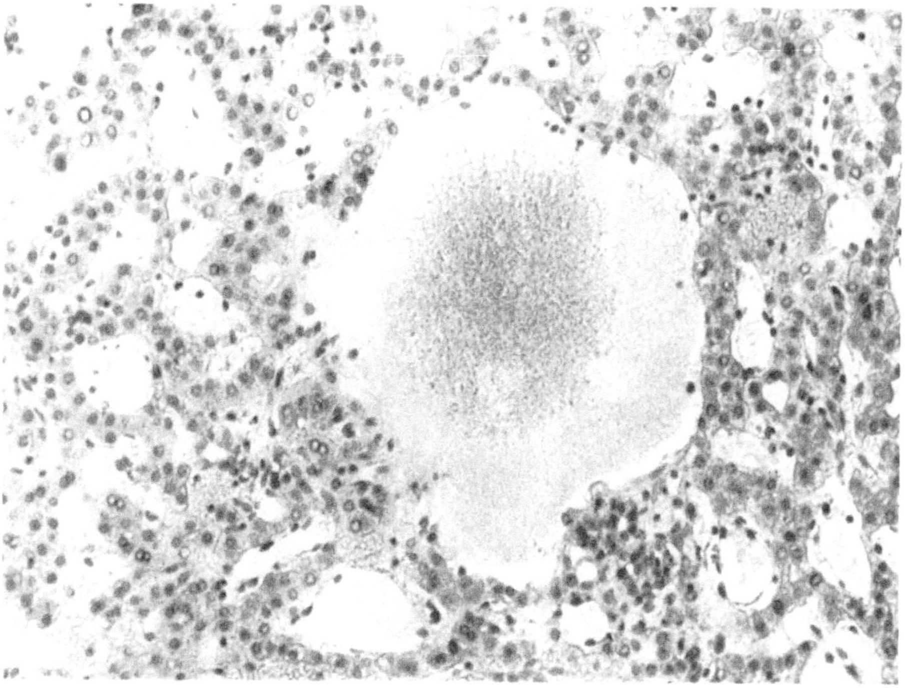

Abb. 231. Peliosis hepatis im Knoten einer fokalen nodulären Hyperplasie, 17 Jahre, ♀, keine Behandlung mit Ovulationshemmern. Bil 17,1 µmol/l (1,0 mg/dl), AST 48 E/l, ALT 54 E/l, γGT 331 E/l. In einer Leberbiopsie finden sich Hohlräume verschiedener Größe, die mit normalen Sinusoiden kommunizieren und durch ein zwei- und mehrschichtiges Muralium voneinander getrennt sind. HE, ×150

heitsbild boten, nämlich eine primäre, selbständige Phlebitis der großen Lebervenen mit erst sekundärer Thrombosierung. Die Existenz dieser *Endophlebitis obliterans hepatica* ist später oft in Zweifel gezogen worden, aber nunmehr durch die Entdeckung der Venenverschlußkrankheit (s.S. 314) theoretisch sichergestellt. Die Endophlebitis obliterans hepatica, eine ausschließlich anatomische Diagnose, hat damit als Chiarische Krankheit zu gelten, während die übrigen Zustände, die zu einem Verschluß der Lebervenen führen, als Budd-Chiari-Syndrom bezeichnet werden sollten [769]. Dazu gehören auch alle nur klinisch oder bioptisch diagnostizierten Krankheitsbilder, bei denen die Art des Lebervenenverschlusses nicht feststeht.

Der akute Verschluß verläuft dramatisch und erinnert in seiner Symptomatik, heftigen Schmerzen im Oberbauch und Schock, an ein akutes Abdomen. Es entwickelt sich in kurzer Zeit ein manchmal sanguinolenter Ascites mit einem Ödem der unteren Körperhälfte. Ein Ikterus ist außergewöhnlich. Der Tod tritt meistens durch Leberversagen ein.

Bei chronisch-schleichender Lebervenenthrombose verläuft die Krankheit in 80% der Fälle symptomlos. Die Hepatomegalie ist ein konstantes, der Ascites ein häufiges Symptom. Bei längerer Krankheitsdauer ist stets ein Kollateralkreislauf ausgebildet.

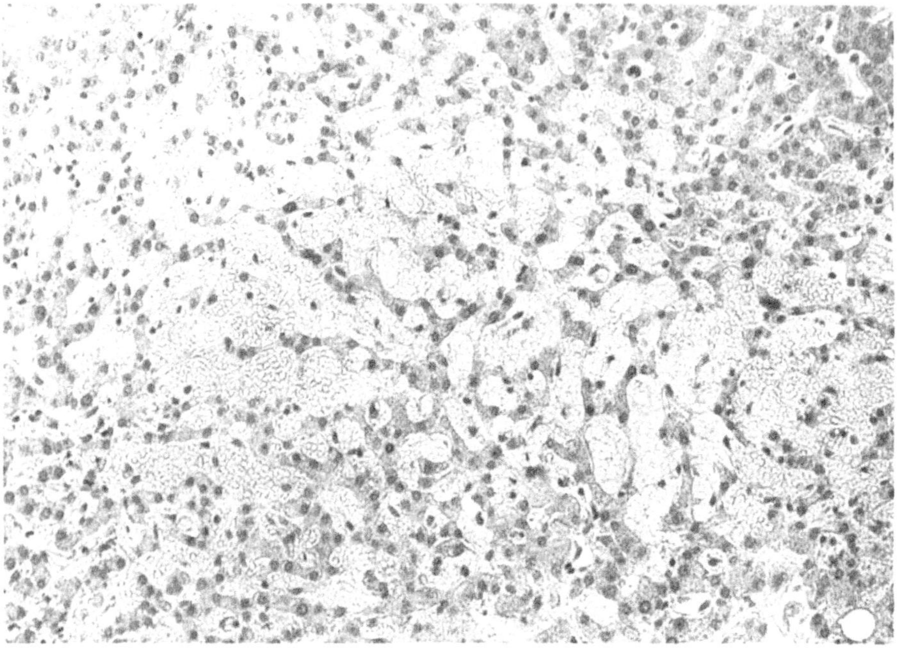

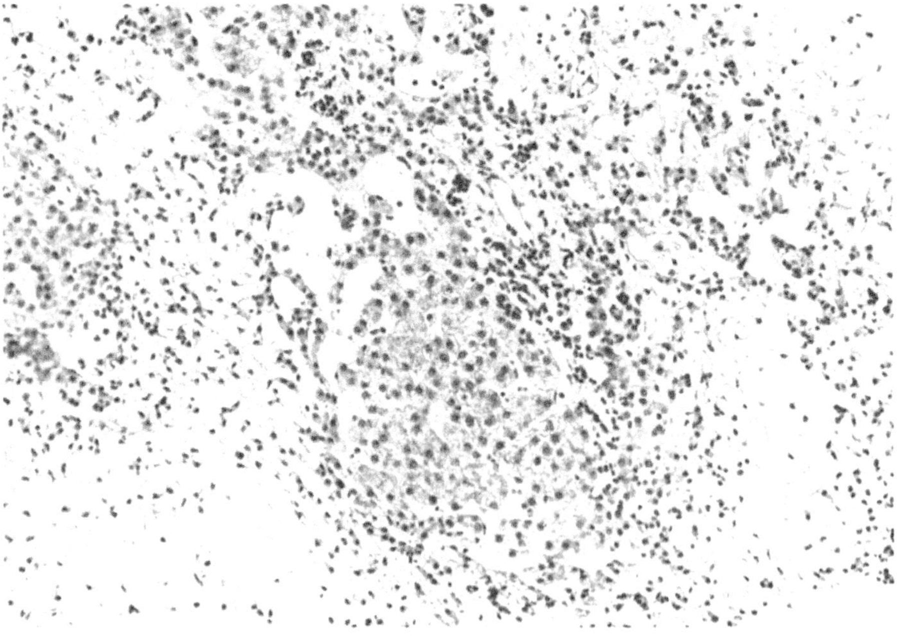

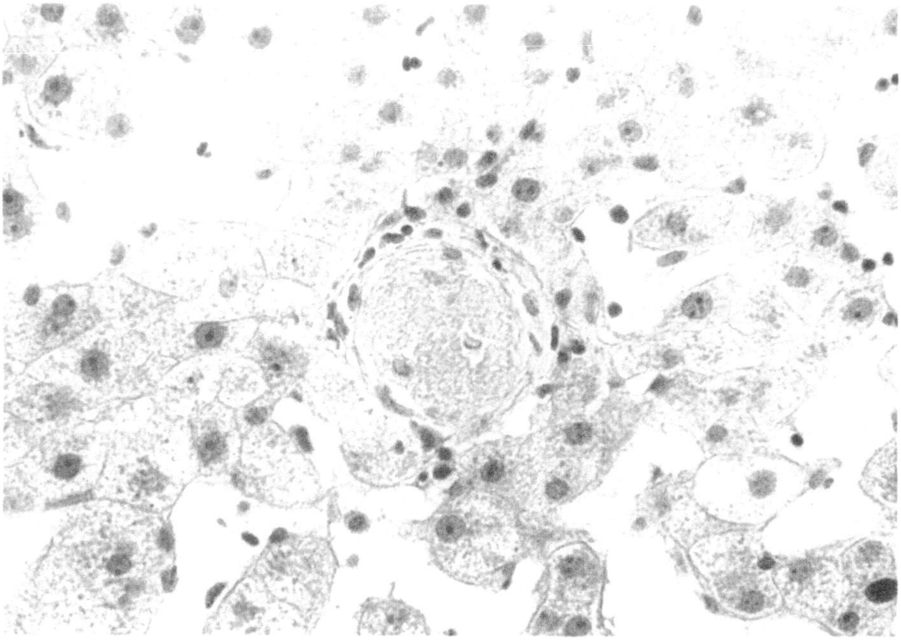

Abb. 234. Verschlußikterus mit eitriger Cholangitis, 75 Jahre, ♀. Thrombosierte Sublobularvene. HE, ×325

Die endgültige Diagnose, früher nur am Sektionstisch möglich, kann heute mit Hilfe der Angiographie oder der Leberbiopsie zu Lebzeiten erfolgen, was um so wesentlicher ist, als die Patienten einer Shuntoperation zugeführt und auf diese Weise wieder völlig rehabilitiert werden können. Wir haben bisher 14 Fälle von Budd-Chiari-Syndrom, einen akuten und 13 chronische, bioptisch diagnostiziert.

Die histologische Untersuchung deckt eine Stauungshyperämie in der Leber auf, jedoch von einem Ausmaß, wie man es bei kardialer Stauung selten findet (Abb. 232, 233). In fortgeschrittenen Stadien können nur mehr Portalfelder mit einem schmalen Parenchymsaum nachweisbar sein, die wie Inseln in einem Blutsee liegen. Nur selten hat man das Glück, im Biopsiezylinder eine thrombosierte Zentral- oder Sublobularvene zu finden (Abb. 234). Trotzdem läßt die Befundkombination: Fehlen einer kardialen Insuffizienz oder Einflußstauung bei schwerster Stauungsleber, die Diagnose stellen.

Im Rahmen der allgemeinen Thromboseneignung, die bei Leberzellcarcinom (s.S. 433), nach Ganzkörperbestrahlung oder bei Verwendung von Ovulationshemmern eintreten kann, können sich auch Lebervenenthrombosen ereignen. Mehrere Fälle von Budd-Chiari-Syndrom wurden ferner unter cytostatischer Therapie mit Dacarbazin, einem Imidazolcarboxamid, oder dem Streptococcenprodukt Mitomycin C beobachtet [250].

Eine besondere Form des Budd-Chiari-Syndroms, die durch einen congenitalen Defekt oder eine frühkindliche Infektion verursacht sein könnte, wurde in Südafrika und Japan festgestellt. Es handelt sich um eine membranöse Obstruktion der Vena cava inferior, unmittelbar vor ihrer Einmündung in den re. Vorhof. Die Folge ist eine Stauungscirrhose, in der sich in fast der Hälfte der Erkrankten schließlich ein hepatocelluläres Carcinom entwickelt [699].

6. Die Venenverschlußkrankheit (veno-occlusive disease)

Im Jahre 1951 wurde fast gleichzeitig aus Südafrika [678] und Jamaika [320] über ein eigenartiges Krankheitsbild berichtet, das durch eine chronische Vergiftung mit pflanzlichen Alkaloiden hervorgerufen wird und eine pathogenetisch und morphologisch abgegrenzte Untergruppe der Chiarischen Krankheit darstellt. Für die Vergiftung sind Pyrrolizidinalkaloide aus Crotalaria- und Senecioarten (Kreuzkraut) verantwortlich zu machen, die, unabsichtlich über eine Verunreinigung von Getreide oder in Unkenntnis ihrer Giftwirkung als sog. Buschtee verabreicht, wirksam werden.

In Jamaika waren besonders Kleinkinder betroffen. Die Erkrankung beginnt mit Bauchschmerzen, Meteorismus, Erbrechen und Durchfällen, eventuell Fieber. Diese Initialsymptome werden bald von Lebervergrößerung und Ascites gefolgt. Ikterus wird im allgemeinen vermißt. Ungefähr die Hälfte der Betroffenen übersteht die Krankheit mit völliger klinischer Wiederherstellung. Akut Vergiftete können innerhalb weniger Tage sterben, chronische Fälle den aufgetretenen Leberveränderungen nach Wochen bis Jahren erliegen. 1974 und 1978 kam es in Nordwest-Afghanistan und Zentralindien zu einem epidemieartigen Ausbruch der Krankheit durch Getreide, das mit Pyrrolizidinalkaloiden verunreinigt war.

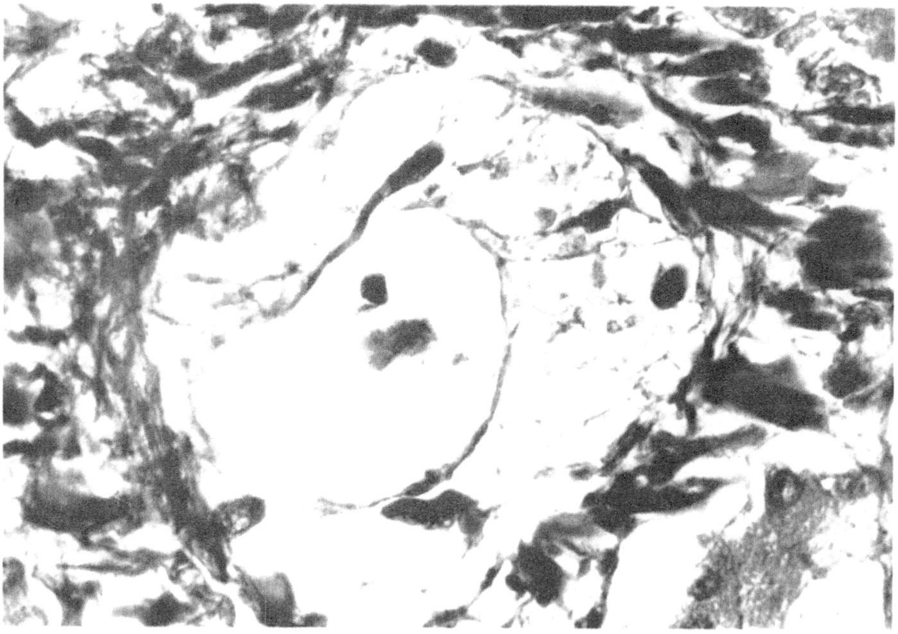

Abb. 235. Venenverschlußkrankheit. Lumen einer Zentralvene durch ein faseriges Netzwerk teilweise verschlossen. Masson-Trichrom, × 800 [586]

Histologisch ist die Krankheit durch Veränderungen an den Zentralvenen, Sublobularvenen und mittleren Lebervenen charakterisiert und deshalb auch der bioptischen Diagnostik zugänglich. Bereits am 3. Krankheitstag kommt es innerhalb dieser Gefäße zur Ausbildung zarter Fasern, die das Lumen einengen oder verschließen können (Abb. 235) [733]. Die Wand der Gefäße ist verdickt, fragmentiert und fibrinös imbibiert, auch in ihrer Umgebung finden sich fibrinöse Exsudate. Thrombosen sind kein wesentlicher Faktor, kommen aber vor. Einengung und Verschlüsse der kleinen Lebervenen führen zu einer mächtigen sinusoidalen Stauung und ihren Folgen. Bei chronischem Krankheitsverlauf bedingt die Zerstörung der Läppchenarchitektur die Ausbildung einer feinknotigen Cirrhose mit portaler Hypertension und Oesophagusvaricenbildung. Ähnliche Veränderungen wie bei Venenverschlußkrankheit entwickeln sich im Rahmen einer Strahlenhepatitis oder bei Langzeittherapie maligner Tumoren mit Urethan (s.S. 336).

IX. Die toxischen Leberschäden

Die Auseinandersetzung mit körpereigenen und körperfremden Giften ist genauso eine Aufgabe alles Lebendigen, wie die Aufnahme und Verarbeitung von Nahrungsstoffen. Als zentrales Stoffwechselorgan, dem die im Magen-Darm-Trakt resorbierten Stoffe in hoher Konzentration zugeführt werden, ist die Leber Giftwirkungen besonders häufig und intensiv ausgesetzt. Früher wurde der Mensch fast ausschließlich nur durch tierische, pflanzliche und endogene Giftstoffe gefährdet, womit die Zahl der in Frage kommenden Toxine relativ konstant blieb. Durch die rasante industrielle und pharmazeutische Entwicklung muß sich aber der Mensch von heute und im besonderen seine Leber mit einer rapide anwachsenden Zahl von Giftstoffen auseinandersetzen. Die Größenordnungen werden vielleicht am besten durch die Tatsache veranschaulicht, daß in den letzten 100 Jahren 4,5 Millionen chemischer Verbindungen synthetisiert wurden. Für das Verständnis der toxischen Leberschädigung sind vor allem drei grundlegende Tatsachen von entscheidender Bedeutung: Die Biotransformation, die kovalente Bindung von Metaboliten an Makromoleküle und die Enzyminduktion.

Die meisten toxischen Substanzen sind lipidlöslich und können deshalb die lipidhaltige Zellmembran ohne weiteres passieren. Die Schwierigkeit besteht dann darin, diese Stoffe wieder zu eliminieren. Die Leberzelle entledigt sich dieser Aufgabe mit Hilfe ihres glatten endoplasmatischen Reticulums und seines Monooxydasen-Enzymsystems, dessen „Schlüsselenzym" das Cytochrom P-450 ist (s.S. 8).

Die *Biotransformation* macht die eingedrungenen Substanzen besser wasserlöslich und meist auch unschädlich. Nicht selten wird aber gerade durch diesen Vorgang eine indifferente Substanz erst zu einer biochemisch aktiven (z.B. Cyclophosphamid-Endoxan). Problematisch wird der Vorgang, wenn in seinem Rahmen hochaktive, elektrophile, positiv geladene Moleküle oder Metaboliten mit freien Radikalen entstehen, die mit Makromolekülen (Proteinen), zu denen

Tabelle 46. Einteilung der Lebergifte und der durch sie hervorgerufenen Leberschäden. (THALER [796])

obligat	fakultativ
Voraussagbar	Nur bedingt voraussagbar
Dosisabhängig	Oft dosisunabhängig
Bei genügend hohen Dosen konstant	Auch bei hohen Dosen sporadisch
Kurze Latenzzeit	Verschiedene, meist lange Latenzzeit
Reproduzierbar	Nur teilweise reproduzierbar
Im Tierversuch positiv	Im Tierversuch meist negativ

sie wegen deren Elektronenreichtum eine besondere Affinität besitzen, *kovalente, irreversible Bindungen* eingehen („Giftung"). Die Zelle schützt sich vor diesen Stoffen entweder durch raschen weiteren Abbau oder durch ihre Koppelung an schwache Säuren („Entgiftung") [511, 609].

Die Leber wird durch die *Enzyminduktion* in die Lage versetzt, sich an einen erhöhten Bedarf von Enzymen des Monooxydasensystems dadurch zu adaptieren, daß eine starke Vermehrung des glatten endoplasmatischen Reticulums eintritt (s.S. 8). Diese für die Leberfunktion im allgemeinen positive Eigenschaft kann sich dann ins Gegenteil verkehren, wenn die entstehenden Metaboliten toxisch sind und ihr nun stark vermehrter und beschleunigter Anfall die Entgiftungsmöglichkeiten der Zelle übersteigt. Die kinetischen Determinanten, die bei der toxischen Leberschädigung eine Rolle spielen, sind in Tabelle 47 zusammengestellt.

Die Lebergifte wurden früher in direkte und indirekte eingeteilt. Diese Einteilung mußte aber fallengelassen werden, nachdem sich herausgestellt hatte, daß es manchmal nur eine Dosisfrage ist, ob eine Substanz ein harmloses Medikament oder ein tödliches Gift ist (z.B. Paracetamol), und daß manche „direkte" Lebergifte in Wirklichkeit indifferent sind und erst durch die Biotransformation zu toxischen Substanzen metabolisiert werden (z.B. Tetrachlorkohlenstoff). Auch die Einteilung der toxischen Leberschäden in voraussagbare und nicht voraussagbare löst das Problem nicht, nachdem gezeigt werden konnte, daß viele nicht voraussagbare Leberschäden dann voraussagbar sind, wenn man die genetischen Gegebenheiten, die metabolischen Voraussetzungen oder die Anamnese der betreffenden Personen kennt (z.B. Ovulationshemmer-Patienten mit Schwangerschaftsikterus; INH-Rifampicintherapie bei langsamen Acetylierern; Halothannarkose bei Patienten, die bei vorangegangenen Narkosen bereits mit Fieber reagiert hatten [796]). Die systematischen Schwierigkeiten sind beseitigt, wenn man Lebergifte und toxische Leberschäden in *obligate* und *fakultative* einteilt [796]. Die beiden Gruppen unterscheiden sich durch gewisse Merkmale, die in Tabelle 46 einander gegenübergestellt sind. Für unsere Darstellung erscheint es aber vorteilhafter, eine Einteilung der toxischen Leberschäden in *medikamentöse, alimentäre, gewerblich-industrielle* und *endogene* zu treffen.

Nachdem die toxischen Leberschäden auf relativ einfache Prinzipien zurückgeführt werden konnten, ist es nun möglich, die verwirrende Fülle von Giftstoffen auf der einen Seite und die bunten morphologischen Vergiftungsfolgen auf

Tabelle 47. Kinetische Determinanten bei der Bildung und Bindung chemisch reaktiver Metaboliten. (Nach MITCHELL u. Mitarb. [511])

1. Dosis der Grundsubstanz und mengenmäßiger Anteil des gebildeten Metaboliten
2. Mengenmäßiger Anteil des kovalent gebundenen, reaktiven Metaboliten
3. Mengenmäßiger Anteil des kovalent gebundenen Metaboliten, der an Zellstrukturen von vitaler Bedeutung fixiert wurde
4. Ausmaß der geschädigten Zellstrukturen von vitaler Bedeutung, die weder rasch repariert noch ersetzt werden können

der anderen Seite auf einen gemeinsamen Nenner zu bringen, was im folgenden bei den verschiedenen Leberschäden gezeigt werden soll.

A. Medikamentös-toxische Leberschäden

Heute sind bereits mehr als 200 pharmakologische Grundsubstanzen bekannt, die potentielle Lebergifte sind. Da sie unter verschiedenen Markennamen und in verschiedensten Kombinationen im Handel sind, beträgt die Zahl von Arznei-

Tabelle 48. Einteilung medikamentös bedingter morphologischer Leberschäden

A. Obligate Leberveränderungen
  1. Hepatomegalie durch Enzyminduktion (Phenobarbital)
  2. Verfettung (Cortison)
  3. Pigmentierung (Eisenpräparate)

B. Fakultative Leberveränderungen
  1. Sekundäre Phospholipidose (Bis-hexestroldihydrochlorid)
  2. Reine Cholestase (Methyltestosteron)
  3. Cholestase mit Entzündung (Chlorpromazin)
  4. Unspezifisch-reaktive Hepatitis (Penicillinallergie)
  5. Granulomatöse Hepatitis (Sulfadimethoxin)
  6. Akute diffuse Hepatitis
     a) Vom Typ der benignen Virushepatitis (Isoniazid)
     b) Vom Typ der fulminanten Virushepatitis (Paracetamol)
  7. Chronische diffuse Hepatitis (Oxyphenisatin)
  8. Nekrotisierende Fettleber (Valproinsäure)
  9. Typ der alkoholischen Hepatitis (Perhexilinmaleat)
  10. Venenverschlußkrankheit (Urethan)
  11. Budd-Chiari-Syndrom (Ovulationshemmer)
  12. Sinusdilatation (Ovulationshemmer)
  13. Peliosis hepatis (Ovulationshemmer)
  14. Chronische Pfortaderthrombose (Arsenik)
  15. (Kapsel-)Fibrose (Thorotrast)
  16. Cirrhose (Methotrexat)
  17. Leberzelladenome (Ovulationshemmer)
  18. Fokale noduläre Hyperplasie (Ovulationshemmer)
  19. Leberzellcarcinom (Ovulationshemmer?)
  20. Hämangiosarkom (Anorganische Arsenverbindungen)

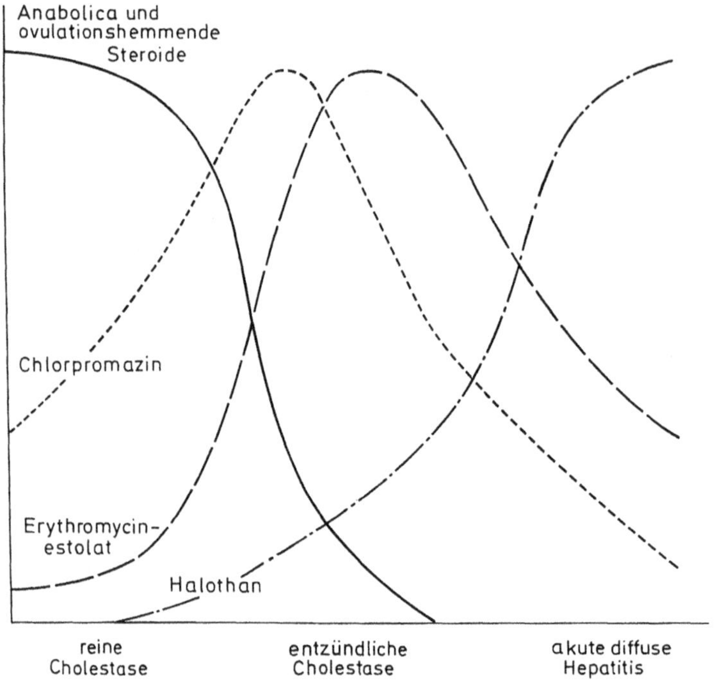

Abb. 236. Spektrum der Leberveränderungen bei verschiedenen fakultativ lebertoxischen Medikamenten [564]

mitteln, die Leberschäden hervorrufen können, viele Tausende. Der Arzt kann also durch die von ihm verordnete Therapie zum Urheber von Leberkrankheiten werden und nicht selten kann nur der therapeutische Nutzen eines Medikamentes entscheiden, ob das Risiko einer Leberkrankheit angemessen ist oder nicht.

Medikamentös-toxische Leberschäden sind nicht häufig. Sie stellen kaum 5% aller akuten Leberkrankheiten, aber 25% der schweren, nekrotisierenden Hepatitiden, was ihre Wichtigkeit hinlänglich unterstreicht.

Arzneimittelbedingte Leberschäden können auf Grund der Anamnese und Klinik vermutet und auf Grund des morphologischen Befundes wahrscheinlich gemacht werden. Die Sicherstellung erfolgt entweder durch den Provokationstest, der jedoch nicht ungefährlich ist und deshalb strengen Regeln unterliegen muß [564] oder eleganter, aber aufwendiger, durch den Lymphocytentest [61].

Eine Übersicht der medikamentös bedingten morphologischen Leberschäden und ihrer auslösenden Ursachen ist in Tabelle 48 gegeben. Es ist jedoch keineswegs so, daß eine Substanz ausschließlich nur eine bestimmte Veränderung verursacht. Tatsächlich ergibt sich für ein bestimmtes Medikament häufig ein Spektrum von Veränderungen. Dieses Spektrum kann von der reinen Cholestase über die entzündliche Cholestase und diffuse Hepatitis bis zur akuten Lebernekrose reichen (z.B. Halothan), wobei aber das Schwergewicht meist auf einer bestimmten Form der Leberschädigung liegt (Abb. 236).

Es gibt nur wenige Medikamente, die in der Leber metabolisiert werden, nachgewiesenermaßen die Leberzelle pharmakologisch beeinflussen und anscheinend keine hepatotoxischen Wirkungen entfalten. Ein Beispiel ist das membranprotektive Silymarin (Silybinin).

1. Medikamentös bedingte Leberveränderungen ohne Krankheitswert

Arzneimittel, die in therapeutischen Dosen obligate Leberveränderungen ernster Art hervorrufen, wurden, nachdem ihre Schädlichkeit erkannt worden war, aus dem Handel gezogen, und durch rigorose Prüfungsbestimmungen wird versucht, eine eventuelle Neuzulassung solcher Substanzen zu verhindern [162]. Weiterhin verwendet werden nur Medikamente, die offensichtlich *harmlose obligate Veränderungen* induzieren (Tabelle 48). Enzyminduktoren, die durch Vermehrung des glatten endoplasmatischen Reticulums eine Vergrößerung der Leberzellen und damit eine Hepatomegalie hervorrufen (s.S. 8), sind neben dem klassischen Vertreter dieser Gruppe, dem *Phenobarbital*, alle anderen Barbiturate, aber z.B. auch *Diazepam, Pestizide* [455a], *Rifampicin, Halothan, Äthylalkohol* und das inzwischen aus dem Handel gezogene *Chlorphenotan* (DDT). Die Enzyminduktion führt zu einer milchglasartigen Veränderung des Cytoplasmas, wobei die Leberzellen des Läppchenzentrums zuerst erfaßt werden. Morphometrische Untersuchungen an Leberzellen von Patienten unter anticonvulsiver Dauertherapie haben ergeben, daß die Zunahme des glatten endoplasmatischen Reticulums ungefähr das Zweifache der Norm beträgt [360].

Eine toxische, aber harmlose Fettleber wird durch *Cortison* und seine Derivate, durch *Tetracycline* in therapeutischer Dosierung, durch das Anticoagulans *Phenprocoumon* [610a], durch *L-Asparaginase* und *Äthylalkohol* verursacht. Das Charakteristikum dieser Fettlebern sind die eher disseminierte Verteilung der verfetteten Leberzellen (s.S. 338) und die starken Größenunterschiede der einzelnen Fetttropfen. Die Pathogenese der Cortisonfettleber ist noch nicht restlos geklärt, doch ist bekannt, daß dieses Steroid die Fettsynthese fördert und die Fettabgabe aus der Leberzelle hemmt. Nach therapeutischen intravenösen Tetracyclingaben konnten wir auf chemischem Wege eine nichtsignifikante Zunahme der Lebertriglyceride feststellen [100]. Die Tetracyclinfettleber wird durch Hemmung der Proteinbiosynthese bedingt, auf der auch die antibiotische Wirkung des Medikaments beruht. Die Hemmung betrifft den zweiten Syntheseschritt: Es wird die Bindung der Aminoacyl-t-RNA an das Ribosom verhindert [243, 743]. Die Tetracyclin-induzierte Schwangerschaftsfettleber wird auf S. 360 abgehandelt.

Die Siderinablagerung nach *Eisentherapie* (s.S. 276) und die *Kollidonspeicherung* in Kupffer-Zellen (s.S. 296) wurden bereits besprochen. Nach *Phenacetin-, Aminophenazon-* oder *Chlorpromazin*gabe kann es zur reichlichen Ablagerung eines lipofuscinartigen Pigments im Leberparenchym kommen, das zuerst in den Läppchenzentren aufscheint. Das arzneimittelbedingte Pigment ist aber deutlich grobkörniger als Lipofuscin und seine Ablagerung erfolgt nicht zwischen Zellkern und Canaliculus, sondern diffus im Cytoplasma (Abb. 237). Elektronenmikroskopisch unterscheidet sich dieses Pigment vom gewöhnlichen Lipofuscin durch seine differente, viel weniger einheitliche Binnenstruktur und reich-

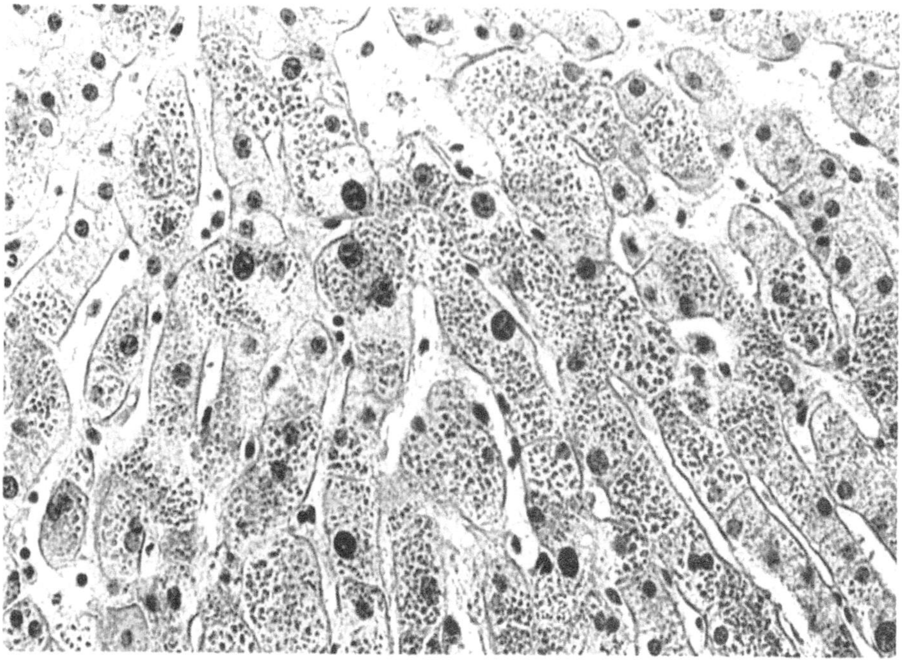

Abb. 237. Phenacetin-Lipofuscinose (Zufallsbefund). 56 Jahre, ♀. Jahrelanger Analgetica-Abusus. Leberbezogene Laboratoriumstests im Normbereich. Die Biopsie wurde wegen ungeklärten Fiebers durchgeführt. Diffuse Speicherung von groben, gelbbraunen, eisenfreien Pigmentgranula. HE, ×240

liches, matrixartiges Material. Bei stärkerer Pigmentierung kann das gesamte Parenchym bis an die Portalfelder betroffen sein, doch ist das Pigment im Läppchenzentrum stets am grobkörnigsten und dichtesten abgelagert. Gelegentlich sind einzelne Pigmentkörner auch in Kupffer-Zellen nachzuweisen [330]. Die Pigmentierung steht mit dem Auftreten einer sog. Phenacetinniere in keinem Zusammenhang.

Medikamente zur Alkoholentwöhnung (Disulfiram, Cyanamid) lösen als voraussagbare Veränderung bei chronischen Alkoholikern periportale Leberzellveränderungen aus, die den Einschlüssen bei Laforascher Krankheit (Abb. 185), Typ IV-Glycogenspeicherkrankheit und den Milchglaszellen bei bestimmten Formen der Enzyminduktion außerordentlich ähnlich sehen und auch die gleichen färberischen Eigenschaften wie diese aufweisen. Elektronenmikroskopisch fällt eine Hyperplasie und zysternenförmige Erweiterung des glatten endoplasmatischen Reticulums auf. Die Veränderung gleicht in den Routinefärbungen auch den Milchglaszellen bei Hepatitis B, sie ist jedoch orcein- oder PAP-negativ, und elektronenoptisch lassen sich keine tubulären Strukturen innerhalb der Zysternen nachweisen. Die Einschlüsse können noch 7 Jahre nach Absetzen der Medikamente nachgewiesen werden [807, 824]. Außerdem konnten bei so behandelten Patienten eine progrediente periportale Fibrosierung, eine Ausbildung porto-portaler Septen und schließlich ein Umbau vom Typ der biliären Cirrhose nachgewiesen werden [513].

2. Die sekundäre Phospholipidose

Verschiedenartige Medikamente, die aber gewisse gemeinsame strukturelle Eigenschaften aufweisen, bewirken eine lysosomale Phospholipidspeicherung. Diese Speicherung findet in Leber- und Kupffer-Zellen, aber auch in Milz, Lungen, Herzmuskel und anderen Organen statt. Bei den Patienten bestehen Hepatomegalie, Hyperlipoproteinämie, leichtes Fieber, Hypertonie, Ödeme und Gewichtsabnahme. Die wesentlichen subjektiven Beschwerden sind Müdigkeit, allgemeines Krankheitsgefühl und Atemnot [537].

Die Leberbiopsie zeigt eine eigenartige schaumige Aufhellung und Vergrößerung von Leber- und Kupffer-Zellen, was durch eine reichliche Anhäufung von Myelinstrukturen in den Lysosomen bedingt wird (vgl. Abb. 184) [165, 537].

Bei den verursachenden Medikamenten handelt es sich um Appetitzügler, cholesterinspiegelsenkende Substanzen, Psychopharmaka, Coronardilatatoren und Chemotherapeutica. Das prominenteste dieser Arzneimittel ist *Chloroquin,* das größte Aufsehen aber erregten die Fälle, die in Japan nach der Einnahme von Bis-hexestroldihydrochlorid (*Coralgil*), einem Coronardilatator, auftraten. Allen diesen Medikamenten ist die Amphilie gemeinsam, d.h., daß sie in einem relativ kleinen Molekül stark hydrophobe und ausgeprägt hydrophile Gruppen vereinen.

3. Cholestasen

Über 100 pharmakologische Grundsubstanzen können Cholestase verursachen [185, 186, 641, 871]. Es ist zweckmäßig, zwischen zwei Formen zu unterscheiden: reinen Cholestasen und Cholestasen mit Entzündung. Bezüglich der Pathogenese stellt man sich vor, daß die reaktiven Metaboliten dieser Substanzen besondere Affinität zu Proteinen besitzen, die für die Gallensekretion von Bedeutung sind, wie etwa zum pericanaliculären Ektoplasma. Da diese Strukturen für die Zelle nicht lebenswichtig sind, bedingt die kovalente Bindung nicht den Zelltod, sondern lediglich eine gestörte Gallenausscheidung, die so lange andauert, bis die betroffenen Makromoleküle abgebaut und durch neue ersetzt sind.

Arzneimittelbedingte Cholestasen können durch Fieber mit morbilliformem oder urticariellem Exanthem eingeleitet werden und mit Bluteosinophilie bis zu 30% einhergehen, was auf allergische Mechanismen hindeutet. Die biochemischen Befunde entsprechen einem Verschlußikterus. Die Gelbsucht dauert im Durchschnitt 2–3 Wochen, kann aber in Ausnahmefällen und nach bestimmten Arzneimitteln auch viele Monate bestehen bleiben, wobei das klinische Bild schließlich an eine primäre biliäre Cirrhose erinnern kann [780], ohne daß der histologische Befund einer solchen entsprechen würde.

a) Reine Cholestasen werden durch zahlreiche, oral wirksame synthetische Hormone hervorgerufen. Bei allen diesen Steroiden wird die 17β-Hydroxylgruppe, die für ihre Wirksamkeit unerläßlich ist, durch Einführung einer 17α-Alkylgruppe gegen den Zugriff der hepatalen 17β-Hydroxydehydrogenase geschützt. Die volle orale Wirksamkeit wird jedoch um den Preis der Lebertoxicität erkauft [416]. Der Prototyp dieser Medikamente ist das *17α-Methyltestosteron* (Tabelle 48). Mit der Einführung der *Ovulationshemmer* wendet sich das toxikologi-

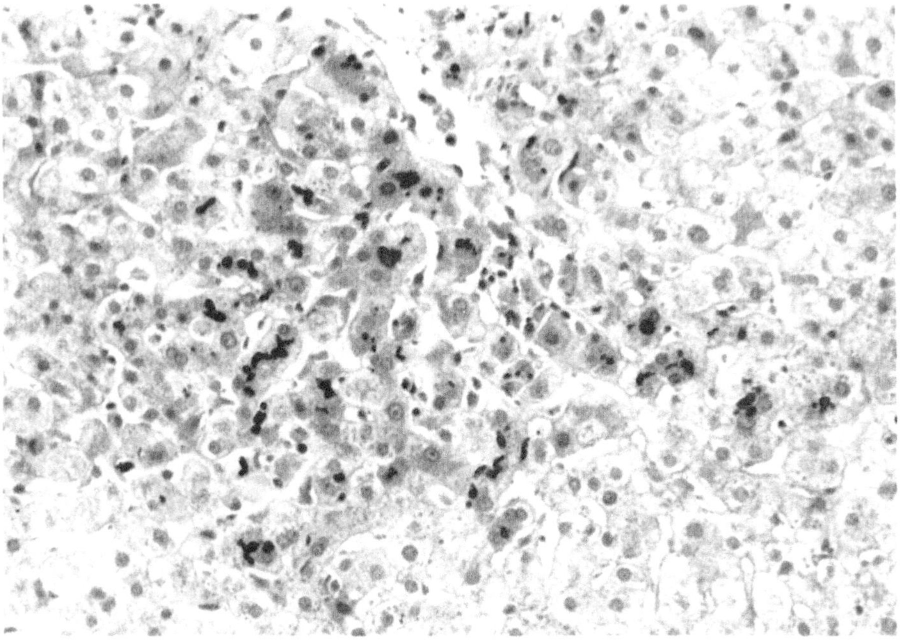

Abb. 238. Arzneimittelinduzierte reine Cholestase bei Neosalvarsanbehandlung, 45 Jahre, ♂. Nach 4. Injektion Schüttelfrost, Fieber, Ikterus, morbilliformes Exanthem. 16. Gelbsuchttag. Zentrolobuläre Cholestase, zahlreiche onkocytäre (dunkle) Leberzellen. HE, ×200

sche Interesse aber vorwiegend diesen weltweit angewandten Pharmaka zu, die zumeist aus einer Kombination synthetischer Oestrogene und Gestagene bestehen, die sämtlich 17α-alkyliert sind. Je nach Spezialität und angewandter Dosierung schwankt die Cholestasehäufigkeit zwischen 0,01 und 2%. Offensichtlich spielen dabei auch genetisch bedingte Eigentümlichkeiten des Steroidabbaues eine Rolle: Während die Cholestasehäufigkeit in Mitteleuropa bei 1:10000 liegt, beträgt sie in Schweden und Chile nur 1:4000. Frauen, die bereits an einer Schwangerschaftscholestase gelitten haben oder bei denen ein Dubin-Johnson-Syndrom besteht, können bei Verwendung von Contraceptiva mit einer Ikteruswahrscheinlichkeit von 50–100% rechnen. Auch bei *Arsenobenzol*-Therapie konnten reine Cholestasen beobachtet werden (Abb. 238).

Histologisch finden sich in den Läppchenzentren Gallenzylinder in erweiterten Canaliculi (Abb. 238). Feine Gallentröpfchen können außerdem im Cytoplasma von Leberzellen und Kupffer-Zellen zu beobachten sein. Auch bei schwersten reinen Arzneimittelcholestasen fehlen entzündliche intralobuläre oder portale Veränderungen vollständig oder weitgehend (Abb. 239).

b) Cholestase mit Entzündung (cholestatische Hepatitis). Die medikamentös bedingte Cholestase mit entzündlichen Begleitveränderungen ist keine häufige Erkrankung, sie wird aber durch eine besonders große Zahl von Medikamenten ausgelöst, die nach ihrer chemischen Struktur und ihrer Wirkungsweise voneinander grundverschieden sind [185, 186, 641, 871]. Aus den überaus zahlreichen

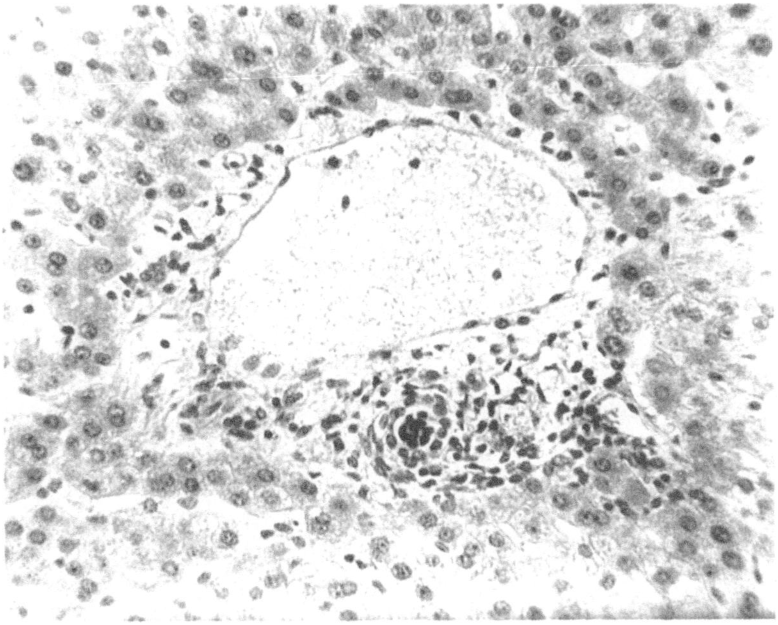

Abb. 239. Arzneimittelinduzierte reine Cholestase, 36 Jahre, ♀, Neoarsphenaminbehandlung bei Lues latens. 11 Tage nach Behandlungsbeginn akute, fieberhafte Erkrankung. 3 Tage später Ikterus (sog. Salvarsan-Frühikterus). 14. Gelbsuchttag (Bluteosinophilie 20%, Bil 203,5 μmol/l (11,9 mg/dl dR), Chol 15,5 mmol/l (598 mg/dl), Senkung nach Westergren 126/136 mm). Epithelzylinder in einem Gallengang (*Mitte unten*), sonst unauffälliges Portalfeld. HE, ×200. [Nach ELLEGAST H, THALER H (1950) Dtsch Med Wochenschr 75:1713)

kasuistischen Mitteilungen ergibt sich, daß nurmehr sehr wenige Wirkstoffgruppen von dieser Komplikation ausgenommen sind. Der typische Vertreter ist das Chlorpromacin aus der Gruppe der *Phenothiacine* [345], bei denen man in 1,2% der Behandelten mit dieser Komplikation rechnen muß [186]. Reine oder entzündliche Cholestasen wurden unter dem Antiphlogisticum *Benoxyprofen* und dem Cytostaticum *Azathioprin* beschrieben. Über bedeutend höhere Prozentsätze und besonders langdauernde Cholestasen wurde bei Behandlungen mit *Prajmalium bitartrat* berichtet [316].

Morphologisch dominiert auch bei diesen Leberschädigungen die Cholestase, doch sind schon in den ersten Krankheitswochen entzündliche Veränderungen der Portalfelder zu beobachten, vorwiegend lymphocytäre Infiltrationen, aber auch cholangitische Veränderungen (Abb. 239). Gallengangsdestruktionen bis zur Nekrose wurden nach *Diazepam* und *Chlordiazepoxyd* beschrieben. Bei längerer Krankheitsdauer oder bei chronischen Krankheitsverläufen bilden sich die entzündlichen Erscheinungen in den Portalfeldern meist wieder zurück [76]. Eosinophile Leukocyten sind nur in einem Teil der Fälle in Portalfeldern und Sinusoiden nachzuweisen. In den Läppchenzentren treten Flecknekrosen degenerierender Leberzellen auf, in deren Bereich sich knötchenförmige Ansammlungen von Lymphocyten und segmentkernigen Leukocyten ausbilden

Abb. 240. Arzneimittelinduzierte Cholestase mit Entzündung, 44 Jahre, ♀, primär chronische Polyarthritis. 1 Monat mit Procarbazin (Gesamtdosis 4500 mg) behandelt. Eine Woche später Schüttelfrost, Fieber, Ikterus, Hautjucken. AP 942 E/l, ALT 65 E/l, Thy 29,2 TE. Gelbsuchtdauer 1 Monat. Läppchenzentrum. Feintropfige Leberzellverfettung. HE, ×150

(Abb. 240). Diese Entzündungszellen infiltrieren – meist nur schütter – das cholestatisch veränderte Parenchym, können sich vereinzelt aber auch außerhalb der Cholestasezone finden. Bei längerer Krankheitsdauer können auch in der periportalen Region Cholestasezeichen beobachtet werden und vereinzelt auch Gallenthromben in portalen Gallengängen aufscheinen.

In diesem Zusammenhang soll noch am Rande erwähnt werden, daß das *Phenopyrazon,* das als Antiphlogisticum und Antirheumaticum Verwendung fand, ein vorübergehendes, Lupus-erythematodes-ähnliches Syndrom auslöste, das mit der Bildung antimitochondrialer Antikörper (M3) einhergeht [467]. Diese AMA können von denen bei primärer biliärer Cirrhose (M2) oder bei chronisch-aggressiver Hepatitis mit AMA (M4) (s.S. 119) unterschieden werden [64]. Das Phenopyrazon-induzierte Pseudolupussyndrom geht mit keinen typischen Leberveränderungen einher.

c) Die Differentialdiagnose der arzneimittelbedingten Cholestase. Die histologische Differentialdiagnose der arzneimittelbedingten Cholestase ist in erster Linie eine Ausschlußdiagnose. Die intralobulären Veränderungen müssen von der Virushepatitis, die portalen von der extrahepatischen Cholestase auseinandergehalten werden. Eosinophile Leukocyten sind zwar ein Fingerzeig in Richtung einer medikamentös bedingten Cholestase, aber keineswegs ein Beweis: Eosinophile Infiltrationen können gelegentlich auch bei der Virushepatitis oder beim mechanischen Verschlußikterus gesehen werden. Marginale ductuläre Proliferation, portales Ödem oder Galleninfarkte sprechen im allgemeinen für den mechanischen Verschluß, nicht aber Pseudoxanthomzellherde, die auch bei arzneimittelbedingter Cholestase gefunden werden können. In zweifelhaften Fällen wird man jedenfalls gut daran tun, sich nicht allein auf das Urteil des histologischen Untersuchers zu verlassen, sondern sich die Durchgängigkeit der extrahepatischen Gallenwege mit bildgebenden Verfahren bestätigen zu lassen.

4. Unspezifisch-reaktive und granulomatöse Hepatitiden

a) Unspezifisch-reaktive Hepatitis. Leichte, arzneimittelbedingte entzündliche Veränderungen vom Ausmaß einer *unspezifisch-reaktiven Hepatitis* sind wahrscheinlich häufig, dürften aber zumeist subklinisch verlaufen und deshalb übersehen werden. Zudem ist für ihren Nachweis eine Leberbiopsie vonnöten, zu der man sich ohne triftige Indikation kaum entschließen wird. Außerdem ist es im Einzelfall schwer, die so häufigen unspezifisch-reaktiven Hepatitiden aus nichtmedikamentöser Ursache auszuschließen. Beschrieben wurde die reaktive Hepatitis im Rahmen der *Penicillin-* und *Streptomycin-*Allergie [818].

b) Granulomatöse Hepatitiden, meist vom sarkoiden Typ, die nach Absetzen des Medikaments wieder rasch verschwinden, wurden bisher in wenigen Fällen nach insgesamt 23 Einzelmedikamenten bzw. Gruppen nahe verwandter Medikamente beschrieben [279, 343], von denen nur die bedeutsamsten angeführt werden sollen: *Allopurinol* [397, 698], *Cephalexin, Diphenylhydantoin* [304], *Chinin* [381], *Chinidin* [132], *Halothan* [188, 403], *Hydralazin* [366], *Nomifensin* [417a], *Sulfonylharnstoffe* [564], *Sulfonamide mit Langzeitwirkung* (Sulfadimethoxin) [218] und *Phenylbutazon* [276]. Die granulomatöse Hepatitis kann mit Cholestase kombiniert sein. Die Erkrankung beginnt häufig mit Fieber und allergischen Manifestationen. Die Granulome sind meist sehr dicht gesät, wobei unter Phenylbutazon auch einzeln liegende Langhanssche Riesenzellen beobachtet werden konnten und Granulome auch in mediastinalen Drüsen nachgewiesen wurden.

5. Die akute diffuse Arzneimittelhepatitis

Nicht weniger als 130 pharmazeutische Grundsubstanzen können Leberveränderungen verursachen, die denen bei Virushepatitis ähnlich sind [186]. Man unterscheidet dabei Krankheitsverläufe wie bei benigner oder fulminanter Virushepatitis. Die Bindung der hochreaktiven Metaboliten erfolgt zumeist an die Membranen des glatten endoplasmatischen Reticulums, was den Tod der Zelle zur Folge hat. Das jeweilige klinische Bild resultiert aus Tempo und Ausdehnung der Parenchymzerstörung.

Manche Metaboliten haben Haptencharakter, so daß der gebildete Metabolit-Makromolekülkomplex eine Antikörperbildung veranlaßt. Wenn solche Komplexe, ähnlich wie die Antigene bei Virushepatitis, an die Leberzellmembran gebunden werden, ist es verständlich, daß das resultierende morphologische Krankheitsbild der Virushepatitis besonders ähnlich ist. Hapten-Makromolekülkomplexe, die nach Zerstörung der erkrankten Leberzelle freigesetzt werden, können allgemeine allergische Phänomene, wie Fieber, Gelenkschmerzen und Exantheme auslösen [511].

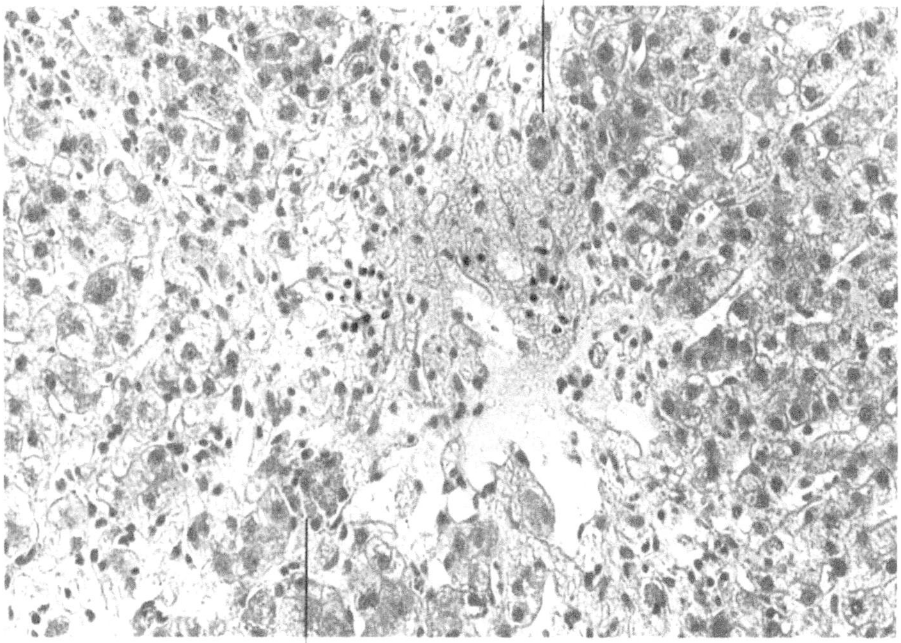

Abb. 241. Arzneimittelbedingte toxische Lebernekrose, 59jährige Epileptikerin. Ethadiontherapie durch 5 Jahre (250 mg täglich). Wechselnder Subikterus seit 4 Wochen. Bil 23,1 µmol/l (1,35 mg/dl), Thy 3 TE, AST 15,7 E/l, ALT 13,5 E/l, AP 36 E/l. Läppchenzentrale Parenchymnekrose mit Erythrocytenextravasaten und Nestern pigmentspeichernder Phagocyten (*Ph*). Geringfügige entzündliche Reaktion. HE, ×200

a) Arzneimittelbedingte Hepatitiden vom Typ der benignen Virushepatitis sind relativ häufig, doch liegt der Anteil an ikterischer Erkrankung meist bei weniger als 1% der Exponierten. Die Zahl der anikterischen Krankheitsverläufe ist aber, ebenso wie bei der Virushepatitis, 5- bis 10mal höher. Von nicht wenigen Medikamenten sind bisher nur anikterische Hepatitiden bekannt geworden (z.B. *Aspirin* [257, 673]).

Die Hepatitis bricht bei einem Teil der Fälle schon nach ungefähr 2wöchiger Behandlung aus und geht mit Fieber, Schüttelfrost, Muskelschmerzen, Appetitlosigkeit und manchmal auch mit Exanthemen sowie hämolytischen Episoden einher, was alles sehr für eine Überempfindlichkeitsreaktion spricht. Bei anderen Fällen setzt die Erkrankung zumeist im zweiten Behandlungsmonat schleichend mit gestörtem Allgemeinbefinden und Übelkeit, manchmal auch mit Erbrechen ein, bevor die Gelbsucht auftritt. Das ikterische Krankheitsstadium dauert, falls das schädliche Medikament abgesetzt wird, im allgemeinen 2–3 Wochen.

Reiht man die Arzneimittel nach der Schwere der induzierten Hepatitis, sind bei den meisten von ihnen, wie bei *Paraaminosalicylsäure, Ethionamid* (Tuberkulostatica), *Diphenylhydantoin* und *Ethadion* (Abb. 241) (Antikonvul-

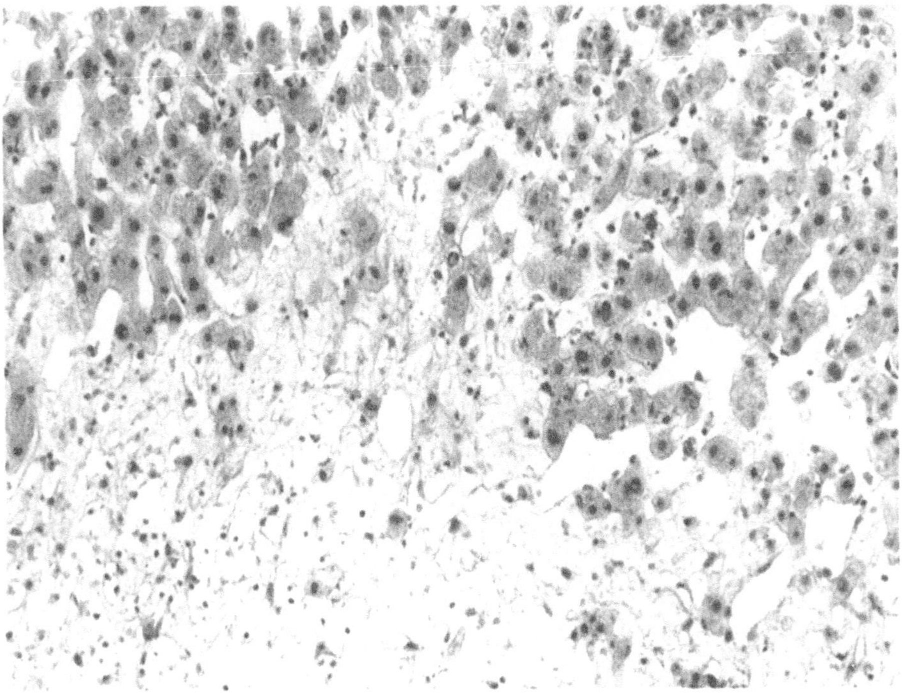

Abb. 242. INH-Nekrose. 27jährige Angolanerin. Seit 2 Jahren offene Lungentuberkulose, zuletzt mit INH, PAS und Thiosemicarbazon behandelt. Seit 3 Wochen Ikterus (Bil 239,4 μmol/l (14 mg/dl)), Ascites und Ödeme. Zustand nach ausgedehnter Leberzellnekrose. HE, ×120

siva), *Glafenin* (Analgeticum) (s.S. 331, 334), *Nitrofurantoin* (Harnwegschemotherapeuticum) (s.S. 336), *Phenprocoumon* und andere Anticoagulantien [167a, 610a], *Sulfonamiden* und *Sulfonylharnstoffen* schwere Krankheitsverläufe mit massiven Lebernekrosen extrem selten.

Bei einer kleinen Gruppe von Medikamenten, zu denen *Indometazin* (Antirheumaticum) und L-*Methyldopa* gehören, ist eine Letalitätsrate bei ikterischen Krankheitesfällen vorhanden, wenn auch niedrig. Nach Indometazintherapie trat unter 12 ikterischen Hepatitiden ein Todesfall auf [388]. Unter L-Methyldopa-Behandlung kam es bei 14–35% der Behandelten zu subklinischen Hepatitiden, die z.T. trotz fortgesetzter Behandlung wieder abklangen. Ikterische Hepatitiden ereigneten sich bei weniger als 1% der Behandelten [209, 815].

Das Tuberkulostaticum *Isoniazid* (INH) steht in der Mitte zwischen diesen Medikamenten und denen, die Hepatitiden vom Typ der fulminanten Virushepatitis auslösen können. Vorübergehende Zeichen einer Leberschädigung lassen sich in 23% der Behandelten nachweisen, zu einer manifesten Hepatitis kommt es aber nur in 0,7%, meist erst nach mehrmonatiger Behandlungsdauer. Die Letalität dieser Hepatitis kann über 10% betragen (Abb. 242, 243).

Die Pathogenese der INH-Hepatitis konnte weitgehend geklärt werden [511]. Die Substanz wird zum Teil acetyliert und dieses Acetylisoniacid, soweit es

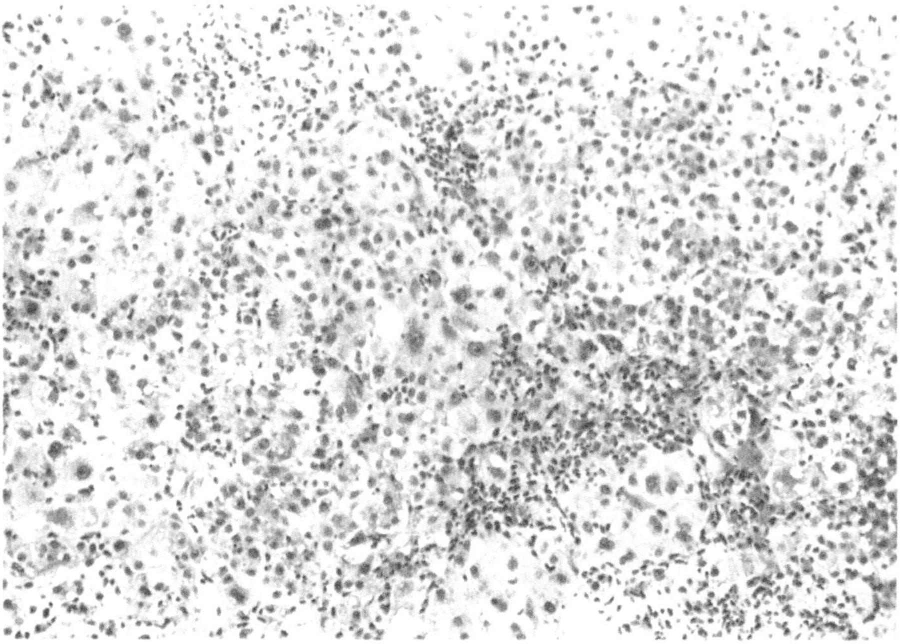

Abb. 243. Arzneimittelhepatitis. 53 Jahre, ♀. Lungentuberkulose. Zweimaliger Versuch einer kombinierten INH-Myambutol-Rifampicin-Therapie mußte nach 7 bzw. 3 Tagen wegen Ikterus und Präkoma unterbrochen werden. Leberbiopsie im Ikterus-Rezidiv, Bilirubin 196,7 μmol/l (11,5 mg/dl), AST 67 E/l, ALT 69 E/l, AP 5,1 BodE., HB_sAg neg. Beträchtliche Polymorphie der Leberzellen, diskrete Verfettung. Zahlreiche, teilweise konfluierende, vorwiegend leukocytär infiltrierte Flecknekrosen. HE, ×120 (L. BIANCHI, Basel)

nicht zu Isonicotinsäure abgebaut und im Harn ausgeschieden wird, zu Acetylhydrazin hydrolysiert, die Grundsubstanz eines der wirkungsvollsten der bisher bekannten Lebertoxine. Sofern nämlich Acetylhydrazin nicht zum atoxischen Diacetylhydrazin weiter acetyliert werden kann, entsteht durch mikrosomale Oxydation ein hoch reaktiver Metabolit. Wenn er nicht sofort zu Acetat umgewandelt wird, geht er kovalente Bindungen mit lebenswichtigen Makromolekülen der Leberzellen ein.

45% unserer Bevölkerung sind, genetisch bedingt, rasche Acetylierer, die den Großteil des INH zu Diacetylhydrazin umwandeln. Bei langsamen Acetylierern unterbleibt dagegen dieser zweite, entgiftende Acetylierungsschritt (H. DENGLER, persönl. Mitteilung). Die Gefahr einer Schädigung erhöht sich bei dieser Bevölkerungsgruppe noch, wenn, wie das häufig geschieht, INH mit *Rifampicin* kombiniert wird. Die hepatotoxische Wirkung von Rifampicin ist zwar gering [655], es ist aber ein potenter Enzyminduktor, der den oxydativen Abbau von Acetylhydrazin durch Cytochrom P-450-Oxydasen beträchtlich zu steigern vermag.

Histologisch findet sich bei der Arzneimittelhepatitis vom Typ der Virushepatitis ein weites Spektrum von Veränderungen, von der Minimalhepatitis mit hyalinen Einzelnekrosen (roten Körpern) und mäßigen portalen und intralobulären entzündlichen Veränderungen, über Fälle mit entzündlich infiltrierten Fleck-nekrosen (L-Methyldopa, vgl. Abb. 240) bis zu konfluierenden zentrolobulären Nekrosen, wie sie nach *Cephoperazon, Clomethiazol, Diphenylhydantoin, Indometazin* und hohen *intravenösen* Dosen von *Gallenkontrastmitteln* [866] auftreten können. Die L-Methyldopa-Hepatitis ist oft durch plasmacelluläre Infiltrate auffällig. Bei INH-Hepatitis bestehen ausgedehnte, oft auffallend reaktionslose Nekroseareale (Abb. 242), häufig mit gleichzeitiger Cholestase, die mit einer tubulären Umstrukturierung von Leberzellplatten einhergehen kann. Bei *Dihydralazin-Hepatitis* treten konfluierende, zentrolobuläre Nekrosen auf, die sich zu Brückennekrosen ausweiten können, wobei sich an den Nekroserändern eine chronisch-entzündliche Infiltration etabliert. Gelegentlich können diese Hepatitiden an eine alkoholische Hepatitis erinnern [623].

b) Die Arzneimittelhepatitis vom Typ der fulminanten Virushepatitis ist ein seltenes Ereignis. Medikamente, die zwar selten Hepatitiden induzierten, bei denen dann aber eine hohe Letalität zwischen 25 und 50% zu verzeichnen war (*Cinchophen, Iproniacid, Pyrazinamid, Zoxazolamin*), wurden, nachdem die Zusammenhänge geklärt waren, aus dem Handel gezogen.

Paracetamol (Acetaminophen) ist ein sehr verläßliches schmerzstillendes und fiebersenkendes Mittel, das kaum Nebenwirkungen verursacht und deshalb in vielen Mischtabletten enthalten ist. Man hielt die Substanz für so unschädlich, daß sie in England frei erhältlich war, bis sie Anfang der 60er Jahre von der Jugend als recht verläßliches Selbstmordmittel entdeckt wurde. Dosen, die über 15 g liegen, folgt nach einer Latenzzeit von 24–48 h eine akute ikterische Erkrankung, die unter dem Bild der fulminanten Lebernekrose sehr häufig tödlich endet [852]. Paracetamol wird nämlich z.T. durch das Cytochrom-P-450-System zu hoch reaktiven arylierenden Verbindungen oxydiert. Diese Metaboliten werden an Gluthation gebunden und als Mercaptursäure im Harn ausgeschieden. Übersteigt die Dosierung jedoch den Gluthationvorrat der Leberzelle, geht der verbleibende Rest eine kovalente Bindung mit essentiellen Makromolekülen ein, was den Zelltod und, bei entsprechender Ausdehnung des Schadens, den Tod des Individuums zur Folge hat.

Wir konnten eine nekrotisierende Paracetamolhepatitis sogar nach therapeutischen Dosen bei einem Kind beobachten, das wegen einer primär chronischen Polyarthritis gleichzeitig auch D-Penicillamin erhielt (Abb. 244). D-Penicillamin wird als L-Cystein-D-penicillamindisulfid ausgeschieden. Da Cystein gleichzeitig ein Baustein der Gluthationsynthese ist, dürfte diese Kombinationstherapie einen hepatalen Gluthationmangel herbeigeführt haben [638].

Weitere, hierher gehörige, toxikologisch überaus interessante Substanzen sind die halogenierten Hydrocarbone, von denen die bekanntesten das *Halothan* und das *Methoxyfluoran* sind. Halothan ist ein ausgezeichnetes, nicht brennbares Inhalationsanaestheticum, das sonst sehr wenig Nebenwirkungen aufweist, das aber auf 9000 Narkosen eine Hepatitis verursacht. Eine von 40000 Narkosen endet als fulminante Hepatitis tödlich [128, 150]. Bei der weiten Anwendung von Halothan oder verwandten Anaesthetica können derartige tragische Todesfälle immer wieder beobachtet werden.

Die Vorgeschichte spricht bei einem Drittel der Fälle für die ursächliche Rolle allergischer Faktoren. Die Hepatitis ereignet sich oft erst nach mehrfachen

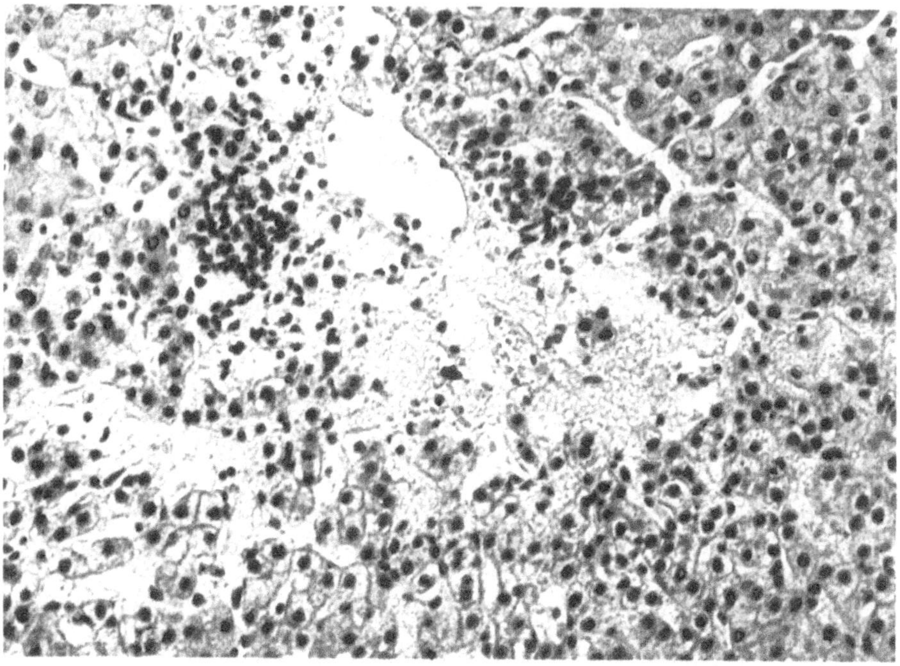

Abb. 244. Abheilende Paracetamol-Nekrose, 13jähriges Mädchen mit rheumatoider Polyarthritis. Ikterus nach 21wöchiger Behandlung mit täglich 6 g Benorylate (Kombination eines Acetylsalizylsäureesters mit Paracetamol) und 750 mg D-Penicillamin. Gesamtdosis 442,4 g Paracetamol und 71,8 g D-Penicillamin. 9 Wochen nach Gelbsuchtbeginn finden sich bei dem klinisch wiederhergestellten Kind immer noch läppchenzentrale, kleine entepithelisierte Areale mit Erythrocytenextravasaten und rundzelliger, entzündlicher Infiltration. HE, ×200

Narkosen, wie sie beispielsweise in der plastischen Chirurgie nicht selten sind: Die erste Narkose wird anstandslos vertragen, die zweite ist nach mehreren Tagen von einem ungeklärten Fieberschub gefolgt und die dritte wird nach kurzem Intervall mit der typischen Halothanhepatitis beantwortet, die mit Fieber, Gelbsucht und Leukocytose einhergeht. Obwohl Halothan nur für 2% der Fälle von Arzneimittelikterus verantwortlich gemacht werden kann, stellt es 25% der Todesfälle [687]. Die Erkrankung von Operationssaal-Personal, das nach Einatmen minimaler Halothanmengen jedesmal mit Hepatitisschüben reagiert, weist ebenfalls in die Richtung einer allergischen Ätiologie [662].

Die ursprüngliche Annahme, daß die halogenierten Hydrocarbone unverändert wieder ausgeschieden würden, hat sich leider nicht bewahrheitet. 25% dieser Verbindungen nehmen am Stoffwechsel teil, wobei sich bei ihrer Oxydation zwei hochreaktive Metaboliten bilden [732], die teils Haptencharakter besitzen und zusammen mit den gebundenen Proteinmolekülen als Antigen wirken, z.T. essentielle Makromoleküle kovalent binden und damit den Leberzelluntergang unmittelbar auslösen. Bei der Halothanschädigung sind vor allem die Mitochondrien betroffen, was in Brüchen der äußeren Membran und Einziehungen der inneren zum Ausdruck kommt. Dementsprechend können sich bei 6% der Fälle antimitochondriale Antikörper finden [403].

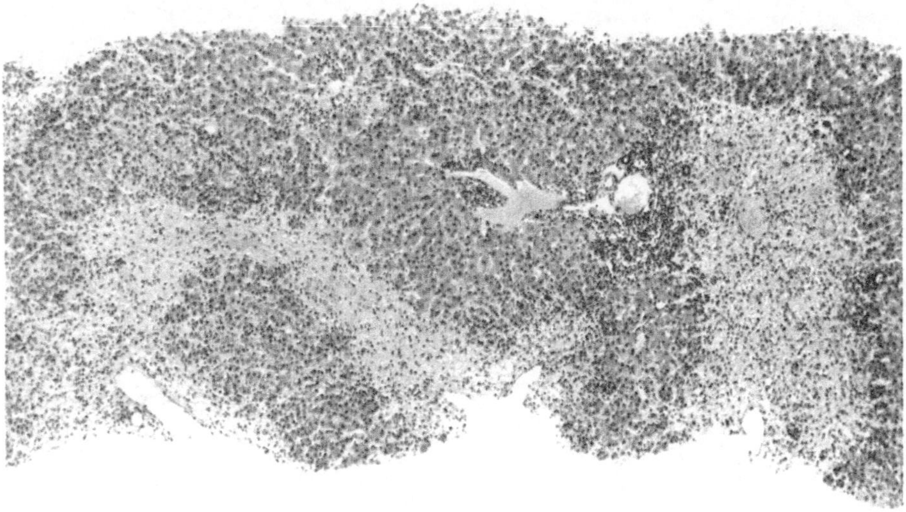

Abb. 245. Nekrotisierende Methoxyfluoran-Hepatitis. 49 Jahre, ♀. 3. Methoxyfluoran-Narkose. Vor 1 Jahr war bereits nach der 2. Narkose eine Hepatitis aufgetreten. Nach 3. Narkose Fieber, Bil 72,2 µmol/l (4,4 mg/dl), AST 400 E/l, ALT 780 E/l, AP 4,4 BodE. Leberbiopsie 39 Tage nach der 3. Narkose. Ausgedehnte Parenchymnekrosen mit zentro-portaler und zentrozentraler Brückenbildung. Die Nekrosezonen sind schütter, die Portalfelder dicht kleinrundzellig infiltriert. Masson-Trichrom, × 80 [101]

Je nach Art der vorliegenden Schädigung und Ausmaß der Exposition können Halothan und verwandte Substanzen verschiedene Lebererkrankungen hervorrufen (Abb. 236). Selten sind Cholestase mit Entzündung und granulomatöse Hepatitiden, relativ häufig Arzneimittelhepatitiden vom Typ der benignen Virushepatitis mit konfluierenden Nekrosen (sensibilisiertes Personal in Operationssälen), relativ selten, aber dramatisch, die massiven Halothannekrosen (Abb. 245–247). Morphologische Charakteristika der nekrotisierenden Halothanhepatitis, die diagnostisch nützlich sein könnten, sind in Tabelle 49 zusammengestellt.

Das Analgeticum *Glafenin* kann schwere Hepatitiden, bei fortgesetztem Gebrauch auch chronische Hepatitiden vom Bild der chronisch-aggressiven Hepatitis und Cirrhosen hervorrufen. Bei 42% der Erkrankten tritt eine fulminante, tödliche Hepatitis auf. Die klinischen Erscheinungen sind Gelbsucht in 75% der Kranken, seltener Exantheme und Eosinophilie [738a].

c) Differentialdiagnose der akuten arzneimittelinduzierten Hepatitis. Das histologische Bild der Arzneimittel-Hepatitis ist mit dem der Virushepatitis keineswegs identisch, sondern ihm nur ähnlich (Abb. 243, 246, 247). Man kann jedoch im Einzelfall eine *atypische* Virushepatitis oft nicht ausschließen und muß häufig, besonders dann, wenn die klinischen Angaben unzureichend sind, in der Diagnose beide Möglichkeiten offen lassen. Differentialdiagnostisch verwertbare Merkmale der Arzneimittelhepatitis sind in Tabelle 50 angeführt. Bei Paracetamol- und Halothannekrosen muß rein histologisch die Differentialdiagnose gegenüber Schocknekrosen oder Stauungsnekrosen gestellt werden.

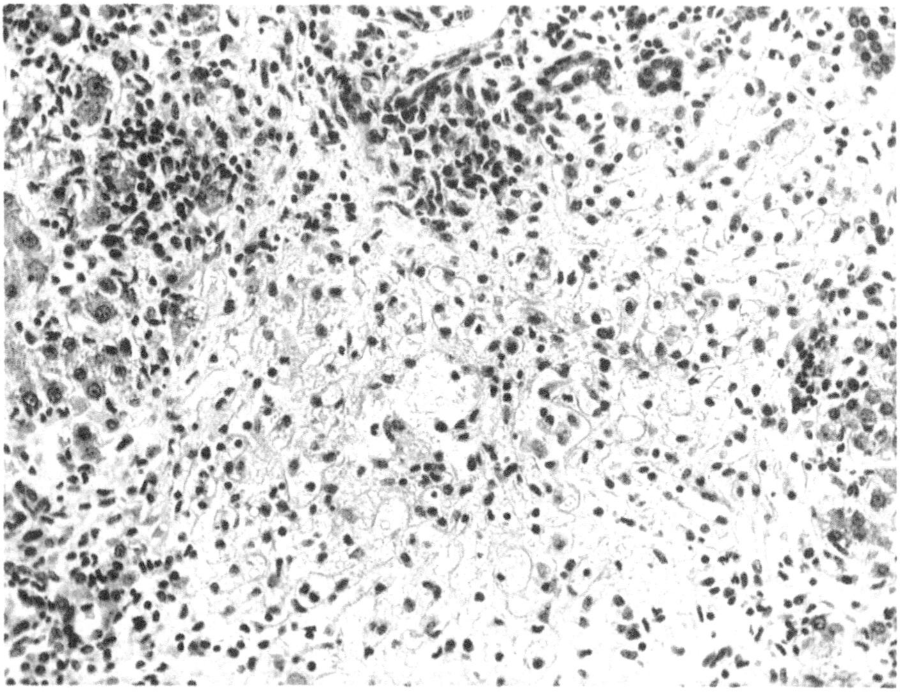

Abb. 246. Dieselbe Biopsie wie bei Abb. 245. Detail. Ausgedehntes, konfluierendes, teilweise kollabiertes, zentrolobuläres Nekroseareal (Zentralvene, *Bildmitte*), das bis an die Portalfelder heranreicht (*Mitte oben* und *links unten*). Die entepithelisierte Zone ist schütter, vorwiegend lymphocytär infiltriert. Dichtere Infiltrate finden sich an den Nekroserändern und in den Portalfeldern. Masson-Trichrom, ×210 [101]

Tabelle 49. Morphologische Charakteristika der Halothanhepatitis

1. Konfluierende Nekrosen
Zentrolobulär
Ausdehnung und Anordnung wechselnd
Scharfe Begrenzung, „wie ausgestanzt"
Reaktionsarm
Bandförmige entzündliche Infiltration der Nekroseränder
1. (Eosinophile Infiltration)
3. (Granulomähnliche Herde)

Fakultative Veränderungen stehen in Klammern!

6. Die nekrotisierende Fettleber

Medikamente können eine nekrotisierende Leberzellverfettung hervorrufen. Die bekannteste derartige Veränderung ist die Tetracyclin-induzierte Schwangerschaftsfettleber (s.S. 360). Ähnliche Veränderungen wurden nach antiepilep-

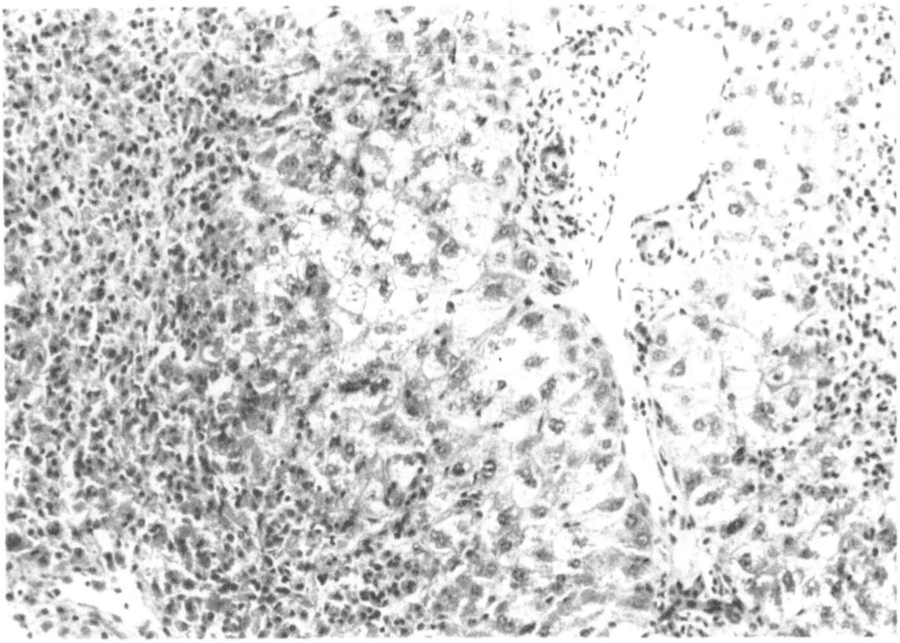

Abb. 247. Arzneimittelhepatitis vom Typ der fulminanten Virushepatitis, 63 Jahre, ♂. 2 Halothannarkosen anläßlich von urologischen Operationen innerhalb von 7 Wochen. Gelbsucht 4 Tage nach 2. Operation, Tod im Coma hepaticum nach weiteren 4 Tagen. Postmortale Leberstanze. Nur im periportalen Bereich, Zone 1 (*rechts*), sind Säume degenerativ geschädigter Leberzellen erhalten geblieben. Sie werden von frischen, kollabierten, lymphocytär infiltrierten Nekrosezonen umgeben (Zentralvene, *linke untere Bildecke*). HE, ×120 (P.J. SCHEUER, London)

Tabelle 50. Morphologische Merkmale, die für eine arzneimittelbedingte Hepatitis sprechen können. (Nach BIANCHI u. Mitarb. [76])

1. Unverhältnismäßig ausgedehnte konfluierende Nekrosen im Verhältnis zu Klinik und Laboratoriumsbefunden
2. Periportale Cholestasezeichen im frühen Krankheitsstadium
3. Leberzellverfettung am Höhepunkt der Erkrankung
4. Granulome ohne ersichtliche andere Ursache
5. Eosinophile Infiltration ohne parasitäre Erkrankung oder Drogenmißbrauch
6. Gallengangsdegenerationen

tischer Therapie mit Valproinsäure beschrieben, die vor allem bei Kindern häufig verordnet wurde. Bei 15–30% der Behandelten traten nach 2–4monatiger Behandlung Verfettung und Parenchymnekrosen auf, die in einigen Fällen in kurzer Zeit eine Cirrhose bewirkten. Ikterus und Ascites ging ein Prodromalstadium voraus, in dem die Patienten über Müdigkeit, Appetitlosigkeit und Übelkeit klagten und in dem erhöhte Aminotransferasen-Aktivitäten gefunden wurden [106].

7. Leberveränderungen vom Typ der alkoholischen Hepatitis

Unter *Perihexilinmaleat* [566], das in der Langzeittherapie der Angina pectoris verwendet wird, werden bei langsamen Acetylierern gelegentlich Leberveränderungen gefunden, die von einer alkoholischen Hepatitis schwer zu unterscheiden sind, da auch Mallory-Körper auftreten. Ein ähnliches histologisches Bild kann selten nach *Amiodarone* [699], einem Antiarrythmicum, nach *Diäthylstilböstrol* und nach *Dihydralazin* (s.S. 329) beobachtet werden.

8. Die chronische Arzneimittelhepatitis

Chronische Arzneimittelhepatitiden können nur unter zwei Bedingungen auftreten: einerseits, wenn es sich um Zustände handelt, die zur dauernden Einnahme von Medikamenten verleiten, und andererseits, wenn die resultierenden Hepatitiden subklinisch, vom Erkrankten unbemerkt, ablaufen. Diese Voraussetzungen waren beim *Oxyphenisatin* erfüllt und sind auch heute noch bei der *Methotrexat*behandlung der schweren Psoriasis, der Glafenintherapie bei Kopfschmerzen, sowie der *Vitamin-A*-Therapie hyperkeratotischer Hautkrankheiten gegeben. Unter Vitamin A können sich bei täglichen Dosen von 100000–200000 E. nach 5–8 Jahren Cirrhosen entwickeln.

Abführmittel werden vor allem von Frauen so gewohnheitsmäßig eingenommen, daß sie diese gar nicht mehr als Medikamente betrachten. *Oxyphenisatin* galt viele Jahrzehnte lang als ein völlig unschädliches Laxativum, bis nachgewiesen werden konnte, daß es Hepatitiden vom Typ der chronisch-aggressiven Hepatitis und Cirrhosen verursachen kann [614]. Allein in der Bundesrepublik Deutschland waren Oxyphenisatin-verwandte Verbindungen in mindestens 119 Präparaten enthalten, darunter auch in sog. Leberschutzpräparaten und in Kopfschmerztabletten [21]. Inzwischen wurde die Substanz fast überall aus dem Handel gezogen.

Als erster stellte Fog [235] eine statistisch gesicherte Beziehung zwischen Abführmittelmißbrauch und schwer verlaufenden Hepatitiden her, ein Hinweis, der jedoch keine Beachtung fand. Gegen Ende des Zweiten Weltkrieges wurde in Kopenhagen eine auffällige Häufung von „idiopathischen" chronischen Hepatitiden und Cirrhosen bei Frauen in der Menopause beobachtet [85]. Später wurde ein Zusammenhang ähnlich gelagerter Fälle mit Laxantienabusus hergestellt [491], und schließlich konnten Oxyphenisatin und chemisch nahe verwandte Substanzen als die Schuldigen identifiziert werden [614].

Die chronische Arzneimittelhepatitis heilt nach Elimination des verursachenden Medikaments in kurzer Zeit ab. Innerhalb von 24 h einsetzende Rückfälle nach Reexposition [458] sprechen für den Haptencharakter des verantwortlichen Metaboliten.

Die Morphologie der akuten Oxyphenisatinhepatitis bestätigt diese Annahme: Es bestehen zentrolobuläre, konfluierende Parenchymnekrosen, rote Körper, geringgradige Cholestase, Ödem und eosinophile Infiltration der Portalfelder, in denen degenerative Veränderungen an den Gallengängen besonders auffallen [458, 559]. Die chronische Oxyphenisatinhepatitis ist von einer virus- oder autoimmunbedingten chronisch-aggressiven Hepatitis nicht zu unterscheiden.

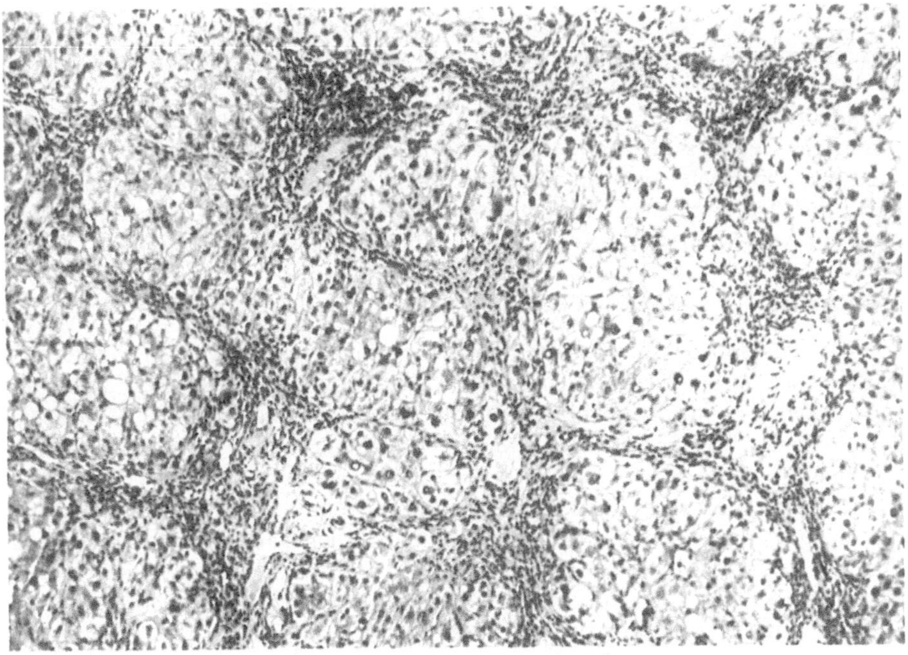

Abb. 248. Methotrexat-Cirrhose. 68jährige Patientin, die 3 Jahre lang wegen schwerer Psoriasis mit Methotrexat behandelt wurde. Ascites, Ödeme. Chirurgische Probeexcision. Das mäßig verfettete Parenchym ist in kleine Pseudolobuli und girlandenförmige Komplexe aufgelöst, die durch schmale, dicht chronisch-entzündlich infiltrierte Septen voneinander getrennt werden. HE, ×75 (H. POPPER, New York)

Der Folsäureantagonist *Methotrexat* ist gegen Psoriasis gut wirksam, wobei nieder dosierte Dauerbehandlungen bevorzugt werden. In 12,5% der Patienten entwickelten sich portale Fibrosen und Cirrhosen [535]. In einem anderen Patientenkollektiv, bei dem jedoch keine bioptische Untersuchung der Leber vor Beginn der Methotrexattherapie vorgenommen worden war, wurde über eine bedeutend höhere Fibrose- und Cirrhosehäufigkeit berichtet [158].

Die Methotrexathepatitis beginnt mit Mottenfraßnekrosen. Nach Zerstörung der Grenzlamelle bilden sich sternförmige, entzündliche portale Fibrosen mit aktiven Septen aus, die schließlich zur Zerstörung der Läppchenarchitektur und zur Bildung besonders feinknotiger Cirrhosen führen (Abb. 248). Die Fat-storing cells sind bei Methotrexathepatitis stark vermindert [536].

Bei 51% von Patienten mit schwerer *Psoriasis* können sich Leberzellverfettungen sowie leichte entzündliche Veränderungen im Sinn einer unspezifisch-reaktiven Hepatitis finden. Diese Veränderungen zeigen keine statistische Korrelation zur Dauer oder Schwere der Psoriasis, hingegen eine hochsignifikante Korrelation zum Alter, Übergewicht und Ausmaß des täglichen Alkoholkonsums der Patienten [534].

Auf die recht segensreiche Methotrexattherapie braucht wegen der Gefahr der Leberschädigung in schweren Psoriasisfällen nicht verzichtet zu werden, falls die Patienten bereit sind, strikte Alkoholkarenz einzuhalten, in 2monatigen Abständen die Serumaminotransferasenaktivität prüfen zu lassen und sich alle 2 Jahre einer Leberbiopsie zu unterziehen.

Nitrofurantoin (s.S. 327) kann bei Dauermedikation gelegentlich auch eine chronische Hepatitis hervorrufen, die histologisch das Bild der chronisch-aggressiven Hepatitis bietet und die innerhalb eines Jahres zur Cirrhose führen kann, wenn das Medikament nicht rechtzeitig abgesetzt wird. Zwei Todesfälle wiesen innerhalb von Cirrhoselebern ausgedehnte Parenchymnekrosen auf [683].

9. Sinusdilatation und Peliosis hepatis

Medikamentös bedingte Veränderungen der Lebergefäße wurden bereits erwähnt, wie die *Venenverschlußkrankheit* nach Urethan (s.S. 315), das *Budd-Chiari-Syndrom* nach Ovulationshemmern oder cytostatischer Therapie (s.S. 313) und die *chronische Pfortaderthrombose* nach Arsenikpräparaten (s.S. 306).

Personen, die mit anabolen oder kontrazeptiven, oral wirksamen Steroiden behandelt werden, können eine oft sehr beträchtliche, fokale *Erweiterung von Sinusoiden* aufweisen, die vornehmlich in der Zone I und II nach *Rappaport,* also in der periportalen oder intermediären Läppchenzone, zu beobachten ist und sich damit deutlich von den stauungsbedingten, zentrolobulären Sinuserweiterungen unterscheidet [857]. Bei den Patienten bestehen Hepatomegalie und leicht pathologische Laboratoriumstests, jedoch keine Zeichen einer gestörten Hämodynamik.

Die Pathogenese dieser Veränderung ist nicht geklärt. Sie dürfte das Vorstadium einer schwereren, steroidinduzierten, sinusoidalen Schädigung, der *Peliosis hepatis* (s.S. 309), darstellen. Peliosis hepatis im Zusammenhang mit Hormontherapie wurde erstmals 1952 beschrieben [113]. Die Veränderung tritt nach einer oralen Hormontherapie von 2–27 Monaten auf. Eine spontane, möglicherweise hormonell bedingte Peliose kann bei Granulosazelltumoren vorkommen [251], ferner können fokale Sinusdilatationen bei extrahepatischen malignen Tumoren und granulomatösen Krankheiten (Tuberkulose, Sarkoidose, Morbus Crohn) beobachtet werden [856], sowie bei der Vinylchloridkrankheit (s.S. 358).

10. Gallengangsveränderungen

Arzneimittel, die Leberveränderungen mit gleichzeitigen Gallengangsschäden auslösen können, sind *Ajmalin, Allopurinol, Amoscanat, Barbiturate, Chlordiazepoxid, Chlorpromazin, Chlorpropamid, Diazepam, Erythromycin, Methotrexat, Oxyphenisatin, Phenytoin, Tolbutamid* und *Vinca-Alkaloide*. Die letzteren verursachen eine acidophile Degeneration kleiner Gallengänge, während es für die Ajmalinschädigung typisch ist, daß in den betroffenen Kanälchen einzelne Epithelien acidophil degenerieren, andere aber wieder hyperplastisch reagieren.

Paraquat, 1,1′-dimethyl-4,4′-dipyridiliumdichlorid, ein Herbicid, wird nicht selten in Selbstmordabsicht getrunken oder bei Arbeitsunfällen durch die Haut resorbiert. Die Vergiftung verläuft in der Regel tödlich und geht unter anderem mit Leberveränderungen einher. Alle Patienten, die länger als 2 Tage nach der Vergiftung überleben, entwickeln eine morphologisch nachweisbare Cholestase.

Ikterus tritt nur bei einem Teil der Vergifteten auf. Die auffälligste Leberveränderung ist eine acidophile Degeneration der portalen Gallengänge, die ohne wesentliche entzündliche Reaktion einhergeht [518].

11. Lebertumoren

Gutartige und bösartige Lebertumoren, früher bei jungen Menschen eine Rarität, werden nun seit der Einführung oral wirksamer Anabolica und Contraceptiva öfters gesehen. Gutartige Tumoren werden in den USA, regional verschieden, in einer Frequenz zwischen 4,9 und 7,6 Fällen auf 1 Million behandelter Frauen beobachtet, in England sogar bei 2 Fällen auf 100000. Auch über Lebertumoren, die unter Anabolicatherapie auftraten, existieren Mitteilungen. Bei den Tumoren handelt es sich um fokale noduläre Hyperplasien. Leberzelladenome und Leberzellcarcinome (s.S. 449, 426, 432).

Über 85% dieser Tumoren sind *benigne Geschwülste,* die durchschnittliche medikamentöse Expositionszeit beträgt 5 Jahre. Die Adenome und fokalen nodulären Hyperplasien sind sehr häufig von großkalibrigen, dünnwandigen, an Riesencapillaren erinnernden Gefäßen oder von Peliosehöhlen durchsetzt (Abb. 231), die leicht rupturieren. Nicht weniger als 46% der Fälle wurden vor der sonographischen Ära anläßlich von spontanen intraabdominellen Blutungen entdeckt.

Der Zusammenhang zwischen kontrazeptiver bzw. anaboler Therapie und benignen Lebertumoren muß heute zumindest als sehr wahrscheinlich bezeichnet werden. Zwei Fakten sprechen dafür: die in den letzten Jahren sprunghaft ansteigende Zahl von Beobachtungen, die fast ausschließlich steroidbehandelte Frauen im gebärfähigen Alter betrifft (das Risiko einer 27jährigen Frau, nach 8 Jahren contraceptiver Therapie an einem Leberzelladenom zu erkranken, ist 500mal größer als bei einer gleichalten Unbehandelten) und der gelegentliche Rückgang dieser Geschwülste nach Absetzen der Therapie [628]. Der Zusammenhang zwischen Leberzellcarcinomen und oraler, vorwiegend anaboler Steroidbehandlung ist unsicherer, da die Zahl der bisher vorliegenden Beobachtungen gering ist. Im Sinne eines Zusammenhangs kann geltend gemacht werden, daß hepatocelluläre Carcinome, die während einer Steroidbehandlung auftreten, gewisse Eigentümlichkeiten aufweisen: Bisher wurde weder über Metastasierungen berichtet noch über den Nachweis von α_1-Foetoprotein in pathologischen Bereichen. Außerdem konnte vereinzelt eine maligne Degeneration benigner, anscheinend steroidbedingter Lebertumoren beobachtet werden [651].

B. Alimentäre toxische Leberschäden

Verschiedene Lebergifte werden in den Magen-Darm-Trakt aufgenommen, entweder bewußt als Genußmittel oder unbewußt mit verunreinigten Nahrungsmitteln bzw. infolge von Verwechslungen. Nach ihrer Resorption gelangen die Gifte mit dem Pfortaderblut in die Leber, wo sie aus dem Blut extrahiert und abgebaut werden.

1. Der alkoholische Leberschaden

Über 90% des zugeführten Äthylalkohols werden in der Leber zu Acetat verbrannt, wobei ein lebergesunder Mann ungefähr 0,1 g reinen Alkohol pro kg Körpergewicht und Stunde abbauen kann, die Frau 10% weniger. Die Leber mittelschwerer, gesunder Erwachsener kann damit innerhalb von 24 h rund 160 g reinen Alkohol metabolisieren, wobei 1200 kcal oder rund 5000 kJ gewonnen werden. Äthylalkohol ist damit ein Nahrungsmittel im weitesten Sinne. Alkohol wird in der Leber mit Vorrang verbrannt, wodurch eine ungefähr 70%ige Hemmung aller übrigen oxydativen Reaktionen eintritt, wozu auch der Abbau von Fettsäuren gehört. Da Äthanol darüber hinaus ein rasch verfügbarer Calorienspender ist, vermindert sich auch aus diesem Grund die Fettsäureverbrennung. Ob unter Alkoholeinwirkung eine vermehrte hepatale Lipidsynthese stattfindet, die den Wasserstoff benützt, der bei der Alkoholverbrennung anfällt, ist noch nicht zweifelsfrei gesichert. Eine alkoholbedingte Mobilisierung der Fettdepots tritt beim Menschen nur nach hochtoxischen Alkoholdosen ein.

Neben den geschilderten metabolischen Besonderheiten des Fettstoffwechsels unter Alkoholeinwirkung stellt die toxische Wirkung des Acetaldehyds, eines flüchtigen, aber lebertoxischen Metaboliten der Alkoholverbrennung, sicherlich einen wesentlichen Schädigungsfaktor dar. Vor allem Frauen, aber auch Angehörige der mongolischen Rasse, können auf Alkoholzufuhr mit Flush, Herzklopfen, Muskelschwäche und einem Hitzegefühl im Magen reagieren. Bei solchen Personen ist ein erhöhter Blutspiegel von Acetaldehyd nachweisbar [867]. Die primäre Ursache ist offenbar das Fehlen eines Isoenzyms (low K_m Aldehyddehydrogenase-Isoenzym) [302].

Die skizzierten Alkoholwirkungen machen verständlich, daß bleibende alkoholische Leberveränderungen nicht bei Gelegenheitstrinkern (auch nicht solchen der schwersten Sorte) zu erwarten sind, die in den alkoholfreien Intervallen ihrer Leber die Möglichkeit geben, Stoffwechselrückstände aufzuarbeiten und Organellenschädigungen zu reparieren, sondern nur bei chronischen Alkoholikern, d.h. Personen mit täglichem Alkoholkonsum. Wegen seiner enormen Verbreitung und den resultierenden schweren gesundheitlichen und sozialen Schäden ist der chronische Alkoholismus zu einem Problem ersten Ranges geworden.

a) Die alkoholische Fettleber. Chronischer Alkoholismus führt bereits in wenigen Wochen zur alkoholischen Fettleber, bei deren Zustandekommen der Mengen- und Zeitfaktor bereits deutlich in Erscheinung tritt [448]. Wie bei allen toxisch bedingten Fettlebern ist auch die alkoholische durch einen eher disseminierten Verfettungstyp und durch starke Größenunterschiede der einzelnen Fetttropfen ausgezeichnet. Zusätzlich zur Verfettung besteht beim chronischen Alkoholiker eine Vermehrung des Zelleiweißes [36].

Die Fettleber ist unter Alkoholkarenz in wenigen Wochen voll rückbildungsfähig (Abb. 194, 195). Entzündliche Resorptionsknötchen (Abb. 249, 250) hinterlassen keine bleibenden Veränderungen. Die alkoholische Fettleber stellt damit eher ein Symptom der alkoholischen Stoffwechselstörung als eine Leberkrankheit dar. Elektronenoptisch finden sich nach schweren kurzdauernden Alkoholexzessen Veränderungen an den Mitochondrien, die in Form- und Größen-

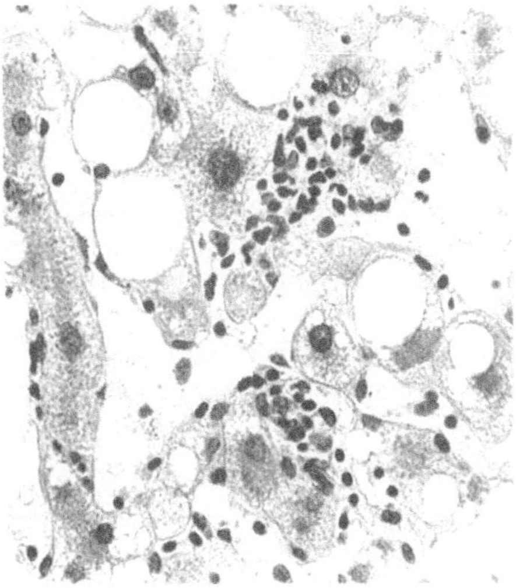

Abb. 249. Fettleber bei chronischem Alkoholismus und Diabetes mellitus, 73 Jahre, ♂. Grobtropfige Fettleber, Resorptionsknötchen. HE, × 325 [767].

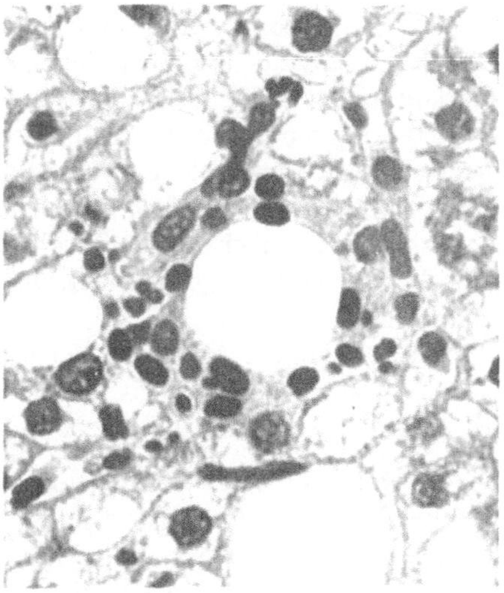

Abb. 250. Fettleber bei chronischem Alkoholismus, 42 Jahre, ♀. Resorptionsknötchen um einen groben Fetttropfen. HE, × 800 [767]

Tabelle 51. Morphologische Befunde bei chronischen Alkoholikern. (THALER [795])

	n		%	
Fettleber	1874	2108	46,2	52,0
Fettleber mit Sklerosierung	234		5,8	
Alkoholische Hepatitis	675	1256	16,6	30,9
Floride alkoholische Cirrhose	579		14,3	
Leberzellcarcinom in floridem alkoholischer Cirrhose	2			
Zentrolobuläre Fibrose nach alkoholischer Hepatitis	227		5,6	
Stationäre alkoholische Cirrhose	326		8,0	
Leberzellcarcinom in stationärer alkoholischer Cirrhose	20		0,5	
Normale Leber	34		0,8	
Unzureichendes Biopsiematerial	89		2,2	
	4060		100,0	

veränderungen, Brüchen im Bereich der äußeren Membran, unregelmäßigen Cristae und parakristallinen Einschlüssen bestehen [630]. Da Äthanol zu den enzyminduzierenden Stoffen gehört, tritt unter chronischer Alkoholzufuhr eine deutliche Vermehrung des glatten endoplasmatischen Reticulums ein. Außerdem kann es zur Ausbildung rundlicher oder bizarr geformter Riesenmitochondrien kommen, die Zellkerngröße erreichen können [341, 816].

Unter 4060 bioptisch untersuchten chronischen Alkoholikern [795] fand sich in fast der Hälfte der Fälle (1874 = 46,2%) eine unkomplizierte Fettleber (Tabelle 51).

Subjektive Beschwerden sind in der Regel durch den chronischen Alkoholismus und nicht durch die Fettleber bedingt. Objektiv bestehen Hepatomegalie, stark erhöhte Aktivität der γ GT, geringfügig pathologische Aminotransferasenwerte und verminderte Bromsulphthaleinclearance. Klinisch kann eine gewöhnliche alkoholische Fettleber nicht mit Sicherheit von einer alkoholischen Hepatitis (s. später) auseinandergehalten werden, weshalb pathologische Laboratoriumsbefunde bei chronischen Alkoholikern immer dazu veranlassen sollten, eine Leberbiopsie vorzunehmen, um den Schädigungsgrad der Leber festlegen zu können.

Im Rahmen der *Methylalkoholvergiftung*, zu der es durch Verwechslung oder durch Zusatz des Giftes zu alkoholischen Getränken (Italien, 1986) kommen kann, tritt ebenfalls eine Fettleber auf.

b) Die alkoholische Hepatitis. Durch viele Jahre ist beim chronischen Alkoholiker kein anderer lichtoptischer Befund zu erheben als die Fettleber. Dann setzen zu einem Zeitpunkt, der abhängig von der Dauer und Menge des Alkoholkonsums sowie vom Geschlecht des Alkoholikers ist (s.S. 390), degenerative und nekrotisierende Parenchymveränderungen ein, womit die alkoholische Hepatitis eingeleitet ist. Ihre morphologischen Veränderungen wurden unabhängig voneinander in Amerika und Europa beschrieben [573, 764].

α) Die chronische Verlaufsform. In über 80% der alkoholischen Hepatitiden verläuft die Erkrankung schleichend und vom Patienten, der sich weiterhin bei bestem Wohlbefinden glaubt, unbemerkt. Subjektive und physikalische Symptome entsprechen denen der gewöhnlichen Fettleber. Die Laboratoriumsbefunde können aber bereits den ersten Hinweis dafür geben, daß hier schon schwerere Leberparenchymveränderungen vorliegen könnten: Die Aktivität der Serumaminotransferasen ist auf mehr als das Dreifache der Norm erhöht. Das letzte diagnostische Wort muß aber wieder die Leberbiopsie sprechen [767].

Die morphologischen Veränderungen beginnen stets im Läppchenzentrum. In der unmittelbaren Umgebung der Zentralvene tritt eine Vergrößerung und Abrundung von Leberzellen ein. Ihr Cytoplasma ist meist deutlich aufgehellt, wobei lichtoptisch kaum entschieden werden kann, ob diese Veränderung durch Zunahme des Zelleiweißes, durch Hypertrophie des endoplasmatischen Reticulums oder durch Vermehrung des Zellwassers bedingt wird. Zweifellos ist diese Veränderung das erste lichtmikroskopische Zeichen einer Schädigung des Cytoskeletts. Viele der so veränderten Hepatocyten enthalten sog. alkoholisches Hyalin.

Das sog. alkoholische Hyalin wird besser nach seinem ersten Beschreiber als *Mallory*-Körper [483] bezeichnet, da es sich bei anderen, nicht alkoholbedingten Leberkrankheiten ebenfalls finden kann [266]. Mallory-Körper sind aber die auffallendste und kennzeichnendste, wenn auch nicht obligate Veränderung der alkoholischen Hepatitis (Tabelle 52). Sie werden nach Formolfixierung leicht übersehen, während sie nach Carnoy-Behandlung besonders deutlich darzustellen sind. Es handelt sich um bandförmige oder klumpige, manchmal hirschgeweihartig verzweigte, stark lichtbrechende und deutlich acidophile Massen, die meist im kernnahen Cytoplasma aufscheinen (Farbabb. 252, 253, S. 461; Abb. 254, 255). Mit Mallorys Anilinblau färbt sich sog. alkoholisches Hyalin

Tabelle 52. Histologische Befunde bei 675 nicht-cirrhotischen Fällen von alkoholischer Hepatitis (THALER [795])

	n	%
Leberzellverfettung	663	98[a]
Alkoholisches Hyalin	615	91
Polymorphkernige Leukocyteninfiltrate	168	25
Siderose	297	44
Cholestase	80	12
Fibrosierende Nekrosen:		
Zentrolobulär	539	80
Zentrolobulär und periportal	41	6
Keine	95	14[b]

[a] Alkoholische Hepatitis ohne Leberzellverfettung wurde nur nach Alkoholabstinenz von mindestens 3 Wochen beobachtet
[b] Frühfälle von alkoholischer Hepatitis

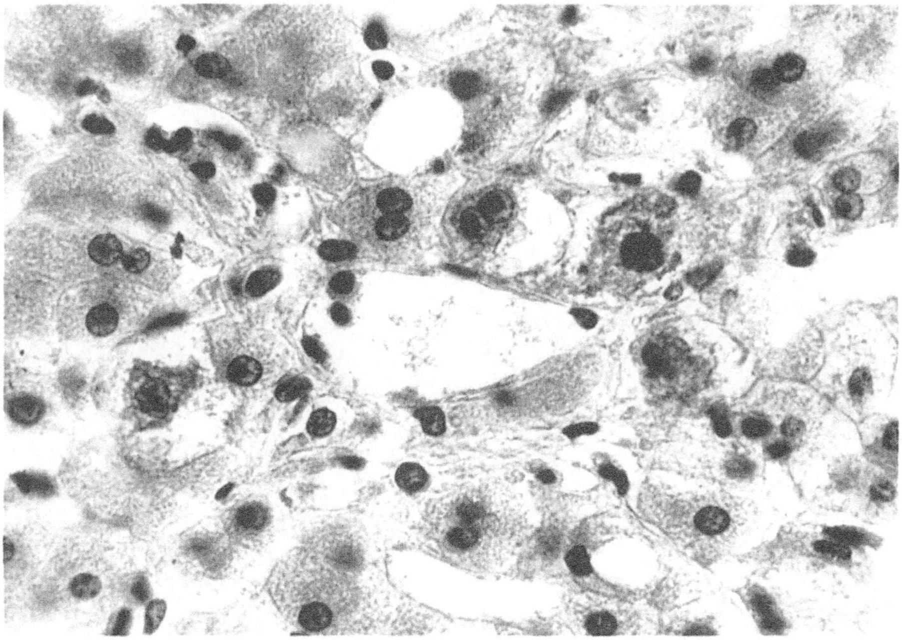

Abb. 251. Beginnende alkoholische Hepatitis, pränekrotisches Stadium. 44jähriger chronischer Alkoholiker. Um eine Zentralvene finden sich aufgehellte, vergrößerte und abgerundete Leberzellen, die zum Teil Mallory-Körper enthalten. HE, ×450

leuchtend rot (Farbabb. 252, S. 461), ebenso bei Masson-Färbung. Nach der Chromotrop-Anilinblau-methode nehmen junge Mallory-Körper einen blauen, ältere einen roten Farbton an. Elektronenoptisch erweisen sie sich als dichte Ansammlungen von Mikrofilamenten (Abb. 256), die sich bei Alterung in dichte, weniger fibrillär strukturierte Massen verwandeln. Sie bestehen mit großer

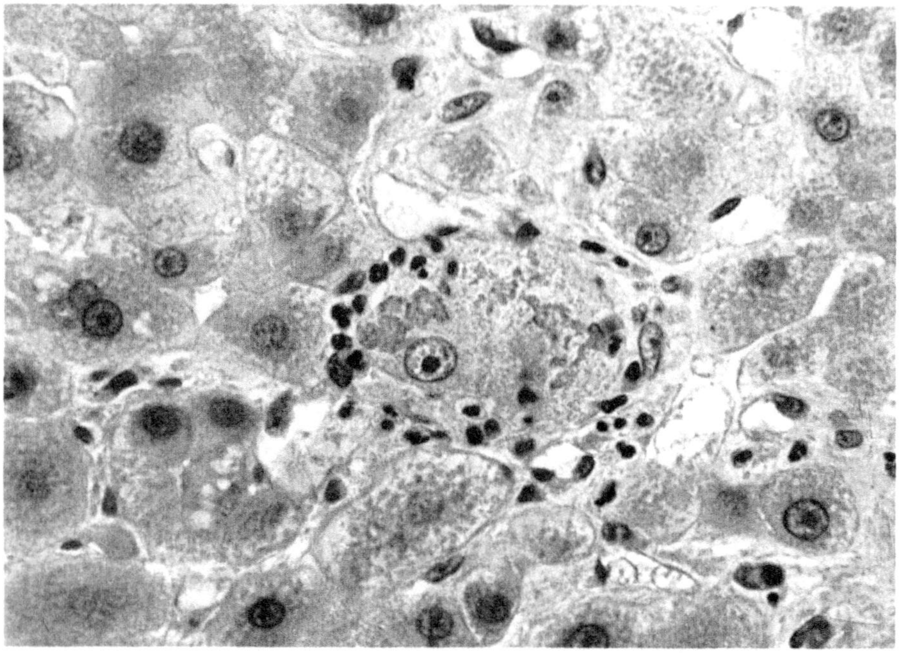

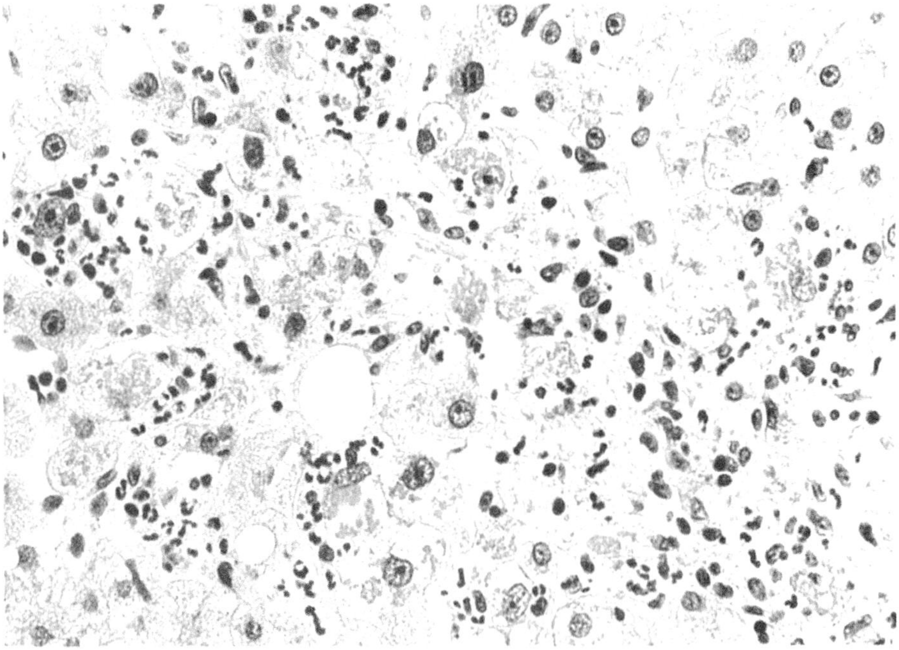

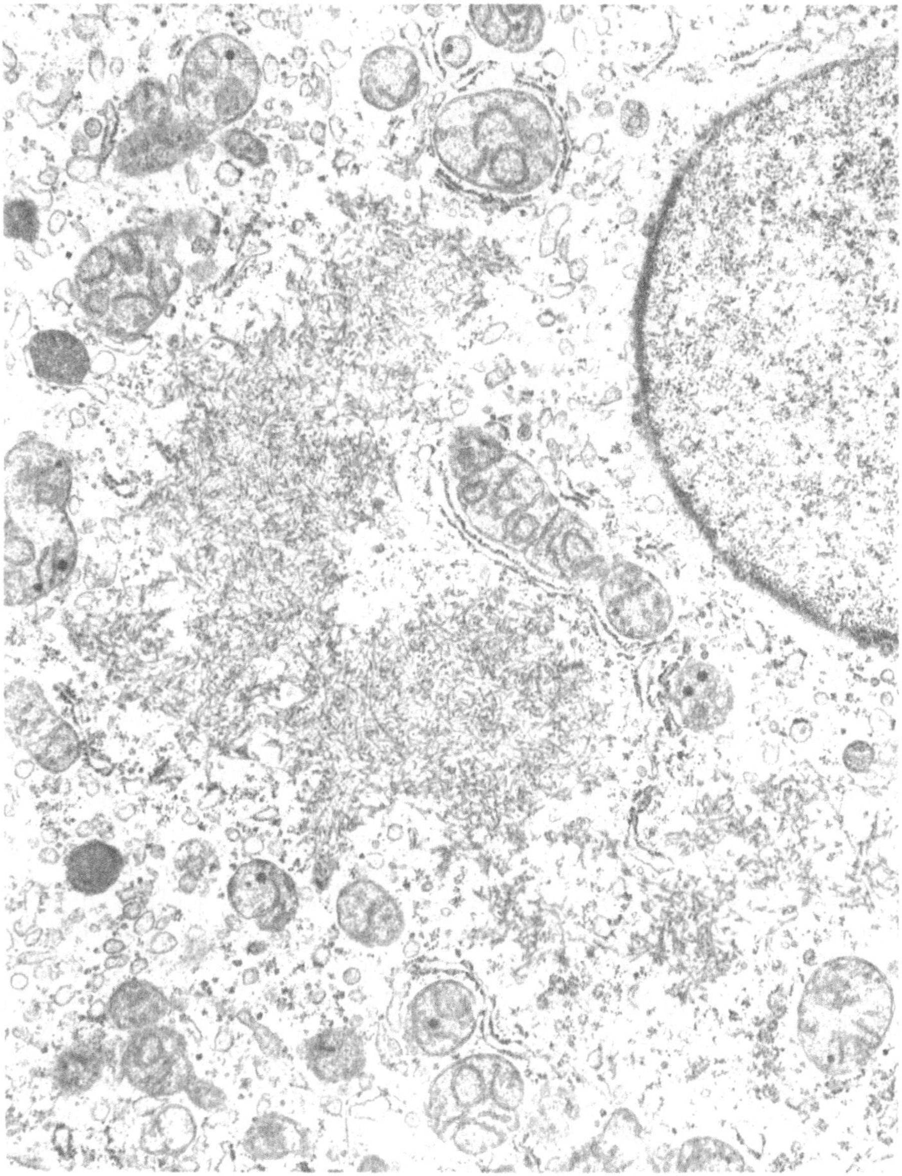

Abb. 256. Chronischer Alkoholiker, 45 Jahre, ♂. Ein kernnaher Mallory-Körper erweist sich bei 22000facher Vergrößerung als ein dichtes Geflecht von Mikrofilamenten [705]

Wahrscheinlichkeit aus Präkeratin (Cytokeratin) [169]. Mallory-Körper können mit Megamitochondrien und autophagischen Vacuolen verwechselt werden, bei denen es sich aber meist um rundliche, scharf begrenzte Gebilde handelt.

Leberzellen, die Mallory-Körper enthalten, werden oft von einem Kranz *segmentkerniger Leukocyten* umgeben (Abb. 254, 255, 257), wobei es sich um

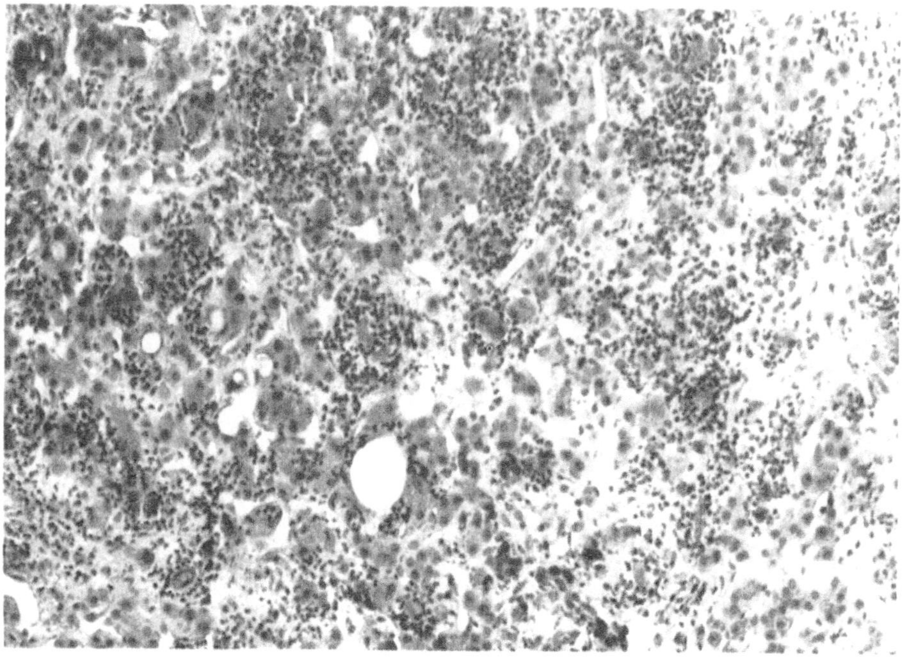

Abb. 257. Akute alkoholische Hepatitis. 46 Jahre, ♀. Seit 15 Jahren chronischer Alkoholismus. Übelkeit und Erbrechen. Bil 34,9 µmol/l (2,04 mg/dl), Thy 3,8 TE, AST 20,2 E/l, ALT 13,5 E/l, AP 172 E/l, Senkung (Westergren) 61/86, Leukocytenzahl 55000. Massenhaft granulocytäre Infiltrate, die in ihrem Zentrum jeweils eine Leberzelle mit Mallory-Körper aufweisen. HE, ×100

eine Abraumreaktion, also um ein sekundäres Phänomen, handelt. Öfters ist ein Eindringen dieser Zellen in die veränderten Hepatocyten zu beobachten (Abb. 255). Gelegentlich ist die granulocytäre Reaktion so ausgeprägt, daß das histologische Bild an eine suppurative Hepatitis erinnert (Abb. 257). Leukocytäre Infiltrate finden sich *ausschließlich* in der Nachbarschaft von Mallory-Körpern und erleichtern damit ihre Auffindung. Die Infiltrate sind, wenn vorhanden, ein sehr gutes diagnostisches Merkmal der alkoholischen Hepatitis. Wir fanden sie allerdings nur in 25% unserer Fälle (Tabelle 52). Die Ursache der leukocytären Infiltrate könnte eine immunologische sein: Mikrofilamentäres Material kann die Clq-Komponente des Komplements binden. Deshalb könnten auch Mallory-Körper eine antikörperunabhängige Komplementaktivierung auslösen, die wieder eine Ansammlung von PNM-Leukocyten bedingen würde. Eine andere Möglichkeit wäre, daß die Bildung von Leukotrienen die Chemotaxis auslöste.

Die degenerierenden Leberzellen gehen zugrunde, wodurch sich zentrolobuläre, entepithelisierte Areale ausbilden (Abb. 258, 259), in deren Bereich, wohl bedingt durch die fibrogenetische Wirkung des Alkohols, sehr rasch eine Kollagenisierung eintritt. Bei alkoholischer Hepatitis sammelt sich nämlich ein zellfreies Exsudat an, das reich an negativ geladenen Makromolekülen ist: Proteo-

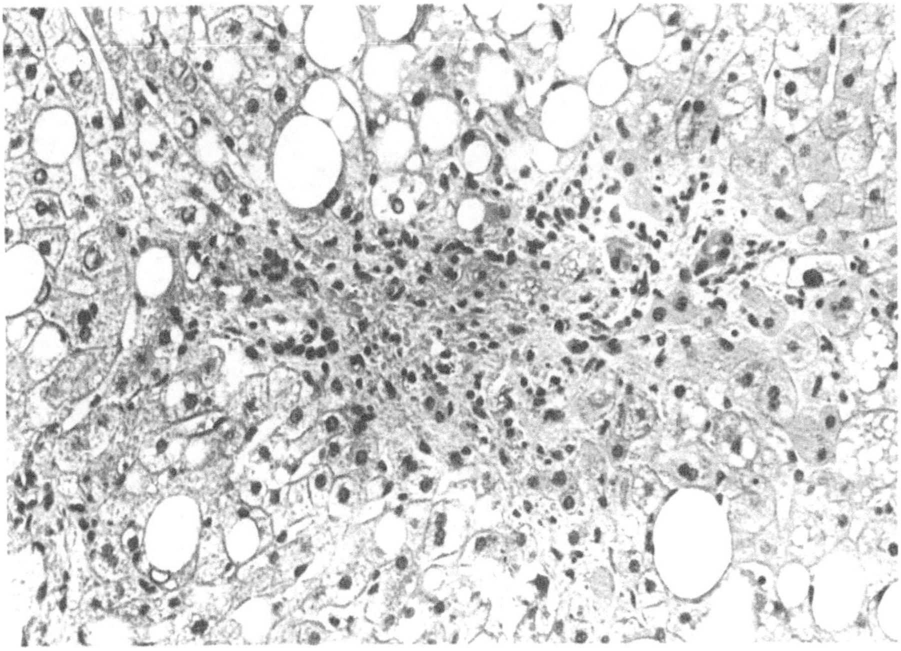

Abb. 258. Fibrose nach alkoholischer Hepatitis, 62jähriger diabetischer Alkoholiker. Zentrolobuläre Narbe mit mäßiggradiger, chronisch-entzündlicher Infiltration. Obliteration der Zentralvene, Einsprossen von Gallengangsregeneraten. Zonale grobtropfige Parenchymverfettung. HE, ×200 [THALER H (1968) Rev Int Hépat 18:171]

glycane, Glycosaminoglycane, Glycoproteine, Laminin, Fibronectin und Kollagene (Typ III, IV und V). Aber auch schon vor dem Einsetzen der alkoholischen Hepatitis kann in Alkoholfettlebern in der Zone 3 (Läppchenzentrum) eine beginnende Kapillarisierung der Sinusoide feststellbar sein. Es kommt zur Ausbildung von Basalmembranen, später zur Kollagenablagerung und zur Defenestration [325]. Ungemein kennzeichnend für die alkoholische Leberschädigung ist, daß abgesehen von der leukocytären Abraumreaktion eine entzündliche Reaktion zumeist fehlt oder nur sehr schwach ausgebildet ist (Abb. 261).

Durch diese *Entzündungsarmut* machen die fibrosierten, läppchenzentralen Nekroseareale bei HE.-Färbung einen homogenen-blaßrosa Eindruck, der ihnen im angloamerikanischen Schrifttum die Bezeichnung „sclerosing hyaline necrosis" eingetragen hat [202], ein sehr unglücklich gewählter Ausdruck, da er immer wieder zur Verwechslung mit dem sog. alkoholischen Hyalin Anlaß gibt. Ist die alkoholische Hepatitis mit deutlichen chronisch-entzündlichen Veränderungen kombiniert, spricht das unserer Erfahrung nach für eine komplizierende entzündliche Erkrankung, z.B. eine chronische Virushepatitis (s.S. 350).

Innerhalb zentrolobulärer Fibroseareale kann eine funktionslos gewordene Zentralvene verschiedene degenerative Veränderungen bis zur Obliteration aufweisen (Abb. 258), zweifellos eine sekundäre Erscheinung und nicht die Ursache

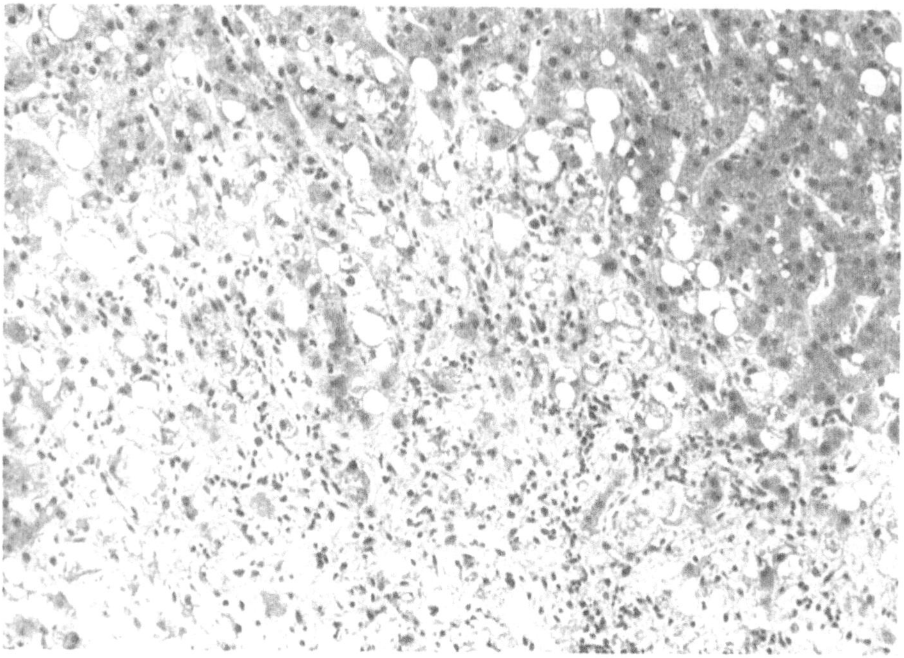

Abb. 259. Alkoholische Hepatitis, 43jährige schwere Alkoholikerin. Seit 6 Monaten gastrointestinale Störungen, flüchtiger Ikterus von dreitägiger Dauer (Bil 48,7 µmol/l (2,85 mg/dl dR)). Ausgedehnte läppchenzentrale Parenchymnekrose mit mäßiggradiger entzündlicher Infiltration. Degeneration und Verfettung von Leberzellen am Nekroserand. Außerhalb davon intaktes Parenchym. HE, × 120 [767]

der Nekrose, wie EDMONDSON u. Mitarb. [202] annahmen. Auffallend ist, wie rasch Ductuli in die zentralen Nekrosezonen einsprossen können, was ihre Unterscheidung von Portalfeldern gelegentlich recht schwierig machen kann. Die Ränder der Nekroseareale sind meist von einer bandförmigen Zone degenerierender Leberzellen umgeben (Abb. 259, 260). Setzt der Patient seinen Alkoholabusus fort, schreiten Leberzelldegeneration und nachfolgende Destruktion weiter gegen die Läppchenperipherie fort, bis die Läsion den Läppchenrand erreicht, was meistens mit brückenförmigen Ausläufern geschieht, die sich mit solchen der Nachbarläppchen vereinen. Erhalten bleiben nur kleine, läppchenperiphere, verfettete und degenerativ geschädigte Parenchyminseln (Abb. 261).

Bei Frühfällen ist das Parenchym außerhalb der zentralen Nekrose- und Degenerationszone zwar verfettet, aber sonst nicht auffällig verändert. Die Fat-storing cells sind vermehrt, die übrigen sinusoidalen Zellen aber im allgemeinen unauffällig. Siderose und Cholestase verschiedenen Ausmaßes sind oft nachzuweisen (Tabelle 52). Besteht neben der alkoholischen Hepatitis eine chronische alkoholische Pankreatitis, kann es zu schweren rekurrierenden Cholestaseattakken kommen. Auch wenn die Nekrose die Läppchenperipherie erreicht, sind die Portalfelder in der Regel nur geringfügig entzündlich verändert. Bei vier von unseren Fällen konnten wir Mallory-Körper auch in epithelialen, tubulären, portalen Strukturen nachweisen [795].

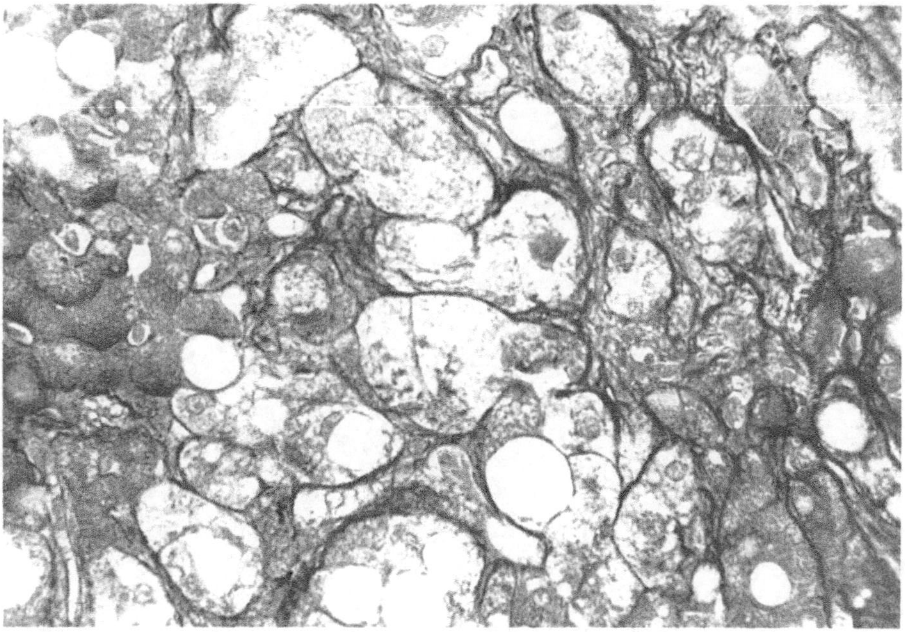

Abb. 260. Die gleiche Biopsie wie Abb. 259. Aufgehellte und abgerundete, zum Teil verfettete Leberzellen am Nekroserand. Kollagenisierung von Gitterfasern. Mall, × 325 [767]

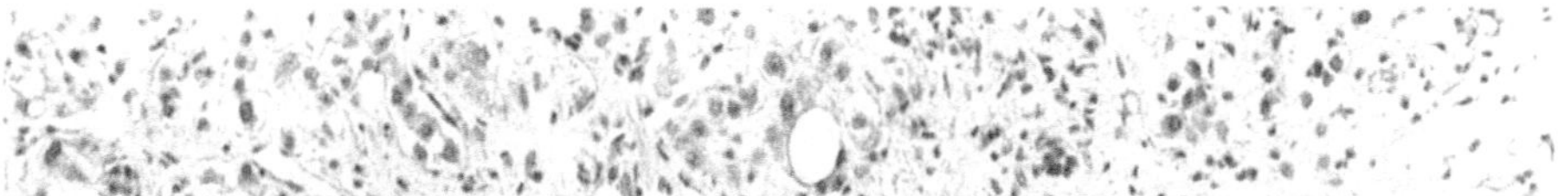

Abb. 261. Alkoholische Hepatitis, 43jähriger chronischer Alkoholiker. Ikterus, Ascites, Hepatosplenomegalie. Bil 82,1 μmol/l (4,8 mg/dl dR), Thy 1,1 TE, AST 10 E/l, ALT 22 E/l, γ-Glob 42,1 rel.-%, BSP 25%. Ausgedehnte, kollabierte zentrolobuläre Parenchymnekrose mit brückenförmigen Ausläufern bis an die Läppchenperipherie (Zentralvene, *Mitte*). Keine wesentliche entzündliche Reaktion. Grobtropfige Verfettung der isolierten, läppchenperipheren Parenchyminseln. HE, × 120. [THALER H (1968) Rev Int Hépat 18:171]

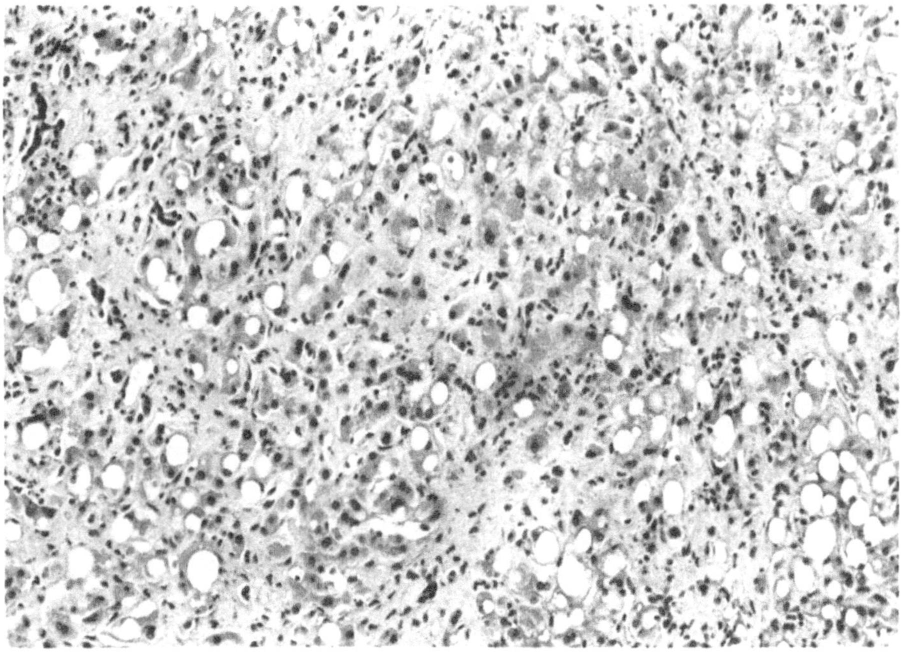

Abb. 262. Alkoholische Hepatitis, 46jährige chronische Alkoholikerin. Hepatosplenomegalie, Ikterus, Ascites, Pankreatitis. Bil 133,4 µmol/l (7,8 mg/dl), Thy 3,7 TE, AST 57 E/l, ALT 22 E/l. Diffuse Parenchymdegeneration bewirkt komplette Auflösung der Leberzellplattenstruktur. Ausgeprägte Cholestase (*linke obere Bildecke*). HE, ×120. [THALER H (1968) Rev Int Hépat 18:171]

β) Die akute Verlaufsform. Bei weniger als 20% der Fälle nimmt die alkoholische Hepatitis einen akuten Verlauf. Die meist heruntergekommenen und abgemagerten Patienten leiden vielfach an Übelkeit und Durchfällen. Unter zunehmendem, selten hochgradigem Ikterus treten häufig Ascites und Beinödeme auf. Die Aminotransferasenaktivitäten liegen hoch und können auch 600 E/l überschreiten. Die Thymoltrübung bleibt, im Gegensatz zur Virushepatitis, stets im Normbereich. Auch bei akuter Fettleberhepatitis gibt es Fälle, die trotz schwerster Leberschädigung klinisch abortiv verlaufen (Abb. 259).

Ist die Erkrankung mit einer Hyperlipidämie oder Hypercholesterinämie sowie einer hämolytischen Anämie kombiniert, spricht man von einem Zieve-Syndrom [869]. In diesen Fällen steigt neben der direkten auch die indirekte Bilirubinfraktion im Serum an. Die direkte Bilirubinerhöhung ist nicht nur durch die Parenchymnekrosen, sondern häufig auch durch ein gleichzeitig bestehendes Cholestasesyndrom bedingt.

Histologisch ist die akute Verlaufsform durch ausgedehnte Parenchymnekrosen gekennzeichnet, die sich auf zwei verschiedenen Wegen ausbreiten können [774, 778].

Beim *zentrolobulären Nekrosetyp* [767] treten umfangreiche Nekrosen im Läppchenzentrum auf, die in ihrer Ausdehnung denen bei schwersten Formen

Tabelle 53. Schicksal der alkoholischen Hepatitis in Hinblick auf den Alkoholkonsum (Mehrfachbiopsien). (THALER [795])

	Alkoholkonsum	
	Gestoppt	Fortgesetzt
Restitutio ad integrum	1	–
Zentrolobuläre Fibrose	18	–
Alkoholische Hepatitis	–	16
Alkoholische Cirrhose:		
Florid	–	16[b]
Stationär	4[a]	–
Summe	23	32

[a] Alkoholkonsum wurde erst nach Entwicklung der Lebercirrhose eingestellt. Einschließlich ein Fall von Leberzellcarcinom
[b] Einschließlich zwei Fälle von Leberzellcarcinom

der Virushepatitis entsprechen (Abb. 259). Auch im Bereich dieser ausgedehnten Nekrosen ist das geringe Ausmaß der mesenchymalen Reaktion bemerkenswert.

Beim *diffusen Nekrosetyp* verteilen sich Degeneration und Parenchymausfall über das gesamte Parenchym, wodurch es zu einer völligen Auflösung der Zellplattenstruktur kommt und nur einzelne Leberzellen oder Leberzellgruppen erhalten bleiben (Abb. 262). Das Parenchym wirkt „wie zerhackt", eine Veränderung, die beim Erwachsenen mit großer Sicherheit auf eine alkoholische Ätiologie hinweist.

γ) Die Abheilung der alkoholischen Hepatitis. Solange der chronische Alkoholismus andauert, schreitet die Parenchymzerstörung fort, und es sind kaum irgendwelche Anzeichen einer Regeneration des Lebergewebes festzustellen. Bei toxischen Leberschäden kommt der Prozeß zum Stillstand, wenn es gelingt, die verursachende Noxe auszuschalten. So ist es auch bei der alkoholischen Hepatitis, eine Tatsache, von der wir uns immer wieder überzeugen konnten. Eine Restitutio ad integrum kann aber nur erfolgen, wenn noch kein zentrolobulärer Parenchymausfall eingetreten war (Abb. 251) (Tabelle 53). Bei Patienten, die bereits zentrolobuläre Nekrosen aufgewiesen hatten, kann der Leberschaden mit einer klinisch belanglosen zentrolobulären Fibrose abheilen, während ausgedehntere Narben eine portale Hypertension verursachen können (Tabelle 51 und 53). Nach Fortfall der schädigenden Alkoholeinwirkung gewinnt das Leberparenchym in erstaunlich kurzer Zeit seine Regenerationsfähigkeit, die vorher weitgehend darniederlag, wieder zurück. Ist die Läppchenarchitektur durch ausgedehnte zentrale Nekrosen mit Brückenbildung bereits zerstört oder hat ein diffuser Parenchymausfall vorgelegen, kann die Abheilung der alkoholischen Hepatitis nurmehr unter knotenförmiger Regeneratbildung erfolgen (s.S. 385).

Gegen die von mir vorgeschlagene Bezeichnung „Fettleberhepatitis" (s. später) wurde häufig eingewendet, daß es alkoholische Hepatitiden ohne Verfettung gäbe, was zweifellos richtig ist. Auch in unserem Krankengut fehlt die Verfettung in 2% der Fälle (Tabelle 51). Es handelt sich aber um ein Kunstprodukt, das

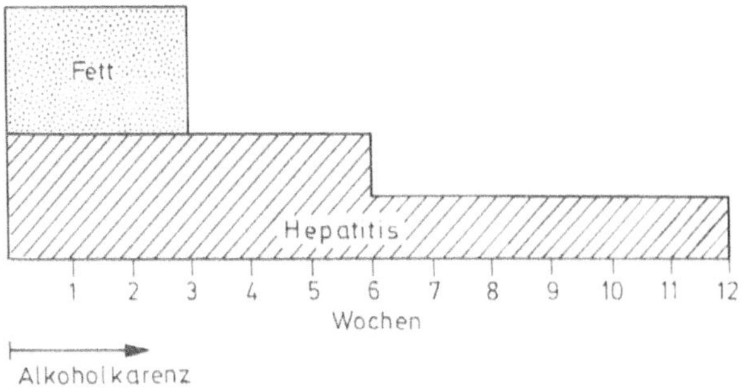

Abb. 263. Auswirkung der Alkoholkarenz auf die Rückbildung der Leberzellverfettung und der alkoholischen Hepatitis [792]

durch Alkoholkarenz, meist infolge Hospitalisierung, hervorgerufen wird. Wie schon erwähnt, ist die Steatose unter chronischer Alkoholzufuhr eine obligate, rasch aufscheinende und unter Alkoholkarenz nach 3–4 Wochen wieder verschwindende Stoffwechselstörung (Abb. 184, 185). Die degenerativen Parenchymveränderungen benötigen zu ihrer Rückbildung einen längeren Zeitraum, nämlich im allgemeinen 6–12 Wochen. Ein Verschwinden der Leberzellen mit Mallory-Körpern konnten wir frühestens nach 36 Tagen, die Rückbildung sämtlicher degenerativer Leberzellveränderungen frühestens nach 42 Tagen feststellen. Nach Alkoholentzug *muß* sich deshalb zwischen der 4. und längstens der 12. Woche eine Alkoholhepatitis ohne Verfettung finden (Abb. 263). Auch nach jahrelanger Abstinenz setzt die alkoholische Hepatitis wieder ein, wenn der Patient rückfällig wird, und das auch unter deutlich reduziertem Alkoholkonsum.

Galambos [252] bestätigte die Abheilung der alkoholischen Hepatitis nach Alkoholabstinenz, sah aber 3–4 Wochen nach eingetretener Alkoholabstinenz eine zunehmende lymphocytäre Infiltration, vornehmlich der Portalfelder, die nach 3–5 Monaten so ausgeprägt sein konnte, daß sie an eine chronisch-aggressive Hepatitis erinnerte. In unserem Krankengut waren solche Veränderungen nur ausnahmsweise zu beobachten (s. später). Die auffallend geringe entzündliche Reaktion ist in den späten Ausheilungsstadien der alkoholischen Hepatitis ebenso die Regel wie bei ausheilender oder stationärer alkoholischer Cirrhose und damit ein wichtiges differentialdiagnostisches Merkmal. Möglicherweise bestehen bei der alkoholischen Hepatitis auch in dieser Hinsicht zwischen Mitteleuropa und den Vereinigten Staaten geographisch-pathologische Unterschiede. Galambos berichtete aber über 2 Patienten, die anscheinend den Alkoholabusus eingestellt hatten und trotzdem eine Cirrhose entwickelten. Er diskutiert die Möglichkeit, ob es beim chronischen Alkoholiker zwei Typen von Hepatitis gäbe. Wir möchten nach allem bisher Gesagten die „self-perpetuation" einer *alkoholischen* Hepatitis trotz Alkoholkarenz bezweifeln. Im Einzelfall ist nämlich die Einhaltung des Alkoholverbotes schwer zu sichern. Chronische Alkoholiker sind oft sehr gutmütige Menschen, die den um sie bemühten Arzt nicht kränken möchten, aber über ein unglaubliches Geschick verfügen, an Alkohol heranzukommen. Wir mußten das mehrmals erleben.

Nach unseren Beobachtungen liegen bei einem Fortschreiten des Leberschadens trotz Alkoholkarenz noch andere komplizierende Leberkrankheiten vor. In acht derartigen Fällen bestand eine Kombination mit z.T. HB_sAg-positiver,

Tabelle 54. Fettleberhepatitiden

1. Alkoholische Hepatitis
2. Hepatitis nach Dünndarm-Bypassoperationen
3. Hepatitis in nichtalkoholischer Riesenfettleber bei Frauen mittleren Lebensalters
4. Arzneimittelhepatitis vom Typ der alkoholischen Hepatitis
5. (Morbus Wilson)

chronisch-aggressiver Hepatitis (s.S. 345). Chronische Alkoholiker leben unter schlechten hygienischen Bedingungen und sind bedeutend achtloser als Nichtalkoholiker. Dementsprechend ist bei ihnen auch die Durchseuchung mit Hepatitis B viel höher als bei der übrigen Bevölkerung. In einem japanischen Kollektiv war bei 72,3% der Alkoholiker eine stattgefundene Hepatitis B-Infektion nachzuweisen, bei 12,3% war die alkoholische Leberkrankheit mit chronischer Hepatitis B kombiniert [338]. In welchem Ausmaß die Hepatitis NANB für fortschreitende Leberschäden bei abstinenten früheren Alkoholikern verantwortlich gemacht werden kann, ist zur Zeit noch nicht abzuschätzen.

δ) Differentialdiagnose. Mallory-Körper können bei einer ganzen Reihe nichtalkoholischer Leberkrankheiten beobachtet werden [266]. Krankheiten, die für die morphologische Differentialdiagnose von Interesse sind, wurden in Tabelle 54 zusammengestellt. Morphologisch besonders ähnliche Veränderungen finden sich nach Dünndarm-Bypassoperationen, in der nichtalkoholischen Riesenfettleber bei Frauen mittleren Lebensalters und bei der Indian childhood cirrhosis, hier aber ohne Fetteinlagerung.

Eine praktisch wichtige Frage ist, wie die Diagnose lauten soll, wenn man in einer Biopsie Veränderungen wie bei alkoholischer Hepatitis sieht, aber nichts von einem Alkoholabusus der betreffenden Person erfahren hat. Es kann kein Zweifel darüber bestehen, daß es sich mit mehr als 95%iger Wahrscheinlichkeit im vorliegenden Fall tatsächlich um eine alkoholische Leberschädigung handelt. Auf der anderen Seite steht es aber ebenso außer Frage, daß es nichtalkoholische Leberkrankheiten gibt, die morphologisch von alkoholisch bedingten kaum auseinandergehalten werden können (Tabelle 54). Die ungerechtfertigte Diagnose einer alkoholischen Leberschädigung kann für den Betroffenen in sozialer und finanzieller Hinsicht von folgenschwerer Bedeutung sein (viele private Krankenversicherungen lehnen beispielsweise Zahlungen ab, wenn die Krankheit selbst verschuldet, z.B. alkoholbedingt ist). Wir haben deshalb den Dachbegriff der *Fettleberhepatitis* geprägt [767] und verwenden diese Bezeichnung in Zweifelsfällen auch als histologische Diagnose, eine Regelung, die sich uns ausgezeichnet bewährt und sicher viel Ärger erspart hat.

Klinisch wird die alkoholische Hepatitis, besonders bei Patienten, die jeden Alkoholkonsum negieren (chronische Alkoholikerinnen), sehr oft mit einer Virushepatitis verwechselt. Abgesehen vom allgemeinen Erscheinungsbild dieser Patienten sind wichtige klinische Unterscheidungsmerkmale die große Leber und der Thymoltrübungstest, der in 90% der Virushepatitiden pathologisch ausfällt, bei der alkoholischen Hepatitis aber immer im Normbereich liegt. Außerdem ist bei der alkoholischen Hepatitis die Aminotransferasenaktivität nicht so stark vermehrt, als man es nach der Schwere des übrigen klinischen Bildes (Intensität der Gelbsucht, Gerinnungsstörung) erwarten würde. Die stark erhöhte Aktivität der γGT und ein Alkoholtest in Blut oder Harn können die Sachlage klären.

Bei alkoholischen Hepatitiden mit stärkeren Begleitcholestasen ist die Fehldiagnose einer obstruktiven Cholestase leider ein häufiges Ereignis, was um so schwerer wiegt, als Laparotomien von Patienten mit alkoholischer Hepatitis schlecht vertragen werden und in mehr als der Hälfte der Fälle tödlich enden. Um Fehldiagnosen zu vermeiden, sollte man es sich deshalb zur Regel machen, *immer eine Leberbiopsie zu veranlassen, wenn irgendwelche Befunde mit der klinisch gestellten Diagnose nicht im Einklang stehen.* Weite portale Gallengänge sollten an die Möglichkeit einer gleichzeitig bestehenden chronischen alkoholischen Pankreatitis denken lassen.

ε) Alkoholische Hepatitis und Entzündungsproblem. Schon bei der Virushepatitis wurde ausgeführt, daß sich viele entzündliche Leberkrankheiten nur schwer in das z.Z. gültige Entzündungsschema einordnen lassen. Für die alkoholische Hepatitis gilt das in ganz besonderem Maße. Wir konnten zeigen, daß *allen* Fällen eine läppchenzentral beginnende Parenchymdegeneration gemeinsam ist, die konfluierende, rasch fibrosierende Nekroseareale verursacht. Ein weiteres, sehr charakteristisches Merkmal der alkoholischen Hepatitis, das sich aber nur in der Minderzahl der Fälle findet, ist eine leukocytäre Abraumreaktion um Leberzellen, die Mallory-Körper enthalten. Alle Mißverständnisse und Interpretationsschwierigkeiten scheinen daraus zu resultieren, daß viele Autoren nur dann von einer alkoholischen Hepatitis sprechen wollen, wenn dieses Sekundärphänomen vorhanden ist, mit dem sonst völlig identischen Krankheitsbild ohne Abraumreaktion aber wenig anzufangen wissen. Verschiedene Bezeichnungen, wie „perizentrale Sklerose" oder „sklerosierende hyaline Nekrose", kennzeichnen die Verlegenheit. Nur aus einem solchen Gesichtswinkel werden Äußerungen verständlich, wie etwa, daß eine „perizentrale Sklerose in Anwesenheit einer minimalen Entzündung und Nekrose Kollagenablagerungen entwickeln könne, die ausreichten, um eine Fibrose in Gang zu setzen" oder daß „eine floride Hepatitis bei einer Alkoholikerpopulation relativ ungewöhnlich im Vergleich zur Häufigkeit von Fettleber und Cirrhose" sei [447]. Es ist offensichtlich, daß hier der veraltete morphologische Entzündungsbegriff ein umschriebenes Krankheitsbild willkürlich unterteilt.

Einen Ausweg aus dieser diagnostischen Sackgasse hätte das Hepatitis-Hepatose-Konzept [373, 619] ermöglicht, dem aber internationale Anerkennung versagt geblieben ist, wohl vor allem deshalb, weil reine toxisch-degenerative Leberschäden eher die Ausnahme darstellen. Eine andere Möglichkeit wäre, den Begriff der alkoholischen Hepatitis überhaupt fallen zu lassen und nur von einer „alkoholischen Leberkrankheit" (alcoholic liver disease) zu sprechen, was aber keinen Vorteil bringt, da dieser Begriff alle alkoholischen Leberveränderungen, von der Fettleber bis zur Cirrhose, einschlösse.

Unsere Ausführungen haben schon gezeigt, daß wir in der Diskrepanz zum derzeit gültigen Entzündungsbegriff das kleinere Übel sehen und *unter alkoholischer Hepatitis (Fettleberhepatitis) den charakteristischen, degenerativ-nekroti-*

sierenden Parenchymschaden verstehen, gleichgültig, ob die Veränderung mit einer leukocytären Abraumreaktion einhergeht oder nicht.

c) Die sklerosierende Fettleber. EDMONDSON u. Mitarb. [203] berichteten 1967, daß in alkoholischen Fettlebern eine zentrolobuläre, perivenöse Fibrose beobachtet werden könne. Man versteht darunter einen Mantel vorwiegend längsverlaufender kollagener Fasern um die Zentralvene, eine Veränderung, die 1952 von uns nach Virushepatitis beschrieben und dort als posthepatitische Sklerose bezeichnet worden war [56]. 1975 gelang die aufeinanderfolgende Erzeugung von Fettleber, Hepatitis und Cirrhose bei Pavianen, die Alkohol zusammen mit einer kalorisch adäquaten, wenn auch flüssigen Diät erhalten hatten [449]. In manchen Versuchstieren war, ebenso wie bei manchen chronischen Alkoholikern, eine zentrolobuläre, perivenöse Fibrose vor oder nach einer alkoholischen Hepatitis nachzuweisen [820]. LIEBER betrachtete später diese Sklerose als ein Vorstadium der Cirrhose und hält dagegen die alkoholische Hepatitis für eine „relativ ungewöhnliche" alkoholische Leberschädigung [447, 584]. Diese Auffassung wird nun auch von experimenteller Seite in Frage gestellt. Selbst bei bedeutend höheren Alkoholgaben gelang es in Langzeitversuchen nicht, bei Pavianen andere Veränderungen als Fettlebern zu erzeugen, wenn gleichzeitig eine in jeder Hinsicht adäquate Diät verabreicht wurde [5a].

Tatsächlich können in alkoholischen Fettlebern sklerosierende Veränderungen gesehen werden, die offensichtlich nicht durch eine vorangegangene alkoholische Hepatitis bedingt sind. Neben der bereits erwähnten perivenösen Fibrose können weitere Kollagenisierungen, nämlich eine zentrolobuläre pericelluläre Fibrose (Maschendrahtfibrose) und die Ausbildung feiner, spinnenbeinartiger, inkompletter, von den Portalfeldern ins periportale Parenchym einstrahlender Septen beobachtet werden (Farbabb. 264, S. 463). Wir fanden solche sklerosierende Fettlebern 234mal, das ist in 5.8% aller chronischen Alkoholiker oder in 11,1% der alkoholischen Fettlebern (Tabelle 51). 8 dieser Fälle wurden mit Serienbiopsien bis zu 6 Jahre lang kontrolliert. Trotz fortgesetzten Alkoholmißbrauchs konnte während dieses Zeitraums kein Fortschreiten der Sklerosierung festgestellt werden [795]. Die ungleich häufiger zu beobachtenden alkoholischen Hepatitiden (Tabelle 51) zeigen hingegen unter fortgesetztem Alkoholabusus deutliche Progredienz. Sie führen zur Cirrhose (Tabelle 53) und bleiben auch in der Cirrhoseleber weiterhin histologisch nachweisbar (Tabelle 51, 53) [252, 795].

Wir möchten aus allen diesen Beobachtungen den Schluß ziehen, daß die alkoholische Hepatitis, jedenfalls in Europa, der übliche und möglicherweise der obligate Vorläufer der alkoholischen Cirrhose ist. Zur Zeit kann noch nicht von der Hand gewiesen werden, daß alkoholische Cirrhosen auch ohne alkoholische Hepatitis, nur durch einfache Neubildung kollagener Fasern, entstehen könnten [447]. Solche Fälle wären aber zweifellos selten.

2. Die Aflatoxinvergiftung

Aflatoxine sind hoch toxische Mykotoxine, die von verschiedenen Schimmelpilzen gebildet werden, besonders reichlich von Aspergillus flavus und Aspergillus parasiticus. Sie sind die stärksten Carcinogene unter den Naturstoffen, wobei von den verschiedenen Aflatoxinen Aflatoxin B_1 am toxischsten ist und zugleich am reichlichsten gebildet wird. Es findet sich vor allem in feucht gelagerten Nüssen und Körnern, besonders in Erdnüssen. Über das Futter werden Aflatoxine von Kühen aufgenommen und mit der Milch als Hydroxyderivate ausgeschieden, die fast ebenso toxisch wie die Grundsubstanzen sind. Nach der Bundesdeutschen Aflatoxinverordnung dürfen in Nahrungsmitteln nicht mehr als 10 ppb (µg/kg) der Aflatoxine B_1, B_2, G_1 und G_2 oder 5 ppb des Aflatoxins B_1 enthalten sein. Der bisher festgestellte Spitzenwert in einer Handelsware, einem brasilianischen Erdnuß-Extraktionsschrott, betrug 10,9 mg/kg! [517].

Für die Toxizität der Aflatoxine werden ihr α- und β-Lactonring sowie ihr ungesättigter δ-Lactonring verantwortlich gemacht. Aflatoxine greifen die DNA und RNA an, womit ihre Eigenschaft erklärt werden könnte, die Proteinsynthese zu hemmen. Sie verursachen bei Jungtieren fettige Leberzelldegeneration, Parenchymnekrosen und Cirrhosen. Bei Primaten kann durch kleine Toxindosen Leberkrebs entstehen.

Beim Menschen erzeugen akute Vergiftungen möglicherweise das klinische Bild einer schweren, ikterischen toxischen Hepatitis, gelegentlich gefolgt von Ascites [749]. Darüber hinaus ist es naturgemäß sehr schwierig, eindeutige Zusammenhänge zwischen bestimmten Giften und Leberkrebs nachzuweisen, doch ist es recht wahrscheinlich, daß die auffallend hohe Leberkrebs-Morbidität in tropischen Gebieten nicht nur Folge der hohen Durchseuchung mit Hepatitis B sondern auch Folge einer chronischen Aflatoxinvergiftung ist.

Hochreaktive Metaboliten von Aflatoxin sind bekannt [259]. Die carcinogene Wirkung läßt sich so erklären, daß ihre Affinität zum DNA-Molekül bestimmte Bindungen bevorzugt und dadurch Brüche in den Nucleotidketten hervorgerufen werden. Durch den Verlust von Bruchstücken oder durch die Einführung „falscher" Nucleotide könnte die DNA Krebseigenschaften erwerben, die durch ihre Fähigkeit zur Replikation weiter geprägt und an die Tochterzellen vererbt würden.

3. Die Epping-Gelbsucht

Für unfallbedingte Nahrungsmittelvergiftungen ist die Epping-Gelbsucht ein gutes Beispiel, so genannt nach der englischen Stadt, in der Anfang des Jahres 1965 mindestens 84 Personen erkrankten. Die Vergiftung konnte auf den Genuß von Brot zurückgeführt werden. Das dazu verwendete Mehl war in einem Lastwagen zusammen mit einem offenen Behälter transportiert worden, der ein gelöstes aromatisches Amin, 4,4'-Diaminodiphenylmethan, enthielt und überfloß. Die Substanz wird zur Härtung von Kunstharzen verwendet.

Die Erkrankung begann mit heftigen, kolikartigen Schmerzen im rechten Oberbauch, die von einer Gelbsucht vom Verschlußcharakter und einer beträchtlichen Hepatomegalie gefolgt waren. Der Ikterus konnte bis zu 6 Monate andauern. Die wesentlichen histologischen Veränderungen bestanden in einer portalen entzündlichen Reaktion, vielfach mit deutlicher Eosinophilie, cholangitischen Manifestationen und einer zentrolobulären Cholestase [412].

4. Vergiftungen mit polyhalogenierten aromatischen Verbindungen

Saatgetreide, das mit Hexachlorbenzol, einem Fungizid, gebeizt war und in den Lebensmittelhandel gelangte, führte in den Jahren 1955–1959 in der Türkei zu einer Massenerkrankung. Betroffen waren über 3000 Kinder, die eine Porphyrie nach Art der Porphyria cutanea tarda entwickelten. Die Letalität betrug 10%. Bei Überlebenden blieben vielfach gestörte Leberfunktion und Photosensibilität der Haut erhalten [122].

1968 erkrankten in Japan 15000 Personen mit Gelbsucht, Chlorakne und dunkler Verfärbung der Haut. Nach Porphyrinen wurde leider nicht gefahndet. Die Erkrankung wurde auf Reisöl zurückgeführt, das mit einem polychlorierten Biphenyl verunreinigt war [817].

5. Die Knollenblätterpilzvergiftung

Die Knollenblätterpilzvergiftung wird in Europa durch Amanita phalloides, in Nordamerika durch Amanita verna hervorgerufen. Durch sein ähnliches Aussehen wird der Knollenblätterpilz mit dem Wiesenchampignon verwechselt. Akute Vergiftungserscheinungen, Übelkeit, Erbrechen, Bauchschmerzen und Durchfälle treten erst nach einer Latenzzeit von 6–24 h auf. Nach einer scheinbaren Besserung werden die ersten Symptome einer Leberschädigung am 3. oder 4. Krankheitstag manifest: Die Leber ist stets stark vergrößert und druckschmerzhaft. Während nur wenige Fälle eine Gelbsucht entwickeln, kommt es zu einem hochgradigen Abfall der hepatalen Gerinnungsfaktoren und zu einem verschieden starken Anstieg der Serum-Aminotransferasenaktivitäten. 50 g des frischen Pilzes oder 7 mg α-Amanitin können bereits tödlich sein. Der Tod tritt bei

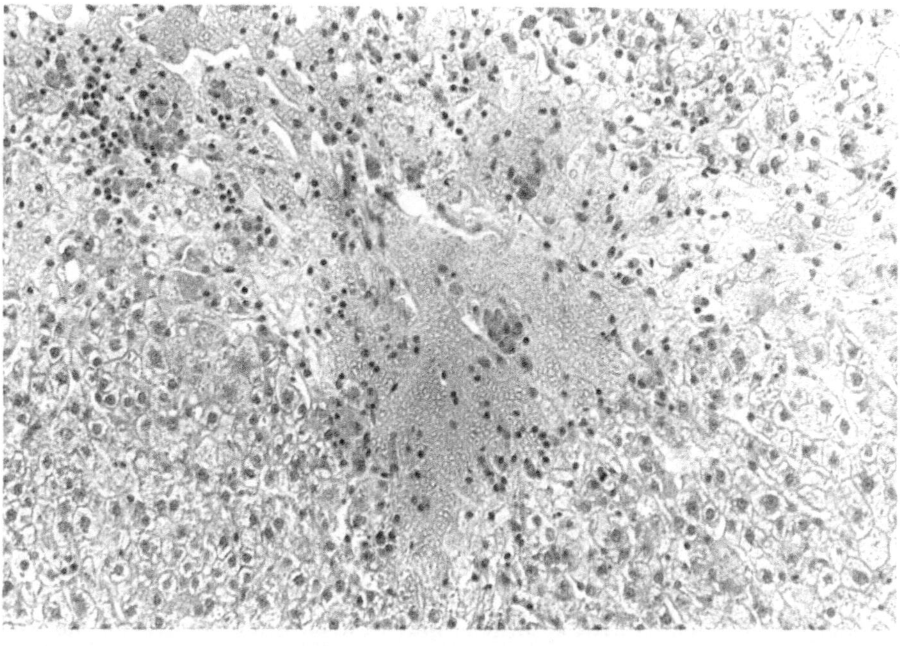

Abb. 265. Knollenblätterpilzvergiftung, 25 Jahre, ♂. 16 h nach Mahlzeit mit zwei weiteren Personen erkrankt, 3 Tage später Ikterus. 15. Krankheitstag, Gelbsucht geschwunden. Bil 19,7 μmol/l (1,15 mg/dl), AST 16 E/l. Ausgedehnte, hämorrhagische zentrolobuläre Nekrose. Geringfügige, kleinrundzellige Infiltration, Nester ceroidspeichernder Makrophagen im Nekrosebereich. HE, ×150

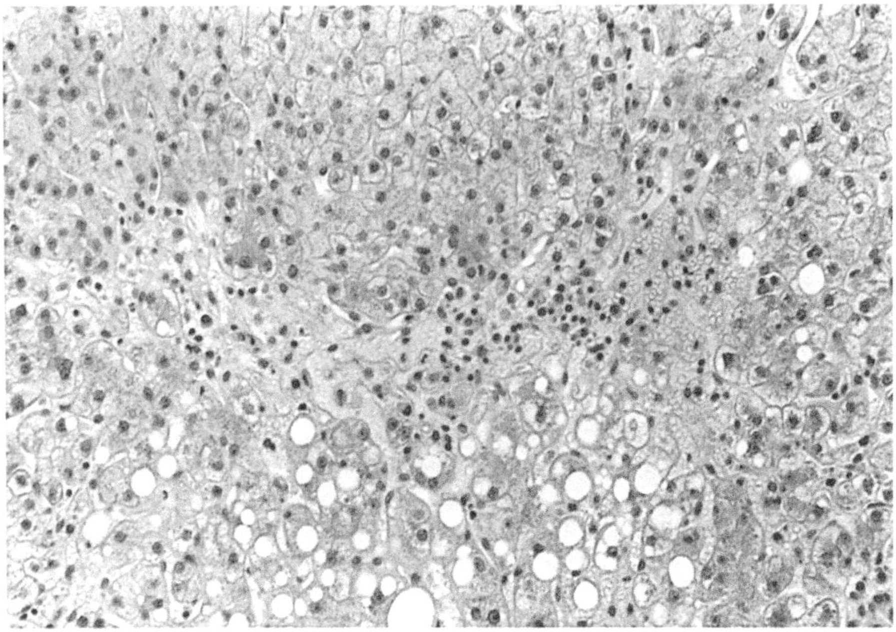

Abb. 266. Der gleiche Fall wie Abb. 265, 2 Wochen später. Umschriebenes entepithelisiertes Restareal. Kleine basophile Zellen an Nekroserändern. Zonale fein- bis grobtropfige Verfettung. HE, ×150

50–90% der unbehandelten Vergifteten unter dem Bilde der Leber- und Niereninsuffizienz ein.

Der phasenhafte Verlauf der Erkrankung wird dadurch bedingt, daß der Pilz zwei verschiedene Giftkomponenten enthält, Phallotoxin und Amatoxine. *Phalloidin* ist weniger toxisch, hat aber eine hohe Affinität zum Lebergewebe. Eine Stunde nach Giftaufnahme sind 70% dieses Toxins in der Leber konzentriert. Phalloidin erzeugt an der Leberzelloberfläche, schon wenige Minuten nachdem es an der Membran fixiert wurde, typische cytoplasmatische Ausstülpungen (Protrusionen). Das Gift wird aktiv in die Zelle aufgenommen, wobei es offenbar „mißbräuchlich" das Transportsystem der Gallensäuren benützt. In der Leberzelle wird es an Mikrofilamente, anscheinend das F-Actin, gebunden [249]. *α-Amanitin* ist ein Zellkerngift, das die DNA-abhängige RNA-Polymerase hemmt und damit die Übermittlung von Informationen aus dem Zellkern unterbindet.

Wir hatten bisher Gelegenheit, 8 Fälle von Knollenblätterpilzvergiftung bioptisch zu untersuchen. Um den 5. Krankheitstag treten läppchenzentrale, hämorrhagische Nekrosen von Leberzellen und sinusoidalen Zellen auf, ohne nennenswerte entzündliche Reaktion. Später finden sich besonders an den scharf gegen das erhaltene Parenchym abgesetzten Rändern des Nekroseareals Nester ceroid-, z.T. aber auch siderinspeichernder Makrophagen, dazwischen eingestreut wenige mononucleäre Zellen (Abb. 265). Wird die Vergiftung überlebt, ist öfters eine fein- bis grobtropfige Verfettung zu beobachten. Die Reparation erfolgt durch kleine, basophile Leberzellen, die oft zweischichtig angeordnet sind und in das Nekroseareal einwachsen (Abb. 266).

C. Gewerbliche, industrielle und suicidale toxische Leberschäden

Gewerbliche und industrielle Gifte stellen meist nur so lange eine ernste Gefährdung der Bevölkerung dar, als ihre Schädlichkeit nicht erkannt ist. Wenn die Zusammenhänge einmal klargestellt sind, sorgen Gesetzgebung und Aufsichtsorgane dafür, daß Vergiftungen größeren Ausmaßes unterbunden sind. Von diesem Zeitpunkt an auftretende Vergiftungen sind unfall- oder suicidbedingt und dementsprechend selten [706].

1. Die Tetrachlorkohlenstoffvergiftung

Unter den gewerblichen Vergiftungen mit Leberbeteiligung stehen der Tetrachlorkohlenstoff (CCl_4) und die ihm verwandten halogenierten Hydrocarbone, nämlich Chloroform ($CHCl_3$), Trichloräthylen ($CHCl{=}CCl_2$) und Bromtrichlormethan ($BrCCl_3$), an erster Stelle.

Tetrachlorkohlenstoff wurde früher sogar in der Humanmedizin als Antihelminthicum verwendet. Wegen seiner Giftigkeit wurde er aus Haushaltschemikalien verbannt, ist dank seiner hervorragenden fettlösenden Eigenschaften und seiner Nichtbrennbarkeit aber weiterhin als Lösungsmittel für technische Öle, in der Kleiderreinigung und als Zusatz zu Feuerlöschmitteln in Gebrauch. CCl_4 wird über den Magen-Darm-Trakt und die Lungen, kaum aber durch die intakte Haut aufgenommen. Bei oraler Zufuhr liegt die tödliche Dosis zwischen 2 und 10 ml. Neben der Leber werden auch Nieren und Zentralnervensystem geschädigt.

Nach massiven Vergiftungen mit Dosen von mehr als 1 g besteht die klinische Symptomatik in rasch einsetzenden Kopfschmerzen, Übelkeit, Schwindel, Bauchschmerzen und Krämpfen. Der Tod tritt nach wenigen Stunden an Herz- und Kreislaufversagen ein. Nach oraler Zufuhr gehören noch schmerzhafte Hämatemesis und Durchfälle zum Krankheitsbild. Nach unbemerkt ablaufenden Vergiftungen mit geringeren Dosen beginnt die Erkrankung erst nach einem Intervall von 1–4 Tagen mit einem hepatorenalen Syndrom: Appetitlosigkeit, Gelbsucht, Schmerzen im rechten Oberbauch, Hepatomegalie, Oligurie, Albuminurie und Ödemen. Die Aktivität der Serum-Aminotransferasen ist stark erhöht, die ALT kann über 1000 E/l ansteigen. Auch Vergiftungen mit verzögertem Beginn enden in 20% der Fälle tödlich, manchmal erst nach einwöchigem Krankheitsverlauf [790].

Die an sich stabile Substanz wird durch Biotransformation in die hochreaktiven Metaboliten $\cdot CCl_3$ und $\cdot Cl$ umgewandelt, welche nun mehrfach ungesättigte Fettsäuren angreifen und spalten, die als Strukturfett in die Leberzellmembran eingelagert sind. Das Maximum dieser Peroxydation ist bereits 5 min nach oraler Aufnahme des Giftes erreicht [601]. Es schädigt auch den Golgi-Apparat, der nun nicht mehr imstande ist, Triglyceride als „Very low density"-Lipoproteine zu „verpacken". Die Folge ist eine Fettanhäufung in den Leberzellen. Das endoplasmatische Reticulum ist als der Ort, an dem die reaktiven Metaboliten entstehen, besonders exponiert. Es erweitert sich zu flüssigkeitsgefüllten Bläschen, außerdem schwindet das Glykogen, die Mitochondrien schwellen an und 24 h später tritt der Zelltod ein [329]. Lichtoptisch kommt diese Schädigung der Orgenellen in einem Schwund der Basophilie, in einer hydropischen Vacuolisierung und in einer feintropfigen Verfettung zum Ausdruck. Die Ausdehnung der resultierenden zentrolobulären Nekrosen ist der Dosis des zugeführten Giftes proportional.

2. Die Vinylchloridkrankheit

Polyvinylchlorid, wohl der meist verwendete Kunststoff unserer Zeit, wird aus gasförmigem Vinylchlorid-Monomer (Monochloräthylen) synthetisiert. Ein schon 1949 erschienener russischer Bericht über eigenartige „Hepatitiden" bei exponierten Personen blieb ebenso wie spätere rumänische Publikationen unbeachtet. So kam man erst spät zur Erkenntnis, daß Arbeiter, die mit Vinylchloridgas in Kontakt kommen (z.B. Kesselreiniger), in erheblichem Maße gesundheitlich gefährdet sind. Durch mikrosomale Oxydation entstehen in der Leberzelle Epoxide, alkylierende Metaboliten, von denen asymmetrisch hydrierte besonders unstabil, hoch reagibel und mutagen sind. Diese Giftstoffe können die Leberzelle offensichtlich wieder verlassen, um Schädigungen an den sinusoidalen Zellen, der Leberkapsel, aber auch leberfernen Strukturen hervorzurufen.

Die Vinylchloridkrankheit ist damit vielgestaltig. Ihre hervorragendsten Manifestationen außerhalb der Leber sind Hautveränderungen und ein eigenartiges, sklerodermieähnliches Krankheitsbild, die Akroosteolyse der Fingerendphalangen. Im Leberbereich kommt es anfänglich zur Verfettung, hydropischen Degeneration und Einzelnekrose von Leberzellen, sowie zu einer Aktivierung von sinusoidalen Zellen. Neben fokalen Sinusdilatationen, die sich bis zur Peliose steigern können, sind manchmal auch Cholestasezeichen und cholangiolitische Veränderungen festzustellen. Später ist eine pericelluläre, aber auch portale Fibrose mit Septenbildung zu beobachten. Obwohl zumeist kein knotiger Umbau, also keine Cirrhosebildung, stattfindet, führt die Fibrosierung zur portalen Hypertension und Splenomegalie. Auffallend sind ferner oft sehr beträchtliche Fibrosen der Leberkapsel [487, 488]. Alle diese Leberveränderungen können bereits nach 2- bis 5jähriger Exposition auftreten.

Am alarmierendsten sind jedoch multizentrische Hämangiosarkome der Leber, von denen bis 1983 schon 103 Fälle beschrieben wurden. Eine Besonderheit dieser Tumoren kann sein, daß die Sarkomzellen Leberzellplatten oder tubuläre Leberzellstrukturen umwachsen, also förmlich einwickeln [88]. Hämangiosarkome entwickeln sich erst nach mindestens 10jähriger Belastung mit 45–90 g Vinylchlorid/kg Körpergewicht/Jahr bei weniger als 1‰ der Exponierten [245]. Polyvinylchlorid, das polymerisierte Endprodukt, ist völlig unschädlich. Durch die inzwischen eingeführten gesetzlichen Sicherheitsmaßnahmen sind zukünftige Vergiftungsfälle ausgeschlossen.

Hämangiosarkome können ferner durch Thorotrast (Abb. 267), durch anorganische Arsenverbindungen [627], durch kupfersulfathaltige Spritzmittel [576]

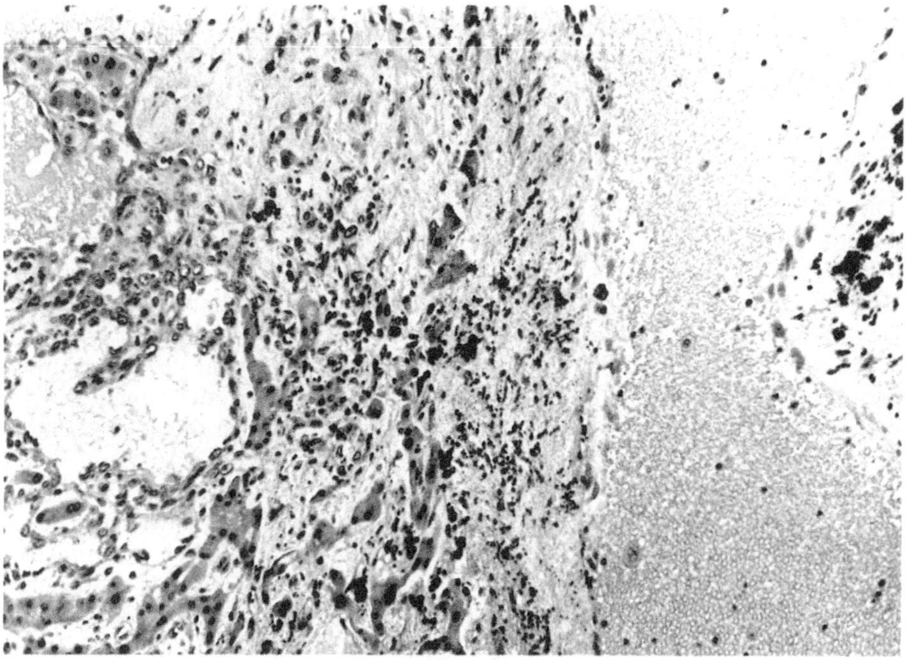

Abb. 267. Thorotrastleber, Hämangiosarkom. 63 Jahre, ♂. Vor 33 Jahren Angiographie mit Thorotrast. Seit 6 Wochen Übelkeit, Appetitlosigkeit, Zunahme des Bauchumfanges. Ausgedehnte Fibroseareale mit Thorotrasteinlagerungen. Peliose, deren Hohlräume z.T. von mehrschichtigen Lagen atypischer Sinuswandzellen ausgekleidet sind. Die erhaltenen Leberzellplatten atrophisch, sie werden stellenweise von Tumorzellen „eingewickelt" (*linke Bildseite*). HE, ×120

(s.S. [442]) und anscheinend auch durch Langzeittherapie mit Diäthylstilböstrol verursacht werden.

3. Die toxische Fettleber

Fettlebern wurden außer dem bereits bei den alimentär-toxischen Leberveränderungen erwähnten Methylalkohol im Rahmen der Chromvergiftung und bei Vergiftungen mit Raketentreibstoff beschrieben. Fettlebern mit Nekrosen traten besonders früher nach den meist suicidalen Vergiftungen mit weißem Phosphor, der auch als Abortivum Verwendung fand, auf, ferner nach Einatmen oder nach Hautresorption von Dinitrobenzol bei Arbeitern in der Sprengstoffindustrie und bei der Anilinvergiftung.

D. Endogene toxische Leberschäden

Über Giftstoffe, die durch den Abbau körpereigener Verbindungen entstehen oder von der normalen intestinalen Bakterienflora stammen, sind wir so wenig orientiert, daß wir nicht einmal mit Sicherheit sagen können, ob die drei im folgenden zu besprechenden Leberkrankheiten tatsächlich in diese Gruppe einzureihen sind.

1. Die Schwangerschaftsfettleber

Die Schwangerschaftsfettleber wurde erstmals 1934 beschrieben [722]. 1940 konnte SHEEHAN [685] bereits über 6 einschlägige Krankheitsfälle berichten. Nachdem *Tetracyclin* in die Therapie der Harnwegsinfektionen eingeführt worden war und auch bei Schwangeren Anwendung gefunden hatte, stieg die Zahl der beobachteten Fälle rasch an. 1965 waren bereits 65 Fälle publiziert. Dazu ist zu sagen, daß die Tetracycline enorm überdosiert wurden. Pro Tag wurden bis zu 6 g intravenös verabreicht, was ungefähr 90 mg/kg oder annähernd der DL_{50} der Maus entspricht [667]. Die Serumkonzentrationen betrugen bei manchen Patientinnen 80 µg/ml, wo bereits Tetracyclinspiegel, die 16 µg/ml kontinuierlich überschreiten, gefährlich sind [789] (vgl. auch S. 319).

Die spontan auftretende und die Tetracyclin-geförderte Schwangerschaftsfettleber unterscheiden sich weder klinisch noch morphologisch voneinander. Die Erkrankung tritt im dritten Trimenon der Schwangerschaft auf und beginnt zumeist mit Gelbsucht, Übelkeit und Erbrechen. Hämatemesis, Bauch- und Kopfschmerzen sind weitere häufige Symptome. 80% der Frauen sterben im hepatischen Koma, die fetale Letalität beträgt 70%. Die Aminotransferasen-Aktivitäten sind weniger erhöht, als es der Zustand der Patientinnen erwarten ließe, die AST übersteigt kaum 500 E/l. Die Blutgerinnung ist erheblich gestört, es besteht eine deutliche Leukocytose, die Thymoltrübung liegt im Normbereich [418].

Das histologische Bild steht in einem auffallenden Gegensatz zur Schwere der klinischen Krankheitserscheinungen. Es findet sich vor allem in den Läppchenzentren und in der intermediären Läppchenzone eine feinvacuoläre Leberzelldegeneration. Die vergrößerten Hepatocyten erhalten dadurch ein schaumiges Aussehen, ihr pyknotischer Zellkern verbleibt charakteristischerweise in Zellmitte (sog. Morulazellen). Die Zellgrenzen sind vielfach geschwunden, so daß sich syncytiale Verbände ausbilden. Nekrosezonen, ja sogar Einzelnekrosen von Leberzellen sind kaum zu beobachten, obwohl Pigment und phagocytierte Zerfallsprodukte in den Kupffer-Zellen auf einen bestehenden Zelluntergang schließen lassen [418]. Weitere Schäden sind im Pankreas, in den Nieren und im Gehirn festzustellen. Bei überlebenden Patientinnen regeneriert sich die Leber in 2–3 Wochen vollständig.

Elektronenoptisch finden sich zu Beginn der Schädigung ein Glykogenschwund und eine Schwellung der Mitochondrien. Erst später schwinden die Ribosomen und tritt eine Dilatation und blasige Umwandlung des endoplasmatischen Reticulums auf. Die Fetttröpfchen sind von einer einfachen Membran umschlossen [159].

Die tetracyclinbedingte Schwangerschaftsleber ist eine iatrogene Schädigung par excellence. Schon die zu erwartenden Knochen- und Zahnkeimschäden des Fetus stellen eine absolute Kontraindikation gegen die Verabreichung dieses sonst so hervorragenden Antibioticums während der Gravidität dar.

2. Die Eklampsieleber

Bei der Eklampsie wird das Krankheitsbild durch die renale und zentralnervöse Symptomatik beherrscht. Tritt Gelbsucht hinzu, ist die Prognose im allgemeinen ernst zu stellen.

Die Beteiligung der Leber ist weder obligat noch adäquat: Sie kann bei schwersten Fällen fehlen und bei Präeklampsien nachzuweisen sein. Die Veränderungen sind vorwiegend im periportalen Parenchym lokalisiert. Bei leichten Fällen findet sich lediglich die charakteristische Ausfällung von Fibrin in den perisinusoidalen Räumen, die stellenweise sehr massiv sein kann (Abb. 268, 269). Ist die Leberbeteiligung schwerwiegend, tritt eine Arteriolenschädigung mit intravasculärer Thrombenbildung hinzu und es kommt im Bereich der fibrinösen Abscheidungen zu acidophilen Parenchymnekrosen und häufig auch zu Blutungen. Diese hämorrhagischen Nekrosen können größere Läppchenareale oder sogar das Gebiet mehrerer Läppchen umfassen. Eine entzündliche Reaktion wird kennzeichnenderweise immer vermißt.

3. Die Bypasshepatitis

Die Beobachtung, daß Dünndarmresektionen von erheblichem Gewichtsverlust gefolgt sein können, bewogen PAYNE u. Mitarb. [557] dazu, Dünndarm-Bypass-

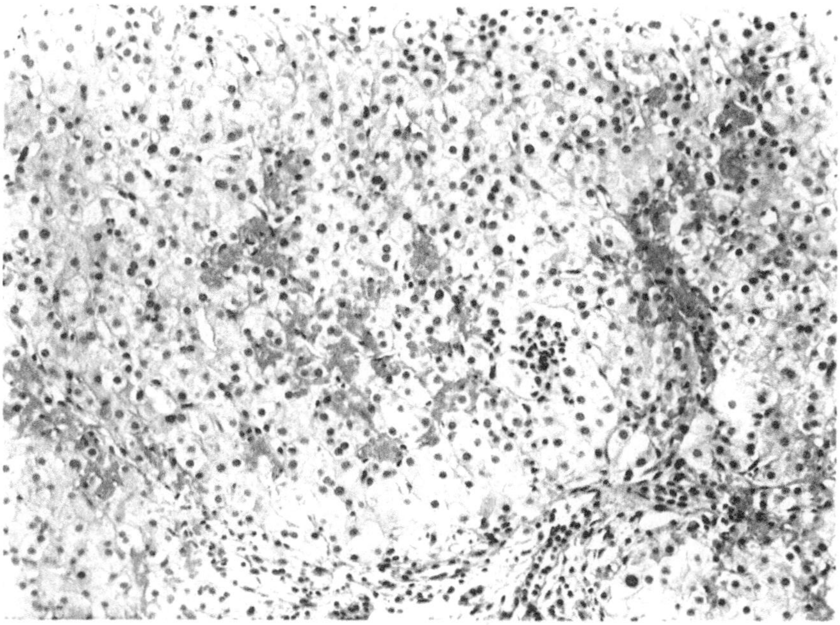

Abb. 268. Eklampsie, 27 Jahre, ♀, 1. Gravidität. In 30. Schwangerschaftswoche Ikterus von wenigen Tagen Dauer. Allgemeine Ödeme, RR 180/100, Albuminurie 14‰ Esbach. Keine Krämpfe. Bil 54,7 µmol/l (3,2 mg/dl dR), AST 129 E/l, ALT 100 E/l. Biopsie 6 Tage nach Abklingen der Gelbsucht (HAEMMERLI, Zürich). Übersicht. Fleckförmige Ablagerung von Fibrinmassen. HE, ×100. (Path. Inst. Kantonspital Zürich, Nr. 3593/68)

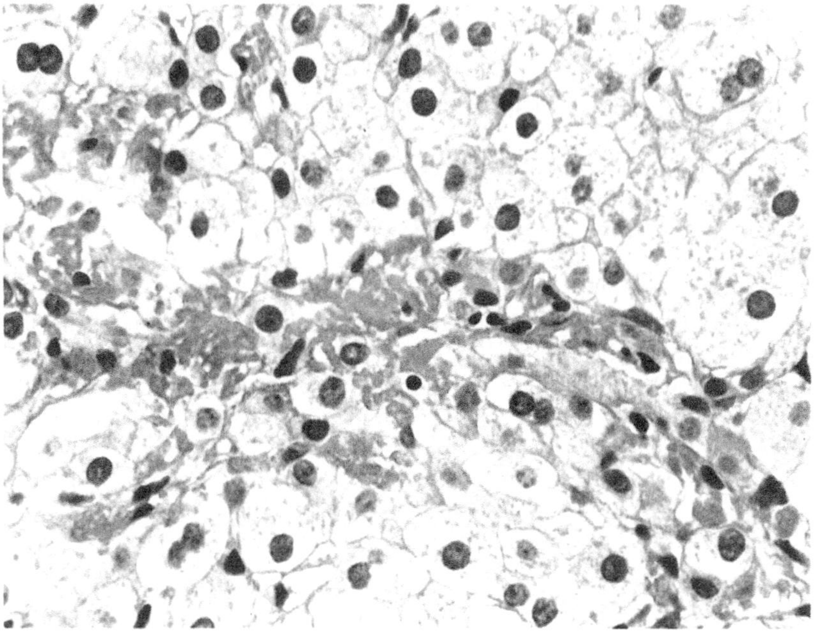

Abb. 269. Gleiches Areal wie Abb. 268 in stärkerer Vergrößerung. Fibrin im perisinusoidalen Raum abgelagert. Verkleinerung, Abrundung und angedeutete Dissoziation der Leberzellen dieses Bereiches. HE, ×400

operationen zur Behandlung der Fettsucht zu empfehlen. Es stellte sich jedoch bald heraus, daß diese unphysiologische Operation den Fettleibigen zwar erlaubt, ohne Reue zu sündigen, daß dieser Vorteil aber nicht selten teuer erkauft wird. Bei Bypass-Operierten kann nämlich nicht nur eine diffuse Fettleber als Folge der Mobilisation des Depotfettes auftreten, sondern auch eine typische Fettleberhepatitis mit Mallory-Körpern und Parenchymnekrosen, die häufig innerhalb eines Jahres zur Cirrhose und zum Tode führt [696] (Tabelle 54). Der Dünndarm ist eben kein einfacher Calorienakquisiteur, sondern ein hochkompliziertes Stoffwechselorgan. Die Ursache der Bypasshepatitis ist noch nicht bekannt. Sicher spielen bei ihrem Zustandekommen der Mangel an essentiellen Fettsäuren, Gallensäuren, Vitamin E und Elektrolyten eine gewisse Rolle, vielleicht auch die Resorption von Lithocholsäure [582] und anderen toxischen Produkten, wobei man in erster Linie an Endotoxine (bakterielle Lipopolysaccharide) denken könnte.

X. Folgezustände entzündlich-degenerativer Leberkrankheiten

Viele der bisher beschriebenen, entzündlich-degenerativen Leberkrankheiten können mit einer Restitutio ad integrum ausheilen. Andere wieder hinterlassen bleibende Veränderungen. Funktionelle Störungen ohne morphologisches Substrat liegen außerhalb des Rahmens dieses Buches. Als Beispiele wären Neurosen (Posthepatitis-Syndrom) und die sog. posthepatitische Hyperbilirubinämie zu nennen, über deren Existenz berechtigte Zweifel aufgekommen sind [242].

Schwerere Krankheitsabläufe verbieten hingegen oft auf Grund der gesetzten Läsionen eine völlige Wiederherstellung: Es resultieren bleibende Veränderungen. Wird die Leberarchitektur nur gestört, aber nicht zerstört, handelt es sich um *Fibrosen*[1]. Wenn der Krankheitsprozeß damit abgeschlossen ist, kann die Fibrose als harmlose narbige Defektheilung gewertet werden, die morphologisch interessant, klinisch aber ohne Bedeutung ist. War die Schädigung aber so ausgedehnt, daß die Läppchenarchitektur zerstört wurde, resultiert ein knotiger Umbau der erhaltengebliebenen Parenchyminseln und damit eine *Cirrhose*.

A. Die Fibrosen

Die *extracelluläre Matrix* der Leber besteht aus Kollagen, Glykoproteinen, Glycosaminoglycanen und Proteoglycanen. Von Glykoproteinen sind Laminine und die zwei Formen des Fibronectins, seine lösliche und seine unlösliche, die wichtigsten. Bei den Glycosaminoglycanen handelt es sich um Heparansulfat, Hyaluronsäure, Dermatansulfat und Chondroitinsulfat. Glycosaminoglycane gehen mit Proteinen eine kovalente Bindung ein, wodurch Proteoglycanmonomere entstehen, die sich wieder zu Komplexen mit hohem Molekulargewicht zusammenschließen [264].

Unter einer Leberfibrose versteht man eine lokale oder allgemeine Vermehrung kollagener Fasern. Diese Vermehrung kann entweder passiv durch Parenchymnekrose und nachfolgendem Kollaps präexistenter Faserstrukturen erfolgen oder aktiv, durch Faserneubildung.

Kollagen ist der am reichlichsten vorhandene Eiweißkörper bei Wirbeltieren und gleichzeitig ihr Strukturprotein. Es handelt sich dabei um nahe verwandte, genetisch festgelegte Proteine, von denen fünf Haupttypen unterschieden werden (Tabelle 55), aber Unmengen sekundärer Modifikationen existieren [726]. Kollagen besteht aus drei schraubenförmigen linksgewundenen Fadenmolekülen (Helices), die zu einer rechtsläufigen Tripelhelix versponnen sind. Typ-I-Kollagen ist das feste, grobe, dauerhafte Kollagen, das für die Narbenschrumpfung verantwortlich ist. Es findet sich in den Portalfeldern, im subcapsulären Bindegewebe, um die Zentralvenen und die größeren Lebervenenäste. Bei Färbung mit Mallorys Anilinblau (Farbabb. 180, S. 457, Abb. 275) oder nach van Gieson imponiert Typ-I-Kollagen als stark färbbare, dicke, grobgewellte Faserbündel. Sie sind im Polarisationsmikroskop doppelbrechend.

---

1 Nach dem Zweiten Weltkrieg hat man sich am allgemein gebräuchlichen Begriff „Cirrhose“ gestoßen, weil das griechische Wort „*κιρρόσ*“ eigentlich nur zitronengelb bedeutet. Es wurde – glücklicherweise – vergeblich versucht, dafür den Ausdruck „Fibrose“ einzuführen. Da sind die Psychiater weniger farbempfindlich: Keiner nimmt an der Bezeichnung „Melancholie“ Anstoß, obwohl heute jeder weiß, daß die Krankheit nichts mit „Schwarzgalligkeit“ zu tun hat!

Tabelle 55. Die fünf Haupttypen des Kollagens

Typ	Vorkommen	Formel	Durchschnittlicher Prozentgehalt im Feuchtgewicht[a]	
			Normale Leber	Cirrhose
I	Haut, Knochen, Sehnen	$[\alpha_1\ (I)]_2\alpha_2$	2,0	15,0
II	Knorpel	$[\alpha_1\ (II)]_3$	–	–
III	Glatte Muskulatur, fetale Haut und Gefäße	$[\alpha_1\ (III)]_3$	2,0	8,0
IV	Basalmembranen	$[\alpha_1\ (IV)]_3$ $[\alpha C]$ $[\alpha D]$	0,5	7,0 (IV und V)
V	Glatte Muskulatur	$[\alpha B]_3 = [\alpha_1\ (V)]_3$ $[\alpha A]_3 = [\alpha_2\ (V)]_3$ $\alpha A[\alpha B]_2 = [\alpha_1\ (V)]_2\ [\alpha_2]$	0,5	

[a] Nach [618]

Typ-III-Kollagen entsteht frühzeitig bei vernarbenden Prozessen und stellt die passagäre Matrix für das Typ-I-Kollagen dar, dessen Ablagerung im allgemeinen gleichbedeutend mit endgültiger Narbenbildung ist. Typ-III-Kollagen wird durch Kollagenasen abgebaut, seine Halbwertszeit beträgt ungefähr 30 Tage, während sie für Typ-I-Kollagen bei 200–300 Tagen liegt. Reticulin (Gitterfasern) dürfte dem Typ-III-Kollagen angehören. Reticulin ist reich an Hydroxyprolin und versilberbar. Bei Anilinblaufärbung scheinen die Gitterfasern als graublaue, feingewellte Fibrillen auf.

Typ-IV-Kollagen enthält reichlich Cystein und Glykoproteine. Dieses Kollagen der Basalmembranen kann nicht im Lichtmikroskop, sondern nur im Elektronenmikroskop beobachtet werden. Ihm fehlt die charakteristische Periodizität der Kollagene I und III.

In der normalen Leber beträgt die Kollagenkonzentration ungefähr 5,5 mg/g Leberfeuchtgewicht, die Prolinkonzentration 0,2 µmol/g. Typ-1-Kollagen verhält sich zu Typ-3-Kollagen wie 1:1 (618). Bei Fibrosen kann der Kollagengehalt auf 20 mg/g Feuchtgewicht ansteigen und in Extremfällen 40 mg ausmachen.

Die menschliche Leber antwortet auf Schädigungen rascher und stärker mit Faserbildung als die Leber jedes anderen Vertebraten [726]. Nach Untersuchungen an Ratten-Zellkulturen zu schließen, findet die Synthese extrazellulärer Matrix vorwiegend in den Leberzellen statt [812], bei Menschen sind aber sicherlich auch Endothelzellen und Fat-storing cells von Bedeutung, wobei noch nicht bekannt ist, wie hoch der Beitrag jedes einzelnen Zelltyps zu veranschlagen ist [361, 264]. Bei Fibrosierung sind sowohl Kollagensynthese als auch Kollagenabbau gesteigert, wobei aber die Synthese deutlich überwiegt [264].

Eine Vermehrung des hepatalen Bindegewebes findet bei chronischem Leberzelluntergang statt, vor allem dann, wenn eine konstante Schädigung des Parenchyms die Regeneration verhindert (z.B. alkoholische Hepatitis). Weiters tritt

Bindegewebevermehrung nach bleibender Veränderung der Leberarchitektur auf, wie beispielsweise nach periportalen Nekrosen mit Kollaps des sinusoidalen Gerüstes oder nach Zerstörung des Läppchengefüges. Schließlich gibt es toxische Substanzen, die fibrinogenetisch wirken (z.B. Alkohol). Alle diese Vorgänge verschieben die Parenchym-Bindegeweberelation zur fibrösen Seite hin.

Drei Zelltypen sind die wesentlichen Komponenten bei der Narbenbildung: Lymphocyten, Kupffer-Zellen und Fibroblasten. Kupffer-Zellen und Lymphocyten agieren als Effektorzellen, die Fibroblasten als Targetzellen [617]. Kupffer-Zellen produzieren Prostaglandine und Monokine, im besonderen das Glykoprotein Fibronektin. Monokine stimulieren die Fibroblasten-Proliferation und Fibronektin stellt den chemotaktischen Faktor dar, der die Fibroblasten zum Ort der Schädigung dirigiert [589]. Auch die Lymphokine der Lymphocyten stimulieren Proliferation und Migration der Fibroblasten.

Bei akutem Parenchymverlust ohne Kollaps der Nekroseareale und ohne Zerstörung der Läppchenarchitektur wirkt die Verminderung der Leberzellmasse als Stimulus nicht nur für die Parenchymregeneration, sondern auch für die aktive Synthese und Degradation von Kollagen. Die beiden Prozesse halten sich die Waage, so daß nach beendeter Regeneration gewöhnlich eine Restitutio ad integrum resultiert [617].

Wenn größere parenchymatöse Areale durch Narbengewebe ersetzt werden, kann die Läppchenarchitektur außerhalb dieser Narbenzonen erhalten bleiben. Es entsteht eine Narbenleber [373] (Farbabb. 279, S. 464). Intralobuläre Parenchymausfälle, die narbig ersetzt werden, oder intralobuläre Faserneubildungen verursachen eine intralobuläre Fibrose, während bindegewebige Verbreiterungen der Portalfelder als portale Fibrose bezeichnet werden. Das Alter fibröser Narben kann am Elastingehalt abgeschätzt werden. Frische Narben sind elastinfrei.

Fibrosen verschiedener Lokalisation und Ausdehnung können durch Thorotrast, Urethan, anorganische Arsenverbindungen, Vinylchlorid und Vitamin-A-Überdosierung hervorgerufen werden.

Diffuse Leberveränderungen, die unter erhaltener Läppchenarchitektur narbig ausheilen (*stationäre Fibrosen*), bedingen eine palpatorisch feststellbare Konsistenzvermehrung des Organs, sind aber, von wenigen Ausnahmen abgesehen (Tabelle 56), belanglose „Schönheitsfehler“, die keine hämodynamischen oder funktionellen Störungen und auch keine pathologischen Veränderungen von Laboratoriumstests verursachen [766]. Kindliche Fibrosen sind in einem erstaunlichen Ausmaß rückbildungsfähig, ebenso auch Hämochromatose-bedingte Fibrosen nach erfolgreicher Aderlaßtherapie (s.S. 274). *Progrediente Fibrosen* sind im allgemeinen, wenn man die Konsistenzzunahme der Leber außer acht läßt, durch keine klinischen oder laboratoriumsmäßigen Besonderheiten ausgezeichnet, mit Ausnahme erhöhter Spiegel von Serum-Prokollagenpeptid. Das klinische Bild entspricht dem der Grundkrankheit (z.B. chronisch-aggressive Hepatitis, alkoholische Hepatitis, Hämochromatose).

1. Die Narbenleber

Massive multilobuläre Parenchymnekrosen können umschriebene Leberareale betreffen, während im übrigen Organ die Läppchenarchitektur erhalten bleibt.

Ursache können anämische Infarkte sein, aber auch nekrotisierende Hepatitiden, Schock oder Vergiftungen. Der komplette Parenchymausfall betrifft dabei Leberbereiche, die bereits normalerweise in ihrer Blutversorgung benachteiligt sind. Es kann sich z.B. um den gesamten linken Leberlappen handeln oder um Bereiche an der Konvexität des rechten Leberlappens.

Die Narbenleber ist vor allem bei laparoskopischer Betrachtung eindrucksvoll: Die Narbenbezirke stellen sich als eingesunkene, grauweiße bis graurötliche Areale dar. Bei tiefer Einziehung entsteht das Bild der *Trichterleber* (Farbabb. 279, S. 464). Der nekrotische linke Leberlappen kann bis auf eine kleine und schmale Narbenplatte zusammenschrumpfen.

Differentialdiagnostisch muß die Narbenleber vor allem von der Metastasenleber oder dem Leberzellcarcinom abgegrenzt werden, da die Narbenzone, die z.B. scintigraphisch als Parenchymausfall imponiert, häufig mit malignen Lebergeschwülsten verwechselt wird. Leberbiopsien, die aus dem Narbenbezirk entnommen werden, bringen ein meist nur schütter chronisch-entzündlich infiltriertes, dichtes Bindegewebe zur Ansicht, das von spärlichen ductulären Wucherungen durchzogen wird. Bleiben einzelne Leberzellen erhalten, bilden sie meist tubuläre Strukturen, deren Lumen von großen Gallenzylindern eingenommen sein kann (Abb. 270).

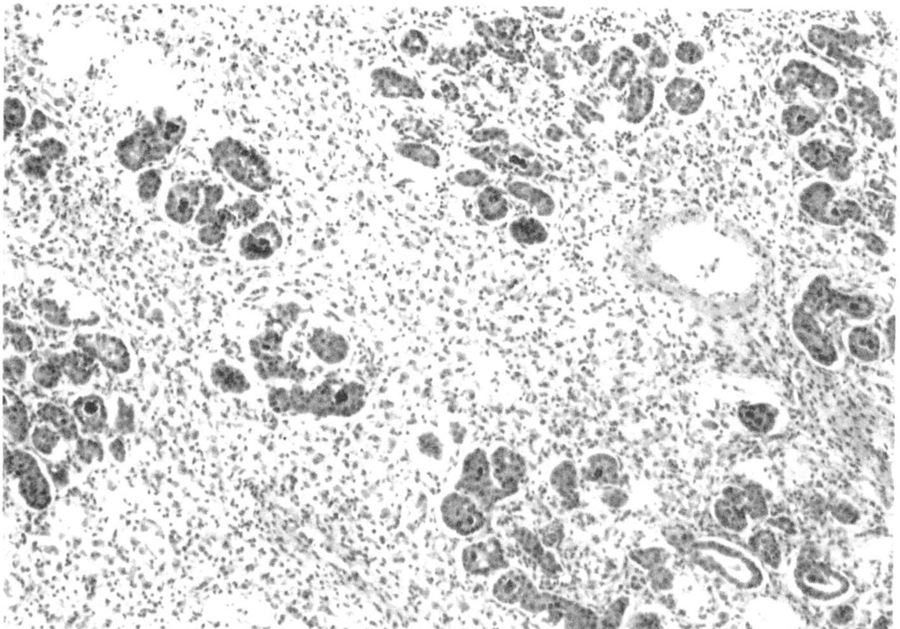

Abb. 270. 6jähriges Mädchen. Vor 9 Monaten schwere Virushepatitis. Tubuläre Leberzellregenerate, z.T. mit zentralem Gallenzylinder, in einem großen Narbenfeld gelegen. HE, ×75

2. Intralobuläre Fibrosen

Zentrolobuläre, reizlose Narben finden sich nach abgeheilter alkoholischer Hepatitis („sclerosing hyaline necrosis"), manchmal mit Obliteration der Zentralvene (Abb. 258), oder nach chronischen Stauungsnekrosen (Abb. 273). *Progrediente zentrolobuläre Fibrosen* sind bei nekrotisierender chronisch-aggressiver Hepatitis, bei Arzneimittelhepatitis oder bei florider alkoholischer Hepatitis zu beobachten. Falls es nicht gelingt, den Krankheitsprozeß zu unterbrechen, stellen sie ein Übergangsstadium auf dem Wege zur Cirrhose dar. Intralobuläre *fokale Fibrosen* sind Defektheilungen nach umschriebenen intralobulären Parenchymnekrosen oder nach Granulomen (Abb. 107, 112).

Die zentrolobulären Fibrosen sind häufig mit einer *intralobulären Sklerosierung* vergesellschaftet. Oft ist die Sklerosierung der einzige Befund, der auf eine vorangegangene Leberschädigung hinweist. Sie kann in einer perivenösen Fibrose und/oder pericellulären Fibrose bestehen. Bei der *perivenösen Fibrose* ist die Zentralvene von einem Mantel grober, meist längsverlaufender kollagener Fibrillen vom Typ I umgeben (Abb. 275), während bei der *pericellulären Fibrose* (Maschendrahtfibrose) solche kollagenen Fasern im perisinusoidalen Raum aufscheinen (Farbabb. 271, 272, S. 463). Die Fasern werden möglicherweise von

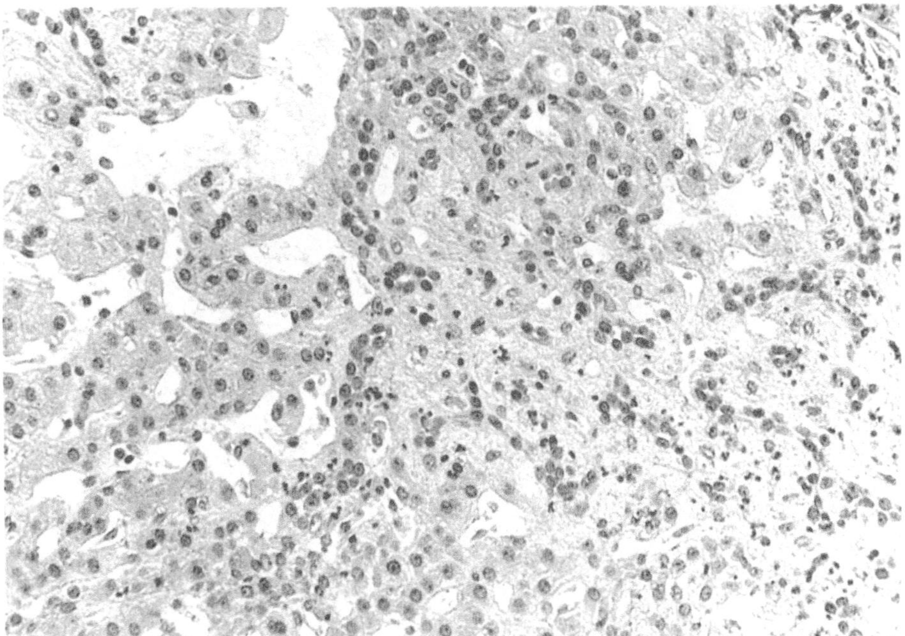

Abb. 273. Stauungsfibrose, 40 Jahre, ♀. Fibrosierung und teilweiser Kollaps im Läppchenzentrum. Einsprossen von Gallengangsregeneraten. Keine entzündliche Reaktion. Erweiterung der erhaltenen Sinusoide. HE, ×200

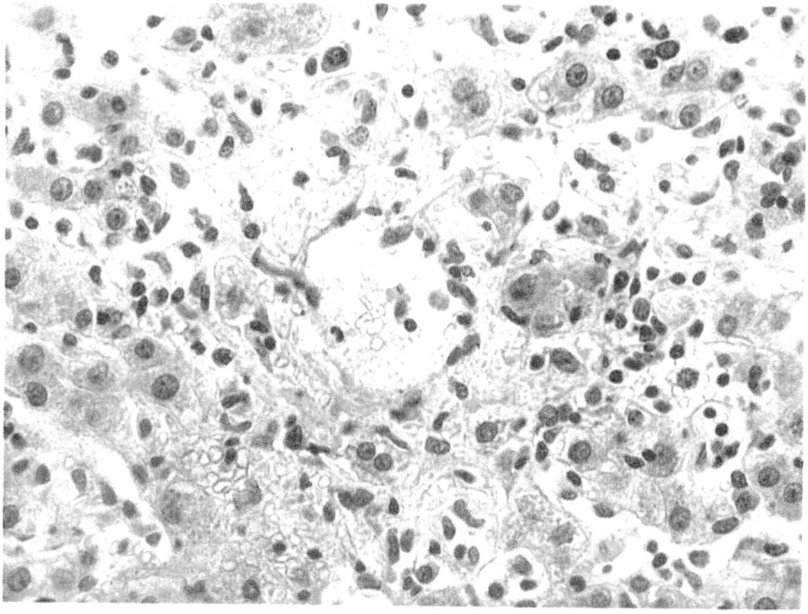

Abb. 274. Virushepatitis, 52 Jahre, ♂, 13. Gelbsuchttag, Höhepunkt der Erkrankung. Inkomplett entepithelisierte Zone um Zentralvene (*Bildmitte*). Zellige Infiltration, besonders an den Nekroserändern. HE, ×390. [THALER H et al. (1957) Gastroenterology 33:209]

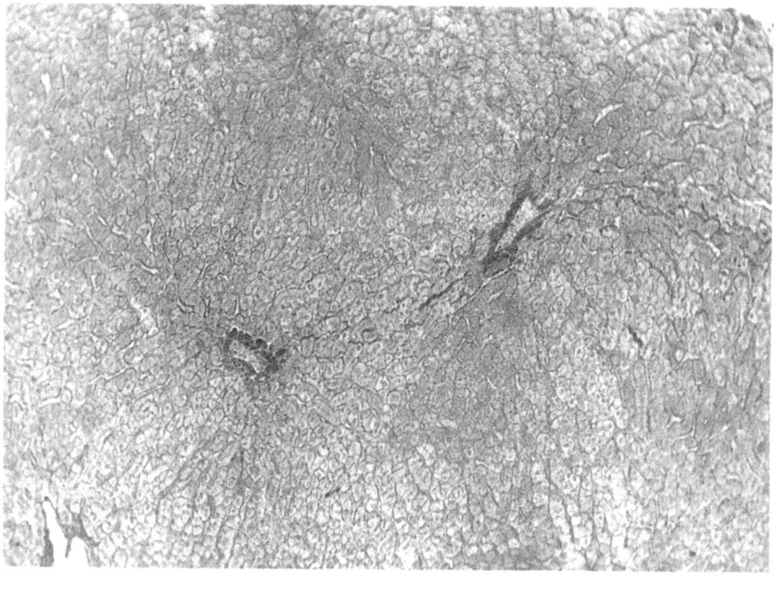

Abb. 275. Der gleiche Fall, 7 Monate später. Mantelförmige Sklerosierung um die Zentralvenen. Pericelluläre kollagene Fibrillen in den Läppchenzentren. Mall, ×85. [BENDA L et al. (1951) Virchows Arch Path Anat 320:1]

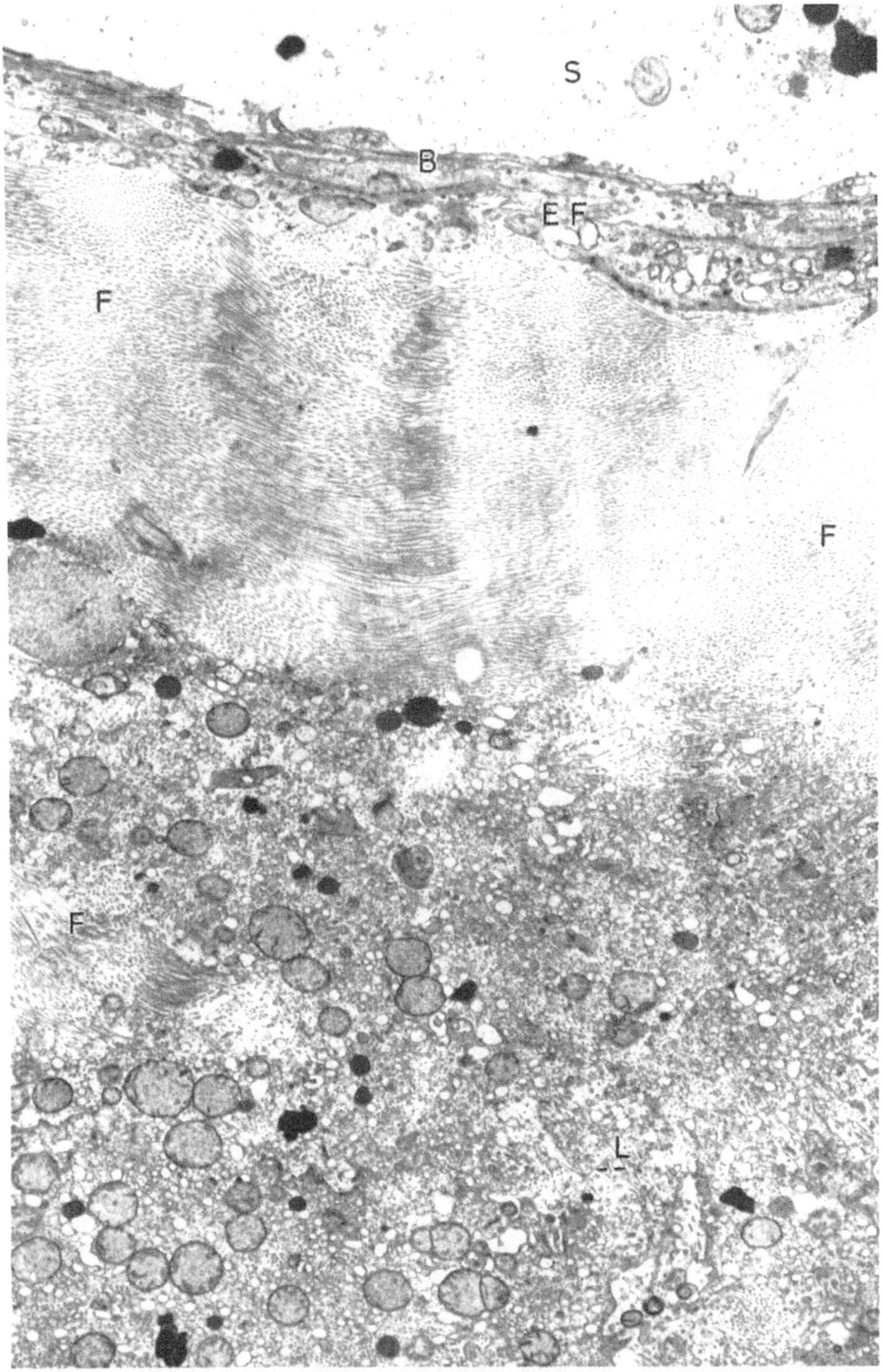

Abb. 276. Capillarisierung des Sinusoids. Chronische Hepatitis, 55 Jahre, ♀. Zahlreiche Bindegewebefibrillen (*F*) haben die Leberzelle (*L*) vom Sinusoid (*S*) abgedrängt. Die Mikrovilli sind geschwunden, die Zellmembran ist durchbrochen. Endothel-(oder Lipocyten-?)fortsatz (*EF*), basalmembranartige Verdickung (*B*). ×12000 [329]

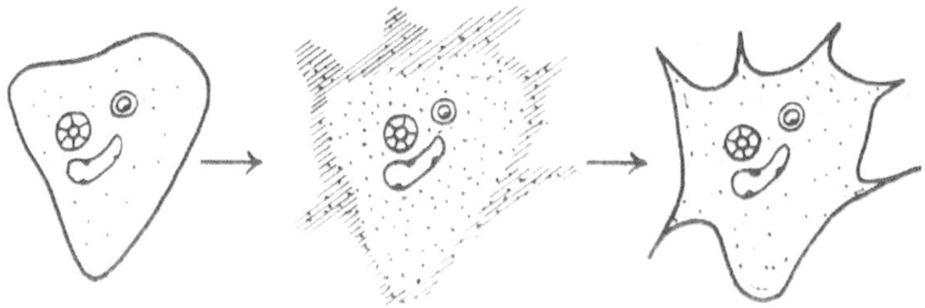

Abb. 277. Schematische Darstellung der Entwicklung einer portalen Fibrose aus periportaler Nekrose [763]

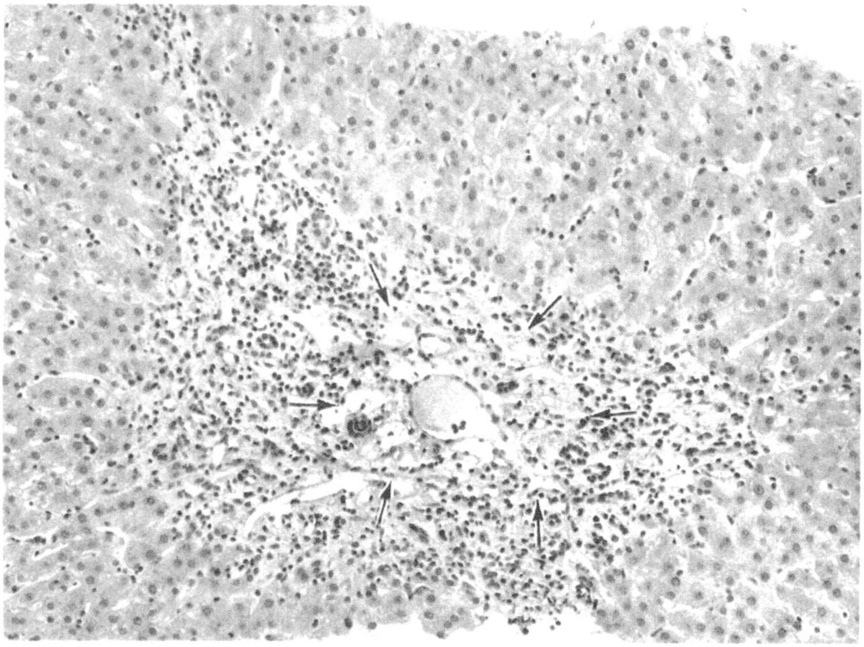

Abb. 278. Chronisch-aggressive Hepatitis von mäßiger Aktivität, 46 Jahre, ♂, Krankheitsdauer 6 Jahre. Die ursprüngliche Ausdehnung des Portalfeldes durch Pfeile gekennzeichnet. Unscharfe Begrenzung des verbreiterten Bindegewebsraumes. HE, × 120

den Fat-storing cells gebildet und sind weniger für die Blutzirkulation als für den Stoffwechsel der Leberzellen von negativer Bedeutung, da die Fibrillen den freien Plasmazutritt zur sinusoidalen Oberfläche der Hepatocyten behindern. Unter Ausbildung einer Basalmembran verlieren die Leberzellen ihre funktionslos gewordenen Mikrovilli und z.T. auch ihre sinusoidale Zellmembran (Capillarisierung der Sinusoide, Abb. 276).

Intralobuläre Sklerosierungsvorgänge können ohne vorhergehende alkoholische Hepatitis in der Fettleber des chronischen Alkoholikers stattfinden (Tabelle 51, Farbabb. 271, S. 463), als harmlose Defektheilung nach Virushepatitis zu beobachten sein (Abb. 274, 275), bei chronisch-aggressiver Hepatitis auftreten oder auf eine vorhergegangene, lange Zeit bestehende venöse Leberstauung hinweisen.

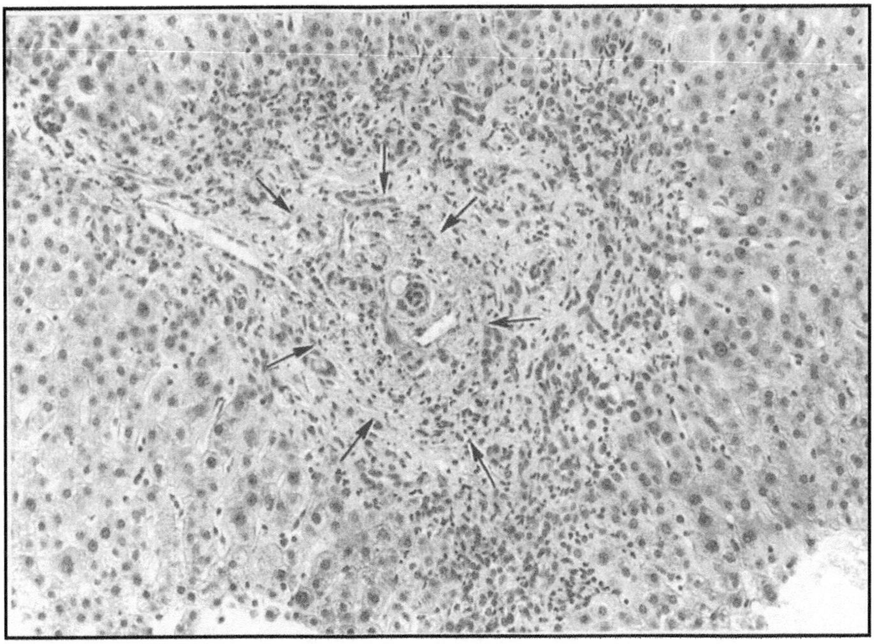

Abb. 280. Cholangitische Fibrose, 58 Jahre, ♂. Zustand nach Verschlußikterus und Cholangitis infolge Choledocholithiasis. Die Ausdehnung des frühen Portalfeldes durch Pfeile markiert. Ductuläre Wucherungen im frischen Narbenbereich. Cholangiolitis. HE, ×120

3. Portale Fibrosen

Periportale Parenchymnekrosen, ob sie nun akut im Rahmen der Virushepatitis (Abb. 62) oder chronisch auf der Basis von Mottenfraßnekrosen bei chronisch-aggressiver Hepatitis (Abb. 278) oder chronischer Cholangitis entstehen (Abb. 280, 281), haben den gleichen Endeffekt: Der Druck des ödematösen, entzündlich infiltrierten Portalfeldes verursacht einen Kollaps des sinusoidalen Gitterfasergerüstes im periportalen Nekrosebereich. Entzündungszellen wandern in die Kollapszone ein, Fibroblasten und Gallengangsregenerate folgen nach. Damit ist der Raum, der früher von Parenchym besiedelt war, verlorengegangen und in der Reparationsphase ist den Leberzellen die Möglichkeit genommen, wieder von ihrem angestammten Gebiet Besitz zu ergreifen. Die periportalen Nekrosen werden zum Portalfeld geschlagen, das allerdings durch die auf breiter Front vorwachsenden Leberzellen wieder etwas eingeengt wird. Das Resultat sind verbreiterte, unregelmäßig-sternförmig gestaltete Portalfelder (Abb. 277).

Bei nicht zu alten hepatitischen Fibrosen[1] kann das kompakte ehemalige Portalfeld vom kollabierten periportalen Nekrosebereich noch gut unterschieden werden: Das frühere Portalfeld, das die interlobulären Gallengangs-, Arterien-

1 Da es selbstverständlich ist, daß sich die Fibrose oder Cirrhose immer *nach* einer Schädigung ausbildet, erscheint „hepatitische Fibrose“ sprachlich richtiger als die aus dem Englischen übernommene Bezeichnung „posthepatitische Fibrose“. Wir sprechen auch von einer alkoholischen und nicht von einer „postalkoholischen“ Cirrhose [778]

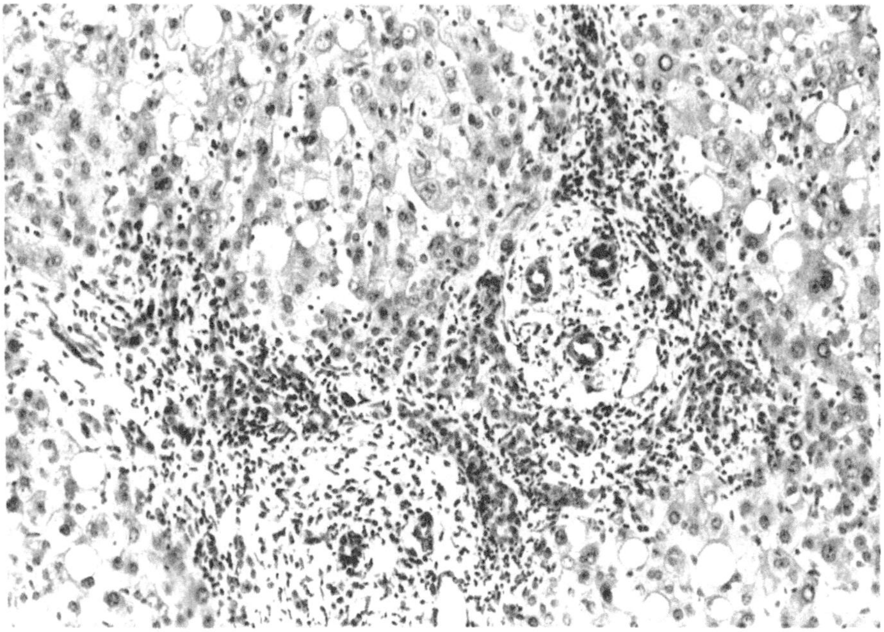

Abb. 281. Cholangitische Fibrose, 73 Jahre, ♀. Seit 6 Jahren rezidivierender Ikterus mit Fieber. Bil 106,0 µmol/l (6,2 mg/dl dR), Thy 8,9 TE, AP 16,2 mmol E. Die beiden früheren Portalfelder noch gut erkennbar. Reichlich ductuläre Wucherungen, ausschließlich in den hinzugekommenen Narbengebieten. Segmentkernig-leukocytäre Infiltration im Bereich der Gallengänge. HE, ×120

und Portalvenenäste umschließt, sticht durch die dichte Struktur seiner ausgereiften, konzentrisch geschichteten Typ-I-kollagenen Bindegewebefasern deutlich von den kollabierten, nur in wechselndem Ausmaß zu Typ-I-Kollagen umgewandelten Gitterfaserstrukturen ab, die stärker entzündlich infiltriert und von Gallengangsregeneraten durchsetzt sind (Abb. 278, 280, 281). Diese Unterschiede können noch $1^1/_2$ Jahre nach dem initialen Krankheitsprozeß wahrgenommen werden (vgl. Abb. 310).

Die biliäre Fibrose ist stets eine portale Fibrose, die besonders nach Cholestasen mit Cholangitis zu beobachten ist. Der portale Entzündungsprozeß bewirkt ein „Abschmelzen“ des periportalen Parenchyms. Die ehemalige Ausdehnung der Portalfelder ist meist noch lange Zeit erkennbar (Abb. 280, 281), in früheren Nekrosezonen sind besonders zahlreiche ductuläre Wucherungen zu beobachten. Eine begleitende, segmentkernig-leukocytäre Infiltration verrät oft noch die Ursache der Veränderung. Sind die portalen Gallengänge als Entzündungsfolge von zellarmen, konzentrisch geschichteten, zwiebelschalenähnlichen Bindegewebelamellen umschlossen, spricht man von einer periductalen Fibrosierung (Abb. 158).

4. Die portale Hypertension aus nicht-cirrhotischer Ursache

Wie schon erwähnt, verursachen Fibrosen im allgemeinen keine so tiefgreifenden Behinderungen der Leberdurchblutung, daß eine portale Hypertension mit kli-

Tabelle 56. Nicht-cirrhotische Ursachen einer portalen Hypertension

1. Fibrosen Congenitale hepatische Fibrose Schistosomiasis Anorganische Arsenverbindungen Vinylchlorid Kupferhaltige Spritzmittel	3. Krankheiten des blutbildenden Systems Chronische myeloische Leukämie Polycythaemia rubra vera Myeloide Metaplasie Hämorrhagische Thrombocytopenie Morbus Hodgkin Histiocytosis X
2. Gefäßveränderungen Pfortaderthrombose Hepatoportale Sklerose Budd-Chiari-Syndrom Venenverschlußkrankheit Arterio-portale Fisteln	4. Partielle noduläre Hyperplasie 5. Fokale noduläre Hyperplasie 6. Noduläre Transformation (noduläre regenerative Hyperplasie) 7. Hepatische Leishmaniasis

nischen Konsequenzen die Folge wäre, wenn auch pericelluläre Kollagenisierung oder Vergrößerung des Leberzellvolumens eine signifikante Zunahme des Portaldruckes bedingen [545]. Ausnahmen sind in Tabelle 56 zusammengestellt, die auch eine Übersicht über andere, nicht-fibröse Ursachen einer portalen Hypertension gibt.

Fibrosen mit portaler Hypertension, aber auch Cirrhosen und Hämangiosarkome, wurden bei Landarbeitern in Weingärten beschrieben, die als Spritzmittel die sog. *Bordeaux-Mischung,* Kupfersulfat und Kalk, verwendeten [576]. Begleitende hepatische oder splenische Gefäßthrombosen sind die Ursache der portalen Hypertension, die im Rahmen myeloproliferativer Syndrome auftritt. Sie kann aber auch ohne derartige Thrombosen beobachtet werden [680]. Die Ursache der gelegentlichen portalen Hypertension bei hepatischer Leishmaniasis ist noch nicht geklärt, da die Hypertension auch nach erfolgreicher Behandlung und Rückbildung von Schwellung und Proliferation der Kupffer-Zellen bestehen bleibt [161].

Über portale Hypertension ohne Cirrhose wird auch bei verschiedenen nichtthrombosebedingten *Leberkrankheiten des Kindesalters* berichtet. Da alle diese Krankheiten aber auch Cirrhose verursachen, sind entsprechende Angaben, sofern sie sich nur auf bioptische Befunde, nicht aber auf Laparotomien oder Laparoskopien gründen, mit einiger Reserve zur Kenntnis zu nehmen. Es handelt sich um neonatale oder frühkindliche Hepatitiden, Gallenwegsatresien, Mucoviscidose, α_1-Antitrypsinmangel, Morbus Wilson, Kohlenhydrat-Stoffwechselkrankheiten und hereditäre hämorrhagische Teleangiektasie.

5. Differentialdiagnose der Fibrosen

Die Differentialdiagnose der Fibrosen ist dort leicht, wo in frischeren Fällen noch intralobuläre oder portale Veränderungen die auslösende Grundkrankheit erkennen lassen. Ältere Fibrosen sind ohne Kenntnis der Vorgeschichte schwer zu klassifizieren. Als Anhaltspunkt mag dienen, daß die Stauungsfibrosen läppchenzentral lokalisiert sind, mit der ausgeprägtesten Capillarisierung von Sinusoiden einhergehen und keine entzündliche Reaktion erkennen lassen. Fibrosen nach Fettleberhepatitis sind ebenfalls zentrolobulär lokalisiert und entzündungsarm. Fibrosen nach akuter Virushepatitis im wesentlichen portal, biliäre Fibrosen zumeist rein portal angeordnet.

B. Die Cirrhosen

Zwischen zwei Extremen, dem „il n'y a qu'une cirrhose" FIESSINGERS und einer ätiologisch und pathologisch begründeten Vielfalt von Cirrhosen hat die Lehrmeinung mehr als ein Jahrhundert lang alle nur denkbaren Stellungen – oder besser gesagt – Fronten bezogen. Die Gründe sind verständlich: Eine Cirrhose sieht anders aus, wenn man sie am Krankenbett, vom Laboratorium aus, am Seziertisch oder unterm Mikroskop betrachtet, und darüber hinaus war auch der Cirrhosebegriff früher durchaus kein einheitlicher. Klinisch-experimentelle Medizin, Laparoskopie und vor allem auch die Leberbiopsie haben heute zu einer gewissen Konsolidierung der Anschauungen geführt, doch darf nie vergessen werden, daß die Lebercirrhose, die wir wohl wegen ihres eindrucksvollen klinischen Bildes gewohnt sind, als besondere Einheit aufzufassen, in Wahrheit *nur ein Spätstadium verschiedenster Leberkrankheiten* ist.

Da die Cirrhose ihre Symptomatik mit vielen hepatalen und nichthepatalen Krankheiten teilt, kann ihre *Definition* weder von der Klinik noch vom Laboratorium gegeben werden. Die einzig mögliche morphologische Definition stellt für klinische Belange keinen besonderen Nachteil dar, da die Morphologie der Leber heute auch schon zu Lebzeiten gut zugänglich ist. Die Cirrhosen allein von der entzündlichen Bindegewebevermehrung her zu definieren, wie es RÖSSLE versucht hat [619], erwies sich als ungenügend. Folge davon war eine Verwässerung des Begriffs, die dahin gipfelte, daß man jede Fibrose bereits als Cirrhose klassifizierte (vgl. S. 63, 363), so daß beispielsweise die Cirrhosehäufung bei der Bantubevölkerung mit 80% angegeben wurde und Cirrhose-Wunderheilungen keine Seltenheit darstellen. GHON [270] hatte bereits klar erkannt, daß das wesentliche Merkmal einer Cirrhose im Umbau des Organs zu suchen sei. Wir möchten deshalb unter Cirrhose *einen knotigen Umbau des Leberparenchyms verstehen, der mit Narbenbildung und einer Umwandlung des Gefäßapparates einhergeht* [778]. Die Blutversorgung der Regeneratknoten ist vorwiegend arteriell. Es bildet sich ein perinodulärer Plexus von Arteriolen aus, der die Versorgung der Sinusoide innerhalb der Knoten übernimmt [861].

1972 wurden in den Septen cirrhotischer Lebern Zellen mit den morphologischen Charakteristika von glatten Muskelzellen beschrieben [71]. Es handelt sich um *Myofibroblasten,* die anscheinend im Zuge der Narbenbildung von entzündlichen und immunkompetenten Zellen angelockt und stimuliert werden, sich zu vermehren [617]. Myofibroblasten finden sich nicht nur bei der experimentellen, sondern auch bei der alkoholischen Lebercirrhose in großer Zahl [632]. Sie spielen sowohl bei der Kollagenbildung als auch bei der Narbenschrumpfung eine bedeutsame Rolle.

Bei den Cirrhosen steigt die Kollagenkonzentration von 5 auf maximal 30 mg/g Lebergewicht, das Prolin von 0,2 µmol/g auf 0,4–0,5 µmol/g. Typ-I-

Kollagen wird zum beherrschenden Typ und es verhält sich zum Typ-III-Kollagen wie 1,6:1 [617] (normal 1,0–1,2:1) [519].

Für die *Systematik* der Cirrhosen liegen die Verhältnisse umgekehrt wie für die Definition. Einteilungsprinzipien, die am Seziertisch gewonnen werden und die sich auf Lebergröße, Knotengröße, Knotenform oder Anordnung des Bindegewebes beziehen, sind am Patienten oft schwer zu erfassen und sagen dem Kliniker nichts (s. S. 117, 387, 393). Deshalb ist eine Einteilung nach ätiologischen Gesichtspunkten unbedingt vorzuziehen, um so mehr, als es sich um Cirrhoseformen verschiedener formaler Pathogenese handeln kann [778], wie wir später noch zu zeigen haben werden. Die Einteilung hat ferner den Vorteil, daß sie bei vielen Fällen bereits die notwendige Prophylaxe oder Therapie andeutet.

Für klinische Belange ist die Frage nach der entzündlich-degenerativen Aktivität des Krankheitsprozesses und damit nach der *Progredienz* der Cirrhose von wesentlicher Bedeutung. Sie kann nur auf Grund der Leberbiopsie beantwortet werden. Der Vorschlag, einen knotigen Umbau der Leber nur so lange als Cirrhose zu bezeichnen, als eine entzündliche Aktivität nachweisbar ist, ihn nach ihrem Erlöschen aber „Fibrose" zu benennen [845], dürfte von pathologischer und klinischer Seite auf berechtigten Widerstand stoßen. Wir ziehen es vor, zwischen *stationären* (inaktiven) und *progredienten* (aktiven) Cir-

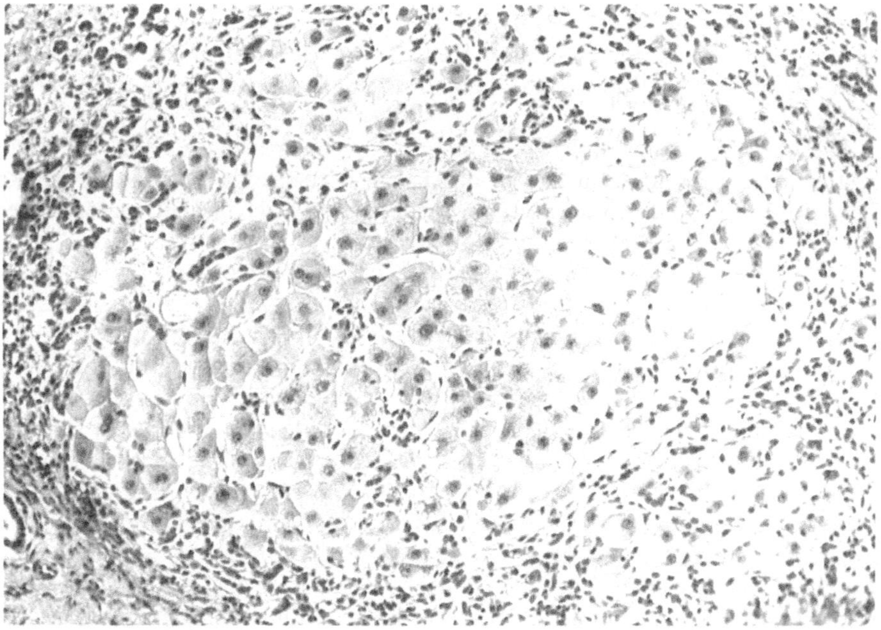

Abb. 282. Cirrhose bei chronisch-aggressiver Hepatitis B, 47 Jahre, ♂, vor $1^1/_2$ Jahren Virushepatitis. Bil 56,4 µmol/l (3,3 mg/dl dR), Thy 9,4 TE, BSP 33,4%, AST 205 E/l, ALT 114 E/l. 3 Monate nach Biopsie Tod im Coma hepaticum. Durch Mottenfraßnekrosen in seiner Peripherie aufgesplitterter Pseudolobulus. Dichte, chronisch-entzündliche Infiltration der bindegewebigen Areale. Entzündlich-zellige Knötchen im Parenchym. Milchglaszellen. HE, ×120

rhosen zu unterscheiden. Ein anderes, wichtiges Unterscheidungsmerkmal, das sowohl stationäre als auch progrediente Cirrhosen betreffen kann, ist, ob der knotige Umbau der Leber *komplett* oder *inkomplett* ist, d.h., daß die Unterteilung des Parenchyms durch bindegewebige Septen in manchen Arealen nicht vollständig, sondern durch Ausbildung kurzer Septen (sog. Subsepten) nur partiell ist. Die inkomplette Cirrhose deckt sich vielfach mit dem Begriff der „incipienten" Cirrhose, der unbedingt vermieden werden sollte (s.S. 63). Eine weitere Kennzeichnung, die aber nur der Kliniker vornehmen kann, bezieht sich auf den Umstand, ob die Cirrhose vasculär (Ascites, Ödem) und/oder parenchymatös (Ikterus, Fermententgleisung) *kompensiert* oder *dekompensiert* ist.

Eine *progrediente Cirrhose* ist durch eine dichte, chronisch-entzündliche Infiltration der bindegewebigen Areale und durch eine unscharfe Parenchym-Bindegewebegrenze gekennzeichnet, die dadurch zustande kommt, daß an der Peripherie der Parenchyminseln noch Leberzellen zugrundegehen (Mottenfraßnekrosen, chronische Hepatitis). Auch innerhalb der Parenchymkomplexe kann eine entzündlich-proliferative oder degenerative Aktivität feststellbar sein: Es finden sich zellige Knötchen aus gewucherten Kupffer-Zellen und kleinen Rundzellen (Abb. 282) oder auch Gruppen geschädigter Leberzellen.

Die *stationäre Cirrhose* ist durch häufig abgerundete, scharf begrenzte Parenchymknoten ausgezeichnet (Abb. 33), eingebettet in ein Narbengewebe, das eine mäßiggradige chronisch-entzündliche Infiltration wechselnder Dichte aufweist. Der Aufbau einer Lamina limitans an der Knoten-Bindegewebsgrenze ist nur selten zu beobachten (Abb. 283) und kein obligates Zeichen der Inaktivität. Bei stationären Cirrhosen sind die Leberzellen meist auffallend groß, was vielleicht im Sinne einer endogenen, metabolischen Induktion verstanden werden könnte.

Die Cirrhose, gleich welcher Ätiologie, gilt den meisten als ein chronisch-progredientes Leiden [426]. Die in der Frage herrschende Verwirrung ist vor allem durch den Umstand bedingt, daß nicht streng zwischen einer anatomischen und einer klinischen Progredienz unterschieden wird.

In *anatomischer Hinsicht* sind einzelne Cirrhoseformen ohne Zweifel durch einen chronisch-progredienten Verlauf gekennzeichnet, wie beispielsweise die Cirrhose bei chronisch-aggressiver Hepatitis oder die primäre biliäre Cirrhose – beides Leberkrankheiten, bei denen Autoimmunmechanismen im Spiele sind. Ferner sind hier die seltenen Cirrhosen bei Speicher- und Stoffwechselkrankheiten zu nennen, deren Ursache wir nach dem heutigen Stande unseres Wissens nicht beseitigen oder nur bis zu einem gewissen Grad abschwächen können.

In der Mehrzahl der Cirrhosen liegen jedoch völlig andere Verhältnisse vor: Bei der Cirrhose nach akuter Virushepatitis kommt der anatomische Krankheitsprozeß zum Stillstand, nachdem die regenerative Kapazität der erhaltengebliebenen Parenchyminseln ausgeschöpft ist, der Gefäßapparat die entsprechende Umwandlung erfahren hat und die Nekrosefelder zu bindegewebigen Septen oder Narben umgewandelt sind. Es resultiert eine ausgereifte, stationäre Cirrhose (Abb. 33), die im anatomischen Sinn als Defektheilung angesprochen werden muß.

Gelingt es bei Fällen von alkoholischer Cirrhose, die verursachende Noxe zu eliminieren, d.h. den Kranken davon zu überzeugen, daß weiterer Alkoholge-

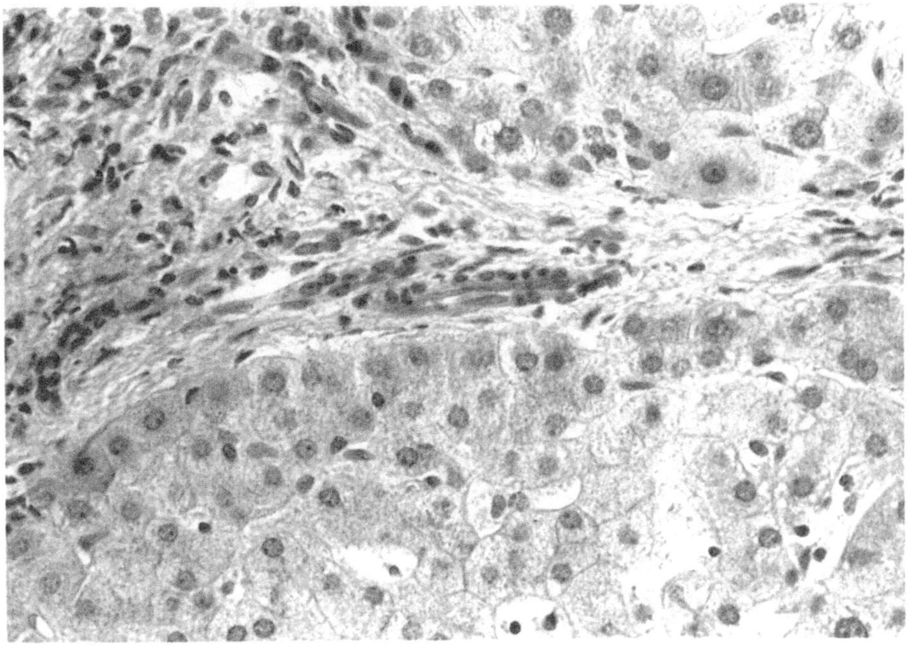

Abb. 283. Stationäre Cirrhose, 60 Jahre, ♂. Scharfe Begrenzung der Pseudolobuli, Ausbildung einer Lamina limitans am unteren Knoten. Mäßig dichte entzündliche Infiltration der bindegewebigen Septen. HE, ×325

nuß für ihn eine nicht besonders angenehme Form des Selbstmordes bedeutet, verhält es sich ähnlich: Wenn der Krankheitsprozeß nicht zu weit fortgeschritten ist, erholen sich die Patienten nicht nur klinisch, sondern auch anatomisch in erstaunlicher Weise. Die Leberzellverfettung schwindet und das Parenchym, das unter dem Einfluß des Alkohols seine regeneratorische Fähigkeit eingebüßt hatte, gewinnt sie im vollen Umfang zurück. Nach maximaler Vergrößerung der Parenchymknoten kommt auch hier der Prozeß zur Ruhe.

Nicht anders verhalten sich Fälle von sekundärer biliärer Cirrhose, wenn es gelingt, das Abflußhindernis zu beseitigen und die Infektion der Gallenwege zu beherrschen, oder Stauungscirrhosen bei Pericarditis chronica adhaesiva nach erfolgreicher Kardiolyse. Die anatomische Progredienz der Cirrhose floriert und erlischt also mit der Krankheitsursache, weshalb es, genau genommen, *keine chronisch-progredienten Cirrhosen, sondern nur chronische Cirrhoseursachen* gibt [778].

Die *klinische Progredienz* ist häufig, aber keineswegs immer, mit der anatomischen gekoppelt. Hierzu 2 Beispiele: Eine vasculäre Dekompensation kann das Krankheitsbild in dramatischer Weise beherrschen, während anatomisch eine voll ausgereifte, stationäre Cirrhose vorliegt. Ebenso können sich parenchymarme stationäre Cirrhosen lange Zeit in einem Gleichgewicht halten, das häufig erst durch eine Streßsituation, wie beispielsweise eine komplizierende Infektionskrankheit oder eine Oesophagusvaricenblutung, gestört wird. Die

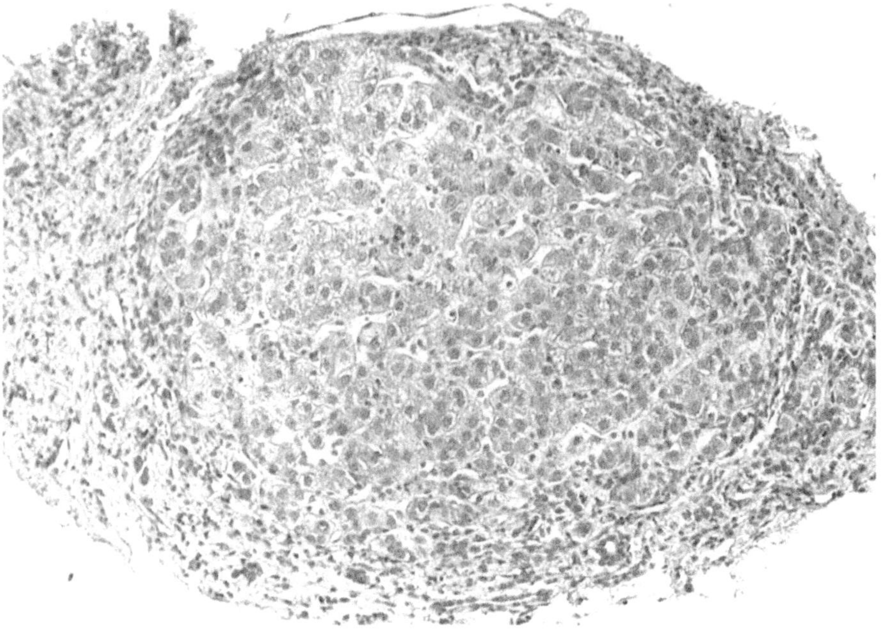

Abb. 284. Cirrhose. Bruchstück eines Biopsiezylinders: Allseits von Bindegewebe umschlossener Pseudolobulus. HE, ×120

dann unter Gelbsucht einsetzende parenchymatöse Dekompensation ist ein Ereignis, das vielfach und sprachlich ebenso häßlich wie unzutreffend als „hepatischer Schub“ bezeichnet wird. Hier versagt die Funktion, obwohl der Krankheitsprozeß in anatomischer Hinsicht ruht und abgeschlossen sein kann.

In den letzten Jahren wurde die Öffentlichkeit immer wieder mit Nachrichten über Cirrhosen in Erstaunen versetzt, die sich komplett zurückgebildet hätten. Für kollagene Fasern ist die Möglichkeit eines Abbaues sichergestellt [153]. Hat jedoch einmal ein knotiger Umbau des Organs stattgefunden, ist diese Entwicklung nicht mehr rückgängig zu machen. Selbst wenn man annehmen wollte, daß die Leberzellen aus den abgerundeten, von konzentrischen Bindegewebelamellen umgebenen Regeneratknoten „ausbrechen“ könnten – eine Entwicklung, die ausschließlich bei der malignen Entartung der Lebercirrhose zu verzeichnen ist –, wäre es unmöglich, daß die Leber auf diese Weise in ihrer früheren Architektur wieder aufgebaut werden könnte. Da Sinusoide, Zentral- und Sublobularvenen geschwunden sind, haben die Leberzellen auch ihre Leitstrukturen verloren, nach denen sie vorwachsen und das Organ in seiner ursprünglichen Form herstellen könnten: Die Brücke zu einer Normalisierung ist unwiderruflich abgebrochen.

Die *Rückbildung* einer Cirrhose wird oft auf Grund ungezielter Leberbiopsien gefolgert, was absolut unzulässig ist (s.S. 64). Eine zunehmende Verschmälerung der bindegewebigen Septen ist kein Zeichen einer Rückbildung, sondern einer Reifung der Cirrhose. Irrtümer sind selbst bei laparoskopischer Kontrolle mög-

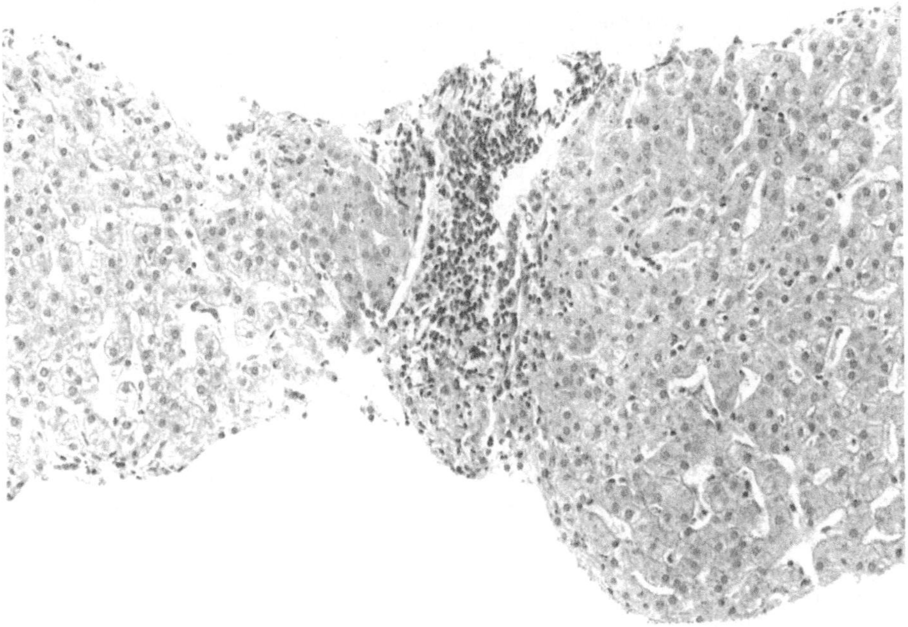

Abb. 285. Fragliche Cirrhose. Biopsiezylinder durch bindegewebiges Septum unterteilt. Das angrenzende Parenchym abgerundet. HE, ×120

lich, da lobäre Knoten zu einer so beträchtlichen Größe anwachsen können, daß ein normaler Lappen vorgetäuscht wird. Ferner gibt es Cirrhosen, die trotz kompletten Umbaues eine völlig glatte Leberoberfläche aufweisen. Nicht selten ist auch die ursprüngliche histologische Diagnose unrichtig, etwa, wenn eine portale Fibrose als Cirrhose fehlgedeutet wurde.

Wir haben bereits ausgeführt (s.S. 59), daß die Aspirationsbiopsie bei Cirrhosen oft keinen zusammenhängenden Gewebezylinder liefert, sondern nur kleine Stücke. Trotzdem kann oft auch aus diesen Bruchstücken die Diagnose gestellt werden, wenn sich darunter typische, vom Bindegewebe umgebene Pseudolobuli finden (Abb. 284), bzw. abgerundete Parenchymkomplexe, die auf zwei oder mehr Seiten von einem bindegewebigen Saum eingefaßt werden. Cirrhoseverdächtig ist es, wenn der Biopsiezylinder in ganzer Breite durch ein bindegewebiges Septum unterteilt wird, besonders dann, wenn das angrenzende Parenchym gegenüber dem Bindegewebe abgerundet erscheint (Abb. 285). Es soll hier aber nochmals betont werden, daß ein Biopsiezylinder mit erhaltener Läppchenstruktur eine Cirrhose nicht mit absoluter Sicherheit ausschließt, da die Biopsie auch einmal aus einem groben, multilobulären Knoten entnommen worden sein kann (Abb. 33, 307). Bei Cirrhosen ist deshalb die Laparoskopie mit gezielter Biopsie der Blindpunktion eindeutig überlegen. Ein Zerfall des Biopsiezylinders in kleine Bröckel tritt vor allem bei stationären Cirrhosen auf, da bei ihnen eine scharfe Trennung zwischen Parenchym und Bindegewebe besteht, was das Abreißen an der Parenchym-Bindegewebegrenze erleichtert. Bei progredienten Cirrhosen, bei denen Parenchym und Bindegewebe vielfach miteinander verzahnt sind, kann dagegen öfters ein zusammenhängendes Punktat gewonnen werden.

Zur Frage nach der *Ätiologie* der Cirrhose kann die Biopsie beitragen, wenn:

1. bei einer frischen Cirrhose der auslösende Krankheitsprozeß noch erkennbar ist,
2. bei einer Cirrhose die auslösende Ursache weiter wirksam bleibt (z.B. alkoholische Hepatitis, chronisch-aggressive Hepatitis, Cholestase und Cholangiolitis),
3. Speichercirrhosen vorliegen,
4. die formalpathogenetisch bedingte Architektur der Cirrhose gewisse Schlüsse auf die auslösende Ursache erlaubt. In diesem Fall handelt es sich aber immer nur um bloße Wahrscheinlichkeitsaussagen (Abb. 304, 307, 308).

1. Die hepatitische Cirrhose[1]

Daß die Virushepatitis eine Cirrhose verursachen kann, steht auf Grund zahlreicher Beobachtungen außer Zweifel. Die Cirrhosefrequenz ist vom Ausmaß des Antigenbefalles der Leberzellen, d.h. von der Virulenz des Erregers und der Resistenz der Erkrankten, abhängig, ferner und im besonderen Maße auch von den immunologischen Gegebenheiten. Damit sind die Folgen je nach Epidemie außerordentlich verschieden. Neben Epidemien mit hohem Prozentsatz an tödlich verlaufenden oder mit Cirrhose ausheilenden Fällen [55, 846] wurden andere beschrieben, bei denen Nachuntersuchungen keine Cirrhosefälle aufdecken konnten [241, 870], wobei es sich retrospektiv zumeist um Epidemien von Hepatitis A gehandelt haben dürfte. Da chronische Hepatitiden NANB überwiegend chronisch-persistierend verlaufen, ist die Cirrhosehäufigkeit bei dieser Krankheitsgruppe deutlich geringer als bei chronischer Hepatitis B. Die höchste Incidenz ist bei chronischer Hepatitis Delta festzustellen, was durch die rasche Progredienz des Krankheitsprozesses bedingt wird. In Italien sind ihre Ko- oder Superinfektion die häufigste Ursache der juvenilen Cirrhose.

Veranlaßt man bei Virushepatitiden laparoskopische oder bioptische Nachkontrollen, kann man feststellen, daß die Virushepatitis nicht zu selten eine Cirrhose bedingt. In unserem Material, das als ausgesuchtes Krankengut keine Häufigkeitsberechnungen zuläßt, konnten wir bis einschließlich 1974 345 hepatitische Cirrhosen registrieren [787]. Je nach Ätiologie und formaler Pathogenese lassen sich drei Typen hepatitischer Cirrhosen unterscheiden (Tabelle 57).

Hepatitische Cirrhosen können entweder Defektheilungen nach einer akuten, nekrotisierenden Hepatitis darstellen oder auch im Rahmen einer chronisch-aggressiven Hepatitis sich entwickeln.

Bei den meisten Fällen sind akute und chronische Erkrankungen von Hepatitis B und Hepatitis NANB die Ursache. In der Bundesrepublik Deutschland wird ein Viertel der Cirrhosefälle auf eine Hepatitis zurückgeführt, was auch den österreichischen Erfahrungen entspricht [788]. Aus anderen europäischen Staaten, aus den USA und verschiedenen überseeischen Ländern werden sehr verschiedene Prozentzahlen angegeben, die sich nach dem untersuchten Personenkreis, seinen Lastern und hygienischen Verhältnissen richten, wobei der Prozentsatz der *kryptogenen Cirrhosen* z.T. auch die Effektivität der ärztlichen Versorgung widerspiegelt. Seit der Entdeckung des HB_sAg hat die Zahl der krypto-

---

1 Vgl. Fußnote, S. 371

Tabelle 57. Die verschiedenen ätiologischen und formal-pathogenetischen Ursachen bei 345 Fällen von hepatitischer Cirrhose. (THALER [787])

Typ	Verlaufsform der Hepatitis	Formal-pathogenetische Ursache	Septenbildung	Knotentyp	*n*	%
I	Akute Virushepatitis	Konfluierende Nekrosen	Passiv, zentro-portal	Makro- und mikronodulär	127	37[a]
II	Chronisch aggressive Hepatitis					
	a) Mäßig aktiv	Periportale Entzündung	Aktiv, porto-portal	Lobulär	63	18
III	b) Hoch aktiv	Periportale Entzündung und konfluierende Nekrosen	Aktiv und passiv, porto-portal und zentro-portal	Mikronodulär	155	45
Summe					345	100

[a] selektionsbedingt

genen Cirrhosen deutlich abgenommen, was nicht verwundern kann, wenn man die große Häufigkeit anikterisch verlaufender B-Hepatitiden bedenkt (s.S. 97) und in Rechnung stellt, daß es gerade die anikterischen Hepatitiden sind, die durch ungenügende Immunabwehr die Entwicklung chronischer Krankheitsverläufe begünstigen. In Uganda beispielsweise, wo die Cirrhose eine häufige, früher vorwiegend als kryptogen klassifizierte Krankheit ist, erwiesen sich 33% der Cirrhosen als HB_sAg-positiv [15]. Berücksichtigt man ferner, daß die Cirrhosen nach anikterischer chronischer Hepatitis NANB vorderhand noch unter die kryptogenen fallen, wird man mit der Annahme kaum fehlgehen, daß die tatsächliche Häufigkeit hepatitischer Cirrhosen in den westlichen Industrienationen über 40% beträgt und damit sogar die durchschnittliche Häufigkeit der alkoholischen Cirrhose übertrifft [788].

Hepatitische Cirrhoselebern sind im allgemeinen beträchtlich leichter als normale Lebern. Das Durchschnittsgewicht einer größeren Serie betrug 1172 g [27].

a) Die Cirrhose nach akuter Virushepatitis (Typ I). Die Cirrhose nach akuter Virushepatitis ist eine unmittelbare Folge ausgedehnter Parenchymnekrosen. Klinisch handelt es sich aber nur zu einem Teil um schwer verlaufende Fälle mit besonders intensivem Ikterus und hohen Transaminaseaktivitäten. Nicht selten deckt die Leberbiopsie schwere Nekrosen bei durchaus gewöhnlich verlaufenden Fällen und manchmal auch bei anikterischen Verlaufsformen auf (s.S. 97). Irreversible Parenchymzerstörungen und die Entwicklung der hepatitischen Cirrhose verstecken sich nicht selten hinter einem anscheinend protrahierten Krankheitsverlauf. Hierfür ein typisches und besonders instruktives Beispiel:

Eine 66jährige Diabetikerin, die sich von seiten ihrer Leber vollkommen gesund fühlte, stellte sich im Rahmen einer Stoffwechseluntersuchung freiwillig für eine Leberbiopsie zur Verfügung. In der Biopsie fanden sich überraschend begrenzte, zentrolobuläre entepithelisierte Areale, Kupfferzellwucherungen und verbreiterte, infiltrierte Portalfelder (Abb. 286). Auf Grund dieses Befundes wurde ein zufällig entdecktes Inkubationsstadium einer Virushepatitis angenommen. Die Patientin war nicht erreichbar. Wir sahen sie erst wieder, nachdem sie

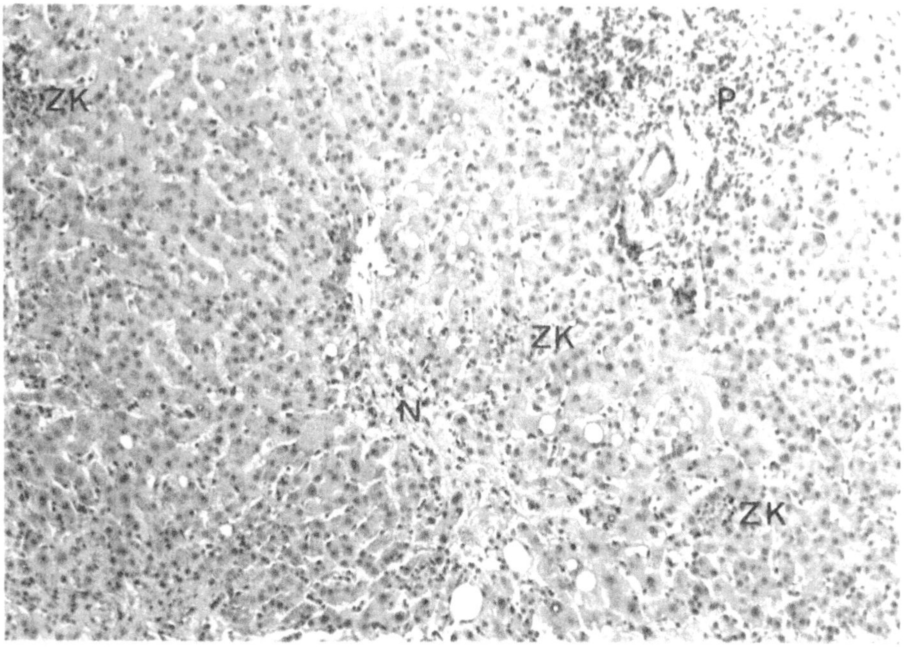

Abb. 286. Virushepatitis, Inkubationsstadium, 19 Tage vor Ausbruch der Gelbsucht (s. Text, S. 381). Zentrolobuläres Nekroseareal (*N*). Kupfferzellaktivierung, knötchenförmige, intralobuläre Zellansammlungen (*ZK*). Verbreitertes, entzündlich infiltriertes und unscharf begrenztes Portalfeld (*P*). HE, ×120

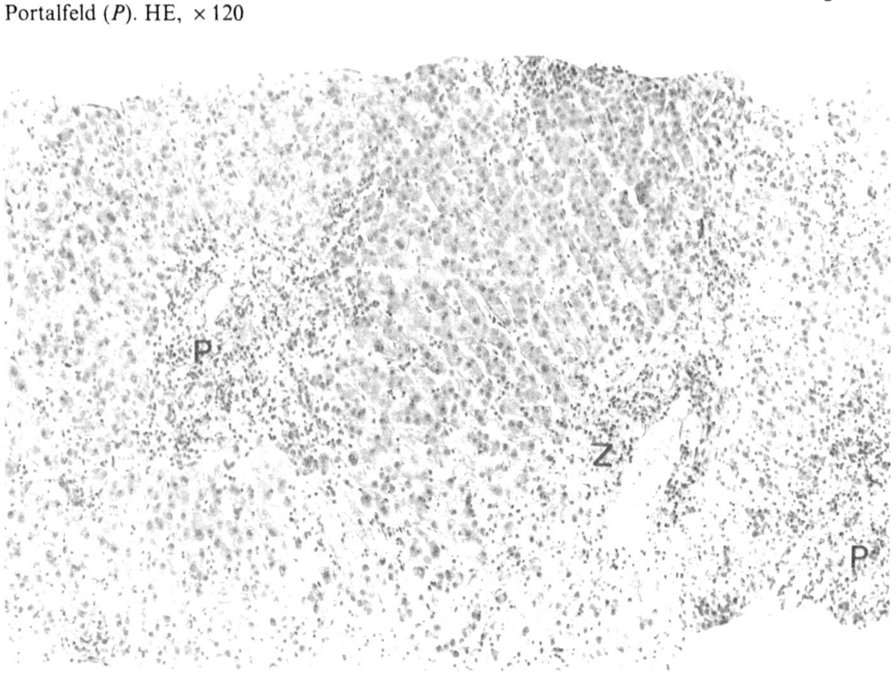

Abb. 287. Der gleiche Fall wie Abb. 286, 11. Gelbsuchttag. Zentralvene (*Z*) mit ausgedehnter, zentrolobulärer Entepithelisierungszone und zentro-portaler Brückennekrose. Durch periportale Nekrosen verbreiterte und chronisch-entzündlich infiltrierte Portalfelder (*P*) mit Mottenfraßnekrosen. HE, ×75

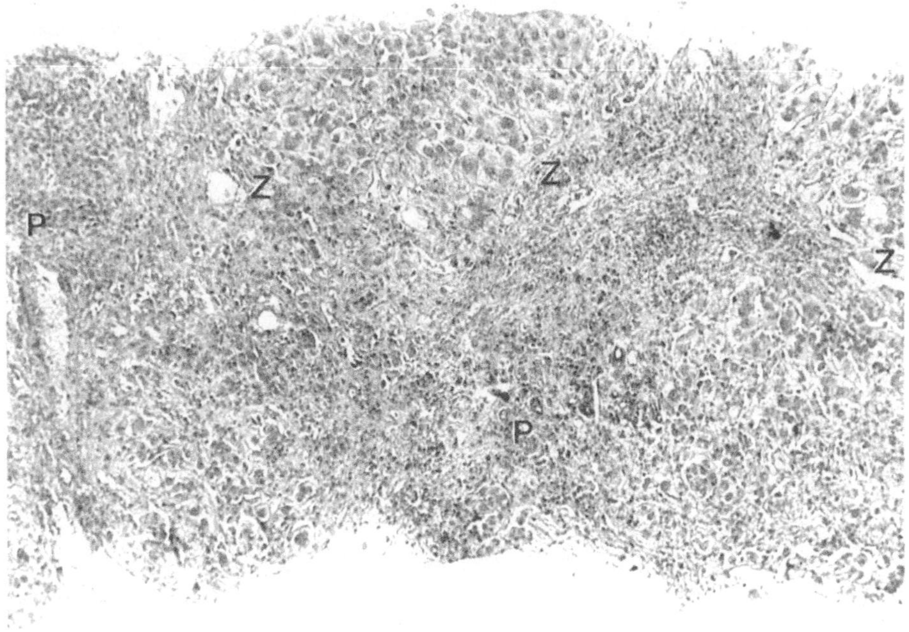

Abb. 288. Der gleiche Fall wie Abb. 286, 31. Gelbsuchttag. Ausgedehnte zentrolobuläre und periportale Nekrosen haben zu Brückenbildungen geführt und das Parenchym in einzelne Inseln aufgeteilt. Zentralvenen (*Z*), Portalfelder (*P*). HE, ×75

19 Tage nach der Biopsie ikterisch geworden war. Die Erkrankung nahm klinisch einen schweren Verlauf. Die zweite Leberbiopsie (Abb. 287) am 11. Gelbsuchttag zeigte ausgedehnte Parenchymnekrosen, die mit Ausläufern bis an die Läppchenperipherie heranreichten. Am 31. Gelbsuchttag wurde bei abklingender Gelbsucht eine weitere Biopsie vorgenommen (Abb. 288), die eine nekrotische Zerstörung des Läppchengefüges zeigte. Die vierte Leberbiopsie wurde vor der Entlassung, 109 Tage nach Gelbsuchtbeginn, durchgeführt (Abb. 289). Sie zeigte bereits eine typische Cirrhose mit abgerundeten Pseudolobuli. Der weitere Krankheitsverlauf war unauffällig. Abgesehen von einem erhöhten γ-Globulinspiegel lagen die leberbezogenen Laboratoriumstests bei mehreren Kontrollen immer im Bereich der Norm.

1951 und 1952 konnten wir [756, 757, 760] die Mechanik der Cirrhoseentstehung nach akuter Virushepatitis beschreiben, ein Prinzip, das gleichzeitig auch von anderer Seite erkannt wurde [19]. Das klassische Leberläppchen hat statisch gesehen zweifellos eine gewisse Bedeutung: Zentrolobuläre Lebernekrosen bleiben ohne Folgen, wenn sie sich, wie das bei Virushepatitis im allgemeinen der Fall ist, auf die Umgebung der Zentralvene beschränken (Abb. 61). Der intakte Ring des läppchenperipheren Parenchyms hält dem Druck stand, der in dem entzündlich geschwollenen und in seiner Kapsel eingeengten Organ allseits auf ihn ausgeübt wird. Dadurch wird verhindert, daß die Nekrosezone kollabiert. Nicht nur die Sinusoide bleiben offen, sondern auch der Raum zwischen ihnen, der früher von den Leberzellen eingenommen wurde. In der Reparationsphase kann er daher ohne weiteres wieder von den Leberzellen besiedelt werden, wobei die Sinusoide für die vorwachsenden Leberzellen als Leitschiene dienen. Es erfolgt eine Restitutio ad integrum (Abb. 290 oben).

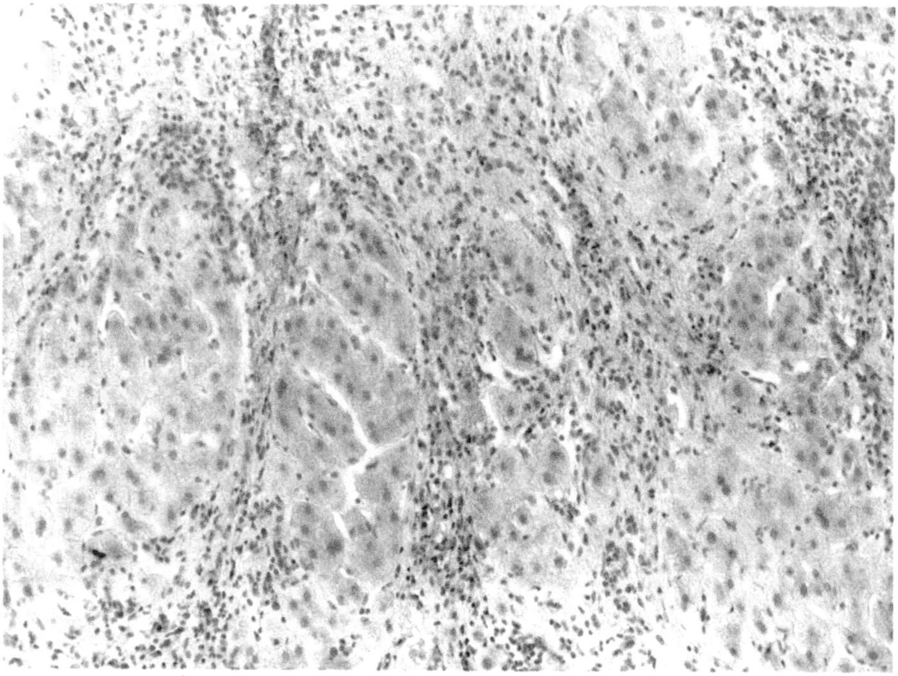

Abb. 289. Der gleiche Fall wie Abb. 286, 109 Tage nach Gelbsuchtbeginn. Mikronoduläre Cirrhose. HE, ×120

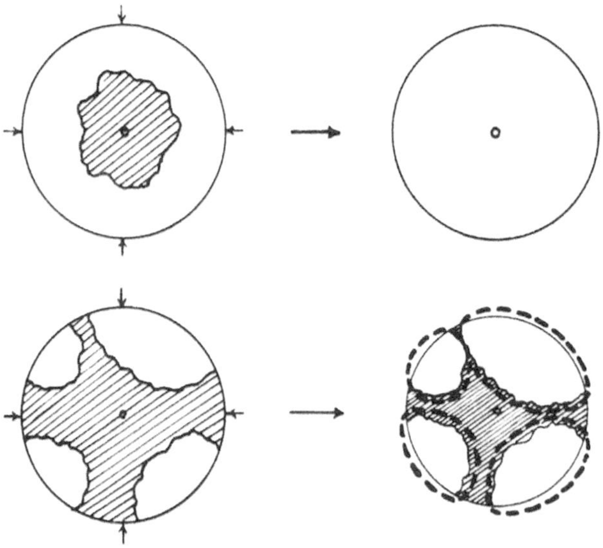

Abb. 290. Schematische Darstellung. Oben: Zentrolobuläre Parenchymnekrose. Der intakte periphere Parenchymzylinder hält dem allseits auf ihn ausgeübten Druck stand. Ausheilung mit Restitutio ad integrum. Unten: Nekrotische Durchbrechung des peripheren Parenchymzylinders führt zum Kollaps der Nekrosezone und zur Ausbildung von Pseudolobuli [757]

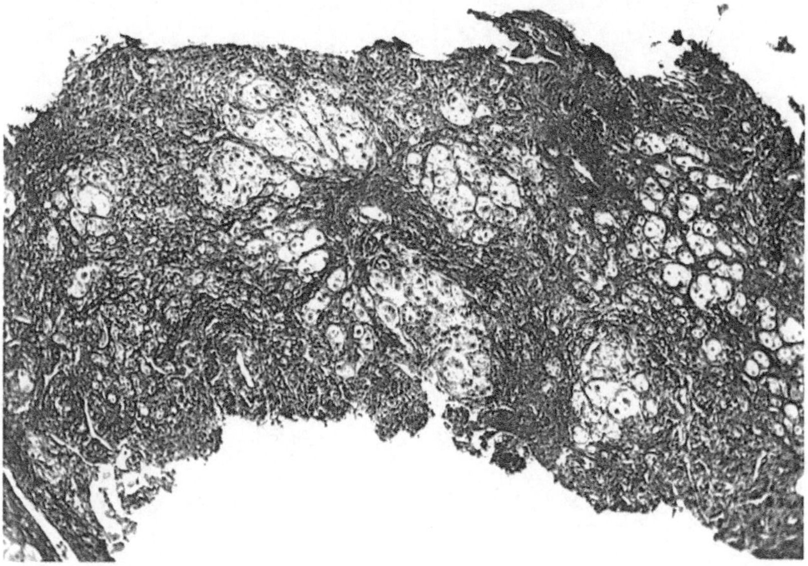

Abb. 291. Frische Cirrhose nach Virushepatitis bei Salvarsanbehandlung. 37 Jahre, ♂, 6 Monate nach Hepatitisbeginn. Ausgedehnte zentrolobuläre Nekrose, die sich durch brückenförmige Ausläufer mit periportalen Nekrosen vereinigt. Erhaltene läppchenperiphere Parenchyminseln. Mall, ×90 [760]

Anders verhält es sich jedoch, wenn die Erkrankung so schwer verläuft, daß entweder massive Lebernekrosen eintreten (Abb. 71) oder sich die zentrolobulären Nekrosen in den schlechter ernährten Abschnitten des Läppchens, der Zone 3 (Abb. 21), brückenförmig bis an die Läppchenperipherie fortsetzen (Abb. 291, 292), wo sie sich dann meist mit periportalen Nekrosen vereinen (bridging necrosis [96, 396]) (Abb. 290 unten). In beiden Fällen ist die Stabilität des Läppchens aufgehoben. Die Nekrosezone gibt dem intrahepatalen Druck nach und kollabiert, die Wände der Sinusoide legen sich aneinander (passive Septen, s.S. 117, Tabelle 23). Dadurch ist der Raum, der von den Leberzellen vor ihrem Untergang eingenommen wurde, verlorengegangen.

In der Reparationsphase ist es dann den Leberzellen nicht mehr möglich, ihre früheren Gebiete zu besiedeln und damit das Läppchen in seiner ursprünglichen Form aufzubauen (Abb. 306/I). Die Regeneration kann nurmehr eine konzentrische Vergrößerung der erhaltengebliebenen Parenchyminseln bewirken, wobei der an Umfang zunehmende Knoten die kollabierten Gitterfasern des Nekrosebereichs vor sich herschiebt, wodurch sie eine lamelläre Schichtung erhalten (Abb. 290 unten, 292).

Bei der akuten Hepatitis kann sich also das Schicksal der Leber am Höhepunkt der akuten Krankheitsphase, d.h. innerhalb von Stunden oder wenigen Tagen, entscheiden. Der Abschnitt des präcirrhotischen Stadiums, in dem der ungefähre Bauplan der Cirrhose, Anordnung und Gestalt der späteren Regene-

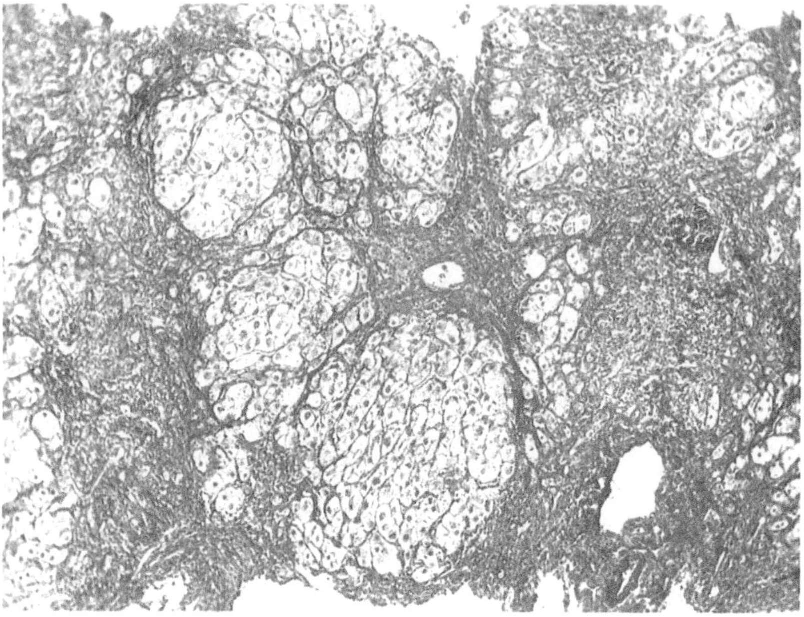

Abb. 292. Die gleiche Biopsie wie Abb. 291. Einzelne periphere Parenchyminseln bereits in Abrundung begriffen. Mall, ×90 [757]

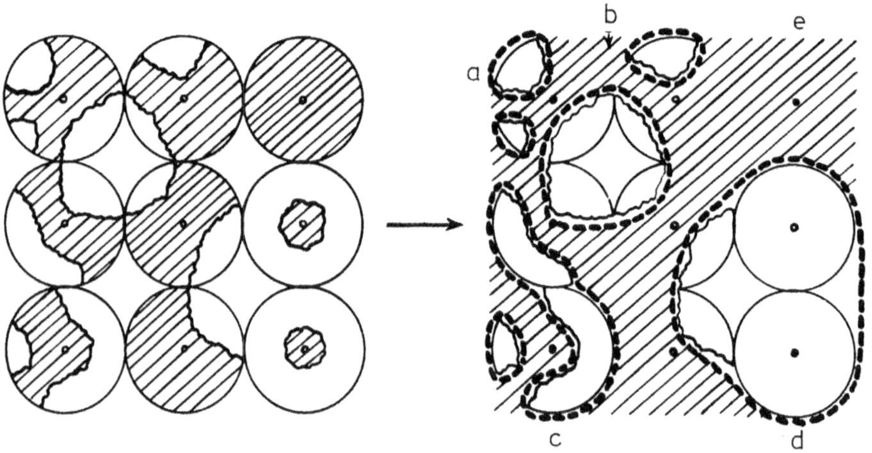

Abb. 293. Schematische Darstellung. Verschiedene Möglichkeiten des Leberumbaues nach akuten Parenchymnekrosen. *a* Pseudolobuli; *b* Knoten mit eingeschlossenem Portalfeld; *c* Parenchymgirlande; *d* grober Knoten aus mehreren, z.T. vollkommen erhaltenen Leberläppchen; *e* Narbe nach massiver Läppchennekrose [757]

ratknoten, festgelegt wird, kann damit denkbar kurz sein. Die unregelmäßige Ausdehnung der Nekrosen in verschiedenen Läppchen ist durch ihre unterschiedliche Blutversorgung und damit verschiedene Resistenz bedingt (Abb. 293).

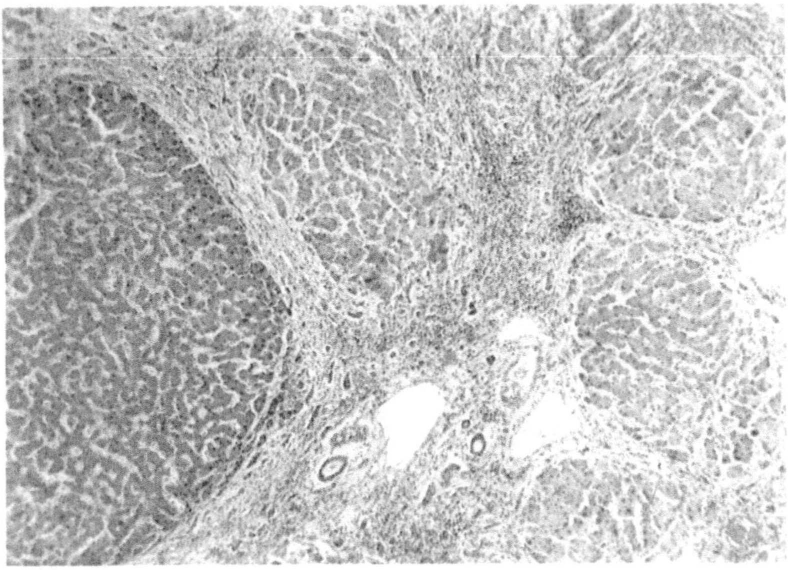

Abb. 294. Cirrhose, 5 Monate nach Hepatitis bei Salvarsanbehandlung. 40 Jahre, ♂, Tod durch Oesophagusvaricenblutung, Sektionsmaterial. Pseudolobuli verschiedenen Reifegrades. HE, ×40

In der Regenerationsphase treten am parenchymatösen Sektor prinzipielle Veränderungen nicht mehr auf; der Umbau beschränkt sich auf die Ausgestaltung des Vorhandenen. Unter maximaler Ausnützung ihrer regenerativen Kapazität wachsen lebensfähige Parenchyminseln zu rundlichen Knoten heran, während ungenügend versorgte allmählich dem Untergang anheimfallen (Abb. 294). Schließlich platten sich eng beisammenliegende Knoten gegenseitig facettenartig ab (Abb. 33). Je nach dem Ablauf der Virushepatitis kann der knotige Umbau schon außerordentlich früh einsetzen. Wir konnten ihn bereits am 14. Tag nach Gelbsuchtbeginn nachweisen (Abb. 295).

Der mesenchymale Anteil des Lebergewebes reagiert träger und seine Umwandlung hinkt derjenigen des Parenchyms beträchtlich nach. Die kollabierten Nekrosefelder werden in kollagenes Bindegewebe Typ I umgebaut, der komplizierte Gefäßapparat der Leber, der im Bereich der narbigen Areale Sinn und Bedeutung verloren hat, wird in der Weise umgewandelt, daß die Regeneratknoten vorwiegend arteriell versorgt werden, während Portalvenenäste mit Lebervenenästen kurzgeschlossen werden [469]. Die endgültige Breite der bindegewebigen Septen wird durch die Kompression seitens der wachsenden Parenchymknoten und durch die narbige Schrumpfung bestimmt.

Je nach Art und Ausdehnung der hepatitischen Nekrosen können Cirrhosen mit sehr unterschiedlicher *Knotengröße* resultieren. Neben extrem feinknotigen oder granulären, also diffus-mikronodulären Cirrhosen (Typ B nach NAGAYO [522], Abb. 296), können sich multilobuläre Formen entwickeln, deren Knoten sich aus Teilen mehrerer Läppchen oder überhaupt aus größeren Parenchymbezirken mit intakter Läppchenarchitektur zusammensetzen. Hierher gehören die

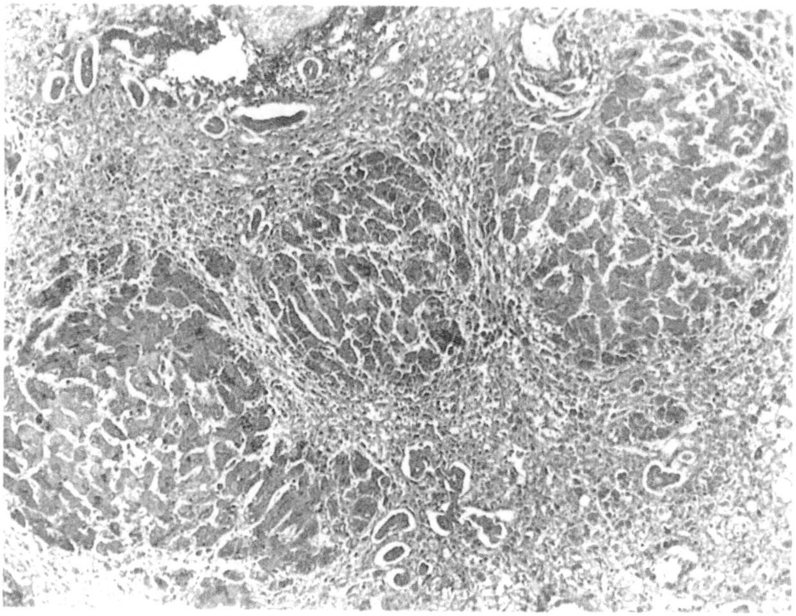

Abb. 295. Akute Lebernekrose bei Virushepatitis. 65 Jahre, ♂, Tod am 14. Gelbsuchttag im Coma hepaticum. Postmortale Leberpunktion. Die erhaltenen Parenchyminseln bereits in Vergrößerung und Abrundung begriffen, die umgebenden kollabierten Gitterfaserstrukturen z.T. schon zu konzentrischen Lamellen umgewandelt. Mall, × 70 [760]

grobknotige (noduläre) Cirrhose (toxic cirrhosis nach Mallory [483]; Cirrhose Typ A nach Nagayo [522] mit Knoten bis zu Pflaumengröße und die grobknollige, lobäre Cirrhose, die auch als Marchandsche Hyperplasie, Kartoffelleber [373], postnecrotic scarring oder healed yellow atrophy (Farbabb. 279, S. 464) bezeichnet wird. Von der feinknotigen bis zur grobknolligen Cirrhose finden sich bezüglich der Knotengröße alle Übergänge. Bezüglich der Frage, bis zu welcher Knotengröße man noch von einer mikronodulären Cirrhose zu sprechen hätte und ab wann man eine makronoduläre Cirrhose diagnostizieren müsse, herrscht in der Literatur eine geradezu beispiellose Verwirrung. Während die einen diese Grenze schon bei 1,5 mm ansetzen, legen sie andere bei 3 und 5 mm fest. Tatsächlich führt die enorme Regenerationskraft der Leber solche Spitzfindigkeiten ohnehin ad absurdum: Nimmt man die Grenze bei 1,5 mm an, gehen 50% der mikronodulären Cirrhosen in $3^1/_2$ Jahren und 90% in 10 Jahren in makronoduläre Cirrhose über [223]. Mischformen (Cirrhosen vom gemischten Knotentyp) stellen die Regel dar [26]. Klinisch sind die verschiedenen Cirrhoseformen kaum zu unterscheiden, wenn auch die grobknolligen eher zur vasculären, die feinknotigen eher zur parenchymatösen Dekompensation neigen. Kalk und seine Schule [373, 844] wollten die grobknolligen Cirrhosen als *Narbenleber* von den übrigen abgetrennt wissen, was jedoch in praxi wegen der gleichartigen Ätiologie und Klinik der verschiedenen hepatitischen Cirrhosetypen und der Häufigkeit von Mischformen kaum durchzuführen ist.

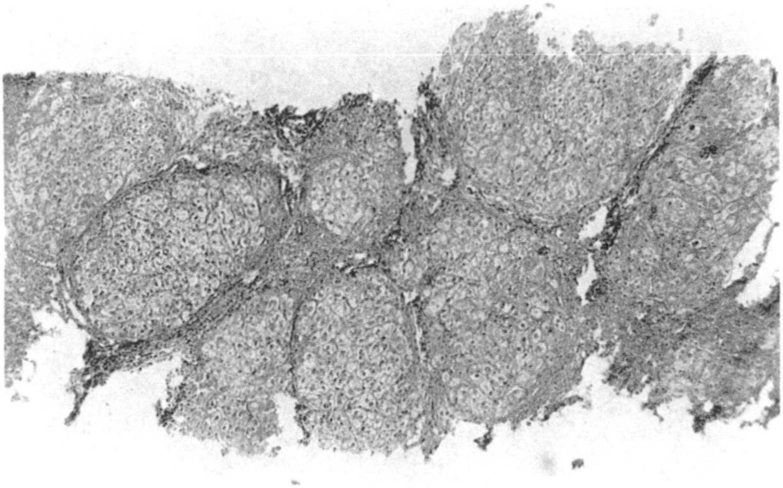

Abb. 296. Cirrhose nach Virushepatitis bei Salvarsanbehandlung. 24 Jahre, ♂, 21 Monate nach Hepatitisbeginn. Mikronodulärer Umbau. Mall, × 50

Die Entwicklung von Cirrhosen nach akuter, nekrotisierender Virushepatitis (Typ I) läßt sich am besten mit Serienbiopsien verfolgen (Abb. 286–289). 37% der von uns beobachteten hepatitischen Cirrhosen gehören diesem Typ an (Tabelle 57), was zweifellos durch einen Selektionsfaktor bedingt ist. Weltweitgesehen dürfte die Häufigkeit des Typ I deutlich unter 10% liegen. Die Cirrhosen nach akuter, nekrotisierender Virushepatitis wurden als *postnekrotische Cirrhosen* den anderen Formen gegenübergestellt. Wie wir noch auszuführen haben werden, ist die Parenchymnekrose kein spezielles Merkmal jener Cirrhoseform. Die Nekrose tritt uns in der einen oder anderen Weise auch bei allen anderen Cirrhosen entgegen, so daß diese Bezeichnung besser fallengelassen werden sollte.

b) Die Cirrhose bei mäßig aktiver chronisch-aggressiver Hepatitis (Typ II). Bei mäßig aktiver chronisch-aggressiver Hepatitis bewirken die Mottenfraßnekrosen einen langsam fortschreitenden periportalen Parenchymabbau, der schließlich zur Ausbildung porto-portaler aktiver Septen führt, die das verkleinerte Leberläppchen allseits umschließen. Dadurch entstehen Cirrhosen, bei denen die Parenchymknoten vielfach noch die intakten Zentralvenen enthalten (Abb. 298, 306/II). In 11 Fällen konnten wir die Cirrhoseentwicklung mit Serienbiopsien verfolgen, bei 4 Patienten vom Beginn der akuten Virushepatitis an. Die kürzeste Cirrhose-Entwicklungsdauer betrug 13 Monate, die längste 5 Jahre und 6 Monate [799] (Abb. 299). 18% unserer hepatitischen Cirrhosen gehören diesem Typ II an (Tabelle 57).

c) Die Cirrhose bei hochaktiver chronisch-aggressiver Hepatitis (Typ III). Bei hochaktiver chronisch-aggressiver Hepatitis findet die Zerstörung der Läppchenarchitektur häufig aus zwei Richtungen statt: Einerseits bewirken zahlreiche Mottenfraßnekrosen eine rasche Ausbildung entzündlicher portoportaler Septen

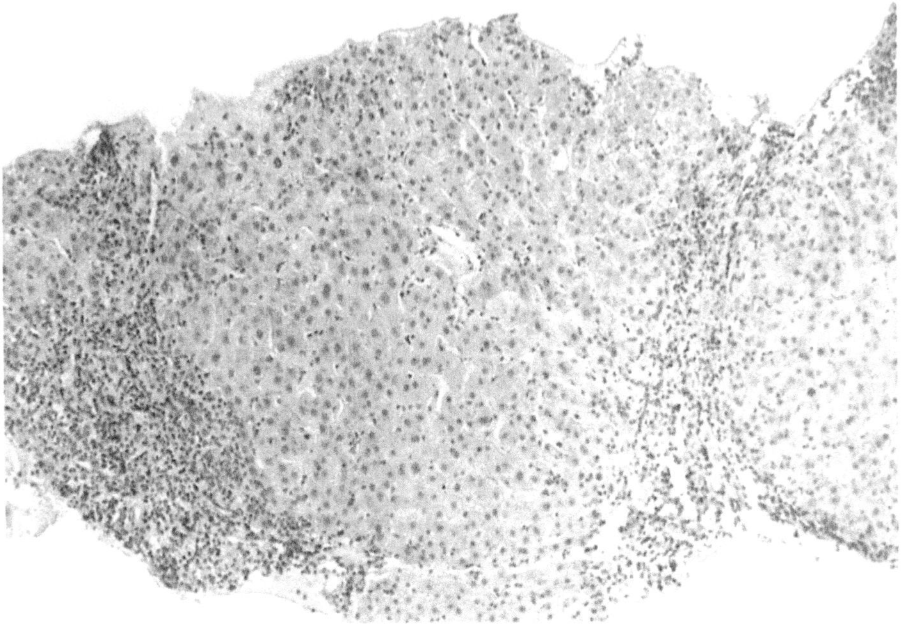

Abb. 298. Hepatitische Cirrhose bei mäßig aktiver chronisch-aggressiver Hepatitis (Typ II). 48 Jahre, ♂, 6 Jahre nach akuter Virushepatitis NANB, 4. Leberbiopsie. Die Leberläppchen durch aktive porto-portale Septen voneinander isoliert, in der Mitte ein Knoten mit intakter Zentralvene. HE, × 100 [788]

und eine ebenso rasche Abschmelzung der Läppchenperipherie, andererseits brechen zentro-portale Brückennekrosen das Läppchen gleichzeitig von innen her auf. Die Cirrhoseentwicklung wird dadurch stark abgekürzt. In Fällen, die von Krankheitsbeginn an verfolgt weden konnten, betrug die kürzeste Zeitspanne bis zur Ausbildung der Cirrhose 6 Monate, die längste 1 Jahr und 11 Monate [799] (Abb. 299). Diese zumeist besonders feinknotigen Cirrhosen sind in unserem Krankengut mit 45% am häufigsten vertreten (Tabelle 57).

Bei unbehandelten Fällen setzt sich der Abbau des Parenchyms auch im Cirrhosestadium weiter fort, so lange, bis das Lebergewebe zur Aufrechterhaltung der vitalen Funktionen nicht mehr ausreicht. Der Tod erfolgt im Coma hepaticum, wenn nicht schon vorher eine Oesophagusvaricenblutung dem Leben ein Ende setzt.

2. Die alkoholische Cirrhose

Alkoholische Cirrhosen wurden früher, als man nicht den Alkohol, sondern die Fehlernährung für sie verantwortlich machte, auch als „nutritional cirrhosis" bezeichnet [254, 306]. Heute besteht kein Zweifel mehr, daß nur der Alkohol verantwortlich ist, aber auch, daß die alkoholischen Cirrhosen erst nach vieljähriger chronischer Alkoholbelastung auftreten. Bei einem Alkoholmißbrauch von weniger als 5 Jahren sind Cirrhosen ausgesprochen selten. Dauert der Abusus

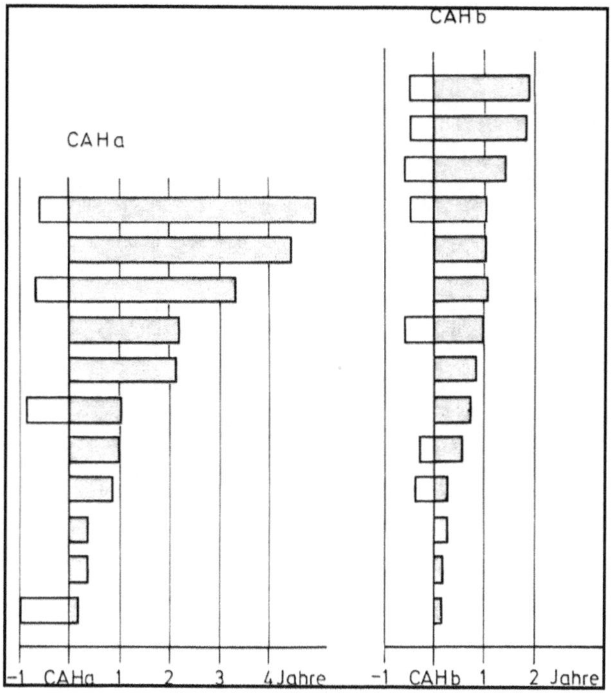

Abb. 299. Dauer der Cirrhoseentwicklung bei Fällen von mäßig aktiver (CAHa) und hochaktiver chronisch-aggressiver Hepatitis (CAHb). Der helle Balken bedeutet den Zeitraum zwischen dem Beginn der akuten Virushepatitis und der bioptischen Diagnosestellung der CAH (stark ausgezogene senkrechte Linie), der dunkle Balken den Zeitraum zwischen Diagnosestellung von CAH und Lebercirrhose [799]

länger an, nimmt die Cirrhosehäufigkeit kontinuierlich zu, erfaßt aber auch nach 21jähriger Dauer nur 51% der Alkoholiker (Abb. 300). Die Cirrhoseentwicklung ist natürlich nicht mit den genannten Zeitspannen gleichzusetzen. Wie bereits ausgeführt (s.S. 340), beginnt sie spät, erst mit dem Auftreten der alkoholischen Hepatitis, führt dann aber in relativ kurzer Zeit, in Wochen, Monaten, selten auch in wenigen Jahren zur Zerstörung der Läppchenarchitektur und damit zum Umbau der Leber. Eiweiß-Mangelernährung oder komplizierende Allgemeinerkrankungen können diesen Prozeß beschleunigen.

Die ursprüngliche Annahme, daß erst mehr als 80 g reiner Alkohol täglich für die menschliche Leber gefährlich seien [561], erwies sich nach einer neuen und sehr sorgfältig durchgeführten kontrollierten Studie als zu hoch gegriffen [562]. Beim Mann beginnt die Cirrhosemorbidität bereits nach täglichen Mengen von mehr als 60 g reinen Alkohols kontinuierlich anzusteigen. Bei der Frau findet dieser Anstieg schon nach Tagesrationen von mehr als 20 g statt, bei 80 g hat sich die Cirrhosemorbidität bereits verhundertfacht (Abb. 301). Die ungefähr dreifach höhere Alkoholempfindlichkeit der weiblichen Leber wurde inzwischen mehrfach bestätigt. Männer mit femininem Habitus (mangelhafte Stammbehaarung, weiblicher genitaler Behaarungstyp [143, 781]) sind ebenfalls stärker cirrhosegefährdet. Diese Unterschiede sind anscheinend auf eine gene-

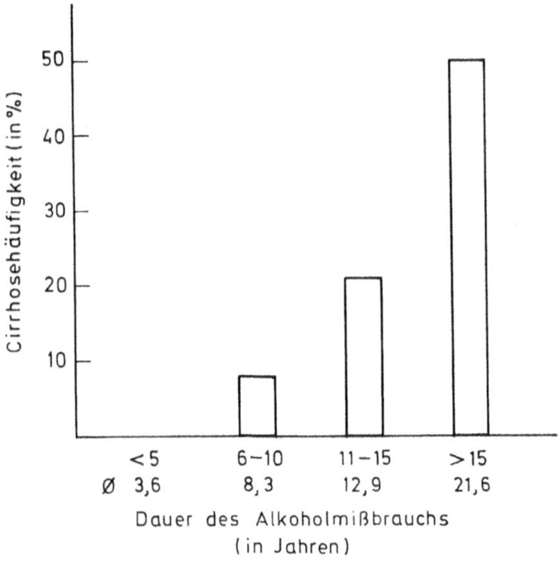

Abb. 300. Abhängigkeit der Cirrhosehäufigkeit von der Dauer des Alkoholmißbrauchs ([791] nach Angaben von [433])

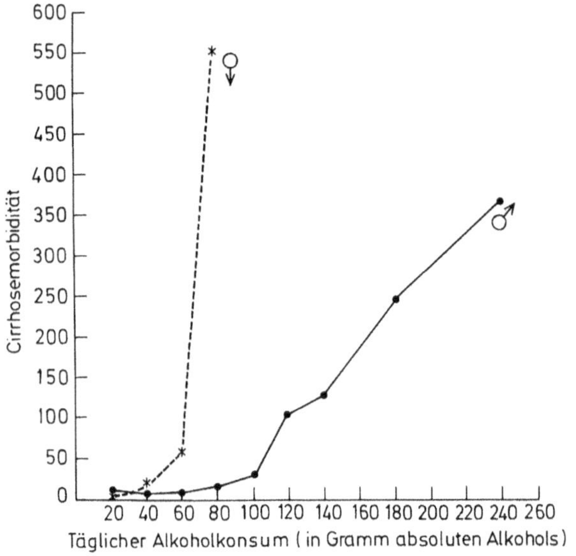

Abb. 301. Abhängigkeit der Cirrhosemorbidität von der täglich konsumierten Alkoholmenge bei Mann und Frau [791]

tisch bedingte, differente Ausstattung mit Aldehyddehydrogenase-Isoenzymen zurückzuführen [302, 530] (s.S. 338). Der Alkohol- und Caloriengehalt verschiedener beliebter Getränke und ihre kritische Schwelle bei Mann und Frau sind in Tabelle 58 angegeben.

Die alkoholische Cirrhose ist eine unmittelbare Folge alkoholbedingter Parenchymnekrosen und damit eine klassische *postnekrotische Cirrhose.* Allen alkoholischen Cirrhosen ist gemeinsam, daß die entzündliche Reaktion in den

Tabelle 58. Ungefährer Alkohol- und Caloriengehalt beliebter Getränke und deren kritische Schwelle für Männer und Frauen. (THALER [791])

Getränk	Alkoholgehalt in Vol.-%	Reiner Alkohol in 1000 ml	Calorien pro 1000 ml	Kritische Schwelle	
				60 g	20 g
Bier	4	31 g	400	2 l	0,7 l
Wein	10	79 g	700–1200	0,7 l	0,25 l
Dessertweine	15	118 g	1600	0,5 l	0,16 l
Spirituosen	38	300 g	2500	0,2 l	0,07 l

Tabelle 59. Histologische Befunde bei 579 Fällen von florider Alkoholcirrhose. (THALER [795])

	n	%
Leberzellverfettung	555	96
Alkoholisches Hyalin	569	98
Polymorphkernige Leukocyteninfiltrate	231	40
Siderose	86	15
Cholestase	59	10
„Zerhacktes" Parenchym	20	3

bindegewebigen Septen auffallend gering ist, mit Ausnahme der Fälle mit komplizierender Virushepatitis (z.B. Hepatitis B). Je nach der Art der verursachenden Nekrosen lassen sich zwei Typen von alkoholischer Cirrhose unterscheiden. Nach *zentrolobulär* beginnendem und mit *Brückennekrosen* peripherwärts fortschreitendem Parenchymzerfall (Abb. 261) resultieren besonders feinknotige Cirrhosen (Farbabb. 302, S. 465), die aber die Besonderheit haben, daß die Parenchymknoten z.T. bizarr verformt sind, Parenchymgirlanden nachweisbar sein können und fast immer auch einzelnliegende, erhaltengebliebene Leberzellen oder kleine Leberzellgruppen zu beobachten sind (Abb. 306/III, Farbabb. 303, S. 463), In einem kleinen Prozentsatz – in unserem Krankengut sind es 3% (Tabelle 59) – ist der Parenchymausfall *diffus* (Abb. 262). Diese völlige Auflösung der Leberzellplattenstruktur bedingt, daß die daraus entstehende Cirrhose aus meist zweilagigen, kleinen und kleinsten Leberzellgruppen aufgebaut ist, die dicht verstreut im Bindegewebe liegen. Das Parenchym wirkt „wie zerhackt" (Abb. 304).

Bei fortgesetztem Alkoholmißbrauch setzt die alkoholische Hepatitis auch in der Cirrhose ihr Zerstörungswerk fort (Farbabb. 252, 253, S. 461, Abb. 305). Da unter Alkoholeinwirkung so gut wie keine Leberzellregeneration stattfindet, führt der ständige Parenchymabbau in Monaten bis wenigen Jahren zum funktionellen Zusammenbruch der Leber.

Alkoholische Cirrhosen sind anfänglich immer schwerer als die normale Leber. Ihr Durchschnittsgewicht liegt 1 kg über dem der hepatitischen Cirrhosen und damit über 2 kg [27]. Gelegentlich kann es vorkommen, daß komplett knotig umgebaute alkoholische Cirrhosen bei laparoskopischer Inspektion eine

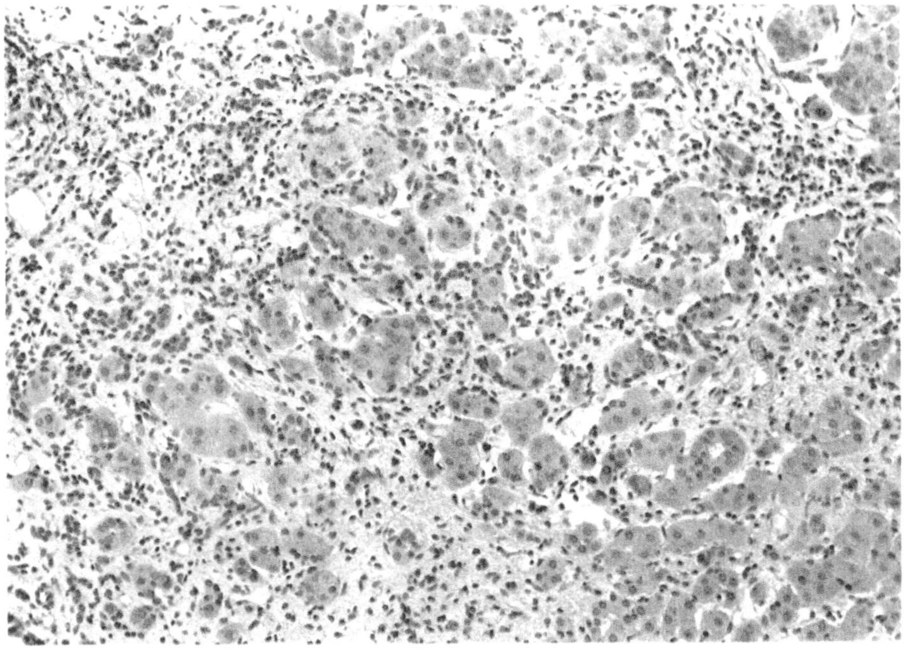

Abb. 304. Alkoholische Cirrhose nach diffuser Fettleberhepatitis. 54 Jahre, ♂, chronischer Alkoholiker, Ascites, Beinödeme. Bil 80,4 μmol/l (4,7 mg/dl dR), AST 37,0 E/l, γ-Glob 51 rel.-%. Das Parenchym in kleinste, zumeist mehrschichtige Zellgruppen aufgelöst. Es wirkt „wie fein zerhackt". HE, ×120

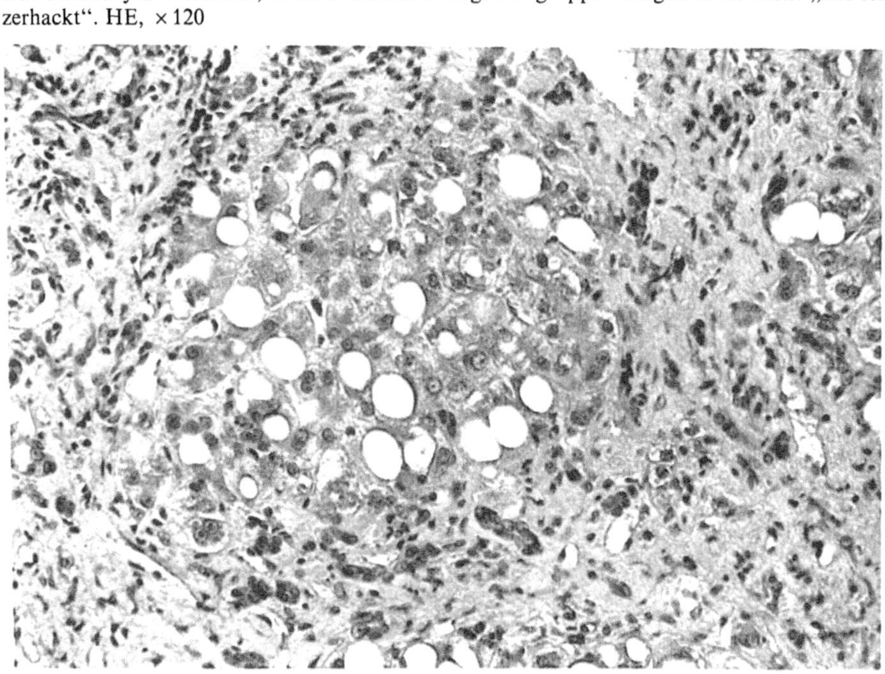

Abb. 305. Progrediente alkoholische Cirrhose, 40 Jahre, ♀, chronische Alkoholikerin. Hepatosplenomegalie, Ascites. Bil 26,7 μmol/l (1,5 mg/dl), Thy 1 TE, AST 45 E/l. Kleiner, teilweise verfetteter, unscharf begrenzter Pseudolobulus mit z.T. degenerativ geschädigten Leberzellen. HE, ×200

glatte Oberfläche aufweisen und erst die Leberbiopsie die Cirrhose aufdeckt. Die Bezeichnung „Laennecsche Cirrhose" ist außerordentlich vieldeutig, steht aber zumeist für atrophische, feinknotige Cirrhosen in Verwendung und wird von vielen als Synonym für „alkoholische Cirrhose" aufgefaßt. Da es sich bei feinknotigen atrophischen Cirrhosen teils um späte Krankheitsstadien bei chronischen Alkoholikern, teils aber auch um Folgezustände nach Hepatitis handeln kann (Abb. 296, s.S. 387, 389), sollte der Ausdruck „Laennecsche Cirrhose", der somit keinen klaren Begriffsinhalt mehr darstellt, ganz fallengelassen werden. Das gleiche gilt für die Bezeichnung „portale Cirrhose", die im angloamerikanischen Schrifttum ebenfalls synonym für „alkoholische Cirrhose" verwendet wird. Wie wir zeigen konnten, geht die alkoholische Cirrhose nicht vom portalen Feld aus. Die im folgenden zu besprechenden biliären Cirrhosen sind hingegen stets „portale Cirrhosen", ohne daß dieser Ausdruck bei ihnen Anwendung fände.

3. Die biliären Cirrhosen

Die verschiedenen Formen von biliärer Cirrhose haben eine einheitliche formale Pathogenese: Die Cirrhoseentwicklung nimmt von der portalen Läsion ihren Ausgang und vollzieht sich über das allmähliche Abschmelzen des periportalen Parenchyms. Je nach der Ursache der Gallenwegserkrankung wird zwischen einer primären (s.S. 193) und sekundären biliären Cirrhose unterschieden.

Die sekundäre biliäre Cirrhose. Primäre Krankheiten der großen Gallenwege können sekundär über Cholestase und Cholangitis zur Cirrhose führen. Hierher gehören Cirrhosen bei Carcinomen der Gallenwege, der Papille oder des Pankreaskopfes, aber auch solche, die durch Steinverschluß, operable Mißbildungen (Choledochuscyste) oder narbige Strukturen hervorgerufen werden und damit beschämende ärztliche Unterlassungssünden darstellen. Eine rechtzeitig vorgenommene endoskopische retrograde Choledochographie oder Ultrasonographie kann ein Abflußhindernis beweisen oder daran denken lassen, eine operative Revision veranlassen und damit in bestimmten Fällen bleibende Leberschäden verhüten. Komplette Verschlüsse sollen keinesfalls punktiert, sondern mit bildgebenden Verfahren abgeklärt werden (s.S. 44).

Der Entwicklungsmodus der biliären Cirrhose (periphere Abschmelzung, Abb. 306/II) bringt es mit sich, daß weniger typische Pseudolobuli als irreguläre, oft girlandenförmige Parenchymkomplexe vorherrschen.

4. Die Stauungscirrhose

Trotz der Häufigkeit der Stauungsleber sind Stauungscirrhosen relativ selten, da die meisten Herzkranken diese hepatale Spätkomplikation nicht mehr erleben. Bei Einflußstauung der unteren Hohlvene (adhäsive Perikarditis) oder beim chronischen Budd-Chiari-Syndrom stellt die Cirrhose cardiaque (Stauungsleber III. Grades) jedoch die Regel dar. Die Cirrhoseentwicklung wird ähnlich wie bei akuter Virushepatitis durch ausgedehnte zentrolobuläre Nekrosen bedingt (Abb. 233, 306/I).

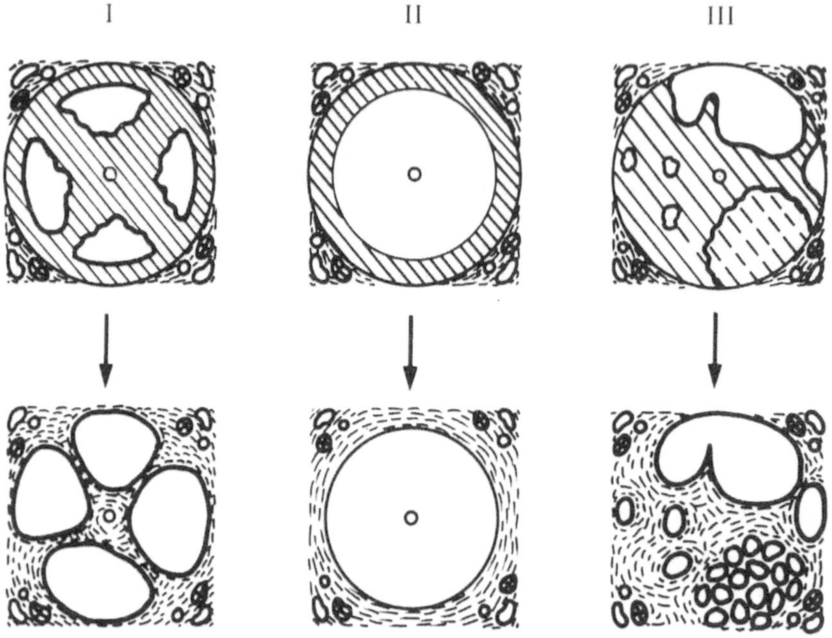

Abb. 306. Schematische Darstellung: Gegenüberstellung der verschiedenen histologischen Typen der Cirrhoseentstehung. Typ I: Akute zonale (zentrolobuläre + periportale) bis massive Parenchymnekrosen (z.B. Cirrhose nach akuter Virushepatitis, Cirrhose bei hochaktiver chronisch-aggressiver Hepatitis). Typ II: Chronische portale-periportale Entzündung (z.B. biliäre Cirrhose, Cirrhose bei mäßig aktiver chronisch-aggressiver Hepatitis). Typ III: Unregelmäßige zentrolobuläre Nekrosen mit zentro-portalen Brücken oder dicht-disseminierte Nekrosen (z.B. alkoholische Cirrhose, Stauungscirrhose) [757]

5. Seltene, ätiologisch definierte Cirrhosen

Bei den Cirrhosen dieser Gruppe handelt es sich zumeist um Folgen angeborener Stoffwechselstörungen, wobei einige von ihnen unter den Begriff der *Pigment-* oder *Speichercirrhosen* fallen. Zu den Pigmentcirrhosen gehört die Cirrhose bei Hämochromatose, während eine Cirrhose bei Porphyria cutanea tarda wohl in erster Linie als alkoholische Cirrhose aufgefaßt werden muß. Unter den Speichercirrhosen sind die Fälle von Glykogenose Typ IV und Gaucherscher Krankheit anzuführen. Auf angeborene, genetisch bedingte Defekte gehen ferner die Cirrhosen bei Wilsonscher Krankheit, Atransferrinämie, Galaktosämie, hereditärer Fructoseintoleranz, Wolmanscher Krankheit, Hypertyrosinämie Typ I, α_1-Antitrypsinmangel, progressiver intrahepatischer Cholestase (Byler-Krankheit) und Mucoviscidose zurück.

Die formale Pathogenese dieser seltenen Cirrhosen ist nur zum Teil bekannt. Die Bronzecirrhose wird durch flächenhafte, vielleicht auch fokale Nekrosen von Leberzellen bedingt. Sie kann also mehr oder weniger akut, ähnlich wie die Cirrhose bei akuter Virushepatitis, vielleicht auch chronisch-schleichend, ähnlich wie die Cirrhose bei chronischem Alkoholismus, entstehen (Abb. 306/I und III). Die Cirrhose bei Mucoviscidose und bei progressiver intrahepatischer Cholestase gehört zu den biliären Formen (Abb. 306/II).

Die Indian childhood cirrhosis und die Cirrhose nach Dünndarm-Bypassoperationen gleichen in ihrer Pathogenese der alkoholischen Cirrhose (Abb. 306/III). Die Cirrhose bei intrahepatischer und extrahepatischer Gallengangshypoplasie bzw. -atresie entsteht auf die gleiche Weise wie die biliäre Cirrhose (Abb. 306/II). Arzneimittelbedingte Cirrhosen, wie die Oxyphenisatincirrhose, entsprechen in ihrer formalen Pathogenese der Cirrhose bei hochaktiver chronisch-aggressiver Hepatitis (Abb. 306/I).

Bei *hereditärer hämorrhagischer Teleangiektasie* (Rendu-Osler-Webersche Krankheit) [230, 490], einer Erbkrankheit mit autosomal-dominanten Merkmalen, die durch multiple, umschriebene angiomatöse Teleangiektasien in Haut, Schleimhäuten und inneren Organen ausgezeichnet ist, können Cirrhosen auftreten, für die keine andere Ursache als die bestehende Erbkrankheit ermittelt werden kann. In solchen Fällen finden sich multiple Teleangiektasien innerhalb der fibrösen Septen. Wir konnten bisher drei entsprechende Cirrhosen beobachten. Ob und in welcher Weise ein Zusammenhang zwischen der universellen Gefäßmißbildung und der Entwicklung der Cirrhose besteht, ist nicht bekannt.

6. Die kryptogenen Cirrhosen

Trotz unserer stark erweiterten Kenntnisse bleibt ein beträchtlicher Prozentsatz von Cirrhosen, die ätiologisch nicht klassifizierbar sind. Die große Mehrheit in dieser Gruppe stellen ohne Zweifel solche Fälle, deren Ursprung so weit zurückliegt, daß er nicht mehr geklärt werden kann. Ferner gehören hierher Cirrhosen, deren Entwicklung aus Nachlässigkeit, Unerfahrenheit oder Gleichgültigkeit übersehen wurde, wie das bei den so häufigen Cirrhosen in den Entwicklungsländern die Regel ist, und schließlich sind Cirrhosen anzuführen, bei denen die initiale Erkrankung einen subklinischen Verlauf nahm und deshalb nicht erkannt wurde. Zweifellos wird die vorderhand noch große Gruppe der kryptogenen Cirrhosen mit zunehmender Zivilisation und Hygiene, besserer ärztlicher Betreuung und zunehmender Möglichkeit, die verschiedenen Virushepatitis-Antigene nachzuweisen, immer kleiner werden.

Syphilis, Tuberkulose und Malaria, noch vor 50 Jahren als Hauptursachen der kryptogenen Cirrhosen angesehen, können heute bestenfalls als unterstützende Faktoren bewertet werden.

Alle kryptogenen Cirrhosen – so wie es manchmal geschieht – einfach als Folge anikterischer Virushepatitiden zu deklarieren, ist sicher eine zu große Vereinfachung des Problems, wenn auch die vertikale Transmission der Virushepatitis und subklinisch verlaufende B- und NANB-Hepatitiden ohne Zweifel für einen großen Teil dieser Fälle verantwortlich sind.

Die Cirrhosehäufigkeit schwankt in Mitteleuropa um 1% [788] und liegt, auch wenn man Sektionsstatistiken aus verschiedensten Teilen der Welt berücksichtigt, nur zwischen 2 und 3%. Bei afrikanischen Eingeborenen hingegen werden Häufigkeiten von 9,3% bei Männern und 3,3% bei Frauen berichtet (Shaper, zit. nach [15]). Wie bereits erwähnt, kann ein Drittel der *Cirrhosen afrikanischer Eingeborener* auf eine Hepatitis-B-Infektion zurückgeführt werden [15]. Zweifellos spielen aber neben Alkohol auch Aflatoxine, vielleicht auch Algentoxine, die mit Wasser aufgenommen werden, für die Cirrhosehäufung unter der afrikanischen Negerbevölkerung eine Rolle.

7. Die Differentialdiagnose der Cirrhosen

Die Differentialdiagnose der Cirrhosen ist eine Frage, die immer wieder an den histologischen Untersucher herangetragen wird. Bei frischen Fällen, in denen der initiale Krankheitsprozeß noch weiterbesteht (abklingende Virushepatitis, primäre biliäre Cirrhose) oder weiterwirkt (chronisch-aggressive Hepatitis, alkoholische Hepatitis, Cholestase, Cholangitis, Gauchersche Krankheit, Hämochromatose), ist die Antwort relativ leicht. Fehlen direkte Anhaltspunkte für den auslösenden Krankheitsprozeß, gehört die Beantwortung der Frage zu den schwierigsten Problemen der bioptischen Diagnostik.

Die formale Pathogenese der verschiedenen Cirrhoseformen ist in Abb. 306 schematisch veranschaulicht. Wie wir bereits erwähnt haben, ist die Parenchymnekrose kein besonderes Merkmal einer bestimmten Cirrhoseform (s.S. 389), sondern eine wesentliche Vorbedingung für jeden Umbau der Leber. Die Anord-

Abb. 307. Hepatitische Cirrhose von unterschiedlicher Knotengröße, 38 Jahre, ♀, 23 Monate nach Virushepatitis bei Salvarsanbehandlung. In der gleichen Biopsie finden sich teils eine erhaltene Läppchenstruktur mit portaler Fibrose (multilobuläre Knoten) (*oben*), teils typische Pseudolobuli (*unten*). HE, ×30 [760]

nung der Nekrosen und damit die Gestalt der erhaltenen Parenchymkomplexe kann hingegen gewisse Rückschlüsse auf den auslösenden Krankheitsprozeß erlauben.

Eine schwere *akute Virushepatitis* ist durch Nekrosen verschiedener Ausdehnung ausgezeichnet. Dementsprechend können sich größere Narbenfelder oder ein Nebeneinander typischer Pseudolobuli und größerer, multilobulärer Knoten (mit erhaltener Läppchenstruktur) finden (Abb. 33, 307). Ferner können gelegentlich Knoten beobachtet werden, die ein weitgehend normales Periportalfeld in sich einschließen (Abb. 308) und schließlich zwar abgerundete, aber recht unregelmäßig gestaltete Parenchymkomplexe (Abb. 309). Die Entstehung dieser verschiedenen Knotentypen veranschaulicht die Abb. 293.

Innerhalb grober Knoten ist es auffällig, daß Zentralvenen, Sublobularvenen und Portalfelder näher aneinandergerückt sind, als es im normalen Parenchym der Fall ist. Dies spricht dafür, daß die physiologische Zellmauserung in den Knoten nur unvollständig ersetzt wird.

Liegt die initiale Parenchymnekrose nicht zu lange zurück, können die ehemaligen Portalfelder durch die konzentrische Schichtung ihrer ausgereiften kollagenen Fasern gut vom umgebenden, weniger kompakten und irregulär angeordneten Narbengewebe unterschieden werden. Wir konnten diese Beobachtung noch $1^1/_2$ Jahre nch der initialen Virushepatitis machen (Abb. 310).

Die läppchenperiphere Parenchymabschmelzung bei *chronisch-aggressiver Hepatitis von mäßiger Aktivität* und *chronischer Cholestase mit Cholangitis* führt

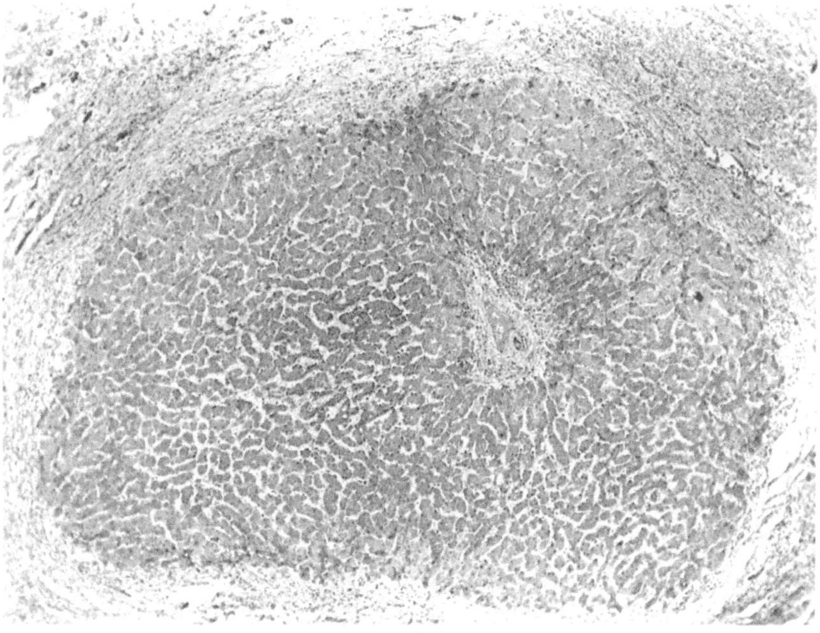

Abb. 308. Hepatitische Cirrhose, 30 Jahre, ♂, 4 Jahre nach schwerer Virushepatitis, Sektionsmaterial. Parenchymknoten, ein Portalfeld einschließend. HE, ×45 [760]

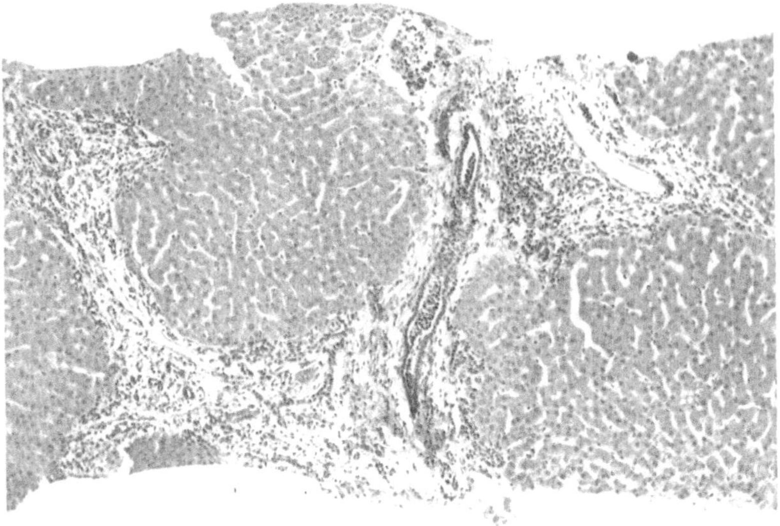

Abb. 309. Hepatitische Cirrhose von unregelmäßigem Knotentyp. 25 Jahre, ♂, 3 Jahre nach klinisch abortiv verlaufener Virushepatitis. Abgerundete, aber sehr unregelmäßig gestaltete Parenchymknoten. HE, ×90. [BENDA L et al. (1952) Virchows Arch Path Anat 322:249]

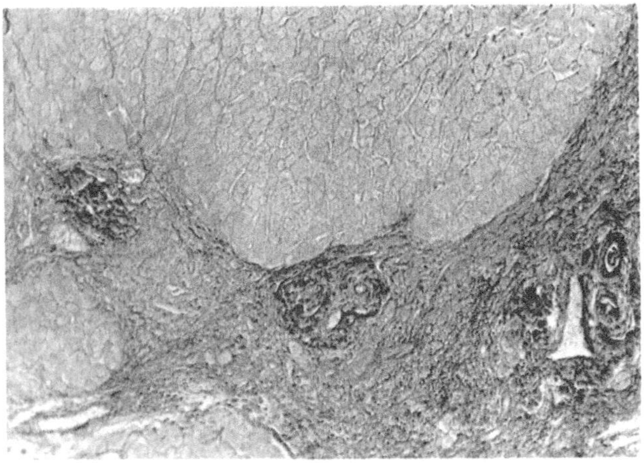

Abb. 310. Cirrhose nach Virushepatitis bei Salvarsanbehandlung. 38 Jahre, ♂, 18 Monate nach Krankheitsbeginn. Unregelmäßige, abgerundete Parenchymknoten. In einem größeren Narbenfeld sind 3 ehemalige Portalfelder durch ihre besondere Struktur und ihren Reichtum an kollagenem Bindegewebe Typ I noch gut erkennbar. Mall, ×100

zur Bildung der erwähnten girlandenförmigen oder unregelmäßig gestalteten Parenchymkomplexe, die oft noch die ehemalige Zentralvene in atypischer Lage beherbergen. Ist die Cirrhose noch aktiv, fehlen aber Zeichen von Cholestase oder Cholangiolitis, spricht dies bei derartigen Cirrhosen im Sinne der chronisch-aggressiven Hepatitis. Das Fehlen kleiner und mittlerer Gallengänge spricht für die *primäre biliäre Cirrhose.*

Cirrhosen ehemaliger *Alkoholiker* fallen oft, *Stauungscirrhosen* immer durch die Zellarmut der Narbenzonen auf. Cirrhosen Erwachsener mit stark dissoziiertem, wie zerhacktem Parenchym (Abb. 304) sind alkoholischer Genese, ebenso wie die meisten Cirrhoseformen, bei denen das erhaltene Parenchym durch kurze bindegewebige Septen z.T. unvollständig unterteilt wird oder bei denen neben bizarr geformten Parenchyminseln noch kleine und kleinste Leberzellgruppen in den Narbenfeldern eingeschlossen sind (Farbabb. 303, S. 463, Abb. 306/III).

Bei alten *stationären Cirrhosen*, besonders feinknotigen Formen, sind Aussagen über die Ätiologie häufig nicht einmal vermutungsweise möglich.

XI. Leberveränderungen bei Krankheiten des blutbildenden Systems

Die Leber als blutreiches reticuloendotheliales Organ, in der fetalen Periode Hauptstätte der Blutbildung, ist auch im späteren Leben dazu prädestiniert, an den Erkrankungen des blutbildenden Systems teilzuhaben.

Eine Veränderung, die gelegentlich einmal gefunden werden kann, sind *Riesenkerne*, die offenbar in die Leber eingeschwemmt werden und sich in den Sinusoiden fangen. Ihre Herkunft ist unklar. Wenn keine sonstigen Zeichen einer Krankheit des blutbildenden Systems oder eines neoplastischen Prozesses bestehen, sind sie offenbar ohne pathologische Bedeutung (Abb. 311).

In die Leber eingeschwemmte oder hepatal neugebildete Zellen kommen in der Leberbiopsie so gut zur Darstellung, daß die Diagnose mit ihrer Hilfe nicht selten leichter gestellt werden kann als aus dem Sternalpunktat oder aus einem exstirpierten Lymphknoten.

Bei *Granulocytose* oder *Lymphocytose* findet sich ein deutlich vermehrter Zellgehalt in den Sinusoiden. *Anämien* gehen häufig mit Leberzellverfettung verschiedenen Ausmaßes einher. Die hepatischen Eisenablagerungen bei hämolytischen Anämien wurden bereits abgehandelt (Farbabb. 200, S. 459). Besondere Erwähnung muß die *Sichelzellanämie* im Hinblick auf ihr klinisches Erscheinungsbild und den mit ihr einhergehenden Leberveränderungen finden. Homozygote Fälle bieten in der hämolytischen Krise ein klinisches Bild, das einer akuten Virushepatitis ähnlich ist [624]: Ikterus bei deutlich vermehrtem konjugiertem Bilirubin, hohe Aminotransferasenaktivitäten. Der erniedrigte Hämatokrit, die Vermehrung der Reticulocyten und die enorm erhöhte LDH weisen jedoch auf die hämolytische Genese des Krankheitsschubes hin. Die Leber ist vergrößert und violettrot verfärbt. Histologisch ist sie einer Stauungsleber ähnlich, mit dem Unterschied, daß die Sinusoide nicht vorwiegend in den Läppchenzentren, sondern allgemein erweitert sind. Sie enthalten agglutinierte oder in Thromben zusammengepackte Sichelzellen. Die Kupffer-Zellen sind geschwollen und führen neben Ceroid und Siderin reichlich phagocytierte Erythrocyten. Pericelluläre Fibrosierungen und eine Capillarisierung der Sinusoide durch Ausbildung einer Basalmembran können beobachtet werden [646]. Einzelnekrosen von Leberzellen in Form roter Körper scheinen hypoxisch bedingt zu sein.

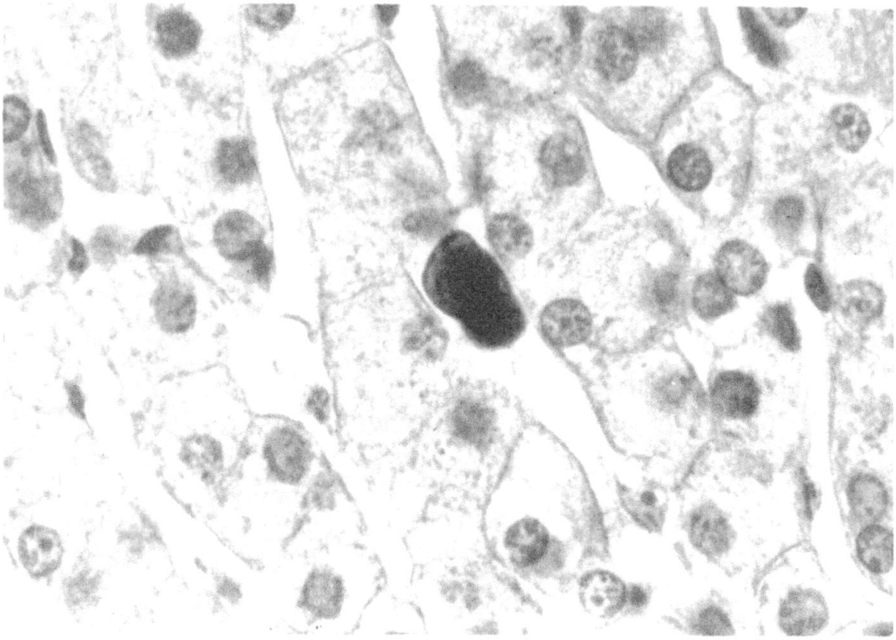

Abb. 311. Unspezifisch-reaktive Hepatitis ungeklärter Genese, 23 Jahre, ♀. Nackter Riesenkern in einem Sinusoid. HE, ×800

A. Die myeloide Metaplasie

Bei diffuser Schädigung des Knochenmarks, vorwiegend infolge Osteomyelofibrose oder -sklerose bzw. diffuser Carcinose, übernimmt die Leber wieder einen Teil der Blutbildung, was sich klinisch in ihrer deutlichen Vergrößerung, hämatologisch im Auftauchen unreifer Elemente der erythropoetischen und myeloischen Reihe im peripheren Blut äußert.

In den Sinusoiden und im perisinusoidalen Raum treten zumeist zahlreiche megakaryocytäre Elemente auf (Abb. 312, 313), neben denen sich, in Buchten gelagert, Zellen der roten und weißen Reihe finden, die oft auch Mitosen erkennen lassen (Abb. 313). Die Portalfelder nehmen ebenfalls, wenn auch in viel weniger auffälliger Weise, an der Blutbildung teil. Die celluläre Vielfalt unterscheidet die hepatale Blutbildung von den Infiltraten bei myeloischer Leukämie und infektiöser Mononucleose (Abb. 81–83).

B. Die myeloproliferativen Krankheiten

Bei myeloischer Leukämie ist die Leber stets in charakteristischer Weise mitbeteiligt [385]. Wir hatten Gelegenheit, 90 Fälle von Myelose bioptisch zu untersuchen.

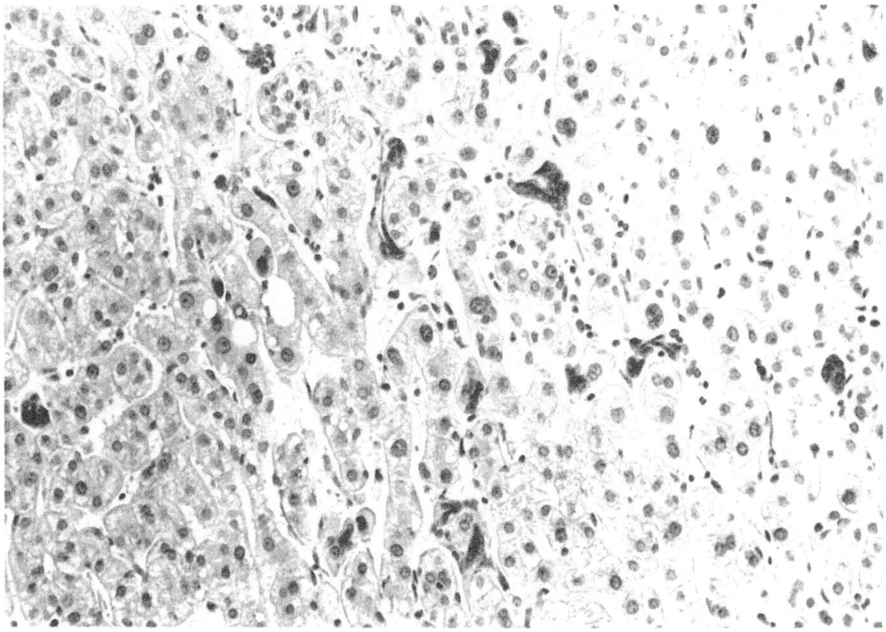

Abb. 312. Myeloide Metaplasie, 76 Jahre, ♂, Hepatosplenomegalie. Prostatacarcinom mit diffuser Metastasierung ins Skelett. Vorwiegend megakaryocytäre Elemente. HE, ×150

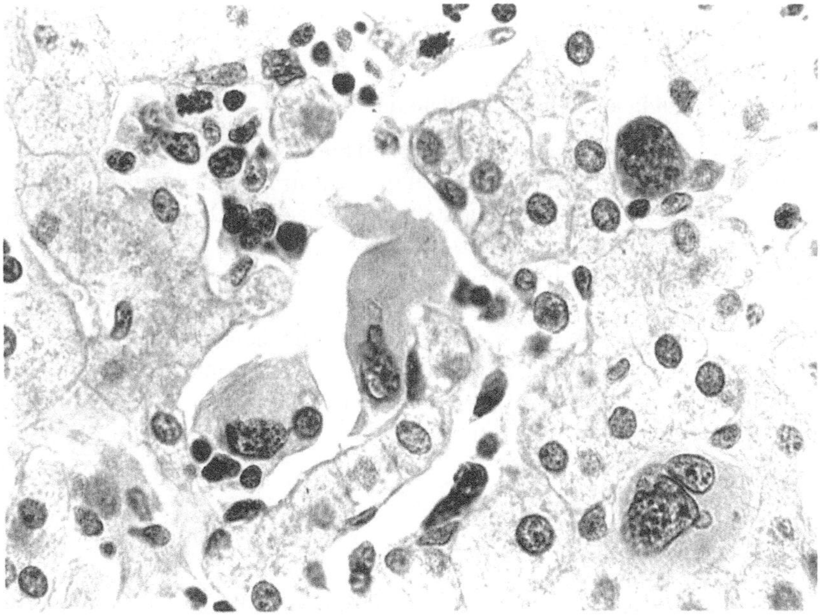

Abb. 313. Myeloide Metaplasie, 55 Jahre, ♀. Megakaryocytäre Riesenzellen neben Blutbildungsherden, die in Buchten der Sinusoide und im perisinusoidalen Raum gelegen sind. HE, ×600

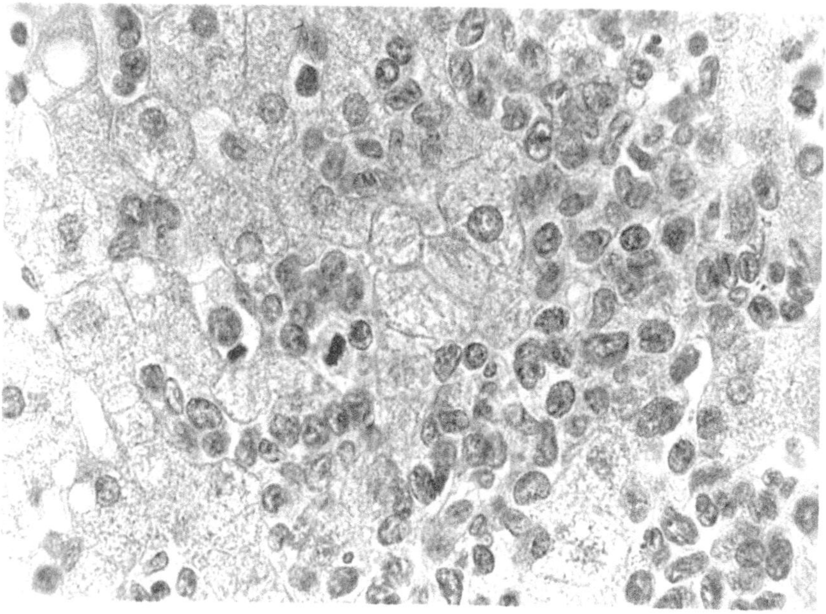

Abb. 313a. Stammzelleukämie mit symptomatischer Agranulocytose, 36 Jahre, ♀. Krankheitsdauer 26 Tage. Petechiale Hautblutungen, Zahnfleischblutung, Leber und Milz unauffällig. 3,4 Mill. Erythrocyten, 2000 Leukocyten, 35000 Thrombocyten. Das Parenchym mit etwas polymorphen, mononucleären Zellen dicht infiltriert, die gelegentlich Mitosen aufweisen. HE, ×600 [385]

1. Die akute Myeloblastose (Stammzelleukämie)

Bei akuter Myeloblastose (Stammzelleukämie) bietet sich das sehr eindrucksvolle Bild einer massiven, aber einförmigen zelligen Infiltration der Leber: Die Sinusoide sind mit mononucleären Elementen dicht angefüllt, die einen mäßig chromatinreichen Kern von variabler Form und einen gerade erkennbaren Cytoplasmasaum aufweisen. Mitosen finden sich relativ zahlreich (Abb. 313a), megakaryocytäre Riesenzellen sind gelegentlich zu beobachten. Die Portalfelder sind von den gleichen Elementen dicht infiltriert und erscheinen unscharf begrenzt, da sich diese Infiltration direkt in die sinusoidalen Zellansammlungen fortsetzt. Der massive Befund findet sich bereits in der aleukämischen Phase der Erkrankung und kann gelegentlich ein fulminantes Leberversagen auslösen [863]. Bei erfolgreicher Therapie kann sich die Infiltration der Leber innerhalb weniger Tage vollkommen zurückbilden [761].

2. Die chronische Myelose

Die chronische Myelose ist, abgesehen vom terminalen Blastenschub (Abb. 315), weniger imponierend, da die portalen und sinusoidalen Zellansammlungen geringfügiger sind (Abb. 314). Die myeloischen Elemente entsprechen verschiedenen Reifungsstadien. Riesenzellen sind nicht selten nachzuweisen. Bei chronischen Myelosen, vor allem bei unbehandelten Fällen, kann die Diagnose ausge-

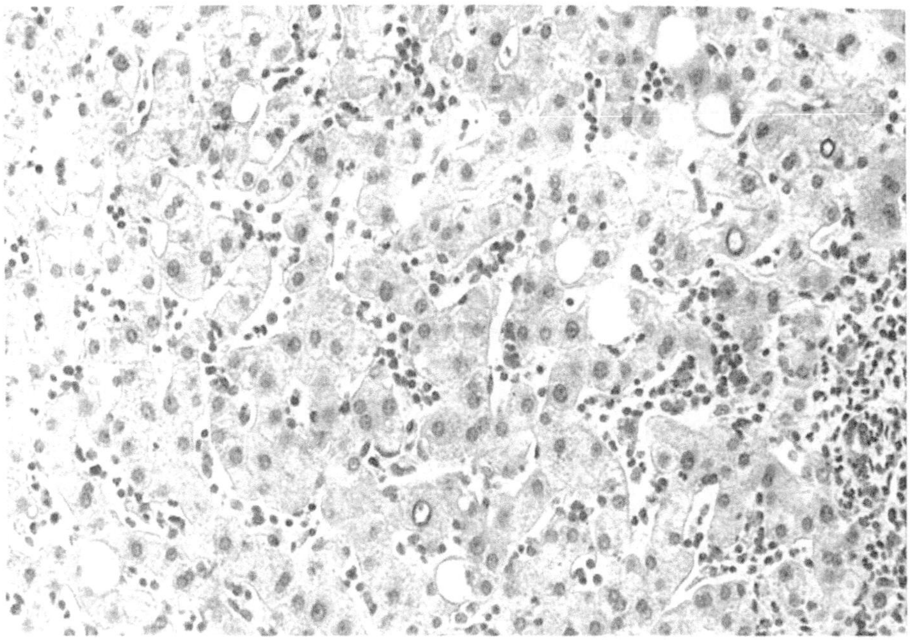

Abb. 314. Chronische Myelose, 60 Jahre, ♀. Haut- und Schleimhautblutungen, mäßige Hepatosplenomegalie, Leukocytenzahl 119000. In Sinusoiden und Portalfeldern eine mäßig dichte Infiltration von Elementen der myeloischen Reihe in verschiedenen Reifungsstadien. HE, ×200

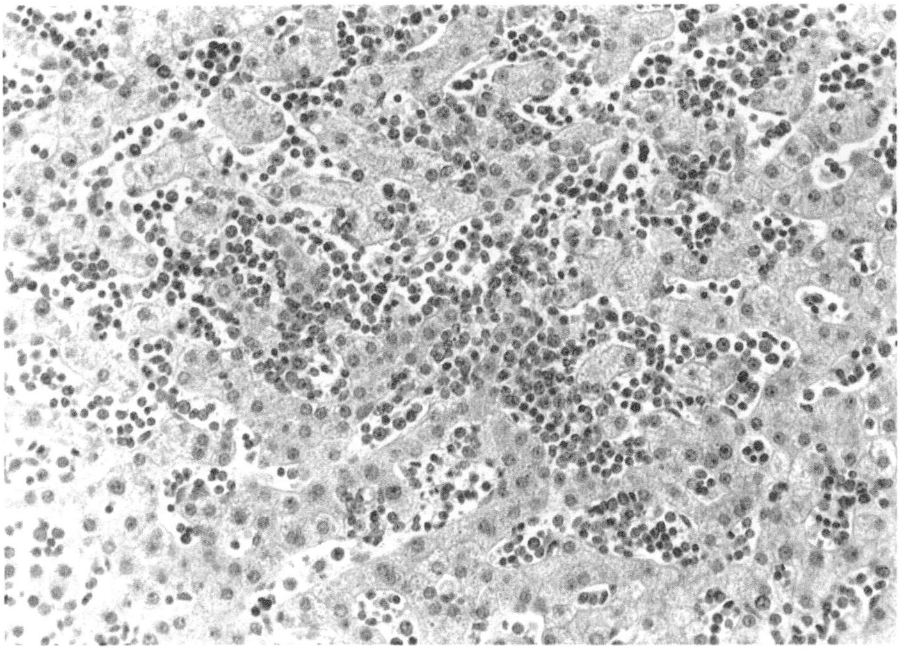

Abb. 315. Chronische Myelose mit terminalem Blastenschub, 64 Jahre, ♀. Die Sinusoide von myeloischen Elementen verschiedenen Reifegrades erfüllt, davon mehr als 30% Myeloblasten. HE, ×200

sprochen schwierig sein, wenn sich nur wenige myeloische Elemente in Sinusoiden und Portalfeldern finden.

Im terminalen Stadium können sich bei myeloproliferativen Krankheiten ebenso wie bei malignen Lymphomen in 40–50% der Fälle Fettlebern verschiedener Intensität ausbilden (Abb. 314).

3. Die akuten und chronischen Erythroleukämien

Bei akuten und chronischen Erythroleukämien ist sowohl die Erythropoese als auch die Granulopoese im Knochenmark stark gesteigert und qualitativ gestört. In den Sinusoiden der Leber finden sich neben Elementen der myeloischen Reihe auch zahlreiche rote Vorstufen bis zu Erythroblasten (Abb. 316).

4. Monocytäre Neoplasien

Monocytäre Neoplasien sind bei den myeloproliferativen Krankheiten abzuhandeln, seit erwiesen ist, daß Monocyten von Stammzellen des Knochenmarks und nicht vom reticuloendothelialen System abstammen. Die reine Monocytenleukämie (Abb. 317) ist im Gegensatz zur myelomonocytären Leukämie, bei der gleichzeitig auch Peroxydase-positive myeloische Vorstufen ausgeschwemmt werden, sehr selten.

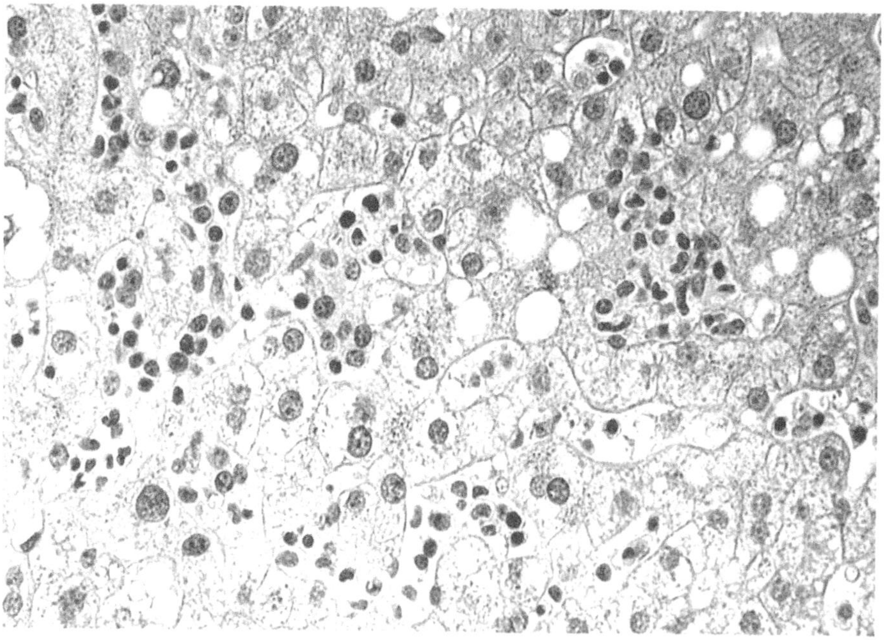

Abb. 316. Chronische Erythroleukämie, 46 Jahre, ♂, schwere Anämie. Unter den zelligen Elementen in den Sinusoiden viele Erythroblasten. Fein- bis grobtropfige Leberzellverfettung. HE, ×325

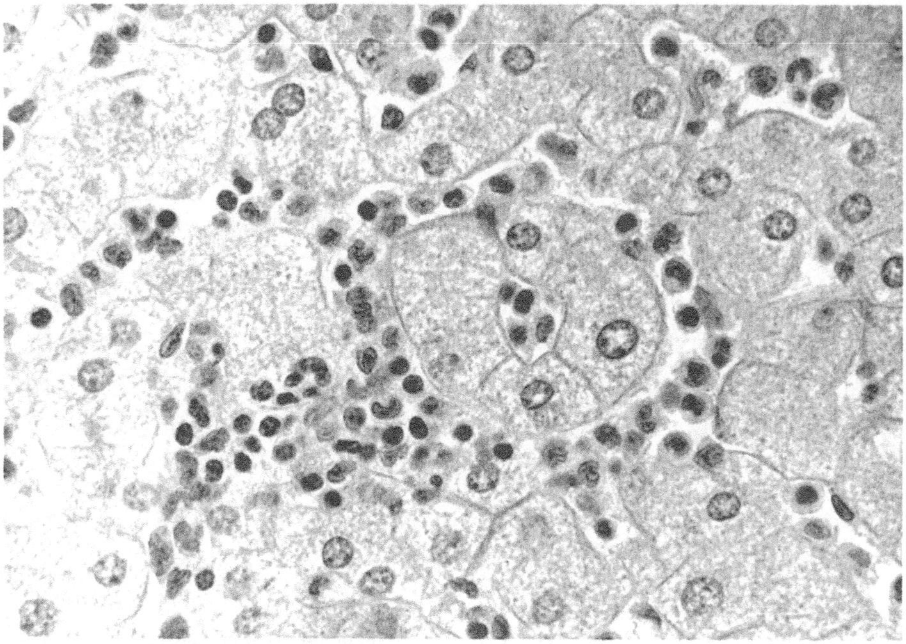

Abb. 317. Reine Monocytenleukämie, 42 Jahre, ♀, Hepatosplenomegalie, Hautinfiltrate. Innerhalb der Sinusoide finden sich reichlich Elemente mit gebuchtetem Kern. HE, ×500

C. Die malignen Non-Hodgkin-Lymphome

Die unterschiedliche Empfindlichkeit der verschiedenen Non-Hodgkin-Lymphome gegenüber Strahlen und Cytostatica machte die Verfeinerung der Diagnostik und damit eine neue Klassifizierung sowohl hinsichtlich des Zell- und Wachstumstyps als auch des Krankheitstadiums erforderlich. Von den verschiedenen vorgeschlagenen Schemata haben sich die Kieler Klassifikation [435] in Europa und die Rappaport-Klassifiktion [603] (Tabelle 60) in Amerika weitgehend durchgesetzt. Neuerdings wurde in den USA vom National Cancer Institute eine groß angelegte Studie organisiert. Ihr Ergebnis ist die „Working Formulation of Non-Hodgkin's Lymphoma for Clinical Usage" (WF), die Anfang

Tabelle 60. Klassifikation der Non-Hodgkin-Lymphome nach Rappaport

Nodulär	Zelltyp	Diffus
NLWD	Lymphocytisch, gut differenziert	DLWD
NLPD	Lymphocytisch, mangelhaft differenziert	DLPD
NMHL	Mischzellig (lymphocytisch-histiocytisch)	DMHL
NH	Histiocytisch	DH
NU	Undifferenziert	DU

Tabelle 61. Non-Hodgkin-Lymphom, Vergleich der verschiedenen Klassifikationen. (Zum Teil nach STACHER u. Mitarb. [658])

Kiel-Klassifikation	Frühere Klassifikation	Rappaport-Klassifikation	Working Formulation
Niedriggradig maligne Lymphome			
I. *lymphatische:*			
1. chronische lymphatische Leukämie, B-Zell-Typ (B-CLL)	chronische lymphatische Leukämie	malignant lymphoma, well differentiated, lymphocytic diffuse	Small Lymphocytic, consistent with CCL (A)
2. chronische lymphatische Leukämie, T-Zell-Typ (T-CLL)	–	–	Small Lymphocytic, consistent with CCL (A)
3. Prolymphocytenleukämie	–	–	–
4. Haarzellenleukämie	lymphoide Reticulose?	–	–
5. Mycosis fungoides/ Sezáry-Syndrom	Mycosis fungoides und Sezáry-Syndrom	–	Mycosis Fungoides
6. T-Zonen-Lymphom	„atypische Lymphogranulomatose“	–	Large cell, immunoblastic, polymorphous
II. *von Immunglobulin sezernierenden Zellen:*			
1. lymphoplasmacytoides bzw. -cytisches Lymphom (Immunocytom)	zum Teil CLL, Morbus-Waldenström usw.	malignant lymphoma, lymphocytic with dysproteinaemia	Small Lymphocytic, plasmacytoid (A) Diffuse, Mixed, small and large cell (F)
2. plasmacytisches Lymphom (Plasmocytom)	Plasmocytom	plasmozytoma	Extramedullary Plasmocytoma
III. *von Keimzentrumszellen:*			
1. zentrocytisches Lymphom	zum Teil lymphocytisches Lymphosarkom	malignant lymphoma, lymphocytic poorly differentiated	Diffuse, small cleaved cell (E) Diffuse, Large cell, cleaved cell (G)
2. Zentroblastisch-zentrocytisches Lymphom	meist folliculäres Lymphom (nach BRILL-SYMMERS)	intermediate? diffuse and nodular	Follicular, Predominantly small cleaved cell (B) Follicular, Mixed, small cleaved and large cell (C) Follicular, Predominantly large cell (D) Diffuse, Mixed, small and large cell (C) Diffuse, Large cell, cleaved cell (G)
Hochgradig maligne Lymphome			
I. *zentroblastisches Lymphom (primär und sekundär)*	lymphoblastisches Lymphosarkom und Reticulosarkom	malignant lymphoma, nodular or diffuse, undifferentiated	Diffuse, Large cell, non-cleaved cell (G)

Tabelle 61 (Fortsetzung)

Kiel-Klassifikation	Frühere Klassifikation	Rappaport-Klassifikation	Working Formulation
Hochgradig maligne Lymphome (Fortsetzung)			
II. *lymphoblastisches Lymphom*			
1. B-Typ (Burkitt-Typ)	Burkitt-Lymphom	malignant lymphoma, undifferentiated, Burkitt's lymphoma	Small non-cleaved cell (J) Small non-cleaved cell, Burkitt's (J)
2. T-Typ („convoluted"-Typ)	Teile des lymphoblastischen Lymphosarkoms + ALL	malignant lymphoma, poorly differentiated, lymphocytic undifferentiated non-Burkitt	Lymphoblastic, convoluted cell and non-convoluted cell (I) Lymphoblastic, convoluted cell (I)
3. unklassifiziert (oft Non-B- Non-T)			Lymphoblastic, non-convoluted cell (I)
III. *immunoblastisches Lymphom*			
1. B-Zell-Typ 2. T-Zell-Typ	größter Teil der Reticulosarkome	malignant lymphoma, histiocytic-diffuse	Large cell, immunoblastic (H)

1980 bekanntgegeben wurde. Sie dürfte in Kürze – wenigstens im anglosächsischen Sprachraum – die bestimmende Einteilung werden. Da es für den nichtspezialisierten Kliniker oder Pathologen schwierig ist, diese drei Schemata in Einklang zu bringen, werden sie in Tabelle 61 einander gegenübergestellt. Es ist anzunehmen, daß diese cytologisch orientierten Klassifikationen in Zukunft durch eine immunologische Einteilung ersetzt werden, die sich nach den Oberflächenreceptoren der Tumorzellen orientiert. In dieser Hinsicht wurden bereits bedeutsame Vorarbeiten geleistet [596]. Alle Erkrankungen der Non-Hodgkin-Lymphome zusammengenommen sind etwa ebenso häufig, wie das Hodgkin-Lymphom. In der Bundesrepublik Deutschland beträgt die jährliche Erkrankungshäufigkeit an Non-Hodgkin-Lymphomen 15 Fälle auf 1 Million Einwohner [603].

Der Beitrag, den die Leberbiopsie zur Klassifizierung der malignen Non-Hodgkin-Lymphome leisten kann, ist naturgemäß beschränkt. Die wichtigsten Subtypen der malignen Lymphome lassen sich jedoch auch in der Leber verläßlich abgrenzen und diagnostizieren [310]. Der Leberbefall signalisiert bereits das prognostisch kritische Stadium IV, das weder durch Leberscintigraphie oder Computertomographie noch durch Laboratoriumstests einwandfrei erfaßt werden kann. Aus diesem Grunde gehört die Leberbiopsie bei malignen Lymphomen zu den diagnostischen Routineuntersuchungen. Eine lymphomatöse Infiltration der Leber ist in 52% der einschlägigen Autopsien nachzuweisen. Keilexcisionen, wie sie anläßlich von Probelaparotomien vorgenommen werden, bringen sie in 16% der Krankheitsfälle zur Ansicht [394]. Bei malignen Lymphomen von niedrigem Malignitätsgrad muß eine Mitbeteiligung der Leber noch keine schlechte Prognose bedeuten. Bei alten Menschen stellen lymphatisch-leukämische Leberinfiltrate nicht selten einen bioptischen Zufallsbefund dar.

In der Leber können sich maligne Non-Hodgkin-Lymphome makroskopisch in dreifacher Weise manifestieren [284]:
1. als mikronoduläre, disseminierte Infiltrate,
2. als multiple, makronoduläre, grauweiße Knoten und
3. als solitäre, grauweiße Tumormassen, wie das beim zentroblastischen oder immunoblastischen malignen Lymphom [435] oder beim histiocytischen malignen Lymphom [603] der Fall sein kann. Makronoduläre und solitäre, tumoröse Infiltrate sind selten. Da sie bei blinder Leberbiopsie verfehlt werden können, ist die Laparoskopie mit gezielter Leberbiopsie das diagnostisch sicherere und zielführendere Vorgehen [29]. Für die Differenzierung der Non-Hodgkin-Lymphome ist die Giemsa-Färbung erforderlich, die bei Fixierung in Carnoyscher Lösung keine brauchbaren Resultate ergibt. Bei einschlägigem Material ist die Formolfixierung unbedingt vorzuziehen.

Unser Krankengut umfaßt 53 maligne Non-Hodgkin-Lymphome, 47 von niederem und 6 von hohem Malignitätsgrad. Bei 6 dieser Kranken konnte die Entwicklung des hepatischen Krankheitsprozesses mit Hilfe von Mehrfachbiopsien verfolgt werden.

1. Non-Hodgkin-Lymphome von niederem Malignitätsgrad

a) Die chronische lymphatische Leukämie. Unter den lymphocytischen malignen Lymphomen [435], bzw. gut differenzierten, diffusen malignen Lymphomen [602] stellt die klassische chronische lymphatische Leukämie den Großteil der Krankheitsfälle, wobei es sich zumeist um leukämische B-Zell-Lymphome handelt. Die Leber ist in 41% der Kranken ergriffen [714]. Die Portalfelder, die vielfach verbreitert und abgerundet sind, weisen eine außerordentlich dichte, uniforme Infiltration mit weitgehend ausgereiften, kleinen, runden Lymphocyten auf, die im allgemeinen mit dem Rand des Portalfeldes scharf abschneidet. Mitosen sind in der Regel nicht nachzuweisen. Die Grenzlamelle bleibt lange Zeit intakt und wird erst spät von den lymphocytischen Tumorzellen durchbrochen. Die portalen Gallengänge sind ebenfalls zumeist noch erhalten. Nicht selten sind Kollagen-Typ-III-Fasern (Gitterfasern) innerhalb des Infiltrates zu beobachten. Umschriebene Infiltrate können auch im Bereich der Sublobularvenen aufscheinen (Abb. 318).

Im Stadium IV wird die Grenzlamelle von den Tumorzellen durchbrochen und zerstört. Es bilden sich brückenförmige Infiltrate zwischen den Portalfeldern aus und die lymphocytischen Elemente fließen in das benachbarte Leberparenchym über, in dem sich nun kleine und größere fleck- und streifenförmige Infiltrate ausbilden und auch ein deutlich vermehrter Rundzellgehalt der Sinusoide nachweisbar ist (Abb. 319). Ein Großteil der portalen Gallengänge geht zugrunde, was sich klinisch in einem Ikterus von Verschlußcharakter und morphologisch in Cholestasezeichen äußern kann. Wurde die Läppchenarchitektur der Leber durch die tumorösen Infiltrate zerstört und gelingt es der cytostatischen Therapie, diese Infiltrate zum Verschwinden zu bringen und eine längere Remission zu erzielen, können feinknotige Cirrhosen von unregelmäßigem Knotentyp die Folge sein (Abb. 320).

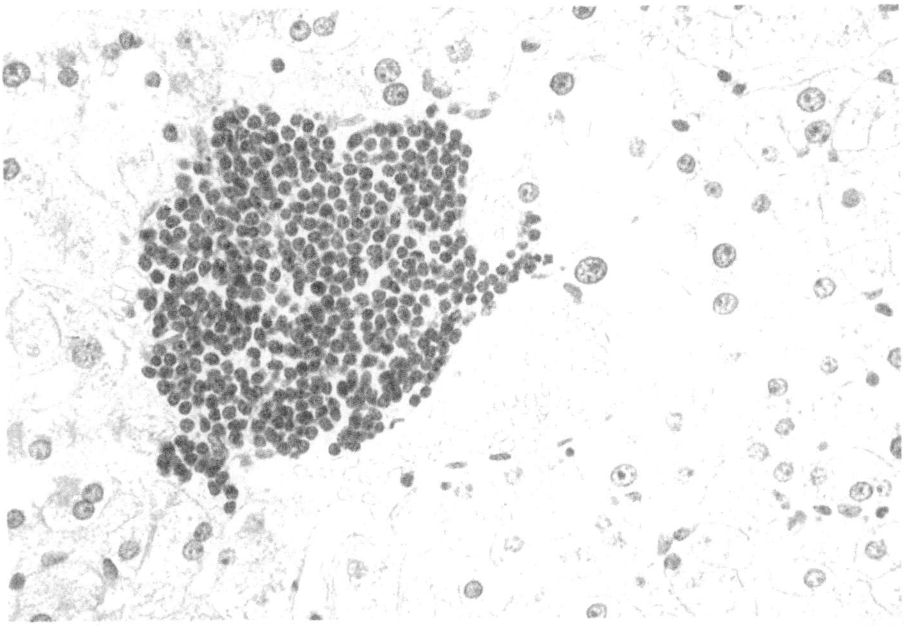

Abb. 318. Chronische lymphatische Leukämie, 76 Jahre, ♀, Krankheitsdauer 4 Jahre, unbehandelt. Umschriebenes, dichtes und scharf begrenztes Rundzellinfiltrat neben einer Sublobularvene. HE, ×400

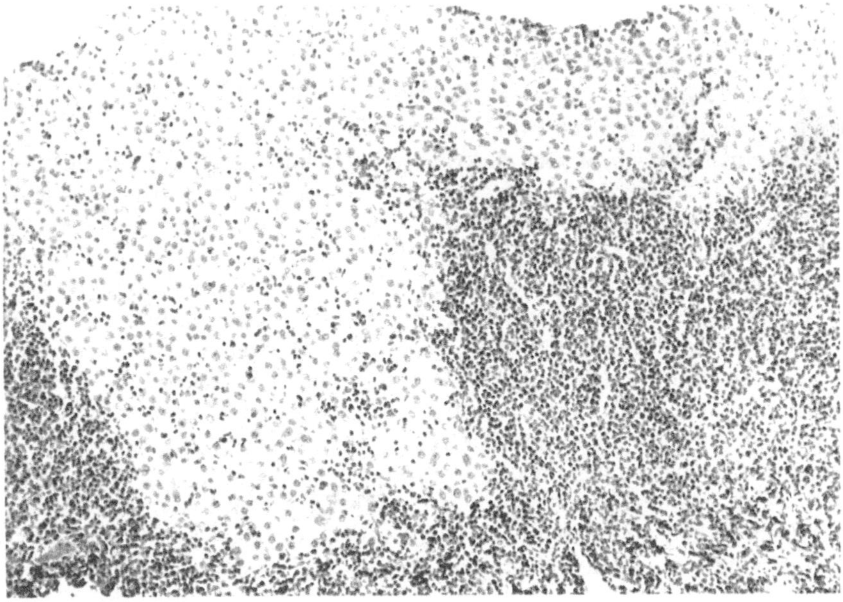

Abb. 319. Chronische lymphatische Leukämie, Stadium IV, 43 Jahre, ♂. Klinische Krankheitsdauer 6 Monate. Ikterus, Hepatomegalie. Bil 106,0 µmol/l (6,2 mg/dl), Thy 6 TE, AF 19,6 KAE. Die mächtige Infiltration aus lymphocytischen Tumorzellen hat zu ausgedehnten Zerstörungen des Parenchyms geführt. Knötchen- und streifenförmige Infiltrate finden sich auch zwischen den erhaltenen Leberzellverbänden. HE, ×120

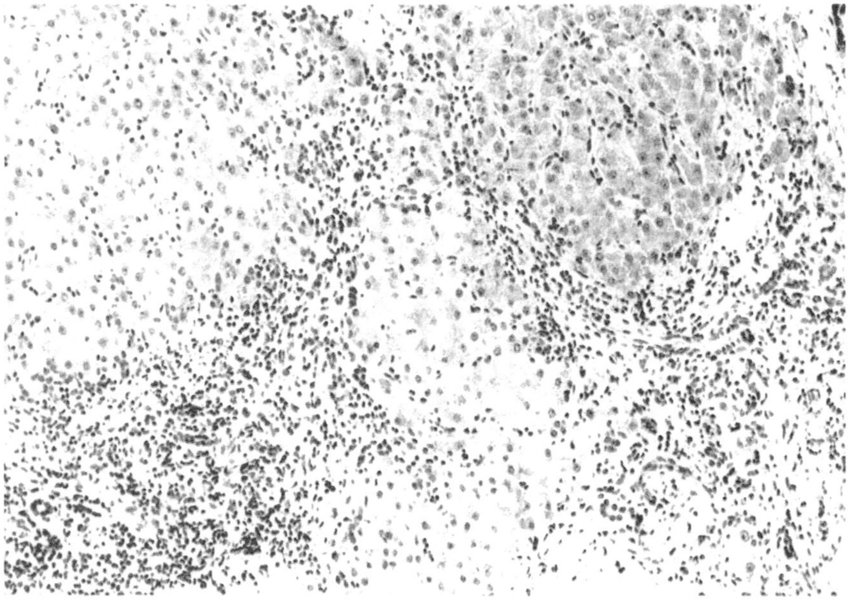

Abb. 320. Der gleiche Fall wie in Abb. 319 nach cytostatischer Therapie, 9 Monate später. Ikterus, Gefäßspinnen, Aszites. Der Rückgang der lymphocytischen Infiltration hinterläßt verschieden gestaltete Parenchyminseln, die sich z.T. zu Pseudolobuli abrunden. Ductuläre Wucherungen in den bindegewebigen Septen. HE, ×120

Als unspezifische Veränderung können sich in 2% der Leberbiopsien sarkoide Granulome finden [394].

Die *Haarzelleukämie,* eine deskriptive Bezeichnung, die sich auf die mikrovillöse, „haarige" Oberfläche der Tumorzellen bezieht, wurde früher als leukämische Reticuloendotheliose aufgefaßt. Neuere Untersuchungen sprechen aber für den lymphatischen Ursprung dieser Zellen und man neigt nun dazu, sie als eine besondere Form der B-Lymphocyten aufzufassen [435]. Das Krankheitsbild ist mit der lymphoiden Myelofibrose von Duhamel und Guerra [195] identisch.

Die Krankheit bevorzugt die 6. Lebensdekade, beginnt schleichend und verfolgt einen chronischen Kurs. In frühen Krankheitsstadien sind die extreme Splenomegalie und Panhämocytopenie mit „leerem" Knochenmark die zumeist hervorstechendsten klinischen Befunde. In der Leber finden sich, vor allem in den Sinusoiden, weniger in den Portalfeldern, uniforme lymphoide Elemente mit runden oder angedeutet bohnenförmigen Kernen. Als charakteristische, diagnostisch bedeutsame Eigentümlichkeit kann sich in Paraffinschnitten ein Reaktionsprodukt der Tumorzellen, die tartratresistente saure Phosphatase, finden [284].

b) Das lymphoplasmacytische/lymphoplasmacytoide maligne Lymphom (Immunocytom). Beim lymphoplasmacytischen bzw. lymphoplasmacytoiden malignen Lymphom [714, 716] (lymphoplasmacytischen Immunocytom [435]), zu dem auch Fälle von Makroglobulinämie Waldenström gehören, bestehen Milz- und

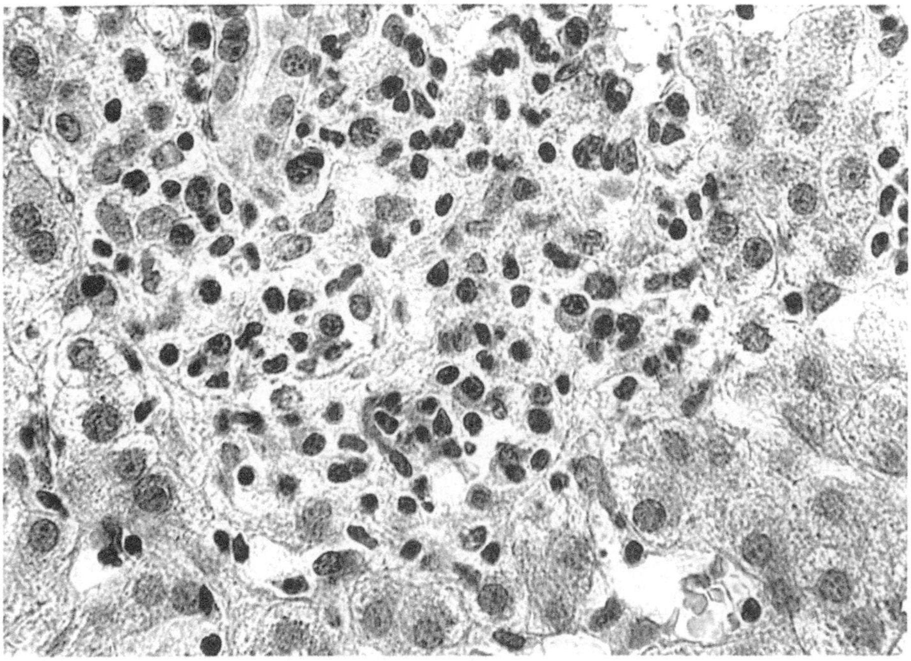

Abb. 321. Lymphoplasmacytisches malignes Lymphom. 69 Jahre, ♂. Klinische Krankheitsdauer 5 Monate. Gewichtsverlust, Kräfteverfall, Druckgefühl im rechten Oberbauch, Fieber, Milztumor, generalisierte Lymphknotenschwellung, Anämie. Relativ scharf begrenztes Portalfeld mit mäßig dichter Infiltration. HE, ×500

Lymphknotenschwellung sowie Hautinfiltrate. Viele Patienten leiden an Fieber, Nachtschweißen und Hautjucken. Nicht nur IgM, wie bei der Makroglobulinämie Waldenström, sondern auch IgG, IgA oder IgE können vermehrt sein [714]. Eine Leberbeteiligung ist bei Immunocytomen sehr häufig. Sie beträgt nicht weniger als 94% [715]. Das polymorphzellige lymphoplasmacytisch/-cytoide maligne Lymphom ist von mittlerem Malignitätsgrad und entspricht dem Malignant Lymphoma, diffuse Mixed, small and large cell, W.F.

Die Portalfelder sind oft nur herdförmig befallen, so daß die Leberbeteiligung manchmal erst in Serien- oder Stufenschnitten erkennbar wird. Befallene Portalfelder sind meist abgerundet, aber weniger dicht infiltriert als bei chronischer lymphatischer Leukämie (Abb. 321). Die Grenzlamelle bleibt intakt, so daß die Begrenzung der Portalfelder scharf ist. Eine Typ-III-Kollagenisierung ist kaum nachzuweisen. Die histologische Diagnose kann auf Grund von PAS-positiven, globulären, nucleären und cytoplasmatischen Zelleinschlüssen gestellt werden, die sich in 52–80% der Fälle finden und retinierte Immunglobuline darstellen (gut differenzierte, diffuse maligne Lymphome mit morphologischer Manifestation von Dysproteinämie, [603]). Pathognomonisch sind außerdem einzelne Mastzellen, die in die immunocytischen Infiltrate eingestreut sein können [284]. Die lymphoplasmacytischen malignen Lymphome werden gelegentlich durch eine perikollagene Amyloidose kompliziert (s.S. 285).

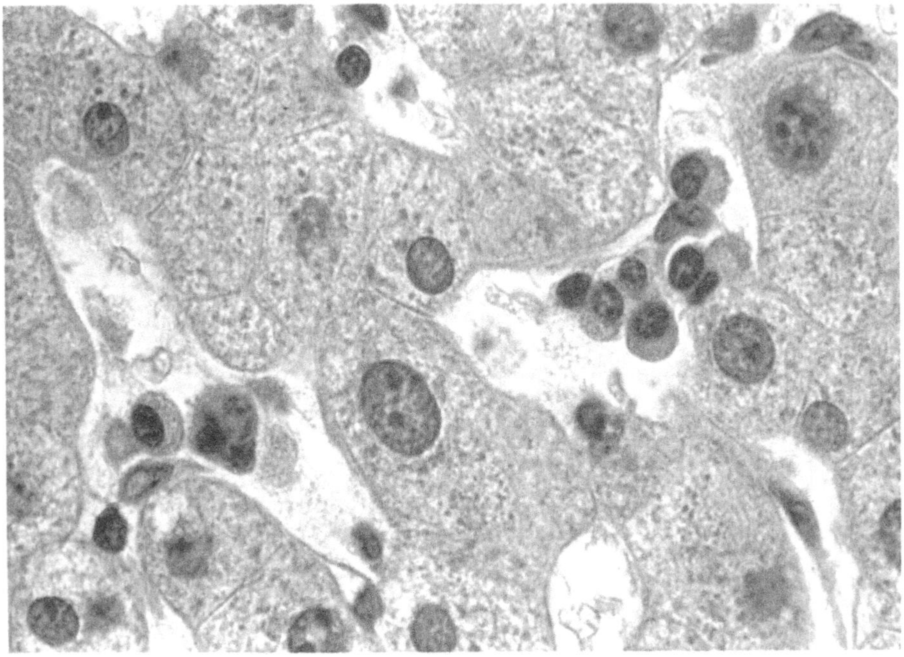

Abb. 322. Plasmacytisches malignes Lymphom (γ-Myelom), 74 Jahre, ♀. Diskrete Metastasierung in zwei benachbarte, etwas erweiterte Sinusoide. HE, ×800

c) Das plasmacytische maligne Lymphom. Die Tumorzellen des *plasmacytischen malignen Lymphoms* [435] *(Extramedullary Plasmocytoma, WF)* leiten sich von den B-Lymphocyten her, weshalb auch diese Tumoren zu den Lymphomen gerechnet werden können. Viele Autoren führen das Plasmocytom als eigene Krankheitseinheit an. Klinisch ist die Unterscheidung zwischen Plasmocytomen des Knochenmarks (Myelom) und den extramedullären Plasmocytomen [603] wesentlich, zu denen unter anderem die lymphonodulären Plasmocytome gehören.

Das *multiple Myelom* metastasiert in 21% der Fälle in die Leber, wobei die Tumorabsiedlungen häufig nur mikroskopisch feststellbar sind (Abb. 322). *Plasmazelleukämien* sind ungefähr fünfmal seltener als multiple Myelome. Immunchemisch werden meist leichte Ketten nachgewiesen. Die Erkrankung bevorzugt das 7. Lebensjahrzehnt und endet meist schon innerhalb eines halben Jahres nach der Diagnosestellung tödlich. Histologisch finden sich in erweiterten Sinusoiden reichlich plasmacytische Tumorzellen (Abb. 323). Auch bei Plasmocytomen kann es zur Ausbildung einer perikollagenen Amyloidose (s.S. 285) kommen.

d) Alpha chain disease (Mediterranes Lymphom) ist eine sehr seltene, im Nahen und Mittleren Osten vorwiegend bei jungen, erwachsenen Arabern auftretende IgA-Paraproteinämie (Heavy chain disease), die klinisch durch starke Durchfälle, Gewichtsverlust und Trommelschlegelfinger gekennzeichnet ist. Es besteht

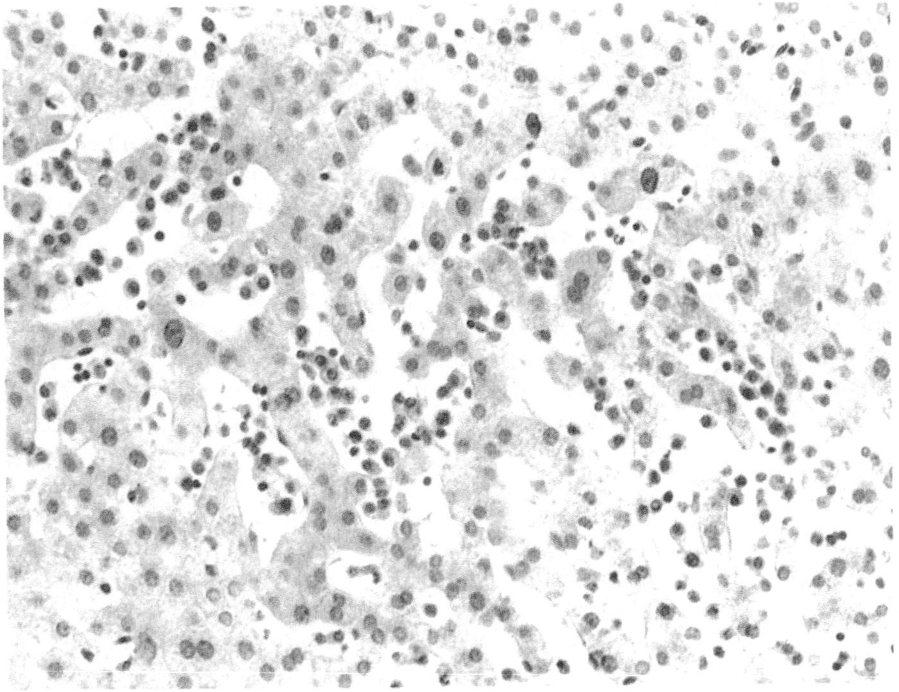

Abb. 323. Plasmacytisches malignes Lymphom (Plasmazelleukämie), 75 Jahre, ♂. Die erweiterten Sinusoide enthalten reichlich plasmacelluläre Tumorzellen. HE, ×200

ein Malabsorptionssyndrom, das durch eine schwere, vorwiegend plasmacelluläre Infiltration der Dünndarmschleimhaut und der mesenterialen Lymphknoten mit sekundärer Atrophie der Dünndarmmucosa hervorgerufen wird. Serologisch findet sich ein abnormales Immunglobulin, das von den infiltrierenden Zellen gebildet wird [599]. In der Leberbiopsie kann sich eine dichte, plasmacelluläre Infiltration der Portalfelder finden.

e) Das zentrocytische und das zentroblastisch-zentrocytische Lymphom. Bei Zentroblasten und Zentrocyten handelt es sich um Zellen der lymphatischen Keimzentren. Beide Zelltypen können maligne Lymphome verursachen. Während Lennert [435] zwischen einem zentroblastisch-zentrocytischen malignen Lymphom (folliculäres Lymphom, Brill-Symmers-Krankheit), zentrocytischen malignen Lymphom (Germinocytom, das keine Ausbildung von Keimzentren aufweist) und zentroblastischen malignen Lymphom differenziert, unterscheiden Lukes und Collins [462] zwischen „cleaved" (centrocytic) und „noncleaved" (centroblastic) follicular center cells und ihren malignen Lymphomen. Rappaport [603] reiht die zentrocytischen unter die mangelhaft differenzierten malignen Lymphome und die zentroblastischen unter die histiocytären ein, die Working Formulation beide unter die malignen Lymphome von mittlerer Malignität.

Das portale Zellinfiltrat besteht beim *zentrocytischen malignen Lymphom* aus dichten Ansammlungen von kleinen bis mittelgroßen Zellen, die einen etwas aufgehellten, unregelmäßig konturierten, eingekerbten Zellkern aufweisen. Mitosen sind manchmal zu beobachten, Zentroblasten sind nicht nachzuweisen. Die Infiltration treibt die Portalfelder kugelig auf, die Parenchym-Bindegewebegrenze ist scharf, kann aber terminal, wenn die Krankheit in ein leukämisches Stadium übergeht, verwaschen werden, wobei sich dann in den Sinusoiden reichlich zentrocytische Tumorzellen finden. Die portalen Gallengänge sind nicht beschädigt, eine nennenswerte Fibrosierung der Portalfelder findet nicht statt [284]. Die Häufigkeit des Leberbefalls beträgt 50% [714].

Beim *zentroblastisch-zentrocytischen malignen Lymphom* überwiegen die zentrocytischen Elemente. Zentroblasten mit multiplen, an der Kernmembran gelegenen Nucleolen sind nur vereinzelt zu beobachten. Ein folliculärer Aufbau kann angedeutet sein und kommt am besten bei Gitterfaserfärbungen zur Darstellung. Die Grenzlamelle um die abgerundeten Portalfelder wird stellenweise von den Tumorzellen durchbrochen [284]. Die Leber ist in 32% der Krankheitsfälle beteiligt [714].

f) Die Mycosis fungoides ist ein malignes T-Zell-Lymphom, das in der Haut beginnt und auch innere Organe befallen kann. Ungezielte Leberbiopsien, die wir bei Mycosis fungoides öfters vornahmen, waren stets negativ. Zu einer Leberbeteiligung dürfte es im allgemeinen erst im „sarkomatösen", anaplastischen Endstadium der Krankheit kommen, ferner beim Sézary-Syndrom, der leukämischen Variante der Mycosis fungoides. In einer mit Hilfe von Probelaparotomien untersuchten Serie [823] konnte nur 1 Fall mit Leberbeteiligung ermittelt werden. In einer autoptischen Serie von 45 Patienten wiesen dagegen 17 Fälle eine Leberbeteiligung auf [603]. Die Infiltrate beschränken sich auf die Portalfelder und bestehen vorwiegend aus atypischen, polymorphen lymphoiden Zellen (LUTZNER-Zellen [466]), zwischen denen sich hellkernige Elemente mit stark gebuchteten Ketten (interdigitierende Reticulumzellen) und einzelne größere Zellen mit großen, hyperchromen, sehr polymorphen Kernen (Mycosiszellen) finden. T-Zell-Lymphome des Erwachsenen werden durch Retroviren (HTLVI) hervorgerufen.

2. Non-Hodgkin-Lymphome von hohem Malignitätsgrad

Non-Hodgkin-Lymphome von hohem Malignitätsgrad umfassen die zentroblastischen, lymphoblastischen und immunoblastischen malignen Lymphome (Tabelle 61). Alle diese malignen Lymphome wurden früher vielfach als Reticulosarkome diagnostiziert, eine Bezeichnung, die heute, wenn überhaupt, nur mehr auf die immunoblastischen malignen Lymphome angewandt werden sollte. Allen Lymphomen von hohem Malignitätsgrad ist gemeinsam, daß sie in der Leber zu einer Destruktion der periportalen Grenzlamelle führen und eine Aufsplitterung und z.T. eine Neubildung portaler Gitterfasern bewirken [284].

a) Zentroblastische maligne Lymphome können entweder primär auftreten oder als „sarkomatöse Transformation" eines zentroblastisch-zentrocytischen malignen Lymphoms imponieren. Solche anaplastischen Keimzentrumtumoren führen meist innerhalb von 3 Monaten zum Tode. Bei den Tumorzellen handelt es sich um große Zentroblasten, deren Zellkerne multiple, an der Kernmembran gelegene Nucleolen aufweisen. Die Zellkerne sind von einem mittelbreiten, basophilen Cytoplasmasaum umgeben. Gelegentlich sind, ebenso wie beim lymphoblastischen malignen Lymphom (Burkitt-Lymphom), sog. Sternhimmelzellen zu beobachten. Es handelt sich dabei um Makrophagen mit hellem Cytoplasma, die Kerntrümmer phagocytieren und verstreut zwischen den dunkleren Tumorzellen liegen.

b) Lymphoblastische maligne Lymphome. Zu den lymphoblastischen malignen Lymphomen gehört das zentralafrikanische *Burkitt*-Lymphom, das vorwiegend bei Kindern im Vorschulalter auftritt. Es handelt sich um den ersten malignen Tumor des Menschen, von dem unzweifelhaft nachgewiesen werden konnte, daß ein Virus, das Epstein-Barr-Virus (das humane Herpesvirus 4), der Erreger der infektiösen Mononucleose, mit der Entstehung des Lymphoms in enger Beziehung steht. Die Burkitt-Tumorzellen produzieren Immunglobuline (IgM, IgG), ohne sie zu sezernieren. Es handelt sich also um ein B-Zell-Lymphom. Das afrikanische Burkitt-Lymphom ist ein schnell wachsender Tumor mit einer Dopplungsrate von 24 Stunden. Unbehandelt führt er innerhalb von 6 Monaten zum Tode.

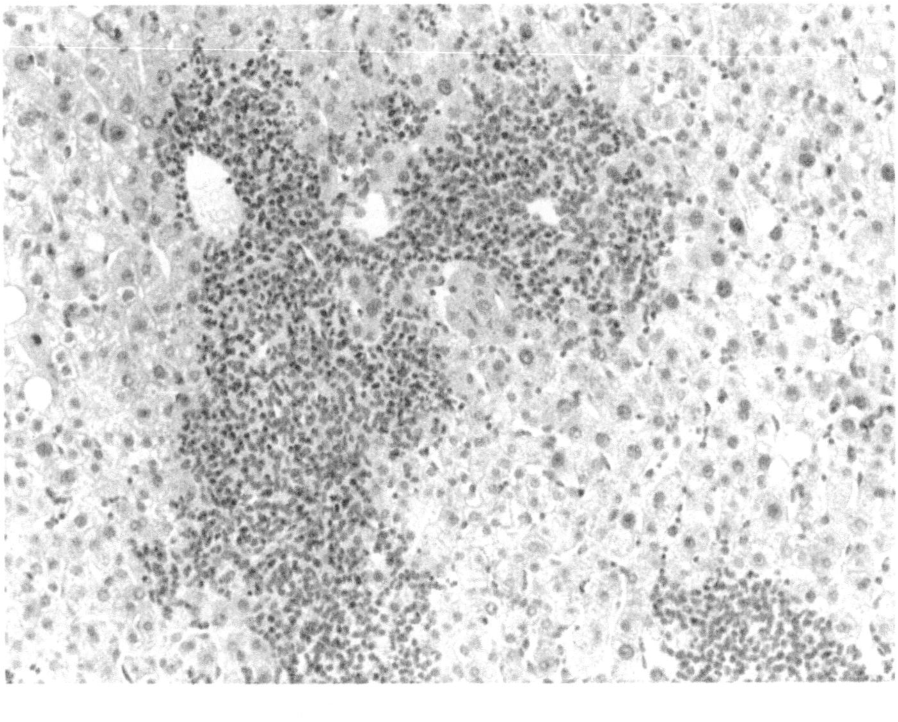

Abb. 324. Unklassifizierbares lymphoblastisches malignes Lymphom, 53 Jahre, ♂. Zufallsbefund (geringfügig pathologische Laboratoriumstests). Die Portalfelder sind verbreitert, irregulär gestaltet und dicht zellig infiltriert. Die Infiltration dehnt sich nach Zerstörung der Lamina lamitans ins periportale Parenchym aus. HE, ×120

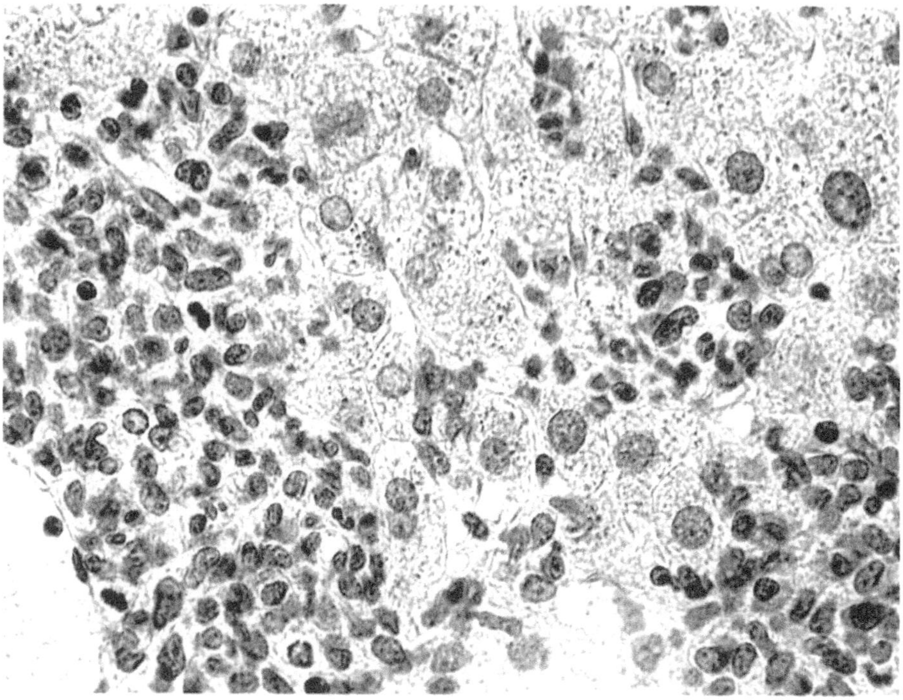

Abb. 325. Detail aus Abb. 324. Beträchtliche zellige Polymorphie, einzelne Mitosen. HE, ×500

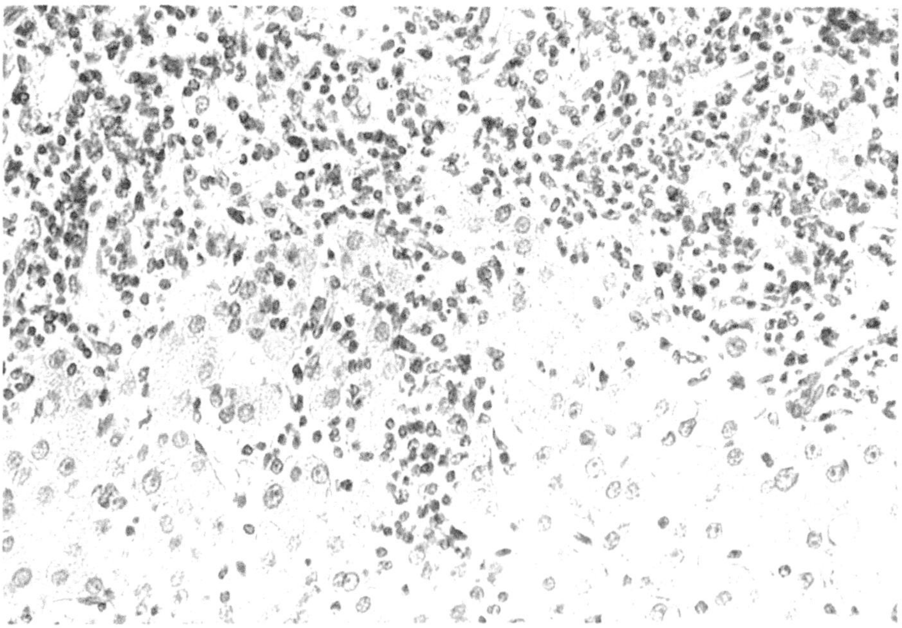

Abb. 326. Immunoblastisches malignes Lymphom (Makroglobulinämie Waldenström), 63 Jahre, ♂. Seit 16 Monaten Hepatosplenomegalie, Lymphknotenschwellungen, M-Gradient im γ-Bereich. Typischer sedimentations-analytischer Befund. Infiltration der Portalfelder mit kleinen, hell- und polymorphkernigen Zellen, auf die Läppchenperipherie übergreifend. HE, ×400

Zum *malignen lymphoblastischen T-Zell-Lymphom* gehören Lymphome vom „convoluted“ Zelltyp (Sternbergsche Lymphosarkomatose) und Lymphome, die diesen besonderen Zelltyp vermissen lassen.

Das *unklassifizierbare lymphoblastische Lymphom* (Abb. 324, 325) wird so genannt, weil z.Z. noch keine Aussage möglich ist, ob es sich dabei um ein malignes B- oder T-Zell-Lymphom handelt. Wahrscheinlich kann dieses Lymphom sowohl vom einen als auch vom anderen Lymphocytentyp verursacht werden. Die *akute lymphatische Leukämie* gehört ebenfalls in diese Kategorie. Die Tumorzellen sind kleine bis mittelgroße, anaplastische lymphoide Zellen mit runden hellen Kernen und einem schmalen, basophilen Cytoplasmasaum.

c) Das immunoblastische maligne Lymphom, das von RAPPAPORT [603] als diffushistiocytisches malignes Lymphom geführt wird, wird von der Mehrzahl der Autoren unter die Reticulosarkome eingereiht [680] (Abb. 326, s.S. 423).

D. Das Hodgkin-Lymphom (Lymphogranulomatose)

Der Morbus Hodgkin ist ebenso häufig wie alle malignen Non-Hodgkin-Lymphome zusammengenommen. Die Erkrankung beginnt immer im lymphatischen Gewebe. Nach einer Übereinkunft, die auf der Hodgkin-Konferenz in Rye, N.Y., U.S.A., erzielt wurde, unterscheidet man vier Formen:

1. die lymphocytenreiche Form
2. die nodulär-sklerosierende Form
3. den Mischtyp und
4. die lymphocytenarme Form.

Autoptisch findet sich in 55% von Hodgkin-Lymphomen eine sekundäre Beteiligung der Leber [394]. Mit der ungezielten Leberbiopsie war es uns bei 23 Patienten (8% der untersuchten Fälle) möglich, diagnostisch relevantes Lebergewebe zu gewinnen. Die weitere Entwicklung der Veränderungen oder ihr Rückgang unter cytostatischer Therapie konnte bei 5 Kranken bioptisch verfolgt werden, wobei bis zu 5 Leberbiopsien vorgenommen wurden. BAGLEY u. Mitarb. [29, 30] zeigten, daß die Ausbeute an positiven Leberbiopsien verdoppelt werden kann, wenn sie gezielt anläßlich von Laparoskopien oder Probelaparotomien vorgenommen wird. Ein Vergleich der histologischen Untersuchungsergebnisse mit den erhobenen physikalischen und biochemischen Befunden läßt die geringe Bedeutung erkennen, die diesen letzteren Untersuchungsmethoden für die Diagnose eines Hodgkin-Lymphoms der Leber zukommt: Eine pathologische Bromsulphthaleinretention und eine vermehrte Aktivität der alkalischen Phosphatase sprechen eher für das Vorliegen einer unspezifisch-reaktiven Hepatitis als für das Vorhandensein von Hodgkin-Infiltraten in der Leber. Bei Patienten mit Splenomegalie ist die Wahrscheinlichkeit eines Leberbefalls größer als bei Kranken mit normal großer Milz.

Klinisch gibt es vom stummen Leberbefall alle Übergänge zu Krankheitsbildern, bei denen die vergrößerte Leber mit Ikterus und Ascites im Mittelpunkt der Erkrankung zu stehen scheint. Makroskopisch präsentieren sich die lymphogranulomatösen Veränderungen grundsätzlich in zweifacher Weise: Es können

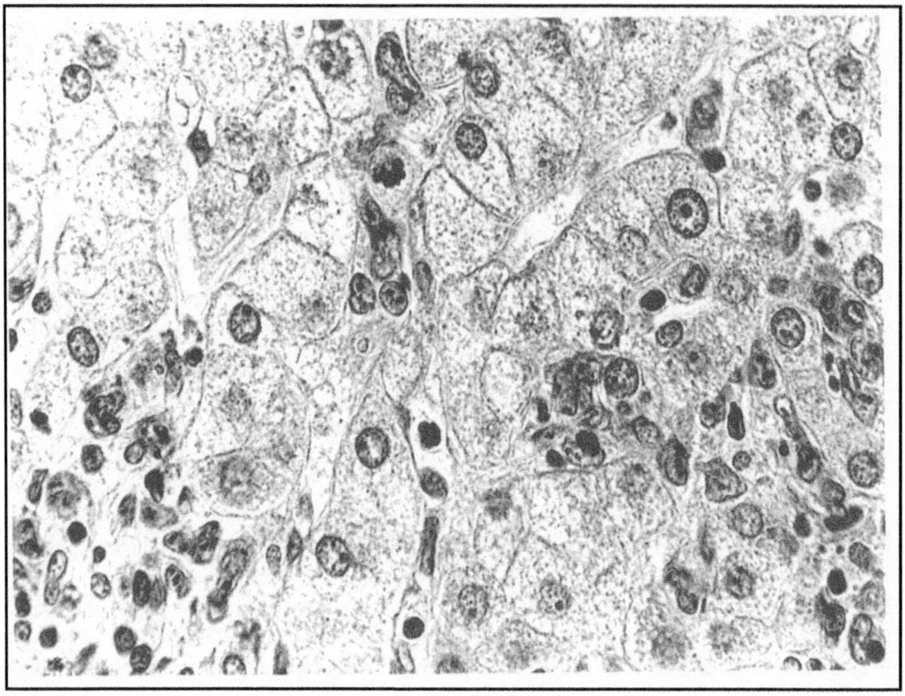

Abb. 327. Reticulosarkom. 56 Jahre, ♂. Seit einem halben Jahr Krankheitsgefühl, Auftreten subcutaner Tumorknoten. Pelvine, paraaortale und mediastinale Lymphome. Zahlreiche pathologische Reticulumzellen im Sternalmark. 3 Wochen nach Leberbiopsie Fieber, Ikterus und rascher Aminotransferasen-Anstieg. Exitus letalis. Portalfeld (*links unten*) und periportales Parenchym von Zellen infiltriert, die eine beträchtliche Kernpolymorphie und häufig Mitosen aufweisen. HE, × 500

sich große, grauweiße, meist multiple, subcapsulär und im Niveau gelegene Tumorknoten mit scharfer, aber irregulärer Begrenzung finden oder miliare Knötchen, die in diffuser Verteilung unter der Kapsel durchscheinen. Häufig findet sich eine Kombination dieser beiden Verteilungsmuster, die histologisch eine weitgehende Übereinstimmung aufweisen [394].

Die hepatalen Veränderungen sind primär in den Portalfeldern lokalisiert (Abb. 331), können in fortgeschrittenen Stadien aber auch innerhalb des Parenchyms nachgewiesen werden. Intralobuläre Läsionen liegen teilweise in erweiterten Sinusoiden (Abb. 328), teilweise nehmen sie den Platz zugrundegegangener Leberzellen ein (Abb. 329, 330). Charakteristisch sind reticuläre Riesenzellen, die in einem mäßig basophilen Cytoplasma meist mehrere, bizarre Zellkerne beherbergen, die Paltauf-Sternbergschen Riesenzellen [604, 727], im amerikanischen Schrifttum auch als Sternberg-Reed-Zellen bezeichnet [462]. Ebenfalls sehr kennzeichnend sind aber auch die Hodgkin-Zellen, große, einkernige, epitheloide Reticulumzellen, die hinsichtlich Kern und Zelleib ebenso groß oder auch größer als Leberzellen sind. Die Hodgkin-Zellen beherbergen einen zentral gelegenen, auffallend hellen, rundlichen oder ovoiden Kern, der ein bis zwei große, bei HE-Färbung leuchtend rote oder intensiv violette Nucleoli besitzt (Abb. 330, 331). Ihr Cytoplasma erscheint homogen und ist blaß basophil,

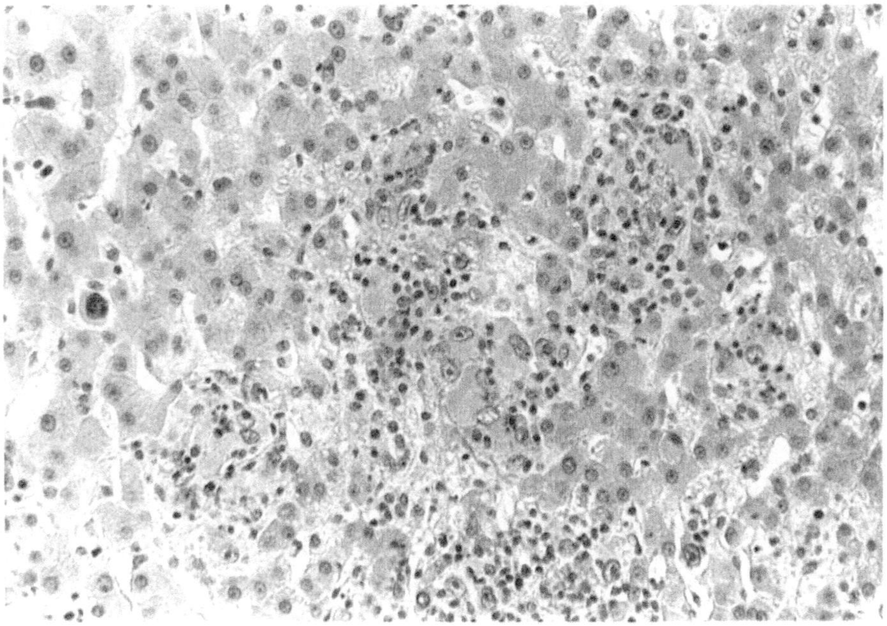

Abb. 328. Hodgkin-Lymphom, 55 Jahre, ♂, Krankheitsdauer 16 Jahre (!). Hepatosplenomegalie, septische Temperaturen, moribunder Zustand. Bil 42,8 µmol/l (2,5 mg/dl), Thy 1,6 TE, AST 19,0 E/l, ALT 4,0 E/l, AP 9,4 mmol E. Um typische Hodgkin-Zellen gruppieren sich intralobuläre, unscharf begrenzte und unregelmäßige Infiltrate, vorwiegend aus kleinen Rundzellen. Links im Parenchym eine atypische Zelle mit pyknotischem Riesenkern. HE, ×200

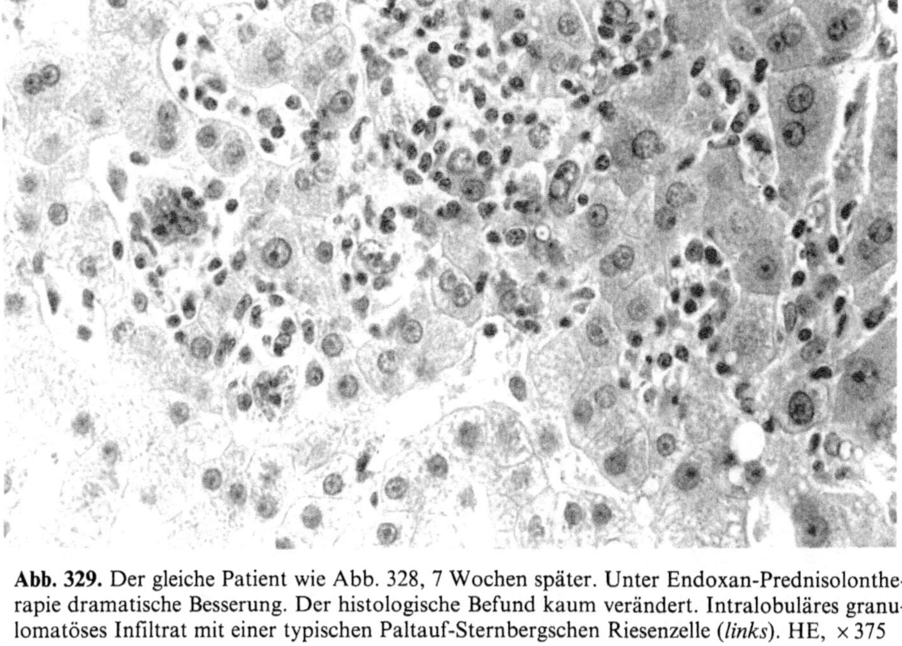

Abb. 329. Der gleiche Patient wie Abb. 328, 7 Wochen später. Unter Endoxan-Prednisolontherapie dramatische Besserung. Der histologische Befund kaum verändert. Intralobuläres granulomatöses Infiltrat mit einer typischen Paltauf-Sternbergschen Riesenzelle (*links*). HE, ×375

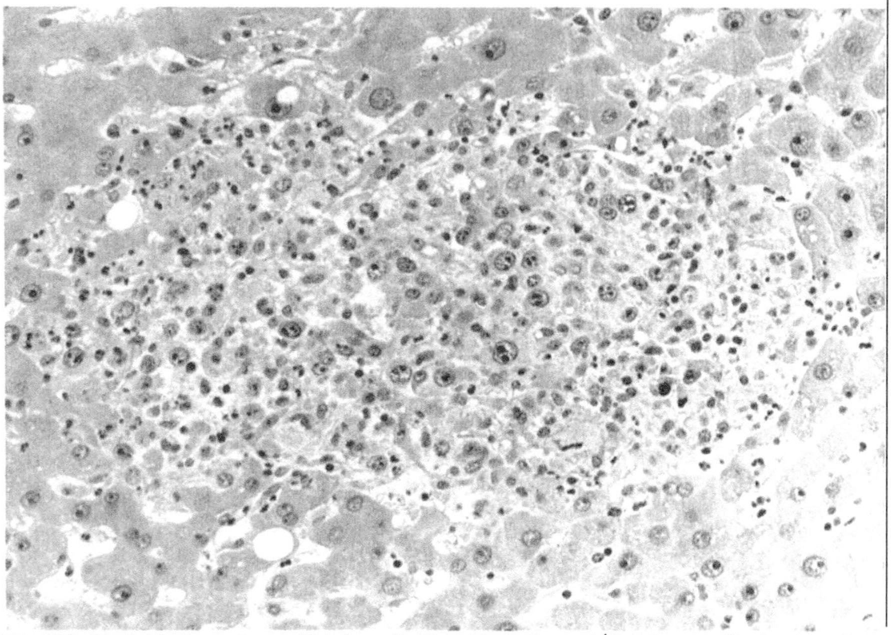

Abb. 330. Hodgkin-Lymphom, 59 Jahre, ♀, Krankheitsdauer $5^1/_2$ Monate, Kachexie, sekundäre Anämie, Ikterus, Bil 188,1 µmol/l (11,0 mg/dl dR), AST 28 WE. Relativ scharf begrenztes, großes intralobuläres Granulom mit zahlreichen Hodgkin-Zellen. HE, ×200

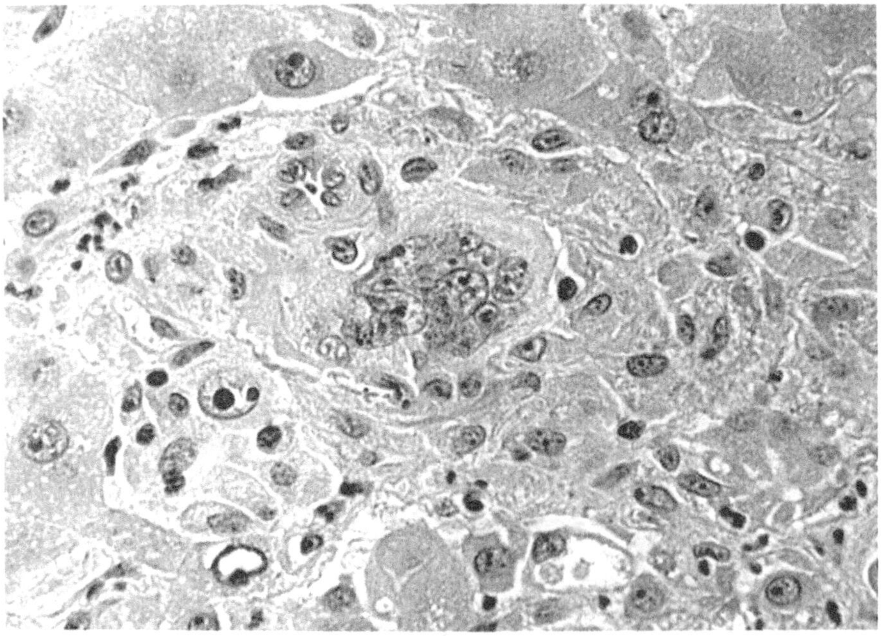

Abb. 331. Die gleiche Biopsie wie Abb. 330. Kleines portales Granulom. Unter der interlobulären Arterie eine Paltauf-Sternbergsche Riesenzelle und eine Hodgkin-Zelle. HE, ×500

Mitosen können gelegentlich beobachtet werden (Abb. 330). Die Paltauf-Sternbergschen Riesenzellen gehen aus den Hodgkin-Zellen hervor. Das Komitee zur Stadieneinteilung der Hodgkinschen Krankheit empfahl deshalb völlig zurecht, die „mononucleären Zellen mit den Kernmerkmalen von Sternberg-Reed-Zellen" (=Hodgkin-Zellen) als Beweis für einen lymphogranulomatösen Leberbefall zu werten, wenn sie in der charakteristischen zelligen Umgebung des Hodgkin-Lymphoms angetroffen werden [604]. Diese charakteristische zellige Umgebung besteht aus kleinen Lymphocyten, Histiocyten und oft auch aus eosinophilen Leukocyten.

E. Reticulosen und Reticulosarkome

„Reticulose" und „Reticulosarkom" waren in der Vergangenheit vielfach Verlegenheitsdiagnosen bei malignen Erkrankungen des blutbildenden Systems, die sich in keine der wohldefinierten Kategorien einordnen ließen. Mit der Erforschung und Klassifizierung der Non-Hodgkin-Lymphome wurde diesen nebulösen Krankheitsbegriffen weitgehend der Boden entzogen.

1. Reticulosen

Die Histiocytosis X und die familiäre hämophagocytische Reticulose wurden bereits bei den Leberkrankheiten des Kindesalters abgehandelt (s.S. 256). Bei den leukämischen malignen Reticulosen besteht, falls die unspezifische Esterasereaktion positiv ist, eine Verwandschaft zur Monocytenleukämie. Fällt die Esterasereaktion negativ aus, handelt es sich um ein Reticulosarkom mit Zellausschwemmung ins Blut. Die Haarzelleukämie, die häufig noch als lymphoide Reticulose bezeichnet wird, ist eine lymphatische Leukämie, die offenbar von B-Zellen ihren Ausgang nimmt (s.S. 412).

2. Reticulosarkome

Das Reticulosarkom (reticuloendotheliales Sarkom, Retothelsarkom, Stammzellsarkom, histioblastisches Sarkom) wurde von Rappaport [603] als undifferenziertes malignes Lymphom klassifiziert. Bei den meisten dieser Krankheitsfälle handelt es sich um Immunglobulin-produzierende Tumoren, also um immunoblastische maligne Lymphome [435].

Die seltenen „echten" Reticulosarkome (Abb. 327) unterteilen sich in Sarkome histiocytischer, fibroblastischer, dendritischer und interdigitierender Reticulumzellen. Eine Differenzierung und Klassifizierung dieser Sarkome, die gelegentlich auch die Leber infiltrieren können, ist z.Z. noch nicht möglich [435].

F. Die Differentialdiagnose der Leberveränderungen bei Krankheiten des blutbildenden Systems

Wenn sich eine Hämoblastose auf Grund des peripheren Blutes und Sternalmarks nicht sichern läßt, sollte auf die Leberbiopsie als einfache und erfolgversprechende Methode nicht verzichtet werden. Handelt es sich bei Leukosen darum, eine Differentialdiagnose zwischen einer myeloproliferativen Krankheit und einem malignen Lymphom zu stellen, erweist sich das Leberpunktat von besonderem Wert: Dank der charakteristischen Verteilung der infiltrierenden Zellen ist hier die Diagnose leichter und exakter zu stellen, als aus einem exstirpierten Lymphknoten. Bei chronischen Myelosen kann die Infiltration – wie bereits erwähnt – sehr gering sein und deshalb zu differentialdiagnostischen Schwierigkeiten Anlaß geben. Das histologische Bild kann große Ähnlichkeit mit einer unspezifisch-reaktiven Hepatitis aufweisen. Vor Verwechslung schützt oft nur eine genaue Durchmusterung der zelligen Elemente in den Sinusoiden. Eine Verwechslung zwischen Myelose und myeloider Metaplasie ist kaum möglich, wenn bei hepataler Blutbildung – wie üblich – reichlich Megakaryocyten aufscheinen. Allerdings können sich auch bei Myelose wenige Riesenzellen finden. Wenn bei myeloider Metaplasie ebenfalls nur wenige Megakaryocyten gebildet werden, was gelegentlich vorkommt, spricht die herdförmige Anordnung der myeloischen Elemente in ihrem Sinn.

Da sowohl Hodgkin- als auch Non-Hodgkin-Lymphome erst relativ spät die Leber miterfassen, also zu einem Zeitpunkt, an dem sich das klinische Krankheitsbild bereits deutlich ausgeprägt hat, steht eine hepatologische Differentialdiagnose zwischen diesen beiden Krankheitsgruppen selten zur Debatte. Aber auch ohne Kenntnis des Falles und seiner Krankengeschichte kann ein Leberbefall meist ohne Schwierigkeiten klassifiziert werden, wenn sich einerseits Infiltrate mit Hodgkin- oder Paltauf-Sternbergschen Riesenzellen oder andererseits uniforme lymphomatöse Zellansammlungen finden.

Ausgiebige chronisch-entzündliche Infiltrate bei primärer biliärer Cirrhose, chronisch-persistierender Hepatitis oder chronisch-aggressiver Hepatitis können gelegentlich auch an ein Non-Hodgkin-Lymphom, vor allem an Infiltrate bei chronischer lymphatischer Leukämie, denken lassen. Sie erreichen aber selten die Dichte eines malignen Lymphoms und nie seine Uniformität. Die Differentialdiagnose zwischen den Leberveränderungen bei Non-Hodgkin-Lymphom oder Reticulose und Mononucleosis infectiosa kann histologische Schwierigkeiten bereiten. In solchen Fällen sollte der Untersucher auf beide Möglichkeiten aufmerksam machen, um eine endgültige Abklärung auf serologischem Wege zu ermöglichen.

XII. Lebergeschwülste des Erwachsenen

Die Leber ist der häufigste Sitz von Neoplasmen, mit einer Variabilität wie in keinem anderen Organ. Früher interessierten sich fast ausschließlich nur Pathologen für Lebertumoren, und dieses Interesse war ein rein deskriptives und statistisches. Mit der Möglichkeit einer mehr oder weniger erfolgreichen medikamentösen oder chirurgischen Therapie hat sich die Situation grundsätzlich geändert. Therapeutische Bemühungen hatten jedoch eine wesentliche Verbesserung der klinischen Diagnostik zur Voraussetzung, wie sie uns heute durch Laboratoriumstests, bildgebende Untersuchungsmethoden und Laparoskopie zur Verfügung stehen. Trotz dieser beträchtlichen Möglichkeiten bleibt die Schlüsselposition der Leberbiopsie erhalten: Sie hat die für jede erfolgreiche Therapie unerläßliche nähere Klassifizierung des Tumors zu sichern.

Eine Auswertung unseres Materials an ungezielten Leberbiopsien (bis einschließlich 1966) ergab bei Lebertumoren eine Trefferquote von 60% (Tabelle 14) [798]. Dieser für lokalisierte Leberveränderungen erstaunlich hohe Prozentsatz kann heute noch wesentlich gesteigert werden, da es die bildgebenden Verfahren möglich machen, die Tumoren zu lokalisieren und damit die günstigste percutane Einstichstelle auszuwählen. Neuere Arbeiten geben eine Erfolgsziffer von 75% an [149]. Trotzdem wenden wir die ungezielte percutane Leberbiopsie bei Tumorverdacht nicht mehr an und bevorzugen die Laparoskopie mit gezielter Biopsie, bzw. die sonographisch gesteuerte Feinnadelbiopsie. Die Laparoskopie hat den unschätzbaren Vorteil der Inspektion der Leberoberfläche, wobei auch subcapsuläre Tumoren erkannt werden können, deren Durchmesser weniger als 2 cm beträgt, und der Operateur die Möglichkeit erhält, die Gewebeentnahme unter Sicht vorzunehmen. Dieser Umstand garantiert nicht nur eine praktisch 100%ige Treffsicherheit, sondern er vermindert auch das Risiko des Eingriffs: Punktiert man nämlich das nekrotische Zentrum großer Tumoren, kann es aus der Einstichstelle zu unstillbaren Sickerblutungen kommen [451]. Die laparoskopische Sicht ergibt dagegen die Möglichkeit, den Gewebezylinder aus kleinen Herden oder aus den Randpartien der Geschwulst zu entnehmen, die Einstichstelle bis zum Stillstand der Blutung zu beobachten und nötigenfalls die Blutung durch Elektrokoagulation zu stillen.

Größere Tumorzellverbände sind am Biopsiezylinder bereits makroskopisch gut zu erkennen. Das bräunlichrosa Leberparenchym wird dann von scharf abgesetztem, weißlichem, fischfleischartigem Gewebe unterbrochen. Tumorgewebe kann vom gelblich-grauweißen, bedeutend konsistenteren Bindegewebe meist schon makroskopisch gut unterschieden werden. Handelt es sich um ne-

Tabelle 62. Histologische Einteilung der Lebertumoren. (Ergänzt nach Gibson u. Sobin [271])

A. *Epitheliale primäre Tumoren*	B. *Nicht-epitheliale primäre Tumoren*
1. Benigne	1. Hämangiosarkom
a) Leberzelladenom	2. Epitheloides Hämangioendotheliom
b) Noduläre Transformation	3. Infantiles Hämangioendotheliom
c) Partielle noduläre Hyperplasie	4. Embryonales Sarkom
d) Intrahepatisches Gallengangsadenom	5. Andere
e) Intrahepatisches Gallengangscystadenom	C. *Metastatische Tumoren*
f) Biliäre Papillomatose	D. *Hamartome, Mischtumoren, Heterotopie, Pseudoneoplasien*
g) Granulärer Zelltumor	1. Teratome
2. Maligne	2. Carcinosarkome
a) Leberzellcarcinom	3. Andere
b) Cholangiocarcinom	E. *Unklassifizierbare Tumoren*
c) Gallengangs-Cystadenocarcinom	F. *Hämopoetische und lymphoide Neoplasmen*
d) Kombiniertes Leberzell- und Cholangiocarcinom	
e) Hepatoblastom	
f) Undifferenziertes Carcinom	

krotisches neoplastisches Gewebe, zerfällt es entweder bei der Übertragung des Biopsiezylinders in die Fixierungsflüssigkeit oder es löst sich bereits beim Ausspritzen der Biopsienadel in staubförmige oder fetzige Krümel auf.

A. Epitheliale primäre Tumoren

1. Benigne Tumoren

a) Das Leberzelladenom ist ein benigner Tumor, der aus Zellen aufgebaut ist, die normalen Hepatocyten außerordentlich ähnlich sind. Leberzelladenome waren früher extrem selten und stellten fast immer einen Zufallsbefund dar [201]. Zumeist wurden sie anläßlich von Sektionen nachgewiesen, gelegentlich auch bei Laparotomien oder Laparoskopien. Durch ihre blaßrosa bis orangerote Färbung und ihre Vorwölbung heben sie sich öfters gut von der übrigen Leber ab und sind dann leicht zu erkennen. Seit der weltweiten Verwendung von Ovulationshemmern sind diese Tumoren so viel häufiger geworden, daß sie heute bei Frauen im gebärfähigen Alter eine bedeutsame Leberveränderung darstellen (s.S. 337). Von 1973, als der erste Verdacht geäußert worden war [46], bis 1977 wurden bereits mehr Leberzelladenome oder fokale noduläre Hyperplasien bei contraceptiv behandelten Frauen beobachtet, als vorher publizierte Beobachtungen in der gesamten Weltliteratur vorgelegen hatten [399].

Multiple Leberzelladenome werden manchmal beobachtet, sind jedoch selten. Im allgemeinen ist das Leberzelladenom solitär und gehört dem rechten Leberlappen an. Sein Durchmesser kann weniger als 1 mm (Abb. 332), aber auch bis zu 20 cm betragen [201]. Größere Adenome sind zur Gänze, gelegentlich auch nur teilweise, von einer Kapsel umgeben. Sie entwickeln sich meist in sonst normalen Lebern. Bei ähnlichen Gebilden in Cirrhosen handelt es sich im allgemeinen um hyperplastische regenerative Knoten. Oberflächliche Adenome wölben sich über das Leberniveau vor, gelegentlich sind sie gestielt.

Die Adenomzellen sind zumeist größer als die Leberzellen des übrigen Leberparenchyms, können sonst aber ein durchaus unauffälliges Aussehen haben, wenn man davon absieht, daß Form und Größe häufig etwas variieren. Oft ist der Adenomknoten glykogenreicher als das Nachbargewebe. Die Zellkerne sind klein, uniform und weisen keine Besonderheiten auf. Die Canaliculi erscheinen ebenfalls normal. Die Adenomzellen sind meist in einfachen, gelegentlich auch in zwei- oder dreischichtigen Platten angeordnet, die von engen, sonst aber unauffälligen Sinusoiden umgeben werden (Abb. 332). Adenome enthalten weder Zentralvenen noch Portalfelder oder Gallengänge, hingegen sind sie oft von weiten, dünnwandigen Venen durchsetzt oder, besonders wenn sie steroidbedingt sind, mit einer Peliosis hepatis kombiniert.

Leberzelladenome machen nur dann Beschwerden, wenn sie durch ihre Größe Nachbarorgane komprimieren oder wenn es nach Thrombose, Infarzierung oder Ruptur zu akuten intrahepatalen oder intraperitonealen Blutungen kommt. Ein Drittel der Adenome wurde vor der Ära der Ultrasonographie erst am Operationstisch anläßlich eines blutungsbedingten akuten Abdomens entdeckt.

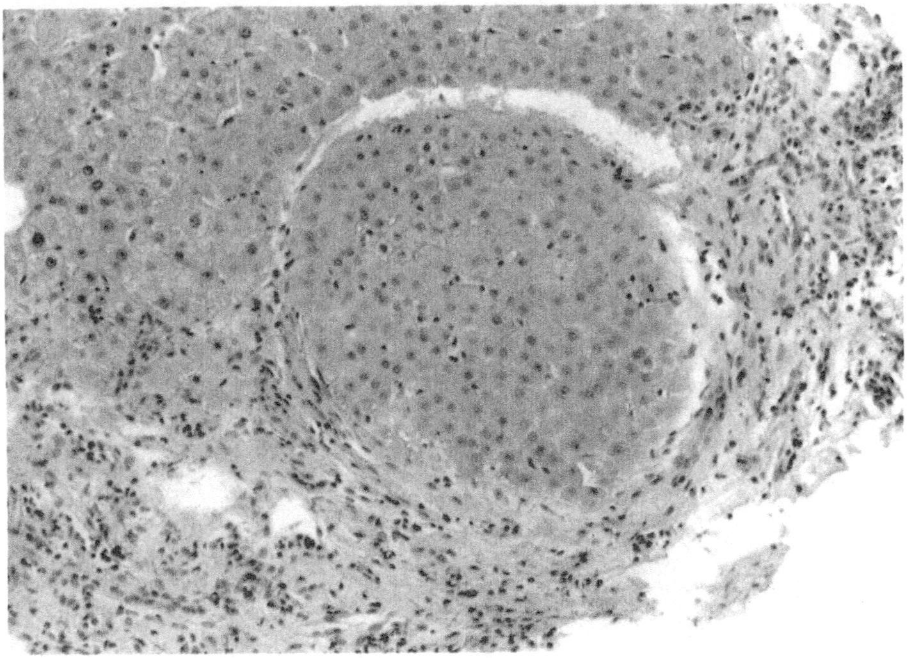

Abb. 332. Leberzelladenom bei Cirrhose. 64jähriger chronischer Alkoholiker. Kleiner Adenomknoten (am Rande eines größeren Parenchymkomplexes, der infolge eines Retraktionsspaltes deutlich zur Darstellung kommt. HE, ×120

b) Die noduläre Transformation wurde früher auch als noduläre regenerative oder als adenomatöse Hyperplasie der Leber bezeichnet. Die hyperplastische Leberveränderung kann von der Pubertät bis ins hohe Lebensalter auftreten und ist bei Männern und Frauen gleich häufig. Das Hauptsymptom ist eine Hepatosplenomegalie. Ascites und Oesophagusvaricen treten bei ungefähr der Hälfte der Patienten auf, so daß klinisch häufig die Fehldiagnose einer Lebercirrhose gestellt wird. Oft handelt es sich um Kranke, bei denen maligne Geschwülste anderer Organe oder Kollagenkrankheiten vorliegen, manchmal wird die noduläre Transformation auch in Stauungslebern nachgewiesen [724]. Portalvenenthrombosen gehören nicht zu diesem Krankheitsbild. Da die hyperplastischen Knoten häufig eine vermehrte Glykogen- und/oder Fetteinlagerung aufweisen, heben sie sich makroskopisch zumeist deutlich vom übrigen Parenchym ab.

Histologisch ist ihre Erkennung bedeutend schwieriger. Besonders in der Leberbiopsie, die weniger Übersicht bietet, kann die Veränderung leicht übersehen werden. Bei HE.-Färbung ist das hyperplastische Parenchym nur dadurch zu erkennen, daß seine Leberzellplatten manchmal zweilagig sind, heller als das normale Leberparenchym erscheinen (Abb. 333) und das unveränderte Parenchym verdrängen, so daß die Ränder der Knoten von atrophischen, angedeutet lamellär angeordneten Leberzellplatten umgeben sind (Abb. 334). Die hyperplastischen Knoten liegen zwischen normalen vasculären oder bindegewebigen

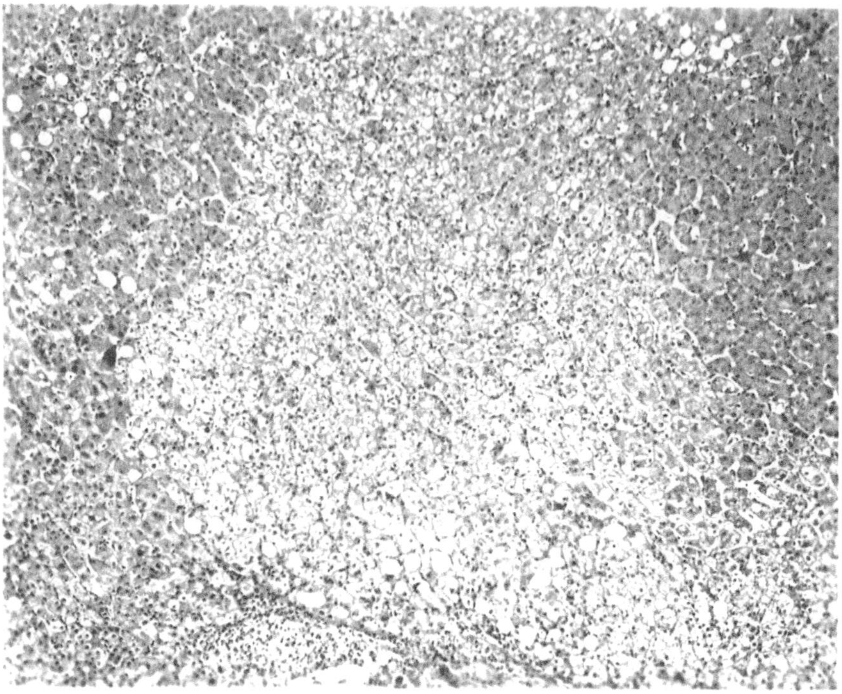

Abb. 333. Noduläre Transformation (Noduläre regenerative Hyperplasie). Der Knoten unterscheidet sich vom umgebenden, unveränderten Parenchym nur durch die blassere Anfärbung der Hepatocyten, bedingt durch stärkere Verfettung und vermehrten Glykogengehalt. HE, ×160 (K.S. ISHAK, Armed Forces Institute of Pathology)

Leberstrukturen, wobei sie weitgehend unauffällige Zentralvenen, Sublovularvenen oder Portalfelder einschließen können. Die interlobulären Pfortaderäste sind jedoch sowohl ihrem Kaliber als auch ihrer Zahl nach reduziert. Die kaum veränderte Leberarchitektur ermöglicht eine klare Differenzierung von der fokalen nodulären Hyperplasie, deren Knoten keinen normalen Aufbau aufweisen [741].

c) Die partielle noduläre Hyperplasie ist eine parenchymatöse Knotenbildung, die histologisch der nodulären Transformation entspricht, meist aber ausschließlich auf die Region der Leberpforte beschränkt ist [688]. Die Läsion kann mit einer Pfortaderthrombose kombiniert sein, verursacht aber auch ohne sie infolge Kompression des Leberhilus einen portalen Hochdruck mit Ausbildung von Oesophagusvaricen. Etwaige Blutungen haben auf Grund der ungestörten Leberfunktion eine relativ gute Prognose. Die Veränderung wird im allgemeinen als Lebercirrhose fehlgedeutet. An sie muß gedacht werden, wenn sich bei portaler Hypertension laparoskopisch eine glatte, anscheinend normale Leber findet, eine Leberbiopsie keinen krankhaften Befund aufdeckt und sich die Pfortader bei der Splenoportographie als durchgängig erweist. Nachdem Sonographie und Computertomographie zu diagnostischen Routinemethoden geworden sind, wird die partielle noduläre Hyperplasie öfters diagnostiziert werden können.

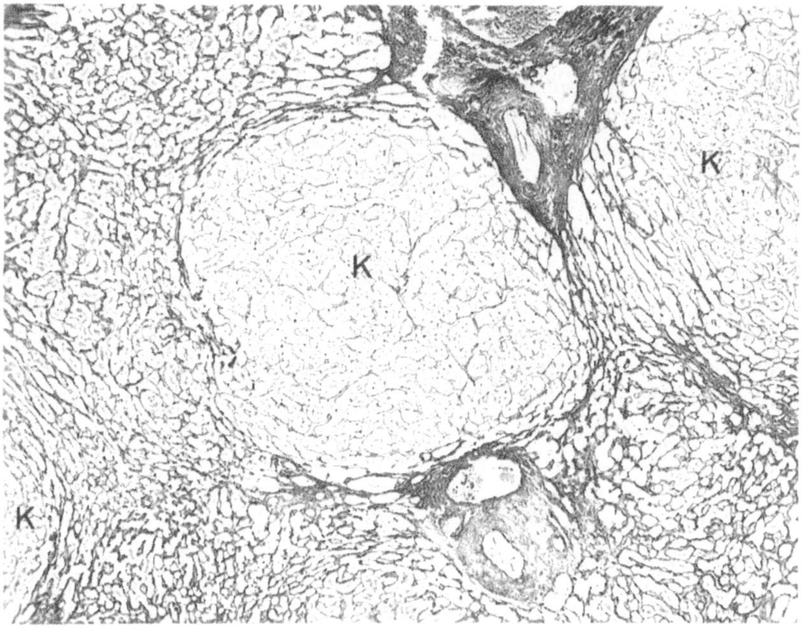

Abb. 334. Noduläre Transformation (noduläre regenerative Hyperplasie). Die Knotenbildung (K) kommt bei Gitterfaserfärbung durch die Kompression des umgebenden, „normalen" Parenchyms deutlich zur Darstellung. Färbung nach Wilder, ×40 (K.S. ISHAK, Armed Forces Institute of Pathology)

d) Das intrahepatische Gallengangsadenom ist aus proliferierenden kleinen Gallengängen in einem fibrösen Stroma aufgebaut. Es ist gewöhnlich solitär und subcapsulär gelegen, sein Durchmesser überschreitet kaum 1 cm. Es stellt einen Zufallsbefund ohne klinische Bedeutung dar.

e) Das intrahepatische Gallengangscystadenom. Das sehr seltene intrahepatische Gallengangscystadenom hingegen kann 10–30 cm im Durchmesser halten und durch seine Größe Beschwerden machen. Es wird in der Regel bei Patienten mittleren Lebensalters gefunden. Die Hohlräume des multiloculären, cystischen Tumors werden von flachem bis kubischem Epithel ausgekleidet, das papilläre Exkreszenzen aufweisen kann, und sind mit eiweißreicher bis mucoider Flüssigkeit erfüllt.

f) Die biliäre Papillomatose kann im mittleren bis hohen Lebensalter manifest werden. Sie tritt doppelt so häufig bei Männern als Frauen auf. Klinisch gibt sie sich durch rekurrierende Gelbsuchtattacken von Verschlußcharakter zu erkennen. Es handelt sich um eine häufig malignisierende Präcancerose.

g) Der in Europa äußerst seltene *granuläre Zelltumor*, der aber bei Frauen der schwarzen Rasse öfters beobachtet wird, stellt aus diesem Grunde 10% der benignen Gallengangsgeschwülste.

2. Maligne Tumoren

a) Das hepatocelluläre Carcinom. Die Fogarty-Konferenz [236] erkannte „Leberzellcarcinom“ und „Hepatocarcinom“ als Synonima an, verwarf jedoch mit gutem Grund die Bezeichnung „Hepatom“, die sowohl für Leberzelladenome als auch Leberzellcarcinome gebraucht wurde und damit eine Quelle zahlreicher Mißverständnisse war.

Das hepatocelluläre Carcinom gehört in den westlichen Industrieländern zu den seltenen Tumoren. Seine allgemeine Häufigkeit lag früher nach großen Sektionsstatistiken zwischen 0,1 und 0,2%, seine relative Häufigkeit unter den malignen Tumoren wurde mit 0,5–2% angegeben [112, 868]. Seit der Jahrhundertwende ist das Leberzellcarcinom in einem langsamen, aber stetigen Vormarsch begriffen [468, 842]. Die allgemeine Häufigkeit beträgt nun bereits 0,36–0,55%, die relative 1,2–3,3% [835]. In Österreich sind bereits 2,6% aller Krebstodesfälle durch hepatocelluläre Carcinome bedingt – offensichtlich ein unerwünschter „Erfolg“ der symptomatischen Cirrhosetherapie, die zu einer beträchtlich verlängerten Lebenserwartung geführt hat, die nun die Kranken auch die carcinomatöse Entartung der Cirrhose erleben läßt. 70% der hepatocellulären Carcinome entstehen in Cirrhosen. Das durchschnittliche Manifestationsalter liegt in der zweiten Hälfte des 6. Dezenniums, zwei Drittel bis vier Fünftel der Erkrankten sind Männer.

Im südlich der Sahara gelegenen Afrika, in Indien, China, Korea, Taiwan, Japan und Indonesien ist das Leberzellkarzinom um ein vielfaches häufiger als in Mittel- und Westeuropa, Skandinavien und den Vereinigten Staaten. Die geographische Besonderheit bringt es mit sich, daß dieses Carcinom (interessanterweise zusammen mit dem Oesophaguscarcinom) weltweit gesehen die häufigste Krebstodesursache ist: Jährlich sterben daran ungefähr 1 Million Männer und 200000 Frauen. Die größten Häufigkeiten werden im südlichen Ostafrika verzeichnet. So beträgt in Mozambique die alterskorrigierte Mortalität an Leberzellkrebs 99,3 auf 100000 Männer und 31,7 auf 100000 Frauen [520]. Dieser Krebs stellt dort 31–65% aller Todesfälle an malignen Erkrankungen, bei den Ouolofs in Dakar sogar 67%. Das Manifestationsalter liegt 20 Jahre niedriger als in unseren Breiten, und zwar bei 37,6 Jahren [725]. Die Inzidenz in dieser Altersgruppe ist damit 550mal höher als in den westlichen Industrienationen [20].

Auch in den Ländern mit großer Häufigkeit entwickeln sich 70% der Lebercarcinome in Cirrhosen. In Mitteleuropa und in den USA ist das Risiko eines Cirrhosepatienten an einem hepatozellulären Carcinom zu *sterben*, nicht allzu hoch: Es macht 3–7% aus [112, 868]. Die tatsächliche Carcinomhäufigkeit in Lebercirrhosen ist aber auch in unseren Breiten bedeutend größer. Es konnte nämlich gezeigt werden [842], daß solche Carcinome um so öfter gefunden werden, je sorgfältigere Autopsien man bei Cirrhosefällen vornimmt. In Afrika südlich der Sahara besteht für 44% der Cirrhosekranken das Risiko, an einem hepatocellulären Carcinom zugrundezugehen. Hier ist dieser Krebs, mit und ohne Cirrhose, die häufigere Todesursache als die Cirrhose allein. Diese Häufigkeit ist nicht genetisch bedingt, da die Nachkommen von Auswanderern in

Tabelle 63. Krankheiten und chronische Schädlichkeiten, die mit einer vermehrten Häufigkeit von Leberzellcarcinom einhergehen

1. Cirrhose
2. Chronische Hepatitis-B-Infektion
3. Mykotoxine und Pflanzentoxine
4. Chronische Medikation von oral wirksamen anabolen oder kontrazeptiven Steroiden
5. Hämochromatose
6. Thorotrast
7. Schistosomiasis

den USA ungefähr die gleiche hepatocelluläre Carcinominzidenz aufweisen wie die übrige Bevölkerung.

Die menschliche Leber ist gegen Carcinogene relativ resistent, einerseits, weil ihr Gewebe reichlich Hydratasen und Endonucleasen enthält, andererseits, weil Leberzellen außerordentlich langlebig sind und der Zellumsatz deshalb gering ist. Wenn es in tropischen Gegenden trotzdem zu einer so auffallenden Häufigkeit von Leberzellcarcinomen kommt, ist dafür ein multifaktorielles Ursachenspektrum verantwortlich zu machen (Tabelle 63).

Der wesentliche ätiologische Faktor ist ohne Zweifel die Hepatitis B-Infektion. Ganz allgemein haben Personen, die mit Hepatitis B infiziert wurden, ein 20mal höheres Risiko, dieses Carcinom zu entwickeln, als Personen der gleichen Bevölkerungsgruppe, die nicht infiziert wurden. In Griechenland, wo das Leberzellcarcinom bedeutend häufiger beobachtet wird als in Mittel-, West- und Nordeuropa, sind 5% der Bevölkerung HB_sAg-positiv, Kranke mit Leberkrebs dagegen in 55%. Die mittlere Überlebenszeit von Patienten mit chronischer Hepatitis B, bei denen ein positives α_1-Foetoprotein nachgewiesen werden kann, beträgt nur mehr 12,5 Monate [289].

In Mozambique (s.S. 430) sind 14% der Bevölkerung HB_sAg-Träger und 66% der Leberkrebskranken HB_sAg-positiv. Dabei wird das Carcinom kaum bei Kindern beobachtet, findet sich aber bereits bei jungen Männern im wehrfähigen Alter, was die Bedeutung der vertikalen Transmission der Hepatitis B in der Ätiologie des hepatocellulären Carcinoms unterstreicht.

Eine in Taiwan durchgeführte, prospektive Studie [49] zeigte, daß dort die Wahrscheinlichkeit, an Leberzellkrebs zu erkranken, bei asymptomatischen männlichen HB_sAg-Trägern mittleren Alters jährlich bei 1158 auf 100000 liegt. Das relative Risiko dieses Personenkreises ist damit 224mal größer als bei Nicht-Trägern. Das kombinierte Risiko, an Leberkrebs oder an der Cirrhose zu sterben, beträgt dort nicht weniger als 54,3%! Wir haben es hier also mit einem der gefährlichsten onkogenen Viren zu tun. Interessanterweise haben Untersuchungen Ähnlichkeiten der Hepadna-Viren mit Retroviren aufgedeckt [744].

Das Verständnis der Hepatitis B-bedingten Carcinogenese wurde durch den Umstand gefördert, daß es tierpathogene Viren gibt, die dem humanen Hepatitis B-Virus außerordentlich ähnlich sind und ähnliche Krankheiten inklusive dem hepatocellulären Carcinom hervorrufen (Hepadna-Viren). Die bisher entdeckten Tierarten sind das Waldmurmeltier (woodchuck), eine amerikanische Eichhörnchenart (beechy ground squirrel) und die sogenannten Pekingenten.

Bei chronischer Hepatitis B kann HBV-DNA im Leberzellkern in freier (episomaler) oder in integrierter Form nachgewiesen werden [104]. In Kulturen aus Hepatitis B-assoziierten hepatocellulären Carcinomen konnte HBV-DNA gefunden werden, die in das Genom der Leberzellen integriert ist [133], ein Befund, der inzwischen mehrfach bestätigt wurde [804]. Dieser Nachweis kann auch aus Leberbiopsien mit Hilfe der molekularen Hybridisierung mit ^{32}P-markierter HBV-DNA geführt werden. Die Integrierung ist zweifellos die wesentliche Voraussetzung für eine spätere Malignisierung. Klinisch kann sich die Integrierung dadurch ankündigen, daß bei Patienten mit chronischer Hepatitis B eine isolierte Serokonversion von HB_eAg zu anti HB_e eintritt.

Die Integration der HBV-DNA, also die *Initation* der Carcinogenese, scheint die betreffenden Leberzellen im allgemeinen gegen die Immunattacken des Wirtes zu schützen. Die *Promotion* dürfte durch bestimmte chemische oder infektiöse Reize bewirkt werden, welche Leberzellen zur Mitose anregen. Die Mitose scheint nun eine *Translokation* der Virus-DNA zum Chromosom 11 zu ermöglichen, was gleichbedeutend mit der Malignisierung der Leberzelle sein dürfte [585]. Da aber in der HBV-DNA ein transaktivierender Faktor nachgewiesen wurde, scheint die Frage, was letzten Endes die Translokation auslöst, weiter offen zu sein [863a].

Eine weitere wichtige Teilursache der hepatalen Carcinogenese sind wahrscheinlich die Aflatoxine (s.S. 353), deren geographische Verbreitung mit den Gebieten hoher Leberkrebshäufigkeit gut übereinstimmt. Daß noch weitere pflanzliche Gifte (z.B. Algentoxine) eine Rolle spielen, ist nicht erwiesen. Ob auch Viren der Hepatitis NANB-Gruppe onkogene Wirkungen anzulasten sind, ist z.Z. noch nicht bekannt. Der mögliche Einfluß von oral wirksamen, anabolen oder kontrazeptiven Steroiden wurde auf S. 337, von Thorotrast auf S. 294 abgehandelt.

Der knotige Umbau der Leber und die regenerative Tendenz, die diesen Knoten innewohnt, scheint ebenfalls krebsfördernd zu sein. Daß hepatocelluläre Carcinome auch in den gemäßigten Klimazonen vorwiegend in Cirrhosen auftreten, wurde bereits hervorgehoben (Farbabb. 340, S. 465). Allerdings scheinen für die Krebsmanifestation noch weitere Ursachen nötig zu sein, da eine maligne Degeneration bei primärer biliärer Cirrhose mit 1% der Fälle selten ist und bei Wilsonscher Krankheit so ungewöhnlich ist, daß bisher nur 6 Fälle beschrieben werden konnten [335a].

Manche amerikanische Autoren sehen im Alkohol eine dieser Ursachen und begründen dies damit, daß 20–25% der Leberzellkrebse bei chronischen Alkoholikern in nicht-cirrhotischen Lebern aufträten [447]. Andere Autoren heben dagegen hervor, daß eine Malignisierung fast ausschließlich erst im Krankheitsstadium der alkoholischen Cirrhose festzustellen sei [428, 568], was auch den europäischen Erfahrungen entspricht. In einer über 18 Jahre fortgeführten Langzeitstudie entwickelten 13% der alkoholischen Cirrhosen ein Carcinom, in einem anderen Krankengut fand es sich in 22,6% der Alkoholcirrhosen [524]. Zur Zeit muß wohl die Frage, ob Äthylalkohol krebsfördernd sei, eher mit nein beantwortet werden. Einerseits wäre es zwar denkbar, daß die induzierende Wirkung des Alkohols die Umwandlungen verschiedener chemischer Substanzen zu Carcinogenen fördere, andererseits konnte aber in einer Studie bei allen

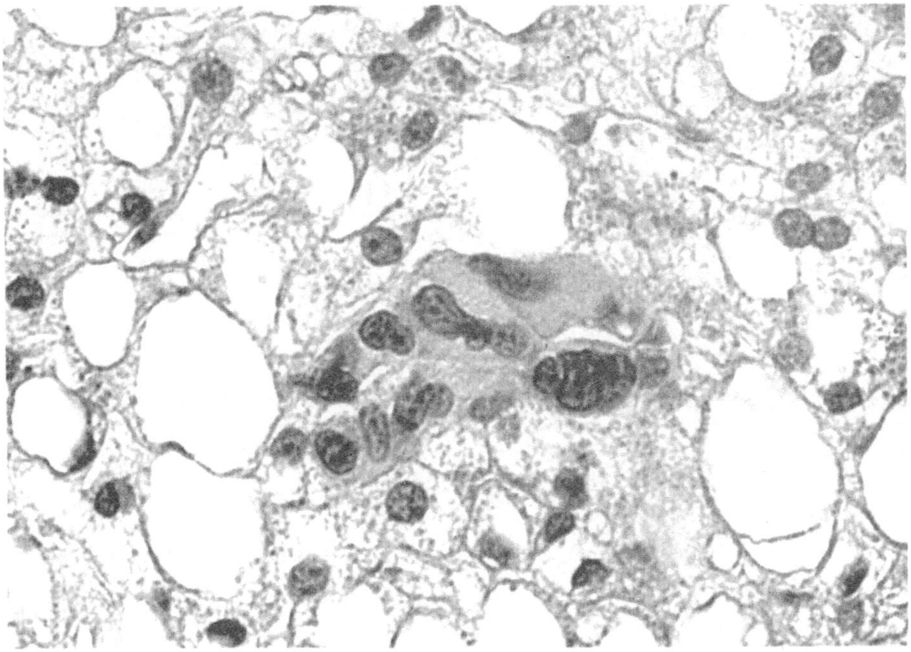

Abb. 335. Kleines Leberzellcarcinom bei Hämochromatose und diffuser Fettleber, 83 Jahre, ♂. Chronischer Alkoholiker, Diabetes mellitus, kardiale Dekompensation. HE, ×650

Fällen von alkoholischer Cirrhose mit Leberzellcarcinom im Genom der Krebszellen integrierte HBV-DNA nachgewiesen werden [103].

Eine Leberkrankheit mit gesichertem, erhöhtem Carcinomrisiko ist die Hämochromatose, bei der 7,3–18,9% der Fälle im Leberzellcarcinom enden (Abb. 335). Nach erfolgreicher Aderlaßtherapie und vollständiger Leerung der Eisendepots der Leber scheint die Carcinomhäufigkeit auf diejenige anderer Cirrhosen abzusinken. Auffällig ist jedenfalls, daß eine erhöhte Carcinomfrequenz zwar bei der klassischen idiopathischen Hämochromatose, nicht aber bei den sekundären Hämochromatosen zu verzeichnen ist [201]. Schließlich scheint noch die Schistosomiasis japonica mit einem vermehrten Carcinomrisiko einherzugehen [525].

Eine interessante und nicht zu seltene Komplikation des Leberzellcarcinoms ist das Budd-Chiari-Syndrom infolge Obstruktion der Vena cava inferior (s.S. 310).

Die histologisch-cytologische Klassifikation der hepatocellulären Carcinome, wie sie von der WHO [271] vorgeschlagen wurde (Tabelle 64), erweist sich für diagnostische Belange als nützlich [156]. Eine klinisch-prognostische Bedeutung kommt dieser Einteilung nicht zu. Sie wird durch die TNM-Klassifikation gegeben (Tabelle 65, 66). Die Leberzellcarcinome nehmen mit Sicherheit nicht von den atypischen, polyploiden Leberzellen ihren Ausgang, wie sie in chronisch geschädigten Lebern oder in Lebern alter Menschen häufig zu beobachten sind, sondern von den kleinen, diploiden Zellen, die eine hohe

Tabelle 64. Erscheinungsformen des hepatocellulären Carcinoms. (Nach GIBSON u. SOBIN [271])

Histologisch	Cytologisch
1. Trabeculär	1. Polygonal
2. Pseudoglandulär	2. Pleomorph
3. Solid	3. Hellzellig
4. Scirrhös	(4. Kleinzellig)
	(5. Spindelzellig)

Tabelle 66. Stadieneinteilung nach der TNM-Klassifikation

Stadium I	T_1	N0	M0
Stadium II	T_2	N0	M0
Stadium III	T_1, T_2	N1	M0
	T_3	jedes N	M0
Stadium IVa	T_4	jedes N	M0
Stadium IVb	jedes T	jedes N	M1

Tabelle 65. TNM-Klassifikation maligner primärer Lebertumoren (Stockholm 1985)

T Primärtumor

T_1 Solitärer Knoten bis 2 cm ∅ *ohne* Gefäßinvasion

T_2 Solitärer Knoten bis 2 cm ∅ *mit* Gefäßinvasion,
oder
Multiple[a] Knoten bis 2 cm ∅ in einem Leberlappen mit oder ohne Gefäßinvasion,
oder
Solitärer Knoten über 2 cm ∅ *ohne* Gefäßinvasion

T_3 Solitärer Knoten über 2 cm ∅ *mit* Gefäßinvasion
oder
Multiple[a] Knoten über 2 cm ∅ in einem Leberlappen mit oder ohne Gefäßinvasion

T_4 Multiple[a] Knoten in beiden Leberlappen *oder* Thrombose von Hauptästen der Portalvene oder der Lebervenen

N Regionale Lymphknoten

N0 Kein Nachweis befallener regionaler Lymphknoten

N1 Nachweis befallener Lymphknoten am Leberhilus

M Fernmetastasen

M0 Kein Nachweis von Fernmetastasen

M1 Nachweis von Fernmetastasen

[a] Im Falle multipler Knoten hat die Klassifizierung nach dem Tumor mit der höchsten T-Kategorie zu erfolgen. Multiple Knoten schließen sowohl Tochtergeschwülste als auch Tumorembolie ein

Wachstumstendenz besitzen. Der Urtyp des Wachstums ist der *trabeculäre* (Abb. 336, 337), von dem sich alle übrigen ableiten. Die Trabekel sind einschichtig (Abb. 336) oder mehrschichtig (Abb. 337) und durch Sinusoide, aber nicht durch Bindegewebe voneinander getrennt. Canaliculi können deutlich ausgebildet sein. Sind die Canaliculi stellenweise stark ausgeweitet, entsteht ein *pseudoglanduläres* Bild, wobei aber die ursprüngliche, trabeculäre Anordnung des Tumors stellenweise weiterhin erhalten bleibt. Erweiterte Canaliculi können von einem fibrinösen Exsudat, von Zerfallsprodukten, aber auch von Galle oder einem kolloidähnlichen Material erfüllt sein. Die pseudoglandulären Strukturen sind meist durch Sinusoide voneinander getrennt, gelegentlich findet sich aber auch lockeres Bindegewebe zwischen ihnen, wodurch solche Wachstumsformen oft schwer von Cholangiocarcinomen oder Adenocarcinommetastasen unter-

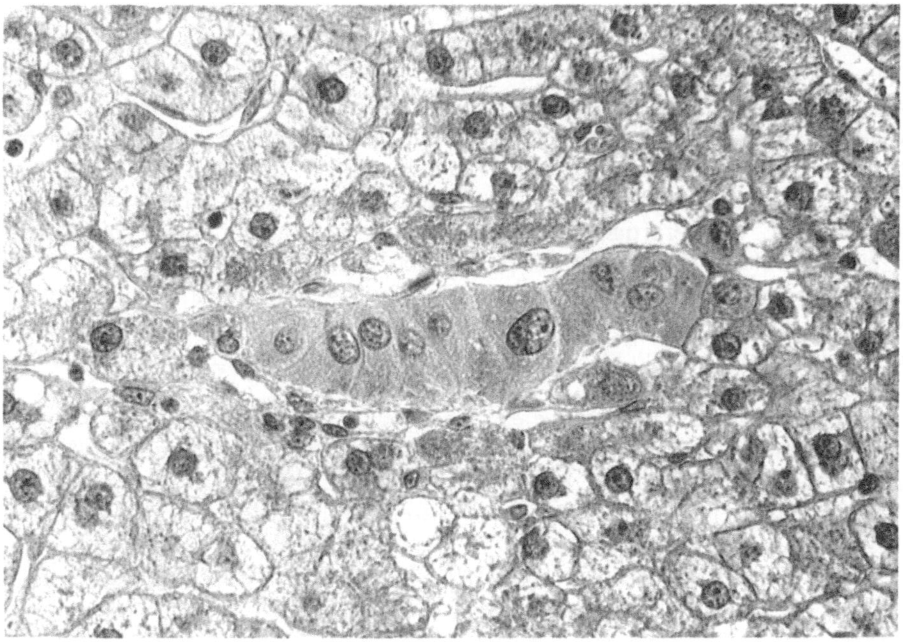

Abb. 336. Multizentrisches hepatocelluläres Carcinom, 54 Jahre, ♂. Seit 6 Monaten ungeklärtes Fieber und Schmerzen im rechten Oberbauch. Laboratoriumsbefunde unauffällig. Einer der zahlreichen Hepatomherde: Trabekel aus 9 maligne degenerierten Leberzellen, scharf vom normalen Parenchym abgesetzt. HE, ×400 [771]

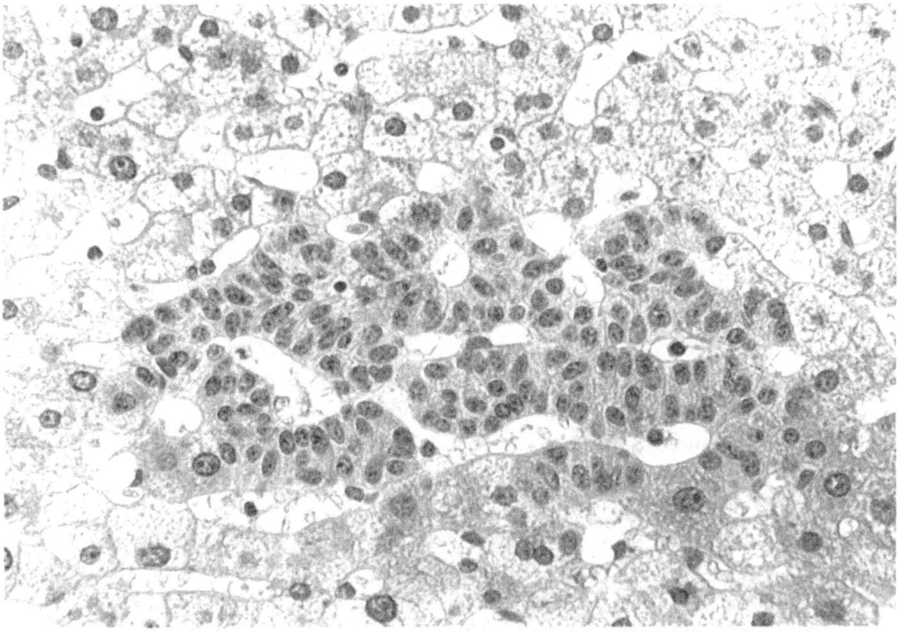

Abb. 337. Multizentrisches, kleinzelliges Lebercarcinom, 61 Jahre, ♂. Seit 6 Monaten Schmerzen im rechten Oberbauch, Hepatomegalie. Bil 27,4 µmol/l (1,6 mg/dl), Thy 2 TE, AST 32 E/l, BSP 14,9%, γ-Glob vermehrt. Einer der zahlreichen Herde: Weitgehend ausgereiftes, zwei Zellagen breites, das normale Plattengefüge imitierendes Carcinom. HE, ×325

schieden werden können. Gelegentlich wächst das Leberzellcarcinom auch in soliden Zapfen oder Platten, wobei die Sinusoide komprimiert sind oder überhaupt nicht in Erscheinung treten. Der sehr seltene scirrhöse Typ ist durch das reichliche fibröse Stroma, das die Tumortrabekel voneinander trennt, gekennzeichnet. Ein derartiges Bild des Leberzellcarcinoms findet sich am ehesten nach Bestrahlung, Chemotherapie oder Infarzierung [271].

Sklerosierende Leberzellcarcinome, aber auch Cholangiocarcinome, stellen klinisch insofern eine Besonderheit dar, als sie in fast 70% der Fälle, ohne daß Knochenmetastasen vorlägen, eine Hypercalcämie und Hypophosphatämie im Serum bewirken [544].

Hepatozelluläre Carcinome, die in Cirrhosen entstehen und einen Durchmesser von weniger als 3 cm aufweisen, sind meist von einer bindegewebigen Kapsel umgeben [352a]. Später brechen sie in Gefäße, besonders Lymphgefäße oder Lebervenenäste, ein (Abb. 338) oder benützen Blutgefäße oder Gallengänge als Leitschienen für ihre Ausbreitung.

Cytologisch gesehen sind auch die Lebercarcinomzellen zumeist *polygonal* gestaltet, wobei ihr Cytoplasma in der Regel basophiler ist als das normaler Leberzellen. Gelegentlich können Tumorzellen Fetteinlagerungen oder reichlich Glykogen aufweisen, woraus *hellzellige* Carcinome resultieren. Unreife Tumoren setzen sich aus *pleomorphen* Zellen zusammen, wobei die Tumorzellen stärkere Größen- und Färbungsunterschiede aufweisen und sich auch Riesenzellen mit bizarren Kernen finden. Diese Krebse können variable Strukturen bilden, die an andere epitheliale Organe des menschlichen Körpers oder auch an Lebern erinnern können, wie sie bei Embryonen verschiedener Gattungen des Tierreiches zu beobachten sind [207]. Gelegentlich finden sich auch *kleinzellige* (Abb. 337) oder *spindelzellige* Carcinome.

Nicht selten entwickeln die Tumorzellen Einschlüsse. Am häufigsten handelt es sich um globuläre, hyaline, stark acidophile Einschlüsse, die von einem hellen Hof umgeben sind und dadurch besonders deutlich in Erscheinung treten (Abb. 339). Diese Einschlüsse zeigen Eigenfluorescenz. Sie sind außerordentlich selten in anderen Tumoren zu finden, so daß ihr Nachweis sehr im Sinne eines hepatocellulären Carcinoms spricht. Mit Sicherheit kann ein Leberzellcarcinom diagnostiziert werden, wenn sich in Tumorzellen Mallory-Körper finden, wobei es sich bei den betreffenden Kranken durchaus nicht um chronische Alkoholiker handeln muß. Manche Leberzellkrebse sind zum Großteil oder ausschließlich aus Tumorzellen aufgebaut, die Mallory-Körper enthalten [526]. Gelegentlich sind im Tumorbereich typische Milchglaszellen zu finden, die sich histochemisch jedoch im allgemeinen als HB_sAg-negativ erweisen. HB_sAg-positive Milchglas-Tumorzellen kommen vor, solche Fälle sind aber außergewöhnlich selten [739]. Bei chronischer Hepatitis B können dagegen HB_sAg-positive Leberzellen häufig in der *Umgebung* des Carcinoms nachgewiesen werden, manchmal auch core-Antigen in Leberzellkernen. Einige Zellinien hepatocellulärer Carcinome sezernieren reichlich HB_sAg, neben kleinen Mengen von HB_eAg und HB_cAg, so z.B. die Alexander-Zellinie PLC/PRF/5 [474]. Eisenpigment oder Lipofuscin wird von Tumorzellen nicht gespeichert.

Von den hepatocellulären Carcinomen wird vielfach noch angenommen, daß sie aus einer krebsig entarteten Mutterzelle – also unizentrisch – entstünden.

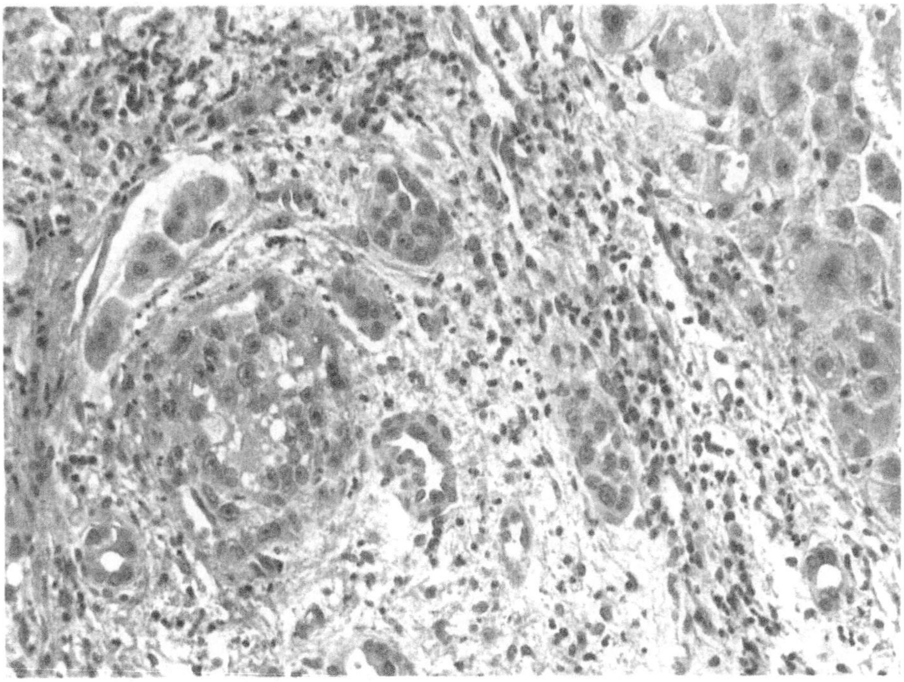

Abb. 338. Hepatocelluläres Carcinom bei alkoholischer Lebercirrhose. 75 Jahre, ♂. Das Carcinom ist mit soliden Tumorzapfen in die portalen Lymphgefäße eingewachsen. HE, × 240

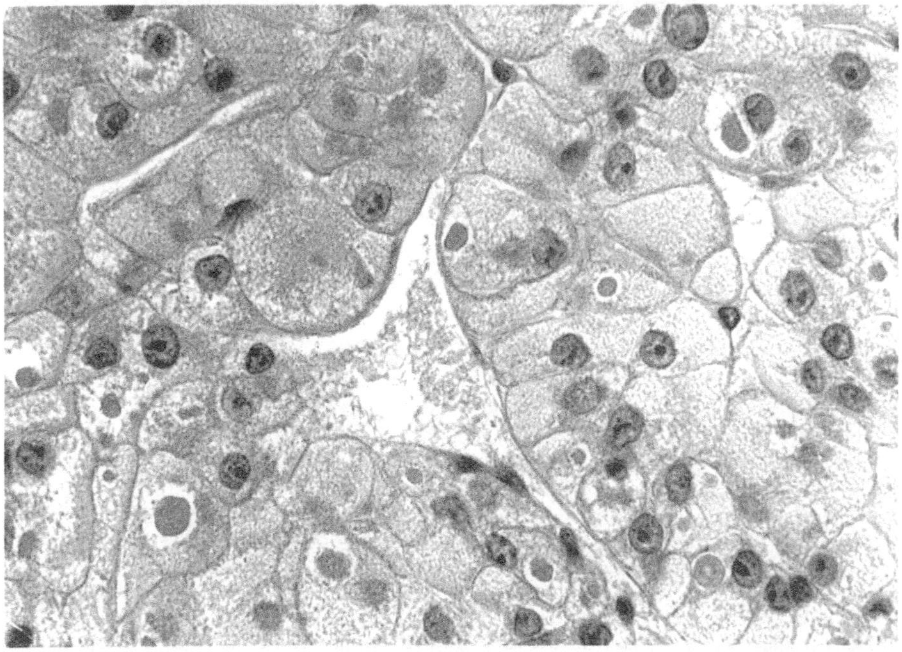

Abb. 339. Hepatocelluläres Carcinom. 61 Jahre, ♂. Viele der gut ausgereiften Tumorzellen enthalten verschieden große, acidophile, cytoplasmatische Einschlüsse. HE, × 500

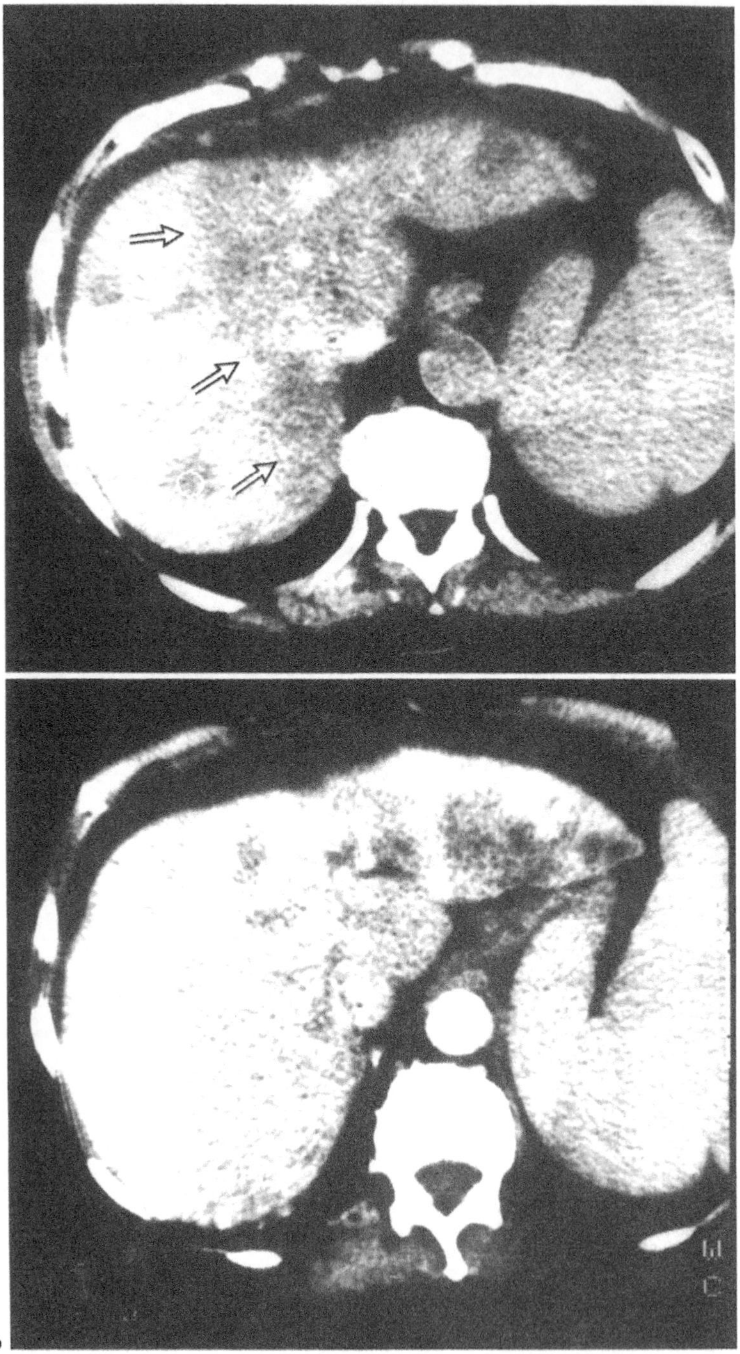

a

b

Abb. 341. a Mächtiges Leberzellcarcinom des linken Lappens, das die Lappengrenze nach rechts überschreitet (→). Metastase im dorsalen rechten Lappen (○). **b** Nach Kontrastmittelbolus. H. IMHOF, Zentrales Institut für Radiodiagnostik, Universität Wien

Gerade dieser Tumor bildet sich jedoch oft multizentrisch, und zwar auch in nicht cirrhotischen Lebern [771]. In unserem Biopsiematerial finden sich 117 hepatocelluläre Carcinome.

Die carcinomatöse Entartung kann gleichzeitig in mehreren benachbarten Elementen einer Leberzellplatte vor sich gehen (Abb. 336). In Cirrhosen scheint die multizentrische carcinomatöse Umwandlung mehr oder weniger die Regel zu sein. Bei etwas Glück kann man auch in der Biopsie maligne Knoten neben gutartigen Pseudolobuli antreffen.

In einem Drittel der Fälle verrät sich ein Leberzellcarcinom durch ein sonst unerklärbares, manchmal septisches Fieber oder dumpfe Schmerzen im rechten Oberbauch. Bei Cirrhosen ist das plötzliche Aufschießen zahlreicher Gefäßspinnen und Teleangiektasien auf maligne Degeneration verdächtig. Ein rascher Kräfteverfall, grobe, tastbare Knoten, Ikterus und oft hämorrhagischer Ascites signalisieren das fortgeschrittene Krankheitsstadium. Virilismus, Erythrocytose, Hypoglykämie oder Hypercalcämie sind ungewöhnliche Begleiterscheinungen. α_1-Foetoprotein ist der wichtigste biochemische Marker des Leberzellcarcinoms. Bei Nachweis durch Radioimmunoassay oder passiver Hämaglutination werden im allgemeinen Spiegel über 100 ng/ml als hochgradig verdächtig angesehen. Da aber auch bei chronischen Hepatitiden, vor allem solchen mit Brückennekrosen, und bei gewöhnlichen Lebercirrhosen vorübergehend Werte über 6000 ng/ml gemessen werden können, erreicht die Sensitivität von Einzelbestimmungen nur 66,7% [444a]. Nur kontinuierlich ansteigende Titer sind als sicher pathognomonisch zu betrachten [303]. α_1-Foetoprotein findet sich in 75–95% der hepatocellulären Carcinome, abhängig vom Reifegrad des Tumors. Sehr unreife oder sehr reife Leberzellcarcinome bilden kein α_1-Foetoprotein.

Ein weiterer, noch bedeutend sensitiverer Marker wäre die γGT, deren erhöhter Aktivität wegen der Vieldeutigkeit des Befundes aber kein besonderer praktischer Wert in der Lebertumordiagnostik zukommt. Histologisch ist die carcinomatöse Umwandlung dadurch charakterisiert, daß die adulten Enzyme, Adenosintriphosphatase, alkalische Phosphatase, Glucose-6-phosphatase und die Nucleasen schwinden und die fetalen Enzyme, vor allem die γGT, weniger das α_1-Foetoprotein, aufscheinen. Die γGT, von der es eine fetale und eine adulte Form gibt, ist am biliären Pol der carcinomatösen Leberzellen nachzuweisen [371].

b) Das Cholangiocarcinom. An ein Cholangiocarcinom muß gedacht werden, wenn sich in der Leberbiopsie ein Tumor mit glandulären oder trabekulären Strukturen und reichlich bindegewebigem Stroma findet, doch ist eine einwandfreie histologische Unterscheidung gegenüber glandulären Leberzellcarcinomen oder Adenocarcinommetastasen nur dann möglich, wenn carcinomatöse Umwandlungen von Gallengängen beobachtet werden können, was in Nadelbiopsien eine extreme Seltenheit sein dürfte. Ein gewisser Hinweis ist gegeben, wenn die carcinomatösen Drüsenschläuche bei Obstruktionsikterus Galle führen, doch kann ein solcher Befund gelegentlich auch einmal bei hepatalen Adenocarcinommetastasen mit Verschlußikterus erhoben werden. Im allgemeinen ist die Diagnose eines Cholangiocarcinoms eine klinische Ausschlußdiagnose. Der Tumor kann mucinös sein oder als Gallertcarcinom imponieren. Größere Cholangiocarcinome können verkalken. Die seltenen *adenosquamösen* oder *mucoepidermoi-*

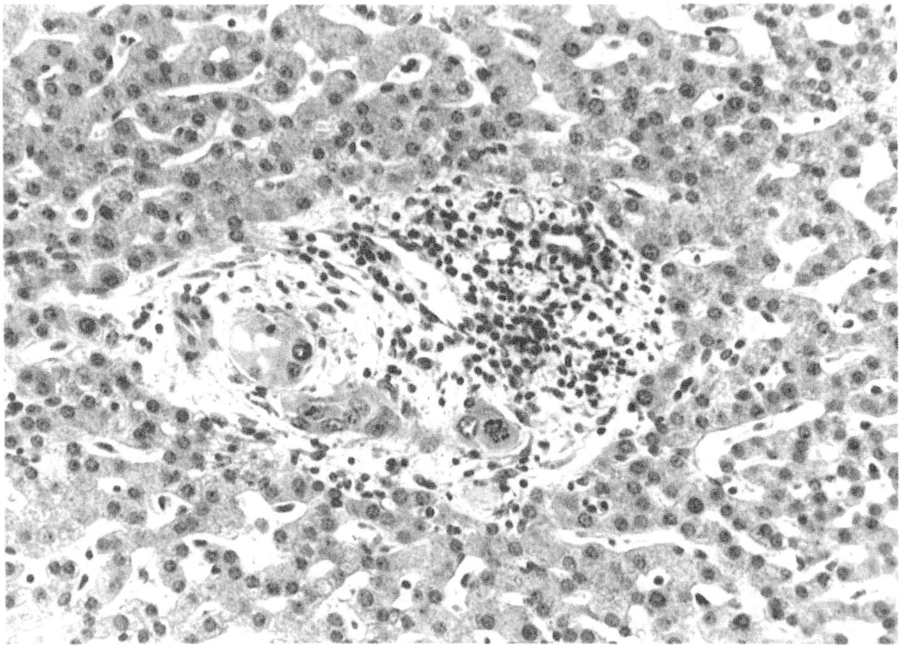

Abb. 342. Multizentrisches cholangiocelluläres Carcinom, 65 Jahre, ♂, bioptische Diagnose später autoptisch bestätigt. Das Carcinom sproßt in ein kleines, chronisch-entzündlich infiltriertes Portalfeld ein. HE, ×64

den Carcinome entstehen in der Regel als Komplikationen von Mißbildungen wie kongenitalen Cysten oder der kongenitalen Gallengangsdilatation.

Cholangiocarcinome sind in Europa und Nordamerika selten. Sie werden gelegentlich bei der fokalen Dilatation intrahepatischer Gallengänge (Carolische Krankheit), congenitalen hepatischen Fibrose, chronisch rezidivierenden Cholangitis, intrahepatischen Cholelithiasis, in Thorotrastlebern oder bei chronischen Fällen von Morbus Crohn oder Colitis ulcerosa beobachtet, dagegen kaum in Cirrhoselebern. In chinesischen Küstengebieten werden dagegen mindestens 15% der primären Leberkrebse durch Cholangiocarcinome verursacht [326]. Schuld daran trägt eine Distomiasis, die chronische Infektion mit Clonorchis sinensis, die auf den Genuß von rohem Fisch zurückgeht (siehe auch S. 164). Diese Carcinome sind multiloculär und nehmen von Gallengängen zweiter Ordnung ihren Ausgang, also Gängen, die mehr als 1 mm Durchmesser aufweisen. Der Leberegelbefall bedingt eine adenomatoide Hyperplasie, also eine mucoide, glandulär-hyperplastische Umwandlung des Gallengangsepithels, das damit eine gewisse Ähnlichkeit mit einer Dünndarmschleimhaut erhält. Die Malignisierung findet im Bereich des Deckepithels oder der tieferen adenomatoiden Schichten statt.

B. Nicht-epitheliale primäre Tumoren

Infantiles Hämangioendotheliom und embryonales Sarkom wurden bereits bei den Leberkrankheiten des Kindesalters abgehandelt.

1. Das Hämangiosarkom

Das Hämangiosarkom (malignes Hämangioendotheliom, Angiosarkom) ist ein meist multifokaler Spindelzelltumor, der präexistente hepatale Bluträume, Sinusoide und kleine Venen auskleidet oder in sie einwächst, aber auch neue Bluträume bildet. Das Sarkom nimmt von maligne degenerierten sinusoidalen Zellen seinen Ausgang und setzt sich aus großen, elongierten Elementen zusammen, die irreguläre, hyperchrome Kerne und ein acidophiles Cytoplasma mit undeutlichen Zellgrenzen aufweisen. Mitosen, bizarre Kernformen und Riesenzellen können ebenso beobachtet werden wie Herde extramedullärer Blutbildung. Die Phagocytosefähigkeit der maligne degenerierten sinusoidalen Zellen bleibt z.T. erhalten [236]. Wo Leberzellplatten stehen geblieben sind, ist es charakteristisch, daß sie von Tumorzellen „eingewickelt" werden (Abb. 343).

Die Unterscheidung gegenüber dem infantilen Hämangioendotheliom kann auf Grund des histologischen Bildes allein schwierig sein. Die Differentialdiagnose stellt sich aber im allgemeinen nicht, da das Hämangiosarkom das höhere Lebensalter bevorzugt. Es stellt nur 1,8% aller malignen primären Lebertumoren. In den USA werden 25–30 Todesfälle im Jahr registriert, was einer Mortalität von 0,014 entspricht. Männer erkranken bedeutend häufiger als Frauen.

Die Klinik ist uncharakteristisch, doch besteht zumeist an der Malignität des Krankheitsprozesses infolge Anämie, zunehmender Kachexie und Fieber kein Zweifel. Die Leberbezogenheit ergibt sich aus der wachsenden Hepatomegalie. Eine Splenomegalie ist häufig, eine Gelbsucht entwickelt sich meist erst terminal. Die zutreffende Diagnose kann nur durch die Leberbiopsie gestellt werden, die man am besten unter laparoskopischer Sicht ausführt. Ätiologisch

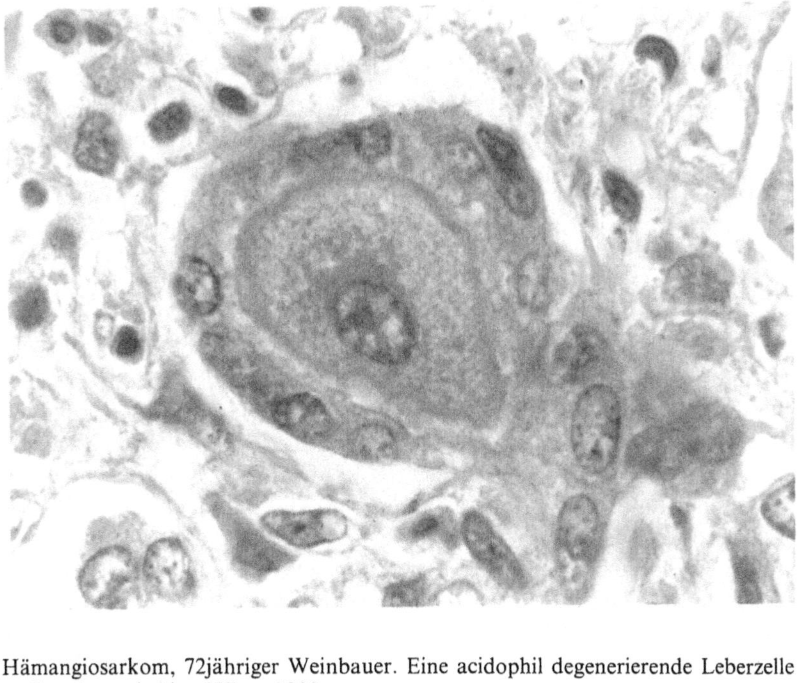

Abb. 343. Hämangiosarkom, 72jähriger Weinbauer. Eine acidophil degenerierende Leberzelle von Tumorzellen eingescheidet. HE, ×1200

kommen Thorotrast (Abb. 267) und die chronische Exposition mit anorganischen Arsenverbindungen, kupferhaltigen Spritzmitteln und Vinylchlorid (s.S. 358) in Frage. Einzelne Fälle wurden auch nach Langzeittherapie mit Diäthylstilböstrol beobachtet.

2. Das epitheloide Hämangioendotheliom

Dieser vasculäre, teils singuläre, teils multiple Tumor ist selten. Er wird im Lungenbereich auch als „intravasculärer bronchiolo-alveolärer Tumor" bezeichnet. Die Erkrankung tritt bei Erwachsenen beiderlei Geschlechtes in jeder Altersklasse auf. Der Tumor weist Merkmale auf, die ihn klar von anderen unterscheiden: Makroskopisch imponiert er als heller, fester Knoten, mikroskopisch infiltrieren die Tumorzellen Sinusoide und intrahepatische Venen. Es handelt sich um dendritische Zellen mit vacuolärem Cytoplasma und rundliche plasmareiche, epitheloide Zellen, die in ein myxoides, entzündlich infiltriertes Stroma eingebettet sind, das sclerosieren und auch verkalken kann. Metastasierung erfolgt spät und nicht in allen Fällen.

Klinisch können die Patienten alle Symptome hepataler Tumoren bieten, sich aber auch vollkommen wohlfühlen. Etwa die Hälfte der Patienten überlebt die Fünfjahresgrenze, auch 20 Jahre dauernde Krankheitsverläufe sind bekannt geworden [347a].

Wir konnten erst zwei derartige Krankheitsfälle beobachten. Die Differentialdiagnose ergibt sich klinisch beim röntgenologischen Nachweis verkalkter Knoten in der Leber vor allem gegenüber dem Hämangiom und Echinococcuscysten. Auch an einen Adrenalresttumor muß gedacht werden. Bei der histologischen Differentialdiagnose muß das sclerosierende Leberzellcarcinom (s.S. 436) und das Hämangiosarkom berücksichtigt werden.

3. Andere, nicht-epitheliale primäre Lebertumoren

Diese Tumoren sind Raritäten. Sie können benigne sein, wie das Lipom, Myolipom, Angiomyolipom, Fibrom, Leiomyom und Mesotheliom, oder maligne, wie Liposarkom, Fibrosarkom oder Leiomyosarkom.

C. Metastatische Tumoren

Durch ihre labyrinthartige Struktur und die Phagocytosekapazität der Kupffer-Zellen wirkt die Leber als Filter, der größere Zellen, die über die Pfortader oder die Leberarterie eingeschwemmt werden, zurückhält. Außerdem können maligne Tumoren auf dem Lymphweg Absiedlungen in der Leber setzen und schließlich können auch Neoplasmen der Nachbarschaft durch direktes Einwachsen auf die Leber übergreifen. Es ist deshalb nicht verwunderlich, daß die Leber nach den Lymphknoten der häufigste Sitz von Metastasen ist. 95–97% der Lebertumoren sind Metastasen. 10% der Metastasen haben einen Durchmesser von weniger als 5 mm und entziehen sich damit dem Nachweis durch bildgebende Verfahren, nicht aber, wenn sie oberflächlich gelegen sind, der laparoskopischen Inspektion. Bei extraabdominalen malignen Geschwülsten ist die Leber in 31%, bei bösartigen Geschwülsten des Bauchraumes in 48% beteiligt [855].

Je nachdem, ob die Leber für metastasierende Krebszellen den 1. oder 2. Filter darstellt, unterscheidet man Metastasen vom Portatyp (z.B. von colorectalen

Carcinomen) und vom Cavatyp (z.B. vom Mammacarcinom). Aus chirurgisch-therapeutischen Gründen ist die Entscheidung wesentlich, ob eine ausschließliche Metastasierung in die Leber vorliegt oder ob auch andere Organe betroffen sind, da im ersteren Falle, wenn Resezierbarkeit gegeben ist, die 5-Jahres-Überlebenszeit immerhin 25–35% beträgt, andernfalls aber die Lebenserwartung nur zwischen 4 und 8 Monaten liegt [515a]. Die Frage, ob und wo Lebermetastasen vorhanden sind und ob auch eine extrahepatische Metastasierung vorliegt, kann derzeit am verläßlichsten mit Hilfe der Immunscintigraphie entschieden werden. Carcinome vom Portatyp metastasieren in 37%, Carcinome vom Cavatyp in 12% der Fälle *ausschließlich* in die Leber. Leider sind nur in rund 10% der Fälle solitäre Lebermetastasen zu erwarten und ein ausschließlicher Befall entweder des rechten oder des linken Leberlappens findet sich bloß in 18,3% [738b].

Die Annahme, daß sich Fremdgewebe, das über die Vena mesenterica superior in die Leber eingeschleppt wird, hauptsächlich im rechten Leberlappen festsetzt, über die Vena lienalis eingeschlepptes dagegen vorwiegend im linken, hat einer Nachprüfung nicht standgehalten. Darüber hinaus finden sich keine Unterschiede im Metastasierungsmuster des Porta- oder Cavatyps [738b].

Innerhalb der Leber pflegen solide Geschwülste invasiv in den Hohlräumen der Portalfelder (Lymphgefäße, Pfortaderäste) oder in den Ästen der Lebervenen fortzuwachsen, im Parenchym die perisinusoidalen Räume, seltener auch die Sinusoide, zu infiltrieren (Abb. 344). Bei perisinusoidalem Wachstum kann das Fremdgewebe die Leberzellen verdrängen. Melanoblastomzellen sind häufig einzeln oder in kleineren Gruppen nachzuweisen (Abb. 345). Teils liegen sie in den Sinusoiden, teils dringen sie in die perisinusoidalen Räume und von dort in die Leberzellplatten ein (Abb. 346). Adenocarcinommetastasen wachsen eher expansiv (Abb. 347).

Der Untersucher tut gut daran, sich bei Lebermetastasen, auch wenn eine auffallende Ähnlichkeit mit Organstrukturen besteht, bezüglich der Lokalisation des Primärtumors nicht festzulegen, sondern nur die verschiedenen, in Frage kommenden Möglichkeiten aufzuzählen. Deshalb kann hier auch darauf verzichtet werden, die verschiedenen Arten und Formen von Lebermetastasen abzubilden, wie wir sie in 338 Metastasenlebern beobachten konnten. Einige wenige charakteristische Beispiele mögen lediglich helfen, den Eindruck abzurunden (Abb. 349–351).

Lebermetastasen lösen häufig eine lokale reaktive Hepatitis aus. Wurde die Leberbiopsie wegen vermuteter Metastasen ungezielt vorgenommen und finden sich in der Biopsie lediglich solche entzündliche Veränderungen (Abb. 85, 86), kann man mit einiger Wahrscheinlichkeit annehmen, daß der Gewebezylinder aus der Nachbarschaft einer Metastase stamme.

Selten finden sich Krebsabsiedlungen, die von segmentkernigen oder eosinophilen Leukocyten dicht durchsetzt sind, während verschiedenartigste regressive Veränderungen an Metastasen häufig zu beobachten sind. Lebermetastasen von Pankreascarcinomen sind oft hämorrhagisch.

Sekundäre Tumoren sind in Lebercirrhosen um 50% seltener als in normal strukturierten Lebern. Diese Tatsache beruht weder darauf, daß die Cirrhose für ein metastatisches Krebswachstum einen „unfruchtbaren Boden“ darstelle, noch auf ihrer veränderten vasculären Struktur. Bei malignen extrahepatischen Tumoren, die über die Lymphknotenschranke hinaus metastasiert haben, ist nämlich die Häufigkeit von Metastasen in cirrhotischen und nicht-cirrhotischen

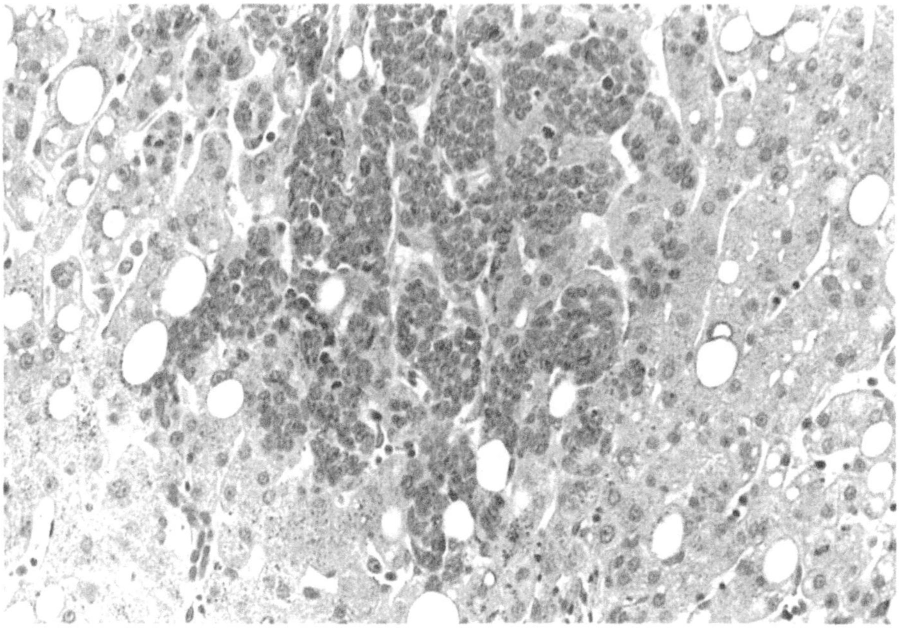

Abb. 344. Metastasenleber, 67 Jahre, ♂. Bronchuscarcinom. Solides kleinzelliges Carcinom, perisinusoidal unter Verdrängung der Leberzellen, z.T. aber auch in den Sinusoiden vorwachsend. Fein- bis grobtropfig Leberzellverfettung. HE, ×200

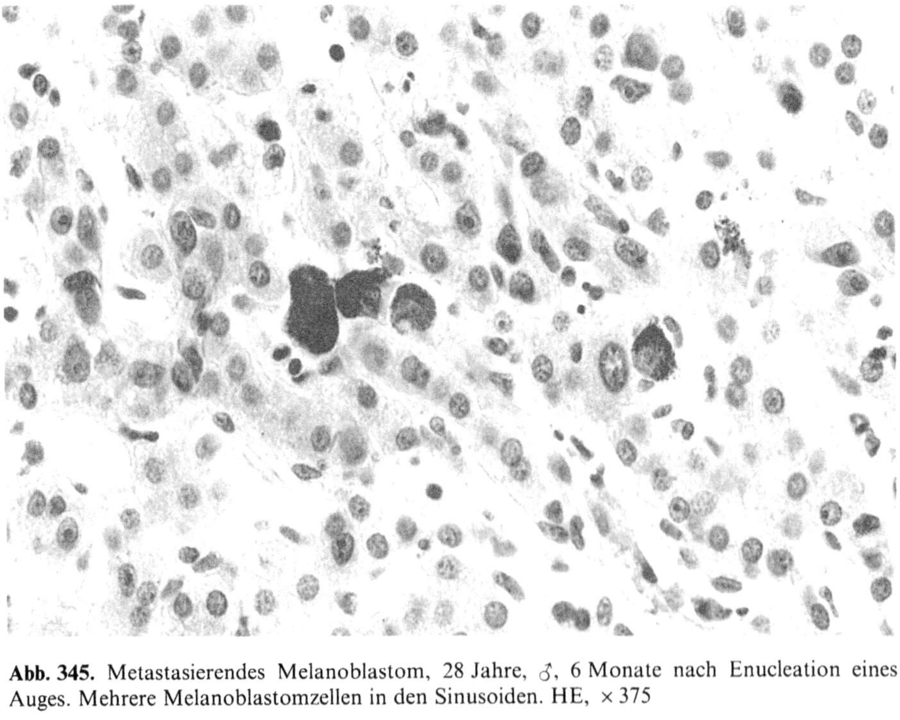

Abb. 345. Metastasierendes Melanoblastom, 28 Jahre, ♂, 6 Monate nach Enucleation eines Auges. Mehrere Melanoblastomzellen in den Sinusoiden. HE, ×375

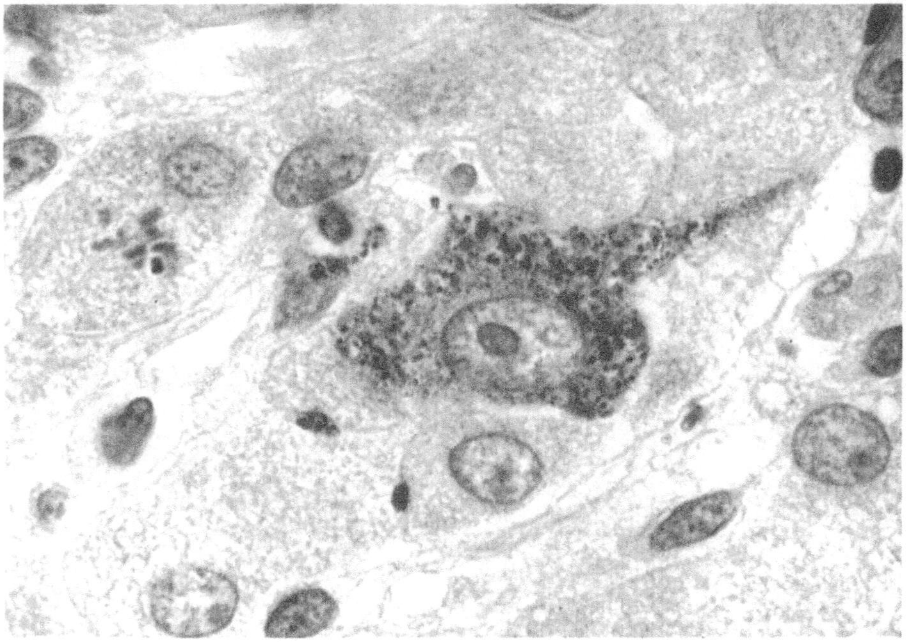

Abb. 346. Die gleiche Biopsie wie Abb. 345. Solitäre, in die Leberzellplatte eingedrungene Melanoblastomzelle. HE, ×1000

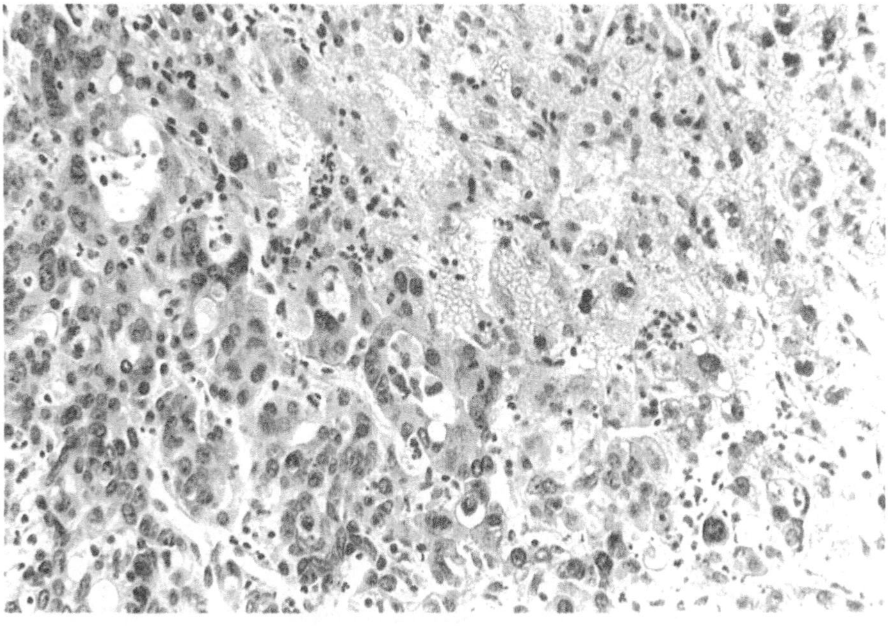

Abb. 347. Metastasenleber, 56 Jahre, ♀, occultes Primärcarcinom. Leukocytär infiltrierter Rand einer schleimproduzierenden Adenocarcinommetastase von niederem Reifegrad. Teilweise Nekrose des angrenzenden Parenchyms (*rechts*) mit Erythrocytenextravasaten. HE, ×200

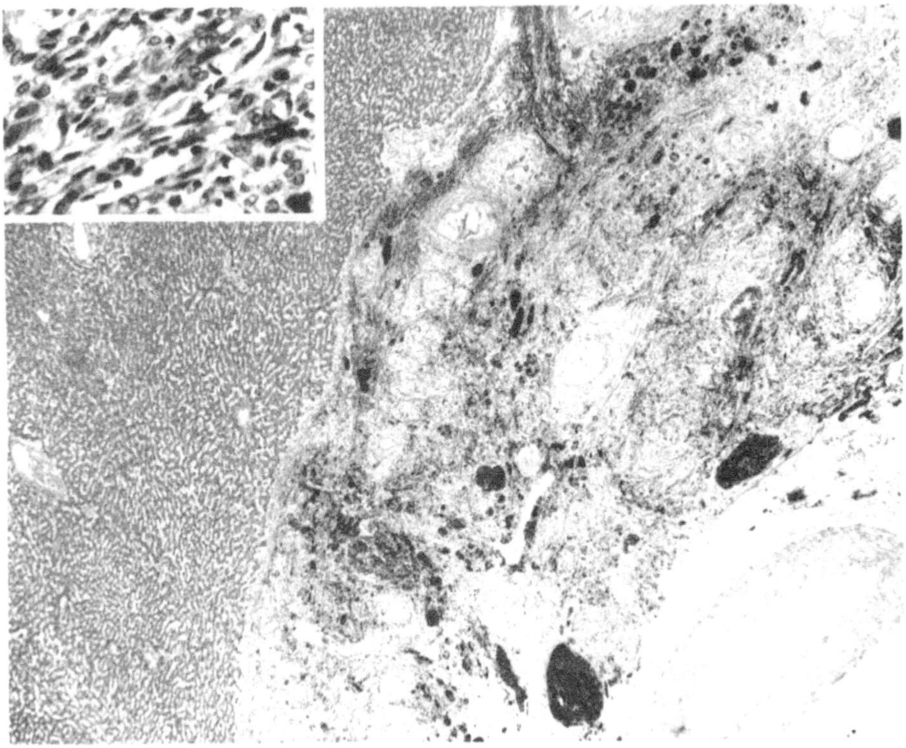

Abb. 348. AIDS. Kaposi-Sarkommetastase. HE, ×25. Ausschnitt links oben: Spindelzelliges Areal, ×250. K. Ishak, Armed Forces Institute of Pathology, Washington, D.C., No. 84-11909

Tabelle 67. Differentialdiagnose von Lebertumoren

Tumoren	Reihenfolge der Untersuchungen
Fokale noduläre Hyperplasie (FNH): Leberzelladenom (LZA)	1. Ultrasonographie 2. Arteriographie 3. Laparoskopie mit Biopsie
FNH + LZA: Hämangiom	1. Ultrasonographie 2. Computertomographie mit Bolusinjektion
FNH + LZA: Leberzellcarcinom	1. α_1-Foetoprotein (Titeranstieg!) 2. Sonographisch gesteuerte Feinnadelbiopsie 3. Laparoskopie mit Biopsie
Primäre Lebertumoren: Sekundäre Lebertumoren	1. Anamnese 2. Physikalischer Befund 3. Tumormarker 4. Ultrasonographie 5. Sonographisch gesteuerte Feinnadelbiopsie 6. Laparoskopie mit Biopsie 7. Immunscintigraphie

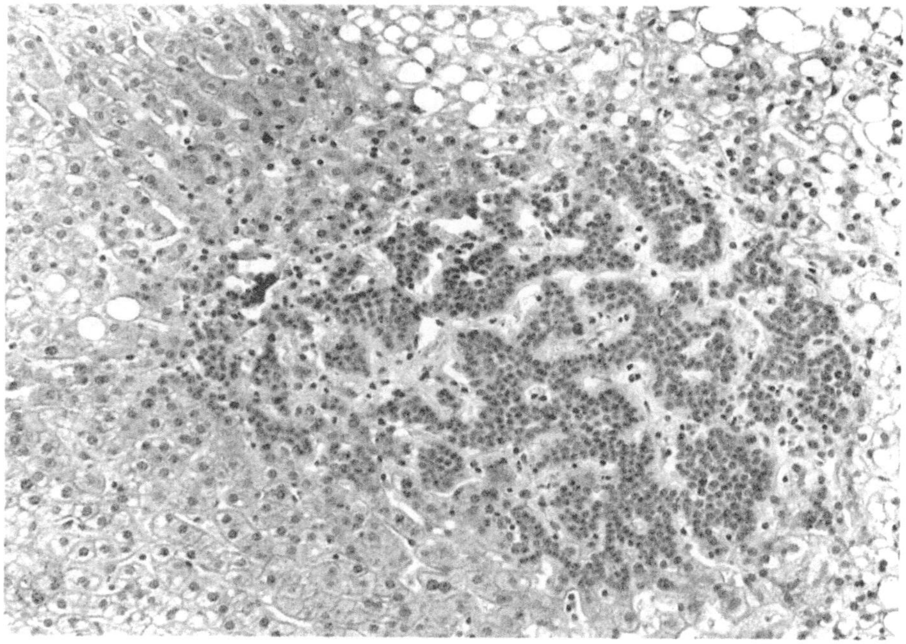

Abb. 349. Metastasenleber, 68 Jahre, ♀. Seit $1^1/_2$ Jahren Diarrhoen und selten flushes, Hepatomegalie. 5-Hydroxyindolessigsäure-Tagesausscheidung über 100 mg. Carcinoidmetastase. HE, ×150

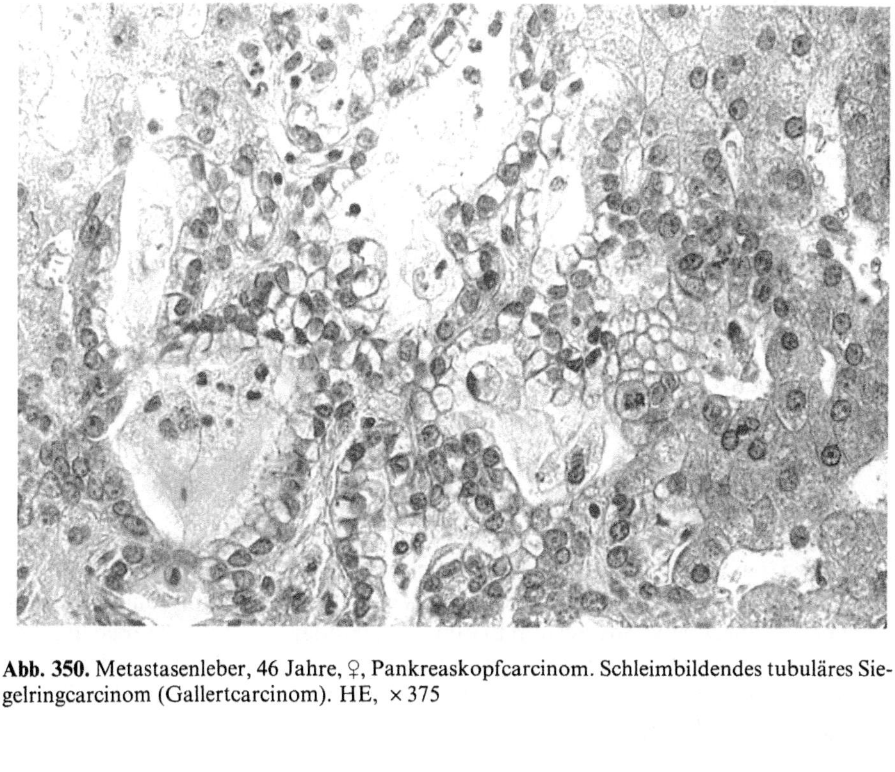

Abb. 350. Metastasenleber, 46 Jahre, ♀, Pankreaskopfcarcinom. Schleimbildendes tubuläres Siegelringcarcinom (Gallertcarcinom). HE, ×375

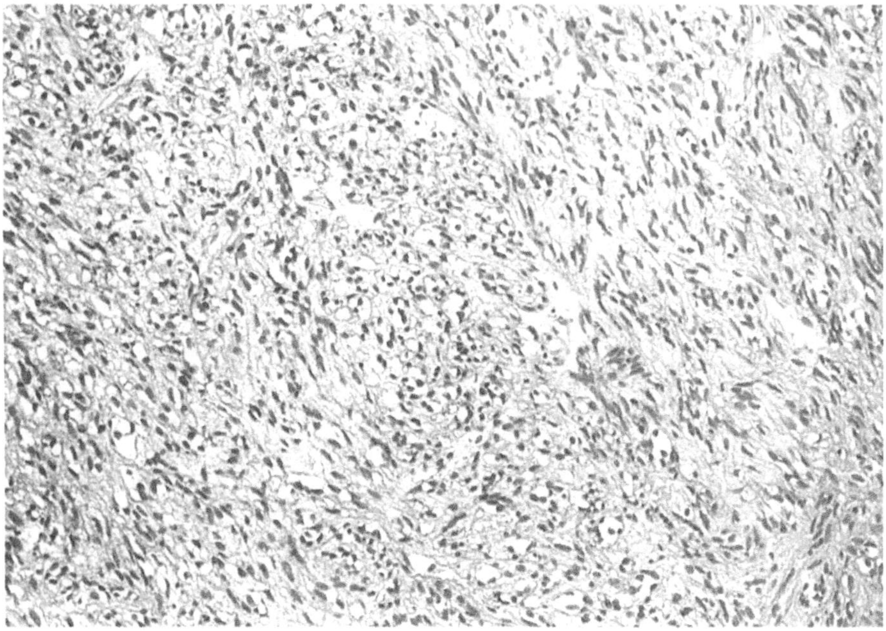

△
Abb. 351. Neurommetastase, 73 Jahre, ♂, vor 5 Jahren Dünndarmresektion wegen Neurom. HE, × 120

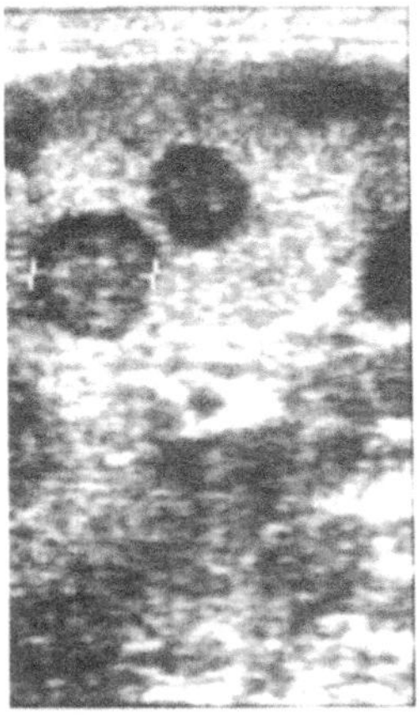

◁
Abb. 352. Metastasen nach Mammacarcinom im rechten Leberlappen. Ultrasonographie

Lebern gleich groß. Die niedere Metastasenfrequenz von Cirrhosekranken ist anscheinend nur dadurch bedingt, daß die kurze Überlebenszeit, die aus der Kombination zweier so schwerer Krankheiten resultiert, die Patienten ihre Lebermetastasen nicht mehr erleben läßt [634].

Bei AIDS (acquired immune deficiency syndrome) kann die Leber insofern beteiligt sein, als Kaposi-Sarkom (Abb. 348) oder Lymphome in dieses Organ metastasieren können oder opportunistische Erreger (z.B. Herpes simplex-Virus, S. 230) hier schwere nekrotisierende Entzündungen bzw. granulomatöse Hepatitiden (z.B. durch Mycobacterium avium intracellulare, S. 178) verursachen können. Bei der entzündlichen Leberbeteiligung im Rahmen dieses Syndroms sind die Lymphocytenarmut der Portalfelder und die starke Aktivierung des Kupfferzellapparates auffällig [524a].

XIII. Hamartome, Teratome, Heterotopien, Pseudoneoplasien

A. Die fokale noduläre Hyperplasie

Bei der fokalen nodulären Hyperplasie handelt es sich offenbar um eine hamartöse Läsion, die entweder solitär oder multipel, vorwiegend im rechten Leberlappen angelegt ist. Die einzelnen Knoten weisen meist einen Durchmesser von weniger als 5 cm auf und heben sich, obwohl sie in der Regel keine Kapsel besitzen, durch ihre braunrote oder gelbrote Farbe scharf vom umgebenden, normalen Lebergewebe ab. Oberflächliche Knoten ragen über die Leberoberfläche vor, erscheinen oft grobknotig-höckerig und können gelegentlich auch gestielt sein.

Die Knoten bestehen aus hyperplastischem Parenchym, das häufig vermehrt Glykogen oder Fett enthält und cholestatische Veränderungen aufweist [116]. Im Inneren der Knoten findet sich zumeist ein sternförmig gestaltetes Narbengewebe, das fibröse Septen in die Knotenperipherie entsendet, wodurch ein histologisches Bild wie bei makronodulärer Cirrhose entstehen kann, was der Veränderung auch die recht unglückliche und deshalb auch von der Fogarty-Konferenz [236] verworfene Bezeichnung „fokale Cirrhose" eingetragen hat. Im Bindegewebe, das oft chronisch-entzündlich infiltriert ist und auch reichlich Plasmazellen enthalten kann, verlaufen Gallengänge, ductuläre Wucherungen und Gefäße (Abb. 353). Diese zeigen im allgemeinen eine auffällige Verdickung ihrer Wand, die durch eine subintimale Fibrose und/oder Mediahypertrophie zustandekommt. Eine Malignisierung scheint nicht vorzukommen.

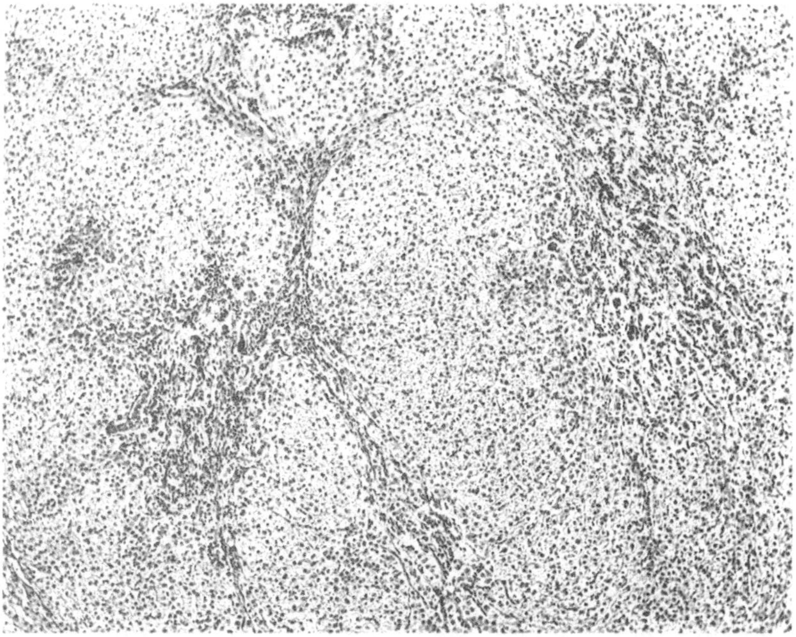

Abb. 353. Fokale noduläre Hyperplasie. Angedeutet knotiger Umbau des Parenchyms durch Ausbildung von Narbenfeldern und bindegewebigen Septen, die chronisch-entzündlich infiltriert sind und reichlich Gefäße und ductuläre Wucherungen enthalten. HE, ×60. (K.S. Ishak, Armed Forces Institute of Pathology)

Klinisch tritt die fokale noduläre Hyperplasie nur dann in Erscheinung, wenn sie zu einer Kompression von Nachbarorganen führt, rupturiert oder wenn sie, was sehr selten vorkommt, in so zahlreichen Knoten vorhanden ist, daß eine portale Hypertension resultiert.

Die früher sehr seltene fokale noduläre Hyperplasie wurde erst in den Blickpunkt allgemeinen Interesses gerückt, als sie unter anaboler oder kontrazeptiver, oraler Steroidtherapie fast ebenso häufig beobachtet werden konnte wie das Leberzelladenom [651] (s.S. 337 u. 426). Dieser Umstand muß wohl so interpretiert werden, daß congenital angelegte Knoten unter der Steroidtherapie zu wachsen beginnen und dadurch erkannt werden können. Die Veränderung ist oft mit einer Peliosis hepatis kombiniert, auch in Fällen, bei denen keine orale Steroidbehandlung vorgenommen wurde (Abb. 231).

Wenn die Komplikationen der fokalen nodulären Hyperplasie nicht einen chirurgischen Eingriff provozieren, aber bildgebende Untersuchungsmethoden für das Vorhandensein oberflächlich gelegener Lebertumoren sprechen (Abb. 354a u. b), erfolgt die Diagnose durch Laparoskopie und gezielte Leberbiopsie. Wird Gewebe einer fokalen nodulären Hyperplasie zufällig bei einer ungezielten Leberbiopsie gewonnen, ist die Fehldiagnose einer Fibrose oder Cirrhose fast unvermeidbar.

B. Hämangiome

Hämangiome sind auch bei Erwachsenen die häufigsten Lebertumoren. In Sektionsstatistiken wird ihre Häufigkeit zwischen 0,4 und 7,3% angegeben [342]. Mit der zunehmenden Frequenz von Ultrasonographien und Computertomographien des Oberbauches werden Hämangiome immer häufiger (in der Regel rein zufällig) entdeckt, da sie im Erwachsenenalter nur selten einen Durchmesser von mehr als 4 cm erreichen und nur gelegentlich Beschwerden verursachen. Vereinzelt wurden aber auch in diesem Lebensalter Hämangiome beschrieben, die bis zu 18 kg wogen (Abb. 356a u. b). Solitäre Hämangiome sind häufiger als multiple. Sind sie oberflächlich gelegen, fallen sie bei der Laparoskopie als purpurrote, im Niveau gelegene oder die Leberkapsel flach vorwölbende Areale auf. Hämangiome können thrombosieren, fibrosieren, aber auch verkalken oder verknöchern.

Ergibt sich bei sonographischer Untersuchung der Verdacht auf das Vorliegen von Hämangiomen (Abb. 355), läßt sich die Diagnose – falls nötig – mittels Computertomographie und intravenöser Injektion eines Kontrastmittelbolus sichern (Abb. 356a u. b). Die stärkste Opakifizierung ist 40 Sekunden nach der Kontrastmittelgabe zu erwarten. Zweifelsfälle können mit Hilfe der Arteriographie abgeklärt werden. Wenige sonographische Kontrollen der Hämangiome in Jahresintervallen sind empfehlenswert, um ein eventuelles Wachstum der Tumoren erkennen zu können. Größenzunahmen wurden vor allem nach Schwangerschaften beobachtet. Wegen der Blutungsgefahr sind Biopsien strikt kontraindiziert.

C. Teratome

Hepatische Teratome sind extreme Raritäten. Bis 1958 wurden nur 5 Fälle beschrieben, davon 4 bei Neugeborenen oder Kleinkindern [201]. Diese Teratome

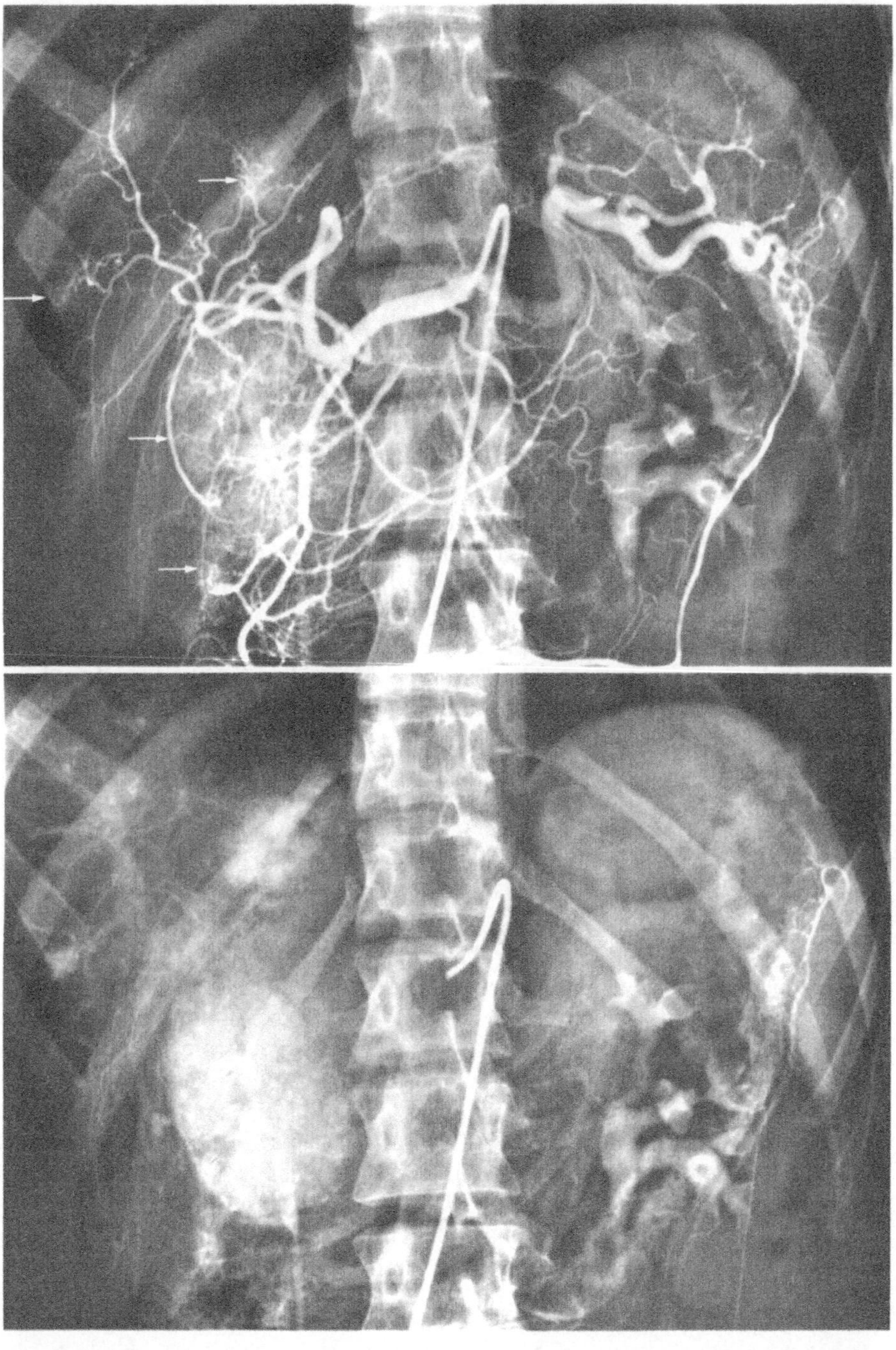
a
b

Abb. 354. a Fokale noduläre Hyperplasie. Multiple Knoten im rechten Leberlappen (*Pfeile*). Die stark vascularisierten Areale zum Teil mit der charakteristischen radiären Gefäßstruktur. **b** In der Parenchymphase wird ihre teils glatte, teils höckerige Oberfläche erkennbar. Selektive Hepatographie [805]

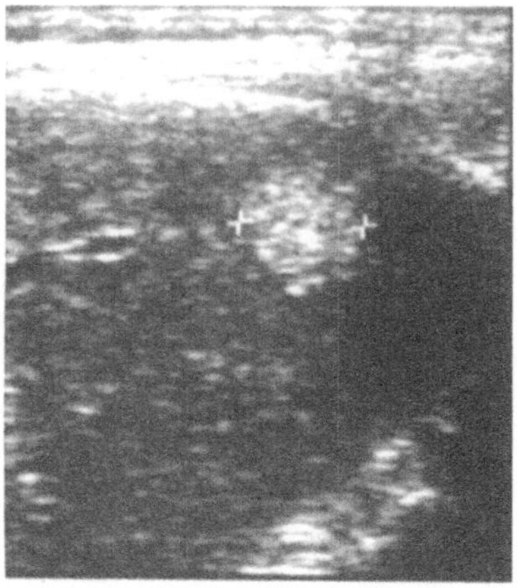

Abb. 355. Hämangiom im rechten Leberlappen. Ultrasonographie

wogen bis über 1 kg. Der Nachweis von Muskelgewebe, Knorpel, Osteoid oder Knochen ist für die Diagnose eines Teratoms nicht ausreichend, da derartige mesenchymale Strukturen auch im Hepatoblastom (s.S. 257), einzelne von ihnen auch bei anderen Tumoren, gefunden werden können. Für die Diagnose eines Teratoms muß das Vorhandensein von Gewebe aus allen drei Keimblättern nachgewiesen werden, also beispielsweise auch Hirngewebe, Gewebe des Respirationstraktes, der Haut etc. Da Teratome durch ihre Größe oder durch eine maligne Degeneration lebensbedrohlich werden können, sollte ihre chirurgische Entfernung stets versucht werden.

D. Heterotopien

Der *Adrenalresttumor* ist eine benigne, selten aber auch maligne Geschwulst, die sich von heterotopem, in die Leberkapsel verlagertem Nebennierenrindengewebe herleitet und die histologisch einem Nebennierenrindenadenom ähnlich ist. Deshalb wurde der Tumor früher auch als „primäres Hypernephrom der Leber" bezeichnet. Der Adrenalresttumor ist selten. Bis 1950 konnten nur 23 gesicherte Fälle zusammengestellt werden [560]. Der Tumor kann mit einer deutlichen Erhöhung der 17-Ketosteroide und ihrer Ausschwemmung in den Harn, mit Pubertas praecox und/oder Cushing-Syndrom einhergehen.

Die Tumorzellen sind größer als Leberzellen. Ihr feinvacuoläres und eosinophiles, gelegentlich auch schaumiges Cytoplasma umschließt einen, selten auch mehrere hyperchrome Kerne. Das mäßiggradig vorhandene Stroma ist reichlich capillarisiert [201]. Die Geschwülste können verkalken.

Pankreasgewebe kann ebenfalls in die Leber verlagert sein.

E. Pseudoneoplasien

Verschiedene raumfordernde Prozesse im Leberbereich können echte, gutartige oder maligne Geschwülste vortäuschen, wie zum Beispiel hiläre Retentionscysten oder posttraumatische Neurinome. Solche Veränderungen sind selten und erst operativ diagnostizierbar.

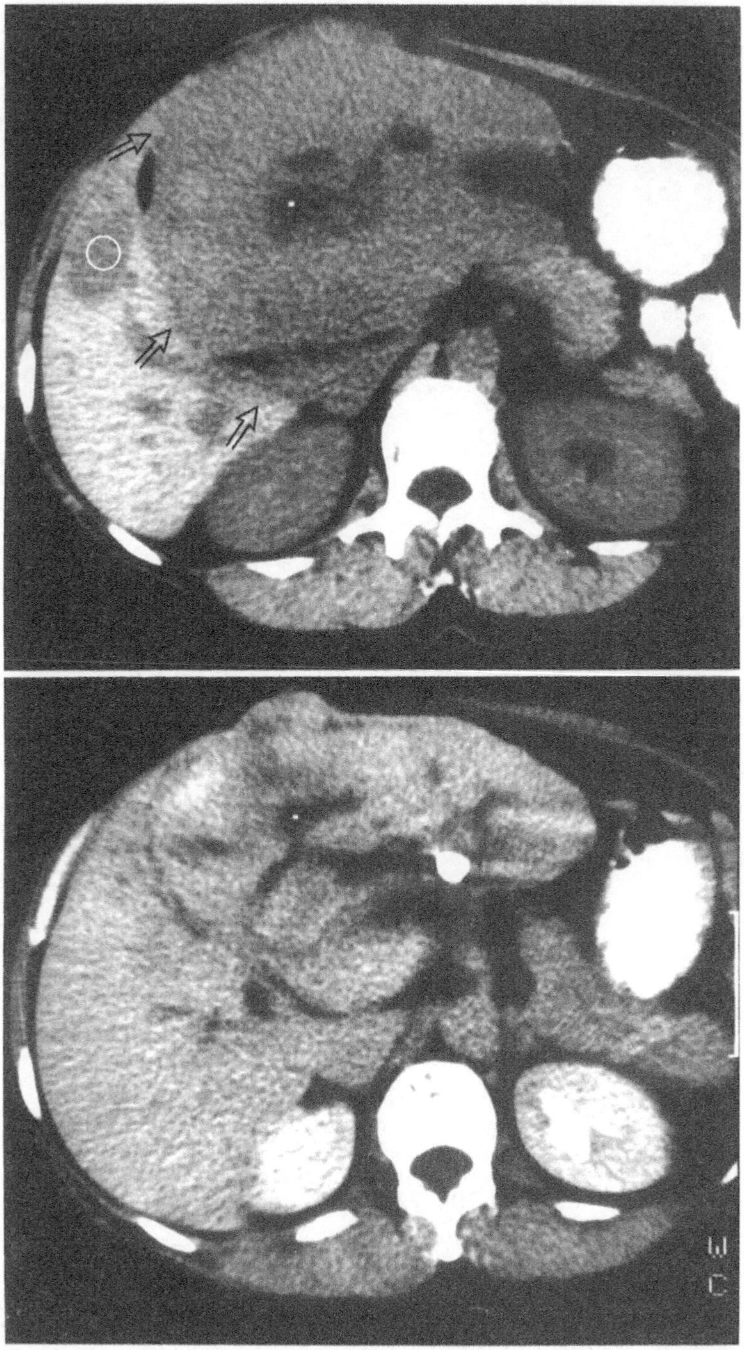

a

b

Abb. 356. a Riesenhämangiom, das den gesamten linken Leberlappen und die linke Hälfte des rechten einnimmt (→). Ein weiteres Hämangiom im Rest des rechten Lappens (○). **b** Nach Kontrastmittelbolus. H. IMHOF, Zentrales Institut für Radiodiagnostik, Universität Wien

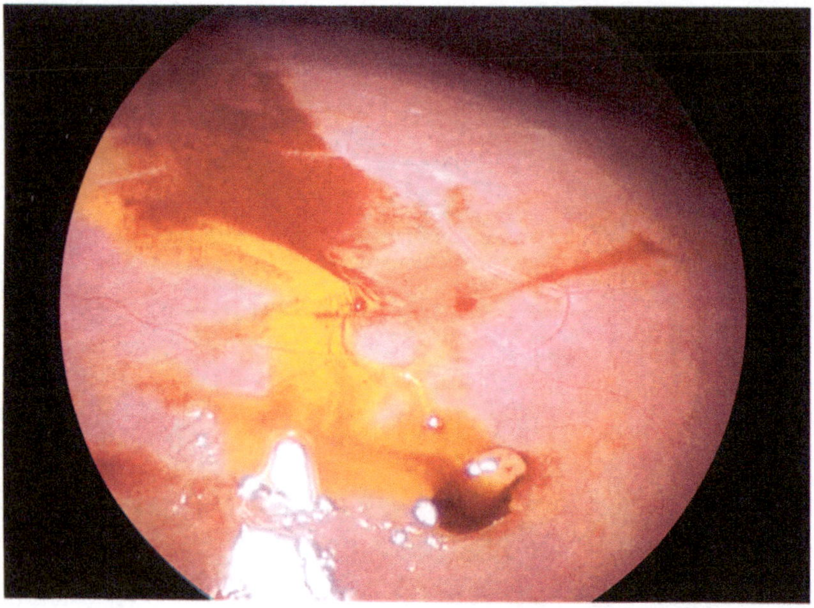

Abb. 32. Austritt von Galle aus dem Stichkanal nach Menghini-Biopsie (der Leberzylinder wurde noch nicht geborgen und ragt aus der Stichwunde) [317]

Abb. 40. Chronisch-persistierende Hepatitis B bei einem immunsuppressiv behandelten Patienten nach Nierentransplantation. Die massenhafte Vermehrung von Core-Partikeln im Leberzellkern bewirkt das lichtoptische Bild der Sandkerne. Das Karyoplasma erscheint acidophil homogenisiert, das Chromatin ist an die Peripherie gedrängt, was die Kernmembran besonders deutlich hervortreten läßt. HE, ×200 (L. Bianchi, Basel)

Abb. 41. Die gleiche Biopsie wie Abb. 40. Generalisierte Core-Expression in den Leberzellkernen. FITC-markiertes Anti HB_c, ×200 (L. Bianchi, Basel)

Abb. 42. Chronisch-persistierende Hepatitis B. Eine Gruppe von Milchglaszellen zeigt bei Markierung mit FITC-Anti HB_s eine cytoplasmatische Fluorescenz, die den Zellkern ausgespart läßt. ×200 (L. Bianchi, Basel)

Abb. 43. Chronisch-aggressive Hepatitis B. Ausgeprägte Membran-Fluorescenz. FITC-markiertes Anti HB_s, ×200 (L. Bianchi, Basel)

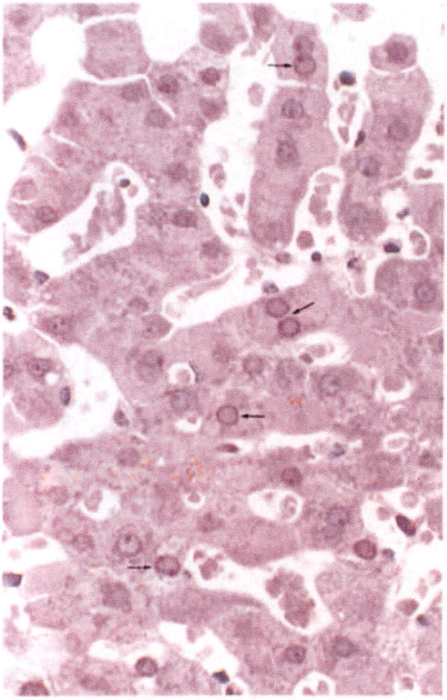
40

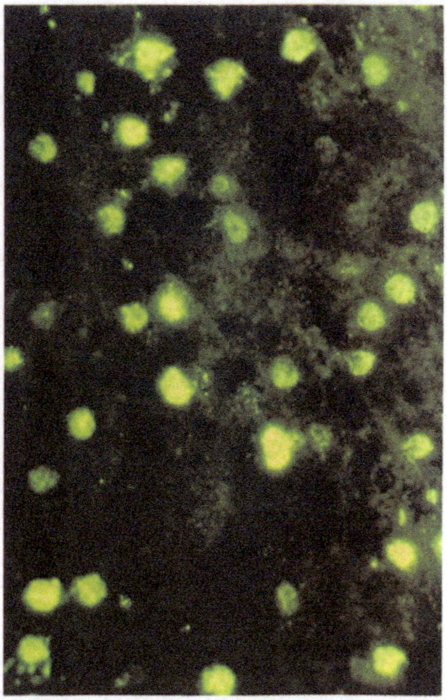
41

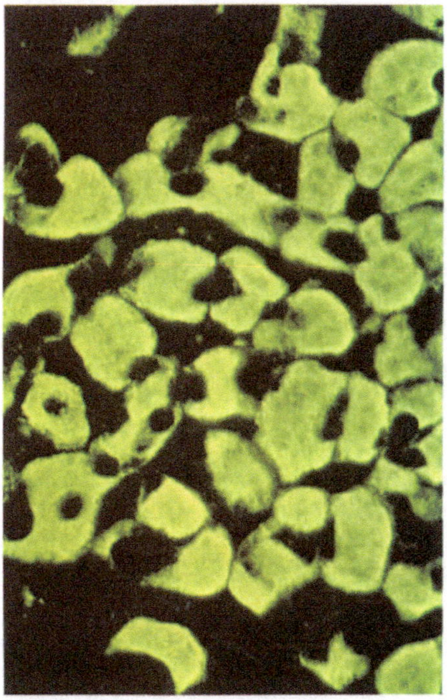
42

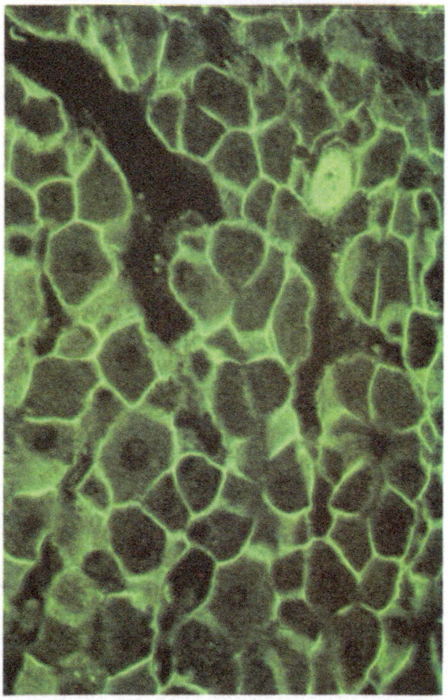
43

Abb. 40–43

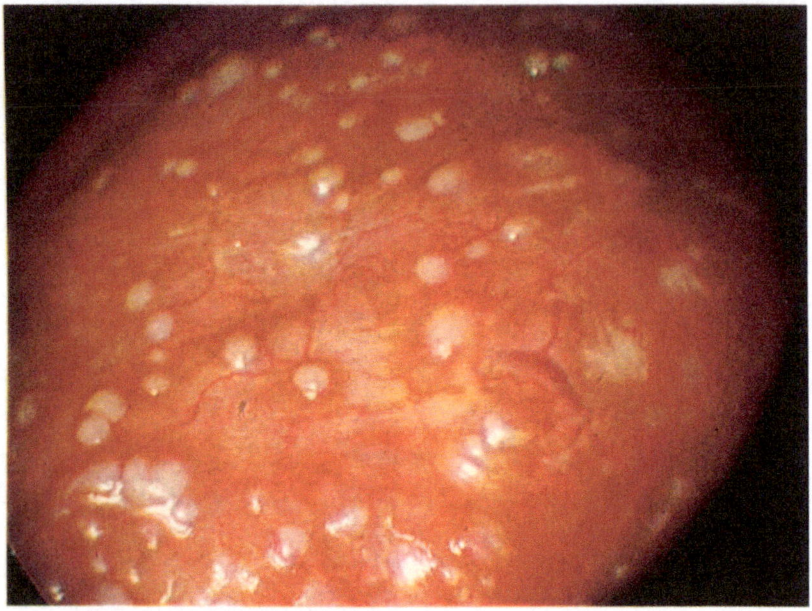

Abb. 108. Sarkoidoseleber in laparoskopischer Nahsicht [317]

Abb. 136. Tuberkulide Lepra, 49 Jahre, ♀. Reichlich Bakterien in Vacuolen von portalen Makrophagen. Ziehl-Neelsen, ×800

Abb. 180. Glykogenose Typ I (v. Gierckesche Krankheit), 5 Jahre, ♂. Leichte periportale (*oben*) und perivenöse (*unten*) Sklerosierung. Mall, ×100

Abb. 182. Gaucher-Cirrhose, $7^1/_2$ Jahre, ♀. Gaucher-Zellen in Parenchym und Portalfeld. Mall, ×200

Abb. 183. Mucopolysaccharidose Typ I (Pfaundler-Hurler-Syndrom), 6 Jahre, ♀. Kleines Portalfeld. Der Raum zwischen Gefäßen und Gallengängen ist mit großen, feinvacuolären Makrophagen ausgefüllt. Fein- bis grobtropfige Leberzellverfettung. Mall, ×480

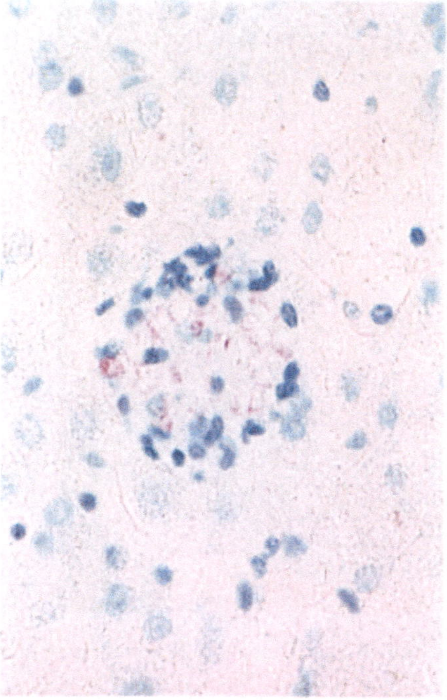

136

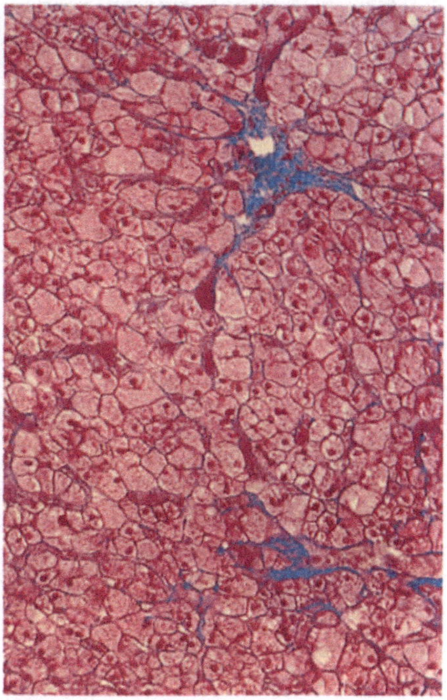

180

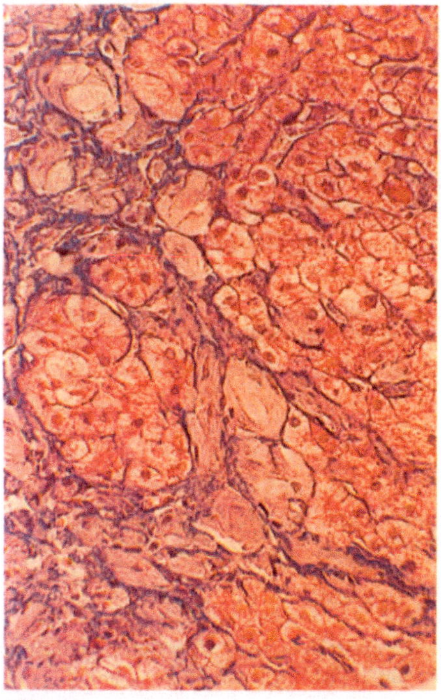

182

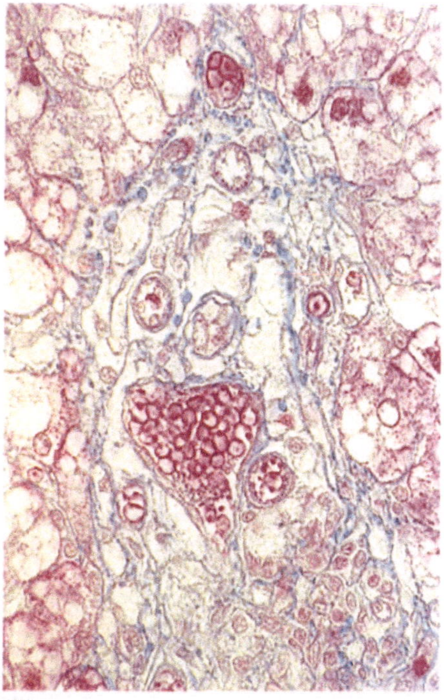

183

Abb. 136, 180, 182 und 183

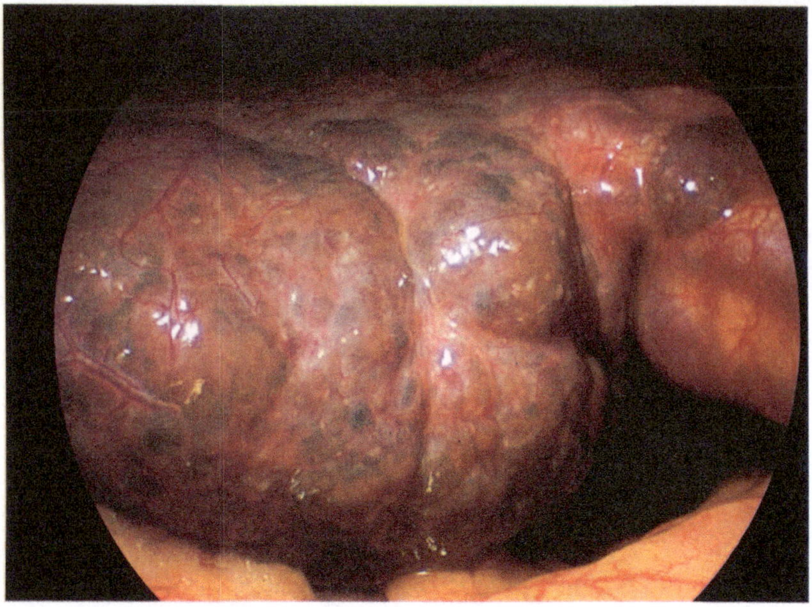

Abb. 153. Primäre biliäre Cirrhose, Stadium IV. Grobknotiger Umbau, durch Cholestase dunkelgrüne Regeneratknoten [317]

Abb. 53. Anikterische Virushepatitis, Rückbildungsstadium, 74 Jahre, ♂. Siderin- und Lipofuscinspeicherung in Makrophagennestern. BB, ×200

Abb. 200. Hämolytische Anämie, 67 Jahre, ♀. Kupfferzellsiderose. BB, ×200

Abb. 201. Porphyria cutanea tarda, 60 Jahre, ♂. Kupfferzellsiderose, diffus durch vermehrten Ferritingehalt (*oben*), körnig durch Siderinspeicherung (*unten*). BB, ×800

Abb. 213. Ceroidose bei totalem Albinismus, 39 Jahre, ♀. Ceroidähnliches Lipopigment in intralobulären Makrophagennestern. BB, ×160

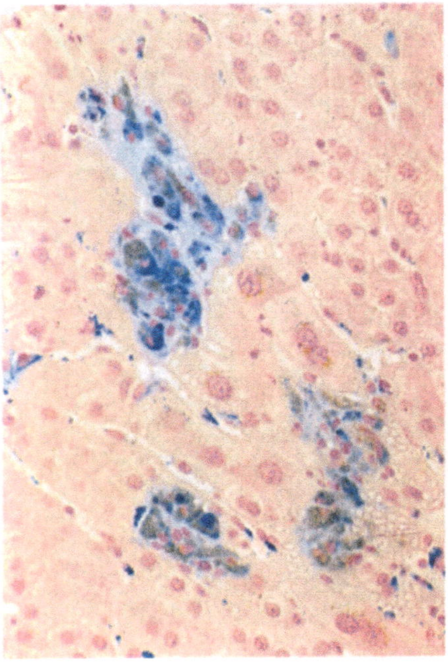

53

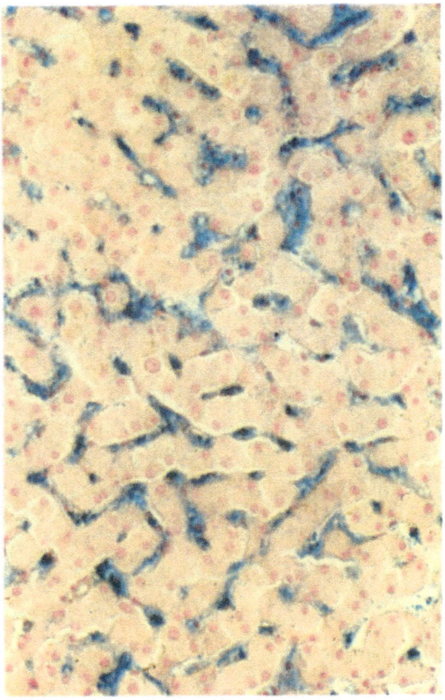

200

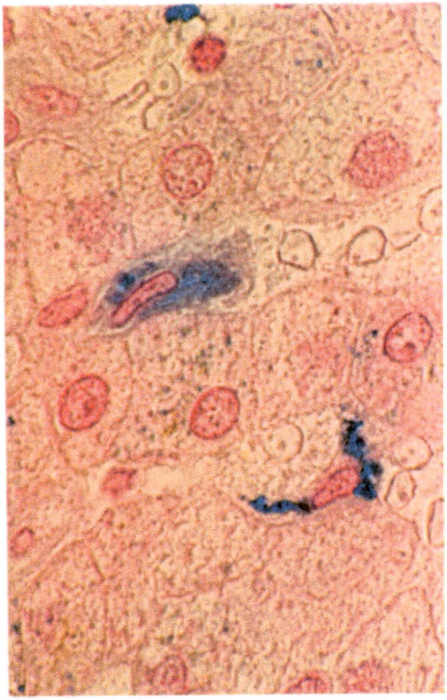

201

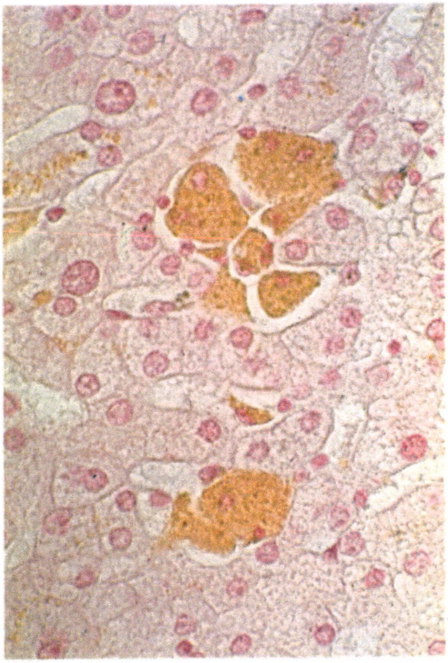

213

Abb. 53, 200, 201 und 213

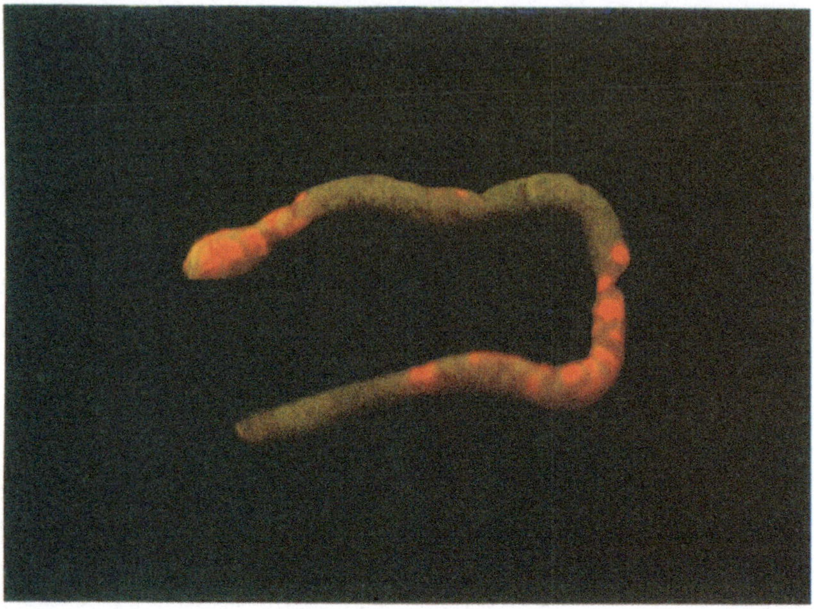

Abb. 207. Noch asymptomatische Porphyria cutanea tarda. Partielle Rotfluorescenz des Biopsiezylinders [317]

Abb. 202 und 203. Hämochromatose, 51 Jahre, ♂, präcirrhotisches Stadium. Parenchymareal mit schwerer degenerativer Schädigung: Riesensiderosomen, diffuse cytoplasmatische Ferritinspeicherung, die z.T. herausgelöst ist (ganz oder teilweise leer erscheinende Leberzellen). Wechselnde, im ganzen aber geringe Kupfferzellsiderose. Die Kontrollbiopsie nach einem Jahr zeigte bereits eine Lebercirrhose. HE, ×250; BB, ×200

Abb. 252 und 253. Floride alkoholische Cirrhose, 44jähriger chronischer Alkoholiker. Sog. alkoholisches Hyalin. HE, ×500; Mall, ×400

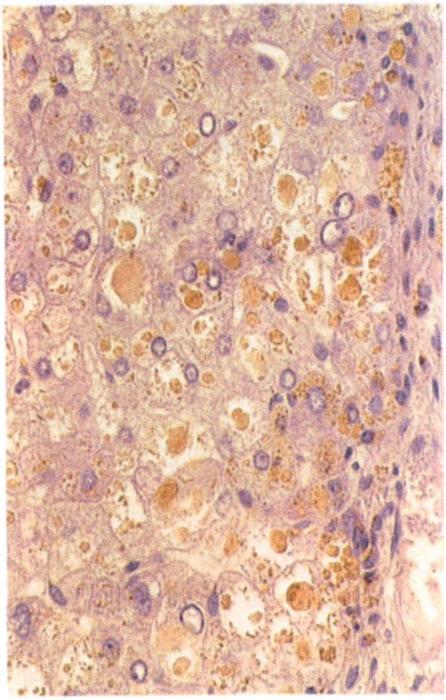
202

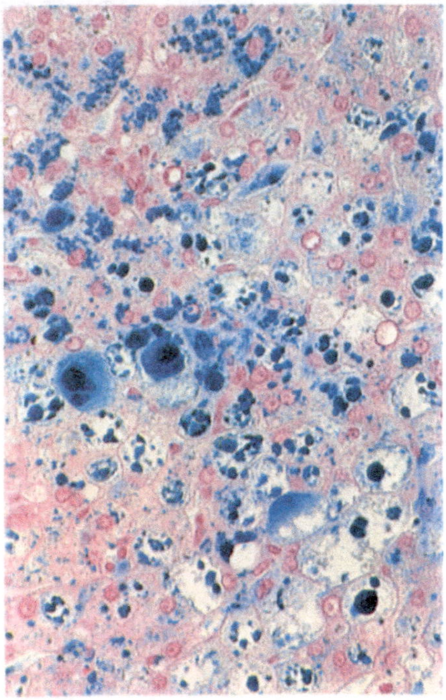
203

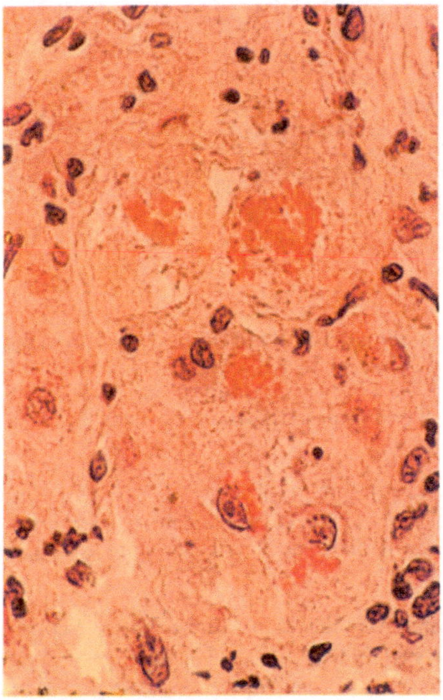
252

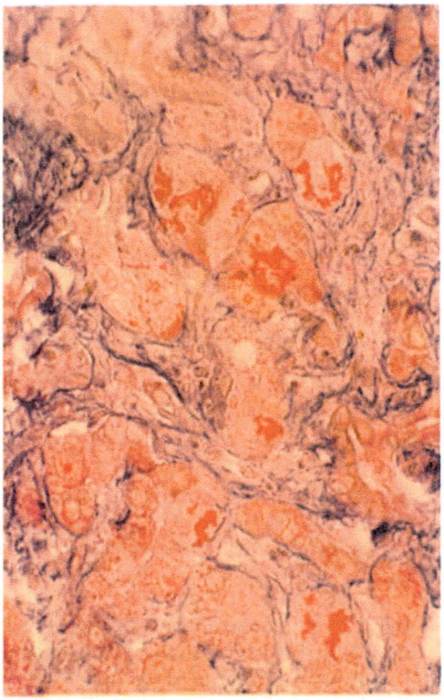
253

Abb. 202 und 203, 252 und 253

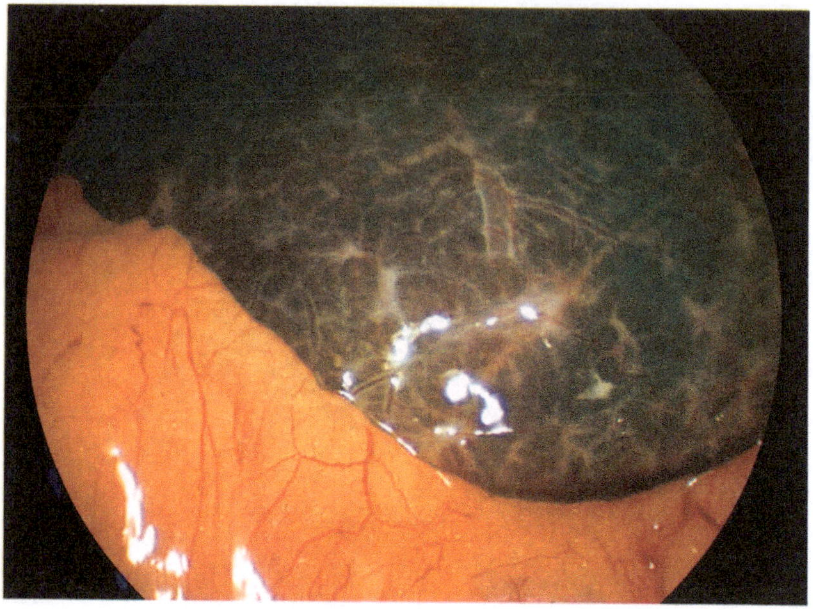

Abb. 211. Dubin-Johnson-Syndrom. Schiefergraue („schwarze") Leber mit subcapsulär erkennbarer Fibrosierung nach abgeheilter Virushepatitis [317]

Abb. 264. Alkoholische Sklerosierung, 44jähriger chronischer Alkoholiker. Vergrößerte, indurierte Leber. Bil 22,2 µmol/l (1,3 mg/dl), AST 125 E/l, ALT 56 E/l, γGT 520 E/l, AP 500 E/l. Die 4. Leberbiopsie in 5jähriger Beobachtungszeit zeigt trotz fortgesetztem Alkoholabusus keine Zunahme der Bindegewebevermehrung. Sternförmige Umgestaltung eines Portalfeldes durch Ausbildung inkompletter Septen. Gomori, ×80

Abb. 271. 46jähriger chronischer Alkoholiker. Bil 12,7 µmol/l (0,74 mg/dl), Thy 0,5 TE, AST 14 E/l, ALT 23 E/l, γGT 98 E/l, AP 150 E/l. Pericelluläre kollagene Fibrillen verlaufen in der Längsachse der Zentralvene und stellen sich deshalb im Querschnitt punktförmig dar. Mall, ×200

Abb. 272. Alkoholische Sklerosierung. Chronischer Alkoholiker in Abstinenzphase. Läppchenzentrale pericelluläre Fibrose (Maschendrahtfibrose). Mall, ×130

Abb. 303. Frische, stationäre alkoholische Cirrhose, 63 Jahre, ♂. Alkoholabstinenz. Das Parenchym ist in typischer Weise in unregelmäßig gestaltete, z.T. auch bindegewebig aufgesplitterte Komplexe aufgelöst. Mall, ×80

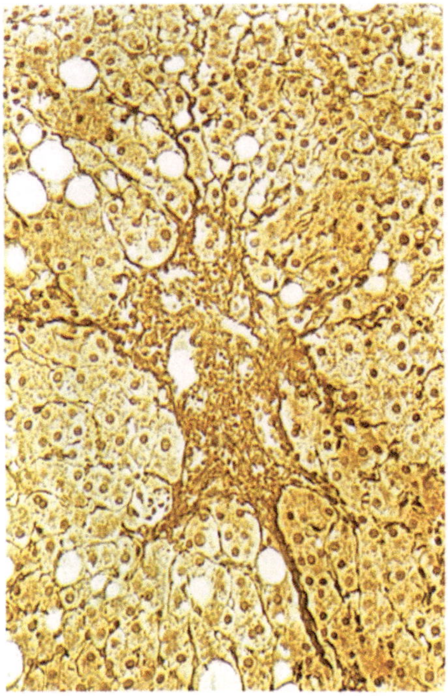
264

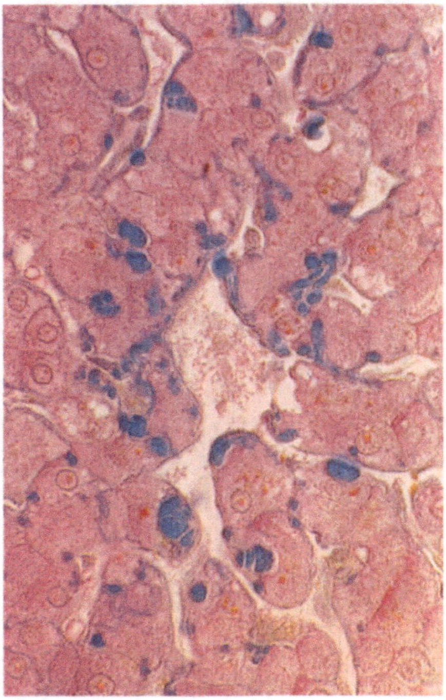
271

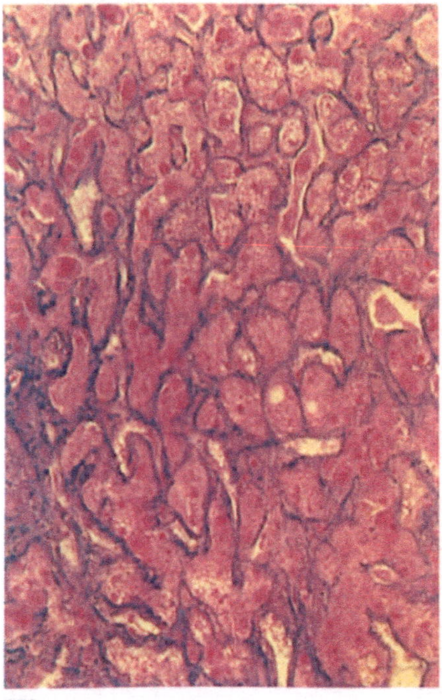
272

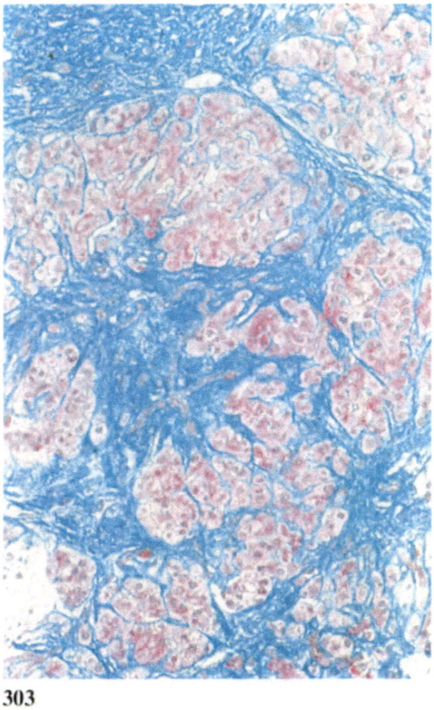
303

Abb. 264, 271, 272 und 303

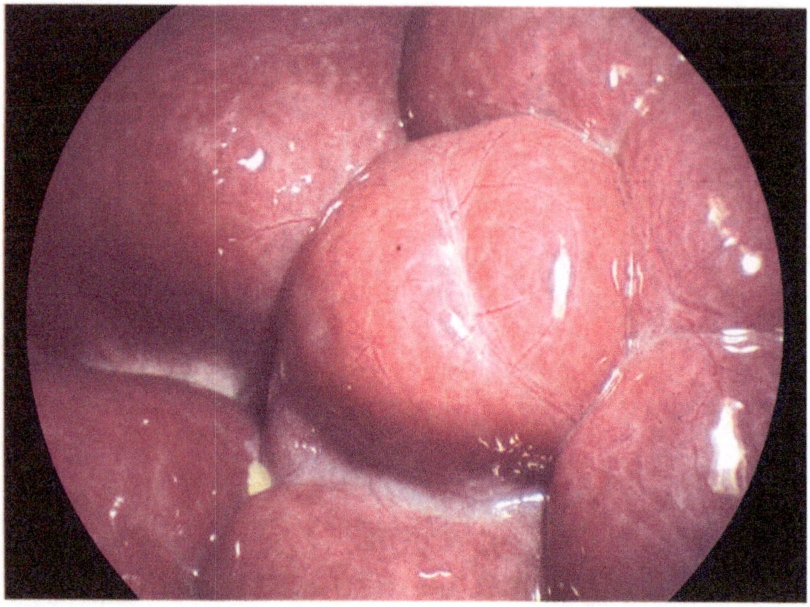

Abb. 279. Grobknollige, postnekrotische Lebercirrhose („Kartoffelleber") nach schwer verlaufener Virushepatitis [317]

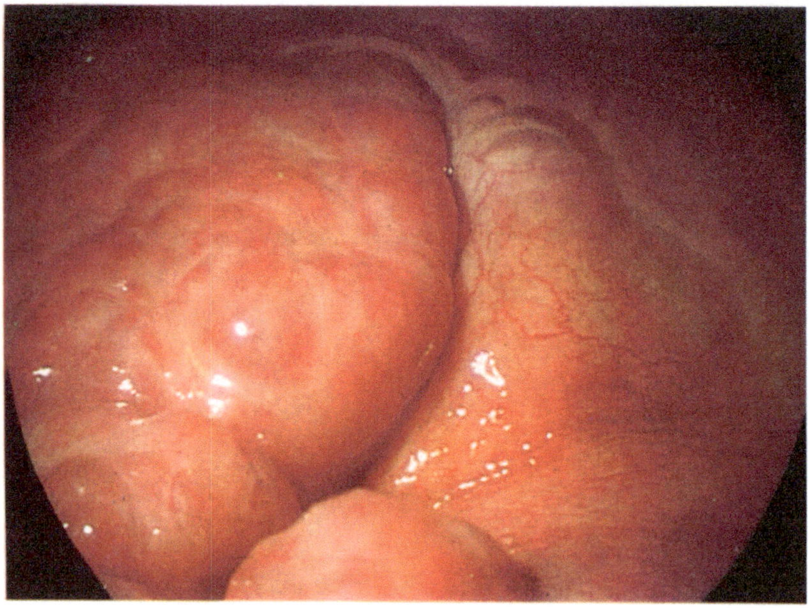

Abb. 297. Postnekrotische, grobknotige Lebercirrhose [317]

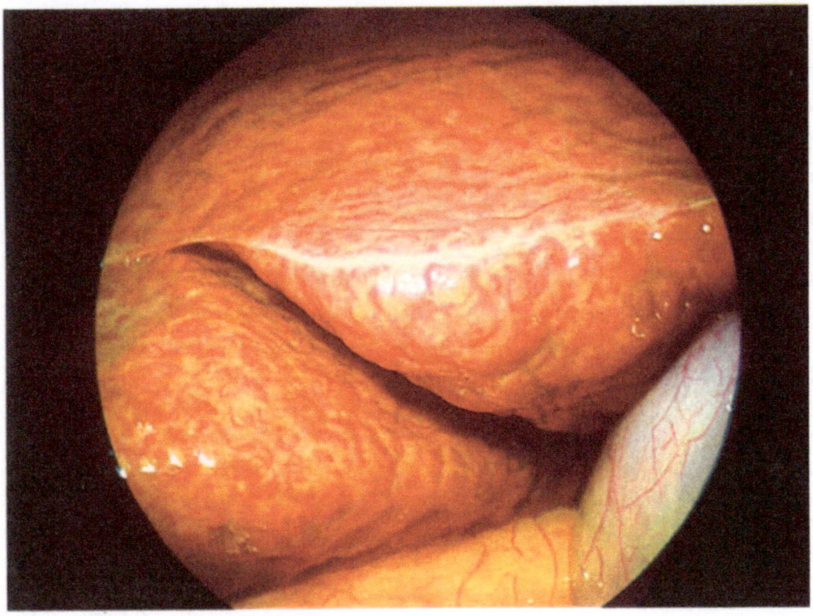

Abb. 302. Alkoholische, feinknotige Lebercirrhose. Links von der Gallenblase, durch einen tiefen Spalt abgesetzt, ein Riedellappen [317]

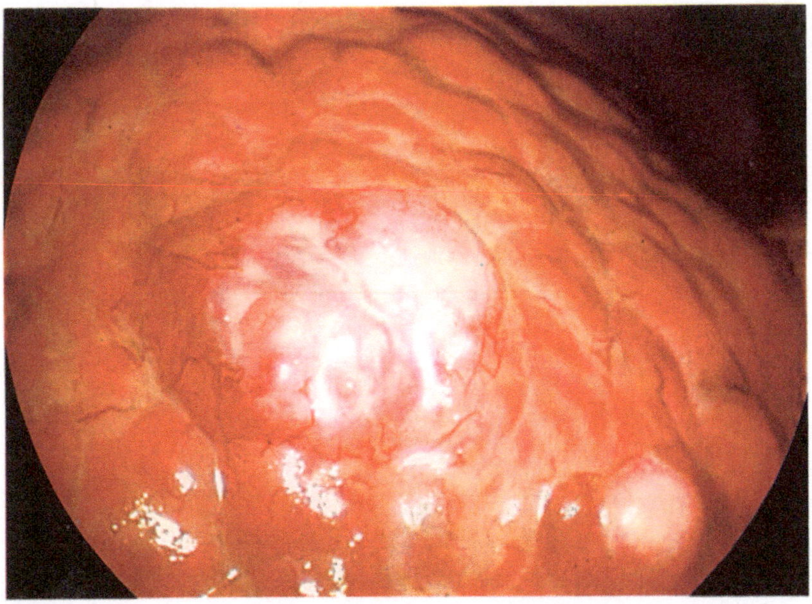

Abb. 340. Zwei Knoten eines Leberzellcarcinoms in einer grobknotigen Lebercirrhose. Gefäßabbrüche und Kapselfibrose im Tumorbereich [317]

Literaturverzeichnis

1. Aagenaes Ö, van der Hagen CB, Refsum S (1968) Hereditary recurrent intrahepatic cholestasis from birth. Arch Dis Child 43:646
2. Aagenaes Ö, Matlary A, Elgio K, Munthe E, Fagerhol M (1972) Neonatal cholestasis in alpha-1-antitrypsin deficient children. Clinical, genetic, histological and immunohistochemical findings. Acta Paediatr Scand 61:632
3. Addison T, Gull W (1851) On a certain affection of the skin-vitiligoidea-α plana, β tuberosa. Guy's Hosp Rep 7:265
4. Adler M, Schaffner F (1979) Fatty liver hepatitis and cirrhosis in obese patients. Am J Med 67:811
5. Adler MW (1984) Syphilis: Clinical features. Br Med J 288:468
5a. Ainley CC, Senapati CA, Slavin BM, Davies DR, Keeling PWN, Thompson RPH (submitted for publication) Is alcohol hepatotoxic in the baboon?
6. Ahrens EH, Payne MA, Kunkel HG, Eisenmenger WJ, Blondheim SH (1950) Primary biliary cirrhosis. Medicine (Baltimore) 29:299
7. Albot G, Schlumberger CS, Faye CM, Ruffino J, Raimbault S (1956) Les hépatites alcooliques subaiguës non cirrogènes (formes histo-biologiques). Sem Hop Paris 32:1705
8. Albot G, Nezelof C, Schlumberger CS, Lunel J (1957) La cholostase intrahépatique chronique. Arch Mal Appar Dig Mal Nutr 46:177
9. Alexander JF, Galambos JT (1973) Granulomatous hepatitis. The usefulness of liver biopsy in the diagnosis of tuberculosis and sarcoidosis. Am J Gastroenterol 59:23
10. Alkan WJ, Evenchik Z, Eshchar J (1965) Q-fever and infectious hepatitis. Am J Med 38:54
11. Allagille D (1975) Hepatic ductular hypoplasia associated with characteristic facies, vertebral malformations, retarded physical, mental and sexual development and cardiac murmur. J Pediatr 86:63
12. Alpert LI, Strauss L, Hirschhorn K (1969) Neonatal hepatitis and biliary atresia associated with trisomy 17–18 syndrome. N Engl J Med 280:16
13. Ammann R, Schmid M (1964) Die Therapie der chronischen Hepatitis. Schweiz Med Wochenschr 94:498
14. Anderson PO, Adams DF, McNeil BJ, Sanders R, Siegelman SS, Finberg HJ, Hessel SJ, Abrams H (1983) Computed tomography, ultrasound, and scintigraphy of the liver in patients with colon or breast carcinoma: a prospective comparison. Radiology 149:225
14a. Andrade ZA, Santos JB, Prata A, Dourado H (1983) Histopatologia da hepatite de Labrea. Rev Soc Bras Med Trop 16:31
15. Antony PP, Vogel CL, Sadikali F, Barker LF, Peterson MR (1972) Hepatitis associated antigen and antibody in Uganda: Correlation of serological testing with histopathology. Br Med J I:403
16. Antony PP, Ishak KG, Nayak NC, Poulsen HE, Scheuer PJ, Sobin LH (1977) The morphology of cirrhosis: Definition, nomenclature, and classification. Bull WHO 55:521
17. Arias IM, Bernstein L, Tofler R, Cornelius C, Novicoff AB, Essner E (1964) Black liver disease in Corridale sheep: A new mutation affecting excretory function. J Clin Invest 43:395
18. Arias IM, Gartner LM, Cohen M, Ezzer JB, Levi AJ (1969) Chronic non-haemolytic unconjugated hyperbilirubinaemia with glucuronyl transferase deficiency. Am J Med 47:395
19. Arsénio Nunes M (1951) A histogénese da cirrose póshepatite. Gaz Med Port 4:346
20. Arthur MJP, Hall AJ, Wright R (1984) Hepatitis B, hepatocellular carcinoma, and strategies for prevention. Lancet I:607

21. Arzneimittelkommission der deutschen Ärzteschaft (1972) Leberschäden durch Laxantien? Dtsch Ärztebl 40:2516
22. Aschoff L (1924) Das reticuloendotheliale System. Ergeb Inn Med Kinderheilkd 26:1
23. Ashley DJB (1965) Two cases of clostridial hepatitis. J Clin Pathol 18:170
23a. Aterman K (1986) The parasinusoidal cells of the liver: a historical account. Histochem J 18:279
24. Axenfeld H, Brass K (1943) Klinische und bioptische Untersuchungen über den sogenannten Ikterus catarrhalis. Frankf Z Pathol 57:147
25. Ayhan A, Cokoz A, Karacadac S, Telatar H (1973) The liver in typhoid fever. Am J Gastroenterol 59:141
26. Baggenstoss AH (1957) Pathologic aspects of the late stages of viral hepatitis. Hepatitis frontiers, Little, Brown & Co, Boston, p 113
27. Baggenstoss AH, Stauffer MH (1952) Posthepatitic and alcoholic cirrhosis: Clinicopathologic study of 43 cases of each. Gastroenterology 22:157
28. Bagheri SA, Boyer JL (1974) Peliosis hepatis associated with androgenic-anabolic steroid therapy. A severe form of hepatic injury. Ann Intern Med 81:610
29. Bagley CM, Roth JA, Thomas LB, DeVita VT (1972) Liver biopsy in Hodgkin's disease. Clinicopathologic correlations in 127 patients. Ann Int Med 76:219
30. Bagley CM, Thomas LB, Johnson RE, Chretien PB, DeVita VT Jr (1973) Diagnosis of liver involvement by lymphomas: Results in 96 consecutive peritoneoscopies. Cancer 31:840
31. Baier H, Knick B, Emden H von der, Ruckes J (1964) Fettleber, Fettsucht und latenter Diabetes. Med Welt 1813 u. 1861
32. Baker AL, Kaplan MM, Wolfe HJ, McGowan JA (1971) Liver disease associated with early syphilis. N Engl J Med 284:1422
33. Ballard H, Bernstein M, Farras JI (1961) Fatty liver presenting as obstructive jaundice. Am J Med 30:196
34. Bannayan GA, Dean WJ, Howell RR (1976) Type IV glycogen-storage disease. Light-microscopic, electron-microscopic and encymatic study. Am J Clin Pathol 66:702
35. Banti G (1894) La splénomégalie avec cirrhose du foie. Sem Med Paris 14:318
36. Baraona E, Leo MA, Borowsky SA, Lieber CS (1975) Alcoholic hepatomegaly: Accumulation of protein in the liver. Science 190:794
37. Barker LF, Shulmann NR, Murray R et al. (1970) Transmission of serum hepatitis. JAMA 211:1509
38. Barry M (1974) Progress report. Iron and the liver. Gut 15:324
39. Barry M (1974) Liver iron concentration, stainable iron, and total body storage iron. Gut 15:411
40. Barry M, Scheuer PJ, Sherlock S, Ross CF, Williams R (1968) Hereditary sperocytosis with secondary haemochromatosis. Lancet II:481
41. Barth V, Tremmel K, Borst U, Arnold H (1983) Radiologische Diagnostik des Leberechinococcus. Bayer Internist 5:20
42. Barth Reller L (1973) Granulomatous hepatitis associated with acute cytomegalovirus infection. Lancet I:20
43. Bassett ML, Halliday JW, Ferris RA, Powell LW (1984) Diagnosis of hemochromatosis in young subjects: predictive accuracy of biochemical screening tests. Gastroenterology 87:628
44. Bathurst IC, Travis J, George PM, Carell RW (1984) Structural and functional characterisation of the abnormal Z α_1-antitrypsin isolated from human liver. FEBS Lett 177:179
45. Baudhuin P, Hers HG, Loeb H (1964) An electron microscopic and biochemical study of type II glycogenosis. Lab Invest 13:1139
45a. Bauer J, Kurdowska A, Tran-Thi T-A, Budek W, Koj A, Decker K, Heinrich PC (1985) Biosynthesis and secretion of α_1-acute phase globulin in primary cultures of rat hepatocytes. Eur J Biochem 146:347
46. Baum JK, Holtz F, Bookstein JJ, Klein EW (1973) Possible association between benign hepatomas and oral contraceptives. Lancet II:926
47. Bayer PM, Wewalka F (1973) Syndrom der „Sea-blue Histiocytes“ bzw. der sogenannten „blauen Pigmentmakrophagen“. Lipidchemische Untersuchungen bei der Erstbeobachtung. Wien Klin Wochenschr 85:514

48. Bearn AG, Kunkel HG, Slater RJ (1956) The problem of chronic liver disease in young women. Am J Med 21:3
49. Beasley RP, Lin CC, Hwang LY, Chien CS (1981) Hepatocellular carcinoma and hepatitis B virus. A prospective study of 22,707 men in Taiwan. Lancet 2:1129
50. Beasley R, Hwang L-Y (1983) Postnatal infectivity of hepatitis B surface antigen-carrier mothers. J Infect Dis 147:185
51. Bechtelsheimer H, Conrad A (1980) Morphologisches Bild der kavernösen Transformation der Pfortader. Leber Magen Darm 10:99
52. Beckett AG, Livingstone AV, Hill KR (1961) Acute alcoholic hepatitis. Br Med J II: 1113
53. Bednář B, Heřmanský F, Lojda Z (1964) Vascular pseudohemophilia associated with ceroid pigmentophagia in albinos. Am J Pathol 45:283
54. Benda L, Gerlach F, Rissel E, Thaler H (1949) Über Untersuchungen zur Frage der Virusätiologie der Hepatitis epidemica. Arch Gesamte Virusforsch 4:89
55. Benda L, Rissel E, Thaler H (1950) Über die Hepatitis bei Lues und antiluischer Behandlung mit besonderer Berücksichtigung ihrer Folgekrankheiten. Dtsch Arch Klin Med 197:477
56. Benda L, Rissel E, Thaler H (1952) Über aspirationsbioptische Untersuchungen posthepatitischer Leberveränderungen. Virchows Arch [Pathol Anat] 322:249
57. Benda L, Rissel E, Thaler H (1952) Über den sogenannten Ikterus syphiliticus praecox. Wien Klin Wochenschr 64:415
58. Benda L, Rissel E, Thaler H (1957) Über das histologische Bild der Leberdystrophie und seine Beeinflussung durch agonale und postmortale Vorgänge. Virchows Arch [Pathol Anat] 330:594
59. Bengmark S (1968) Liver surgery: In: Allgöwer M (ed) Progress in surgery, vol 6. Karger, Basel, p 1
60. Bennet DE (1964) Problems in neonatal obstructive jaundice. Pediatrics 33:735
61. Berg PA (1979) Marker der humoralen und zellulären Immunreaktion. In: Bartelheimer H, Classen M, Ossenberg F-W (Hrsg) Die entzündliche Leber. Witzstrock, Baden-Baden, S 133
62. Berg PA (1979) Chronisch aktive Hepatitis-autoimmun. In: Bartelheimer H, Classen M, Ossenberg F-W (Hrsg) Die entzündete Leber. Witzstrock, Baden-Baden, S 156
63. Berg PA, Traunecker U, Märker A (1973) Mitochondriale Antikörper bei nicht hepatischen Krankheiten. Häufigkeit, Signifikanz und differential-diagnostische Bedeutung. Dtsch Med Wochenschr 98:1186
64. Berg PA, Binder T, Lindner H, Bannaski H, Maas D, Henning H, Brügel H (1975) Heterogenität mitochondrialer Antikörper. Zur serologischen Diagnose der primär-biliären Zirrhose und des Pseudo-Lupus erythematodes mit Hilfe von zwei verschiedenen Antigenfraktionen. Dtsch Med Wochenschr 100:1123
65. Bergmann G von (1935) Funktionelle Pathologie. Springer, Berlin
66. Beringer A, Thaler H (1963) Über quantitative Untersuchungen des Glykogengehaltes der Leber des gesunden und kranken Menschen. Wien Klin Wochenschr 75:509
67. Beringer A, Hrabal I, Irsigler K, Thaler H (1967; 1968) Der Einfluß von Tolbutamid auf die menschliche Fettleber. Dtsch Med Wochenschr 92:2388; 93:1412
68. Behringer A, Thaler H (1970) The relationship between diabetes mellitus and fatty liver. Ger Med Mon 15:615
69. Bernstein M, Edmondson HA, Barbour BH (1965) The liver lesion in Q fever. Arch Intern Med 116:491
70. Beschorner WE, Pino J, Boitnott JK, Tutschka PJ, Santos GW (1980) Pathology of the liver with bone marrow transplantation: Effects of busulfan, carmustine, acute graft-versus-host disease, and cytomegalovirus infection. Am J Pathol 99:369
71. Bhatal PS (1972) Presence of modified fibroblasts in cirrhotic livers in man. Pathology 4:139
72. Bhatal PS, Powell LW (1969) Primary intrahepatic obliterating cholangitis: A possible variant of „sclerosing cholangitis". Gut 10:886
73. Bianchi L (1967) Punktat-Morphologie und Differentialdiagnose der Hepatitis. Huber, Bern
74. Bianchi L, De Groote J, Desmet VJ, Gedigk P, Korb G, Popper H, Poulsen H, Scheuer

PJ, Schmid M, Thaler H, Wepler W (1971) Morphological criteria in viral hepatitis. Lancet I:333
75. Bianchi L, Ohnacker H, Beck K, Zimmerli-Ning M (1972) Liver damage in heatstroke and its regression. A biopsy study. Hum Pathol 3:237
76. Bianchi L, De Groote J, Desmet V, Gedigk P, Korb G, Popper H, Poulsen H, Scheuer PJ, Schmid M, Thaler H, Wepler W (1974) Guidelines for diagnosis of therapeutic drug-induced liver injury in liver biopsies. Lancet I:854
77. Bianchi L, Gudat F (1976) Sanded nuclei in hepatitis B. Eosinophilic inclusions in liver cell nuclei due to excess in hepatitis B core antigen formation. Lab Invest 35:1
78. Bianchi L, De Groote J, Desmet VJ, Gedigk P, Korb G, Popper H, Poulsen H, Scheuer PJ, Schmid M, Thaler H, Wepler W (1977) Acute and chronic hepatitis revisited. Lancet II:914
79. Bianchi L, Gudat F (1979) Chronische Hepatitis: Die mikroskopische Beurteilung. In: Bartelheimer H, Classen M, Ossenberg F-W (Hrsg) Die entzündete Leber. Witzstrock, Baden-Baden, S 112
80. Biava C (1964) Mallory alcoholic hyalin: A heretofore unique lesion of hepatocellular ergastoplasm. Lab Invest 13:301
81. Biava C, Mukhlova-Montiel M (1965) Electron microscopic observations on councilman-like acidophilic bodies and other forms of acidophilic changes in human liver cells. Am J Pathol 46:775
82. Bickel H (1966) Die Wilsonsche Krankheit (hepatolentikuläre Degeneration). Internist (Berlin) 7:27
83. Biempica L, Kosower N, Ma MH, Goldfischer S (1974) Hepatic porphyrias. Cytochemical and ultrastructural studies of liver in acute intermittent porphyria and porphyria cutanea tarda. Arch Pathol Lab Med 98:336
84. Billing B, Powell LW, Hemingway E, Sherlock S (1967) Idiopathic unconjugated hyperbilirubinaemia (Gilbert's syndrome). N Engl J Med 277:1108
84a. Bioulac-Sage P, Latry P, Dubroca J, Quinton A, Balabaud C (1986) Pit cells in human liver. In: Kirn A, Knook DL, Wisse E (eds) Cells of the hepatic sinusoids, vol 1. The Kupffer Cell Foundation Rijswijk, p 415
85. Bjørneboe M, Jersild M, Lundbæk K, Hess Thaysen E, Ryssing E (1948) Incidence of chronic hepatitis in women in Copenhagen 1944–1945. Lancet I:867
86. Black M, Billing BH (1969) Hepatic bilirubin UDP-glucuronyl transferase activity in liver disease and Gilbert's syndrome. N Engl J Med 280:1266
87. Blank E, Linder D (1974) I-cell disease (mucolipidosis II): A lysosomopathy. Pediatrics 54:797
88. Block JB (1974) Angiosarcoma of the liver following vinyl chlorid exposure. JAMA 239:53
89. Bloomfield AL (1938) The natural history of chronic hepatitis (cirrhosis of the liver). Am J Med Sci 195:429
90. Bock HE, Masshoff W, Oldershausen F von (1952) Zur Bedeutung der Aspirationsbiopsie der Leber für Pathologie und Klinik. Vergleichende Untersuchungen von Hepatogramm, Leberhistologie, klinischem Befund und Leberfunktionsproben. Klin Wochenschr 30:297
91. Boitnott JK, Margolis S (1970) Saturated hydrocarbons in human tissues. III. Oil droplets in the liver and spleen. Johns Hopkins Med J 127:65
92. Bolck F, Machnik G (1978) Leber und Gallenwege. In: Doerr W, Seifert G, Uehlinger E (Hrsg) Spezielle pathologische Anatomie, Bd 10. Springer, Berlin Heidelberg New York
93. Bonkowsky HL, Lee RV, Klatskin G (1975) Acute granulomatous hepatitis. Occurrence in cytomegalovirus mononucleosis. JAMA 233:1284
94. Bothwell TH, Abrahams C, Bradlow BS, Charlton RW (1965) Idiopathic and Bantu haemochromatosis. Arch Pathol 79:163
95. Bouwens L, Wisse E (1980) On the origin of the Kupffercell. Kupffer Cell Bull 3:23
96. Boyer JL, Klatskin G (1970) Pattern of necrosis in acute viral hepatitis. Prognostic value of bridging (subacute hepatic necrosis). N Engl J Med 283:1063
97. Boyer JL, Sen Gupta KP, Biswas SK, Pal NC, Basu Mallick KC, Iber FL, Basu AK (1967). Idiopathic portal hypertension. Comparison with the portal hypertension of cirrhosis and extrahepatic portal vein obstruction. Ann Intern Med 66:41

98. Boyes BE, Woolf IL, Whittaker JS, Tapp E, Dymock IW (1973) Hepatic histology in healthy hepatitis B antigen carriers. Digestion 8:465
99. Brawer MK, Austin GE, Lewin KJ (1980) Focal fatty change of the liver, a hitherto poorly recognized entity. Gastroenterology 78:247
100. Bredehorst HG, Hrabal I, Pamperl H, Stockinger L, Thaler H (1978) Rolitetracycline and liver function: A biochemical and morphological study in humans. In: Siegenthaler W, Lüthy R (eds) Current chemotherapy. Amer Soc Microbiol, Washington, p 709
101. Brenner AI, Kaplan MM (1971) Recurrent hepatitis due to methoxyflurane anesthesia. N Engl J Med 284:961
102. Brent RL (1962) Persistent jaundice in infancy. J Pediatr 61:111
103. Bréchot C, Nalpas B, Couroncé A-M, Duhamel G, Callard P, Carnot F, Tiollais P, Berthelot P (1982) Evidence that hepatitis B virus has a role in liver-cell carcinoma in alcoholic liver disease. N Engl J Med 306:1384
104. Brechot C, Degos F, Lugassy C et al. (1985) Hepatitis B virus DNA in patients with chronic liver disease and negative tests for hepatitis B surface antigen. N Engl J Med 312:270
105. Brick JB (1961) Liver histology in six asymptomatic siblings in a family with hemochromatosis; genetic implications. Gastroenterology 40:210
106. Brown TR (1980) Vaproic acid. N Engl Med 302:661
107. Bruguera M, Zambón D, Ros E, Sánchez Tápias JM, Rodés J (1985) Chronic hepatitis: a possible etiology of fatty liver. Liver 5:111
108. Brühl W (1966) Zwischenfälle und Komplikationen bei der Laparoskopie und gezielten Leberpunktion. Dtsch Med Wochenschr 91:2297
109. Büchner F (1959) Allgemeine Pathologie, 3. Aufl. Urban & Schwarzenberg, München, S 331
110. Budd G (1846) Die Krankheiten der Leber, bearb. von Henoch EH. Hirschwald, Berlin, S 168
110a. Buitrago B, Popper H, Hadler SC, Thung SN, Gerber AM, Purcell RH, Maynard JE (in press) Specific histologic features of Santa Marta hepatitis: a severe form of hepatitis Delta virus infection in Northern South America. Hepatology
111. Bullough WS (1965) Mitotic and functional homeostasis. A speculative review. Cancer Res 25:1683
112. Büngeler W, Eder M (1960) Das primäre Leberkarzinom. Dtsch Med Wochenschr 85: 959
113. Burger RA, Marcuse PM (1952) Peliosis hepatis: Report of a case. Am J Clin Pathol 22:569
114. Burka ER, Brick IB, Wolfe HR (1961) Lipochrome hepatosis without jaundice: A variant of the Dubin-Johnson syndrome. Am J Med Sci 242:746
115. Burke JA (1977) Visceral larva migrans (toxocariasis). J Ky Med Assoc 75:67
116. Butron Vila MM, Haot J, Desmet J (1984) Cholestatic features in focal nodular hyperplasia of the liver. Liver 4:387
117. Bynum TE, Boitnott JK, Maddrey WC (1979) Ischemic hepatitis. Dig Dis Sci 24:129
118. Callahan WP, Lorincz AE (1966) Hepatic ultrastructure in the Hurler syndrome. Am J Pathol 48:277
119. Callahan WP, Hackett RL, Lorincz AE (1967) New observations by light microscopy on liver histology in the Hurler's syndrome. A needle biopsy study of 11 patients utilizing plastic-embedded tissue. Arch Pathol 83:507
120. Calle S (1961) Parasitism by capillaria hepatica. Pediatrics 27:648
121. Callea F, Ray MB, Desmet VJ (1981) Alpha-1-antitrypsin and copper in the liver. Histopathology 5:415
122. Cam C, Nigogosyan G (1963) Acquired toxic porphyria cutanea tarda due to hexachlorobenzene. JAMA 183:88
123. Camain R (1961) La ponction biopsie hépatique en milieu tropical ouest-africain. Rev Int Hepatol 11:323
124. Camain R, Rouiller C, Dupin H (1959) Evolution de la stéatose hépatique dans le Kwashiorkor sous l'influence du régime hyperprotidique. Étude en microscopie normale et électronique. Ann Anat Pathol (Paris) 4:220

125. Cameron R (1960) Congenital biliary atresia. Br Med J II:1253
126. Campra JL, Craig JR, Peters RL, Reynolds TB (1973) Cirrhosis associated with partial deficiency of alpha-I-antitrypsin in an adult. Ann Intern Med 78:233
127. Careoda F, de Franchis R, d'Arminio Monteforte A, Vecchi M, Rossi E, Primignani M, Palla M, Dioguardi N (1982) Persistence of circulating HB_sAg/IgM-complexes in acute viral hepatitis type B: An early marker of chronic evolution. Lancet I:358
128. Carney FMT, van Dyke RA (1972) Halothan hepatitis: A critical review. Anesth Analg (Cleve) 51:1
129. Caroli J, Corcos V (1964) La dilatation congénitale des voies biliaires intrahépatiques. Rev med-chir Mal Foie 39:1
130. Carr J (1976) The RES and the MPS. In: Reichard SM, Escobar MR, Friedman H (eds) Plenum, New York, p 3
131. Cazal P (1955) Histopathologie du foie. Masson, Paris
132. Chajek T, Lehrer B, Geltner D et al. (1974) Quinidine-induced granulomatous hepatitis. Ann Intern Med 81:774
133. Chakraborty PR, Ruiz Opazo N, Shouval D, Shafriz DA (1980) Identification of integrated hepatitis virus DNA and expression of viral RNA in an HB_sAg-producing human hepatocellular carcinoma cell line. Nature 286:531
134. Chambon L, Wone I, Brès P, Cornet M, Ciré LY, Michel A, Lacan A, Robin Y, Henderson BE, Williams KH, Camain R, Lambert D, Rey M, Diopmar I, Oudart JL, Causse G, Bâ H, Martin M, Artus JC (1967) Une épidémie de fièvre jaune au Sénégal en 1965. L'épidémie humaine. Bull WHO 36:113
135. Chiari H (1899) Über die selbständige Phlebitis obliterans der Hauptstämme der Venae hepaticae als Todesursache. Beitr Pathol Anat 26:1
136. Chiari HH, Holzner H, Thaler H (1964) Leberbioptische Befunde bei chirurgischen Erkrankungen der Gallenblase und der Gallenwege. Wien Z Inn Med 45:94
137. Child PL (1976) Viral hemorrhagic fevers. In: Binford CH, Connor DH (eds) Pathology of tropical and extraordinary diseases. Armed Forces Inst Path, Washington, p 5
138. Christensen E, Crowe J, Doniach D, Popper H, Ranek L, Rodés J, Tygstrup N, Williams R (1980) Clinical pattern and course of disease in primary biliary cirrhosis based on an analysis of 236 patients. Gastroenterology 78:236
139. Christoffersen P, Poulsen H (1970) Histological changes in human liver biopsies following extrahepatic biliary obstruction. Acta Pathol Scand [Suppl] 212:150
140. Christoffersen P, Brændstrup O, Juhl E, Poulsen H (1971) Lipogranulomas in human liver biopsies with fatty change. A morphological, biochemical and clinical investigation. Acta Pathol Microbiol Scand [A] 79:150
141. Christoffersen P, Dietrichson O, Faber V, Poulsen H (1972) The occurrence and significance of abnormal bile duct epithelium in chronic aggressive hepatitis. Acta Pathol Microbiol Scand [A] 80:294
142. Christoffersen P, Poulsen H, Scheuer PJ (1972) Abnormal bile duct epithelium in chronic aggressive hepatitis and primary biliary cirrhosis. Hum Pathol 3:227
143. Chvostek F (1922) Zur Pathogenese der Lebercirrhose. Wien Klin Wochenschr 34:381
144. Claasen E, Wildhirt E (1977) Ein neues Einmal-Besteck zur Leberbiopsie. In: Lindner H (Hrsg) Fortschritte der gastroenterologischen Endoskopie, Bd 8. Witzstrock, Baden-Baden, S 81
145. Clausen PP, Lindskov J, Gad I, Kreutzfeldt M, Orholm M, Reinicke V, Ring Larsen H, Strøm P (1984) The diagnostic value of α_1-antitrypsin globules in liver cells as a morphological marker of α_1-antitrypsin deficiency. Liver 4:353
146. Clayton RJ, Iber FL, Ruebner BH, McKusick VA (1969) Byler disease. Fatal familial intrahepatic cholestasis in an Amish kindred. Am J Dis Child 117:112
147. Cochrane AMG, Moussouros A, Smith A, Portmann B, Eddleston ALFW, Williams R (1978) Lymphocyte cytotoxicity in chronic active hepatitis: effect of therapy and correlations with clinical and histological changes. Gut 19:308
148. Conn HO (1972) Portocaval anastomosis and hepatic hemosiderin deposition: A prospective, controlled investigation. Gastroenterology 62:61
149. Conn HO (1972) Rational use of liver biopsy in the diagnosis of hepatic cancer (Editorial). Gastroenterology 62:142

150. Conn HO (1974) Halothane-associated hepatitis. A disease of medical progress. Isr J Med Sci 10:404
151. Cook GC, Hutt MSR (1967) The liver after kwashiorkor. Br Med J III:454
152. Cooksley WG, Powell LW, Kerr JF, Bhatal PS (1972) Cholestasis in active chronic hepatitis. Am J Dig Dis [New Series] 17:495
153. Costa A, Stigliani R, Weber G (1963) La cirrosi epatica. Evoluzione concettuale, prospettive istogenetiche e tassonomiche, definizione essenziale della cirrosi, alle luce della „reversione rapida". Arch De Vecchi Anat Patol Med Clin 39:1
154. Cottier H (1957) Über ein der Hämochromatose vergleichbares Krankheitsbild beim Neugeborenen. Schweiz Med Wochenschr 87:39
155. Councilman WT (1890) Pathologic histology of yellow fever. In: Sternberg GM (ed) Report on etiology and prevention of yellow fever. US Marine Hospital Service (Public Health Report Bulletin No 2, p 151)
156. Cremer H (1980) Histologische und zytologische Kriterien zur Klassifikation der primären Leberzellkarzinome. Leber Magen Darm 10:74
157. Creutzfeldt W (1966) Transfusionshepatitis und ihre Verhütung. Internist (Berlin) 7:1
158. Dahl MGC, Gregory MM, Scheuer PJ (1971) Liver damage due to methotrexate in patients with psoriasis. Br Med J I:625
159. Damjanow I, Solterer D (1971) Ultrastructure of acute tetracycline induced liver change. Experientia 27:1204
160. Datta DV (1976) Non-cirrhotic portal fibrosis („idiopathic" portal hypertension in India). J Assoc Physicians India 24:511
161. Datta DV, Saha S, Grover SL, Singh SA, Chakravarti RN, Chhuttani PN (1972) Portal hypertension in Kala-Azar. Gut 13:147
162. Davidson CS, Leevy CM, Chamberlayne ED (eds) (1979) Guidelines for detection of hepatotoxicity due to drugs and chemicals. NIH Publication No 79–313 Bethesda, Maryland
162a. Decker K (1985) Eicosanoids, signal molecules of liver cells. In: Seminars in liver disease, vol 5. Thieme-Stratton, p 175
162b. Degott C, Trepo C, Durand-Schneider AM, Degos F, Potet F, Feldmann G (1986) Serial transmission of a human non A-non B hepatitis viral strain to HBV-protected chimpanzees: successive histological and ultrastructural studies. Liver 6:17
163. De Groote J, Desmet V, Gedigk P, Korb G, Popper H, Poulsen H, Scheuer PJ, Schmid M, Thaler H, Uehlinger E, Wepler W (1968) A classification of chronic hepatitis. Lancet II:626
164. Dehner LP, Ishak KG (1971) Vascular tumors of the liver in infants and children: A study of 30 cases and review of the literature. Arch Pathol 92:101
165. De la Iglesia FA, Feuer G, Takada A, Matsuda Y (1974) Morpholigic studies on secundary phospholipidosis in human liver. Lab Invest 30:539
166. Demling L (1976) Fünf Jahre ERCP – Pro und Contra. Dtsch Med Wochenschr 101:797
167. Demling L, Classen M (1970) Duodenojejunoskopie. Dtsch Med Wochenschr 95:1427
167a. Den Boer W, Loeliger EA (1976) Phenprocoumon-induced jaundice. Lancet I:912
168. Denk H, Radaszkiewicz T, Weinrich E (1977) Pronase pretreatment of tissue sections enhances sensitivity of unlabelled antibody-enzyme (PAP) technique. J Immunol Methods 15:163
169. Denk H, Franke WW, Eckerstorfer R, Schmid E, Kerjaschki D (1979) Formation and involution of Mallory bodies („alcoholic hyalin") in murine and human liver revealed by immunofluorescence microscopy with antibodies to prekeratin. Proc Natl Acad Sci USA 76:4112
170. Desmet V (1972) Chronic hepatitis (Including primary biliary cirrhosis). Int Acad Pathol Monogr 13:286
171. Desmet VJ (1972) Morphologic and histochemical aspects of cholestasis. In: Popper H, Schaffner F (eds) Progress in liver diseases, vol IV. Grune & Stratton, New York, p 97
172. Desmet V (1975) Morphologic aspects of intrahepatic cholestasis. In: Teodori U, Gorini S, Popper H (eds) Intrahepatic cholestasis, Raven, New York, p 7
173. Desmet VJ (1977) Anatomy I: Hepatocyte-canaliculus. In: Bianchi L, Gerok W, Sickinger K (eds) Liver and bile. MTP Press, Lancaster/England, p 3

174. Desmet VJ, Bullens A-M, De Groote J, Heirwegh KPM (1968) A new diazo reagent for specific staining of conjugated bilirubin in tissue sections. J Histochem Cytochem 16:419
175. Desmet VJ, De Groote J, van Damme B (1972) Acute hepatocellular failure. A study of 17 patients treated with exchange transfusion. Hum Pathol 3:167
176. Desmet VJ, De Vos R (1982) Tight junctions in the liver. In: Popper H, Schaffner F (eds) Progress in liver diseases, vol VII. Grune & Stratton, New York, p 31
177. Desmet VJ (1985) Intrahepatic bile ducts under the lens. J Hepatology 1:545
178. De Wolf-Peeters C, De Vos R, Desmet V, Ray MB, Desmyter J, De Groote G, Fevery J, Broeckaert L, De Groote J (1981) Human non-A, non-B hepatitis: ultrastructural alteration in hepatocytes. Liver 1:50
179. Dhumeaux D, Berthelot P (1975) Chronic hyperbilirubinemia associated with hepatic uptake and storage impairment. Gastroenterology 69:988
180. Dirschmid K, Kiesler J (1980) Die Morphologie der Leber bei Anthrakosilikose. Leber Magen Darm 10:115
181. Di Sant'Agnese PA, Blanc WA (1956) A distinctive tpye of biliary cirrhosis of the liver associated with cystic fibrosis of the pancreas. Pediatrics 18:387
182. Dittrich H, Seifert E (1963) Zum Problem der Steatose. Wien Klin Wochenschr 75:215
183. Dölle W (1954) Die Analyse der Gewichtsveränderungen der Leber mit Hilfe der relativen Histometrie. Virchows Arch [Pathol Anat] 325:15
184. Dölle W, Martini GA (1959) Gelbsucht mit Verschlußsyndrom als Leitsymptom bei Virushepatitis, Arzneimittelschäden, in der Schwangerschaft und bei Neugeborenen. Acta Hepato Splenol 6:138, 225
185. Dölle W, Martini GA (1962) Zusammenstellung von Arzneimitteln, die Leberschädigung mit und ohne Gelbsucht verursachen können. Acta Hepato Splenol 9:74
186. Dölle W, Martini GA (1978) Leber. In: Heintz R (Hrsg) Erkrankungen durch Arzneimittel. Diagnostik, Klinik, Pathogenese, Therapie. Thieme, Stuttgart, S 288
187. Doniach D, Roitt IM, Walker JG, Sherlock S (1966) Tissue antibodies in primary biliary cirrhosis, active chronic (lupoid) hepatitis, cryptogenic cirrhosis and other liver diseases and their clinical implications. Clin Exp Immunol 1:237
188. Dordal E, Glagov S, Orlando RA et al (1970) Fatal halothane hepatitis with transient granulomas. N Engl J Med 283:357
189. Doxiades T (1962) Chronic amoebic hepatitis. Br Med J I:1807
190. Drescher M, Ohlen J, Korb G, Selmair H (1981) Hepatitis B: Bedeutung der Immunfluoreszenzmikroskopie für Differentialdiagnostik und Prognostik chronischer Verlaufsformen. Leber Magen Darm 11:1
191. Drury RAB (1962) Larval granulomata in the liver. Gut 3:289
192. Dubin IN, Johnson FB (1954) Chronic idiopathic jaundice with unidentified pigment in liver cells; a new clinicopathologic entity with report of 12 cases. Medicine (Baltimore) 33:155
193. Dubin IN, Sullivan BH Jr, Le Golvan PC, Murphy LC (1960) The cholestatic form of viral hepatitis. Experiences with viral hepatitis at Brooke Army Hospital during the years 1951 to 1953. Am J Med 29:55
194. Dudley FJ, Scheuer PJ, Sherlock S (1972) Natural history of hepatitis-associated antigen-positive chronic liver disease. Lancet II:1388
195. Duhamel G, Guerra L (1966) Un syndrome hématologique difficile à definir: La myélofibrose lymphoide. Étude nosologique de 6 observations. Presse Méd 74:585
196. Dunn PM (1963) Obstructive jaundice and haemolytic disease of the newborn. Arch Dis Child 38:54
197. Dupont HL, Hornick RB, Levin HS, Rapaport MI, Woodward TE (1971) Q fever hepatitis. Ann Intern Med 74:198
198. Duve C de (1957) Les lysosomes, un nouveau groupe de granules cytoplasmiques. J Physiol (Lond) 49:113
199. Eade MN, Cooke WT, Brooke BN, Thompsen H (1971) Liver disease in Crohn's colitis. A study of 21 consecutive patients having colectomy. Ann Intern Med 74:518
200. Editorial (1972) Toxocara. Lancet I:730
201. Edmondson HA (1958) Tumors of the liver and intrahepatic bile ducts. Atlas of tumor pathology, sect. VII, fasc. 25. Armed Forces Inst Pathol, Washington

202. Edmondson HA, Peters RL, Reynolds TB, Kuzma OL (1963) Sclerosing hyaline necrosis of the liver in the chronic alcoholic. A recognizable clinical syndrome. Ann Intern Med 59:646
203. Edmondson HA, Peters RL, Frankel HH, Borowsky S (1967) The early stage of liver injury in the alcoholic. Medicine (Baltimore) 46:119
204. Edwards RH (1975) Inheritance of the Dubin-Johnson-Sprinz syndrome. Gastroenterology 68:734
205. Eisenburg J, Feifel G, Meister P, Derlath S, Kruis W, Fateh M, Disko R (1983) Chronische Fasciolose der Leber mit ungewöhnlicher granulomatös-zystisch nekrotisierender Geschwulstbildung bzw. akuten allergisch-anaphylaktoiden Anfällen. Bayer Internist 5:6
206. Elias H (1949) A re-examination of the structure of the mammalian liver. Am J Anat 84:311, 85:379
207. Elias H (1957) De morphologia carcinomatis primarii hepatis humani et de eius contextu cum evolutione phylogenetica et ontogenetica. Acta Hepatol 5:1
208. Elke M, Tan KG (1984) CT investigations of the liver and biliary system – anatomy and pathology. In: Lutz H, Demling L (eds) Diagnostic imaging methods in hepatology, MTP press, Lancaster, p 101
209. Elkington SG, Schreiber WM, Conn HO (1969) Hepatic injury caused by L-alpha-methyldopa. Circulation 40:589
210. Ellenberg M, Osserman KE (1951) The role of shock in the production of central liver cell necrosis. Am J Med 11:170
211. Elster K, Hüttinger S (1966) Das kapselnahe Leberpunktat. Vergleichende Untersuchungen von Punktionszylindern und umgebendem Parenchym. Med Welt 17:847
212. Endicott KM, Littlie RD (1944) Ceroid, the pigment of dietary cirrhosis of rats. Am J Pathol 20:149
213. Epstein MA, Achong BG (1977) Pathogenesis of infectious mononucleosis. Lancet II:1270
214. Epstein O, Thomas HC, Sherlock S (1980) Primary biliary cirrhosis is a dry gland syndrome with features of chronic graft-versus-host disease. Lancet I:1166
215. Erichson RB, Dadey JL (1964) Liver function and needle biopsy findings in Weil's disease. NY State J Med 64:1032
216. Eriksson S, Larsson C (1983) Familial benign chronic intrahepatic cholestasis. Hepatology 3:391
217. Eshchar J, Reif L, Waron M, Alkan WJ (1973) Hepatic lesion in chickenpox. A case report. Gastroenterology 64:462
218. Espiritu CR, Kim TS, Levine RA (1967) Granulomatous hepatitis associated with sulfadimethoxine hypersensitivity. JAMA 202:982
219. Esterly JR, Slusser RJ, Ruebner BJ (1967) Hepatic lesions in the congenital rubella syndrome. J Pediatr 71:676
220. Evans WH (1983) Zonation of hepatocyte plasma membrane. In: Popper H, Gudat F, Köttgen E, Reutter W (eds) Structural carbohydrates in the liver. MTP Press, Lancaster
221. Ewe K (1981) Bleeding after liver biopsy does not correlate with indices of peripheral coagulation. Dig Dis Sci New Series 26:388
222. Fahrländer H, Huber F, Gloor F (1964) Intrahepatic retention of bile in severe bacterial infections. Gastroenterology 47:590
223. Fauerholdt L, Schlichting P, Christensen E, Poulsen H, Tygstrup N, Juhl E, Copenhagen Study Group for Liver Diseases (1983) Conversion of micronodular cirrhosis into macronodular cirrhosis. Hepatology 3:928
224. Fauvert R, Benhamou JP, Meyer P (1964) Fibrose hépatique congénitale. Rev Fr Etud Clin Biol 9:375
225. Federlin K, Sandritter W (1961) Vergleichende histologische Untersuchungen an Punktionszylindern und an Exzisionsstücken der Leber. MMW 103:803
226. Feigelson J, Pecau Y, Sauvegrain S (1970) Liver function studies and biliary tract investigations in mucoviscidosis. Acta Paediat Scand 59:539
227. Feist D (1979) Pathogenese der neonatalen Cholestase-Syndrome. Leber Magen Darm 9:43
228. Feist D, Wesch H (1979) Die hepatische Manifestationsform des Morbus Wilson im Kindes- und Jugendalter. Leber Magen Darm 9:235

229. Feist D (1984) Krankheiten der Leber und der Gallenwege. In: Braun O, Grüttner R, Lassrich MA (Hrsg) Pädiatrische Gastroenterologie. Thieme, Stuttgart New York, S 357
230. Feizi Ö (1972) Hereditary hemorrhagic teleangiectasia presenting with portal hypertension and cirrhosis of the liver. Gastroenterology 63:660
231. Fennell RH Jr, Shikes RH, Vierling JM (1983) Relationship of pretransplant hepatobiliary disease to bile duct damage occurring in the liver allograft. Hepatology 3:84
232. Ferrans VJ, Fredrickson DS (1975) The pathology of Tangier disease. Am J Pathol 78:101
233. Fischer R (1976) Klinik und Therapie der idiopathischen Hämochromatose. Erfahrungen bei 51 eigenen Fällen. Leber Magen Darm 6:316
234. Fleming CR, Dickson ER, Baggenstoss AH, McCall T (1974) Copper and primary biliary cirrhosis. Gastroenterology 67:1182
235. Fog CVM (1949) On protein intake, hepatitis, and consumption of laxatives. Acta Med Scand [Suppl] 234:125
236. Fogarty International Center Proceedings No 22 (1976) Diseases of the liver and biliary tract. Standardisation of nomenclature, diagnostic criteria and diagnostic methodology. DHEW Publication No. (NIH) 76-725 Bethesda, Maryland
237. Follis RH Jr (1958) Deficiency disease. Thomas, Springfield, p 577
238. Forbes RM, Cooper AR, Mitchell HH (1953) The composition of the adult human body as determined by chemical analysis. J Biol Chem 203:359
239. Franken FH (1968) Die Leber und ihre Krankheiten, zweihundert Jahre Hepatologie. Enke, Stuttgart
240. Franken FH, Mohr D (1969) Katamnestische und klinische Untersuchungen zur Prognose der Leberzirrhose. Acta Hepato Splenol 16:185
241. Franken FH, Amelung D, Garke P, Pohle D, Liebermeister H, Deupmann FJ (1966) Katamnestische Untersuchungen zum Problem der posthepatitischen Leberzirrhose. Dtsch Med Wochenschr 91:1753
242. Franken FH, Schilling WH, Amelung D (1968) Zur Frage der posthepatitischen Hyperbilirubinämie. In: Beck K (Hrsg) Ikterus. Schattauer, Stuttgart, S 183
243. Franklin TJ (1963) The inhibition of incorporation of leucine into protein of cellfree systems from rat liver and Escherichia coli by chlortetracycline. Biochem J 87:449
244. Frazer IH, MacKay IR, Bell J, Becker G (1985) The cellular infiltrate in the liver in autoimmune chronic active hepatitis: analysis with monoclonal antibodies. Liver 5:162
245. Freiesleben W (1976) Vinylchlorid and PVC. 22. Arbeitstagg. LVA Oberbayern, Gauting
246. Frenkel M, van Ballegooijen A, van Blankenstein M, Muller H, Blok APR (1972) Cholangiohepatitis (Hong Kong disease). A case report. Folia Med Neerl 15:222
247. Frerichs (1884) Über den Diabetes. Hirschwald, Berlin, S 272
247a. Freudenberg N, Freudenberg MA, Hoess CD, Schrecker H, Galanos C (1986) Investigations into the origin of mouse liver sinusoidal cells. Virchows Arch A (Pathol Anat) 410:1
248. Frisch-Niggemeyer W, Hofmann H, Kunz Ch (1984) Frühzeitige Prognose des Verlaufs der Hepatitis B durch Radioimmunoassay von HB_sAG/IgM-Komplexen. Wien Klin Wochenschr 96:669
249. Frimmer M (1979) Phalloidin, ein leberspezifisches Pilzgift. Biol Unserer Zeit 9:147
250. Frosch PJ, Carnetzky BM, Macher E, Grundmann E, Gottschalk I (1979) Hepatic failure in a patient treated with Dacarbazine (DTIC) for malignant melanoma. J Cancer Res Clin Oncol 95:281
251. Furth J, Sobel H (1946) Hypervolemia secondary to grafted granulosa-cell tumor. J Natl Cancer Inst 7:103
252. Galambos JT (1972) Natural history of alcoholic hepatitis. III. Histological changes. Gastroenterology 63:1026
253. Galbraith RM, McKenzie RM, Smith MGM, Tee DS, Doniach D, Williams R (1974) High prevalence of seroimmunologic abnormalities in relatives of patients with active chronic hepatitis or primary biliary cirrhosis. N Engl J Med 290:63
254. Gall EA (1960) Posthepatitic, postnecrotic, and nutritional cirrhosis. Am J Pathol 36:241
255. Gall EA, Dobrogorski O (1964) Hepatic alterations in obstructive jaundice. Am J Clin Pathol 41:126
256. Gall EA, Altemeier WA, Schiff L, Hamilton DL, Braunstein H, Giuseffi J Jr, Freiman

DG (1953) Liver lesions following intravenous administration of polyvinyl pyrrolidone (PVP). Am J Clin Pathol 23:1187
257. Garber E, Craig RM (1975) Aspirin hepatotoxicity. Ann Intern Med 85:592
258. Gardener WA, Konigsmark BW (1969) Familial nonhemolytic jaundice: Bilirubinosis and encephalopathy. Pediatrics 43:365
259. Garner RC (1973) Chemical evidence for the formation of a reactive aflatoxin B_1 metabolite by hamster liver microsomes. FEBS Lett 26:261
260. Gebhardt R, Mecke D (1983) Heterogenous distribution of glutamine synthetase among rat liver parenchymal cells in situ and in primary culture. Eur J Biochem 2:567
261. Gedigk P (1964) Die Morphologie und Histochemie der Eisenspeicherung in der Zelle. Ann Histochem [Suppl 1] 9:275
262. Gedigk P, Pioch W (1965) Über die formale Genese lipogener Pigmente. Untersuchungen mit Estern hochungesättigter Fettsäuren. Virchows Arch [Pathol Anat] 339:100
263. Gedigk P, Bechtelsheimer H, Korb G (1968) Die pathologische Anatomie der „Marburg-Virus"-Krankheit (sog. „Marburger Affenkrankheit"). Dtsch Med Wochenschr 93:590
264. Geerts A, Shiratori Y, Schellink P, Wisse E (1985) Do sinusoidal cells contribute to the turnover of hepatic connective tissue? Kupffer Cell Bull 5:32
265. Gerber MA, Popper H (1972) Relation between central canals and portal tracts in alcoholic hepatitis. A contribution to the pathogenesis of cirrhosis in alcoholics. Hum Pathol 3:199
266. Gerber MA, Orr W, Denk H, Schaffner F, Popper H (1973) Hepatocellular hyalin in cholestasis and cirrhosis: Its diagnostic significance. Gastroenterology 64:89
267. Gerhard L, Huchzermeyer H, Golonbeck M (1969) Zur Morphologie der Myoclonusepilepsie. Zentralbl Allg Pathol 112:611
268. Geyer A (1947) Aperçu sur la fréquence et les modalités du cancer en A.O.F. Bull Soc Pathol Exot Filiales 40:125
269. Gherardi GJ, MacMahon HE (1970) Hypoplasia of terminal bile ducts. Occurrence in two jaundiced male siblings. Am J Dis Child 120:151
270. Ghon A (1928) Leber, Gallenblase und Gallenwege, Pankreas. In: Aschoff L (Hrsg) Lehrbuch der pathologischen Anatomie, 7. Aufl Bd II Spez path Anat Fischer, Jena
271. Gibson JB, Sobin LH (eds) (1978) Histological typing of tumours of the liver, biliary tract and pancreas. International histological classification of tumours. WHO, Genf
272. Gitzelmann R (1983) Galactosemia and other inherited disorders of galactose metabolism. In: Bianchi L, Gerok W, Landmann L, Sickinger K, Stalder GA (eds) Liver in metabolic diseases. MTP Press, Lancaster, p 235
273. Gjone E (1983) Familial lecithin: cholesterol acyltransferase (LCAT) deficiency and the liver. In: Bianchi L, Gerok W, Landmann L, Sickinger K, Stalder GA (eds) Liver in metabolic diseases. MTP Press, Lancaster, p 59
274. Gmyrek D, Hecht A (1968) Die perkutane Leberbiopsie beim Kind. 2. Mitt.: Ergebnisse. Kinderaerztl Prax 36:195
275. Goldfischer S, Moore CL, Johnson AB et al (1973) Peroxysomal defect in the cerebrohepatorenal syndrome. Science 10:62
276. Goldstein G (1963) Sarcoid reaction associated with phenylbutazone hypersensitivity. Ann Intern Med 59:97
277. Gollan JL, Huang SN, Billing BH, Sherlock S (1975) Prolonged survival in the brothers with severe typ 2 Crigler-Najjar syndrome. Gastroenterology 68:1543
278. Grace ND, Powell LW (1974) Iron storage disorders of the liver. Gastroenterology 64:1257
279. Grasés P, Pastrán Z, Cáceres AM, Perdomo MM, Ceballos M (1983) Hepatitis granulomatosa, espectro clinico patologico en 107 casos con biopsia hepatica. Gene 37:199
280. Greenblatt M, Heredia R, Rubenstein L, Sidney A (1964) Bacterial pseudomycosis („botryomycosis"). Am J Clin Pathol 41:188
281. Grimm J (1968) Das „Banti-Syndrom" im Kindesalter. Eine klinisch-immunhämatologische Untersuchung. Arch Kinderheilkd Beih 56
282. Grosfeld JL, Fitzgerald JF, Wagner VM, Newton WA, Baehner RL (1976) Portal hypertension in infants and children with histiocytosis X. Am J Surg 131:108
283. Grosse K-P (1979) Die arteriohepatische Dysplasie. Leber Magen Darm 9:247
284. Grouls V, Stiens R (1980) Morphologie des Leberbefalls bei malignen Non-Hodgkin-Lymphomen. Leber Magen Darm 10:83

285. Guardia J, Martinez-Vasquez M, Moragas A, Rey C, Vilaseca I, Tornos J, Beltrán M, Bacardi R (1974) The liver in boutonneuse fever. Gut 15:549
286. Guckian JC, Perry JE (1966) Granulomatous hepatitis. Ann Intern Med 65:1081
287. Gudat F, Bianchi L, Stalder GA, Schmid M (1976) Klassifizierung und Infektiosität der chronischen Hepatitis B, definiert durch Dane-Partikel im Blut und Virus-Komponenten in der Leber. Schweiz Med Wochenschr 106:812
288. Günthert H, Fuchs J (1948) Untersuchungen zur Frage der Hämosiderose von Leber und Milz bei alimentären Intoxikationen im Säuglingsalter. Virchows Beitr [Pathol Anat] 110:254
289. Hadziyannis SJ (1980) Hepatocellular carcinoma and type B hepatitis. In: Sherlock S (ed) Clinics in gastroenterology, vol 9/1. Saunders, London, p 117
290. Hadziyannis S, Gerber MA, Vissoulis C, Popper H (1973) Cytoplasmic hepatitis B antigen in „ground-glass" hepatocytes of cariers. Arch Pathol 96:327
291. Hahn RD (1943) Syphilis of the liver. Am J Syph 27:229, 562
292. Hällén J, Linné I (1970) Cirrhosis of the liver in one community. A study of 768 cases of liver cirrhosis from a city with one hospital: Incidence, etiology and prognosis. In: Engel A, Larsson T (eds) Alcoholic cirrhosis and other toxic hepatopathias. Nordiska, Stockholm, p 336
293. Haemmerli UP (1967) Jaundice during pregnancy with special emphasis on recurrent jaundice during pregnancy and its differential diagnosis. Springer, New York
294. Haex AJC, van Beek C (1955) Tuberculosis and aspiration liver biopsy. De Erven & Bohn, Haarlem
295. Häussinger D (1983) Hepatocyte heterogeneity in glutamine and ammonia metabolism and the role of an intercellular glutamine cycle during ureogenesis in perfused rat liver. Eur J Biochem 133:269
296. Hamperl H (1953) Über Retothelknötchen in Leberpunktaten von Tuberkulosekranken. Klin Wochenschr 31:681
297. Hamperl H (1961) Onkocyten und Onkocytome. Verh Dtsch Ges Pathol 45:227
298. Hanot V (1876) Etude sur une forme de „Cirrhose hypertrophique" du fois. Baillère, Paris
299. Hanshaw JB, Betts RF, Simon G, Boynton RC (1965) Acquired cytomegalovirus infection. N Engl J Med 272:602
300. Hammar JA (1926) Über die erste Entstehung der nicht kapillaren intrahepatischen Gallengänge beim Menschen. Z Mikrosk Anat Forsch 5:59
301. Hanson RF, Isenberg JN, Williams GC, Hachey D, Szczepanik P, Klein PD, Sharp HL (1975) The metabolism of 3α,72,12α-trihydroxy-5β-cholestan-26-oic acid in two siblings with cholestasis due to intrahepatic bile duct anomalies. An apparent inborn error of cholic acid synthesis. J Clin Invest 56:577
302. Harada S, Misawa S, Agarwal DP, Goedde HW (1980) Liver alcohol dehydrogenase and aldehyde dehydrogenase in the Japanese: Isoencyme variation and its possible role in alcohol intoxication. Am J Hum Genet 32:8
303. Harada T, Shigeta K, Noda K, Fukumoto Y, Nishimura H, Mizuta M, Takemoto T (1980) Clinical implication of alpha-fetoprotein in liver cirrhosis: Five-year follow-up study. Acta Hepatogastroenterol (Stuttg) 27:169
304. Harinasuta U, Zimmermann HJ (1968) Diphenylhydantoin sodium hepatitis. JAMA 203:1015
305. Hartroft WS, Ridout HJ (1951) Pathogenesis of cirrhosis produced by choline deficiency: Escape of lipids from fatty hepatic cysts into biliary and vascular system. Am J Pathol 27:951
306. Hartroft WS, Sugioka G, Porta EA (1968) Nutritional types of fatty livers in experimental animals and man. 5th Meeting internal. Assoc. for the Study of the Liver, Karlsbad
307. Hasilik A, Waheed A, Figura K von (1981) Encymatic phosphorylation of lysosomal enzymes in the presence of UDP-N-Acetylglucosamine. Absence of the activity in I-cell fibroblasts. Biochem Biophys Res Commun 98:721
308. Hathway D, Harris JW, Stenger RJ (1967) Histopathology of the liver in pyridoxine-responsive anemia. Arch Pathol 83:175
309. Heilmeyer L (1964) Human hyposideraemia in iron metabolism. An international symposium. Springer, Berlin, p 68 and 205

310. Heine W-D, Altmann H-W (1979) Initiale Manifestation von Non-Hodgkin-Lymphomen (Kiel-Klassifikation) in der Leber. In: Stacher A, Nöcker P (Hrsg): Lymphknotentumoren. Urban und Schwarzenberg, München, S 77
311. Heller H, Missmahl H-P, Sohar E, Grafny J (1964) Amyloidosis: its differentiation into perireticulin and pericollagen types. J Path Bact 88:15
312. Helmke R (1939) Über den Zellkollaps. Virchows Arch [Pathol Anat] 304:255
313. Helpap B, Tschubel K (1980) Morphologie der hepatischen Thorotrastspätschäden. Leber Magen Darm 10:65
314. Heni N, Heißmeyer H, Schmitz H, Wernet H, Woenckhaus JW, Gerok W (1976) Cytomegalie-Hepatitis im Erwachsenenalter. Verh Dtsch Ges Inn Med 82. Kongr I:451
315. Hering E (1866) Über den Bau der Wirbelthierleber. S-B ksl Akad Wiss Wien 54 (I):496
316. Henning H, Vogel H-M, Ihlenfeld J, Buchegger K, Lüders CJ (1975) Leberschäden unter N. Propyl-Ajmalin-Bitartrat (NPAB) Z Gastroenterologie 5:501
317. Henning H, Look D (1985) Laparoskopie. Atlas und Lehrbuch. Thieme, Stuttgart New York
318. Hess FA, Gnägi HR, Weibel ER, Preisig R (1973) Morphometry of dog liver: Comparison of wedge and needle biopsies. Eur J Clin Invest 3:451
319. Heymer B, Schäfer H, Schachermayr W, Haferkamp O, Schmidt WC (1971) Streptococcal cell wall structure inducing hepatic granuloma. Arch Path 92:84
320. Hill KR (1951) Liver disease in Jamaican children. Transact 10th Conf on Liver Injury, J Macy Jr Found, New York, p 263
321. Hines C Jr, Davis WD Jr, Ferrante WA (1971) Hepatoma developing in hemochromatosis in spite of adequate treatment by multiple phlebotomies. Dig Dis 16:349
322. Hølund B, Poulsen H, Schlichting P (1980) Reproducibility of liver biopsy diagnosis in relation to the size of the specimen. Scand J Gastroenterol 15:329
323. Hopf U, Meyer zum Büschenfelde HK, Arnold W (1976) Detection of a liver-membrane autoantibody in HB_sAG-negative chronic active hepatitis. N Engl J Med 294:578
324. Horejschi W, Brandt G, Kaduk B (1977) Das Hämochromatose-Syndrom. Inn Med 4:81
325. Horn T, Junge J, Christoffersen P (1985) Early alcoholic liver injury: changes of the Disse space in acinar zone 3. Liver 5:301
326. Hou PC (1956) The relationship between primary carcinoma of the liver and infestation with clonorchis sinensis. J Pathol Bacteriol 72:239
327. Houghton AN, Shafi N, Rickles FR (1979) Acute hepatic vein thrombosis occurring during therapy for Hodgkin's disease. A case report. Cancer 44:2324
328. Hsia DY, Patterson P, Allen FH Jr, Diamond LK, Gellis SS (1952) Prolonged obstructive jaundice in infancy. Pediatrics 10:243
329. Hübner G (1968) Die pathischen Reaktionen des Lebergewebes. Eine elektronenmikroskopische Studie. Fischer, Stuttgart
330. Hübner K (1976) Morphologie der Arzneimittelschäden der Leber. Therapiewoche 26:590
331. Hütteroth RH, Meyer zum Büschenfelde KH (1978) Clinical relevance of the liver-specific lipoprotein (LSP). Acta Hepatogastroenterol (Stuttg) 25:243
332. Hütteroth T, Korb G, Strohmeyer G (1971) Vergleichende histochemische und biochemische Eisenbestimmungen im menschlichen Lebergewebe. Klin Wochenschr 49:1074
333. Humble JG, Jayne WHW, Pulvertaft RJV (1956) Biological interactions between lymphocytes and other cells. Br J Haematol 2:283
334. Hunt IS, Silverstein MJ, Sparks FC, Pilch YH, Haskell CM, Morton DL (1973) Granulomatous hepatitis: A complication of BCG immunotherapy. Lancet 2:820
335. Huth K, Kracht J, Schoenborn W, Fuhrmann W (1970) Tangier-Krankheit (Hyp-α-Lipoproteinämie). Dtsch Med Wochenschr 95:2357
335a. Imhof M, Lehmann L, Wasner H-P, Kroiß A, Bäumer F (1985) Morbus Wilson und primäres Leberzellkarzinom. Münch Med Wochenschr 127:1001
336. Inaba R, Inaba M, Iwamura K (1984) Light microscopic and electron microscopic study on morphologic features resulting in the delay of ICG elimination in diabetic and nondiabetic fatty liver. Tokai J Exp Clin Med 9:207
337. Ingold JA, Reed GB, Kaplan HS, Bagshaw MA (1965) Radiation hepatitis. AJR 93:200
338. Inoue K, Kojma T, Koyata H, Matsui S, Aoyama K, Konda T, Ichida T, Sasaki H (1985) Hepatitis B virus antigen and antibodies in alcoholics. Etiological role of HBV in liver diseases of alcoholic patients. Liver 5:247

338a. Inoue O, Nagasaki S, Itakura H, Iida F, Shimizu Y, Yano M, Shikata T, Tandon BN (1986) Liver morphology in marmorsets infected with epidemic non-A, non-B hepatitis in India. Liver 6:178
339. Irsigler K, Hrabal I (1968) Zur Neutralfettbestimmung im Biopsiematerial der menschlichen Leber. Methodik und quantitative Untersuchungen. Klin Wochenschr 46:432
340. Isenberg JN, Hanson RF, Williams G et al (1975) A clinical experience with familial paucity of intrahepatic bile ducts associated with defective metabolism of trihydroxycoprostanic acid to cholic acid. Liver disease in children: Hepatologie Infantile 49:43
341. Iseri OA, Gottlieb LS (1971) Alcoholic hyalin and megamitochondria as separate and distinct entities in liver disease associated with alcoholism. Gastroenterology 60:1027
342. Ishak KGR (1975) Benign tumors of the liver. Med Clin North Am 59:955
343. Ishak KG (1983) Granulomas of the liver. In: Joachim HL (ed) Pathology of granulomas. Raven Press, New York, p 307
344. Ishak KG, Glunz PR (1967) Hepatoblastoma and hepatocarcinoma in infancy and childhood. Report of 47 cases. Cancer 20:396
345. Ishak KG, Irey NS (1972) Hepatic injury associated with the phenotiazines. Clinicopathologic and follow-up study of 36 patients. Arch Pathol Lab Med 93:283
346. Ishak KG, Jenis EH, Marshall ML, Bolton BH, Battistone GC (1972) Cirrhosis of the liver associated with α_1-antitrypsin deficiency. Arch Pathol Lab Med 94:445
347. Ishak KG, Walker DH, Coetzer JAW, Gardner JJ, Gorelkin L (1982) Viral hemorrhagic fevers with hepatic involvement: pathologic aspects with clinical correlations. In: Popper H, Schaffner F (eds) Progress in liver diseases, vol VII. Grune and Stratton, New York, p 495
347a. Ishak KG, Sesterhenn I, Goodman ZD, Rabin L, Stromeyer FW (1985) Hepatic epitheloid hemangioendothelioma. In: Brunner H, Thaler H (Hrsg) Hepatology. A Festschrift for Hans Popper. Raven Press, New York, p 183
348. Israel HL, Sones M (1964) Selection of biopsy procedures for sarcoidosis diagnosis. Arch Intern Med 113:255
349. Ito I, Nemoto M (1952) Über die Kupfferschen Sternzellen und die Fettspeicherungszellen (fat-storing cells) in der Blutkapillarenwand der menschlichen Leber. Okajimas Folia Anat Jpn 24:243
350. Iversen P, Roholm K (1939) On aspiration biopsy of liver, with remarks on its diagnostic significance. Acta Med Scand 102:1
351. Iwamura K (1977) Hepatic involvement of schistosomiasis japonica. Tokai J Exp Clin Med 2:143
352. Iwamura K, Sugiura H, Inabe R (1984) A case of focal fatty change of the liver – a rare clinical entity. Tokai J Exp Clin Med 9:407
352a. Iwamura K (1987) Study on capsular formation surrounding hepatocellular carcinoma occuring in patients with liver cirrhosis. Tokai J Exper Clin Med 11: in press
353. Iwarson S, Lundin P, Hermodsson S (1972) Liver morphology in acute viral hepatitis related to the hepatitis B antigen. J Clin Pathol 25:850
354. Jackson D, Tabor E, Gerety RJ (1979) Acute non-A, non-B hepatitis: Specific ultrastructural alterations in endoplasmic reticulum of infected hepatocytes. Lancet I:1249
355. Jacobaeus HC (1910) Über die Möglichkeit, die Cystoscopie bei Untersuchung seröser Höhlen anzuwenden. Münch Med Wochenschr 57:2090
356. Jacobsen S, Ericsson JLE, Obel A-L (1971) Histopathological and ultrastructural changes in the human liver during complete intravenous nutrition for seven months. Acta Chir Scand 137:335
357. Jakobj W (1935) Die Zellkerngröße beim Menschen. Z Mikrosk Anat Forsch 38:161
358. Jannssens AR, Van Noord MJ, Van Hoek CJG, Ruiter DJ, Mauw BJ, Van den Hammer CJA (1984) The lysosomal copper concentration in the liver in primary biliary cirrhosis. Liver 4:396
359. Jézéquel AM, Koch M, Orlandi F (1974) A morphometric study of the endoplasmic reticulum in human hepatocytes. Gut 15:737
360. Jézéquel AM, Librari ML, Mosca P, Novelli G, Lorenzini I, Orlandi F (1984) Changes induzed in human liver by long-term anticonvulsant therapy. Liver 4:307
361. Jézéquel AM, Koch MM, Orlandi F (1980) Hepatic fibrosis. Role of perisinusoidal cells. Ital J Gastroenterol 12:37

362. Jones AL, Renston RH, Burwen SJ (1982) Uptake and intracellular disposition of plasma-derived proteins and apoproteins by hepatocytes. In: Popper H, Schaffner F (eds) Progress in liver diseases. Vol VIII. Grune and Stratton, New York, p 51
363. Johnson KM, Halstead SB, Cohen SN (1967) Hemorrhagic fevers of Southeast Asia and South America: A comparative appraisal. Prog Med Virol 9:105
364. Jørgensen MJ (1977) The ductal plate malformation. Acta Pathol Microbiol Immunol Scand [Suppl] 257:1
365. Jørgensen M (1973; 1974) A stereological study of intrahepatic bile ducts. 3. Infantile polycystic disease; 4. Congenital hepatic fibrosis. Acta Pathol Microbiol Scand [A] 81:670; 82:21
366. Jori GP, Peschle C (1973) Hydralazine disease associated with transient granulomas in the liver. A case report. Gastroenterology 64:1163
367. Kaboth U, Schober A, Arndt HJ, Vido J, Selmair H, Gallasch E, Verma P, Thomssen R, Creutzfeldt W (1970) Australia (SH)-Antigen-Befunde bei Leberkranken und Blutspendern. Dtsch Med Wochenschr 95:2157
368. Kahane D, Berant M, Wolman M '(1968) Primary familial xanthomatosis with adrenal involvement (Wolman's disease). Pediatrics 42:70
369. Kahn EI, Daum F, Markowitz J, Aiges HW, Schneider KM, So HB, Altman P, Chandra RS, Silverberg M (1983) Arteriohepatic dysplasia. II. Hepatobiliary morphology. Hepatology 3:77
370. Kahil ME, Fred HL, Bown H, Davis JS (1964) Acute fatty liver of pregnancy. Arch Intern Med 113:63
371. Kalengayi MMR, Desmet VJ (1975) Sequential histological and histochemical study of the rat liver during aflatoxin B_1-induced carcinogenesis. Cancer Res 35:2845
372. Kalk H (1947) Die chronischen Verlaufsformen der Hepatitis epidemica in Beziehung zu ihren anatomischen Grundlagen. Dtsch Med Wochenschr 72:308
373. Kalk H (1957) Cirrhose und Narbenleber, Entstehung, Klinik und Therapie, 2. Aufl. Enke, Stuttgart, S 13
374. Kalk H, Büchner F (1947) Das bioptische Bild der Hepatitis epidemica, laparoskopische und bioptische Befunde. Klin Wochenschr 25:874
375. Kalk H, Wildhirt E (1962) Lehrbuch und Atlas der Laparoskopie und Leberpunktion, 2. Aufl. Thieme, Stuttgart
376. Kalkoff KW (1970) Definition und Ätiologie der Sarkoidose. Dtsch Med Wochenschr 95:505
377. Kam W, Rall LB, Smuckler EA et al (1982) Hepatitis viral DNA in liver and serum of asymptomatic carriers. Proc Natl Acad Sci USA 79:7522
378. Kanel GC, Uchida T, Peters RL (1981) Globular hepatic amyloid-an unusual morphologic presentation. Hepatology 1:647
379. Kasai M (1974) Treatment of biliary atresia with special reference to hepatic portoenterostomy and its modifications. Prog Pediatr Surg 6:5
380. Kattamis C, Demetrion D, Karambula K, Davri-Karamouzi Y, Matsaniotis N (1973) Neonatal hepatitis associated with Australia antigen (Au-1). Arch Dis Child 48:133
381. Katz AM, Pan C-T (1958) Echinococcus disease in the United States. Am J Med 19: 759
382. Katz B, Weetch M, Chopra S (1983) Quinine-induced granulomatous hepatitis. Br Med J [Clin Res] 286:264
383. Kauffmann GW, Rau SW, Fiedler L (1984) Percutaneous cholangiography and therapeutic possibilities. In: Lutz H, Domling L (eds) Diagnostic imaging methods in hepatology. MTP press, Lancaster, p 33
384. Kautzsch E (1966) Leberveränderungen bei Porphyrie. In: Begemann H, Kühn HA, Mancke R (Hrsg) Akute und chronische Lebererkrankungen. Thieme, Stuttgart, S 54
385. Keibl E, Thaler H (1954) Über den diagnostischen Wert der Aspirationsbiopsie der Leber bei Blutkrankheiten. Acta Haematol (Basel) 11:95
386. Keller W, Wiskott A (1966) Lehrbuch der Kinderheilkunde. Thieme, Stuttgart
387. Kelling G (1902) Über Oesophagoskopie, Gastroskopie und Kölioskopie. Münch Med Wochenschr I:21
388. Kelsey WM, Scharyj M (1967) Fatal hepatitis probably due to indomethacin. JAMA 199:586

389. Kent G, Popper H (1968) Liver biopsy diagnosis in hemochromatosis (Editorial). Am J Med 44:837
390. Kenyon KR, Sensenbrenner JA, Wyllie RG (1973) Hepatic ultrastructure and histochemistry in mucolipidosis II (i-cell disease). Pediatr Res 7:560
390a. Keppler D, Hagmann W, Rapp St, Denzlinger C, Koch HK (1985) The relation of leukotrienes to liver injury. Hepatology 5:883
391. Kerr DNS, Harrison CV, Sherlock S, Milnes Walker R (1961) Congenital hepatic fibrosis. Q J Med 30:91
392. Kerr J (1970) Liver cell defaecation: An electron microskope study of the discharge of lysosomal residual bodies into the intercellular space. J Pathol 100:99
393. Kiernan F (1833) The anatomy and physiology of the liver. Philos Trans 123:711
394. Kim H, Dorfman RF, Rosenberg SA (1976) Pathology of malignant lymphomas in the liver: Application in staging. In: Popper H, Schaffner F (eds) Progress in liver diseases, vol V. Grune & Stratton, New York, p 683
395. Kipps A, Becker WB (1973) Hepatitis in fatal disseminated herpes simplex virus infection. In: Saunders SJ, Terblanche J (eds) Liver. Pitman, London, p 49
396. Klatskin G (1958) Subacute hepatic necrosis and postnecrotic cirrhosis due to anicteric infection with hepatitis. Am J Med 25:333
397. Klatskin G (1975) Toxic and drug-induced hepatitis. In: Schiff L (ed) Diseases of the liver, 4th edn. Lippincott, Philadelphia, p 711
398. Klatskin G, Bloomer R (1974) Birefringence of hepatic pigment deposits in erythropoietic protoporphyria. Specificity and sensitivity of polarisation microscopy in the identification of hepatic protoporphyrin deposits. Gastroenterology 67:394
399. Klatskin G (1977) Hepatic tumours: possible relationship to use of oral contraceptiva. Gastroenterology 73:386
399a. Klein K, Schultheiß HP, Berg PA (1984) Nachweis von organspezifischen antimitochondrialen Antikörpern (Anti-M9) bei Patienten mit primär-biliärer Zirrhose. Verh Dtsch Ges inn Med 90:910
400. Klinge O (1969) Probleme der Leberregeneration. In: Kühn H-A, Liehr H (Hrsg) Aktuelle Hepatologie. Neue Ergebnisse zur Pathophysiologie, Ätiologie, Morphologie und Therapie wichtiger Leberkrankheiten. Thieme, Stuttgart, S 13
401. Klinge O (1973) Zur Pathogenese hepatischer Riesenzellen. In: Kühn HA, Markoff NG, Meier MS (Hrsg) Aktuelle Hepatologie. Thieme, Stuttgart, S 53
402. Klinge O (1976) Minimalhepatitis. Verh Dtsch Ges Pathol 60:482
403. Klion FM, Schaffner F, Popper H (1969) Hepatitis after exposure to halothane. Ann Intern Med 71:467
404. Knapp WA, Ruebner BH (1972) Fatal coccidioidomycosis. Calif Med 116:86
405. Knoflach P, Horak W, Kerstan E, Thaler H (1979) Benigne chronische konjugierte Hyperbilirubinämie: Rotor-Syndrom oder hepatischer Speicherdefekt? Z Gastroenterol 17:32
406. Koff RS, Beng Go T, Oliai A (1972) Hepatic hemosiderosis after portocaval shunt surgery in alcoholic cirrhosis: A something thing. Gastroenterology 63:834
407. Kolb-Bachofen V (1981) Hepatic receptor for asialoglycoproteins. Ultrastructural demonstration of ligand-induced microaggregation of receptors. Biochem Biophys Acta 645:293
408. Kolde G, Herwig J, Themann H (1981) Normoactive hypertrophic endoplasmic reticulum in taurolithocholate-induced cholestasis in rats. Virchows Arch [Cell Pathol] 37:103
409. Kommerell B (1979) Prophylaktische und therapeutische Maßnahmen beim Coma hepaticum. In: Kühn HA, Wernze H (Hrsg) Klinische Hepatologie. Thieme, Stuttgart, S. 9.18
410. Konjavev (1967) Étude clinique de 75 cas de maladie des inclusions cytomégaliques diagnostiqués „in vivo". In: XXIe Congr. des Pediatres de langue française, Paris L'Expansion, p 251
411. Koop CE (1975) Biliary atresia and the Kasai operation. Pediatrics 55:9
412. Kopelman H, Scheuer PJ, Williams R (1966) The liver lesion of the Epping jaundice. Q J Med 35:553
413. Korb G, Müller R, Gedigk P, Hellwig K (1969) Über die Entstehung und Abheilung von Lebernekrosen nach einem einmaligen Schock. Virchows Arch [Pathol Anat] 348:374
414. Kosoka K, Ohta Y (1967) Follicular hepatitis as an entity of chronic hepatitis related to autoimmune disease. Tijdschr Gastro-Enterol 10b:291

415. Koto A, Morecki R, Santosineau M (1976) Congenital hemophagocytic reticulosis. Am J Clin Pathol 65:495
416. Krüskemper HL, Noell G (1967) Steroidstruktur und Lebertoxizität. Untersuchungen mit C_1- und C_{17}-methylierten Androstanderivaten. Acta Endocrinol (Kbh) 54:73
417. Kühn HA (1960) Cholestatische Hepatose – cholestatische Hepatitis. (Zum Problem des „intrahepatischen Verschlußikterus".) Acta Hepato Splenol 7:129
417a. Kummer H, Marti F, Wegmann W (1985) Granulomatöse Hepatitis auf Nomifensin. Schweiz Med Wochenschr 115:1674
418. Kunelis CT, Peters RL, Edmondson HA (1965) Fatty liver of pregnancy and its relationship to tetracycline therapy. Am J Med 38:359
419. Kurtz W, Strohm WD (1980) Das Caroli-Syndrom. Therapiewoche 30:7656
420. Ladd WE (1935) Congenital obstruction of bile ducts. Ann Surg 120:242
421. Lafon J, Berard-Badier M, Chamlian A, Mariani R, Casanova P, Adechy-Benkoel L (1972) Etude ultrastructurale des cellules périsinusoidales due foie dans trois cas de mucopolysaccharidoses. Pathol Biol 20:15
422. Landing BH (1974) Consideration of the pathogenesis of neonatal hepatitis, biliary atresia and choledochal cyst – the concept of infantile obstructive cholangiopathy. Prog Pediatr Surg 6:113
423. Landing BH, Wells TR, Reed GB, Narayan MS (1973) Disease of the bile ducts in children. In: Gall EA, Mostofi FK (eds) The liver. Williams & Wilkins, Baltimore, p 480
424. Lange HJ, Knick B, Kössling FK, Kremer GJ (1968) Diskussion zu: Der Einfluß von Tolbutamid auf die diabetische Fettleber. Dtsch Med Wochenschr 93:1412
425. Lauda E (1954) Hanot redivivus? Wien Klin Wochenschr 66:625
426. Lauda E (1956) Die Leberzirrhosen. Wien Klin Wochenschr 68:73
427. Layden TJ, Schwarz J, Boyer JL (1975) Canning electron microscopy of the rat liver. Studies of the effect of taurolithocholate and other models of cholestasis. Gastroenterology 69:724
428. Lee FI (1966) Cirrhosis and hepatoma in alcoholics. Gut 7:77
429. Lee RV, Thornton GF, Conn HO (1971) Liver disease associated with secondary syphilis. N Engl J Med 284:1423
430. Leevy CM, Chen T, Zettermann R (1975) Alcoholic hepatitis, cirrhosis, and immunologic reactivity. Ann NY Acad Sci 252:106
431. Lefkowich JH, Apfelbaum TF, Weinberg L, Forester G (1984) Acute liver biopsy lesions in early autoimmune („lupoid") chronic active hepatitis. Liver 4:379
432. Lehmann L (1963) Zur Klinik und Spätprognose der Vergiftung mit Amanita phalloides. Helv Med Acta 30:30
433. Lelbach WK (1966, 1967) Leberschäden bei chronischem Alkoholismus. Ergebnisse einer klinischen, klinisch-chemischen und bioptisch-histologischen Untersuchung an 526 Alkoholkranken während einer Entziehungskur in einer offenen Trinkerheilstätte. Acta Hepato Splenol 13:321, 14:9
434. Lemmon SM (1985) Type A viral hepatitis. New developments in an old disease. N Engl J Med 313:1059
435. Lennert K (1978) Handbuch der speziellen pathologischen Anatomie und Histologie: Bd I/3 B. Malignant lymphomas other than Hodgkin's disease. Histology, cytology, ultrastructure, immunology. Springer, Berlin
436. Leodolter I (1969) Porphyrinausscheidung im Harn untersucht an 148 Diabetikern. In: Gregor O, Riedl O (eds) Modern gastroenterology. Schattauer, Stuttgart, S 1332
437. Leuschner M, Leuschner U, Hübner K, Hagenmüller F, Wurbs D, Strohm WD, Classen M (im Druck) Blind liver biopsy or guided biopsy? A prospective study. Acta endoscopica (Brüssel)
438. Leuschner U, Leuschner M, Strohm WD, Hübner K, Kurtz W, Hagenmüller F (1981) Laparoskopie und Blindpunktion in der modernen Leberdiagnostik. Leber Magen Darm 11:245
439. Levi AJ, Sherlock S, Scheuer PJ, Cumings JN (1967) Presymptomatic Wilson's disease. Lancet II:575
440. Levine RA (1962) Amyloid disease of the liver. Am J Med 33:349
441. Levine RA, Ranek L (1970) Asymptomatic chronic hepatitis. Gastroenterology 58:371

442. Levine RA, Espiritu C, Kim TS (1967) Granulomatous hepatitis associated with sulfadimethoxine hypersensitivity. Gastroenterology 52:1105
443. Levy A, Polliack M, Lender M, Eliakim M (1974) The liver in amyloidosis. Digestion 10:40
444. Lewin K, Millis RR (1973) Human radiation hepatitis. A morphologic study with emphasis on the late changes. Arch Pathol Lab Med 96:21
444a. Liaw Y-F, Tai D-I, Chen T-J, Chu C-M, Huang M-J (1986) Alpha-fetoprotein changes in the course of chronic hepatitis: relation to bridging hepatic necrosis and hepatocellular carcinoma. Liver 6:133
445. Lichtenberg F (1955) Lesions of the intrahepatic portal radicles in Manson's schistosomiasis. Am J Pathol 31:757
446. Lichtenstein PK, Heubi JE, Daugherty CC, Farell MK, Sokol RJ, Rothbaum RJ, Suchy FJ, Balisteri WF (1984) Grade I Reye's Syndrome. A frequent cause of vomiting and liver dysfunction after varicella and upper-respiratory-tract infection. N Engl J Med 309:133
447. Lieber CS (1979) Pathogenese alkoholbedingter Leberschäden. Leber Magen Darm 9:157
448. Lieber CS, Jones DP, De Carli LM (1965) Effects of prolonged ethanol intake: Production of fatty liver despite adequate diets. J Clin Invest 44:1009
449. Lieber CS, De Carli LM, Rubin E (1975) Sequential production of fatty liver, hepatitis and cirrhosis in sub-human primates fed ethanol with adequate diets. Proc Natl Acad Sci USA 72:437
450. Lillie RD, Fullmer HM (1976) Histopathologic technic and practical histochemistry. 4 edn, McGraw-Hill, New York, p 25, 119
451. Lindner H (1967) Grenzen und Gefahren der perkutanen Leberbiopsie mit der Menghini-Nadel. Erfahrungen bei 80000 Leberbiopsien. Dtsch Med Wochenschr 92:1751
452. Lindner H (Hrsg) (1970) Die perkutane Leberbiopsie. Z Gastroenterol [Verhandlungsbd] 3:58
453. Lipschitz DA, Cook JD, Finch CA (1974) A clinical evaluation of serum ferritin as an index of iron stores. N Engl J Med 290:1213
454. Lisboa PE (1971) Experimental hepatic cirrhosis in dogs caused by chronic massive iron overload. Gut 12:363
455. Lorenz G (1978) Bioptische Leberveränderungen bei Morbus Bang. Zentralbl Allg Pathol 122:256
455a. Lorenz G (1985) Leberschäden nach Pestizideinwirkung. Zentralbl Allg Pathol 130: 533
455b. Lotritsch KH, Goebel N (1986) Bildgebende Diagnostik bei Leberechinokokkose. Wien Klin Wochenschr 98:146
456. Lucatello L (1895) Sulla puncture del fegato a scopo diagnostico. Lavori del congressi di medicina interna, Rom, p 327
457. Lüchtrath H, Totović V, de Leon F (1984) A case of fulminant herpes simplex hepatitis in an adult. Pathol Res Pract 179:235
458. Lüders CJ, Riske WEO, Henning H, Vogel H-M (1975) Die Histomorphologie der Leber bei Schädigung mit phenolisatinhaltigen Laxantien (recidivierend chronische Cholangiohepatitis). Virchows Arch [Pathol Anat] 365:309
459. Ludwig J, Dickson ER, McDonald GSA (1978) Staging of chronic nonsuppurative destructive cholangitis (syndrome of primary biliary cirrhosis). Virchows Arch [A] 379: 103
460. Ludwig J, Czaja AJ, Dickson ER, La Russo F, Wiesner RH (1984) Manifestations of nonsuppurative cholangitis in chronic hepatobiliary diseases: morphologic spectrum, clinical correlations and terminology. Liver 4:105
461. Luif A, Moser K, Schnack H (1966) Tierversuche zum Nachweis von Stoffwechselveränderungen unter Eisengaben. Z Gesamte Exp Med 140:287
462. Lukes RJ, Collins RD (1975) New approaches to the classification of the lymphomata. Br J Cancer [Suppl II] 31:1
463. Lundquist A (1970) Liver biopsy with a needle of 0.7 mm outer diameter. Safety and quantitative vield. Acta Med Scand 188:471
464. Lundvall O, Weinfeld A, Lundin P (1969) Iron stores in alcohol abusers. I. Liver iron. Acta Med Scand 185:259

465. Lutz H (1984) Ultrasonography in the diagnosis of hepatic disease. In: Lutz H, Demling L (eds) Diagnostic imaging methods in hepatology. MTP press, Lancaster, p 43
466. Lutzner MA, Hobbs JW, Horvath P (1971) Ultrastructure of abnormal cells. In Sézary syndrome, mycosis fungoides, and parapsoriasis en plaque. Arch Dermatol 103:375
467. Maas D, Schubothe H (1973) Ein Lupus-erythematodes-ähnliches Syndrom mit antimitochondrialen Antikörpern. Dtsch Med Wochenschr 98:131
468. MacDonald RA (1956) Cirrhosis and primary carcinoma of the liver. Changes in their occurrence at the Boston City Hospital, 1887–1954. N Engl J Med 255:1179
469. MacDonald RA (1962) Pathogenesis of nutritional cirrhosis. Arch Intern Med 110:424
470. MacDonald RA (1967) Hemochromatosis. Postgrad Med 41:56
471. Mackay IR, Taft LI, Cowling DC (1956) Lupoid hepatitis. Lancet II:1323
472. Mackay IR (1982) Immunologic disorders in liver disease. In: Schiff L, Schiff ER (eds) Diseases of the liver, 5th edn. Lippincott, Philadelphia, p 762
473. MacMahon HE, Thannhauser SJ (1952) Congenital dysplasia of the interlobular bile ducts with extensive skin xanthomata. Congenital acholangic biliary cirrhosis. Gastroenterology 21:488
474. Macnab GM, Alexander JJ, Lecatsas G, Bey EM, Urbanowicz JM (1976) Hepatitis B surface antigen produced by a human hepatoma cell line. Br J Cancer 34:509
475. MacSween RNM (1973) Mallory's („alcoholic") hyaline in primary biliary cirrhosis. J Clin Pathol 26:340
476. Maddrey WC, Jones CJ, Boitnott JK, Iber FL (1970) Sarcoidosis and chronic hepatic disease: A clinical and pathologic study of 20 patients. Medicine (Baltimore) 49:375
477. Mahnke P-F (1971) Das morphologische Spektrum der primären und sekundären Lebergeschwülste im Kindesalter. Dtsch Gesundheitsw 26:260
478. Maier KP, Talke H, Herz R, Gerok (in press) Direct measurement of the maximal rates of urea synthesis in bioptic specimens of patients with liver cirrhosis. Hepatology
479. Maier WA (1972) Verschlußikterus im Säuglings- und Kindesalter. Therapiewoche 44:3794
480. Majno G, La Gattuta M, Thompson TE (1960) Cellular death and necrosis: Chemical, physical and morphologic changes in rat liver. Virchows Arch [Pathol Anat] 333:421
481. Mall FP (1906) A study of the structural unit of the liver. Am J Anat 5:227
482. Mallory FB (1938) Pathological technique. Saunders, Philadelphia
483. Mallory FB (1911) Cirrhosis of the liver. Five different types of lesions from which it may arise. Bull Johns Hopkins Hosp 22:69
484. Mangold R (1963) Risiko der Leberbiopsie. Helv Med Acta 30:552
485. Markowitz J, Daum F, Kahn EI, Schneider KM, So HB, Altman RP, Aiges HW, Alperstein G, Silverberg M (1983) Arteriohepatic dysplasia. I. Pitfalls in diagnosis and management. Hepatology 3:74
486. Marsden PD, Hutt MSR, Wilks NE, Voller A, Blackman V, Shah KK, Connor DH, Hamilton PJS, Banwell JG, Lunn HF (1965) An investigation of tropical splenomegaly at Mulago Hospital, Kampala, Uganda, Br Med J I:89
487. Marsteller HJ, Lelbach WK, Müller R, Jühe S, Lange CE, Rohner HG, Veltman G (1973) Chronisch-toxische Leberschäden bei Arbeitern in der PVC-Produktion. Dtsch Med Wochenschr 98:2311
488. Marsteller HJ, Lelbach WK, Müller R, Gedigk P, Lange CE (1975) Klinische und laparoskopische Aspekte der Leberschäden bei Chemiearbeitern in der Vinylchlorid-Polymerisation. Leber Magen Darm 5:196
489. Martin NH (1960) Macroglobulinaemia. Q J Med 29:179
490. Martini GA (1978) The liver in hereditary haemorrhagic teleangiectasia: An inborn error of vascular structure with multiple manifestations: A reappraisal. Gut 19:531
491. Martini GA, Dölle W (1960) Idiopathische Lebercirrhose bei Frauen in der Menopause. Klin Wochenschr 38:13
492. Martini GA, Knauff HG, Schmidt HA, Mayer G, Baltzer G (1968) Über eine bisher unbekannte von Affen eingeschleppte Infektionskrankheit: Marburg-Virus-Krankheit. Dtsch Med Wochenschr 93:559
493. Mathis RK, Watkins JB, Szczepanik-van Leeuwen P, Lott IT (1980) Liver in the cerebrohepatorenal syndrome: defective bile acid synthesis and abnormal mitochondria. Gastroenterology 79:1311

494. McAdams JJ, Hug G, Bove KE (1974) Glycogenstorage disease, types I to X. Hum Pathol 5:463
495. McCuskey RS (1980) Intrahepatic distribution of nerves: A review. Communications of liver cells. MTP Press, Lancaster (Falk Symposium, No 27), p 109
496. McGarvan MH, Easterday BC (1963) Rift valley fever virus hepatitis. Light and electron microscopic studies in the mouse. Am J Pathol 42:587
497. McGee JO'D, Allan JG, Russel RJ, Patrick RS (1975) Liver ultrastructure in Gilbert's syndrome. Gut 16:220
498. McLean RH, Moller JH, Warwick WJ, Safran L, Lucas RV Jr (1972) Multinodular hemangiomatosis of the liver in infancy. Pediatrics 4:563
499. Medearis DN Jr (1964) Observations concerning human cytomegalovirus infection and disease. Bull Johns Hopkins Hosp 114:181
500. Melnick JL (1982) Classification of hepatitis A virus as enterovirus type 72 and of hepatitis B virus and hepadnavirus type 1. Intervirology 18:105
501. Mendeloff J (1965) Healed granulomas of the liver due to tongue worm infection. Am J Clin Pathol 43:433
502. Menghini G (1957) Un effettivo progresso nella tecnica della puntura-biopsia del fegato. Rass Fisiopatol Clin Ter 29:756
503. Menghini G (1959) Two-operator needle biopsy of the liver. A new, easier and safer version of the one-second technic. Am J Dig Dis 4:682
504. Menghini G (1970) One-second biopsy of the liver – problems of its clinical application. N Engl J Med 283:582
504a. Meyer zum Büschenfelde K-H, Manns M (1985) Die primär biliäre Zirrhose. Therapiewoche 35:4918
505. Mikkelsen WP, Edmondson HA, Peters RL, Redeker AG, Reynolds TB (1965) Extra- and intrahepatic portal hypertension without cirrhosis (hepatoportal sclerosis). Ann Surg 162:602
506. Miller JA (1970) Carcinogenesis by chemicals: An overview. Cancer Res 30:559
507. Mir-Madjlessi SH, Farmer RG, Hawk WA (1973) Granulomatous hepatitis. A review of 50 cases. Am J Gastroenterol 60:122
508. Missmahl HP (1976) Amyloidosis. In: Miescher PA, Müller-Eberhard HJ (eds) Textbook of immunpathology. Grune & Stratton, New York, p 607
509. Mistilis SP (1965) Pericholangitis and ulcerative colitis. I. Pathology, etiology and pathogenesis. Ann Intern Med 63:1
510. Mistilis SP, Blackburn CRB (1970) Active chronic hepatitis. Am J Med 48:484
511. Mitchell JR, Nelson SD, Thorgeirson SS, McMurty RJ, Dybing E (1976) Metabolic activation. Biochemical basis for many drug-induced liver injuries. In: Popper H, Schaffner F (eds) Progress in liver diseases, vol V. Grune & Stratton, New York, p 259
512. Mohri N (1974) Anisotrope Substanzen in Lymphknoten bei Sarcoidose. Virchows Arch [Pathol Anat[362:259
513. Moreno A, Vazquez JJ, Ruiz del Arbol L, Guillen FJ, Colina F (1984) Structural hepatic changes associated with cyanamide treatment: cholangiolar proliferation, fibrosis and cirrhosis. Liver 4:15
514. Morgan JD, Hartroft WS (1961) Juvenile liver. Arch Pathol Lab Med 71:86
515. Morris JS, Schmid M, Newman S, Scheuer PJ, Sherlock S (1973) Arsenic and non-cirrhotic portal hypertension. Digestion 8:441
515a. Morrow CE, Grage TB, Sutherland DER, Najarian JS (1982) Hepatic resection for secondary neoplasms. Surgery 92:610
516. Morrow RH Jr, Smetana HF, Sai ET, Edgcomb JH (1968) Unusual features of viral hepatitis in Accra, Ghana. Ann Intern Med 68:1250
517. Mücke W, Schulze H (1976) Zum Schutz der Gesundheit vor Aflatoxinen in Lebensmitteln – Festsetzung von Höchstmengen in der Aflatoxinverordnung. Aktuelle Ernährung 23:1
518. Mullick FG, Ishak KG, Mahabir R, Strohmeyer FW (1981) Hepatic injury associated with paraquat toxicity in humans. Liver 1:209–221
519. Murata K, Kudo M, Onuma F, Motoyama T (1984) Changes of collagen types at various stages of human liver cirrhosis. Hepatogastroenterology 31:158
520. Munoz N, Linsell A (1982) Epidemiology of primary liver cancer. In: Correa P, Haenszel W (eds) Epidemiology of cancer of the digestive tract. Martinus Nijhoff, Den Haag

521. Muscatello U, Coppo M, Agnolucci MT (1973) L'epatosi lipocroma: suoi rapporti con la sindrome di Dubin-Johnson. Osservazioni comparative sull' ultrastruttura epatocitaria. Minerva Med 64:1919
522. Nagayo M (1914) Referat über Leberzirrhose. (Pathologisch-anatomischer Teil.) Trans Soc Pathol Jpn 4:31
523. Nakanuma Y, Ohta G (1979) Histometric and serial section observations of the intrahepatic bile ducts in primary biliary cirrhosis. Gastroenterology 76:1326
524. Nakanuma Y, Ohta G (1983) Morphology of cirrhosis and occurrence of hepatocellular carcinoma in alcoholics with and without HB_sAg and in non-alcoholic HB_sAg-positive patients. A comparative autopsy study. Liver 3:231
524a. Nakanuma Y, Liew CT, Peters RL, Govindarajan S (1986) Pathologic features of the liver in acquired immune deficiency syndrome (AIDS). Liver 6:158
525. Nakashima T, Okuda K, Kojiro M, Sakamoto K, Kubo Y, Shimokawa Y (1975) Primary liver cancer coincident with schistosomiasis japonica. A study of 24 necropsies. Cancer 36:1483
526. Nakasuma Y, Ohta G (1984) Small hepatocellular carcinoma containing many Mallory bodies. Liver 4:128
527. Nasr K, Haghighi P, Bakhshandeh K, Abadi P, Lahimgarzadeh A (1976) Primary upper small-intestinal lymphoma. A report of 40 cases from Iran. Dig Dis Sci 21:313
528. Niederau C, Strohmeyer G (1981) Diagnose von Eisenüberladung und Hämochromatose. Leber Magen Darm 11:56
529. Nielsen JO, Dietrichson O, Elling P, Christoffersen P (1971) Incidence and meaning of persistence of Australia antigen in patients with acute viral hepatitis. Development of chronic hepatitis. N Engl J Med 285:1157
530. Nilius R (1984) Acetaldehyde, Aldehydedehydrogenase and pathogenetic aspects of alcoholic liver disease. In: Brunner H, Thaler H (eds) Hepatology. A Festschrift for Hans Popper. Raven Press, New York, p 37
531. Nishi M (1978) Scanning electron microscope study on the mechanism of obstructive jaundice in rats. Arch Histol Jpn 41:411
532. Nischimura RN, Ishak KG, Reddick R, Porter R, James S, Barranger JA (1980) Lafora disease: diagnosis by liver biopsy. Ann Neurol 8:409
533. Norum KR (1984) The name of the perisinusoidal stellata cells, fat storing cells, Ito cells, pericytes, vitamin A storing cells of the liver. Kupffer Cell Bull 5:13
534. Nyfors A, Poulsen H (1976) Liver biopsies from psoriatics related to methotrexate therapy. 1. Findings in 123 consecutive non-methotrexate treated patients. Acta Pathol Microbiol Scan [A] 84:253
535. Nyfors A, Poulsen H (1976) Liver biopsies from psoriatics related to methotrexate therapy. 2. Findings before and after methotrexate therapy in 88 patients. A blind study. Acta Pathol Microbiol Scand [A] 84:262
536. Nyfors A, Poulsen H (1977) Morphogenesis of fibrosis and cirrhosis in methotrexate-treated patients with psoriasis. Am J Surg Pathol 1:235
537. Oda T, Shikata T, Naito C, Suzuki H, Kanetaka T, Iino S, Miyake K, Sakai T, Onda H, Fujiwara K, Yamanaka M, Shimizu N, Yoshitoshi Y (1970) Phospholipid fatty liver: A report of three cases with a new type of fatty liver. Jpn J Exp Med 40:127
538. Ogata K, Hizawa K, Yoshida M, Kitamuro T, Akagi G, Kawaga K, Fukuda F (1963) Hepatic injury following irradiation – a morphologic study. Tokushima J Exp Med 9: 240
539. Okamoto K, Utamura M (1938) Biologische Untersuchungen des Kupfers. Über die histochemische Kupfernachweismethode. Acta Sch Med Univ Imp Kioto 20:573
540. Okuda K, Tanikawa K, Emura T, Kuratomi S, Jinnouchi S, Urabe K, Sumikoshi T, Kanda Y, Fukuyama Y, Musha H, Mori H, Shimokawa Y, Yakushiji F, Matsnura Y (1974) Nonsurgical, percutaneous transhepatic cholangiography. Diagnostic significance in medical problems of the liver. Am J Dig Child 19:21
541. Okuda K, Tsuchiya Y (1984) Percutaneous transhepatic cholangiography and cholecystography – ultrasound guided procedures. In: Lutz H, Demling L (eds) Diagnostic imaging methods in hepatology. MTP Press, Lancaster, p 25
542. Okudaira M, Straub M, Schwarz J (1961) The etiology of discrete splenic and hepatic calcifications in an edemic area of histoplasmosis. Am J Pathol 39:599

543. Oldershausen HF von (1964) Zur sozialmedizinischen Bedeutung und Pathogenese der alkoholischen Leberschäden. In: Wannagat L (Hrsg) Leber, Haut, Skelett. Thieme, Stuttgart, S 164
544. Omata M, Peters RL, Tatter D (1981) Sclerosing hepatic carcinoma: relationship to hypercalcemia. Liver 1:33
545. Orrego H, Blendis LM, Crossley IR, Medline A, MacDonald A, Ritschie S, Israel Y (1981) Correlation of intrahepatic pressure with collagen in the Disse space and hepatomegaly in humans and in the rat. Gastroenterology 80:546
546. Oshio C, Phillips MJ (1981) Contractility of bile canaliculi, implications for bile flow. Science 212:1041
547. Osswald P, Gathmann H, Müller G (1975) Langzeitprognose bei intrahepatischer Gallengangsfehlbildung und bei sogenannter Neugeborenenhepatitis. Monatsschr Kinderheilkd 123:433
548. Ostertag H (1950) Leptospirosis icterohaemorrhagica in Bulgarien. Z Hyg Infektionskr 131:482
549. Paltauf R (1897) Lymphosarkom (Lymphosarkomatose, Pseudoleukämie, Myelom, Chlorom). Ergeb Allg Pathol Pathol Anat 3:652
550. Panner BJ, Hanss RJ (1969) Hepatic injury in mushroom poisoning. Electron microscopic observations on two nonfatal cases. Arch Pathol Lab Med 87:35
551. Pape GR, Rieber EP, Eisenburg J, Hoffmann R, Paumgartner G, Riethmüller G (1983) Beteiligung von zytotoxischen Lymphozyten an der Lebergewebsschädigung bei Patienten mit akuten und chronischen Leberkrankheiten (Abstrakt). Z Gastroenterol 21:434
552. Paronetto F, Rubin E, Popper H (1962) Local formation of gammaglobulin in diseased liver and its relation to hepatic necrosis. Lab Invest 11:150
553. Partin JC, Schubert WK (1968) Cholesterol ester storage disease: Electron microscopy of liver and jejunum. Clin Res 16:290
554. Partin JC, Schubert WK, Partin JS (1971) Mitochondrial ultrastructure in Reye's syndrome. N Engl J Med 285:1339
555. Partin JS, Partin JC, Schubert WK, McAdams AJ (1974) Liver ultrastructure in abetalipoproteinemia: IA: Evolution of micronodular cirrhosis. Gastroenterology 67:107
556. Patel BD (1977) Clinical and biochemical facets on Indian childhood cirrhosis (ICC). In: Ghai OP (ed) New developments in pediatric research, vol II. Interprint, New Delhi, p 857
557. Payne JH, De Wind LT, Commons RR (1963) Metabolic observations in patients with jejunocolic shunts. Am J Surg 106:273
558. Peace R (1956) Fatal hepatitis and cirrhosis in infancy. A critical analysis of thirty-two cases studied at necropsy. AMA Arch Pathol 61:107
559. Pearson AJG, Scheuer PJ, Grainger JM, McIntyre N (1971) Jaundice due to oxyphenisatin. Lancet I:994
560. Pendl O, Scherlacher A (1950) Über einen Fall von Hypernephrom der Leber. Oesterr Z Kinderheilkd 4:269
561. Péquignot G (1962) Die Rolle des Alkohols bei der Ätiologie von Leberzirrhosen in Frankreich. MMW 103:1464
562. Péquignot G (1974) Les problèmes nutritionnels de la société industrielle. Vie Méd Can Fr 3:216
563. Peremans J, De Graf PJ, Strubbe G, De Block G (1966) Familial metabolic disorder with fatty metamorphosis of the viscera. J Pediatr 69:1108
564. Perez V, Schaffner F, Popper H (1972) Hepatic drug reactions. In: Popper H, Schaffner F (eds) Progress in liver diseases, vol IV. Grune & Stratton, New York, p 597
565. Perkins RF, Baggenstoss AH, Snell AM (1950) Viral hepatitis as a cause of atrophy and cirrhosis of the liver. Proc Mayo Clin 25:287
566. Pessayre D, Bichara M, Feldmann G, Degott C, Potet F, Benhamou J-P (1979) Perhexiline maleate induced cirrhosis. Gastroenterology 76:170
567. Peters RL (1975) Viral hepatitis: A pathologic spectrum. In: Proc Symp on Viral Hepatitis. Natl Acad Sci, Washington, March 1975. Slack, Thorofare, p 17
568. Peters RL (1976) Pathology of hepatocellular carcinoma. In: Okuda K, Peters RL (eds) Hepatocellular carcinoma. Wiley & Sons, London, p 109

569. Pfeifer U, Jeschke R (1980) Cholesterylester-Speicherkrankheit. Bericht über vier Fälle. Virchows Arch [Cell Pathol] 33:17
570. Pfeifer U, Ormanns W, Klinge O (1981) Hepatocellular fibrinogen storage in familiar hypofibrinogenemia. Virchows Arch (Cell Pathol) 36:247
571. Pfeifer U, Ormanns W, Klinge O (1981) Hepatocellular fibrinogen storage in familiar hypofibrinogenemia. Virchows Arch [Cell Pathol] 36:247
572. Pfeifer U, Thomssen R, Legler K, Böttcher U, Gerlich W, Weinmann E, Klinge O (1980) Experimental non-A, non-B hepatitis: Four types of cytoplasmatic alteration in hepatocytes of infected chimpanzees. Virchows Arch [Cell Pathol] 33:233
573. Phillips G-B, Davidson CS (1957) Acute hepatic insufficiency of the chronic alcoholic. Clinical and pathological study. Gastroenterology 33:236
574. Phillips MJ, Oshio C, Miyairi M (1980) Microfilament dysfunction as a mechanism in intrahepatic cholestasis: Evidence from time-lapse cinemicrophotography. Int Assoc for the Study of the Liver. Chicago, Nov
575. Pilgerstorfer W (1948) Die Nephritiden unter besonderer Berücksichtigung der Feldnephritis. Urban und Schwarzenberg, Wien
576. Pimentel JC, Menezes AP (1977) Liver disease in vineyard sprayers. Gastroenterology 72:275
577. Popper H (1976) Umweltbedingte Lebertumore. Vortrag Österr Ges f Gastroenterologie, 27. II
578. Popper H (1977) Pathologic aspects of cirrhosis. A review. Am J Pathol 87:288
579. Popper H, Schaffner F (1957) The liver. Structure and function. McGraw-Hill, New York
580. Popper H, Paronetto F, Schaffner F (1965) Immune processes in the pathogenesis of liver disease. Ann NY Acad Sci 124:781
581. Popper H, Schaffner F (1965) Die Mesenchymreaktion auf Parenchymschädigungen. Zum Problem der chronischen Hepatitis. Med Welt 1082
582. Popper H, Schaffner F (1968) Nutritional cirrhosis in man? N Engl J Med 45:1
583. Popper H, Schaffner F (1971) The vocabulary of chronic hepatitis. N Engl J Med 284:1154
584. Popper H, Lieber CS (1980) Histogenesis of alcoholic fibrosis and cirrhosis in the baboon. Am J Pathol 98:695
585. Popper H, Gerber MA, Thung SN (1982) The relation of hepatocellular carcinoma to infection with hepatitis B and related viruses in man and animals. Hepatology 1 s
586. Poralla T, Hütteroth TH, Staritz M, Meyer zum Büschenfelde K-H (1985) Cellular cytotoxicity against autologous hepatocytes in chronic hepatitis B – Its relationship to the HB_eAg/Anti-HB_e status. Z Gastroenterol 23:183
587. Porta EA, Bergman BJ, Stein AA (1965) Acute alcoholic hepatitis. Am J Pathol 46:657
588. Porter KA, Tucker JB (1981) The ground substance of the living cell. Sci Am 244:41
589. Postlethwaite AE, Keski-oja J, Balian G, Kang AH (1981) Induction of fibroblast chemotaxis by fibronectin. J Exp Med 153:494
590. Poulsen H, Christoffersen P (1969) Abnormal bile duct epithelium in liver biopsies with histological signs of viral hepatitis. Acta Pathol Microbiol Scand 76:383
591. Poulsen H, Christoffersen P (1979) Atlas of liver biopsies. Munksgaard, Copenhagen
592. Poulsen H, Christoffersen P, Skeie E (1970) Focal liver cell necroses accompained by infiltration of granulocytes arising during operation. Acta Hepato-splenol (Stuttgart).17:240
593. Portmann B, Schindler AM, Murray-Lyon, IM, Williams R (1976) Histological sexing of a reticulum cell sarcoma arising after liver transplantation. Gastroenterology 70:82
594. Prince AM, Huima T, Williams BAA, Bardina L, Brotman B (1984) Isolation of a virus from chimpanzee liver cell cultures inoculated with sera containing the agent of non-A, non-B hepatitis. Lancet II:1071
595. Putnam HC Jr, Dockerty MB, Waugh JM (1950) Abdominal actinomycosis. Surgery 28:781
596. Radaszkiewicz T, Denk H (1979) Immunhistologic detection of immunoglobulins in malignant lymphomas and its value in histopathologic diagnosis. Virchows Arch [Pathol Anat] 381:141
597. Räsänen O, Korhonen M, Similä S, Antere T, Hakasalo J (1971) Fatal familial steatosis of the liver and kidney in two siblings. Z Kinderheilkd 110:267

598. Ramalingaswami V, Nayak NC (1970) Liver disease in India. In: Popper H, Schaffner F (eds) Progress in liver diseases, vol III. Grune & Stratton, New York, p 222
599. Rambaud JC, Bognel C, Matuchansky C, Bognel JC, Bernier JJ, Le Quintrec Y, Lambling A, Mihaesco E, Hurez D, Danon F, Seligmann M (1970) Alpha chain diseae: Report of four cases. 4th World Congr Gastroenterology, Advance Abstracts, Danish Gastroenterol. Assoc, Copenhagen 1970, p 9
600. Ranek L, Keiding N, Jensen ST (1975) A morphometric study of normal human liver cell nuclei. Acta Pathol Microbiol Scand [A] 83:467
601. Rao KS, Recknagel RO (1968) Early onset of lipoperoxydation in rat liver after carbon tetrachloride administration. Exp Mol Pathol 9:271
602. Rappaport AM (1960) Betrachtungen zur Pathophysiologie der Leberstruktur. Klin Wochenschr 38:561
603. Rappaport H (1966) Tumors of the hemopoietic system. In: Atlas of tumor pathology, sect 3, fasc 8. Armed Forces Institute of Pathology, Washington D.C.
604. Rappaport H, Berard CW, Butler JJ, Dorfman RF, Lukes RJ, Thomas LB (1971) Report of the committee on histopathological criteria contributing to staging of Hodgkin's disease. Cancer Res 31:1864
605. Rappaport H, Thomas L (1974) Mycosis fungoides. The pathology of extracutaneous involvement. Cancer 34:1198
606. Reed DM (1902) On the pathological changes in Hodgkin's disease, with especial reference to its relation to tuberculosis. Johns Hopskins Hosp Rep 10:133
607. Reed GB Jr, Dixon JFB, Neustein HB, Donnell GN, Landing BH (1968) Type IV glycogenosis. Patient with absence of a branching enzyme α-1,4-glucan:α-1,4-glucan 6-glycosyl transferase. Lab Invest 19:546
608. Reis HE, Bertrams J, Selmair H, Wiese W, Kuwert E, Hirche H (1974) Immunglobuline und Australia-Antigen bei den verschiedenen Formen der Hepatitis und bei Lebercirrhose. Med Welt 25:1277
609. Remmer H (1967) Die Induktion arzneimittelabbauender Enzyme im endoplasmatischen Retikulum der Leberzelle durch Pharmaka. Dtsch Med Wochenschr 92:2001
610. Renger F, Porst H, Frank KH, Kunze D, Hinkel GK (1981) Ergebnisse zur Epidemiologie, Klinik, Immunologie und Morphologie der non-A/non-B-Hepatitis. Z Ärztl Fortbild 75:894
610a. Renschler HE, Schmidt FW, Mammen EF (1963) Untersuchungen über die Auswirkungen langdauernder Antikoagulantientherapie auf die Leber. Dtsch Arch klin Med 208: 524
611. Rettberg H (1980) Rationeller Einsatz morphologischer Untersuchungsmethoden in der Gallenwegsdiagnostik. Therapiewoche 30:7751
612. Rettenmeier G, Seitz KH (1977) Ultraschalluntersuchung bei Ikterus. Dtsch Med Wochenschr 102:1559
613. Reye RDK, Morgan G, Baral J (1963) Encephalopathy and fatty degeneration of the viscera. Lancet II:749
614. Reynolds TB, Peters RL, Yamada S (1971) Chronic active and lupoid hepatitis caused by a laxative, oxyphenisatin. N Engl J Med 285:813
615. Richey J, Rogers S, van Thiel DH, Lester R (1977) Giant multinucleated hepatocytes in an adult with chronic active hepatitis. Gastroenterology 73:570
616. Rizzetto M, Verme G, Gerin JL, Purcell RH (1986) Hepatitis Delta virus disease. In: Popper H, Schaffner F (eds) Progress in liver diseases, vol VIII. Grune and Stratton, New York, p 417
616a. Rizzetto M, Gerin JL, Purcell RH (in press) Progress in clinical and biological research. The hepatitis delta virus (HDV) and its infection. AR Liss, New York
617. Rödl W (1984) Differentialdiagnosis of liver diseases with the aid of nuclear magnetic resonance imaging. In: Lutz H, Demling L (eds) Diagnostic imaging methods in hepatology. MTP Press, Lancaster, p 153
618. Rojkind M, Kershenobich D (1983) Liver fibrosis: A dynamic process? In: Csomós G, Thaler H (eds) Clinical hepatology. History, present state, outlook. Springer, Berlin Heidelberg New York, p 126
619. Rössle R (1930) Entzündungen der Leber. In: Henke F, Lubarsch O (Hrsg) Verdauungs-

drüsen. Handbuch der speziellen pathologischen Anatomie und Histologie, Bd 5/1. Springer, Berlin Heidelberg New York, S 243
620. Rohr HP, Lüthy J, Gudat F, Oberholzer M, Gysin C, Stalder G, Bianchi L (1976) Stereology: A new supplement to the study of human liver biopsy specimens. In: Popper H, Schaffner F (eds) Progress in liver diseases, vol V. Grune & Stratton, New York, p 24
621. Rosch J, Lakin PC, Antonovic R et al (1973) Transjugular approach to liver biopsy and transhepatic cholangiography. N Engl J Med 289:227
622. Roschlau G (1978) Leberbiopsie im Kindesalter, 2. Aufl. Fischer, Jena
623. Roschlau G (1983) Hepatitis mit konfluierenden Nekrosen durch Dihydralazin (Depressan). Eine klinisch-pathologische Studie an Hand von 20 Fällen. Zentralbl Allg Pathol 127:385
624. Rosenblate HJ, Eisenstein R, Holmes AW (1970) The liver in sickle cell anemia. A clinical-pathologic study. Arch Pathol Lab Med 90:235
625. Rosenblate HJ, Eisenstein R, Baldwin D, Holmes AW (1973) Nonviral hepatitis in drug addicts. Arch Pathol Lab Med 95:18
626. Ross D, Pina J, Mirza M, Galvan A, Ponce L (1976) Regression of focal nodular hyperplasia after discontinuation of oral contraceptives. Ann Intern Med 85:204
627. Roth F (1957) Arsen, Leber, Tumoren (Hämangioendotheliom). Z Krebsforsch 61:468
628. Rotor AB, Manahan L, Florentin A (1948) Familial nonhemolytic jaundice with direct van der Bergh reaction. Acta Med Philipp 5:37
629. Rouiller C, Jézéquel A-M (1963) Electron microscopy of the liver. In: Rouiller C (ed) The liver. Academic Press, New York, p 195
630. Rubin E (1971) Correlation of biochemical and functional hepatic changes with ethanol induced ultrastructural alterations. In: Martini GA, Bode C (eds) Metabolic changes induced by alcohol. Springer, Berlin Heidelberg New York, p 70
631. Rubin E, Schaffner F, Popper H (1965) Primary biliary cirrhosis. Chronic nonsuppurative destructive cholangitis. Am J Pathol 46:387
632. Ruddock JC (1937) Peritoneoscopy. Surg Gynecol Obstet 65:623
633. Rudolph R, McClure WJ, Woodward M (1979) Contractile fibroblasts in chronic alcoholic cirrhosis. Gastroenterology 76:704
634. Ruebner BH, Green R, Miyai K, Caranasos G, Abbey H (1961) The rarity of intrahepatic metastasis in cirrhosis of the liver. Am J Pathol 39:739
635. Ruebner BH, Miyai K (1963) The pathology of neonatal hepatitis and biliary atresia with particular reference to hemopoesis and hemosiderin deposition. Ann NY Acad Sci 111:375
636. Ruebner BH, Bhagavan BS, Greenfield BA, Campbell P, Danks DM (1969) Neonatal hepatic necrosis. Pediatrics 43:963
637. Saba TM (1982) Plasma fibronectin and hepatic Kupffer cell function. In: Popper H, Schaffner F (eds) Progress in liver diseases, vol VIII. Grune and Stratton, New York, p 109
638. Sacher M, Thaler H (1977) Toxic hepatitis after therapeutic doses of benorylate and D-penicillamine. Lancet I:481
639. Sacher M, Paky F, Stögmann W, Thaler H (1985) Passagäre Hypoplasien der intrahepatischen Gallengänge. Klinische und morphologische Beobachtungen. Monatsschr Kinderheilkd 133:840
640. Salmon PA (1971) The results of small intestine bypass operation for treatment of obesity. Surg Gynecol Obstet 132:965
641. Sameshima Y, Shiozaki Y, Mizuno T, Sasakawa M, Suzuki A, Tatsumi K (1974) Drug-induced hepatic injury. The review of the Japanese articles for the past 30 years. Jpn J Gastroenterol 71:799
642. Sandborn EB, Côté MG, Viallet A (1966) Electron microscopy of a human liver in Weil's disease (leptospirosis icterohaemorrhagica). J Pathol Bacteriol 92:369
643. Satran L, Sharp HL, Schenken JR, Krivit W (1969) Fatal neonatal hepatic steatosis: A new familial disorder. J Pediatr 75:39
644. Schaffner F, Javitt NB (1966) Morphologic changes in hamster liver during intrahepatic cholestasis induced by taurolithocholate. Lab Invest 15:1783
645. Schaffner F, Popper H (1959) Nonspecific reactive hepatitis in aged and infirm people. Am J Digest Dis 4:389

646. Schaffner F, Popper H (1963) Capillarisation of hepatic sinusoids in man. Gastroenterology 44:239
647. Schaffner F, Popper H (1969) Cholestasis is the result of hypoactive hypertrophic smooth endoplasmatic reticulum in the hepatocyte. Lancet II:355
648. Schaffner F, Popper H (1979) In: Wright R (ed) Diseases of the liver. Saunders, Philadelphia, p 301
649. Schaffner F, Sternlieb J, Barka T, Popper H (1962) Hepatocellular changes in Wilson's disease. Am J Pathol 41:315
650. Schaub J (1979) Hereditäre Speicherkrankheiten der Leber. Leber Magen Darm 9:227
651. Scheuer A, Lehmann F-G (1977) Lebertumoren bei Therapie mit Kontrazeptiva und Anabolika. Internist (Berlin) 18:208
652. Scheuer P (1973) Liver biopsy interpretation, 2nd edn. Baillière Tindall & Cassel, London
653. Scheuer PJ, Williams R, Muir AR (1962) Hepatic pathology in relatives of patients with haemochromatosis. J Pathol Bacteriol 84:53
654. Scheuer PJ (1967) Primary biliary cirrhosis. Proc Royal Soc Med 60:1257
655. Scheuer PJ, Summerfield JA, Lal S, Sherlock S (1974) Rifampicin hepatitis. A clinical and histological study. Lancet I:421
656. Scheuer PJ, Maggi G (1980) Hepatic fibrosis and collapse: Histological distinction by orcein staining. Histopathology 4:487
657. Schmid M (1963) Die diagnostische Bedeutung der Leberpunktion. Schweiz Med Wochenschr 93:1370
658. Schmid M (1966) Die chronische Hepatitis. Vergleichende klinische und bioptische Untersuchungen. Springer, Berlin Heidelberg New York
659. Schmid M, Cueni B (1972) Portal lesions in viral hepatitis with submassive hepatic necrosis. Hum Pathol 3:209
660. Schmid M, Hefti ML, Gattiker R, Kistler HJ, Senning Å (1965) Benign postoperative intrahepatic cholestasis. N Engl J Med 272:545
661. Schmid R (1983) Disorders of bilirubin metabolism. In: Bianchi L, Gerok W, Landmann L, Sickinger K, Stalder GA (eds) Liver in metabolic diseases. MTP Press, Lancaster, p 369
662. Schmidt G, Börsch G, Ricken D, Müller K-M, Neuberger J (1985) Zentrolobuläre Leberzellnekrosen nach beruflichem Halothankontakt. Assoziation mit Antikörpern gegen halothanalterierte Leberzellkomponenten. Z Gastroenterol 23:192
663. Schnack H (1967) Zur Problematik der Ätiopathogenese der primären idiopathischen Hämochromatose. Wien Klin Wochenschr 79:113
664. Schnack H, Stockinger L, Wewalka F (1966) Die Bindegewebszellen des Disséschen Raumes in der menschlichen Leber bei Normalfällen und pathologischen Zuständen. Wien Klin Wochenschr 78:715
665. Schönlank FW (1916) Ein Fall von Peliosis hepatis. Virchows Arch [Pathol Anat] 222: 358
666. Schuhbarth L, Vest M (1968) Ikterus als Symptom schwerer bakterieller Infektion bei Neugeborenen und Säuglingen. Helv Paediatr Acta 23:611
667. Schultz JC, Adamson JS Jr, Workman WW, Norman TD (1963) Fatal liver disease after intravenous administration of tetracycline in high dosage. N Engl J Med 269:999
668. Schupfer F (1907) De la possibilité de faire „intra vitam" un diagnostic histo-pathologique précis de maladies de fois et de la rate. Sem Med 27:229
669. Schwartz SI, Dale WA (1958) Primary sclerosing cholangitis. Arch Surg 77:439
670. Schweitzer IL, Wing A, McPeak C, Spears RL (1972) Hepatitis and hepatitis-associated antigen in 56 mother-infant pairs. JAMA 220:1092
671. Schweitzer IL, Dunn AEG, Peters RL, Spears RL (1973) Viral hepatitis B in neonates and infants. Am J Med 55:762
672. Scotto J, Opolon P, Etévé J, Vergoz D, Thomas M, Caroli J (1973) Liver biopsy and prognosis in acute liver failure. Gut 14:927
673. Seaman WE, Ishak KG, Plotz PH (1974) Aspirin-induced hepatotoxicity in patients with systemic lupus erythematosus. Ann Intern Med 80:1
674. Searle J, Kerr JFR, Bishop CJ (1982) Necrosis and apoptosis: distinct modes of cell death with fundamentally different significance. Path Ann 17 (2):229

675. Seeley TT, Blumenfeld CM, Ikeda R, Knapp W, Ruebner BR (1972) Hepatic infarction. Hum Pathol 3:265
676. Seitelberger F, Jacob H, Pfeiffer J, Colmant HJ (1964) Die Myoklonuskörperkrankheit – eine angeborene Störung des Kohlenhydratstoffwechsels. Klin.-pathol. Studie von 5 Fällen. Fortschr Neurol Psychiatr 32:305
677. Selmair H, Vido I. Wildhirt E (1970) Die chronisch-nekrotisierende Hepatitis. Dtsch Med Wochenschr 95:1397
678. Selzer G, Parker RGF (1951) Senecio poisoning exhibiting as Chiari's syndrome. Am J Pathol 27:885
679. Sarrão D (1959) Contribuição histo-pathológica para o estudo des relações hepato-biliares. Dissertation, Porto
680. Shaldon S, Sherlock S (1952) Portal hypertension in myeloproliferative syndrome and the reticuloses. Am J Med 32:758
681. Shands KN, Schmid GP Dan BB, Blum D, Guidotti RJ, Hargrett NT, Anderson RL, Hill DL, van Broome C, Band JD, Fraser DW (1980) Toxic-shock syndrome in menstruating women. Association with tampon use and staphylococcus aureus and clinical features in 52 cases. N Eng J Med 303:1436
682. Sharp HL, Bridges RA, Kriwit W, Freier EF (1969) Cirrhosis associated with alpha-1-antitrypsin deficiency: a previously unrecognized inherited disorder. J Lab Clin Med 73:934
683. Sharp JR, Ishak KG, Zimmerman HJ (1980) Chronic activ hepatitis and severe hepatic necrosis associated with nitrofurantoin. Ann Intern Med 92:14
684. Sheehan HL (1940) The pathology of acute yellow atrophy and delayed chloroform poisoning. J Obstet Gynaecol Br Commonw 47:49
685. Sheehan HL (1961) Jaundice in pregnancy. Am J Obstet Gnecol 81:427
686. Sherlock S (1966) Prediction of hepatotoxicity due to therapeutic agents in man. Medicine (Baltimore) 45:453
687. Sherlock S (1971) Halothane hepatitis. Gut 12:324
688. Sherlock S, Feldmann CA, Moran B, Scheuer PJ (1966) Partial nodular transformation of the liver with portal hypertension. Am J Med 40:195
689. Shikata T, Uzawa T, Yoshiware N, Akatsuka T (1973) Studies on the stainability of Australia antigen (in japanese). Acta Hepatol Jpn 14/8:425
690. Shimada Y (1979) Evolution of cirrhosis from viral hepatitis; peritoneoscopic observations. Ishiyaku, Tokyo
691. Shimizu YK, Mathiesen LR, Lorenz D, Drucker J, Feinstone SM, Wagner J, Purcell RH (1978) Localization of hepatitis A antigen in liver tissue by peroxydase-conjugated antibody method: light and electron microscopic studies. J Immunol 121:1671
692. Shimizu YK, Feinstone SM, Purcell RH, Alter HJ, London WT (1979) Non-A, non-B hepatitis: Ultrastructural evidence of two agents in experimentally infected chimpanzees. Science 205:197
693. Shorter RG (1961) Liver biopsy. An atlas of histologic appearences. Pergamon, Oxford
694. Siede W (1956) Herpes zoster und Leberschädigung. Dtsch Med Wochenschr 81:1402
694a. Sieg A, Stiehl A, Raedsch R, Ullrich D, Messmer B, Kommerell B (1986) Gilbert's syndrome: diagnosis by typical serum bilirubin pattern. Clin Chim Acta 154:41
695. Siegert R (1978) Marburg-, Lassa- und Ebola-Virus als Erreger hämorrhagischer Fieber. Dtsch Med Wochenschr 103:1176
696. Siegmund H (1944) Veränderungen bei Icterus epidemicus. Virchows Arch [Pathol Anat] 311:180
697. Silverman I (1938) A new biopsy needle. Am J Surg 40:671
698. Simmons F, Feldman B, Gerety D (1972) Granulomatous hepatitis in a patient receiving allopurinol. Gastroenterology 62:101
699. Simon JB, Manley PN, Brien JF, Armstrong PW (1984) Amiodarone hepatotoxicity simulating alcoholic liver disease. N Engl J Med 311:167
700. Simson IW (1982) Membranous obstruction of the inferior vena cava and hepatocellular carcinoma in South Africa. Gastroenterology 82:171
701. Singer SJ, Nicolson GL (1972) The fluid mosaic model of the structure of cell membranes. Science 175:720

702. Smetana HF, Hadley GG, Sirsat SM (1961) Infantile cirrhosis. An analytical review of the literature and report of 50 cases. Pediatrics 28:107
703. Smetana HF, Olen E (1962) Hereditary galactose disease. Am J Clin Pathol 38:3
704. Smetana HF, Edlow JB, Glunz PR (1965) Neonatal jaundice. Arch Pathol 80:553
705. Smuckler EA (1968) Ultrastructure of human alcoholic hyalin. Am J Clin Pathol 49:790
706. Smyth HF, Smyth HF Jr (1936) Safe practices in the industrial use of carbon tetrachloride. JAMA 107:1683
707. Snover DC, Weisdorf SA, Ramsay NK, McGlave P, Kersey JH (1984) Hepatic graft versus host disease: a study of the predictive value of liver biopsy in diagnosis. Hepatology 4:123
708. Sobel HJ, Wolf EH (1972) Liver involvement in early syphilis. Arch Pathol 93:565
709. Solis-Herruzo JA, Muñoz-Yagüe T, Enriquez de Salamanca R (1978) Laparoskopische Befunde bei der chronischen hepatischen Porphyrie. Graufleckung der Oberfläche. Leber Magen Darm 8:101
710. Soloway RD, Summerskill WHJ, Baggenstoss AH, Schoenfield LJ (1972) "Lupoid" hepatitis, a nonentity in the spectrum of chronic active liver disease. Gastroenterology 63:458
711. Sommerschild H, Kluge T (1971) Some observations on hepatic sinusoids. A common pattern of histological and biochemical changes in ulcerative colitis and sinusoidal portal hypertension. Acta Chir Scand 137:257
712. Spech HJ, Liehr H, Mitschke H (1983) Nicht alkoholbedingte Fettleberhepatitiden und Fettcirrhosen unter dem täuschenden Bild alkoholischer Lebererkrankungen. Z Gastroenterol 21:651
713. Sprinz H, Nelson RS (1954) Persistent nonhemolytic hyperbilirubinemia associated with lipochrom-like pigment in liver cells, report of 4 cases. Ann Intern Med 41:952
714. Stacher A, Waldner R, Theml H (Kieler Lymphomgruppe) (1976) Klinik der malignen Non-Hodgkin-Lymphome entsprechend der Kieler Klassifikation: Lymphoplasmozytoides Lymphom (LPL) und chronisch lymphatische Leukämie (CLL). In: Löffler H (Hrsg) Maligne Lymphome und monoklonale Grammopathien. Lehmanns, München (Hämatologie und Bluttransfusion, Bd. 18, S 199)
715. Stacher A, Höcker P (Hrsg) (1979) Lymphknotentumoren. Urban & Schwarzenberg, München
716. Stacher A, Heinz R, Waldner R, Böhnel J (1980) Zur klinischen Relevanz der Kieler Klassifikation von Non-Hodgkin-Lymphomen. Wien Klin Wochenschr 92:520
717. Staehelin LA (1974) Structure and function of intercellular junctions. Int Rev Cytol 39:121
718. Staehelin LA, Hull BE (1978) Junctions between living cells. Sci Am 238:140
719. Standring DN, Rall LB, Laub O et al (1983) Hepatitis B virus encodes an RNA polymerase III transcript. Mol Cell Biol 3:1774
720. Starzl TE (1969) Experience in hepatic transplantation. Saunders, Philadelphia
721. Starzl TE, Francavilla A, Porter KA, Benichon J, Jones AF (1978) The effect of splanchnic viscera removal upon canine liver regeneration. Surg Gynecol Obstet 147:193
722. Stauder HJ, Gadden JF (1934) Acute yellow atrophy of liver in pregnancy. Am J Obstet Gynecol 28:61
723. Stauffer MH, Gross JB, Foulk WT, Dahlin DC (1961) Amyloidosis: Diagnosis with needle biopsy of the liver in eighteen patients. Gastroenterology 41:92
724. Steiner PE (1959) Nodular regenerative hyperplasia of the liver. Am J Pathol 35:943
725. Steiner PE (1960) Cancer of the liver and cirrhosis in transsaharian Africa and the United States of America. Cancer 13:1085
726. Stern R (1979) Experimental aspects of hepatic fibrosis. In: Popper H, Schaffner F (eds) Progress in liver diseases, vol VI. Grune & Stratton, New York, p 173
727. Sternberg C (1898) Über eine eigenartige unter dem Bild der Pseudoleukämie verlaufende Tuberculose des lymphatischen Apparates. Z Heilkd 19:21
728. Sternlieb I (1972) Evolution of the hepatic lesion in Wilson's disease (hepatolenticular degeneration). In: Popper H, Schaffner F (eds) Progress in liver diseases, vol IV. Grune & Stratton, New York, p 511
729. Sternlieb I, Scheinberg IH (1974) Wilson's disease. In: Schaffner F, Sherlock S, Leevy M (eds) The liver and its diseases. Intercontinental Medical Book, New York, p 328
730. Sternlieb J (1984) Wilsons's disease: indications for liver transplants. Hepatology 4:15s

731. Stevens CE, Szmuness (1980) Vertical transmission of hepatitis B and neonatal hepatitis B. In: Bianchi L, Gerok W, Sickinger K, Stalder GA (eds) Virus and the liver. MTP Press, Lancaster, p 285
732. Stier A (1968) The biotransformation of halothane. Anesthesiology 29:388
733. Stirling GA, Bras G, Urquhart AE (1962) The early lesions in veno-occlusive disease. Arch Dis Child 37:535
734. Stokes J JR, Wolman IJ, Blanchard MC, Farquhar JB (1951) Viral hepatitis in the newborn. Am J Dis Child 82:213
735. Storch W (1982) Doppelimmunfluoreszenzoptischer Nachweis von HBsAg und HBcAg in Councilman bodies der Leber. Leber Magen Darm 12:146
736. Storch W (1985) Immunohistological investigations of PAS-negative globular intracisternal hyalin in human liver biopsy specimens. Virchows Arch [Cell Pathol] 48:155
737. Stowens D (1963) Congenital biliary atresia. Ann NY Acad Sci 11:337
738. Strauss L, Bernstein J (1968) Neonatal hepatitis in congenital rubella. A histopathological study. Arch Pathol 86:317
738a. Stricker BHCh, Roeland Blok AP, Bronkhorst FB (1986) Glafenine-associated hepatic injury. Analysis of 38 cases and review of the literature. Liver 6:63
738b. Strohmeyer T, Schultz W (1986) The distribution of metastases of different primary tumors in the liver. Liver 6:184
739. Stromeyer FW, Ishak KG, Gerber MA, Mathew T (1980) Ground-glass cells in hepatocellular carcinoma. Am J Clin Pathol 74:254
740. Stromeyer FW, Ishak KG (1980) Histology of the liver in Wilson's disease. A study of 34 cases. Am J Clin Path 73:12
741. Stromeyer FW, Ishak KG (1981) Nodular transformation (nodular regenerative hyperplasia) of the liver. A clinicopathologic study of 30 cases. Hum Pathol 12:60
742. Stucke K (1979) Echinococcose der Leber. In: Kühn HA, Wernze H (Hrsg) Klinische Hepatologie. Thieme, Stuttgart, S 6:91
743. Suarez G, Nathans D (1965) Inhibition of aminoacyl-sRNA binding to ribosomes by tetracycline. Biochem Biophys Res Commun 18:743
744. Summers J, Mason WS (1982) Replication of the genome of a hepatitis B-like virus by reverse transcription of a RNA intermediate. Cell 29:403
745. Sveger T (1976) Liver disease in alpha-1-antitrypsin deficiency detected by screening of 200,000 infants. N Engl J Med 294:1316
746. Svoboda DJ, Reddy JK (1975) Pathology of the liver in Reye's syndrome. Paediatrics 55:119
747. Swartz FJ (1956) The development in the human liver of multiple DNA classes and their relationship to the age of the individual. Chromosoma 8:53
748. Symmers WSC (1904) Note on a new form of liver cirrhosis due to the presence of the ova of Bilharzia haematobia. J Pathol Bacteriol 9:257
749. Szmuness W, Stevens CE, Ikram H, Much MI, Harley EJ, Hollinger B (1978) Prevalence of hepatitis B virus infection and hepatocellular carcinoma in Chinese – Americans. J Infect Dis 137:822
750. Tanaka K, Mori W (1983) Oncein positive hepatocellular material in the liver. With special reference to its relationship with human lipofuscin. Acta Pathol Jpn 33:1079
751. Tandon BN, Krishnamurthy L, Tandon HD, Ramalingaswami V, Bhandari JR, Mathur MM, Mathur PD (1977) Study of an epidemic of jaundice presumably due to toxic hepatitis in Northwest India. Gastroenterology 72:488
752. Tappeiner J, Thaler H, Wodniansky P (1962) Die Resultate von Leberbiopsien und Leberfunktionsproben bei Porphyria cutanea tarda. Excerpta Med Int Congr Ser 55:1371
753. Taras K, Iwamura K, Fujii K (1984) Japanese adult siblings with Tangier disease and statistical analysis of reported cases. Tokai J Exp Clin Med 9:379
754. Teixeira Jr Mr, Weller IVD, Murray A, Bamber M, Thomas HC, Sherlock S, Scheuer PJ (1982) The pathology of hepatitis A in man. Liver 2:53
755. Terry RB (1949) Needle biopsy of the liver with special reference to a modified Gillman technique. Br Med J I:657
756. Thaler H (1951) Zur Pathogenese der posthepatitischen Zirrhose. Zentralbl Allg Pathol 88:132

757. Thaler H (1952) Über die formale Pathogenese der posthepatitischen Lebercirrhose. Beitr Pathol Anat 122:173
758. Thaler H (1953) Zur Histologie der Virushepatitis. Schweiz Z Allg Pathol 16:129
759. Thaler H (1955) Über atypische Verlaufsformen der Virushepatitis und ihr histologisches Bild. Acta Hepatol 3:I/299
760. Thaler H (1957) Die Pathogenese der posthepatitischen Leberzirrhose. Beitr Pathol Anat 118:292
761. Thaler H (1958) Erfahrungen mit der Leberbiopsie-Methode nach Menghini. Wien Klin Wochenschr 70:622
762. Thaler H (1960) Über die Gelbsucht bei Iproniazid-Behandlung mit Berücksichtigung eines Falles von sogenannter allergischer Cholangiolitis (Arzneimittelikterus). Wien Klin Wochenschr 72:588
763. Thaler H (1961) Diskussion zu W Wepler, Die posthepatitische Lebercirrhose. Verh Dtsch Ges Verd-Stoffw-krankh, 20. Tagg, Kassel, Okt 1959. Gastroenterologia [Suppl] 95:30
764. Thaler H (1961) Zur formalen Pathogenese der postinfiltrativen Leberzirrhose (Fettzirrhose). Verh dtsch Ges Verd-Stoffw-krkh, 20. Tagg, Kassel Okt 1959. Gastroenterologia [Suppl] 95:246
765. Thaler H (1962) Über cholestatische und cholangiolitische Varianten der Virushepatitis. Wien Klin Wochenschr 74:326
766. Thaler H (1962) Die chronische Hepatitis. Wien Klin Wochenschr 74:844
767. Thaler H (1962) Die Fettleber und ihre pathogenetische Beziehung zur Lebercirrhose. Virchows Arch [Pathol Anat] 335:180
768. Thaler H (1962) Die Fettleber, ihre Ursachen und Begleitkrankheiten. Dtsch Med Wochenschr 87:1049
769. Thaler H (1963) Über das normale und pathologische Verhalten der großen Lebergefäße. Unter besonderer Berücksichtigung eines Falles von Budd-Chiari-Syndrom. Wien Z Inn Med 44:532
770. Thaler H (1964) Über Vorteil und Risiko der Leberbiopsiemethode nach Menghini. Wien Klin Wochenschr 76:533
771. Thaler H (1964) Zur Frage der malignen Metamorphose von Leberzellen. Tijdschr Gastro Enterol 7:368
772. Thaler H (1964) Die Histologie der Eisenspeicherung in der Leber. Wien Z Inn Med 45:447
773. Thaler H (1966) Die Fettleber und ihre Probleme. Internist (Berlin) 7:21
774. Thaler H (1966) Die Leberzirrhosen. Revision eines vielschichtigen Problems. Dtsch Med Wochenschr 91:733
775. Thaler H (1966) Leber- und Nierenbiopsie beim Kind. Indikationen und Ergebnisse. Paediatr Prax 5:239
776. Thaler H (1967) Europäische Beobachtungen über den Einfluß von Mangelernährung auf die menschliche Leber. Dtsch Med Wochenschr 92:448
777. Thaler H (1968) Die arzneimittelbedingten Leberschäden. Therapiewoche 18:776
778. Thaler H (1968) Ätiologie und Pathogenese der Leberzirrhosen. Dtsch Med J 19:369
779. Thaler H (1969) Leberbiopsie. Ein klinischer Atlas der Histopathologie. Springer, Berlin Heidelberg New York, S 112
780. Thaler H (1969) Die intrahepatische Cholestase – ein differentialdiagnostisch wichtiges Krankheitsbild. Intern Prax 9:257
781. Thaler H (1969) Alkohol und Leberschaden. Dtsch Med Wochenschr 94:1213
782. Thaler H (1971) Chronische Hepatitis und kein Ende? Leber Magen Darm 1:95
783. Thaler H (1972) Ätiologie und Therapie der Fettleber. Dtsch Med J 23:648
784. Thaler H (1973) Die chronische Hepatitis im Kindesalter. Paediatr Prax 12:117
785. Thaler H (1973) Fettleber. Die Bedeutung der Diagnose für Prognose und Therapie. Therapiewoche 23:154
786. Thaler H (1974) The natural history of chronic hepatitis. In: Schaffner F, Sherlock S, Leevy CM (eds) The liver and its diseases. Intercontinental Medical Book, New York, p 207
787. Thaler H (1975) Pathology of viral hepatitis and its sequelae. Bull NY Acad Med 51:481
788. Thaler H (1975) Hepatitis und Zirrhose. Dtsch Med Wochenschr 100:1018

789. Thaler H (1976) Zur Frage der leberschädigenden Wirkung der Tetrazykline. In: Wannagat L (Hrsg) Toxische Leberschäden. Medikamente und Leber. Thieme, Stuttgart, S 241
790. Thaler H (1977) Fettleber und Berufseinwirkung. Arbeitsmed Sozialmed Praeventivmed 12:150
791. Thaler H (1977) Voraussetzungen für den alkoholischen Leberschaden. Therapiewoche 27:6580
792. Thaler H (1978) Alkoholinduzierte Leberschäden. Ther Umsch 35:727
793. Thaler H (1979) Flavonoide und Taxifoline in der Lebertherapie. Ergebnisse von drei Doppelblindstudien. In: Bartelheimer H, Classen M, Ossenberg F-W (Hrsg) Die entzündete Leber. Witzstrock, Baden-Baden, S 98
794. Thaler H (1979) Die Stellung der Nadelbiopsie in der Diagnostik kindlicher Lebererkrankungen. Leber Magen Darm 9:253
795. Thaler H (1979) Die Alkoholhepatitis. Ist sie die ausschließliche Ursache einer Leberzirrhose? Internist (Berlin) 20:179
796. Thaler H (1979) Hepatotoxizität. Dtsch Med Wochenschr 104:1642
797. Thaler H (1982) Post-infantile giant cell hepatitis. Liver 2:393
798. Thaler H, Javitz J (1970) Leberbiopsie. Internist (Berlin) 11:364
799. Thaler H, Szepesi T, Szepesi G (1978) Behandlungsergebnisse bei chronischer Hepatitis. Dtsch Med Wochenschr 103:1175
799a. Thaler H (1985) Luische Hepatitis – ein fast vergessenes Krankheitsbild. Tägl Prax 26:443
800. Thaler H (1984) Letter to the case. Pathol Res Pract 179:241
801. Thaler MM (1976) Cryptogenic liver disease in young infants. In: Popper H, Schaffner F (eds) Progress in liver diseases, vol V. Grune & Stratton, New York, p 476
802. Thaler MM, Gellis SS (1968) Studies in neonatal hepatitis and biliary atresia. Am J Dis Child 116:257
803. Thalhammer O (1957) Die Toxoplasmose bei Mensch und Tier. Maudrich, Wien
804. Theilmann L, Gmelin K, Will H, Czygan P, Schlag P, Kommerell B (1985) Integrierte und nicht-integrierte Hepatitis B-Virus-DNS im Lebergewebe. Leber Magen Darm 15:53
805. Thelen M, Brunier A (1984) Angiographic investigations in diseases of the liver and biliary system. In: Lutz H, Demling L (eds) Diagnostic imaging methods in hepatology, MTP Press, Lancaster, p 81
806. Thompson RPH, Molland EA, Nicholson CD, Gray CH (1973) "Erythropoietic" protoporphyrin and cirrhosis in sisters. Gut 14:934
807. Thomson P, Reinicke V (1981) Ground glass inclusions in liver cells in an alcoholic treated with cyanamide (Dipsan). Liver 1:67
808. Thrope MEC, Scheuer PJ, Sherlock S (1967) Primary sclerosing cholangitis, the biliary tree and ulcerative colitis. Gut 8:435
809. Thurner-Warwick M (1968) Fibrosing alveolitis and chronic liver disease. Q J Med 37:133
810. Tietze F, DeBrohun Butler J (1979) Elevated cystine levels in cultured skin fibroblasts from patients with I-cell disease. Pediatr Res 13:1350
811. Traub R, Wissman CL (1978) Korean hemorrhagic fever. J Infect Dis 138:267
811a. Triger DR (1980) Primary biliary cirrhosis: an epidemiological study. Brit Med J 281:772
812. Tseng SCG, Lee PC, Ells PF, Bissel DM, Smuckler EA, Stern R (to be published) Collagen synthesis by rat hepatocytes and sinusoidal cells in primary monolayer cultures. Hepatology
813. Tsiquaye KN, Bird RG, Tovey G, Wyke RJ, Williams R, Zuckerman AJ (1980) Further evidence of cellular changes associated with non-A, non-B hepatitis. J Med Virol 5:63
814. Tygstrup N (1960) Intermittent possibly familial intrahepatic cholestatic jaundice. Lancet I:1171
815. Tysell JE, Knauer RM (1971) Hepatitis induced by methyldopa (Aldomet). Report of a case and review of the literature. Am J Dig Dis 16:849
816. Uchida T, Kronborg I, Peters RL (1984) Giant mitochondria in the alcoholic liver diseases – their identification, frequency and pathologic significance. Liver 4:29
817. Umeda G (1972) PCB poisoning in Japan. Ambio 1:132
817a. Vallbracht A, Gabriel P, Maier K, Hartmann F, Steinhardt HJ, Müller C, Wolf A, Manncke KH, Flehmig B (in press) Cell-mediated cytotoxicity in hepatitis A virus infection. Hepatology

817b. Vallbracht A, Gabriel P, Zahn J, Flehmig B (1985) Hepatitis A virus infection and the interferon system. J Inf Dis 152:211

817c. Van Furth R, Cohn ZA, Hirsch JG, Humphrey JH, Spector WG, Langevoort HL (1972) The mononuclear phagocyte system: a new classification of macrophages, monocytes, and their precursor cells. Bull WHO 46:845

818. Valdivia-Barriga V, Feldman A, Orellana J (1963) Generalized hypersensitivity with hepatitis and jaundice following the use of penicillin and streptomycin. Gastroenterology 45:114

819. Vanstapel M-J, Desmet VJ (1983) Cytomegalovirus hepatitis: A histological and immunohistochemical study. Appl Pathol 1:41

820. Van Waes L, Lieber CS (1977) Early perivenular sclerosis in alcoholic fatty liver: An index of progressive liver injury. Gastroenterology 73:646

821. Vargas-Tank L, Martínez V, Jirón MI, Soto JR, Armas-Merino R (1985) Tru-cut and Menghini needles: different yield in the histological diagnosis of liver disease. Liver 5:178

823. Variakojis D, Rosas-Uribe A, Rappaport H (1974) Mycosis fungoides: pathologic findings in staging laparotomies. Cancer 33:1589

824. Vazquez JJ, Guillen FJ, Zozaya J, Lahoz M (1983) Cyanamid-induced liver injury. A predictable lesion. Liver 3:225

825. Verme G (1967) Atlante di patologia epatica. Il Pensiere Scientifico, Rom

826. Vernet D (1976) Les métastases abdominales et hépatiques des nephroblastomes. Thèse, Paris

827. Vinnik IE, Kern F Jr (1963) Liver diseases in ulcerative colitis. A review. Arch Intern Med 112:41

828. Vischer TL, Bernheim C, Engelbrecht E (1967) Two cases of hepatitis due to toxoplasma gondii. Lancet II:919

829. Vogel H (1955) Über den Entwicklungszyklus und die Artzugehörigkeit des europäischen Alveolarechinococcus. Dtsch Med Wochenschr 80:931

830. Volk BW, Wellmann FK, Wallace BJ (1970) Hepatic changes in various lipoidoses: Electron microscopic and histochemical studies. In: Popper H, Schaffner F (eds) Progress in liver diseases, vol III. Grune & Stratton, New York, p 206

831. Volmer J, Lüders CJ, Henning H (1985) Semiquantitative and morphometric investigations on the histopathology of chronic hepatitis Non-A, Non-B. Z Gastroenterol 23:632

832. Volkheimer G (1964) Durchlässigkeit der Darmschleimhaut für grobkorpuskuläre Elemente (Herbst-Effekt). Z Gastroenterol 2:57

832a. Volmer J, Lüders CJ, Henning H (1985) Semiquantitative and morphometric investigations on the histopathology of chronic hepatitis Non-A, Non-B. Z Gastroenterol 23:632

833. Wadlington WB, Riley HD (1973) Familial disease characterized by neonatal jaundice, and probable hepatosteatosis and kern-icterus: A new syndrome? Pediatrics 51:192

834. Wanless IR (1983) The cellular distribution of vitamin A in the liver. Liver 3:403

835. Waterhouse J, Muir C, Correa P, Powell J (eds) Cancer incidence in five continents, vol III. IARC Scientific Publ, Lyon

836. Watson CJ, Hoffbauer FW (1946) The problem of prolonged hepatitis with particular reference to the cholangitic type and the development. Ann Intern Med 25:195

837. Watson GH, Miller V (1973) Arteriohepatic dysplasia. Familial pulmonary arterial stenosis with neonatal liver disease. Arch Dios Child 48:459

838. Weber AM, Tuchweber B, Yousef I, Brochu P, Turgeon C, Gabbiani G, Morin CL (1981) Severe familial cholestasis in North Amerikan Indian children: a clinical model of microfilament dysfunction? Gastroenterology 81:653

839. Webster RW (1958) Hepatic cirrhosis associated with fibrocystic disease of the pancreas. Clinical and pathological reports of five patients. Arch Dis Child 28:343

840. Weibel ER, Stäubli W, Gnägi HR, Hess FA (1969) Correlated morphometric and biochemical studies on the liver cell. I. Morphometric model, stereologic methods, and normal morphometric data for rat liver. J Cell Biol 42:68

841. Weisbrod FG, Schiff L, Gall EA, Cleveland FP, Berman JR (1950) Symposium on liver disease: Needle biopsy of the liver. III. Experiences in differential diagnosis of jaundice. Gastroenterology 14:56

842. Weiss W (1978) Das primäre Lebercarcinom. Intern Prax 18:243

843. Weller TH, Macauley JC, Craig JM, Wirth P (1957) Isolation of intranuclear inclusion

producing agents from infants with illnesses resembling cytomegalic inclusion disease. Proc Soc Exp Biol Med 94:4
844. Wepler W (1961) Die posthepatitische Lebercirrhose. Verh dtsch Ges Verd-Stoffw-krkh, 20. Tagg, Kassel, Okt 1959. Gastroenterologia [Suppl] 95:30
845. Wepler W, Wildhirt E (1968) Klinische Histopathologie der Leber. Ein Atlas. Thieme, Stuttgart
846. Werthemann A (1948) Über die pathologische Anatomie der epidemischen und sporadischen Leberdystrophie. Bull Schweiz Akad Med Wiss 4:43
847. Wewalka F (1950) Zur Frage der „blauen Pigmentmakrophagen" im Sternalpunktat. Wien Klin Wochenschr 62:788
847a. Wiese M, Haupt R (1985) Das histomorphologische Bild der chronischen Non A-Non B-Hepatitis. Dtsch Z Verdau Stoffwechselkr 45:101
848. Wiesner RH, Ludwig J, La Russo NF, MacCarty RL (1985) Diagnosis and treatment of primary sclerosing cholangitis. Semin Liver Dis 5:241
849. Wiesner RH, La Russo NF, Ludwig J, Dickson ER (1985) Comparison of the clinicopathologic features of primary sclerosing cholangitis and primary biliary cirrhosis. Gastroenterology 88:108
850. Wildhirt E (1964) Bedeutung und Wert der Laparoskopie und gezielten Leberpunktion. Thieme, Stuttgart
851. Williams CN, Kaye R, Baker L, Hurwitz R, Senior JR (1972) Progressive familial cholestatic cirrhosis and bile acid metabolism. J Paediatr 81:493
852. Williams R (1975) Paracetamol hepatotoxicity in man. In: Gerok W, Sickinger K (eds) Drugs and the liver. Schattauer, Stuttgart, p 337
853. Williams R, Scheuer PJ, Sherlock S (1962) The inheritance of idiopathic haemochromatosis. A clinical and liver biopsy study of 16 femilies. Q J Med 31:249
854. Williams R, Smith MGM (1972) Liver transplantation: A clinical and immunological appraisal. In: Popper H. Schaffner F (eds) Progress in liver diseases, vol IV. Grune & Stratton, New York, p 433
855. Willis RA (1954) The spread of tumors in the human body, 2nd edn. Mosby, St. Louis
856. Winckler K, Klingebiel P (1982) Dilatation of the liver sinusoids. Prevalence and clinical significance in unselected liver biopsies. VI Int Congr Liver Dis, Basel
857. Winkler K, Poulsen H (1975) Liver disease with periportal sinusoidal dilatation. A possible complication to contraceptive steroids. Scand J Gastroenterol 10:699
858. Wisse E, Knook DL (1979) The investigation of sinusoidal cells: A new approach to the study of liver function. In: Popper H, Schaffner F (eds) Process in liver diseases, vol VI. Grune & Stratton, New York, p 153
859. Wissmer B (1976) Syphilis, tuberculosis and actinomycosis. In: Bockus HL (ed) The liver. Saunders, Philadelphia London Toronto, (Gastroenterology, vol III, p 507)
860. Wolkoff AW, Wolpert E, Pascasio FN, Arias IM (1976) Rotor's syndrome. A distinct inheritable pathophysiologic entity. Am J Med 60:173
861. Yamamoto T, Kobayashi T, Phillips MJ (1984) Perinodular arteriolar plexus in liver cirrhosis. Scanning electron microscopy of microvascular casts. Liver 4:50
862. Yanoff M, Rawson AJ (1964) Peliosis hepatis. An anatomic study with deomonstration of two varieties. Arch Pathol 77:159
863. Zafrani ES, Leclercq B, Vermant J-P, Pinaudeau Y, Chomette G, Dhumeaux D (1983) Massive blastic infiltration of the liver: a cause of fulminant hepatic failure. Hepatology 3:428
863a. Zahm P, Hofschneider PH (zur Veröffentlichung eingereicht) Transactivation by DNA sequences from the x region of hepatitis B virus
864. Zak FG (1950) Peliosis hepatis. Am J Pathol 26:1
865. Zamchek N, Klausenstock O (1953) Needle biopsy of the liver. II. The risk of needle biopsy. N Engl J Med 249:1062
866. Zastrow R, Arendt R, Diwok K, Nowotny P (1969) Zur Frage der Parenchymschädigung hepatotroper Kontrastmittel. Dtsch Z Verdau Stoffwechselkr 29:291
867. Zeiner AR, Paredes A, Christensen DH (1979) The role of acetaldehyde in mediating reactivity to an acute dose of ethanol among different racial groups. Alcoholism: Clin Exp Res 3:11

868. Zeitlhofer J (1951) Zur Frage der Häufigkeit und Form der primären Leberkrebse. Krebsarzt 6:154
869. Zieve L (1958) Jaundice, hyperlipemia and hemolytic anemia – a heretofore unrecognized syndrome associated with alcoholic fatty liver and cirrhosis. Ann Intern Med 48:471
870. Zieve L, Hill E, Nesbitt S, Zieve B (1953) The incidence of residuals of viral hepatitis. Gastroenterology 25:495
871. Zimmerman HJ (1976) Liver injury induced by chemicals and drugs. In: Bockus HL (ed) Gastroenterology, 3rd edn, vol III. Saunders, Philadelphia, p 299
872. Zucker JM (1974) Retrospective study of 462 neuroblastomas treated between 1950 and 1970. Maandschr Kindergeneeskd 42:369

Sachverzeichnis

Kursive Seitenzahlen weisen auf Seiten hin, auf denen der angeführte Begriff eingehender besprochen wird